全国中医药行业高等职业教育"十二五"规划教材

内 科 学

（供临床医学、中医学、针灸推拿专业用）

主　编　李广元（山东中医药高等专科学校）
副主编　杨　峥（保山中医药高等专科学校）
　　　　邢冬杰（山东中医药高等专科学校）
　　　　张艳慧（河北中医学院）
　　　　李绍民（佳木斯大学附属第一医院）

中国中医药出版社
·北京·

图书在版编目（CIP）数据

内科学/李广元主编 . —北京：中国中医药出版社，2015.9（2016.6 重印）

全国中医药行业高等职业教育"十二五"规划教材

ISBN 978 - 7 - 5132 - 2625 - 7

Ⅰ. ①内…　Ⅱ. ①李…　Ⅲ. ①内科学 – 高等职业教育 – 教材　Ⅳ. ①R5

中国版本图书馆 CIP 数据核字（2015）第 133015 号

中 国 中 医 药 出 版 社 出 版

北京市朝阳区北三环东路 28 号易亨大厦 16 层

邮政编码　100013

传真　010 64405750

北京时代华都印刷有限公司印刷

各地新华书店经销

＊

开本 787 × 1092　1/16　印张 35　字数 778 千字

2015 年 9 月第 1 版　2016 年 6 月第 2 次印刷

书　号　ISBN 978 - 7 - 5132 - 2625 - 7

＊

定价　69.00 元

网址　www. cptcm. com

全国中医药职业教育教学指导委员会

前　言

中医药职业教育是我国现代职业教育体系的重要组成部分，肩负着培养中医药多样化人才、传承中医药技术技能、促进中医药就业创业的重要职责。教育要发展，教材是根本，在人才培养上具有举足轻重的作用。为贯彻落实习近平总书记关于加快发展现代职业教育的重要指示精神和《国家中长期教育改革和发展规划纲要（2010—2020年）》，国家中医药管理局教材办公室、全国中医药职业教育教学指导委员会紧密结合中医药职业教育特点，充分发挥中医药高等职业教育的引领作用，满足中医药事业发展对于高素质技术技能中医药人才的需求，突出中医药高等职业教育的特色，组织完成了"全国中医药行业高等职业教育'十二五'规划教材"建设工作。

作为全国唯一的中医药行业高等职业教育规划教材，本版教材按照"政府指导、学会主办、院校联办、出版社协办"的运作机制，于2013年启动了教材建设工作。通过广泛调研、全国范围遴选主编，又先后经过主编会议、编委会议、定稿会议等研究论证，在千余位编者的共同努力下，历时一年半时间，完成了84种规划教材的编写工作。

"全国中医药行业高等职业教育'十二五'规划教材"，由70余所开展中医药高等职业教育的院校及相关医院、医药企业等单位联合编写，中国中医药出版社出版，供高等职业教育院校中医学、针灸推拿、中医骨伤、临床医学、护理、药学、中药学、药品质量与安全、药品生产技术、中草药栽培与加工、中药生产与加工、药品经营与管理、药品服务与管理、中医康复技术、中医养生保健、康复治疗技术、医学美容技术等17个专业使用。

本套教材具有以下特点：

1. 坚持以学生为中心，强调以就业为导向、以能力为本位、以岗位需求为标准的原则，按照高素质技术技能人才的培养目标进行编写，体现"工学结合""知行合一"的人才培养模式。

2. 注重体现中医药高等职业教育的特点，以教育部新的教学指导意见为纲领，注重针对性、适用性及实用性，贴近学生、贴近岗位、贴近社会，符合中医药高等职业教育教学实际。

3. 注重强化质量意识、精品意识，从教材内容结构、知识点、规范化、标准化、编写技巧、语言文字等方面加以改革，具备"精品教材"特质。

4. 注重教材内容与教学大纲的统一，教材内容涵盖资格考试全部内容及所有考试要求的知识点，满足学生获得"双证书"及相关工作岗位需求，有利于促进学生就业。

5. 注重创新教材呈现形式，版式设计新颖、活泼，图文并茂，配有网络教学大纲指导教与学（相关内容可在中国中医药出版社网站 www.cptcm.com 下载），符合职业院校学生认知规律及特点，以利于增强学生的学习兴趣。

在"全国中医药行业高等职业教育'十二五'规划教材"的组织编写过程中，得到了国家中医药管理局的精心指导，全国高等中医药职业教育院校的大力支持，相关专家和各门教材主编、副主编及参编人员的辛勤努力，保证了教材质量，在此表示诚挚的谢意！

我们衷心希望本套规划教材能在相关课程的教学中发挥积极的作用，通过教学实践的检验不断改进和完善。敬请各教学单位、教学人员及广大学生多提宝贵意见，以便再版时予以修正，提升教材质量。

国家中医药管理局教材办公室
全国中医药职业教育教学指导委员会
中国中医药出版社
2015 年 5 月

编写说明

本教材依据国家中医药管理局和全国中医药职业教育教学指导委员会制订的教学计划和全国中医药行业高等职业教育"十二五"规划教材《内科学》教学大纲编写而成，供全国高等职业教育院校临床医学、中医学、针灸推拿及相关专业使用，亦可作为临床医学、中医学、针灸推拿专业技术人员的临床参考用书。

内科学是研究和阐述内科疾病的病因、发病机制、病理、临床表现、辅助检查、诊断、鉴别诊断、治疗及预防的一门临床学科，在医学教育中占有重要地位，是临床医学等专业学生的必修课程和核心课程。内科疾病是指以药物为主要治疗手段或方法的疾病，但随着科学发展和新技术的不断应用，内科的疾病谱不断发生变化，操作性手段（如介入技术）也成为治疗内科疾病的重要方法之一。

内科学的主要任务是使学生掌握临床常见内科疾病的临床表现、诊断和治疗，熟悉内科常见疾病的病因、辅助检查、鉴别诊断，了解临床各科常见疾病的发病机制、病理及预防，为临床实践打下坚实的基础。通过本课程的学习，使学生能够运用内科学的理论、技术和方法诊断、治疗、预防常见内科疾病，为保障人民群众的健康做出贡献。根据临床医学等专业专科学生的培养目标和未来职业岗位的实际需求，本教材的内容包括第一章呼吸系统疾病（邢冬杰、张玉编写）、第二章循环系统疾病（刘奇志、张艳慧编写）、第三章消化系统疾病（韦宇霞、李军利编写）、第四章泌尿系统疾病（刘剑辉编写）、第五章血液系统疾病（梁莉、李俊峰编写）、第六章内分泌与营养代谢疾病（徐洪涛、刘欣燕编写）、第七章神经精神系统疾病（杨峥编写）、第八章风湿性疾病（李俊峰、梁莉编写）、第九章理化因素所致疾病（李俊峰、梁莉编写）、第十章传染病（李绍民、李广元编写）、第十一章性传播疾病（李广元、王雪编写）。

本教材构思新颖，编排紧凑，结构合理，内容充实，简繁得当，重点突出。既渗透了学科发展的过程，又反映了现代最新发展的研究成果；既体现了本教材自身的特点，又实现了与相关课程内容的有机衔接；既符合学校的教学要求，又便于临床的实际应用。

本教材的编写，注重综合素质培养，使其具有理论性、知识性和能力性；注重面向社会、面向岗位，使其具有实用性和适用性；注重面向未来和发展，使其体现了科学性和先进性；注重文字和图表的表达水平，使其提高了可阅读性。

在本教材编写过程中，得到了国家中医药管理局教材办公室和各参编单位的大力支持，国内部分专家对本书的内容进行了审定，山东中医药高等专科学校西医教学部的教师也给予了较大的帮助，在此一并表示衷心的感谢。

由于编者水平所限，教材本身难免存在不足，希望各院校教师、学生和其他读者在使用过程中提出宝贵意见，以便进一步修订和完善。

《内科学》编委会

2015 年 5 月

目 录

第一章　呼吸系统疾病

　　呼吸系统疾病是严重危害人民健康的常见病、多发病，2009 年卫生部全国居民死因调查结果显示，呼吸系统疾病在城市的死亡病因中居第四位，在农村亦居第四位。由于大气污染加重、吸烟等不良习惯、人群结构的老龄化等多种因素，呼吸系统疾病的流行病学和疾病谱正在发生改变。肺癌、支气管哮喘的发病率明显增加，慢性阻塞性肺疾病居高不下，肺结核发病率虽有所控制，但近年又有增高趋势，肺血栓栓塞症已经构成了重要的医疗保健问题，肺动脉高压近年来也日益受到关注，而艾滋病的主要死亡原因为肺部感染。

　　呼吸系统疾病按解剖结构可分为气管 – 支气管疾病（如急性气管 – 支气管炎、慢性支气管炎、原发性支气管肺癌等）、肺部疾病（肺炎、肺结核、间质性肺病、肺脓肿等）、胸腔疾病（如胸腔积液、气胸等）及累及呼吸系统多个部位、造成功能障碍的疾病（如呼吸衰竭）等。

第一节　急性上呼吸道感染

　　急性上呼吸道感染（acute upper respiratory tract infection）简称上感，为鼻腔、咽或喉部急性炎症的总称。病原体主要是病毒，少数是细菌。上感多发于冬春季节，多为散发，且可在气候突变时小规模流行，主要通过含有病毒的飞沫经空气传播，或经污染的手和用具接触传播。发病不分年龄、性别、职业和地区，免疫功能低下者易感。通常病情较轻、病程短、可自愈，预后良好。人体对其感染后产生的免疫力较弱、短暂，病毒间也无交叉免疫，故可反复发病。

【病因与发病机制】

　　1. 病原体　急性上感有 70% ~ 80% 由病毒引起，包括鼻病毒、冠状病毒、腺病毒、流感和副流感病毒、呼吸道合胞病毒、埃可病毒和柯萨奇病毒等。另有 20% ~ 30% 的上感为细菌引起，可单纯发生或继发于病毒感染之后发生，以口腔定植菌溶血性链球菌为多见，其次为流感嗜血杆菌、肺炎链球菌和葡萄球菌等，偶见革兰阴性杆菌。

　　2. 诱因　淋雨、受凉、气候突变、过度劳累等可降低呼吸道局部防御功能，致使原存的病毒或细菌迅速繁殖，或者直接接触含有病原体的分泌物、空气飞沫以及污染的手和用具导致本病。老幼体弱、免疫功能低下或有慢性呼吸道疾病如鼻窦炎、扁桃体炎者更易发病。

3. 发病机制 当机体或呼吸道局部防御功能降低时，原先存在于上呼吸道或从外界侵入的病原体在上呼吸道黏膜迅速繁殖引起炎症。

【病理】

上呼吸道黏膜充血、水肿，单核细胞浸润，浆液性及黏液性炎性渗出。继发细菌感染者可有中性粒细胞浸润及脓性分泌物。亦可出现上皮细胞的破坏。

【临床表现】

1. 普通感冒 为病毒感染引起，俗称"伤风"，又称急性鼻炎。起病较急，主要表现为喷嚏、鼻塞、流清水样鼻涕等鼻部症状，也可表现为咳嗽、咽痒或烧灼感甚至鼻后滴漏感，2~3天后鼻涕变稠，可伴咽痛、咽干、流泪、味觉迟钝、呼吸不畅等，严重者有发热、轻度畏寒和头痛等。体检可见鼻腔黏膜充血、水肿、有分泌物，咽部可为轻度充血。一般经5~7天痊愈，伴并发症者可致病程迁延。

2. 急性病毒性咽炎和喉炎 由鼻病毒、腺病毒、流感病毒、副流感病毒、肠病毒、呼吸道合胞病毒等引起。急性咽炎表现为咽痒或灼热感、咽痛、咳嗽等。急性喉炎表现为咳嗽、声嘶、说话困难、咽痛、发热等。体检可见咽喉部充血、水肿，颌下淋巴结轻度肿大和触痛，急性喉炎可闻及喉部喘息声。

3. 急性疱疹性咽峡炎 多由柯萨奇病毒A引起。好发于夏季，多见于儿童，偶见于成人。表现为明显咽痛、发热，病程约为1周。体检可见咽部充血，软腭、腭垂、咽及扁桃体表面有灰白色疱疹及浅表溃疡，周围伴红晕。

4. 急性咽结膜炎 主要由腺病毒、柯萨奇病毒等引起。多发于夏季，由游泳传播，儿童多见。表现为发热、咽痛、畏光、流泪、咽及结膜明显充血。病程4~6天。

5. 急性咽扁桃体炎 病原体多为溶血性链球菌，其次为流感嗜血杆菌、肺炎链球菌、葡萄球菌等。起病急，咽痛明显，尤其是吞咽时，伴发热（可达39℃以上）、畏寒。体检可发现咽部明显充血，扁桃体肿大、充血，表面有黄色脓性分泌物。有时伴有颌下淋巴结肿大、压痛。肺部体检无异常体征。

【辅助检查】

1. 血液检查 病毒感染，白细胞计数正常或偏低，淋巴细胞比例升高。细菌感染，白细胞计数增多，中性粒细胞比例升高，可出现核左移。

2. 病原学检查 因病毒类型繁多，且明确类型对治疗无明显帮助，一般无需明确病原学检查。需要时可用血清学诊断或病毒分离鉴定等方法确定病毒的类型。细菌培养可判断细菌类型并可做药物敏感试验以指导临床用药。

【诊断】

1. 诊断要点 根据鼻咽部的症状和体征，结合周围血象和阴性胸部X线检查可做出临床诊断。一般无需病因诊断，特殊情况下可进行细菌培养和病毒分离或病毒血清学检查等确定病原体。

2. 临床分型 急性上呼吸道感染诊断成立后，可根据临床表现做出分型诊断。

【鉴别诊断】

1. 过敏性鼻炎 突发的连续喷嚏、鼻痒、鼻塞、大量清涕等与普通感冒类似，但有下列特点：①多有螨虫、灰尘、动物毛皮、低温等过敏因素刺激史；②体检可见鼻黏膜苍白、水肿；③鼻分泌物涂片可见嗜酸性粒细胞增多；④脱离过敏原，数分钟至1~2小时内症状即消失，皮肤针刺过敏试验可明确过敏原。

2. 流行性感冒 为流感病毒引起，可为散发，时有小规模流行，病毒发生变异时可大规模暴发。①喷嚏、鼻塞、流清水样鼻涕等鼻部症状较轻，发热、乏力、头痛、全身酸痛等全身症状较重；②病毒分离、血清学检查有助于诊断。

3. 急性气管与支气管炎 主要表现为咳嗽、咳痰，鼻部症状较轻，血白细胞总数升高，胸部X线检查可见肺纹理增强。

【治疗】

1. 一般治疗 注意休息，清淡饮食，多饮水，保持室内空气流通。吸烟者应暂时戒烟。

2. 抗病毒药物治疗 由于目前尚无特效抗病毒药物且有滥用造成病毒耐药现象，故如无发热、免疫功能正常、发病超过2天一般无需应用。对于免疫缺陷者，可早期常规使用广谱抗病毒药利巴韦林、奥司他韦等。

3. 抗菌药物治疗 目前已明确普通感冒无需使用抗菌药物。有白细胞升高、咽部脓苔、咳黄痰和流脓涕等细菌感染证据时，可根据当地流行病学史和经验用药，常选口服青霉素、第一代头孢菌素、大环内酯类或喹诺酮类。

4. 对症治疗 对有急性咳嗽、鼻后滴漏和咽干者应给予伪麻黄碱治疗以减轻鼻部充血，亦可局部滴鼻应用。必要时适当使用速效感冒胶囊、扑热息痛等药物。

5. 中药治疗 辨证施治或选用具有清热解毒和抗病毒作用的中成药。

【预防】

加强锻炼，增强体质，生活饮食规律，改善营养。避免受凉和过度劳累，尤其是年老体弱者。上呼吸道感染流行时应戴口罩，避免在人多的公共场合出入。

第二节 慢性支气管炎

慢性支气管炎（chronic bronchitis）简称慢支，是指气管、支气管黏膜及其周围组织的慢性非特异性炎症。临床上以咳嗽、咳痰或伴有喘息及反复发作的慢性过程为特征。多在寒冷季节发作。该病是一种严重危害人民健康的呼吸系统常见病，据调查我国患病率约3%。老年人患病率较高，可达到15%左右，北方较南方患病率高，农村山区较平原患病率高，大气污染严重的地区患病率高，吸烟者比不吸烟者患病率高。

【病因与发病机制】

本病的病因尚不完全清楚，可能是多种因素长期相互作用的结果。

1. 有害气体和有害颗粒 如烟雾、粉尘、刺激性气体（二氧化硫、二氧化氮等），这些理化因素可损伤气道上皮细胞，使纤毛运动减退，巨噬细胞吞噬能力降低，导致气道净化功能下降。气道上皮细胞受损和脱落，引起慢性炎症，腺体分泌增加，为细菌入侵创造了条件。同时刺激黏膜下感受器，使副交感神经功能亢进，使支气管平滑肌收缩，腺体分泌亢进，杯状细胞增生，黏液分泌增加，气道阻力增加。香烟烟雾还可使氧自由基产生增多，诱导中性粒细胞释放蛋白酶，抑制抗胰蛋白酶系统，破坏肺弹力纤维，引发肺气肿的形成。

2. 感染因素 感染是慢性支气管炎发生、发展的重要原因之一，病毒感染以流感病毒、鼻病毒、副流感病毒、腺病毒、呼吸道合胞病毒等多见，细菌感染常继发于病毒感染，常见的病原体为流感嗜血杆菌、肺炎链球菌、甲型链球菌和奈瑟球菌。

3. 其他因素 免疫、年龄和气候等因素均与慢性支气管炎的发生发展有关。

老年人肾上腺皮质功能减退，细胞免疫功能下降，溶菌酶活性降低，从而容易造成呼吸道的反复感染。寒冷常为慢支急性发作的重要原因或诱因，寒冷空气可以刺激腺体增加黏液分泌，纤毛运动减弱，黏膜血管收缩，局部血循环障碍，有利于继发感染。

【病理】

支气管上皮细胞变性、坏死、脱落，后期出现鳞状上皮化生，纤毛变短、粘连、倒伏、脱落，支气管壁有多种炎性细胞浸润，以中性粒细胞、淋巴细胞为主。急性发作时可见到大量中性粒细胞、黏膜上皮细胞坏死脱落。病变继续发展，炎症向黏膜下组织扩散，黏膜下平滑肌束断裂、萎缩。病变发展到晚期出现支气管壁增厚、扭曲变形、塌陷，造成支气管狭窄，逐渐发展成慢性阻塞性肺疾病和肺间质纤维化。

【临床表现】

1. 症状 缓慢起病，病程较长，反复急性发作而逐渐加重。主要症状有慢性咳嗽、咳痰，或伴有喘息。开始症状较轻微，如接触有害气体、吸烟、过度劳累、气候变化或受凉感冒后，则引起急性发作或加重。

（1）咳嗽 一般以晨间咳嗽为主，白天较轻，睡眠时有阵咳或排痰。

（2）咳痰 清晨排痰较多，起床后或体位变动可刺激排痰。一般为白色黏液或浆液泡沫性痰，偶有痰中带血。急性发作伴有细菌感染时，痰可变为黏液脓性或黄色脓痰。

（3）喘息 喘息明显者常称为喘息型支气管炎，部分可能合并有支气管哮喘。若伴肺气肿时可表现为劳动或活动后气急。

2. 体征 早期可无任何异常体征,急性发作期在背部或双肺底部闻及散在的干湿啰音,咳嗽后可减少或消失。伴有喘息时可听到呼气音延长和哮鸣音,伴发肺气肿时则有肺气肿体征。

【辅助检查】

1. 血液检查 慢支急性发作期或合并肺部感染时,可见白细胞总数及中性粒细胞百分比增高。

2. 痰液检查 痰涂片或痰培养可发现肺炎球菌、流感嗜血杆菌、甲型链球菌、奈瑟球菌等。近年来革兰阴性菌感染有增多趋势,特别是医院内感染者。

3. X线检查 早期可无异常表现。反复发作时,可见肺纹理增粗、紊乱,呈网状或条索状阴影,以两肺中下野较为明显。

4. 肺功能检查 早期常无异常,发展到气道狭窄或有阻塞时则出现阻塞性通气功能障碍的表现,如第一秒用力呼气容积(FEV$_1$)占用力肺活量(FVC)的比值减少(<70%),残气量(RV)增加等。

【诊断】

1. 诊断依据 咳嗽、咳痰或伴喘息,每年发病持续3个月,且连续2年或以上,排除其他心、肺疾病(如肺结核、尘肺、支气管哮喘、支气管扩张、肺癌、心力衰竭等),即可做出诊断。若以上表现每年发病持续不足3个月,但有明显的检查依据(如X线、肺功能检查等),亦可以做出诊断。

2. 临床分型 根据临床表现慢支可分为2型。

(1)单纯型 表现为咳嗽、咳痰,不伴喘息。

(2)喘息型 表现为咳嗽、咳痰,伴有喘息

3. 临床分期 根据临床表现慢支可分为3期。

(1)急性发作期 指在1周内出现脓性或黏液脓性痰;痰量明显多,或伴有发热等炎性症状;或咳、痰、喘任何一项明显加剧者。

(2)慢性迁延期 指咳、痰、喘症状迁延1个月以上者。

(3)临床缓解期 经治疗或气候转暖,病情逐渐缓解,症状基本消失,或偶有轻微咳嗽,咳少量痰液,保持2个月以上者。

【鉴别诊断】

1. 肺结核 多有低热、盗汗、乏力、食欲不振、消瘦等结核中毒症状,结核的特征性X线表现,痰液查找到结核杆菌。

2. 支气管扩张 反复发作的咳嗽、咳痰,合并感染时有大量脓痰,与慢性支气管炎相似,但有下列特点:①青少年发病;②有反复和多少不等的咯血;③X线检查常见下肺纹理增粗,呈卷发状阴影,高分辨率CT检查更有助于诊断。

3. 肺癌 大多有长期吸烟史,呈顽固性刺激性咳嗽,有反复发生或持续的痰中带

血，或者近期咳嗽性质发生改变。X线检查可发现块状或结节状阴影或阻塞性肺炎，经抗菌药物治疗不能完全消散。痰脱落细胞学（发现癌细胞）、CT、纤维支气管镜等有助有诊断。

【治疗】

针对慢支的病因、病期和反复发生的特点，采取防治结合的综合措施。

1. 急性发作期的治疗 应以控制感染和祛痰、镇咳为主。伴发喘息时加用解痉平喘药物。

（1）控制感染 根据临床经验或痰病原菌培养，选择敏感的抗生素治疗，轻者可口服，较重者肌肉注射或静脉滴注。可选用喹诺酮类、大环内酯类、β-内酰胺类或磺胺类。左氧氟沙星0.4g，每日1次，口服；阿莫西林每日2~4g，分2~4次口服；头孢呋辛每日1.0g，分2次口服。重者，青霉素G，皮试阴性后，80万或160万U，肌注，每日2~3次。如果能培养出致病菌，可按药敏试验选用抗菌药。

（2）镇咳、祛痰 溴己新8~16mg，每日3次，口服；盐酸氨溴索30mg，每日3次，口服；急支糖浆或复方甘草合剂10mL，每日3次，口服。干咳为主者可用镇咳药物，如右美沙芬、那可丁或其合剂等。

（3）解痉平喘 伴喘息者需应用平喘药物，常选用氨茶碱0.1~0.2g或特布他林2.5mg，每日3次，口服。重者，氨茶碱0.25~0.5g加入5%或10%葡萄糖注射液中静脉注射或静脉滴注。

（4）吸氧和雾化吸入 可使用鼻导管吸氧，以提高体内血氧浓度。雾化吸入可使药物直达支气管，提高治疗效果。常用沙丁胺醇500μg或异丙托溴铵500μg，必要时用沙丁胺醇1000μg加异丙托溴铵250~500μg，通过小型雾化器雾化吸入。

2. 缓解期的治疗 以预防复发为主，加强身体锻炼，提高机体抵抗能力。加强个人卫生，戒烟，避免有害气体和其他有害颗粒的吸入。反复呼吸道感染者，可试用免疫调节剂细菌溶解产物、卡介菌多糖核酸、转移因子、胸腺素等。亦可使用中成药或中医辨证施治。

【预防】

首先是戒烟。加强耐寒锻炼，增强体质，提高机体抗病能力，在冬季或气候骤变时，注意保暖，避免受凉，预防感冒。改善环境卫生，做好防尘、防大气污染工作。注意通风，保持室内空气新鲜，避免烟雾、粉尘及刺激性气体对呼吸道的影响。

第三节 慢性阻塞性肺疾病

慢性阻塞性肺疾病（chronic obstructive pulmonary disease，COPD）简称慢阻肺，是以持续气流受限为特征的肺部疾病，气流受限多呈进行性发展，但可以预防和治疗。主要累及肺部，也可以引起肺外各器官的损害。COPD与慢性支气管炎和肺气肿的关系密切，当慢性支气管炎、肺气肿出现持续气流受限时，则诊断为 COPD。

COPD 是呼吸系统疾病中的常见病和多发病，患病率和病死率均居高不下。近年来我国调查显示，COPD 的患病率占 40 岁以上人群的 8.2%。因肺功能进行性减退，严重影响患者的劳动力和生活质量，造成巨大的社会和经济负担。

【病因与发病机制】

确切的病因尚不清楚，但认为与肺部对烟雾等有害气体或有害颗粒的异常炎症反应有关。这些反应取决于个体易感因素与环境因素的互相作用。

1. 吸烟 吸烟是 COPD 发病的重要因素，吸烟者慢性支气管炎的患病率比不吸烟者高 2～8 倍，烟龄越长，吸烟量越大，COPD 患病率越高。烟草中含焦油、尼古丁和氢氰酸等化学物质，可损伤气道上皮细胞并抑制纤毛运动，促使支气管黏液腺和杯状细胞增生肥大，黏液分泌增多，使气道净化能力下降，还可使氧自由基产生增多，诱导中性粒细胞释放蛋白酶，破坏肺弹力纤维，诱发肺气肿形成。

2. 职业粉尘和化学物质 接触职业粉尘及化学物质，如烟雾、变应原、工业废气及室内空气污染等，当浓度过高或时间过长时，均可能产生与吸烟类似的 COPD。

3. 大气污染 大气中的有害气体如二氧化硫、二氧化氮、氯气等可损伤气道黏膜上皮，使纤毛清除功能下降，黏液分泌增加，为细菌感染提供有利条件。

4. 感染因素 与慢性支气管炎类似，感染亦是 COPD 发生、发展的重要因素之一。病毒、细菌和支原体是 COPD 急性加重的重要因素。

5. 其他 蛋白酶 - 抗蛋白酶失衡、氧化应激、炎症、自主神经功能失调、营养不良、气温变化等都有可能参与 COPD 的发生与发展。

【病理】

COPD 的病理改变主要表现为慢性支气管炎及肺气肿的病理变化。慢性支气管炎的病理改变可见支气管黏膜上皮细胞变性、坏死，溃疡形成。纤毛倒伏、变短、不齐、粘连，部分脱落。缓解期黏膜上皮修复、增生，鳞状上皮化生，肉芽肿形成。杯状细胞数量增多、肥大，分泌亢进，腔内分泌物潴留，基底膜变厚坏死。支气管壁有多种炎症细胞浸润，以中性粒细胞、淋巴细胞为主。急性发作期可见到大量中性粒细胞。黏膜充血、水肿、变性坏死和溃疡形成，基底部肉芽组织和机化纤维组织增生导致管腔狭窄。炎症导致气管壁的损伤 - 修复过程反复发生，进而引起气管结构重塑、胶原含量增加及瘢痕形成，这些病理改变是 COPD 气流受限的主要病理基础之一。

肺气肿的病理改变可见肺过度膨胀，弹性减退。外观灰白或苍白，表面可见多个大小不一的肺大泡。镜检见肺泡壁变薄，肺泡腔扩大、破裂或形成大泡，血液供应减少，弹力纤维网破坏。

【临床表现】

1. 症状 起病缓慢，病程较长。

（1）咳嗽　慢性咳嗽，随病程发展可终身不愈。晨间咳嗽明显，夜间有阵咳或排痰。

（2）咳痰　清晨排痰较多，一般为白色黏液或浆液性泡沫性痰，偶可带血丝。急性发作期痰量增多，可有脓性痰。

（3）气短或呼吸困难　早期在较剧烈活动时出现，后逐渐加重，以致在日常活动甚至休息时也感到气短，是 COPD 的标志性症状。

（4）喘息和胸闷　部分特别是重度或病情急性加重时出现喘息。

（5）其他　晚期有体重下降、食欲减退等。

2. 体征　早期体征可无异常，随疾病进展出现桶状胸，双侧语音震颤减弱，肺部过清音，心浊音界缩小，肺下界和肝浊音界下降，两肺呼吸音减弱，呼气延长，部分可闻及湿啰音和（或）干啰音。

3. 并发症

（1）慢性呼吸衰竭　常在 COPD 急性加重时发生，原有症状明显加重，发生低氧血症和（或）高碳酸血症，可具有缺氧和二氧化碳潴留的临床表现。

（2）自发性气胸　如有突然加重的呼吸困难，并伴有明显的发绀，患侧肺部叩诊为鼓音，听诊呼吸音减弱或消失，应考虑并发自发性气胸，通过 X 线检查可以确诊。

（3）慢性肺源性心脏病　由于 COPD 病变引起肺血管床减少及缺氧致肺动脉痉挛、血管重塑，导致肺动脉高压，右心室肥厚扩大，最终发生右心衰竭。

【辅助检查】

1. 肺功能检查　是判断气流受限的主要客观指标，对 COPD 诊断、严重程度评价、疾病进展、预后及治疗反应等有重要意义。

（1）第一秒用力呼气容积占用力肺活量百分比（FEV_1/FVC）　是评价气流受限的一项敏感指标。吸入支气管舒张药后 $FEV_1/FVC < 70\%$ 可确定为持续气流受限。

（2）肺容积和肺容量改变　肺总量（TLC）、功能残气量（FRC）和残气量（RV）增高，肺活量（VC）减低，表明肺过度充气，有参考价值。

2. 胸部 X 线检查　COPD 早期胸片可无变化，以后可出现肺纹理增粗、紊乱等非特异性改变，也可出现肺气肿改变。X 线胸片改变对 COPD 诊断特异性不高，主要用来确定肺部并发症及与其他肺部疾病鉴别。

3. 血气分析　对确定发生低氧血症、高碳酸血症、酸碱平衡失调以及判断呼吸衰竭的类型有重要价值。

4. 其他　合并细菌感染时，外周血白细胞增高，核左移。痰培养可能查出病原菌。

【诊断】

1. 诊断要点　主要根据吸烟等高危因素史、临床症状、体征及肺功能检查等综合分析确定。持续气流受限是 COPD 诊断的必备条件。吸入支气管舒张药后 $FEV_1/FVC < 70\%$ 为确定存在持续气流受限的界限。

2. 临床分期 按病情进展可以将 COPD 分为两期。

（1）急性加重期 是指在疾病过程中，短期内咳嗽、咳痰、气短和（或）喘息加重，痰量增多，呈脓性或黏液脓性，可伴发热等症状。

（2）稳定期 是指咳嗽、咳痰、气短等症状稳定或症状较轻。

【鉴别诊断】

1. 支气管哮喘 可有家庭或个人过敏史，多在儿童或青少年期起病，每日症状变化快，夜间和清晨症状明显，发作时两肺布满哮鸣音，症状经治疗后可缓解或自行缓解。支气管哮喘的气流受限多为可逆性，支气管舒张试验阳性。

2. 支气管扩张症 反复发作的咳嗽、咳痰，合并感染时有大量脓痰，与慢性支气管炎相似，但有下列特点：①青少年发病；②有反复和多少不等的咯血；③X 线检查常见下肺纹理增粗，呈卷发状阴影，高分辨率 CT 检查更有助于诊断。

3. 肺结核 多有低热、盗汗、午后颧红、乏力、食欲不振、消瘦等结核中毒症状，结核特征性 X 线表现，痰液查找到结核杆菌。

【治疗】

1. 急性加重期治疗

（1）低流量吸氧 发生低氧血症可用鼻导管吸氧，或通过文丘里面罩吸氧。一般吸氧浓度为 28%～30%，应避免吸入高浓度氧，以免引起二氧化碳潴留。

（2）抗感染 应根据所在地常见病原菌类型及药物敏感情况积极选用有效的抗生素治疗。可给予 β－内酰胺类/β－内酰胺酶抑制剂、第二代头孢菌素、大环内酯类或喹诺酮类。常选用：头孢呋辛 0.5g，每日 2 次，口服；左氧氟沙星 0.4g，每日 1 次，口服；莫西沙星或加替沙星 0.4g，每日 1 次，口服。较重者可应用头孢曲松钠 2.0g 加于生理盐水 100～150mL 中静脉滴注，每日 1 次。如果找到确切的病原菌，根据药敏结果选用抗生素。

（3）镇咳、祛痰 溴己新 8～16mg，每日 3 次，口服；盐酸氨溴索 30mg，每日 3 次，口服；羧甲司坦 0.5g，每日 3 次，口服；急支糖浆或复方甘草合剂 10mL，每日 3 次，口服。干咳为主者可用镇咳药物，如右美沙芬、那可丁或其合剂等。

（4）解痉平喘 ①肾上腺素受体激动剂：主要有沙丁胺醇气雾剂，每次 100～200μg（1～2 喷），定量吸入，疗效持续 4～5 小时，每 24 小时不超过 8～12 喷。另外，尚有沙美特罗、福莫特罗等长效肾上腺素受体激动剂，每日仅需吸入 2 次。②抗胆碱能药：是 COPD 常用的药物，主要药物为异丙托溴铵气雾剂，定量吸入，起效较沙丁胺醇慢，持续 6～8 小时，每次 40～80μg，每日 3～4 次。长效抗胆碱药有噻托溴铵，每次 18μg，每日 1 次，口服。③茶碱类：氨茶碱 0.1g，每日 3 次，口服，或茶碱缓释或控释片 0.2g，每日 2 次，口服；重者，氨茶碱 0.25～0.5g 加入 5% 或 10% 葡萄糖注射液中静脉注射或静脉滴注。

雾化吸入是目前较好的给药途径，必要时选用。常用沙丁胺醇 500μg 或异丙托溴铵

500μg，或沙丁胺醇1000μg加异丙托溴铵250～500μg，可通过小型雾化器雾化吸入。

（5）糖皮质激素　急性加重期特别严重者，可考虑泼尼松龙每日30～40mg，口服；或甲泼尼松龙40～80mg，每日1次，静脉滴注，连续5～7天。

2. 稳定期治疗

（1）一般治疗　改善营养，加强身体锻炼，提高机体抵抗能力。加强个人卫生，戒烟，避免有害气体和其他有害颗粒的吸入。因职业或环境粉尘、刺激性气体所致者，应脱离污染环境。反复呼吸道感染者，可试用免疫调节剂细菌溶解产物、卡介菌多糖核酸、转移因子、胸腺素等。亦可使用中成药或中医辨证施治。

（2）镇咳、祛痰、解痉平喘　药物同急性期，症状较轻，口服给药即可。

（3）糖皮质激素　对重度和极重度、反复加重者适用。研究显示，长期吸入糖皮质激素与长效β_2受体激动剂联合制剂，可增加运动耐量，减少急性加重发作频率，改善肺功能，提高生活质量。目前常用剂型有沙美特罗加氟替卡松、福莫特罗加布地奈德。

（4）长期家庭氧疗（LTOT）　目的是使患者在静息状态下，达到$PaO_2 \geqslant 60mmHg$和（或）使SaO_2升至90%。对COPD者的血流动力学、运动能力、肺生理和精神状态均会产生有益的影响，对并发慢性呼吸衰竭者可提高生活质量和生存率。LTOT指征：①$PaO_2 \leqslant 55mmHg$或$SaO_2 \leqslant 88\%$，伴或不伴高碳酸血症；②PaO_2 55～60mmHg，或$SaO_2 < 89\%$，并有肺动脉高压、心力衰竭水肿或红细胞增多症（血细胞比容>0.55）。一般用鼻导管吸氧，氧流量为每分钟1.0～2.0L，吸氧时间每日10～15小时。

【预防】

COPD的预防主要是避免发病的高危因素、急性加重的诱发因素以及增强机体免疫力。戒烟是预防COPD的重要措施，在疾病的任何阶段戒烟都有益于防止COPD的发生和发展。控制职业和环境污染，减少有害气体或有害颗粒的吸入，可减轻气道和肺的异常炎症反应。流感疫苗、肺炎球菌疫苗、细菌溶解物、卡介菌多糖核酸等对防止COPD反复感染可能有益。加强体育锻炼，增强体质，提高机体非特异性免疫力，可帮助改善机体一般状况。此外，对于有COPD高危因素的人群，应定期进行肺功能监测，以尽可能早期发现COPD并及时予以干预。COPD的早期发现和早期干预重于治疗。

第四节　支气管扩张症

支气管扩张症（bronchiectasis disease）是由于支气管及其周围组织的急慢性炎症引起支气管壁结构破坏，以致支气管管腔变形扩张。临床主要表现为慢性咳嗽、大量脓痰、反复咯血和反复同一部位肺部感染。儿童及青年发病较多，大多继发于急慢性呼吸道感染和支气管阻塞后。

【病因与发病机制】

1. 支气管－肺组织感染和支气管阻塞　支气管－肺组织感染和支气管阻塞是支气

管扩张的主要病因。支气管－肺组织反复感染使支气管管腔黏膜充血、水肿，分泌物排出受阻使管腔阻塞，引流不畅，而进一步加重感染，感染和阻塞相互影响，互为因果，终致支气管扩张的发生。儿童期支气管管腔狭窄，管壁薄弱，在麻疹、百日咳等传染病合并支气管炎时极易受损，可发生阻塞，致使支气管变形而发生支气管扩张。

2. 支气管先天遗传性因素　较少见。支气管先天发育障碍如软骨发育不全或弹力纤维不足，导致局部管壁薄弱或弹性较差，可发生支气管扩张。与遗传有关的肺囊性纤维化、遗传性 α_1 －抗胰蛋白酶缺乏症等也可伴有支气管扩张。

3. 机体免疫功能失调　目前发现一些免疫反应性疾病如类风湿关节炎、系统性红斑狼疮等可同时伴有支气管扩张。有些病因不明的支气管扩张患者存在不同程度的免疫功能异常，提示支气管扩张可能与机体免疫功能失调有关。

【病理】

病变多累及段或亚段的支气管，受累的管壁发生炎性改变和结构的破坏，可见黏膜表面慢性溃疡形成，纤毛柱状上皮细胞鳞状化生或萎缩，管壁弹力组织、肌肉及软骨组织破坏，由纤维组织替代，管腔变形扩张。扩张形态可分为柱状、囊状和不规则扩张三种，亦常混合存在。扩张的支气管内可积聚稠厚脓性分泌物，咳出则形成脓痰。炎症可使毛细血管扩张，支气管动脉和肺动脉的终末支扩张与吻合，形成血管瘤，可出现反复大量咯血。病变支气管相邻的肺实质也可存在纤维化、肺气肿、支气管肺炎和肺萎陷。

【临床表现】

1. 症状

（1）慢性咳嗽、大量脓痰　体位改变时分泌物刺激支气管黏膜而引起咳嗽和排痰，急性感染发作时每日可达数百毫升，痰液呈脓性，如有厌氧菌感染，痰有恶臭味。收集痰液于玻璃瓶中静置可见痰液分层现象：上层为泡沫，下悬脓液，中为混浊黏液，底层为坏死组织沉淀物。

（2）反复咯血　50%～70%有程度不等的咯血病史。轻者痰中带血，重者大量咯血。

（3）反复肺部感染　由于支气管清除分泌物的功能丧失，引流差，易于发生感染，其特点是在同一肺段反复发生肺炎并迁延不愈。

（4）慢性感染中毒症状　反复继发肺部感染可引起全身毒血症状，如发热、头痛、乏力、消瘦、贫血等。

2. 体征　早期或干性支气管扩张常无异常肺部体征，病情严重或反复继发感染时可在相应病变部位闻及固定而持久的局限性湿啰音，部分可伴有杵状指（趾）。

【辅助检查】

1. 血常规检查　白细胞总数一般正常，细菌感染时白细胞总数及中性粒细胞比例可增高。

2. 胸部 X 线检查 典型的胸部 X 线表现为肺纹理增多，支气管柱状扩张可见"轨道征"，囊状扩张的特征表现为出现蜂窝状或卷发状阴影，合并感染时阴影内有液平面。X 线支气管造影能确诊，但由于这一技术为创伤性检查，现已被 CT 检查取代。

3. CT 检查 高分辨率 CT 可在横断面上清楚地显示扩张的支气管。由于其无创、易重复、易接受，现已成为支气管扩张的主要诊断方法。

4. 纤维支气管镜检查 可明确病变部位，获取标本做病原学、细胞学检查，有助于诊断和治疗。

5. 痰液检查 痰涂片、培养及药物敏感试验，可指导抗菌药物的选择。

【诊断】

诊断要点：①有慢性咳嗽、大量脓痰、反复咯血及局限性湿啰音等病史和体征；②X 线及 CT 检查有特征性改变。根据以上两点一般可做出诊断。

【鉴别诊断】

1. 慢性支气管炎 多见于中老年人，在气候寒冷多变的冬春季节咳嗽、咳痰及喘息明显或加重，反复咯血较少见。X 线检查仅显示两肺纹理增粗紊乱。

2. 肺结核 多有低热、盗汗、午后颧红、乏力、消瘦等结核中毒症状，干湿啰音多局限于上肺（特别是锁骨上下区域），X 线检查和痰结核菌检查有助于鉴别。

3. 肺脓肿 起病较急，有高热、畏寒、咳大量脓臭痰等，X 线检查可见高密度炎症影，内可见伴有液平面的空洞。

【治疗】

主要目的是防治呼吸道感染，保持呼吸道引流通畅。

1. 一般治疗 注意休息，多饮水；痰量多或咯血者应卧床休息；给予高热量、高蛋白、高维生素易消化饮食。

2. 控制感染 为急性感染期的主要治疗措施，可根据具体病情及药物敏感试验结果选用抗菌药物。轻症者可口服给药，一般可选用青霉素类，第一、二代头孢菌素类，喹诺酮类药物。阿莫西林 0.5g，每日 4 次，口服；头孢氨苄 0.25g，每日 3 次，口服；氧氟沙星 0.2g，每日 3 次，口服。重症者需静脉联合用药，可选用青霉素类、第三代头孢菌素类、氨基糖苷类药物。如痰有臭味，提示有厌氧菌感染，可加用甲硝唑 0.5g 静脉滴注，8 小时 1 次，7 为一个疗程。

3. 对症治疗

（1）清除痰液，保持呼吸道通畅 ①使用祛痰药：盐酸氨溴索 30mg，每日 3 次，口服，或盐酸氨溴索注射液 30mg，每日 2 次，缓慢静脉滴注。亦可选用溴己新 16mg，每日 3 次，口服。②体位引流：是治疗支气管扩张的一项重要措施。根据病变的部位不同，采取适当体位。有严重高血压、心功能不全、呼吸功能不全、近 1~2 周内有大出血史、体弱不能耐受者不宜行头低足高位的体位引流。

（2）**咯血处理** 少量咯血经休息、镇静、止咳和止血处置可停止。大咯血抢救最重要的环节是积极清除呼吸道积血，防治窒息，同时采用适当的止血措施。常用垂体后叶素 10 ~ 20U 加入 5% 葡萄糖注射液 500mL 缓慢静脉滴注，必要时 6 ~ 8 小时重复一次。内科治疗无效，可考虑介入栓塞治疗或手术治疗。

4. 手术治疗 反复呼吸道感染或大咯血，病变范围比较局限，内科治疗无效，全身情况良好，可考虑行肺段或肺叶切除术。

【预防】

积极防治麻疹、百日咳、肺结核等呼吸道急慢性传染病；增强体质，提高抗病能力；预防呼吸道感染，戒烟。

第五节 支气管哮喘

支气管哮喘（bronchial asthma）简称哮喘，是由多种细胞（嗜酸性粒细胞、肥大细胞、T 淋巴细胞、中性粒细胞、气道上皮细胞等）和细胞组分参与的气道慢性炎症性疾病。这种慢性炎症与气道高反应性相关，通常出现广泛多变的可逆性气流受限，并引起反复发作性的喘息、气急、胸闷或咳嗽等症状，常在夜间和（或）清晨发作或加剧，多数可自行缓解或经治疗缓解。

本病一般在春秋季节发作，可发生于任何年龄，其患病率发达国家高于发展中国家，城市高于农村。我国的患病率为 0.5% ~ 5%。一般认为儿童患病率高于青壮年，老年人群的患病率有增高的趋势，成人男女患病率大致相同。本病如诊治不及时，随病程的延长可产生气道不可逆性缩窄和气道重塑。为此，世界各国的哮喘防治专家共同起草，并不断更新了全球哮喘防治倡议（GINA）。GINA 目前已成为防治哮喘的重要指南。

【病因与发病机制】

1. 病因 哮喘的病因还不十分清楚，个体过敏体质及外界环境的影响是发病的危险因素。哮喘与多基因遗传有关，同时受遗传因素和环境因素的双重影响。

（1）**遗传因素** 与哮喘相关基因的表达有：①气道高反应性；②IgE 调节和特应性反应；③β 受体功能低下和迷走神经张力亢进。

（2）**环境因素** 环境激发因素主要包括：①尘螨、花粉、真菌、动物毛屑、油漆、氨气、寒冷空气等各种特异或非特异性吸入物；②细菌、病毒、寄生虫等病原生物感染；③鱼、虾、蛋、牛奶等蛋白性食物；④普萘洛尔、阿司匹林等某些药物；⑤剧烈运动、冷热空气、胃食管反流等。

2. 发病机制

（1）**气道免疫异常与炎症** 外源性变应原（尘螨、花粉、真菌等）进入体内，刺激机体产生的 IgE 抗体吸附在肥大细胞和嗜碱性粒细胞表面，当同一变应原再次进入体内并与 IgE 抗体结合后肥大细胞脱颗粒，释放出组胺、白三烯（LT）、血小板活化因子

（PAF）等介质，这些介质使支气管平滑肌痉挛、黏膜水肿、腺体分泌增多，造成支气管腔狭窄，导致哮喘发作。

（2）气道高反应性（AHR）　气道对各种刺激因子（如变应原、理化因素、运动、药物等）出现过早或过强的收缩反应是哮喘发生、发展的另一个重要因素。导致气道高反应性的重要原因是遗传因素和气道炎症。气道高反应性常有家族倾向，是支气管哮喘患者的共同病理生理特征；多种炎症细胞、炎症介质和细胞因子损害气道上皮，使上皮下神经末梢裸露等致使气道反应性增高。

（3）气道重构　是哮喘的重要病理特征，表现为气道黏液细胞化生、平滑肌肥大/增生、上皮下胶原沉积和纤维化、血管增生等，多出现在反复发作、长期没有得到良好控制的哮喘。气道重构造成对吸入激素的敏感性降低，出现不可逆气流受限以及持续存在的气道高反应性。气道重构的发生主要与持续存在的气道炎症和反复的气道上皮损伤/修复有关。

（4）神经受体失衡　支配支气管平滑肌的肾上腺能神经 α 受体、胆碱能神经的 M_1 和 M_3 受体和非肾上腺能非胆碱能神经的 P 物质受体兴奋时可引起平滑肌收缩，管腔缩小；支配支气管平滑肌的肾上腺能神经的 β_2 受体、胆碱能神经的 M_2 受体和非肾上腺能神经的血管活性肠肽（VIP）受体兴奋时可使平滑肌松弛，管径变大。调节支气管管径的神经受体平衡失调，α、M_1、M_3 和 P 物质受体功能增强，而 β、M_2 和 VIP 受体功能不足，在哮喘发病中起重要作用。

【病理】

疾病早期，肉眼观解剖学上很少有器质性改变。随着疾病的发展，肉眼可见肺膨胀及肺气肿，肺柔软疏松有弹性，支气管及细支气管内含有黏稠痰液及黏液栓。支气管壁增厚，黏膜肿胀充血形成皱襞，黏液栓塞局部可出现肺不张。显微镜下可见气道上皮下有肥大细胞、肺泡巨噬细胞、嗜酸性粒细胞、淋巴细胞与中性粒细胞浸润。气道黏膜下组织水肿，微血管通透性增加，支气管内分泌物潴留，支气管平滑肌痉挛，纤毛上皮细胞脱落，基底膜裸露，杯状细胞增多及支气管分泌物增加等。若哮喘长期反复发作，表现为平滑肌肌层肥厚，气道上皮细胞下纤维化、基底膜增厚等，导致气道重构和周围肺组织对气道的支持作用消失。

【临床表现】

1. 症状　典型表现为发作性伴有哮鸣音的呼气性呼吸困难。部分发作前有鼻痒、眼睑痒、喷嚏、流涕、干咳等先兆症状。发作时，被迫采取坐位或呈端坐呼吸，干咳或咳大量白色泡沫痰。哮喘可持续数小时，甚至数天，可自行缓解，或使用支气管舒张药后缓解。部分在缓解数小时后可再次发作。在夜间及凌晨发作和加重是哮喘的特征之一。

2. 体征　发作时胸廓饱满，肋间隙增宽，双肺闻及广泛哮鸣音，呼气音延长。严重哮喘可出现心率增快、奇脉、面色苍白，甚至出现发绀等。

3. 不典型哮喘 以咳嗽为唯一症状者称为咳嗽变异性哮喘。以胸闷为唯一症状者称为胸闷变异性哮喘。在运动时出现哮喘者称为运动性哮喘，见于某些青少年。

4. 并发症 发作时可并发气胸、纵隔气肿、肺不张；长期反复发作和感染或并发慢支、肺气肿、支气管扩张、间质性肺炎、肺纤维化和肺源性心脏病。

【辅助检查】

1. 血液检查 嗜酸性粒细胞增多，并发感染时白细胞总数和中性粒细胞增多。

2. 痰液检查 镜检可见夏克－雷登（Shark－Leiden）结晶、枯什曼（Curschmann）螺旋体。痰液涂片染色后镜检可见较多嗜酸性粒细胞。

3. 胸部 X 线检查 早期在哮喘发作时可见两肺透亮度增加，呈过度通气状态；在缓解期多无明显异常。如并发呼吸道感染，可见肺纹理增加及炎性浸润阴影。

4. 动脉血气分析 哮喘发作时因气道阻塞可表现为呼吸性碱中毒。若重症哮喘，病情进一步发展，气道阻塞严重，可有缺氧及二氧化碳滞留，$PaCO_2$ 上升，表现为呼吸性酸中毒。若缺氧明显，可合并代谢性酸中毒。

5. 呼吸功能检查

（1）**通气功能检测** 哮喘发作时呈阻塞性通气功能障碍，呼气流速指标均显著下降，第一秒用力呼气容积（FEV_1）、第一秒用力呼气容积占用力肺活量比值（$FEV_1/FVC\%$）、呼气峰值流速（PEF）均下降或减少。肺容量指标可见用力肺活量减少，残气量增加，功能残气量和肺总量增加，残气占肺总量百分比增高。缓解期上述通气功能指标可逐渐恢复。

（2）**支气管激发试验（BPT）** 用以测定气道反应性。常用吸入激发剂为乙酰甲胆碱、组胺等。吸入激发剂后其通气功能下降，气道阻力增加。运动亦可诱发气道痉挛，使通气功能下降。在设定的激发剂量范围内如 FEV_1 下降 ≥20%，可判断为激发试验阳性。

（3）**支气管舒张试验（BDT）** 用以测定气道气流受限的可逆性。常用吸入型的支气管舒张剂有沙丁胺醇、特布他林等。舒张试验阳性判断标准为 FEV_1 较用药前增加 12% 或以上，且其绝对值增加 200mL 或以上。

（4）**呼气峰值流速（PEF）及其变异率测定** PEF 可反映气道通气功能的变化。若 24 小时内 PEF 或昼夜 PEF 波动率 ≥20%，则符合气道气流受限可逆性改变的特点。

6. 特异性变应原的检测

（1）**体外检测** 血清特异性 IgE 可较正常人明显增高。

（2）**在体试验** ①皮肤过敏原测试：用于指导避免过敏原接触和脱敏治疗，临床较为常用。需根据病史和当地生活环境选择可疑的过敏原进行检查，可通过皮肤点刺等方法进行，皮试阳性提示对该过敏原过敏。②吸入过敏原测试：验证过敏原吸入引起的哮喘发作，因过敏原制作较为困难，且该检验有一定的危险性，目前临床应用较少。在体试验应尽量防止发生过敏反应。

【诊断】

1. 诊断标准 ①反复发作喘息、气急、胸闷或咳嗽，多与接触变应原、冷空气、物理、化学性刺激、病毒性上呼吸道感染、运动等有关；②发作时在双肺可闻及散在或弥漫性以呼气相为主的哮鸣音，呼气相延长；③上述症状可经治疗缓解或自行缓解；④除外其他疾病引起的喘息、气急、胸闷和咳嗽；⑤临床表现不典型者（如无明显喘息或体征）应有下列三项中至少一项阳性：支气管激发试验或运动试验阳性；支气管舒张试验阳性；昼夜 PEF 变异率≥20%。

符合上述①~④条或④、⑤条者，可诊断为支气管哮喘。

2. 临床分期 支气管哮喘可分为急性发作期和非急性发作期。

（1）**急性发作期** 因接触变应原等刺激物或治疗不当诱发，气促、咳嗽、胸闷等症状突然发生或症状加重，常有呼吸困难，以呼气流量降低为其特征。症状在数小时、数天内出现，偶尔在数分钟出现，可危及生命。目前临床上将哮喘急性发作期分为四度，见表1-1。

表1-1 哮喘急性发作期病情严重程度分度

临床特点	轻度	中度	重度	危重度
气短	步行、上楼时	稍事活动	休息时	—
体位	可平卧	喜坐位	端坐呼吸	—
说话方式	连续成句	单词	单字	不能讲话
精神状态	可有焦虑，尚安静	时有焦虑或烦躁	常有焦虑、烦躁	嗜睡或意识模糊
出汗	无	有	大汗淋漓	
呼吸频率	轻度增加	增加	常超过 30 次/分	
辅助呼吸肌活动及三凹征	常无	可有	常有	胸腹矛盾运动
哮鸣音	散在，呼吸末期	响亮，弥漫	响亮，弥漫	减弱，乃至无

（2）**非急性发作期** 是指相当长的时间内仍有不同频度和（或）不同程度的症状出现（喘息、咳嗽、胸闷等），肺通气功能下降。目前建议根据哮喘控制水平将非急性发作期分为控制、部分控制和未控制三个等级，每个等级的具体指标见表1-2。

表1-2 哮喘非急性发作期控制水平的分级

临床特征	目前临床控制评估（最好四周以上）		
	控制 （满足以下所有条件）	部分控制 （出现以下任何1项临床特征）	未控制
白天症状	无（或≤2 次/周）	>2 次/周	出现≥3 项哮喘部分控制的表现
活动受限	无	有	
夜间症状/憋醒	无	有	
需要使用缓解药或急救治疗	无（或≤2 次/周）	>2 次/周	
肺功能（PEF 或 FEV$_1$）	正常	<正常预计值或个人最佳值的80%	

【鉴别诊断】

1. 左心衰竭引起的呼吸困难 过去称为心源性哮喘，发作时的症状与哮喘相似，多有高血压、冠状动脉粥样硬化性心脏病、风湿性心脏病如二尖瓣狭窄等病史和体征。阵发性咳嗽，常咳出粉红色泡沫痰，两肺可闻及广泛的湿啰音和哮鸣音，左心界扩大，心率增快，心尖部可闻及奔马律。胸部 X 线检查可见心脏增大，肺淤血征。若一时难以鉴别，可雾化吸入 β_2 受体激动剂或静脉注射氨茶碱缓解症状后，进一步检查，忌用肾上腺素或吗啡，以免造成危险。

2. 慢性阻塞性肺疾病（COPD） 多有长期吸烟或接触有害气体的病史，多见于中老年人。慢性咳嗽、咳痰及喘息长年存在，有肺气肿体征，两肺可闻及湿啰音。但临床上将 COPD 和哮喘严格区分有时十分困难，用支气管舒张剂口服或吸入激素做治疗性试验可能有帮助。COPD 也可与哮喘合并存在。

【治疗】

目前尚无特效的治疗方法，但长期规范化治疗可使哮喘症状得到控制，减少复发乃至不发作。治疗的目的为控制症状，减少发作，防止病情恶化，尽可能保持肺功能正常，提高生活质量。

1. 脱离变应原 脱离引起哮喘发作的变应原或其他非特异刺激因素是防治哮喘最有效的方法。因此，要尽可能找到或明确不同哮喘病个体的环境激发因素，脱离接触。

2. 药物治疗 哮喘治疗药物分为控制性药物和缓解性药物。控制性药物是指需要长期使用的药物，主要用于治疗气道慢性炎症，使哮喘维持临床控制，亦称抗炎药。缓解性药物是指按需使用的药物，可以迅速缓解支气管痉挛从而缓解哮喘症状，亦称解痉平喘药。各类药物详见表 1-3。

表 1-3 哮喘治疗药物分类

缓解性药物	控制性药物
短效 β_2 受体激动剂（SABA）	吸入型糖皮质激素（ICS）
短效吸入抗胆碱能药物（SAMA）	白三烯调节剂
短效茶碱	长效 β_2 受体激动剂（LABA，不单独使用）
全身用糖皮质激素	缓释茶碱
	色甘酸钠
	抗 IgE 抗体
	联合药物（如 ICS/LABA）

（1）β_2 受体激动剂 主要通过激动气道上的 β_2 受体，激活腺苷酸环化酶，减少肥大细胞和嗜碱性粒细胞脱颗粒和介质的释放，从而舒张支气管平滑肌，是控制哮喘急性发作的首选药物。常用的短效 β_2 受体激动剂有沙丁胺醇、特布他林、非诺特罗等；长效 β_2 受体激动剂有福莫特罗、丙卡特罗等。用药方法可采用吸入，包括定量气雾剂

（MDI）吸入、干粉吸入、雾化吸入等，也可采用口服或静脉注射。首选吸入法，因药物吸入气道直接作用于呼吸道，局部浓度高且作用迅速，所用剂量较小，全身性不良反应少。雾化吸入多用于重症和儿童。β_2受体激动剂的缓释型及控释型制剂疗效维持时间较长，用于防治反复发作性哮喘和夜间哮喘。注射用药，用于严重哮喘，易引起心悸，只在其他疗法无效时使用。

（2）抗胆碱药　通过阻断节后迷走神经通路，降低迷走神经兴奋性而起到舒张支气管平滑肌的作用，并可减少痰液分泌，与β_2受体激动剂联合吸入有协同作用，尤其适用于夜间哮喘及多痰者。常用的溴化异丙托溴铵，有气雾剂和雾化溶液两种剂型。泰乌托品是近年发展的选择性M_1、M_3受体拮抗剂，作用更强，持续时间更久，不良反应更少，目前只有干粉吸入。

（3）茶碱类　通过抑制磷酸二酯酶，提高平滑肌细胞内的环腺苷酸浓度，拮抗腺苷受体，增强气道纤毛清除功能和抗炎作用，从而起到舒张支气管平滑肌的作用。常用药物是氨茶碱，分为口服和静脉给药。口服用于轻中度急性发作以及哮喘的维持治疗，口服缓释氨茶碱尤其适合于夜间哮喘症状的控制。静脉给药主要用于重症和危重症。氨茶碱首次负荷剂量$4\sim6mg/kg$（成人一般为$0.25g$），注射速度不宜超过$0.25mg/（kg·min）$，维持剂量$0.6\sim0.8mg/（kg·h）$，每日最大用量一般不超过$1.0g$。氨茶碱的主要副作用为恶心、呕吐、心动过速、心律失常、血压下降及尿多，偶可兴奋呼吸中枢，严重者可引起抽搐甚至死亡。最好在用药中监测血浆氨茶碱浓度，其安全有效浓度为$6\sim15mg/L$。发热、妊娠、小儿或老年、肝心肾功能障碍及甲状腺功能亢进者尤须慎用。

（4）糖皮质激素　是当前控制哮喘最有效的药物。主要作用机制是：抑制炎症细胞的迁移和活化；抑制细胞因子的生成；抑制炎症介质的释放；增强平滑肌细胞β_2受体的反应性。可分为吸入、口服和静脉用药。

吸入用药：是目前推荐长期抗炎治疗哮喘的最常用方法。常用吸入药物有倍氯米松（BDP）、布地奈德、氟替卡松、莫米松等，后二者生物活性更强，作用更持久。通常需规律吸入1周以上方能起效。根据哮喘病情，吸入剂量（BDP或等效量其他皮质激素）在轻度持续者一般每日$200\sim500\mu g$，中度持续者一般每日$500\sim1000\mu g$，重度持续者一般每日超过$1000\mu g$（每日不宜超过$2000\mu g$），氟替卡松剂量减半。吸入治疗药物全身性不良反应少，少数引起口咽念珠菌感染、声音嘶哑或呼吸道不适，吸药后用清水漱口可减轻局部反应和胃肠吸收。长期使用较大剂量（每日超过$1000\mu g$）者应注意预防全身性不良反应，如肾上腺皮质功能抑制、骨质疏松等。为减少吸入大剂量糖皮质激素的不良反应，可与长效β_2受体激动剂、控释茶碱或白三烯受体拮抗剂联合使用。

口服用药：用于吸入糖皮质激素无效或需要短期加强者。泼尼松（强的松）、泼尼松龙（强的松龙），起始每日$30\sim60mg$，症状缓解后逐渐减量至$\leqslant10mg/d$，然后停用，或改用吸入剂。

静脉用药：重度或严重哮喘发作时应及早应用琥珀酸氢化可的松，注射后$4\sim6$小时起作用，常用量每日$100\sim400mg$，或甲泼尼龙（甲基强的松龙），每日$80\sim160mg$，起效时间更短（$2\sim4$小时）。地塞米松一般每日$10\sim30mg$，因在体内半衰期较长，不良反应较多，宜慎用。症状缓解后逐渐减量，然后改口服和吸入制剂维持。

（5）白三烯（LT）调节剂　通过调节 LT 的生物活性而发挥抗炎作用，同时具有舒张支气管平滑肌的作用，可以作为轻度哮喘控制药物的选择之一。常用半胱氨酰 LT 受体拮抗剂，如孟鲁司特、扎鲁司特。不良反应通常较轻微，主要是胃肠道症状，少数有皮疹、血管性水肿、转氨酶升高，停药后可恢复正常。

（6）其他药物　酮替酚和新一代组胺 H_1 受体拮抗剂阿司咪唑、曲尼斯特、氯雷他定对轻症哮喘和季节性哮喘有一定效果，也可与 β_2 受体激动剂联合用药。

3. 急性发作期的治疗　急性发作的治疗目的是尽快缓解气道阻塞，纠正低氧血症，恢复肺功能，预防进一步恶化或再次发作，防止并发症。一般根据病情的分度进行综合性治疗。

（1）轻度　短效 β_2 受体激动剂的定量气雾剂，在第 1 小时内每 20 分钟吸入 1~2 喷，随后可调整为每 3~4 小时吸入 1~2 喷。效果不佳时可加用缓释茶碱片，或加用短效抗胆碱药气雾剂吸入。

（2）中度　吸入短效 β_2 受体激动剂（雾化吸入常用），第 1 小时内可持续雾化吸入。联合应用雾化吸入短效抗胆碱药、激素混悬液，也可联合静脉注射氨茶碱。如果治疗效果欠佳，尤其是在控制性药物治疗的基础上发生的急性发作，应尽早口服激素，同时吸氧。

（3）重度至危重度　持续雾化吸入短效 β_2 受体激动剂，联合雾化吸入抗胆碱药、激素混悬液以及静脉应用茶碱类药物，同时吸氧。尽早静脉使用激素，待病情缓解后改为口服给药。注意维持水、电解质平衡，纠正酸碱失衡，当 pH 值 <7.20，且合并代谢性酸中毒时，应适当补碱。如病情恶化，应及时进行机械通气治疗。此外应预防呼吸道感染等。

4. 非急性发作期的治疗　一般哮喘经过急性期治疗症状得到控制，但哮喘的慢性炎症病理生理改变仍然存在，因此，必须制定哮喘的长期治疗方案。根据哮喘的控制水平选择合适的治疗方案，见表 1-4。

表1-4　哮喘非急性发作期治疗方案

第1级	第2级	第3级	第4级	第5级
哮喘教育环境控制				
按需使用短效 β_2 受体激动剂	按需使用短效 β_2 受体激动剂			
控制性药物	选用一种	选用一种	加用一种或以上	加用一种或两种
	低剂量的 ICS*	低剂量的 ICS 加长效 β_2 受体激动剂	高剂量的 ICS 加长效 β_2 受体激动剂	口服最小剂量的糖皮质激素
	白三烯调节剂	中高剂量的 ICS	白三烯调节剂	抗 IgE 治疗
		低剂量的 ICS 加白三烯调节剂	缓释茶碱	
		低剂量的 ICS 加缓释茶碱		

注：ICS：吸入型糖皮质激素

5. 免疫疗法 具有病因治疗与预防的双重作用，分为特异性和非特异性两种，前者又称脱敏疗法（或称减敏疗法）。采用特异性变应原（如螨、花粉、猫毛等）作定期反复皮下注射，剂量由低至高，以产生免疫耐受性，使患者脱（减）敏。例如：采用标准化质量单位（SQU）的变应原疫苗，起始浓度为100SQU/mL，每周皮下注射1次，15周达到维持量，治疗1~2年，若治疗反应良好，可坚持3~5年。脱敏治疗可发生皮肤红肿、荨麻疹、结膜炎、鼻炎、喉头水肿等，严重的可发生支气管痉挛或过敏性休克。除常规的脱敏疗法外，季节前免疫法可用于季节性发作的哮喘（多为花粉致敏），可在发病季节前3~4个月开始治疗，除皮下注射以外，目前已发展了口服或舌下（变应原）免疫疗法，但尚不成熟。注射卡介苗、转移因子、疫苗等生物制品抑制变应原反应过程的非特异性疗法有一定辅助的疗效。目前采用基因工程制备的人重组抗IgE单克隆抗体治疗中重度变应性哮喘，已取得较好效果。

【预防】

加强教育和管理，明确知道哮喘是可以控制的，消除对哮喘反复发作产生的恐惧心理。了解哮喘的发病规律、防治方法，学会哮喘发作时进行简单的紧急自我处理方法，了解常用平喘药的作用、用法、用量及不良反应。适当增加锻炼，增强体质，提高机体对温度变化的适应能力。尽量避免接触各种过敏原。

第六节 慢性肺源性心脏病

慢性肺源性心脏病（chronic pulmoriary heart disease）简称肺心病，是由支气管-肺组织、肺血管或胸廓的慢性病变引起肺组织结构和（或）功能异常，产生肺血管阻力增加，肺动脉压力增高，使右心室扩张或（和）肥厚，伴或不伴右心功能衰竭的心脏病，并排除先天性心脏病和左心病变引起者。多继发于慢性支气管炎、肺疾病，尤其是COPD。

我国慢性肺心病的患病率存在地区差异，东北、西北、华北患病率高于南方地区，农村患病率高于城市，并随年龄增高而增加。吸烟者比不吸烟者患病率明显增多，男女无明显差异。冬春季节和气候骤然变化时，易出现急性发作。

【病因】

1. 支气管-肺疾病 慢性支气管炎并发阻塞性肺气肿最多见，占80%~90%，其次为支气管哮喘、支气管扩张、重症肺结核、肺尘埃沉着症、结节病、间质性肺炎、过敏性肺泡炎、嗜酸性肉芽肿、药物相关性肺疾病等。

2. 胸廓运动障碍性疾病 较少见，严重的脊椎畸形、脊椎结核、类风湿关节炎、胸膜广泛粘连以及神经肌肉疾病如脊髓灰质炎等，均可引起胸廓活动受限、肺受压、支气管扭曲或变形，导致肺功能受损。气道引流不畅，肺部反复感染，并发肺气肿或纤维化。缺氧，肺血管收缩、狭窄、阻力增加，肺动脉高压，发展成慢性肺心病。

3. 肺血管疾病 慢性血栓栓塞性肺动脉高压、肺小动脉炎以及原因不明的原发性肺动脉高压，均可使肺动脉狭窄、阻塞，引起肺血管阻力增加、肺动脉高压和右心室负荷加重，发展成慢性肺心病。

4. 其他 原发性肺泡通气不足、睡眠呼吸暂停综合征等均可产生低氧血症，引起肺血管收缩，导致肺动脉高压，发展成慢性肺心病。

【发病机制与病理】

慢性肺源性心脏病的发病是一个缓慢发展的过程，包括肺动脉高压的形成、右心室肥厚扩大、右心衰竭。

1. 肺动脉高压的形成

（1）肺血管阻力增加的功能性因素 缺氧、高碳酸血症和呼吸性酸中毒使肺血管收缩、痉挛，其中缺氧是肺动脉高压形成最重要的因素。缺氧时收缩血管的活性物质增多，如前列腺素、白三烯、5-羟色胺、血管紧张素Ⅱ、血小板活化因子等。缺氧使平滑肌细胞膜对 Ca^{2+} 的通透性增加，细胞内 Ca^{2+} 含量增高，肌肉兴奋-收缩偶联效应增强，直接使肺血管平滑肌收缩。高碳酸血症时，由于 H^+ 产生过多，使血管对缺氧的收缩敏感性增强，致肺动脉压增高。

（2）肺血管阻力增加的解剖因素 解剖因素指肺血管解剖结构的变化形成肺循环血流动力学障碍。主要原因是：①长期反复发作的慢性阻塞性肺疾病及支气管周围炎，可累及邻近肺小动脉，引起血管炎，管壁增厚，管腔狭窄或纤维化，甚至完全闭塞，使肺血管阻力增加，产生肺动脉高压；②随肺气肿的加重，肺泡内压增高，压迫肺泡毛细血管，造成毛细血管管腔狭窄或闭塞；③肺泡壁破裂造成毛细血管网毁损，肺泡毛细血管床减损超过70%时肺循环阻力增大；④肺血管重塑：慢性缺氧使肺血管收缩，管壁张力增高，同时缺氧时肺内产生多种生长因子（如多肽生长因子），可直接刺激管壁平滑肌细胞、内膜弹力纤维及胶原纤维增生；⑤血栓形成：部分慢性肺心病急性发作期存在多发性肺微小动脉原位血栓形成，引起肺血管阻力增加，加重肺动脉高压。

此外，肺血管性疾病、肺间质疾病、神经肌肉疾病等皆可引起肺血管的病理改变，使血管腔狭窄、闭塞，肺血管阻力增加，发展成肺动脉高压。

在慢性肺心病肺动脉高压的发生机制中，功能性因素较解剖学因素更为重要。急性加重期经过治疗，缺氧和高碳酸血症得到纠正后，肺动脉压可明显降低，部分甚至可恢复到正常范围。

（3）血液黏稠度增加和血容量增多 慢性缺氧产生继发性红细胞增多，血液黏稠度增加。缺氧可使醛固酮增加，使水、钠潴留；缺氧使肾小动脉收缩，肾血流减少，也加重水、钠潴留，血容量增多。血液黏稠度增加和血容量增多，更使肺动脉压升高。

2. 右心室肥厚扩大、右心衰竭 肺循环阻力增加时，右心发挥其代偿功能，以克服肺动脉压升高的阻力而发生右心室肥厚。肺动脉高压早期，右心室尚能代偿，舒张末期压仍正常。随着病情的进展，特别是急性加重期，肺动脉压持续升高，超过右心室的代偿能力，右心失代偿，右心排出量下降，右心室收缩末期残留血量增加，舒张末压增高，促使右心室扩大和右心室功能衰竭。

3. 其他重要器官的损害 缺氧和高碳酸血症除影响心脏外，还导致其他重要器官如脑、肝、肾、胃肠及内分泌系统、血液系统等发生病理改变，引起多器官的功能损害。

【临床表现】

发展缓慢，临床上除原发疾病症状、体征外，主要是逐步出现肺、心功能减退及其他器官受损的表现。临床依据病情将其分为肺、心功能代偿期和失代偿期两个阶段。

1. 肺、心功能代偿期

（1）症状 咳嗽、咳痰、气促，活动后可有心悸、呼吸困难、乏力和劳动耐力下降。急性感染可使上述症状加重。少见胸痛或咯血。

（2）体征 可有不同程度的发绀和肺气肿体征。偶有干湿啰音，心音遥远，$P_2 > A_2$，在三尖瓣听诊区可出现收缩期杂音或剑突下心脏搏动增强，提示有右心室肥厚。因肺气肿使胸内压升高，阻碍腔静脉回流，可有颈静脉充盈。此期膈下降可引起肝界下移。

2. 肺、心功能失代偿期 多由急性呼吸道感染诱发，除代偿期症状加重外，相继出现呼吸衰竭和循环衰竭的表现。

（1）呼吸衰竭 呼吸困难加重，夜间为甚，有头痛、失眠、食欲下降、白天嗜睡的表现，甚至出现表情淡漠、神志恍惚、谵妄等肺性脑病的表现。查体可见明显发绀、球结膜充血、水肿，严重时可有视网膜血管扩张、视乳头水肿等颅内压增高的表现。腱反射减弱或消失，病理反射阳性。高碳酸血症可出现周围血管扩张的表现，如皮肤潮红、多汗等。

（2）右心衰竭 气促更明显，出现心悸、食欲不振、腹胀、恶心等。体格检查可见发绀更明显，颈静脉怒张，心率增快，可有心律失常，剑突下可闻及收缩期杂音，甚至出现舒张期杂音。肝大且有压痛，肝–颈静脉回流征阳性，下肢水肿，严重者可有腹水。少数可出现肺水肿及全心衰竭的体征。

【辅助检查】

1. 血液检查 红细胞及血红蛋白可增高，全血黏度及血浆黏度可增加，合并感染时，白细胞总数增多及中性粒细胞比例升高。

2. X线检查 除肺、胸基础疾病及急性肺部感染的征象外，出现：①肺动脉高压征：右下肺动脉干扩张，其横径≥15mm，横径与支气管横径比值≥1.07，肺动脉段明显突出，其高度≥3mm，中央动脉扩张，外周血管纤细，形成"残根"征；②右心室增大。肺动脉高压征和右心室增大是诊断慢性肺心病的主要依据。

3. 心电图检查 主要为右心室肥大的表现：电轴右偏，额面平均电轴≥+90°，重度顺钟向转位，$R_{V_1} + S_{V_5} \geq 1.05mV$，肺型P波，亦可见右束支传导阻滞及低电压图形。可作为诊断慢性肺心病的参考条件。

4. 血气分析 可出现低氧血症或合并高碳酸血症。当 $PaO_2 < 60mmHg$，$PaCO_2 > 60mmHg$ 时提示有呼吸衰竭。

5. 超声心动图 右室流出道增宽（≥30mm），右室内径增大（≥20mm），左、右心室内径比值小于2，右肺动脉内径增大，右心房增大等。

【诊断】

诊断要点：①有慢性支气管炎、支气管哮喘、阻塞性肺气肿等慢性肺、胸疾病或肺血管病变的病史；②有肺动脉高压、右心肥厚扩大的临床表现，如 $P_2 > A_2$、颈静脉怒张、肝大压痛、下肢水肿等，伴或不伴有右心衰竭、呼吸衰竭；③X线、心电图、超声心动图等检查呈现肺动脉高压、右心肥厚扩大的征象。

【鉴别诊断】

1. 冠状动脉粥样硬化性心脏病 有典型的心绞痛、心肌梗死病史或心电图表现，若有左心衰竭的发作史及原发性高血压、高脂血症、糖尿病史，则更有助鉴别。体格检查及 X 线、心电图、超声心动图检查可帮助鉴别。

2. 特发性肺动脉高压 即病因未明的肺动脉高压，病程发展缓慢，逐渐引起右心增大至衰竭，与本病表现相似，通过对病史、病因的查找可鉴别。

3. 风湿性心脏瓣膜病 风湿性心脏病的三尖瓣疾患，应与慢性肺心病的相对性三尖瓣关闭不全相鉴别。前者往往有风湿性关节炎和心肌炎病史，常合并二尖瓣、主动脉瓣病变，X 线、心电图、超声心动图检查可鉴别。

【治疗】

1. 急性加重期治疗 积极控制感染，保持气道通畅，改善呼吸功能，纠正缺氧和二氧化碳潴留，处理呼吸衰竭和心力衰竭。

（1）控制感染 参考痰液细菌培养及药敏试验选择抗生素。在没有培养结果前，根据感染的环境及痰涂片革兰染色选用抗生素。常选用青霉素 G 800 万 ~1000 万 U，分 2 次静脉滴注；头孢曲松钠 1.0g，每日 2 次，静脉滴注，疗程一般为 10 ~ 14 天，需注意可能继发真菌感染。

（2）改善呼吸功能 保持呼吸道通畅（包括清除痰液、解除支气管平滑肌痉挛、减少呼吸道分泌物等），持续低浓度吸氧等。

（3）呼吸衰竭的处理 应用呼吸兴奋剂，必要时，可行气管插管、气管切开及呼吸机辅助呼吸。

（4）心力衰竭的处理 慢性肺心病一般在积极控制感染、改善呼吸功能后心力衰竭便能得到改善，不需加用利尿药。但对治疗无效的重症患者，可适当选用利尿药、正性肌力药或扩血管药物。

利尿药：有减少血容量、减轻右心负荷、消除水肿的作用。肺心病应用利尿剂的原则为少量、间歇、联合。常选用氢氯噻嗪和螺内酯。氢氯噻嗪 25mg，每日 3 次，口服；螺内酯 20 ~ 40mg，每日 2 次，口服。重者可用呋塞米（速尿）20mg，每日 2 次，口服。必要时，呋塞米 20mg，肌肉或静脉注射。长期大剂量应用需注意血液浓缩、痰液黏稠、电解质紊乱等情况。

血管扩张药：扩张动脉可以减轻心脏后负荷，扩张静脉可以减轻心脏前负荷。常用的动脉扩张剂为酚妥拉明（10～20mg，加入 10% 葡萄糖注射液 250～500mL 内静脉滴注），常用的静脉扩张剂为硝酸甘油（每分钟 5～10μg 开始，逐渐增至每分钟 20～50μg 维持，静脉滴注），硝普钠兼有动静脉扩张作用（25mg，加入 10% 葡萄糖注射液 250mL 内，避光静脉滴注）。在应用血管扩张剂时应注意观察血压。

正性肌力药：肺心病由于慢性缺氧及感染，对洋地黄类强心剂耐受性很低，因此，应注意以下三点：①使用剂量宜小，一般为常规剂量的 1/2～2/3 量；②选用作用快、排泄快的制剂；③用药前先纠正缺氧、低血钾症，以免发生药物毒性反应。应用指征是：①感染已被控制，呼吸功能已改善，利尿剂不能取得良好疗效而反复水肿的心力衰竭；②以右心衰竭为主要表现而无明显急性感染；③出现急性左心衰竭。使用方法：毒毛花苷 K 0.125～0.25mg，或毛花苷 C 0.2～0.4mg，加入 50% 葡萄糖注射液 20mL 内，缓慢静脉注射。

（5）控制心律失常　经过治疗，缺氧缓解、感染控制后，心律失常一般可自行消失。如果持续存在可根据心律失常的类型选用药物。

（6）抗凝治疗　应用普通肝素或低分子肝素防止肺微小动脉原位血栓形成。

（7）加强护理工作　因病情复杂多变，必须严密观察病情变化，宜加强心肺功能的监护。翻身、拍背排出呼吸道分泌物，是改善通气功能的一项有效措施。

2. 缓解期的治疗　原则上采用中西医结合综合治疗措施，目的是增强免疫功能，去除诱发因素，减少或避免急性加重期的发生，使肺、心功能得到部分或全部恢复。主要方法包括长期家庭氧疗、加强营养、调整免疫功能等。

3. 对症治疗

（1）肺性脑病　可选用 20% 甘露醇 250mL 静脉快速滴入，必要时 6～8 小时重复一次；地塞米松 10mg 加入 10% 葡糖糖注射液 500mL 内静脉滴注，每日 1～3 次；呋塞米 20～40mg 静脉注射，每日 1～2 次。

（2）酸碱失衡和电解质紊乱　呼吸性酸中毒，通过呼吸功能的改善，可得到纠正；代谢性酸中毒，必要时应静脉补充 5% 碳酸氢钠 50～100mL；低血钾，补充钾盐。

（3）其他　出现休克、消化道出血和弥散性血管内凝血时给予相应处理。

【预防】

慢性阻塞性肺疾病是肺心病最常见的病因，因此，预防肺心病的关键是防治慢性阻塞性肺疾病。特别注意做到：适当的活动与锻炼；加强营养；戒烟；避免或减少有害粉尘、烟雾或气体及过敏原吸入；防治呼吸道感染。

第七节　肺　炎

肺炎（pneumonia）是指终末气道、肺泡和肺间质的炎症，可由病原微生物、理化因素、过敏、免疫损伤及药物等多种因素引起。其中细菌性肺炎最常见，在细菌性肺炎中，最常见的是肺炎球菌肺炎。近年来，虽然有强力的抗生素和有效的疫苗，但随着人口的老龄化、吸烟、基础疾病、病原体变迁、新病原体的出现等因素的影响，肺炎的发病率和病死率有上升趋势。

按解剖部位可分为：①大叶性（肺泡性）肺炎：病原体先在肺泡引起炎症，经肺泡间孔向其他肺泡扩散，致使肺段或整个肺叶受累。典型表现为肺实质炎症，通常并不累及支气管，致病菌多为肺炎球菌。胸片 X 线显示肺叶或肺段的实变阴影。②小叶性（支气管性）肺炎：病原体经支气管侵入，引起细支气管、终末细支气管及肺泡的炎症。病原体有肺炎球菌、葡萄球菌、病毒、肺炎支原体以及军团菌等。X 线显示为沿肺纹理分布的不规则斑片状阴影，无实变征象，肺下叶常受累。③间质性肺炎：以肺间质为主的炎症，累及支气管壁和支气管周围组织。因病变仅在肺间质，故呼吸道症状较轻。可由细菌、支原体、衣原体、病毒或肺孢子菌等引起。X 线通常表现为一侧或双侧肺下部的不规则条索状阴影，从肺门向外伸展，可呈网状。

按病因可分为：①细菌性肺炎：肺炎链球菌、金黄色葡萄球菌、肺炎克雷伯杆菌、甲型溶血性链球菌、流感嗜血杆菌、军团菌、铜绿假单胞菌肺炎等。②病毒性肺炎：流感病毒、冠状病毒、腺病毒、单纯疱疹病毒、呼吸道合胞病毒、巨细胞病毒肺炎等。③肺真菌病：如肺白色念珠菌病、肺曲霉菌病、肺隐球菌病等。④支原体肺炎：肺炎支原体肺炎等；⑤衣原体肺炎：沙眼衣原体、鹦鹉热衣原体、肺炎衣原体肺炎等。⑥其他病原体所致肺炎：立克次体、弓形虫、寄生虫肺炎等。⑦理化因素所致的肺炎：放射性肺炎、胃酸吸入引起的化学性肺炎等。

按患病环境可分为：①社区获得性肺炎（简称 CAP）：是指在社区环境中机体受微生物感染而发生的肺炎。主要致病菌仍以肺炎球菌多见，其次如流感嗜血杆菌、卡他莫拉菌和非典型病原体等。②医院获得性肺炎（简称 HAP）：又称医院内肺炎，指患者入院时不存在，也不处于感染潜伏期，而于入院 48 小时后在医院内发生的肺炎。常见的病原体有金黄色葡萄球菌、肺炎链球菌、肺炎克雷伯杆菌等。

本节主要讲述三种较为常见的感染性肺炎。

一、肺炎球菌肺炎

肺炎球菌肺炎（pneumococcal pneumonia）是由肺炎球菌感染所引起的急性肺部渗出性炎症。病变通常累及一个、几个肺段或一个肺大叶，故又称大叶性肺炎。主要临床特征为急骤起病、寒战、高热、胸痛、呼吸困难、咳嗽及吐铁锈色痰。近年来由于抗生素的广泛应用，临床上轻症或不典型病例多见。

【病因与发病机制】

1. 病因　肺炎球菌为革兰染色阳性球菌，因常成对或呈短链状排列，故又名肺炎双球菌。菌体外有荚膜，其毒力大小与荚膜的多糖体结构有关。现已知该菌有 86 个血清型，以第 3 型毒力最强。肺炎球菌在干燥痰中可存活数月，但在阳光下直射 1 小时或加热至 52℃10 分钟即可杀灭，对各种消毒剂亦甚敏感。

2. 发病机制 肺炎球菌为上呼吸道正常菌群，平时不致病。当受凉、淋雨、醉酒、过劳等造成机体免疫力降低时，细菌进入下呼吸道并到达肺泡，迅速生长繁殖。其致病力是由于多糖荚膜对组织的侵袭作用，首先引起肺泡壁水肿，迅速出现白细胞和红细胞渗出，含菌的渗出液经 Cohn 孔向肺小叶的中央部分扩散，甚至蔓延至几个肺段或整个肺叶，且容易累及胸膜。肺炎球菌不产生毒素，不引起原发性组织坏死或形成空洞。

【病理】

病理改变可分为充血期、红色肝变期、灰色肝变期和消散期。早期由于细菌荚膜对组织的侵袭，首先引起肺泡壁充血、水肿，肺泡内浆液渗出。发病后 3～4 天，肺泡内有大量红细胞渗出，受累肺叶明显肿大，质地变实如肝，切面呈灰红色。发病后第 5～6 天，肺泡内的红细胞大部分溶解消失，而纤维素渗出显著增多，同时有大量中性粒细胞渗出，肺叶肿胀，质地仍如肝脏，呈灰白色。发病后 1 周左右，病原菌被巨噬细胞吞噬、溶解，中性粒细胞变性、坏死，并释放出大量蛋白溶解酶，使渗出的纤维蛋白溶解，溶解物大部分经气道咳出，部分经淋巴管吸收，肺泡重新充气，实变的肺组织质地变软。病变消散后肺组织结构多无损坏，不留纤维瘢痕。但极个别病例肺泡内纤维蛋白吸收不完全，可形成机化性肺炎。

【临床表现】

发病以冬春季为多，常为平素健康的男性青壮年，发病前常有受凉、淋雨、疲劳、醉酒、过劳等病史。

1. 症状

（1）全身中毒症状 起病急骤，先有寒战，继而出现高热。体温常在数小时内迅速上升至 39℃～40℃，多呈稽留热型，但早期应用抗生素治疗后热型可不典型，并伴全身肌肉酸痛、乏力、头痛，偶有恶心、呕吐、腹胀、腹泻等消化道症状。

（2）呼吸系统症状 病初多为干咳，1～2 天后咳典型的铁锈色痰液，以后渐转为黏液脓性痰，最后为淡黄色痰。咯血少见。常有患侧胸痛，系炎症累及胸膜所致，多为尖锐刺痛，可放射到肩部或背部，随咳嗽和深呼吸加剧。下叶肺炎可刺激膈胸膜引起腹痛，易误诊为急腹症。部分患者有气急、发绀。

2. 体征

（1）急性发热病容 面颊绯红，鼻翼扇动，皮肤灼热干燥。常伴口角和鼻周单纯疱疹。

（2）肺部体征 早期肺部体征可无异常，肺实变期有典型实变体征：视诊患侧呼吸运动度减弱；触诊语音震颤增强；叩诊呈浊音或实音；听诊呼吸音减弱或消失，并闻及病理性支气管呼吸音。消散期可闻及湿啰音。

本病自然病程 1～2 周。发病 5～10 天，体温可自行骤降或逐渐消退，使用有效的抗生素后可使体温在 1～3 天内恢复正常，其他症状与体征亦随之逐渐消失。

3. 并发症 感染严重时，可出现感染性休克，称为休克性肺炎，表现为血压下降、四肢厥冷、脉搏细速、尿量减少、意识障碍等。重者有肠胀气，炎症累及膈胸膜时上腹部可有压痛。另外，尚可出现急性胸膜炎、急性呼吸窘迫综合征等。急性呼吸窘迫综合征（acute respiratory distress syndrome，ARDS）是指肺内、外严重疾病导致以肺毛细血管弥漫性损伤、通透性增强为基础，以肺水肿、肺泡透明膜形成和肺不张为主要病理变化，以进行性呼吸窘迫和难治性低氧血症为临床特征的急性呼吸衰竭综合征。ARDS 是急性肺损伤发展到后期的典型表现。该综合征起病急骤，发展迅猛，预后极差，死亡率高达 50% 以上。

【辅助检查】

1. 血液检查 白细胞计数明显增高，可达（10~30）×10^9/L，中性粒细胞在 80% 以上，可有核左移或中毒颗粒；年老、体弱或免疫功能低下者，白细胞计数可正常，但中性粒细胞百分比仍增高。肺部炎症显著但白细胞总数不增高多提示病情严重。

2. 痰液检查 涂片可见革兰染色阳性、成对或呈短链状排列的球菌，痰培养可在 24~48 小时明确病原体，做出病原诊断。

3. X 线胸部检查 典型的肺实变表现为按肺叶或肺段分布的大片均匀的高密度阴影，多以叶间裂为界，边界清晰，在实变区可见支气管气道征。肋膈角变钝提示少量胸腔积液。消散期示炎症浸润逐渐吸收，可有片状区域吸收较快，呈现出假空洞征，多数在 3~4 周后完全消散。老年人消散缓慢，也可转为机化性肺炎。

【诊断】

诊断要点：①常有受凉、淋雨、疲劳、醉酒、过劳等病史；②突然寒战、高热、咳嗽、吐铁锈色痰、肺实变体征等典型临床表现；③胸部 X 线检查显示以肺段或肺叶为范围的炎症阴影；④血液检查显示白细胞总数升高、中性粒细胞比例升高；⑤痰液检查发现大量肺炎球菌。

【鉴别诊断】

1. 金黄色葡萄球菌肺炎 全身中毒症状重，易并发多发性脓肿病灶，X 线检查具有易变性。

2. 克雷伯杆菌肺炎 多见于老年人，毒血症状严重。痰或血的细菌学培养是鉴别的主要依据。

3. 军团菌肺炎 起病缓慢，出现全身不适感、肌痛、高热、干咳、痰液含血丝、呼吸困难。X 线片早期多为单侧弥漫片状浸润，迅速发展成致密的大叶实变。取呼吸道分泌物进行培养、直接荧光抗体染色可查到军团菌。

4. 干酪样肺炎 浸润性肺结核病灶呈大叶状，X 线检查与肺炎球菌肺炎相似，但有下列特点：①常先有低热、乏力、盗汗、消瘦、午后颧红等结核中毒症状；②病变多在上叶，易形成空洞，有支气管播散；③痰结核菌检查可确诊。

5. 支气管肺癌 肺癌伴阻塞性肺炎时易与本病混淆。其特点是：①肺炎易在同一部位反复发生，常无全身毒血症状；②抗生素治疗炎症不消散或消散后又复出现；③反复痰脱落细胞检查可查到癌细胞；④CT、MRI 检查显示恶性肿瘤特点。

【治疗】

1. 一般治疗　应卧床休息。多喝开水，注意补充足够蛋白质、热量及维生素。加强护理，密切观察体温、脉搏、呼吸和血压变化，及早发现休克体征。

2. 抗菌治疗　一经诊断应立即应用抗生素治疗。首选青霉素 G，每次 80 万 U，每日 2～4 次，肌肉注射；病情重者，青霉素 G，每次 240 万～480 万 U，每 6～8 小时一次，静脉滴注。对青霉素过敏、耐青霉素或多重耐药菌株感染者，可用喹诺酮类（左氧氟沙星、加替沙星、莫昔沙星）、头孢菌素类（头孢噻肟、头孢曲松、头孢三嗪等）、万古霉素等。抗菌药物标准疗程通常为 14 天，或在退热 3 天后停药。

3. 对症治疗　高热可使用酒精擦浴等物理降温。有明显胸痛者，可给予可待因 15mg，口服。有脱水者，可静脉补液。有呼吸困难或紫绀严重者（$PaO_2 < 60mmHg$）应给予鼻导管吸氧。有呼吸道阻塞者，清除呼吸道分泌物，保持气道通畅。有腹胀、鼓肠者，可用腹部热敷或肛管排气。有麻痹性肠梗阻或胃扩张者，应暂禁饮食，并进行胃肠减压。有烦躁不安、谵妄、失眠者，地西泮 2.5mg，口服，或 10% 水合氯醛 10～15mL（1～1.5g），口服。禁用抑制呼吸的镇静剂。

4. 感染性休克的处理　感染性休克者，在足量使用抗生素的基础上，按休克处理。基本措施为迅速补充血容量，纠正酸中毒，应用血管活性药物，使用糖皮质激素，保护心、脑、肾等重要脏器功能。

【预防】

避免受寒、淋雨、疲劳、醉酒等诱发因素，锻炼身体，增强机体抵抗能力，对易感人群可注射肺炎免疫疫苗。

二、肺炎支原体肺炎

肺炎支原体肺炎是由肺炎支原体引起的肺部急性炎症，常伴有咽炎、气管 - 支气管炎。本病好发于秋冬季，各年龄均可患病，但以儿童、青少年多见，常在军队、学校、幼儿园等聚居场所的人群中流行。

【病因与发病机制】

1. 病因　本病的病原体是肺炎支原体。肺炎支原体是介于细菌和病毒之间，兼性厌氧、能独立生活的最小微生物。主要通过呼吸道传播，健康人吸入患者咳嗽、打喷嚏时喷出的口、鼻分泌物而感染，引起散发呼吸道感染或小流行。发病前 2～3 天直至病愈数周，皆可在呼吸道分泌物中发现肺炎支原体。

2. 发病机制　病原体通常存在于纤毛上皮之间，不侵入肺实质，通过细胞膜上神经氨酸受体位点吸附于宿主呼吸道上皮细胞表面，抑制纤毛活动与破坏上皮细胞，引起咽炎、支气管炎、肺炎。肺炎支原体的致病性可能与患者对病原体或其代谢产物的过敏反应有关。

【病理】

肺部病变呈片状，或融合成支气管肺炎、间质性肺炎和细支气管炎。肺泡内可含少量渗出液，并可发生灶性肺不张。肺泡壁与间隔有中性粒细胞、单核细胞及浆细胞浸润。支气管黏膜充血，上皮细胞肿胀，胞质空泡形成，有坏死和脱落。胸腔可有纤维蛋白渗出和少量渗出液。

【临床表现】

潜伏期 2~3 周，通常起病较缓慢。

1. 症状

（1）全身症状　主要为咽痛、头痛、乏力、食欲不振、腹泻、肌痛等。发热多呈低热或中等度热，可持续 2~3 周。

（2）呼吸道症状　咳嗽，多为阵发性刺激性呛咳，咳少量黏液痰。体温恢复正常后可能仍有咳嗽，偶伴有胸骨后疼痛。

2. 体征　可见咽部充血、鼓膜充血、颈部及颌下淋巴结肿大伴压痛。胸部体征少，与肺部病变程度常不相称，可无明显体征，或闻及干湿啰音。

【辅助检查】

1. 血液检查

（1）血象检查　多数白细胞正常，部分稍增高。血沉增快。

（2）血清学检查　起病 2 周后，多数冷凝集试验阳性，滴度在 1:32 以上，越高越有助于诊断。半数左右链球菌 MG 抗体阳性，效价为 1:40 或更高。血清支原体 IgM 抗体测定，急性期滴度≥1:16 或急性期与恢复期的双份血清 IgM 或 IgG 抗体有 4 倍以上的升高。

（3）肺炎支原体检查　痰、鼻咽拭子培养可分离出肺炎支原体，但技术条件要求高，需要 3 周时间，不能作为早期诊断的依据。使用单克隆抗体免疫印迹法、核酸杂交技术及 PCR 技术等直接检测标本中肺炎支原体抗原，可用于临床早期快速诊断。

2. X 线检查　显示肺部多种形态的浸润影，呈节段性分布，以肺下野为多见，有的从肺门附近向外伸展。病变常经 3~4 周后自行消散。部分出现少量胸腔积液。

【诊断】

诊断要点：根据肺炎伴流感样症状，持续 2 周以上的刺激性干咳，全身症状轻，体征较少，应用 β-内酰胺类抗生素治疗无效，初步考虑支原体肺炎的可能，依据血清特异性抗体及病原学检查的阳性结果可确诊。

【鉴别诊断】

1. 病毒性肺炎　好发于病毒流行季节，起病急，发热、头痛、全身酸痛等全身症状突出，常无显著的胸部体征。病原学检查发现病毒。

2. 军团菌肺炎　起病缓慢，有全身不适感、肌痛、高热、干咳、痰液含血丝、呼吸困难。X线片早期多为单侧弥漫片状浸润，迅速发展成致密的大叶实变。取呼吸道分泌物进行培养、直接荧光抗体染色可查到军团菌。

【治疗】

1. 一般治疗　适当休息，对剧烈呛咳者，应适当给予镇咳药（成人咳必清 25 ~ 50mg，每日 3 次，口服）。高热者可用物理降温，必要时给予解热药物（成人扑热息痛 1 ~ 2 片，每日 3 次，口服）。

2. 抗感染治疗　大环内酯类为首选抗生素，常选用：红霉素 1.0 ~ 2.0g/d，分 4 次口服；罗红霉素，300mg/d，分 2 次口服；阿齐霉素 0.25 ~ 0.5g/d，顿服；多西环素 0.2g，分 2 次口服。也可选用喹诺酮类。以上药物剂量儿童酌减，但不能选用喹诺酮类。疗程 10 ~ 14 天。注意：因肺炎支原体无细胞壁，青霉素及头孢菌素类抗生素治疗无效。

【预防】

加强锻炼，提高抵抗力。寒冷季节注意防寒保暖。保持室内空气新鲜，温度适宜。易感人群在流行季节减少人群密集场所的活动。

三、病毒性肺炎

病毒性肺炎（viral pneumonia）是由上呼吸道病毒感染向下蔓延所致的肺部炎症。多发于冬春季节，常见于婴幼儿、老年人、原有慢性心肺疾病或免疫功能低下者。

【病因与发病机制】

常见的病毒有腺病毒、流感病毒、副流感病毒、呼吸道合胞病毒、水痘－带状疱疹病毒等，可同时受两种或以上病毒感染，并常继发细菌感染，免疫抑制宿主还常继发真菌感染。

病毒可通过飞沫与直接接触传播，且传播迅速。病毒性肺炎为吸入性肺炎，常先有气管－支气管炎，再侵犯肺间质。

【病理】

单纯病毒性肺炎多为间质性肺炎，肺泡间隔有大量单核细胞浸润，肺泡水肿，表面覆盖含蛋白质及纤维蛋白的透明膜，使肺泡弥散距离加大。病变呈局灶性或弥漫性，偶有肺实变。病变吸收后可留有纤维化。

【临床表现】

症状通常较轻，但起病较急，发热、头痛、全身酸痛、乏力等症状突出，随后出现咳嗽、咳痰（少量白色黏痰）、胸痛，重者有呼吸困难、紫绀、嗜睡、精神萎靡等。轻者常无明显胸部体征，重者出现呼吸浅速、心率增快、紫绀、闻及干湿啰音。有的甚至发生急性呼吸窘迫综合征、休克、心力衰竭和呼吸衰竭。

【辅助检查】

1. 血象 白细胞计数可正常、稍高或偏低，分类淋巴细胞百分比可增高。

2. 痰液检查 痰涂片检查发现白细胞，以单核细胞居多。

3. X 线检查 可见肺纹理增多，小片浸润或广泛浸润阴影，病情严重者两肺呈弥漫性结节性浸润。

【诊断】

根据临床表现、血象及胸部 X 线检查可做出初步诊断。确诊则有赖于病原学检查，包括病毒分离、血清学检查以及病毒抗原的检测。

【鉴别诊断】

1. 细菌性肺炎 起病急骤，有高热、咳嗽，咳痰、胸痛等症状，X 线检查发现肺实变，痰涂片或培养可发现致病菌，抗生素治疗有效。

2. 支原体肺炎 起病缓慢，有咽痛、咳嗽尤其是阵发性刺激性呛咳伴少量黏液至少 2 周以上，血清学检查可鉴别。

【治疗】

1. 一般治疗 卧床休息，室内保持空气流通。注意隔离消毒，预防交叉感染。多喝水，给予清淡、易消化食物，补充维生素 C。加强护理，严密观察体温、脉搏、呼吸、血压的变化。

2. 抗病毒治疗 利巴韦林 250mg，每日 4 次，口服，或 10～15mg/（kg·d），分 2 次静脉滴注，亦可用 10～30mg 加入蒸馏水 30mL 内，每日 2 次，雾化吸入，连用 5～7 天。阿昔洛韦 5mg/kg，每日 3 次，静脉滴注，连用 7 天。

3. 对症治疗 有脱水者，可静脉补液。有呼吸困难或紫绀严重者，应给予鼻导管吸氧。有呼吸道阻塞者，清除呼吸道分泌物，保持气道通畅。有烦躁不安、谵妄、失眠者，地西泮 2.5mg，口服。出现休克、心力衰竭、呼吸衰竭时，立即给予相应紧急处理。

附　严重急性呼吸综合征

严重急性呼吸综合征是一种由变异冠状病毒引起的急性呼吸系统传染病。临床特征是急性起病、发热、干咳、呼吸困难、白细胞不高或降低、肺部浸润和抗生素治疗无效。本病是一种新的呼吸道传染病，2002 年首次爆发流行，开始被称为非典型肺炎，但与其他非典型肺炎相比，具有传染性强的特点，故又被改称传染性非典型肺炎，2003

年 4 月 16 日世界卫生组织（WHO）将其命名为严重急性呼吸综合征（severe acute respiratory syndromes，SARS）。

【病因与发病机制】

SARS 冠状病毒（SARS – COV）简称 SARS 病毒，属于冠状病毒科，是一种单股正链 RNA 病毒。SARS 病毒基因和蛋白质与已知的人类和动物冠状病毒差异较大，属于新一类的冠状病毒。SARS 病毒对外界的抵抗力、稳定性要强于其他人类冠状病毒，在痰液或腹泻病人粪便中能存活 5 天以上，在血液中可存活 15 天，但当暴露于常用的消毒剂或固定剂后即失去感染性。56℃以上 90 分钟可以杀死该病毒。

患者是主要传染源，经呼吸道分泌物排出病毒，亦可经腹泻排出病毒，急性期体内病毒含量高，传染性强。近距离飞沫传播，是本病的主要传播途径，也可通过接触患者的呼吸道分泌物、消化道排泄物或其他体液，或接触被患者传染的物品导致感染。人群普通易感，发病者以青壮年为主，儿童和老年人较为少见。

发病机制未明。SARS 病毒可能通过其表面蛋白与肺泡上皮细胞的相应受体结合，对肺组织产生损害。

【病理】

病理改变主要表现为双肺膨胀，散在小叶性肺炎，弥漫性肺泡损伤，炎症细胞浸润，肺泡上皮脱落，有肺水肿及透明膜形成。小血管内微血栓形成和肺出血。增生的肺门淋巴结充血、出血、淋巴组织减少。病程 3 周后有肺泡内机化及肺间质纤维化。

【临床表现】

潜伏期 2 ~ 10 天，起病急骤，多以发热为首发症状，体温常超过 38℃，呈不规则热或稽留热，可有畏寒、咳嗽、咳少痰（偶有血丝）、呼吸困难、头痛、全身肌肉酸痛、乏力等表现。部分有腹泻。肺部体征不明显，部分有少许湿啰音。病情于 10 ~ 14 天达高峰，发热、乏力等中毒症状加重，频繁咳嗽、心悸、呼吸困难，甚至出现呼吸窘迫综合征。病程进入 2 ~ 3 周，发热渐退，其他症状与体征减轻并逐渐消失。

【辅助检查】

1. 血常规检查 白细胞总数正常或下降，淋巴细胞减少，血小板降低。

2. 血清酶检查 丙氨酸氨基转移酶（ALT）、乳酸脱氢酶（LDH）及其同工酶升高。

3. 胸部 X 线检查 发病 1 周内逐渐出现斑片状或网状阴影，典型改变为磨玻璃影及肺实变影。初期呈单灶病变，短期内病灶迅速增多，常累及双肺。少数可出现气胸和纵隔气肿。

4. 病原学检查 早期从鼻咽部分泌物、血、尿、大便等标本进行病毒分离和聚合酶链反应（PCR），可检测出 SARS 病毒的 RNA。用免疫荧光抗体法（IFA）和酶联免疫吸附法（ELISA）检测进展期和恢复期双份血清，SARS 病毒特异性 IgM、IgG 抗体阳转或出现 4 倍及以上升高，有助于诊断。

【诊断】

有 SARS 密切接触史，起病急骤，发热，有呼吸道和全身症状，白细胞正常或降低，淋巴细胞减少，胸部 X 线检查呈现磨玻璃影，SARS 病原学检测阳性，并排除其他呼吸道感染性疾病，可以做出 SARS 诊断。

【治疗】

1. 一般治疗 按呼吸道传染病隔离，疑似病例与临床诊断病例分开收治。加强护理，密切观察病情变化，监测体温、呼吸、血气分析等重要指标变化。给予足够的维生素和热量，保持水、电解质、酸碱平衡。

2. 抗病毒治疗 早期可试用利巴韦林、阿昔洛韦、更昔洛韦等抗病毒药物，但疗效尚未肯定。

3. 糖皮质激素治疗 中毒症状较重、高热持续不退患者可酌情使用糖皮质激素。

4. 对症治疗 ①低氧血症：应给予持续鼻导管或面罩吸氧，严重者，采用呼吸机给氧，通常使用持续气道正压通气。②高热：应用物理降温或药物降温。③继发细菌感染：使用有效抗菌药物。

5. 增强免疫力疗法 重症可试用丙种球蛋白、胸腺素、干扰素等，亦可注射恢复期患者的血清，但疗效及风险有待评估。

第八节 肺 结 核

肺结核（tuberculosis）是由结核杆菌引起的呼吸系统的慢性传染病。主要临床表现有低热、盗汗、午后颧红、乏力、消瘦、咳嗽、咯血等。以病程长、易复发为特点。肺结核是全球关注的公共卫生和社会问题，也是我国重点控制的主要疾病之一。2010 年我国第五次结核病流行病学抽样调查估计，结核病发病率 78/10 万，全国现有活动性肺结核患者 499 万，患病率 459/10 万。

【病因与发病机制】

1. 病因 结核病的病原菌为结核分枝杆菌（简称结核杆菌）。包括人型、牛型、非洲型和鼠型四类。人肺结核的致病菌 90% 以上为人型结核杆菌，少数为牛型和非洲型分枝杆菌。

结核杆菌抗酸染色呈红色，可抵抗盐酸酒精的脱色作用，故称抗酸杆菌。结核杆菌对干燥、冷、酸、碱等抵抗力强，在干燥的环境中可存活数月或数年，在室内阴暗潮湿处能活数月不死。煮沸 5 分钟可杀死结核杆菌。常用杀菌剂中，70% 酒精最佳，一般在 2 分钟内可杀死结核杆菌。结核杆菌对紫外线比较敏感，太阳光直射下痰中结核杆菌经

2～7 小时可被杀死，实验室或病房常用紫外线灯消毒，10W 紫外线灯距照射物 0.5～1m，照射 30 分钟具有明显杀菌作用。

结核杆菌菌体成分复杂，主要是类脂质、蛋白质和多糖类。类脂质占总量的 50%～60%，其中蜡质约占 50%，其作用与结核病的组织坏死、干酪液化、空洞发生以及结核变态反应有关。菌体蛋白质以结合形式存在，是结核菌素的主要成分，诱发皮肤变态反应。多糖类与血清反应等免疫应答有关。

结核杆菌根据其代谢状态分为 A、B、C、D 四群。A 菌群：快速繁殖，大多位于巨噬细胞外和肺空洞干酪液化部分，占结核杆菌群的绝大部分，异烟肼对 A 菌群作用强。B 菌群：处于半静止状态，多位于巨噬细胞内酸性环境中和空洞壁坏死组织中，吡嗪酰胺对 B 菌群作用强。C 菌群：处于半静止状态，可有间歇性的生长繁殖，利福平对 C 菌群作用强。D 菌群：处于休眠状态，不繁殖，数量很少。抗结核药物对 D 菌群无作用。B 和 C 菌群由于处于半静止状态，抗结核药物的作用相对较差，有"顽固菌"之称。杀灭 B 和 C 菌群可以防止复发。

2. 发病机制 结核杆菌的致病性主要与菌体某些成分（脂质）对机体的刺激、菌体在组织细胞内大量繁殖引起的炎症、代谢产物的毒性以及菌体成分造成的免疫损伤等有关。

（1）原发感染 结核杆菌首次进入呼吸道在局部肺组织生长繁殖，形成原发病灶。原发病灶中的结核杆菌沿着肺内淋巴管到达肺门淋巴结，形成淋巴管炎和肺门淋巴结炎。原发病灶继续扩大，可直接或经血流播散到邻近组织器官，形成其他部位结核病。结核杆菌侵入肺部激发机体产生特异性免疫，特别是特异性细胞免疫。在特异性细胞免疫的作用下，肺部和播散到其他部位的结核杆菌大部分被消灭，结核病灶迅速吸收消散或留下少量纤维化灶或钙化灶。少量没有被消灭的结核杆菌停止繁殖进入休眠状态，成为潜伏病灶。首次感染结核杆菌称为原发感染或原发性肺结核。原发性肺结核多数呈良性过程，临床表现轻微。

（2）继发感染 结核杆菌再次侵犯肺脏或肺内（或其他脏器）潜伏病灶内休眠的结核杆菌重新生长繁殖形成局部炎症时造成继发感染或继发性肺结核。前者称为外源性重染，后者称为内源性复发。继发性肺结核多发生于机体抵抗力低下时，容易出现肺空洞和体外排菌，传染性大，临床表现明显。

（3）结核病免疫和迟发性变态反应 结核病主要的免疫保护机制是细胞免疫。人体受结核杆菌感染后，肺泡中的巨噬细胞分泌 IL-1、IL-6 和 TNF 等细胞因子，使淋巴细胞和单核细胞聚集到结核杆菌入侵部位，逐渐形成结核肉芽肿，限制结核杆菌扩散并杀灭结核杆菌。

1890 年 Koch 观察到，将结核杆菌皮下注射到未感染的豚鼠，10～14 日后局部皮肤红肿、溃烂，形成深的溃疡，不愈合，最后豚鼠因结核杆菌播散到全身而死亡。而对 3～6 周前受少量结核杆菌感染和结核菌素皮肤试验阳转的动物，给予同等剂量的结核杆菌皮下注射，2～3 日后局部出现红肿，形成表浅溃烂，继之较快愈合，无淋巴结肿大，无播散和死亡。这种机体对结核杆菌再感染和初感染所表现出不同反应的现象称为

Koch 现象。较快的局部红肿和表浅溃烂是由结核菌素诱导的迟发性变态反应的表现；结核杆菌无播散、引流淋巴结无肿大以及溃疡较快愈合是机体具有特异性免疫力的反映。

【流行病学】

1. 传染源　主要是继发性肺结核患者。特别是肺结核活动期，在痰里查出结核杆菌的患者，是主要传染源。

2. 传播途径　结核杆菌通过咳痰、喷嚏等排到空气中而传播，亦可通过尘埃传播。飞沫传播是肺结核最主要的传播途径。

3. 易感人群　普遍易感，初入城市的青年人及婴幼儿、老人、慢性病病人等免疫力低下者发病率高。

【病理】

结核病的基本病理变化是炎性渗出、增生和干酪样坏死。结核病的病理过程特点是破坏与修复常同时进行，故上述三种病理变化多同时存在，也可以某一种变化为主，而且可相互转化。这主要取决于结核杆菌的感染量、毒力大小以及机体的抵抗力和变态反应状态。

1. 渗出为主的病变　主要出现在结核性炎症初期阶段或病变恶化复发时，可表现为局部中性粒细胞浸润，继之由巨噬细胞及淋巴细胞取代。

2. 增生为主的病变　表现为典型的结核结节，直径约为 0.1mm，数个融合后肉眼能见到，由淋巴细胞、上皮样细胞、朗格汉斯细胞以及成纤维细胞组成。结核结节的中间可出现干酪样坏死。大量上皮样细胞互相聚集融合形成多核巨细胞称为朗格汉斯（Langhans）细胞。增生为主的病变发生在机体抵抗力较强、病变恢复阶段。

3. 干酪样坏死为主的病变　多发生在结核杆菌毒力强、感染菌量多、机体超敏反应增强、抵抗力低下的情况。干酪样坏死病变镜检为红染无结构的颗粒状物，含脂质多，肉眼观察呈淡黄色，状似奶酪，故称干酪样坏死。

4. 病理变化转归　在机体特异性免疫作用下或经抗结核药物治疗后，有些病变完全吸收消失，有些病变吸收缩小、纤维化或钙化。机体抵抗力降低时，潜伏病灶可重新活动，形成新的病变。

【临床表现】

肺结核大多起病隐匿，病程长，虽然肺结核的临床表现不尽相同，但有共同之处。

1. 症状

（1）全身症状　大多出现低热、盗汗、午后颧红、乏力、消瘦等症状，常被称为结核中毒症状。发热为最常见症状，若病情在进展期，可有不规则高热。女性可出现月经不调或闭经。

（2）呼吸系统症状

1）咳嗽、咳痰：是肺结核最常见的症状。通常为干咳少痰，空洞形成时，痰量增多。继发其他细菌感染时，痰呈脓性，量亦增多。

2）咯血：1/3～1/2患者有咯血。咯血量多少不定，多数为少量咯血，大量咯血易堵塞气管，引起窒息，导致死亡。

3）胸痛、呼吸困难：病灶累及胸膜时，可出现胸痛，并随呼吸运动和咳嗽加重。呼吸困难多见于干酪样肺结核、慢性纤维空洞结核和大量胸腔积液。

2. 体征 取决于病变性质和范围。病变范围小可无任何体征，若病变范围较大或病变严重则出现不同的体征。浸润性病灶在锁骨上下部位闻及湿啰音，为临床上常见的体征；干酪样肺炎（大片干酪样坏死），则出现肺实变体征〔视诊局部呼吸运动减弱，触诊语音震颤增强，叩诊呈浊音，听诊可闻及支气管呼吸音和（或）细湿啰音等〕；结核空洞特别是巨大空洞形成时，叩诊呈过清音或鼓音，听诊闻及空洞性呼吸音；两肺广泛纤维化、肺毁损时，患侧部位胸廓塌陷，肋间隙变窄，气管向患侧移位；结核性胸膜炎大量胸腔积液时，气管向健侧移位，患侧胸廓饱满，语颤减弱，叩诊呈实音，听诊呼吸音消失；支气管内膜结核，可闻及局限性的哮鸣音。

【辅助检查】

1. 影像学检查 胸部X线检查是诊断肺结核的常规首选方法，可以发现早期轻微的结核病变，确定病变范围、部位、形态、密度、与周围组织的关系等。影像特点是病变多发生在上叶的尖后段和下叶的背段，密度不均匀，边缘较清楚，变化较慢，易形成空洞和播散病灶。

CT检查易发现隐蔽的病变而减少微小病变的漏诊；能清晰显示各型肺结核病变特点和性质，与支气管关系，有无空洞，以及进展恶化和吸收好转的变化；能准确显示纵隔淋巴结有无肿大。

2. 痰结核杆菌检查 是确诊肺结核病的主要方法，也是制订化疗方案和考核治疗效果的主要依据。每一个有肺结核可疑症状或肺部有异常阴影者都必须查痰。通常初诊患者要送3份痰标本，包括清晨痰、夜间痰和即时痰，如无夜间痰，宜在留清晨痰后2～3小时再留一份痰标本。复诊患者每次送两份痰标本。无痰患者可采用痰诱导技术获取痰标本。痰涂片检查是简单、快速、易行和可靠的方法，由于非结核性分枝杆菌少，故痰中检出抗酸杆菌有极重要的意义。结核杆菌培养常作为结核病诊断的"金标准"，同时也为药物敏感性测定和菌种鉴定提供菌株。结核杆菌培养费时较长，一般为2～8周，阳性结果随时报告，培养至8周仍未生长者报告阴性。

3. 纤维支气管镜检查 常用于支气管结核和淋巴结支气管瘘的诊断，可以在病灶部位钳取活体组织进行病理学检查和结核杆菌培养。对于肺内结核病灶，可以采集分泌物或冲洗液标本做病原体检查，也可以经支气管取肺活组织获取标本检查。

4. 结核菌素试验 广泛应用于检出结核杆菌的感染，而非检出结核病。结核菌素试验对儿童、少年和青年的结核病诊断有参考意义。由于许多国家和地区广泛推行卡介苗接种，结核菌素试验阳性不能区分是结核杆菌的自然感染还是卡介苗接种的免疫反应，因此，在卡介苗普遍接种的地区，结核菌素试验对检出结核杆菌感染受到很大限制。目前世界卫生组织推荐使用的结核菌素为纯蛋白衍化物（PPD）。

结核菌素试验选择左侧前臂曲侧中上部 1/3 处，0.1mL（5IU）皮内注射，试验后 48～72 小时观察和记录结果，手指轻摸硬结边缘，测量硬结的横径和纵径，得出平均直径，平均直径 =（横径 + 纵径）/2，而不是测量红晕直径，硬结为特异性变态反应，而红晕为非特异性反应。硬结直径 <4mm 为阴性，5～9mm 为弱阳性，10～19mm 为阳性，≥20mm 或虽 <20mm 但局部出现水泡和淋巴管炎为强阳性反应。结核菌素试验反应愈强，对结核病的诊断，特别是对婴幼儿的结核病诊断愈重要。凡是阴性反应结果的儿童，一般来说，表明没有受过结核杆菌的感染，可以除外结核病。但在某些情况下，也不能完全排除结核病，因为结核杆菌素试验可受许多因素影响，结核杆菌感染后需 4～8 周才建立充分变态反应，在此之前，结核杆菌素试验可呈阴性。营养不良、HIV 感染、麻疹、水痘、癌症、严重的细菌感染包括重症结核病如粟粒性结核病和结核性脑膜炎等，结核菌素试验结果则多为阴性和弱阳性。

【诊断】

1. 结核病分类 2004 年我国实施新的结核病分类标准。结核病分类中主要是肺结核的类型。

（1）原发型肺结核 含原发综合征及胸内淋巴结结核。多见于少年儿童，无症状或症状轻微，多有结核病家庭接触史，结核菌素试验多为强阳性，X 线胸片表现为哑铃形阴影，即原发病灶、引流淋巴管炎和肿大的肺门淋巴结，形成典型的原发综合征（图 1 - 1）。原发病灶一般吸收较快，可不留任何痕迹。若 X 线胸片只有肺门淋巴结肿大，则诊断为胸内淋巴结结核。

（2）血行播散型肺结核 含急性粟粒型肺结核及亚急性、慢性血行播散型肺结核。

急性粟粒型肺结核多见于婴幼儿和青少年，特别是营养不良、患传染病和长期应用免疫抑制剂导致抵抗力明显下降的小儿，多同时伴有原发型肺结核。起病急，持续高热，中毒症状严重，全身浅表淋巴结肿大，肝和脾肿大。约一半以上的小儿

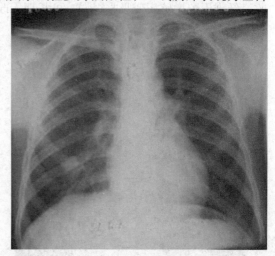

图 1 - 1 原发综合征

和成人合并结核性脑膜炎。在症状出现两周左右可发现由肺尖至肺底呈大小、密度和分布三均匀的粟粒状结节阴影，结节直径 2mm 左右（图 1 - 2）。

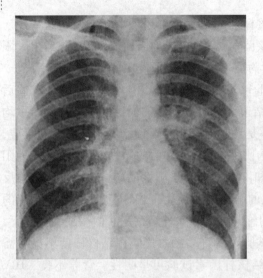 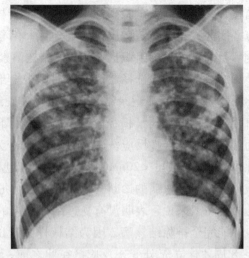

图1-2　急性粟粒型肺结核　　　　　　图1-3　慢性血行播散型肺结核

亚急性、慢性血行播散型肺结核起病较缓，症状较轻，X线胸片呈双上、中肺野为主的大小不等、密度不同和分布不均的粟粒状或结节状阴影，新鲜渗出与陈旧硬结和钙化病灶共存（图1-3）。慢性血行播散型肺结核多无明显中毒症状。

（3）继发型肺结核　含浸润性肺结核、纤维空洞型肺结核和干酪样肺炎等。

1）浸润性肺结核：渗出性病变和纤维干酪增殖病变多发生在肺尖和锁骨下，影像学检查表现为小片状或斑点状阴影，可融合和形成空洞（图1-4）。渗出性病变易吸收，纤维干酪增殖病变吸收很慢，可长期无改变。

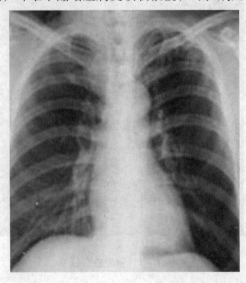 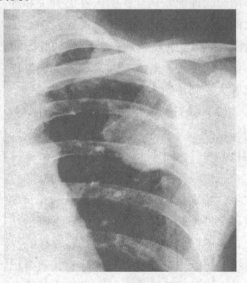

图1-4　浸润性肺结核　　　　　　　　图1-5　结核球

2）空洞型肺结核：空洞形态不一。空洞型肺结核多有支气管播散病变，临床症状较多，发热，咳嗽，咳痰和咯血等，痰中经常排菌。应用有效的化学治疗后，出现空洞不闭合，但长期多次查痰阴性，空洞壁由纤维组织或上皮细胞覆盖，诊断为"净化空洞"。但有些空洞还残留一些干酪组织，长期多次查痰阴性，临床上诊断为"开放菌阴综合征"，仍须随访。

3）结核球：多由干酪样病变吸收和周边纤维膜包裹或干酪空洞阻塞性愈合而形成。结核球内有钙化灶或液化坏死形成空洞，同时 80% 以上结核球有卫星灶，可作为诊断和鉴别诊断的参考。结核球直径在 2~4cm 之间，多小于 3cm（图 1-5）。

4）干酪样肺炎：多发生在机体免疫力低下和体质衰弱，又受到大量结核杆菌感染者，或有淋巴结支气管瘘，淋巴结中的大量干酪样物质经支气管进入肺内而发生。大叶性干酪样肺炎 X 线检查呈大叶性密度均匀磨玻璃状阴影，逐渐出现溶解区，呈虫蚀样空洞，可出现播散病灶，痰中能查出结核杆菌（图 1-6）。小叶性干酪样肺炎的症状和体征比大叶性干酪样肺炎轻，X 线检查呈小叶斑片播散病灶，多发生在双肺中下部。

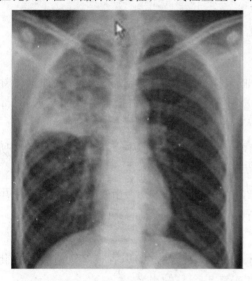

图 1-6　干酪样肺炎

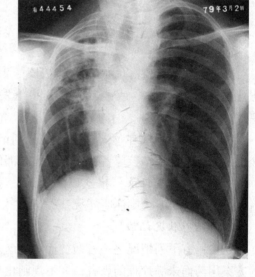

图 1-7　纤维空洞型肺结核

5）纤维空洞型肺结核：病程长，反复进展恶化，肺组织破坏重，肺功能严重受损，双侧或单侧出现纤维厚壁空洞和广泛的纤维增生，造成肺门抬高和肺纹理呈垂柳样，患侧肺组织收缩，纵隔向患侧移位，常见胸膜粘连和代偿性肺气肿（图 1-7）。

（4）结核性胸膜炎　含结核性干性胸膜炎、结核性渗出性胸膜炎、结核性脓胸。

（5）其他肺外结核　按部位和脏器命名，如骨关节结核、肾结核等。

（6）菌阴肺结核　菌阴肺结核为三次痰涂片及一次培养阴性的肺结核，其诊断标准为：①典型肺结核临床症状和胸部 X 线表现；②抗结核治疗有效；③临床可排除其他非结核性肺部疾患；④结核菌素试验强阳性，血清抗结核抗体阳性；⑤痰结核杆菌 PCR 和探针检测呈阳性；⑥肺外组织病理证实结核病变；⑦支气管肺泡灌洗液中检出抗酸分枝杆菌；⑧支气管或肺部组织病理证实结核病变。具备①~⑥中 3 项或⑦~⑧中任何 1 项可确诊。

2. 诊断程序

（1）可疑症状患者的筛选　大约86%活动性肺结核患者和95%痰涂片阳性肺结核患者有可疑症状。主要可疑症状包括咳嗽持续2周以上和咯血，其次是午后低热、乏力、盗汗、月经不调或闭经，有肺结核接触史或肺外结核。上述情况应考虑到肺结核病的可能性，要进行痰抗酸杆菌和胸部X线检查。

（2）是否肺结核　凡X线检查肺部发现有异常阴影者，必须通过系统检查，确定病变性质是结核性质还是其他性质。如一时难以确定，可经2周短期观察后复查，大部分炎症病变会有所变化，肺结核则变化不大。

（3）有无活动性　如果诊断为肺结核，应进一步明确有无活动性。活动性病变在胸片上通常表现为边缘模糊不清的斑片状阴影，可有中心溶解和空洞，或出现播散病灶。胸片表现为钙化、硬结或纤维化，痰检查不排菌，无任何症状，为无活动性肺结核。

（4）是否排菌　是确定传染源的唯一方法。

3. 诊断内容

（1）肺结核分型　①原发性肺结核；②血型播散型肺结核（需在类型后加括号注明"急性""亚急性"或"慢性"）；③继发型肺结核（在括号后加括号注明类型）；④结核性胸膜炎。

（2）病变范围及部位　按左右侧分别记录，每侧又以上、中、下肺野标明病变所在位置。有空洞或结核球者，在相应肺野部位可注明"纤维空洞""结核球"。

（3）痰菌检查记录　格式以涂（＋）、涂（－）、培（＋）、培（－）表示。当患者无痰或未查痰时，则注明"无痰"或"未查"。

（4）治疗状况记录

初治：有下列情况之一者谓初治：①尚未开始抗结核治疗的患者；②正进行标准化疗方案用药而未满疗程的患者；③不规则化疗未满1个月的患者。

复治：有下列情况之一者为复治：①初治失败的患者；②规则用药满疗程后痰菌又复阳的患者；③不规律化疗超过1个月的患者；④慢性排菌患者。

4. 记录方式　按肺结核分类、病变部位、范围、痰菌情况、化疗史程序书写。如：原发型肺结核右中涂（－），初治；继发型肺结核双上涂（＋），复治。血行播散型肺结核可注明"急性"或"慢性"；继发型肺结核可注明"浸润性""纤维空洞"等。并发症（如自发性气胸、肺不张等）、并存病（如矽肺、糖尿病等）、手术（如肺切除术后、胸廓成形术后等）可在化疗史后按并发症、并存病、手术等顺序书写。

【鉴别诊断】

1. 细菌性肺炎　各种细菌性肺炎因病原体不同而临床特点各异，但大都起病急伴有发热，咳嗽、咳痰明显。胸片表现为密度较淡且较均匀的片状或斑片状阴影，抗菌治疗后体温迅速下降，1~2周阴影有明显吸收。

2. 肺脓肿　起病急骤，高热，咳嗽，咳大量脓臭痰。血象示白细胞显著升高，X

线检查可见一个或多个含气液平的空洞。

3. 矽肺　有长期粉尘吸入史；呼吸困难缓慢进展，伴有咳嗽、咳痰、胸闷等症状；X线检查可见结节阴影或网状阴影；支气管肺泡灌洗检查可确诊。本病易合并肺结核，注意痰涂片及X线检查的动态观察。

【治疗】

1. 一般治疗　注意休息，发热时应卧床休息。加强营养，补充蛋白类食物、维生素B及维生素C。

2. 抗结核治疗（化学治疗，简称化疗）　肺结核的治疗主要是抗结核治疗。

（1）化疗原则　早期、联合、适量、规律、全程。

1）早期：对所有检出和确诊患者均应立即给予化学治疗。早期化学治疗有利于迅速发挥早期杀菌作用，促使病变吸收和减少传染性。

2）联合：联合用药系指同时采用多种抗结核药物治疗，可提高疗效，同时通过交叉杀菌作用减少或防止耐药性的产生。

3）适量：严格遵照适当的药物剂量用药，药物剂量过低不能达到有效的血浓度，影响疗效和易产生耐药性，剂量过大易发生药物毒副反应。

4）规律：严格遵照医嘱要求规律用药，不漏服，不停药，以避免耐药性的产生。

5）全程：保证完成规定的治疗期是提高治愈率和减少复发率的重要措施。

（2）常用抗结核药物

1）异烟肼（INH，H）：异烟肼问世已六十余年，但迄今仍然是单一抗结核药物中杀菌力特别是早期杀菌力最强者。INH对巨噬细胞内外的结核杆菌均具有杀菌作用。成人每日300mg，顿服；儿童每日5～10mg/kg，最大剂量每日不超过300mg，顿服。结核性脑膜炎和血行播散型肺结核的用药剂量可加大，成人每日10～20mg/kg，儿童每日20～30mg/kg。偶可发生药物性肝炎，肝功能异常者慎用。如发生周围神经炎可加服维生素B_6。

2）利福平（RFP，R）：对巨噬细胞内外的结核杆菌均有快速杀灭作用，特别是对C菌群有独特的杀灭效果。口服后药物集中在肝脏，主要经胆汁排泄，早晨空腹或早饭前半小时服用。利福平及其代谢物为橘红色，服后大小便、眼泪等为橘红色。成人每日8～10mg/kg，体重在50kg及以下者为450mg，50kg以上者为600mg，顿服。儿童每日10～20mg/kg，顿服。间歇用药为600～900mg，每周2次或3次。用药后如出现一过性转氨酶上升可继续用药，加保肝治疗观察，如出现黄疸应立即停药。妊娠3个月以内者忌用，超过3个月者慎用。其他利福霉素类药物有利福喷丁（RFT），RFT适于间歇使用。使用剂量为450～600mg，每周2次。RFT与RFP之间有完全交叉耐药。

3）吡嗪酰胺（PZA，Z）：吡嗪酰胺具有独特的杀菌作用，主要是杀灭巨噬细胞内酸性环境中的B菌群。成人每日1.5g，儿童30～40mg/kg，分3次口服。常见不良反应为高尿酸血症、肝损害、食欲不振、关节痛和恶心。

4）乙胺丁醇（EMB，E）：主要是抑制结核杆菌RNA合成。口服易吸收，成人每日 0.75 ~ 1.0g，顿服。不良反应为视神经炎，应在治疗前测定视力与视野，治疗中密切观察。儿童禁用。

5）链霉素（SM，S）：链霉素对巨噬细胞外碱性环境中的结核杆菌有杀灭作用。成人每次 0.75g，肌肉注射，每周 5 次；间歇用药每次 0.75 ~ 1.0g，肌肉注射，每周 2 ~ 3 次。不良反应主要为耳毒性和肾毒性等。儿童、老人、孕妇、听力障碍和肾功能不良者等慎用或不用。

6）抗结核药物固定剂量复合制剂的应用：复合制剂由多种抗结核药物按照一定的剂量比例合理组成，由于应用复合制剂能够有效防止漏服某一药品，而且每次服药片数明显减少，对提高治疗依从性、充分发挥联合用药的优势具有重要意义，成为预防耐药结核病发生的重要手段，目前复合制剂主要用于初治活动性肺结核。卫非特（异烟肼80mg，利福平 120mg，吡嗪酰胺 250mg），每日 4 ~ 5 片，顿服；卫非宁（异烟肼100mg，利福平 150mg），每日 3 片，顿服。

（3）标准化疗方案　经国内外严格对照研究证实的化疗方案，可供选择作为统一标准化疗方案。整个治疗方案分强化和巩固两个阶段，可采用每日给药法和间歇给药法（试验证实间歇给药法也能达到每日给药法同样的效果）。

1）初治活动性肺结核治疗方案（含涂阳和涂阴）：每日用药方案：①强化期：异烟肼、利福平、吡嗪酰胺和乙胺丁醇，顿服，2 个月。②巩固期：异烟肼、利福平，顿服，4 个月。简写为 2HRZE/4HR。也可采用间歇用药方案，简写为 $2H_3R_3Z_3E_3/4H_3R_3$（隔日一次或每周 3 次）。

2）复治涂阳肺结核治疗方案：每日用药方案：①强化期：异烟肼、利福平、吡嗪酰胺、链霉素和乙胺丁醇，每日 1 次，2 个月。②巩固期：异烟肼、利福平和乙胺丁醇，每日 1 次，6 ~ 10 个月。巩固期治疗 4 个月时，痰菌未转阴，可继续延长治疗期6 ~ 10 个月。简写为 2HRZSE/6 ~ 10HRE。间歇用药方案，简写为 $2H_3R_3Z_3S_3E_3/6 ~ 10H_3R_3E_3$（隔日一次或每周 3 次）。

上述间歇方案为我国结核病规划所采用，但必须采用全程督导化疗管理，以保证患者不间断地规律用药。

3. 对症治疗

（1）咯血　患侧卧位，镇静，止血，预防和抢救因咯血所致的窒息，并防止肺结核播散。少量咯血可用氨基己酸、氨甲苯酸（止血芳酸）、酚磺乙胺（止血敏）、卡络柳钠（安络血）等药物止血。大咯血时先用垂体后叶素 5 ~ 10U 加入 25% 葡萄糖注射液40mL 中缓慢静脉注射，一般为 15 ~ 20 分钟，然后将垂体后叶素加入 5% 葡萄糖注射液按 0.1U/（kg·h）速度静脉滴注。垂体后叶素收缩小动脉，使肺循环血量减少而达到较好止血效果。高血压、冠状动脉粥样硬化性心脏病、心力衰竭和孕妇禁用。对支气管动脉破坏造成的大咯血可采用支气管动脉栓塞法。大咯血时，患者突然停止咯血，并出现呼吸急促、面色苍白、口唇发绀、烦躁不安等症状，常为咯血窒息，应及时抢救。置患者头低足高 45°的俯卧位，同时拍击健侧背部，保持充分体位引流，尽快使积血和血块由气管排出，或直接刺激咽部以咳出血块。有条件时可进行气管插管，硬质支气管镜吸引，或气管切开。

（2）糖皮质激素 仅用于结核毒性症状严重者，必须确保在有效抗结核药物治疗的情况下使用。使用剂量依病情而定，一般用泼尼松每日 20mg，顿服，1~2 周，以后每周递减 5mg，用药时间为 4~8 周。

4. 手术治疗 当前肺结核手术治疗主要的适应证是经合理化学治疗后无效、多重耐药的厚壁空洞、大块干酪灶、结核性脓胸、支气管胸膜瘘和大咯血保守治疗无效者。手术方法为肺叶切除术、肺叶-胸膜切除术、空洞引流术等。

【预防】

1. 管理传染源 严格对肺结核患者进行登记，以便加强管理；对服务行业、儿童机构的工作人员及患者家属，定期进行胸部 X 线检查，以便早期发现患者，并早期隔离治疗。

2. 切断传播途径 禁止随地吐痰，痰菌阳性患者的痰液应进行必要的处理（吐在纸上烧掉是最好的处理方法）。

3. 增强机体免疫力 加强锻炼，注意营养，增强体质。对未受过结核杆菌感染者，要接种卡介苗（BCG）。

4. 预防性化学治疗 主要应用于受结核杆菌感染易发病的高危人群，包括 HIV 感染者、涂阳肺结核患者的密切接触者、糖尿病患者、长期使用糖皮质激素或免疫抑制剂者、吸毒者、营养不良者等。方法：异烟肼每日 300mg，顿服，6~9 个月，儿童用量 4~8mg/kg。

第九节 原发性支气管肺癌

原发性支气管肺癌（primary bronchial lung cancer）简称肺癌，是起源于支气管黏膜或腺体的恶性肿瘤。主要临床表现为刺激性咳嗽、血痰、胸痛、消瘦及转移症状。肺癌为目前世界上最常见的恶性肿瘤之一，发病率居男性肿瘤的首位，多数在 40 岁以上发病，发病年龄高峰在 60~79 岁之间，男女发病率之比为 3∶1~5∶1。近几年肺癌发病率有明显增高趋势，尤其在大中城市及工业集中地区。

【病因与发病机制】

尚未完全阐明，通常与下列因素有关。

1. 吸烟 大量研究表明，吸烟是肺癌死亡率进行性增加的首要原因。烟雾中的苯并芘、尼古丁、亚硝胺和少量放射性元素钋等均有致癌作用，尤其易致鳞状上皮细胞癌和未分化小细胞癌。与不吸烟者比较，吸烟者发生肺癌的危险性平均高 9~10 倍，重度吸烟者可达 10~25 倍。被动吸烟或环境吸烟也是肺癌的病因之一。丈夫吸烟的非吸烟妻子中，发生肺癌的几率为夫妻均不吸烟家庭中妻子的 2 倍，而且其危险性随丈夫的吸烟量而升高。

2. 职业致癌因素　已被确认的致人类肺癌的职业因素包括石棉、砷、铬、镍、铍、煤焦油、芥子气、三氯甲醚、烟草的加热产物、电离辐射和微波辐射等。这些因素可使肺癌发生危险性增加 3~30 倍。其中石棉是公认的致癌物质，接触者肺癌、胸膜和腹膜间皮瘤的发病率明显增高，潜伏期可达 20 年或更久。接触石棉的吸烟者的肺癌死亡率为非接触吸烟者的 8 倍。

3. 空气污染　空气污染包括室内小环境污染和室外大环境污染。室内小环境污染如被动吸烟、燃料燃烧和烹调过程中产生的致癌物等；室外大环境污染如汽车废气、工业废气、公路沥青等。有资料表明，室内用煤、接触煤烟或其不完全燃烧物为肺癌的危险因素，特别是对女性腺癌的影响较大。污染严重的大城市居民每日吸入空气含有的苯并芘量可超过 20 支香烟的含量，并增加香烟的致癌作用。

4. 电离辐射　大剂量电离辐射可引起肺癌，电离辐射可能是职业性的，也可能是非职业性的。美国 1978 年报告一般人群中电离辐射有 49.6% 来自自然界，44.6% 为医疗照射，来自 X 线诊断的占 36.7%。

5. 遗传因素　遗传因素与肺癌的相关性受到重视，许多基因与肺癌的易感性有关，肺癌患者常有第 3 条染色体短臂缺失。

6. 其他因素　食物中天然维生素 A 和 B 族、胡萝卜素和微量元素（锌、硒）的摄入量与以后癌症的发生呈负相关。病毒感染、真菌（黄曲霉菌）毒素、某些慢性肺部疾病（如慢性支气管炎、肺结核、结节病、慢性肺间质纤维化和硬皮病等）与肺癌的发生也有一定关系。

【病理】

1. 解剖部位分类

（1）中央型肺癌　发生在段支气管至主支气管的肺癌称为中央型肺癌，约占 3/4，鳞状上皮细胞癌和小细胞肺癌较多见。

（2）周围型肺癌　发生在段支气管以下的肺癌，约占 1/4，腺癌较多见。

2. 组织形态分类　按照组织形态分为两大类，即小细胞肺癌和非小细胞肺癌。

（1）小细胞肺癌　包括燕麦细胞型、中间细胞型、复合燕麦细胞型。癌细胞多为类圆形或菱形，胞质少，类似淋巴细胞。燕麦细胞型和中间细胞型可能起源于神经外胚层的 Kulchitsky 细胞或嗜银细胞。细胞浆内含有神经内分泌颗粒，具有内分泌和化学受体功能，能分泌 5-羟色胺、儿茶酚胺、组胺、激肽等肽类物质，可引起类癌综合征。在其发生发展的早期多已转移到肺门和纵隔淋巴结，并由于其易侵犯血管，在诊断时大多已有肺外转移。

（2）非小细胞肺癌　①鳞状上皮细胞癌（简称鳞癌）：包括乳头状型、透明细胞型、小细胞型和基底细胞样型。典型的鳞癌细胞大，呈多形性，胞质丰富，有角化倾向，核畸形，染色深，细胞间桥多见，常呈鳞状上皮样排列。中央型肺癌多见，并有向管腔内生长的倾向，早期常引起支气管狭窄导致肺不张或阻塞性肺炎。鳞癌最易发生于主支气管腔，发展成息肉或无蒂肿块，阻塞管腔引起阻塞性肺炎。有时也可发展成周围型，倾向于形成中央性坏死和空洞。②腺癌：以周围型肺癌多见，主要起源于支气管黏液腺，腺癌倾向于形成腺体。包括腺泡状腺癌、乳头状腺癌、细支气管 – 肺泡细胞癌、实体癌黏液形成。③大细胞癌：包括大细胞神经内分泌癌、复合性大细胞神经内分泌癌、基底细胞样癌、淋巴上皮瘤样癌、透明细胞癌、伴横纹肌样表型的大细胞癌。可发生在肺门附近或肺边缘的支气管。大细胞癌的转移比小细胞未分化癌晚，手术切除机会较大。④其他：腺鳞癌、类癌、肉瘤样癌、唾液腺型癌（腺样囊性癌、黏液表皮样癌）等。

3. 肺癌的转移　主要是直接蔓延、淋巴转移、血行转移和种植转移。

【临床表现】

肺癌的临床表现与肿瘤大小、类型、发展阶段、所在部位、有无并发症或转移有密切关系。按部位可分为原发肿瘤、肺外胸内扩展、胸外转移和胸外表现四类。

1. 原发癌肿引起的表现

（1）咳嗽、咳痰　为早期症状，多表现为刺激性干咳，当肿瘤引起支气管狭窄后可加重咳嗽，多为持续性，呈高调金属音性咳嗽或刺激性呛咳。细支气管 – 肺泡细胞癌可有大量黏液痰。继发感染时，痰量增多，呈黏液脓性。

（2）咯血　以中央型肺癌多见，多为痰中带血，如果表面糜烂严重侵蚀大血管，则可引起大咯血。

（3）喘鸣、胸闷　肿瘤引起支气管狭窄，造成部分阻塞，可产生局限性哮鸣音。肿瘤引起支气管狭窄可引起胸闷。

（4）发热　包括肿瘤坏死引起的"癌性热"和继发感染引起的感染性发热，后者抗生素治疗可暂时有效，前者抗生素治疗无效。

（5）其他　可表现为食欲不振、消瘦、体重下降、恶病质。

2. 肺外胸内扩展引起的表现

（1）胸痛　癌肿位于胸膜附近时，产生不规则的钝痛或隐痛，随呼吸、咳嗽加重；侵犯肋骨、脊柱时，疼痛持续而明显，与呼吸、咳嗽无关，但可有固定压痛；肿瘤压迫肋间神经时，胸痛可累及相应的分布区。

（2）呼吸困难　癌肿侵犯胸膜引起大量胸腔积液或侵犯心包发生心包积液时出现呼吸困难。

（3）吞咽困难　癌肿侵犯或压迫食管时引起吞咽困难。

（4）声音嘶哑　癌肿直接压迫或侵犯纵隔淋巴结时可压迫喉返神经（左侧多见），出现声音嘶哑。

（5）上腔静脉阻塞综合征　癌肿侵犯纵隔淋巴结，可压迫上腔静脉，导致上腔静脉回流受阻，产生胸壁静脉曲张和上肢、颈面部水肿，并引起头痛、头昏或眩晕，称上腔静脉阻塞综合征。

（6）Horner 综合征　肺尖部肺癌又称肺上沟瘤，易压迫颈部交感神经，引起病侧眼睑下垂、瞳孔缩小、眼球内陷、额部无汗，称 Horner 综合征。

（7）胸水　出现不同程度的胸水，通常提示肿瘤转移累及胸膜或肺淋巴回流受阻。

3. 胸外转移引起的表现

（1）脑转移　可引起颅内压增高，出现头痛、恶心、呕吐、精神状态异常。少见的症状有癫痫发作、偏瘫、小脑功能障碍、定向力和语言障碍。

（2）肝转移　可出现厌食、肝肿大、黄疸和腹水等。

（3）骨骼转移　肺癌转移至骨骼，特别是肋骨、脊椎、骨盆时，可有局部疼痛和压痛。

（4）淋巴结转移　多先出现锁骨上和颈部淋巴结肿大，典型者多位于前斜角肌区，固定且坚硬，逐渐增大、增多，可以融合，多无痛感。

4. 胸外表现　又称副癌综合征，为某些类型的肺癌分泌的激素或类激素样物质所致。主要有肥大性肺性骨关节病（分泌生长激素所致）、库欣综合征（分泌促肾上腺皮质激素所致）、高钙血症（分泌甲状旁腺素所致）、低钠血症（分泌抗利尿激素所致）、类癌综合征（分泌 5-羟色胺、缓激肽等所致）、神经肌肉综合征（原因不明）、黑色棘皮症、皮肌炎、硬皮症、掌跖皮肤过度角化症、栓塞性静脉炎等。类癌综合征表现为哮鸣样支气管痉挛、阵发性心动过速、水样腹泻、面部皮肤潮红等。应予注意的是，肺外表现有时先于呼吸道症状或 X 线表现之前出现，是早期发现肺癌的重要线索。

【辅助检查】

1. 影像学检查　胸部影像学检查是发现肿瘤最重要的方法之一。可通过透视或正侧位 X 线胸片和 CT 发现肺部阴影。

（1）胸部 X 线检查　中央型肺癌多表现为一侧肺门类圆形阴影，边缘大多毛糙，可有分叶或切迹等。可伴有肺不张、阻塞性肺炎、局限性肺气肿征象。肺不张伴有肺门淋巴结肿大时，下缘可表现为倒 S 状影像，是中央型肺癌特别是右上叶中央型肺癌的典型征象。周围型肺癌早期常呈局限性小斑片状阴影，边缘不清，密度较淡，动态观察可见肿块逐渐增大，密度增高，呈圆形或类圆形，边缘有常呈分叶状。癌肿中心坏死可形成空洞，空洞壁较厚，多呈偏心状，内壁不规则，凹凸不平。

（2）胸部 CT 检查　可以发现小病灶（直径 <5mm）和位于心脏后、脊柱旁、肺尖、膈面以下部位的病灶，同时，可判断癌肿有无侵犯邻近器官。

（3）胸部磁共振（MRI）检查　MRI 在明确肿瘤与大血管之间关系、分辨肺门淋巴结或血管阴影方面优于 CT，而在发现小病灶（<5mm）方面不如 CT 敏感。

2. 纤维支气管镜检查　对诊断、确定病变范围、明确手术指征与方式有重要意义。可直视癌肿的形态，并可采集标本进一步做病理学检查。

3. 痰脱落细胞检查　该项检查的阳性率取决于采集的标本是否符合要求及送检次数，如果痰标本收集方法得当，3 次以上的痰标本可使中央型肺癌的诊断率提高到 80%，周围型肺癌的诊断率达 50%。

4. 针吸细胞检查　可在超声波、X 线或 CT 引导下经皮进行针吸或经纤维支气管镜获得标本。对锁骨上或腋下肿大的浅表淋巴结进行针吸获取标本时，要选择质地较硬、活动度差的淋巴结。针吸标本病理检查可发现癌细胞。

5. 肿瘤标志物检查　蛋白质、内分泌物质、肽类和各种抗原物质如癌胚抗原（CEA）及可溶性膜抗原（如 CA50、CA125、CA199）、神经特异性烯醇酶（NSE）等肺癌标志物，对肺癌的诊断、病情监测有一定参考价值。

6. 其他　如放射性核素肺扫描、开胸探查、纵隔镜检查、胸腔镜检查等。

【诊断】

肺癌的治疗效果与肺癌的早期诊断密切相关。早诊断、早治疗是提高治愈率和生存率的关键。对于下列情况之一的人群（特别是 40 岁以上男性长期或重度吸烟者）应高度警惕肺癌的可能：①无明显诱因的刺激性咳嗽持续 2~3 周，治疗无效，或有慢性呼吸道疾病，咳嗽性质突然改变者；②近 2~3 个月持续痰中带血而无其他原因可解释者；③反复发作的同一部位的肺炎；④原因不明的肺脓肿，无毒性症状，无大量脓痰，无异物吸入史，抗炎治疗效果不显著者；⑤原因不明的四肢关节痛、杵状指（趾）；⑥X 线检查有局限性肺气肿、肺不张、孤立性圆形病灶或单侧肺门阴影增大；⑦原有肺结核已稳定，而形态或性质发生改变者；⑧无中毒症状的进行性增多的血性胸腔积液等。对以上可疑者应选择必需的辅助检查以尽早明确诊断。

【鉴别诊断】

1. 肺结核　结核中毒症状；病灶多见于结核好发部位（肺上叶尖后段和下叶背段），病灶边界清楚，密度高，可有包膜，有时含钙化点，周围有纤维结节状病灶，多年不变。

2. 细菌性肺炎　急性起病，有高热、咳嗽、咳痰等临床表现，血液检查白细胞和中性粒细胞明显升高，抗生素治疗有效。若无中毒症状，抗生素治疗后肺部阴影吸收缓慢，或同一部位反复发生肺炎时，应考虑到肺癌可能。

3. 肺脓肿　急性起病，有寒战、高热等严重中毒症状和咳嗽、咳大量脓臭痰等临床表现，血液检查白细胞和中性粒细胞升高，肺部 X 线表现为均匀的大片状炎性阴影，形成空洞后常见较深液平。

【治疗】

肺癌的治疗应根据身体状况、癌肿的组织类型、癌肿侵犯的范围和发展趋势采取综合治疗措施。非小细胞肺癌，早期以手术治疗为主；可切除的局部晚期肺癌，可采取辅助化疗＋手术治疗＋放疗；不可切除的局部晚期肺癌，可采取化疗＋放疗；远处转移的晚肺癌期以姑息治疗为主；小细胞肺癌以化疗为主，辅以手术和（或）放疗。

1. 手术治疗　凡具备手术指征的肺癌，均应首先选择手术治疗。手术方式有肺叶切除术、肺段切除术、原发病灶切除及受累淋巴结切除术等，应根据具体情况选择。

2. 化学药物治疗（简称化疗）　小细胞肺癌对化疗非常敏感，一般诱导化疗以 2~3 个疗程为宜，使较大病灶经化疗后缩小，以利于手术及放疗。手术或放疗后应继续化疗，一般术后2~3周可行化疗，化疗应超过3~4个疗程。非小细胞肺癌对化疗敏感性较差，但为了预防术后发生复发或远处转移，可在术前、术后进行化疗，对晚期肺癌不宜手术或放疗者，化疗可延长生存期。常用的化疗药物有依托泊苷（VP-16）、顺铂（DDP）、卡铂（CBP）、环磷酰胺（CTX）、长春新碱（VCR）、甲氨蝶呤（MTX）、丝裂霉素（MMC）、拓扑替康（TPT）、吉西他滨（GEM）、异环磷酰胺（IFO）、阿霉素（ADM）、去甲长春新碱（NVB）、长春花碱酰胺（VDS）等。具体治疗方案如下：

（1）小细胞肺癌

EP方案：VP-16，100mg/（$m^2 \cdot d$），静脉滴注，第1~3天；DDP，25mg/（$m^2 \cdot d$），静脉滴注，第1~3天。3周为一个疗程。

EC方案：VP-16，120mg/（$m^2 \cdot d$），静脉滴注，第1~3天；CBP，300mg/（$m^2 \cdot d$），静脉滴注，第1天。3周为一个疗程。

CAV方案：CTX，1000mg/（$m^2 \cdot d$），静脉滴注，第1天；ADM，50mg/（$m^2 \cdot d$），静脉注射，第1天；VCR，1mg，静脉注射，第1天。3周为一个疗程。

ACE方案：CTX，1000mg/（$m^2 \cdot d$），静脉滴注，第1天；ADM，50mg/（$m^2 \cdot d$），静脉注射，第1天；VP-16，80mg/（$m^2 \cdot d$），静脉滴注，第1~3天。3周为一个疗程。

单药方案：①TPT，1.5mg/（$m^2 \cdot d$），静脉滴注，第1~5天。3周为一个疗程。②VP-16，50mg/（$m^2 \cdot d$），口服，第1~12天。4周为一个疗程。

（2）非小细胞肺癌

CAP方案：CTX，400mg/（$m^2 \cdot d$），静脉滴注，第1天；ADM，40mg/（$m^2 \cdot d$），静脉滴注，第1天；DDP，40mg/（$m^2 \cdot d$），静脉滴注，第1天。4周为一个疗程。

EP方案：VP-16，100mg/（$m^2 \cdot d$），静脉滴注，第1~3天；DDP，100mg/（$m^2 \cdot d$），静脉滴注，第1天。4周为一个疗程。

GP方案：GEM，1000mg/（$m^2 \cdot d$），静脉滴注，第1、8、15天；DDP，100mg/（$m^2 \cdot d$），静脉滴注，第1天。4周为一个疗程。

NP方案：NVB，25~30mg/（$m^2 \cdot d$），静脉滴注，第1、8、15天；DDP，80mg/（$m^2 \cdot d$），静脉滴注，第1天。4周为一个疗程。

MIP方案：MMC，6~8mg/（$m^2 \cdot d$），静脉滴注，第1天；IFO，3000mg/（$m^2 \cdot d$），静脉滴注，第1天（同时用美司钠预防膀胱性出血）；DDP，50mg/（$m^2 \cdot d$），静脉滴注，第1天。3周为一个疗程，最多用4个疗程。

MVP方案：MMC，6~8mg/（$m^2 \cdot d$），静脉滴注，第1天；VDS，3mg/（$m^2 \cdot d$），静脉滴注，第1、8天；DDP，50mg/（$m^2 \cdot d$），静脉滴注，第3、4天。3周为一个疗程。

ICE方案：IFO，1000mg/（$m^2 \cdot d$），静脉滴注，第1~3天；CBP，300mg/（$m^2 \cdot d$），静脉滴注，第1天；VP-16，80mg/（$m^2 \cdot d$），静脉滴注，第1~3天。4周为一个疗程。

3. 放射治疗（简称放疗）　放疗可分为根治性和姑息性两种，根治性用于病灶局限、因解剖原因不便手术或不愿手术者；姑息性放疗目的在于抑制肿瘤的发展，延缓癌细胞扩散，缓解症状。放疗对小细胞肺癌效果较好，其次为鳞癌和腺癌，其放射剂量以腺癌最大，小细胞肺癌最小。若辅以化疗，可提高疗效。常用的放射线有直线加速器产生的高能 X 线及 ^{60} 钴机产生的 γ 射线。

4. 分子靶向治疗 针对细胞受体、关键基因和调控分子为靶点的治疗，称为分子靶向治疗，简称靶向治疗。与传统化疗无选择性杀伤细胞相比，靶向治疗针对肿瘤细胞发挥作用，提高肿瘤治疗的精确性。分子靶向性药物不是将杀伤肿瘤细胞作为目标，而是将肿瘤细胞膜上或细胞内特异性表达或高表达的分子为作用靶点，这不仅能更加特异地作用于肿瘤细胞，阻断其生长、转移或诱导其凋亡，而且还同时降低了对正常细胞的杀伤作用。靶向治疗可用于肺腺癌的治疗，尤其是不吸烟的女性腺癌，常用药物吉非替尼（易瑞沙）、厄罗替尼（特罗凯）。

5. 其他治疗 ①支气管动脉灌注加栓塞治疗，适用于失去手术机会、全身化疗无效的晚期患者，可缓解症状，减轻痛苦。②生物反应调节剂治疗，使用转移因子、干扰素、白细胞介素（IL－2）、左旋咪唑、集落刺激因子（CSF）等药物可增加机体对化疗、放疗的耐受性，提高疗效。③经纤维支气管镜电刀切割瘤体、激光烧灼等疗法。④中医中药治疗。

【预防】

避免接触与肺癌发病有关的因素，戒烟，加强职业接触中的劳动保护。

第十节 自发性气胸

胸膜腔是不含气体的密闭的潜在性腔隙。当气体进入胸膜腔造成积气状态时，称为气胸（pneumothorax）。气胸可分为自发性、外伤性和医源性三类。自发性气胸（spontaneous pneumothorax）是指在无外伤或人为因素情况下，脏层胸膜破裂，气体进入胸膜腔所导致的气胸，可分为原发性和继发性。前者发生在无基础肺疾病的健康人，后者常发生在有基础肺疾病的患者，如慢性阻塞性肺疾病（COPD）。

气胸是常见的内科急症，男性多于女性，原发性气胸的发病率男性为 18/10 万 ~ 28/10 万，女性为 1.2/10 万 ~ 6/10 万。发生气胸后，胸膜腔内负压可变成正压，致使静脉回心血流受阻，产生程度不同的心、肺功能障碍。本节主要介绍自发性气胸。

【病因与发病机制】

1. 原发性气胸 多见于瘦高体型的男性青壮年，常规 X 线检查肺部无显著病变，但可有胸膜下肺大疱，多在肺尖部，此种胸膜下肺大疱的原因尚不清楚，与吸烟、身高和小气道炎症可能有关，也可能与非特异性炎症瘢痕或弹性纤维先天性发育不良有关。

2. 继发性气胸 多见于有基础肺部病变者，由于病变引起细支气管不完全阻塞，形成肺大疱破裂。如肺结核、COPD、肺癌、肺脓肿及淋巴管平滑肌瘤病等。

正常情况下胸膜腔内没有气体，呼吸周期胸腔内压均为负压。气胸时失去了负压对肺的牵引作用，甚至因正压对肺产生压迫，使肺失去膨胀能力，表现为肺容积缩小、肺活量减低、最大通气量降低的限制性通气功能障碍。由于肺容积缩小，初期血流量并不减少，产生通气/血流比例下降，导致动静脉分流，出现低氧血症。大量气胸时，由于失去负压吸引静脉血回心，甚至胸膜腔内正压对血管和心脏的压迫，使心脏充盈减少，心搏出量降低，引起心率加快，血压降低，甚至休克。张力性气胸可引起纵隔移位，致循环障碍，甚或窒息死亡。脏层胸膜破裂或胸膜粘连带撕裂，如其中的血管破裂可形成自发性血气胸。航空、潜水作业而无适当防护措施时，从高压环境突然进入低压环境，以及机械通气压力过高时，均可发生气胸。抬举重物用力猛、剧咳、屏气甚至大笑等，可能是促使气胸发生的诱因。

【临床类型】

根据脏层胸膜破裂情况及胸腔内压力变化，将自发性气胸通常分为以下三种类型：

1. 闭合性（单纯性）气胸 胸膜破裂口较小，随肺萎缩而闭合，空气不再继续进入胸膜腔。胸膜腔内压接近或略超过大气压，测定时可为正压亦可为负压，视气体量多少而定。抽气后压力下降而不复升，表明其破裂口不再漏气。

2. 交通性（开放性）气胸 破裂口较大或因两层胸膜间有粘连或牵拉，使破口持续开放，吸气与呼气时空气自由进出胸膜腔。胸膜腔内压在"0"上下波动；抽气后可呈负压，但观察数分钟，压力又复升至抽气前水平。

3. 张力性（高压性）气胸 破裂口呈单向活瓣或活塞作用，吸气时胸廓扩大，胸膜腔内压变小，空气进入胸膜腔；呼气时胸膜腔内压升高，压迫活瓣使之关闭，致使胸膜腔内空气越积越多，内压持续升高，使肺脏受压，纵隔向健侧移位，影响心脏血液回流。抽气后胸膜腔内压可下降，但又迅速复升，对机体呼吸、循环功能的影响最大，必须紧急抢救处理。

【临床表现】

大多数起病急骤，部分因持重物、屏气、剧烈体力活动等诱发，多数在正常活动或安静休息时发生。气胸症状的轻重与有无肺基础疾病及功能状态、气胸发生的速度、胸膜腔内积气量及其压力大小等因素有关。若原已存在严重肺功能减退，即使气胸量小，也可有明显的呼吸困难；年轻人即使肺压缩80%以上，有的症状亦可以很轻。

1. 症状 突感一侧胸痛，为针刺样或刀割样，持续时间短暂，继之胸闷和呼吸困难，可伴有刺激性咳嗽。积气量大或原已有较严重的慢性肺疾病者，呼吸困难明显，不能平卧。如果侧卧，则被迫使气胸侧在上，以减轻呼吸困难。

张力性气胸时胸膜腔内压骤然升高，肺被压缩，纵隔移位，迅速出现严重呼吸循环障碍，出现表情紧张、胸闷、挣扎坐起、烦躁不安、发绀、冷汗、脉速、虚脱、心律失常，甚至发生意识不清、呼吸衰竭。

2. 体征 取决于积气量的多少和是否伴有胸腔积液。少量气胸体征不明显，尤其原有肺气肿者更难确定，听诊呼吸音减弱具有重要意义。大量气胸时，气管向健侧移位，患侧胸部隆起，呼吸运动与触觉语颤减弱，叩诊呈鼓音，心或肝浊音界缩小或消失，听诊呼吸音减弱或消失。液气胸时，胸内有振水声。血气胸如失血量过多，可使血压下降，甚至发生失血性休克。

【辅助检查】

1. X 线检查 是诊断气胸的重要方法，可显示肺受压程度，肺内病变情况以及有无胸膜粘连、胸腔积液及纵隔移位等。气胸的典型 X 线表现为外凸弧形的细线条形阴影，称为气胸线，线外透亮度增高，无肺纹理，线内为压缩的肺组织。大量气胸时，肺脏向肺门回缩，呈圆球形阴影。大量气胸或张力性气胸常显示纵隔及心脏移向健侧。合并纵隔气肿在纵隔旁和心缘旁可见透光带。

2. CT 检查 表现为胸膜腔内出现极低密度的气体影，伴有肺组织不同程度的萎缩改变。CT 对于小量气胸、局限性气胸以及肺大疱与气胸的鉴别比 X 线胸片更敏感和准确。

【诊断】

诊断要点：①可有持重物、屏气、剧烈体力活动等诱因；②胸部突发尖锐刺痛、胸闷、呼吸困难等症状；③患侧典型的气胸体征；④X 线胸片显示气胸部位透亮度增高，无肺纹理，可见气胸线；⑤若病情危重无法进行 X 线检查时，可在患侧胸腔体征最明显处穿刺抽气测压诊断。

【鉴别诊断】

1. 支气管哮喘与慢性阻塞性肺疾病 两者均有不同程度的气促及呼吸困难，体征亦与自发性气胸相似，但支气管哮喘常有反复哮喘阵发性发作史，COPD 的呼吸困难多呈长期缓慢进行性加重。当哮喘及 COPD 患者突发严重呼吸困难、冷汗、烦躁，支气管舒张剂、抗感染药物等治疗效果不好，且症状加剧，应考虑并发气胸的可能，X 线检查有助鉴别。

2. 急性心肌梗死 突然胸痛、胸闷甚至呼吸困难、休克等临床表现与气胸相似，但急性心肌梗死有高血压、冠状动脉粥样硬化性心脏病病史，心电图检查 ST 段抬高，心肌坏死标志物检查血清心肌酶与肌钙蛋白升高。

3. 肺大疱 位于肺周边的肺大疱，尤其是巨型肺大疱易被误认为气胸。肺大疱通常起病缓慢，呼吸困难并不严重，而气胸症状多突然发生。影像学上，肺大疱气腔呈圆形或卵圆形，疱内有细小的条纹理，为肺小叶或血管的残遗物。肺大疱向周围膨胀，将肺压向肺尖区、肋膈角及心膈角，在大疱的边缘看不到发丝状气胸线。

【治疗】

首要的治疗是排气减压，迅速解除气胸的压迫症状，促进患侧肺复张。

1. 一般治疗 卧床休息，保持安静，密切观察病情变化，可给予鼻导管吸氧或面罩吸氧（吸入量10L/min）。必要时，给予镇静、止痛药物。积极治疗原发性肺部疾病。适用于肺压缩面积<20%的小量闭合性气胸，气体多在7~10天内吸收。

2. 排气疗法

（1）胸腔穿刺抽气 适用于病情急重、需紧急排气者。一般选择患侧锁骨中线第2肋间处，皮肤消毒后用气胸针或细导管直接穿刺入胸腔，连接50mL或100mL注射器或气胸机抽气并测压，直至呼吸困难缓解。一次抽气量不宜超过1000mL，每日或隔日抽气1次。在无其他抽气设备时，可用较粗针头，在其尾部结扎橡皮指套，指套末端剪一小裂缝，将针头刺入胸腔排气，高压气体从小裂缝排出，当胸内压减为负压，指套囊即自然塌陷，小裂缝关闭，外界空气即不能进入胸腔。

（2）胸腔闭式引流 适用于不稳定型气胸、交通性或张力性气胸、反复发作的气胸。插管部位一般多取锁骨中线外侧第2肋间，或腋前线第4~5肋间，如为局限性气胸或需引流胸腔积液，则应根据X线胸片或在X线透视下选择适当部位进行插管排气引流。插管前，在选定部位先用气胸箱测压以了解气胸类型，然后在局麻下沿肋骨上缘平行做1.5~2.0cm皮肤切口，用套管针穿刺进入胸膜腔，拔去针芯，通过套管将灭菌胶管插入胸腔。亦可在切开皮肤后，经钝性分离肋间组织达胸膜，再穿破胸膜将导管直接送入胸膜腔。一般选用胸腔引流专用硅胶管或外科胸腔引流管。导管固定后，另端置于水封瓶的水面下1.0~2.0cm（图1-8），使胸膜腔内压力保持在1~2cmH$_2$O以下，插管成功则导管持续逸出气泡，呼吸困难迅速缓解，压缩的肺可在几小时至数天内复张。对肺压缩严重，时间较长的患者，插管后应夹住引流管分次引流，避免胸腔内压力骤降产生肺复张后肺水肿。如1~2天未再见气泡逸出，气急症状消失，经透视或摄片见肺已全部复张时，可以拔除导管。单纯胸腔闭式水封瓶引流能治愈大多数闭合性气胸，对部分交通性气胸也有效。

如果单纯负压排气无效，或慢性气胸，可采用持续负压引流。用持续负压装置（吸引器或中心负压管道）与压力调节瓶相连，并将调节瓶与单纯负压引流水封瓶连接，通过调压管进水的深度来调节负压大小，通常负压范围维持在-8~-12cmH$_2$O，以免负压过大造成肺损伤（图1-9）。闭式负压引流需连续开动吸引机，如经12小时后肺仍未复张，应查找原因。水封瓶应低于胸部（可放于床下），以免瓶内的水反流入胸腔。皮肤切口、引流管等严格消毒，加强保护，防止发生感染。

3. 化学性胸膜固定术 由于气胸复发率高，为了预防复发，可向胸腔内注入硬化剂，产生无菌性

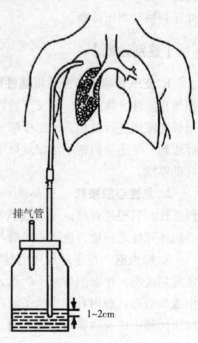

排气管

1~2cm

图1-8 水封瓶引流示意图

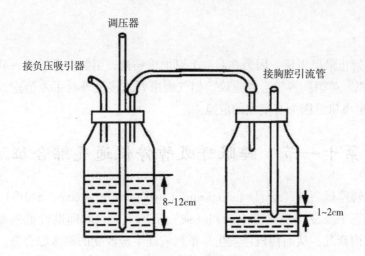

调压器

接负压吸引器

接胸腔引流管

8~12cm

1~2cm

图1-9 持续负压引流示意图

胸膜炎症，使脏层和壁层胸膜粘连，从而消灭胸膜腔间隙。主要适用于：①持续性或复发性气胸；②双侧气胸；③合并肺大疱；④肺功能不全，不能耐受手术者。

常用硬化剂有多西环素、滑石粉等，用生理盐水 60～100mL 稀释后经胸腔导管注入，夹管 1～2 小时后引流，或在胸腔镜直视下喷洒粉剂。胸腔注入硬化剂前，尽可能使肺完全复张。为避免药物引起的局部剧痛，先注入适量 2% 利多卡因，让患者转动体位，充分麻醉胸膜，15～20 分钟后注入硬化剂。若一次无效，可重复注药。观察 1～3 天，经 X 线透视或摄片证实气胸已吸收，可拔除引流管。此法成功率高，主要不良反应为胸痛、发热，滑石粉可引起急性呼吸窘迫综合征，应用时应予注意。

4. 手术治疗 经内科治疗无效的气胸可为手术的适应证，主要适应于长期气胸、血气胸、双侧气胸、复发性气胸、张力性气胸引流失败者，胸膜增厚致肺膨胀不全或影像学有多发性肺大疱者。手术治疗成功率高，复发率低。手术方法：胸腔镜直视下可行粘连带烙断术；开胸可行破口修补术、肺大疱结扎术、肺叶或肺段切除术。

5. 并发症及其处理

（1）脓气胸 由金黄色葡萄球菌、肺炎克雷伯杆菌、铜绿假单胞菌、结核杆菌以及多种厌氧菌引起的坏死性肺炎、肺脓肿以及干酪样肺炎可并发脓气胸，也可因胸穿或肋间插管引流所致。病情多危重，常有支气管胸膜瘘形成。脓液中可查到病原菌。除积极使用抗生素外，应插管引流，胸腔内生理盐水冲洗，必要时尚应根据具体情况考虑手术治疗。

（2）血气胸 自发性气胸伴有胸膜腔内出血常与胸膜粘连带内血管断裂有关，肺完全复张后，出血多能自行停止，若继续出血不止，除抽气排液及适当输血外，应考虑开胸结扎出血的血管。

（3）纵隔气肿与皮下气肿 皮下气肿及纵隔气肿随胸腔内气体排出减压而自行吸收。吸入浓度较高的氧可增加纵隔内氧浓度，有利于气肿消散。若纵隔气肿张力过高影响呼吸及循环，可做胸骨上窝切开排气。

【预防】

气胸患者禁止乘坐飞机，因为在高空上可加重病情，引起严重后果；肺完全复张后1周可乘坐飞机。英国胸科学会则建议，如气胸患者未接受外科手术治疗，气胸发生后1年内不要乘坐飞机，因为有复发的危险。

第十一节 睡眠呼吸暂停低通气综合征

睡眠呼吸暂停低通气综合征（sleep apnea hypopnea syndrome，SAHS）是指各种原因导致睡眠状态下反复出现呼吸中断和（或）低通气，引起间歇性低氧血症、高碳酸血症、睡眠结构紊乱，从而使机体发生一系列病理生理改变的临床综合征。主要表现为睡眠打鼾伴呼吸暂停及日间嗜睡、疲乏等。病情逐渐发展可出现肺动脉高压、肺心病、呼吸衰竭、高血压、心律失常、脑血管意外等并发症。国内调查显示患病率为3.5% ~ 4.8%，男女患病率之比为2∶1 ~ 4∶1，进入更年期女性的患病率明显升高。

【定义与分类】

1. 定义 睡眠呼吸暂停低通气综合征是指每晚睡眠过程中呼吸暂停反复发作30次以上或睡眠呼吸暂停低通气指数（apnea hypopnea index，AHI）≥5 次/小时并伴有嗜睡等临床症状。呼吸暂停是指睡眠过程中口鼻呼吸气流完全停止10秒以上；低通气是指睡眠过程中呼吸气流强度（幅度）较基础水平降低50%以上，并伴有血氧饱和度较基础水平下降≥4%或微醒觉；睡眠呼吸暂停低通气指数是指每小时睡眠时间内呼吸暂停加低通气的次数。

2. 分类 根据睡眠过程中呼吸暂停时胸腹呼吸运动的情况，临床上将睡眠呼吸暂停综合征分为中枢型（CSAS）、阻塞型（OSAS）、混合型（MSAS）。中枢型指呼吸暂停过程中呼吸动力消失；阻塞型指呼吸暂停过程中呼吸动力仍然存在；混合型指一次呼吸暂停过程中前半部分为中枢型特点，后半部分为阻塞型特点。三种类型中以阻塞型最常见，目前把阻塞型和混合型两种类型统称为阻塞型睡眠呼吸暂停低通气综合征（OSAHS）。

【病因与发病机制】

1. 中枢型睡眠呼吸暂停综合征 单纯CSAS较少见，一般不超过呼吸暂停患者的10%。可与阻塞型睡眠呼吸暂停低通气综合征同时存在，多数有神经系统或运动系统的病变。神经系统病变，如血管栓塞或变性疾病引起的脊髓病变、脊髓灰白质炎、脑炎、枕骨大孔发育畸形、家族性自主神经异常等。部分充血性心力衰竭经常出现称为Cheyne - Stokes模式的中枢性呼吸暂停。其发病机制主要与呼吸中枢呼吸调控功能的不稳定性增强有关。

2. 阻塞型睡眠呼吸暂停低通气综合征（OSAHS） 是最常见的类型，有家庭聚集性和遗传因素。多数有上呼吸道特别是鼻、咽部位狭窄的病理基础，如肥胖、变应性鼻炎、鼻息肉、扁桃体肥大、软腭松弛、腭垂过长过粗、舌体肥大、舌根后坠、下颌后缩、颞颌关节功能障碍和小颌畸形等。部分内分泌疾病如甲状腺功能减退症、肢端肥大症等常合并 OSAHS。其发病机制与上气道软组织及肌肉的塌陷性增加、睡眠期间上气道肌肉对低氧和二氧化碳的刺激反应性降低有关。此外，还与神经、体液、内分泌等因素的综合作用有关。

【临床表现】

1. 白天临床表现

（1）*嗜睡*　是最常见的症状，轻者表现为日间工作或学习时间困倦、瞌睡，严重时吃饭、与人谈话时即可入睡。

（2）*头晕乏力*　由于夜间反复呼吸暂停、低氧血症，使睡眠连续性中断，醒觉次数增多，睡眠质量下降，常有轻重不同的头晕、疲倦、乏力。

（3）*精神行为异常*　表现为注意力不集中、精细操作能力下降、记忆力和判断力下降，症状严重时不能胜任工作，老年人可表现为痴呆。

（4）*头痛*　常在清晨或夜间出现，隐痛多见，不剧烈，可持续 1~2 小时，有时需服止痛药才能缓解。与血压升高、颅内压及脑血流的变化有关。

（5）*个性变化*　表现为烦躁、易激动、焦虑等，家庭和社会生活均受一定影响，由于与家庭成员和朋友情感逐渐疏远，可出现抑郁症。

（6）*性功能减退*　约有 10% 可出现性欲减退，甚至阳痿。

2. 夜间临床表现

（1）*打鼾*　是主要症状，鼾声响亮但不规律，高低不等，往往是鼾声 - 气流停止 - 喘气 - 鼾声交替出现。

（2）*呼吸暂停*　75% 的同室或同床睡眠者发现患者有呼吸暂停，一般气流中断数十秒，多伴随大喘气、憋醒或响亮的鼾声而终止。OSAHS 有明显的胸腹矛盾呼吸。

（3）*憋醒*　呼吸暂停后突然憋醒或突然坐起，感觉心慌、胸闷或心前区不适。

（4）*多动不安*　因低氧血症，夜间翻身、转动较频繁。

（5）*夜尿*　部分诉夜间小便次数增多，个别出现遗尿。

（6）*睡眠行为异常*　表现为磨牙、恐惧、惊叫、呓语、夜游、幻听等。

3. 全身器官损害的表现　由于反复发作的夜间间歇性缺氧和睡眠结构破坏，可引起一系列靶器官功能受损，如高血压、冠心病、心律失常、肺心病和呼吸衰竭、缺血性或出血性脑血管病、精神异常（如躁狂性精神病或抑郁症）等。

4. 体征　肥胖或超重，可见颈粗短、下颌短小、鼻甲肥大和鼻息肉、鼻中隔偏曲、舌体肥大等。

【辅助检查】

1. 血液检查　病情时间长，低氧血症严重者，血红细胞计数和血红蛋白可有不同程度的增加。

2. 动脉血气分析 病情严重或已合并肺心病、呼吸衰竭者，可有低氧血症、高碳酸血症和呼吸性酸中毒。

3. 多导睡眠图（PSG）检查 用多导生理记录仪进行呼吸睡眠监测是确诊 SAHS 的主要手段，并可以确定病情及临床分度。

4. 胸部 X 线检查 并发肺动脉高压、高血压、冠心病时，可有心影增大、肺动脉段突出等相应表现。

5. 肺功能检查 病情严重有肺心病、呼吸衰竭时，有不同程度的通气功能障碍。

6. 心电图检查 有高血压、冠心病时，出现心室肥厚、心肌缺血或心律失常等变化。

【诊断】

1. 诊断 根据睡眠时打鼾伴呼吸暂停、白天嗜睡、身体肥胖、颈围粗及其他临床症状可做出临床初步诊断。PSG 检查是确诊 SAHS 的"金标准"，并能确定其类型及病情轻重。

2. 病因诊断 对确诊的 SAHS 常规进行耳鼻喉及口腔检查，了解有无局部解剖和发育异常、增生和肿瘤等。头颅、颈部 X 线照片、CT 和 MRI 测定口咽横截面积，可作狭窄的定位判断。对部分患者可进行内分泌系统（如甲状腺功能）的测定。

3. 临床分度 目前分为三度：①轻度：AHI 5 ~ 15 次/小时，SaO_2 85 ~ 90%；②中度：AHI > 15 ~ 30 次/小时，SaO_2 80 ~ 85%；③重度：AHI > 30 次/小时，SaO_2 < 80%。

【鉴别诊断】

1. 单纯性鼾症 有明显的鼾声，PSG 检查不符合上气道阻力综合征诊断，无呼吸暂停和低通气，无低氧血症。

2. 上气道阻力综合征 气道阻力增加，PSG 检查反复出现 α 醒觉波，夜间微醒觉超过 10 次/小时，睡眠连续性中断，有疲倦及白天嗜睡，可有或无明显鼾声，无呼吸暂停和低氧血症。

3. 发作性睡病 多发生在青少年，主要特点是白天出现无法抗拒的睡眠。发作性睡病可表现为四联征（白天过度嗜睡、发作性猝倒、睡眠瘫痪和睡眠幻觉）中的一个或几个。PSG 检查可鉴别。

【治疗】

1. 中枢型睡眠呼吸暂停综合征的治疗

（1）原发病的治疗 积极治疗原发病，如神经系统疾病、充血性心力衰竭等。

（2）呼吸兴奋药物 主要是增加呼吸中枢的驱动力，改善呼吸暂停和低氧血症。常用的药物有阿咪三嗪（50mg，每日 2 ~ 3 次，口服）、乙酰唑胺（125 ~ 250mg，每日 3 ~ 4 次，或 250mg，睡前口服）和氨茶碱（100 ~ 200mg，每日 2 ~ 3 次，口服）。

（3）辅助通气治疗 对严重者，应用机械通气可增强自主呼吸，可选用无创正压通气和有创机械通气。

2. 阻塞型睡眠呼吸暂停低通气综合征的治疗

（1）一般治疗 节制饮食，减轻体重，抬高床头，侧位睡眠，戒烟戒酒，避免服用镇静剂。

（2）药物治疗 疗效不肯定，可试用：甲羟孕酮20mg，每日3次，口服；普罗替林10mg，每日3次，口服。莫达非尼（每日睡前1.5小时服50~100mg，每4~5天增加50mg，直至最适剂量200~400mg）有改善白天嗜睡作用，应用于接受持续气道正压通气治疗后嗜睡症状改善不明显者。如有变应性鼻炎、鼻阻塞等，可用缩血管药或非特异性抗炎药喷鼻。

（3）器械治疗

1）经鼻持续气道内正压通气（CPAP）治疗：是治疗中重度OSAHS的首选方法，采用气道内持续正压送气，可使功能残气量增加，减低上气道阻力，特别是通过机械压力使上气道畅通，同时通过刺激气道感受器增加上呼吸道肌张力，从而防止睡眠时上气道塌陷。

适应证：①AHI≥15次/小时的患者；②AHI<15次/小时，但白天嗜睡等症状明显者；③手术治疗失败或复发者；④不能耐受其他方法治疗者。

不良反应：口鼻黏膜干燥、憋气、局部压迫、结膜炎和皮肤过敏等。选择合适的鼻罩和加用湿化装置可以减轻不适症状。

禁忌证：昏迷，有肺大疱、咯血、气胸和血压不稳定者。

2）双水平气道内正压（BIPAP）治疗：使用鼻（面）罩呼吸机时，在吸气和呼气相分别给予不同的送气压力，在自然吸气时，送气压力较高，而自然呼气时，送气压力较低，因而既保证上气道开放，又更符合呼吸生理过程，增加了治疗依从性，适用于CPAP压力需求较高者，如合并心、肺血管疾病的老年人（合并COPD等）。

3）自动调压智能（Auto – CPAP）呼吸机治疗：根据夜间气道阻塞程度的不同，呼吸机送气压力随时变化。疗效和耐受性优于CPAP治疗，但价格贵，难以普及。

4）口腔矫治器（OA）治疗：下颌前移器是目前临床应用较多的一种，通过前移下颌位置，使舌根部及舌骨前移，上气道扩大。优点是简单、温和、费用低。适应证：①单纯性鼾症；②轻中度OSAHS者；③不能耐受其他治疗方法者。有颞颌关节炎或功能障碍者不宜采用。

（4）手术治疗 通过手术纠正鼻部或咽部的解剖狭窄、扩大口咽腔的面积，解除上气道阻塞或降低气道阻力。手术方式有鼻中隔矫正术、鼻息肉摘除术、鼻甲切除术、腭垂软腭咽成形术、激光辅助咽成形术、正颌手术等。

【预防】

肥胖者应加强运动，减轻体重。对鼻咽部位解剖狭窄者应及时治疗。伴有高血压、心律失常、心力衰竭者应控制原发病。戒烟戒酒。睡眠时可采取右侧卧位。

第十二节 呼吸衰竭

呼吸衰竭（respiratory failure）是由各种原因引起的肺通气和（或）肺换功能严重障碍，以至在静息状态下亦不能维持足够的气体交换，导致缺氧伴或不伴二氧化碳潴留，进而引起一系列病理生理改变和相应表现的临床综合征。其标准为在海平面、静息状态、呼吸空气的情况下动脉血氧分压（PaO_2） <60mmHg，伴或不伴有动脉血二氧化碳分压（$PaCO_2$） >50mmHg，并排除心内解剖分流和原发于心排血量降低等致的低氧因素。主要临床表现为呼吸困难、紫绀、神经精神症状等。

【病因与发病机制】

完整的呼吸过程由相互衔接并同时进行的外呼吸、气体运输和内呼吸三个环节来完成，参与肺通气和肺换气的任何一个环节的严重病变，都可导致呼吸衰竭。

1. 病因

（1）急性呼吸衰竭　严重呼吸系统感染、急性呼吸道阻塞、重度或危重哮喘、急性肺水肿、自发性气胸、急剧增加的胸腔积液、胸廓外伤或手术损伤、颅脑外伤、急性颅内感染、脑血管病变（脑出血、脑梗死）、脊髓灰质炎、重症肌无力、有机磷杀虫剂中毒及颈椎外伤等均可导致。

（2）慢性呼吸衰竭　慢性阻塞性肺疾病（COPD）、重症肺结核、支气管扩张、广泛性肺纤维化、尘肺、胸廓畸形、脊髓侧索硬化症等均可导致，以COPD最常见。

2. 发病机制　以上疾病引起缺氧和二氧化碳潴留的机制主要有肺通气功能不足和肺换气功能障碍。

（1）肺通气功能不足　当肺通气功能障碍时，肺泡通气量不足，肺泡氧分压下降，二氧化碳分压上升，可发生Ⅱ型呼吸衰竭，即PaO_2下降和$PaCO_2$升高同时存在。

（2）肺换气功能障碍　肺的气体交换是指肺泡内气体与肺泡周围毛细血管内气体的交换，主要是氧和二氧化碳的交换。①通气/血流（V/Q）比例失调：健康人在静息状态下肺泡通气约4L/min，肺血流量约5L/min，平均V/Q大约为0.8。当通气量大于肺血流量，即V/Q>0.8，此时进入肺泡的气体不能充分与肺泡毛细血管内血液接触，从而得不到充分气体交换，造成无效腔通气。当肺血流量较肺通气量增加时，V/Q<0.8，流经肺泡周围的静脉血不能充分取得氧和排出二氧化碳，造成生理性动-静脉分流。②弥散功能障碍：肺泡膜的通透能力下降，尤其影响氧的弥散，出现低氧血症。

（3）其他　①肺内动-静脉解剖分流增加：肺动脉内的静脉血未经氧合直接流入肺静脉，导致缺氧，是通气/血流比例失调的特例。在这种情况下，提高吸氧浓度并不能提高分流静脉血的血氧分压。分流量越大，吸氧后提高动脉血氧分压的效果越差，若分流量超过30%，吸氧并不能明显提高PaO_2。常见于肺动-静脉瘘。②氧耗量增加：发热、寒战、呼吸困难和抽搐均增加氧耗量。氧耗量增加，肺泡氧分压下降，正常人借助增加通气量以防止缺氧。若同时伴有通气功能障碍，则会出现严重的低氧血症。

3. 低氧血症和高碳酸血症对机体的影响 呼吸衰竭时发生的低氧血症和高碳酸血症，能够影响全身各系统器官的代谢、功能甚至使组织结构发生变化。通常先引起各系统器官的功能和代谢发生一系列代偿适应反应，以改善组织的供氧，调节酸碱平衡和适应改变了的内环境。当呼吸衰竭进入严重阶段时，则出现代偿不全，表现为各系统器官严重的功能和代谢紊乱直至衰竭。缺氧对机体损害更为重要，心、脑、肾、肺、肝脏对缺氧敏感，损害更严重。长期慢性缺氧可导致心肌纤维化、心肌硬化。在呼吸衰竭的发病过程中，缺氧、肺动脉高压以及心肌受损等多种病理变化导致肺源性心脏病。

（1）对中枢神经系统的影响 脑组织耗氧量大，通常完全停止供氧4~5分钟即可引起不可逆的脑损害。对中枢神经影响的程度与缺氧的程度和发生速度有关。随着PaO_2下降，可以出现注意力不集中、智力和视力轻度减退、头痛、不安、定向与记忆力障碍、精神错乱、嗜睡乃至昏迷。

二氧化碳潴留使脑脊液H^+浓度增加，影响脑细胞代谢，降低脑细胞兴奋性，抑制皮质活动；但轻度的二氧化碳增加，对皮质下层刺激加强，间接引起皮质兴奋。二氧化碳潴留可引起头痛、头晕、烦躁不安、言语不清、精神错乱、扑翼样震颤、嗜睡、昏迷、抽搐和呼吸抑制，这种由缺氧和二氧化碳潴留导致的神经精神障碍症候群称为肺性脑病，又称二氧化碳麻醉。肺性脑病早期，往往有失眠、兴奋、烦躁不安等症状。除上述神经精神症状外，还可表现出木僵、视力障碍、球结膜水肿及发绀等。

缺氧和二氧化碳潴留均会使脑血管扩张，血流阻力降低，血流量增加以代偿脑缺氧。缺氧和酸中毒还能损伤血管内皮细胞使其通透性增高，导致脑间质水肿；缺氧使红细胞ATP生成减少，造成$Na^+ - K^+$泵功能障碍，引起细胞内Na^+及水增多，形成脑细胞水肿。以上情况均可引起脑组织充血、水肿和颅内压增高，压迫脑血管，进一步加重脑缺血、缺氧，形成恶性循环，严重时出现脑疝。

（2）对循环系统的影响 一定程度的PaO_2降低和$PaCO_2$升高，可以引起反射性心率加快、心肌收缩力增强，使心排出量增加；缺氧和二氧化碳潴留时，交感神经兴奋引起皮肤和腹腔器官血管收缩，而冠状血管主要受局部代谢产物的影响而扩张，血流量增加。严重的缺氧和二氧化碳潴留可直接抑制心血管中枢，造成心脏活动受抑和血管扩张、血压下降和心律失常等严重后果。心肌对缺氧十分敏感，早期轻度缺氧即在心电图上显示出来，急性严重缺氧可导致心室颤动或心脏骤停。

（3）对呼吸系统的影响 PaO_2降低作用于颈动脉体和主动脉体化学感受器，可反射性兴奋呼吸中枢，增强呼吸运动，甚至出现呼吸窘迫。当缺氧程度缓慢加重时，这种反射性兴奋呼吸中枢的作用迟钝。缺氧对呼吸中枢的直接作用是抑制作用。

二氧化碳是强有力的呼吸中枢兴奋剂，$PaCO_2$急骤升高，呼吸加深加快；长时间严重的二氧化碳潴留，会造成中枢化学感受器对二氧化碳的刺激作用发生适应。

（4）对肾功能的影响 呼吸衰竭常常合并肾功能不全，若及时治疗，随着呼吸功能的好转，肾功能可以恢复。

（5）对消化系统的影响 呼吸衰竭常合并消化道功能障碍，表现为消化不良、食欲不振，甚至出现胃肠黏膜糜烂、坏死、溃疡和出血。缺氧可直接或间接损害肝细胞使丙氨酸氨基转移酶上升，若缺氧能够得到及时纠正，肝功能可逐渐恢复正常。

（6）呼吸性酸中毒及电解质紊乱　肺通气、弥散和肺循环功能障碍引起肺泡换气减少，血 $PaCO_2$ 增高，pH 下降，H^+ 浓度升高，导致呼吸性酸中毒。早期可出现血压增高，中枢神经系统受累可引起躁动、嗜睡、精神错乱、扑翼样震颤等。在缺氧持续或严重时，组织细胞能量代谢的中间过程如三羧酸循环、氧化磷酸化作用和有关酶的活动受到抑制，能量生成减少，导致体内乳酸和无机磷产生增多而引起代谢性酸中毒。此时出现呼吸性酸中毒合并代谢性酸中毒，可引起意识障碍、血压下降、心律失常，乃至心脏停搏。由于能量不足，体内转运离子的钠泵功能障碍，使细胞内 K^+ 转移至血液，而 Na^+ 和 H^+ 进入细胞，造成内酸中毒和高钾血症。

【分类】

呼吸衰竭通常有以下四种分类方法：

1. 按照动脉血气分析分类　可分为Ⅰ型呼吸衰竭和Ⅱ型呼吸衰竭。Ⅰ型呼吸衰竭即缺氧性呼吸衰竭，只有缺氧（$PaO_2 < 60mmHg$），不伴有二氧化碳潴留，主要见于肺换气障碍性疾病，如严重肺部感染性疾病、间质性肺疾病、急性肺栓塞等；Ⅱ型呼吸衰竭即高碳酸性呼吸衰竭，既有缺氧（$PaO_2 < 60mmHg$），又伴有二氧化碳潴留（$PaCO_2 > 50mmHg$），由肺泡通气不足所致。单纯通气不足，低氧血症和高碳酸血症的程度是平行的，如果伴有换气功能障碍，则低氧血症更为严重，如 COPD。

2. 按照发病机制分类　可分为泵衰竭和肺衰竭。驱动或制约呼吸运动的中枢神经系统、外周神经系统、神经肌肉组织包括神经 - 肌肉接头和呼吸肌以及胸廓统称为呼吸泵，这些部位的功能障碍引起的呼吸衰竭称为泵衰竭。通常泵衰竭主要引起通气功能障碍，表现为Ⅱ型呼吸衰竭。肺组织、气道阻塞和肺血管病变造成的呼吸衰竭，称为肺衰竭，肺组织和肺血管病变常引起换气功能障碍，表现为Ⅰ型呼吸衰竭。严重的气道阻塞性疾病（如 COPD）影响通气功能，造成Ⅱ型呼吸衰竭。

3. 按照发病急缓分类　可分为急性呼吸衰竭和慢性呼吸衰竭。由于某些突发的致病因素，如严重肺疾患、创伤、休克、电击、急性气道阻塞等引起的呼吸衰竭为急性呼吸衰竭；由慢性阻塞性肺疾病、肺结核、间质性肺疾病等慢性疾病引起的呼吸衰竭为慢性呼吸衰竭。在临床上慢性呼吸衰竭常见。

4. 按病变部位分类　可分为中枢性呼吸衰竭和周围性呼吸衰竭。中枢性呼吸衰竭是指呼吸中枢功能障碍引起的呼吸衰竭，多由颅脑疾患或对中枢神经有影响的疾病或药物中毒所致，如各种脑炎、脑膜炎、脑血管意外等；周围性呼吸衰竭是指因呼吸道、肺组织、肺血管和胸廓、胸膜等病变引起的呼吸衰竭，如肺炎、肺结核、气胸等。

【临床表现】

除原发病的表现外，呼吸衰竭的临床表现主要由缺氧和二氧化碳潴溜所引起。

1. 呼吸困难　是临床最早出现的症状，表现为呼吸费力、急促、呼气时间延长，严重时呈潮式呼吸、间停呼吸或抽泣样呼吸。

2. 发绀 是严重缺氧的表现，当血液中还原血红蛋白超过 50g/L 时，即可出现发绀。表现为口唇、指端青紫，严重时全身出现发绀。

3. 精神神经症状 早期表现为头痛、失眠、烦躁、睡眠颠倒，晚期出现精神恍惚、谵妄、抽搐、扑翼样震颤、精神错乱，甚至昏迷，可出现腱反射减弱或消失，锥体束征阳性。

4. 其他表现 如心率增快、脉搏洪大、血压升高、皮肤充血、温暖多汗、搏动性头痛等。

【辅助检查】

1. 动脉血气分析 ①动脉血氧分压（PaO_2）<60mmHg（正常值 95~100mmHg）；②动脉血二氧化碳分压（$PaCO_2$）>50mmHg（正常值 35~45mmHg），<35mmHg 为通气过度；③血液酸碱度（pH 值）常降低（正常值 7.35~7.45）。

2. 胸部影像学检查 包括 X 线、CT、MRI 等，可以帮助发现胸部原发病变，判断引起慢性呼吸衰竭的原因。

3. 肺功能检查 肺功能检查有助于判断原发疾病的种类和严重程度，包括肺活量（VC）、用力肺活量（FVC）、第一秒用力呼气量（FEV_1）和呼气峰流速（PEF）等。

4. 纤维支气管镜检查 对于明确大气道情况和取得病理学证据具有重要意义。

【诊断】

根据呼吸系统疾病等病史和呼吸衰竭的临床表现，结合血气分析（PaO_2<60mmHg 或伴有 $PaCO_2$>50mmHg）即可确定。胸部影像学和纤维支气管镜等检查对于明确呼吸衰竭的原因至为重要。

【治疗】

呼吸衰竭的治疗原则是治疗原发病、去除诱因、保持呼吸道通畅、纠正缺氧、解除二氧化碳潴留、纠正缺氧和二氧化碳潴留所引起的各种表现。

1. 保持呼吸道通畅

（1）清除呼吸道分泌物 鼓励咳痰，尽量排除呼吸道中的痰液；咳嗽无力者，可采用翻身、拍背、体位引流等帮助排痰；痰液黏稠不易咳出者可用 α-糜蛋白酶 5mg 加生理盐水 10mL 雾化吸入，或溴己新 16mg，每日 3 次，口服。昏迷者应使其处于仰卧位，头后仰，托起下颌并将口打开。

（2）解除支气管痉挛 正确使用支气管扩张剂，对慢性呼吸衰竭通畅气道、改善呼吸功能是非常有益的。可选用氨茶碱 0.25g 加入 50% 葡萄糖注射液 20~40mL 缓慢静脉注射；或沙丁胺醇气雾剂，每次吸入 100~200μg，即 1~2 喷；或特布他林（叔丁喘宁）2.5~10mg 雾化吸入。

（3）机械通气 机械通气是借助于人工装置的机械力量（呼吸机）产生或增强呼吸动力和呼吸功能，是治疗严重呼吸衰竭最有效手段。机械通气时，应建立适当途径的人工气道，如口鼻面罩，属于无创伤性人工气道，可以反复应用。痰液阻塞或病情危重可采用气管插管或气管切开。进行机械通气时要根据病情需要选择合适的通气模式和功能，设置合适的参数，注意机械通气与自主呼吸的协调。要有专人负责管理，严密观察病情，防止通气不足、过度及气胸的发生。

2. 氧气疗法 通过增加吸入氧浓度来纠正缺氧状态的治疗方法即为氧气疗法，简称氧疗。合理的氧疗是治疗慢性呼吸衰竭的重要措施，吸氧装置有鼻导管、面罩和高压氧仓。急性呼吸衰竭一般通气功能正常，但氧合功能障碍，吸氧一般采用较高浓度（＞35%）快速加压给氧，可迅速缓解低氧血症而不会引起当二氧化碳潴留。慢性呼吸衰竭时呼吸中枢对二氧化碳的敏感性降低，主要依赖缺氧刺激外周化学感受器兴奋呼吸，若不限制给氧浓度，氧分压迅速上升，低氧对呼吸的兴奋作用减弱或消失，呼吸被抑制，易发生肺性脑病，故应低浓度（≤35%）持续给氧。

3. 抗感染治疗 因为呼吸衰竭最常见的诱发因素是呼吸道或肺部感染，控制感染对改善通气和换气功能，减轻心脏负担非常重要。可以根据痰的性状、临床表现选择有效抗生素，在经验治疗中，常选择广谱、高效的抗菌药物，如第三代头孢菌素、氟喹诺酮类等，最可靠的方法是根据痰细菌培养与药物敏感试验结果选用。

4. 纠正酸碱失衡和电解质紊乱 慢性呼吸衰竭时常伴有呼吸性酸中毒、代谢性酸中毒，在治疗过程中如长期或大剂量使用利尿剂又易发生低钾、低氯血症，产生代谢性碱中毒，机械通气时如通气过度，二氧化碳排出过多，可发生呼吸性碱中毒。呼吸性酸中毒治疗以改善通气为主；代谢性酸中毒，可静脉滴注适量碱性药物（常应用5%碳酸氢钠100～150mL静脉滴注）。低钾、低氯血症时，应及时补钾、补氯（可静脉滴注复方生理盐水）。

5. 呼吸兴奋剂的应用 在气道通畅的前提下，通过呼吸兴奋剂刺激呼吸中枢或周围化学感受器，可提高通气量。慢性呼吸衰竭应用呼吸兴奋剂时剂量不宜偏大，常选用阿咪三嗪50～100mg，每日2次，口服，亦可使用多沙普仑、尼可刹米或洛贝林静脉注射。

6. 一般治疗与病因治疗 注意休息，改善饮食，加强营养，需供给充足的营养及热量，加强液体管理，防止血容量不足和液体负荷过大，保证血细胞比容在一定水平。密切观察病情。治疗引起呼吸衰竭的原发疾病。

7. 并发症治疗 并发消化道出血、休克、肺性脑病、弥漫性血管内凝血、肝肾功能不全及多器官功能衰竭等应采取相应的治疗措施。

【预防】

积极治疗慢性支气管炎、支气管哮喘、肺结核等慢性呼吸系统疾病，防止病情发展。大力宣传戒烟活动，不吸烟，防止被动吸烟。加强身体锻炼，增强抗病能力，改善心肺功能。积极防止呼吸系统感染是避免发生呼吸衰竭的重要措施。

附一　呼吸支持技术

一、吸氧

通过吸入氧气纠正缺氧状态的治疗方法即为氧气疗法（简称氧疗）。合理的氧疗使体内可利用氧明显增加，并可减少呼吸做功，降低缺氧性肺动脉高压。

1. 适应证　一般而言，只要 PaO_2 低于正常即可应用氧疗，但在实践中往往采取更严格的标准。对于成年人，特别是慢性呼吸衰竭者，$PaO_2 < 60mmHg$ 是比较公认的氧疗指征。

（1）不伴二氧化碳潴留的低氧血症　可予较高浓度吸氧（≥35%），尽快使 PaO_2 提高到 60mmHg 或 SaO_2 达 90% 以上。

（2）伴明显二氧化碳潴留的低氧血症　应予低浓度（<35%）持续吸氧，控制 PaO_2 于 60mmHg 或 SaO_2 于 90% 或略高。

2. 吸氧装置

（1）鼻导管或鼻塞　鼻导管是将一导管放置鼻孔处。鼻塞是选择适宜的型号塞于鼻孔。优点为简单、方便，不影咳痰、进食。缺点为氧浓度不恒定，易受呼吸的影响。高流量时对局部黏膜有刺激，氧流量一般不能大于 7L/min。吸入氧浓度与氧流量的关系：吸入氧浓度（%）=21+4×氧流量（L/min）。

（2）面罩　主要包括简单面罩、带储气囊无重复呼吸面罩和文丘里面罩，主要优点为吸氧浓度相对稳定，可按需调节，该方法对于鼻黏膜刺激小，缺点为在一定程度上影响咳痰、进食。

（3）机械通气　即用各种人工呼吸机进行机械通气时，利用呼吸机上的供氧装置进行氧疗。可根据病情需要调节供氧浓度（21% ~ 100%）。

（4）高压氧舱　进入高压氧舱内，在高于大气压的氧气压力下吸氧。

3. 注意事项　①避免长时间高浓度吸氧（$FiO_2 > 0.5$），防止氧中毒；②注意吸入气体的湿化；③吸氧装置需定期消毒；④注意防火。

二、人工气道

人工气道是将导管经上呼吸道置入气管或直接置入气管所建立的气体通道。在危重症急救治疗工作中维持呼吸道通畅，保持足够的通气和充分的气体交换，以防止呼吸道并发症及呼吸功能不全，是关系到重要器官功能保障和救治能否取得成功的重要环节。

1. 建立人工气道的目的　①解除气道梗阻；②及时清除呼吸道内分泌物；③防止误吸；④严重低氧血症和高碳酸血症时施行正压通气治疗。

2. 建立人工气道的方式　气道的建立分为喉上途径和喉下途径。喉上途径主要是指经口或经鼻气管插管，喉下途径是指环甲膜穿刺或气管切开。

3. 建立人工气道的方法

（1）气道紧急处理 迅速清除呼吸道、口咽部分泌物和异物，头后仰，托起下颌，放置口咽通气道，用简易呼吸器经面罩加压给氧。

（2）插管前的准备 需要喉镜、简易呼吸器、气管导管、负压吸引等设备。应先与家属交代清楚插管的必要性和危险性，可能发生的意外等。

（3）插管操作方法 以经口气管插管为例：①将病人头后仰，双手将下颌向前、向上托起以使口张开。②左手持喉镜柄将喉镜片由右口角放入口腔，将舌体推向侧后缓慢推进，可见到悬雍垂。将镜片垂直提起前进，直到会厌显露。挑起会厌以显露声门。③以右手拇指、食指及中指如持笔式持住导管的中、上段，由右口角进入口腔，直到导管接近喉头时再将管端移至喉镜片处，同时双目经过镜片与管壁间的狭窄间隙监视导管前进方向，准确轻巧地将导管尖端插入声门。借助管芯插管时，当导管尖端入声门后，应拔出管芯后再将导管插入气管内。导管插入气管内的深度成人为 4~5cm，导管尖端至门齿的距离为 18~22cm。④插管完成后，要确认导管已进入气管内再固定。

（4）插管过程的监测 监测基础生命征（呼吸、脉搏、血压）、心电图、SPO$_2$ 及呼气末二氧化碳（ETCO$_2$），ETCO$_2$ 对于确定气管导管是否插入气管有重要价值。

4. 气管插管的并发症 因动作粗暴可致牙齿脱落，或损伤口鼻腔和咽喉部黏膜，引起出血，或造成下颌关节脱位。浅麻醉下进行气管插管，可引起剧烈咳嗽或喉、支气管痉挛，有时由于迷走神经过度兴奋而产生心动过缓、心律失常，甚至心脏骤停，有时也会引起血压剧升。导管过细使呼吸阻力增加，甚至因压迫、扭曲而使导管堵塞。导管过粗则容易引起喉头水肿。导管插入过深误入一侧支气管内，可引起另一侧肺不张。

5. 人工气道的管理 固定好插管，防止脱落移位。详细记录插管的日期和时间、插管型号、插管外露的长度、气囊的最佳充气量等。在拔管及气囊放气前必须清除气囊上滞留物，以防止误吸、呛咳及窒息。对长期机械通气者，注意观察气囊有无漏气现象。每日定时口腔护理，以预防由于口腔病原菌引起的呼吸道感染。做好胸部物理治疗，注意环境消毒隔离。

三、机械通气

机械通气是在自然通气和（或）氧合功能出现障碍时，运用器械（主要是呼吸机）恢复有效通气并改善氧合的技术方法。

1. 适应证 ①通气功能障碍为主的疾病，包括阻塞性通气功能障碍（如 COPD 急性加重、哮喘急性发作等）和限制性通气功能障碍（如神经肌肉疾病、间质性肺疾病、胸廓畸形等）；②换气功能障碍为主的疾病（如 ARDS、重症肺炎等）。

2. 禁忌证 随着机械通气技术的进步，现代机械通气已无绝对禁忌证，相对禁忌证仅为气胸及纵隔气肿未行引流者。

3. 常用通气模式及参数 控制通气用于无自主呼吸或自主呼吸极微弱的患者，辅助通气用于有一定自主呼吸但不能满足需要的患者。常用的通气模式包括控制通气（CMV）、辅助通气（AMV）、辅助 – 控制通气（A – CV）、同步间歇强制通气（SIMV）、压力支持通气（PSV）、呼吸末正压通气（PEEP）及双相气道正压通气（BIPAP）等。

4. 并发症 机械通气的并发症主要有呼吸机相关肺损伤（气压 - 容积伤、剪切伤和生物伤）、血流动力学影响（胸腔内压力升高、心输出量减少、血压下降）、呼吸机相关肺炎、气囊压迫致气管 - 食管瘘等。

5. 撤机 由机械通气状态恢复到完全自主呼吸需要一个过渡过程，这个过程即为撤机。撤机前应基本去除呼吸衰竭的病因，改善重要器官的功能，纠正水、电解质、酸碱失衡。可以 T 形管、SIMV、PSV 和有创 - 无创序贯通气等方式逐渐撤机。

附二 呼吸系统疾病案例

案例（一）

王某，男，29 岁。5 天前于田间干活时被大雨淋浇，当天晚上突然出现发热、寒战，自测体温 39.2℃，全身酸痛不适，未诊治。昨日出现右侧胸痛，咳嗽，咳铁锈色痰，不易咳出，伴胸闷、气短，今日来诊。自病来，食欲尚可，二便正常，睡眠差，体重无变化。

体格检查：T 39.1℃，R 24 次/分，P 100 次/分，BP 105/80mmHg。神清语明，急性病容，右肺中部触诊语颤增强，叩诊呈浊音，可闻及水泡音。心率 100 次/分，律齐，未闻及杂音。腹平软，无压痛，肝脾未触及，双下肢无水肿。

问题 1：依据以上病史资料，请提出初步诊断。

问题 2：若确定诊断，需要做哪些辅助检查？

问题 3：若辅助检查的结果支持初步诊断，请列出治疗方案。

案例（二）

王某，女，22 岁。患者于 2 年前夏季某一天无诱因出现喷嚏、流眼泪，随之出现呼吸困难，端坐呼吸伴大汗，自觉有"呼气不尽"的感觉，自己能听到喉部"咝咝声"。急到当地医院就诊，经静脉注射氨茶碱后很快缓解。缓解后有轻咳，咳出少许白色稀薄痰液。以后的两年时间里经常在春夏之交时节出现上述类似发作。为求进一步诊治来我院。

体格检查：T 37.0℃，P 70 次/分，R 20 次/分，BP 115/70mmHg。发育正常，营养良好。意识清醒，呼吸频率 20 次/分，呼吸音粗，双肺闻及哮鸣音，并伴呼气延长。心率 70 次/分，心音低钝，未闻及杂音。腹平软，无压痛，双下肢无浮肿，病理反射未引出。

问题 1：依据以上病史资料，请提出初步诊断。

问题 2：病史中还应注意追问哪些内容？

问题 3：若确定诊断，需要做哪些辅助检查？

案例（三）

赵某，男，50 岁。患者半年前发现左侧面部无汗，面部肌肉萎缩，左眼上睑下垂，眼球内陷，并逐渐出现左肩及上肢内侧剧烈疼痛，自觉无力。在当地医院应用止痛药及神经营养药数月未见明显效果。近 10 天出现咳嗽，痰中带血，声音嘶哑。自发病以来无发热、心悸、气短及脓痰。未受过外伤，今来我院求诊。

既往史：无手术史。无药物过敏史。

个人史：吸烟 30 年，每日 20 支左右。

体格检查：T 36.4℃，P 68 次/分，R 13 次/分，BP 110/75mmHg。一般状态尚可，神志清楚，声音嘶哑。皮肤黏膜无皮疹及出血点。左锁骨上可扪及 1cm×1cm 质硬、活动性差的硬结。左侧上睑下垂，眼球内陷，瞳孔缩小，左颜面肌肉萎缩。左上肺尖叩诊呈浊音，呼吸音弱，未闻及水泡音。心界不大，心率 68 次/分，心律齐，未闻及杂音。腹软，肝脾未触及，左上肢肌肉萎缩，肌力减弱（Ⅳ级）。双侧脉搏无明显差异，双下肢无水肿。

问题 1：根据提供的病史资料，写出主诉。

问题 2：为确定诊断，应做哪些辅助检查？

第二章　循环系统疾病

　　循环系统包括心脏、血管和血液循环的神经体液调节装置，循环系统疾病包括心脏疾病及血管疾病，合称心血管疾病。随着我国人民生活水平的不断提高和平均寿命的延长，心血管疾病患病率不断上升，现已成为首要的死亡原因，目前我国每年约有300万人死于心血管疾病，因而心血管疾病已成为危害人民健康和影响社会劳动力的常见重要疾病。

　　根据病因可将心血管疾病分为先天性心血管疾病和后天性心血管疾病两大类。先天性心血管疾病是新生儿最常见的先天性缺陷，成人常见先天性心血管疾病包括：①房间隔缺损、室间隔缺损。②二叶主动脉瓣、肺动脉瓣狭窄或三尖瓣下移。③动脉导管未闭或主动脉狭窄。④法洛四联症等。后天性心血管疾病包括：①动脉硬化：其中最常见、最重要的是动脉粥样硬化，冠状动脉粥样硬化引起心肌供血障碍时称冠状动脉硬化性心脏病（冠心病）。②风湿性心脏病：急性期引起心内膜炎、心肌炎及心包炎，称为风湿性心脏炎；慢性期主要形成瓣膜狭窄和（或）关闭不全，称为风湿性心瓣膜病。③原发性高血压与高血压心脏病。④肺源性心脏病（肺心病）。⑤感染性心脏病。⑥内分泌性心脏病。⑦血液性心脏病。⑧营养代谢性心脏病。⑨心脏神经症。⑩其他：理化因素引起的心脏病、心脏肿瘤、不明原因的心肌病等。

　　根据病理解剖可将心血管疾病分为心内膜病、心肌病、心包病、心血管病和组织结构的先天性畸形等。

　　不同病因的心血管疾病可引起相同或不同的病理生理变化，包括心力衰竭、休克、冠状循环功能不全、乳头肌功能不全、心律失常、高动力循环状态和心脏压塞等。由于心血管疾病的分类具有上述特殊性，因此诊断心血管疾病时需将病因、病理解剖和病理生理分类诊断，按顺序同时列出。

　　目前，原发性高血压、冠心病及心脏瓣膜病为我国循环系统疾病防治的重点。

第一节　心力衰竭

　　心力衰竭（简称心衰）是指各种心脏结构或功能性疾病导致心室充盈和（或）射血功能受损，心排血量不能满足机体组织代谢需要引起心功能不全的一种综合征。临床上以肺循环和（或）体循环淤血以及组织血液灌注不足为主要特征，故亦称为充血性心力衰竭，临床主要表现为呼吸困难、体力活动受限和体液潴留。心功能不全在理论上是一个比心力衰竭更广泛的概念，心功能不全包括心脏功能的代偿阶段和失代偿阶段，心力衰竭属于心功能不全的失代偿阶段，心功能不全出现临床症状时称为心力衰竭。

临床上按发展的速度分为急性心力衰竭和慢性心力衰竭；按发生的部位可分为左心衰竭、右心衰竭和全心衰竭；按性质又可分收缩性心力衰竭和舒张性心力衰竭。

慢性心力衰竭在临床上最为多见，无论原发性心脏病还是继发性心脏病最终均可导致慢性心力衰竭，它是大多数心血管疾病的必然结果，也是临床最主要的死亡原因。

一、慢性心力衰竭

【病因】

1. 基本病因　导致慢性心力衰竭的基本病因有两方面，一是原发性心肌损害，其次是长期心室容量或压力负荷过重，这两方面病因可单独存在，亦可先后出现或同时存在。

（1）原发性心肌损害

1）缺血性心肌损害：冠心病心肌缺血和（或）心肌梗死，是引起心衰最常见的原因之一。

2）心肌炎和心肌病：包括心肌炎、心肌病、克山病、心肌中毒、心肌纤维化等，以病毒性心肌炎、原发性扩张型心肌病最为常见。

3）心肌代谢异常：可见于原发或继发的心肌代谢障碍，如糖尿病、维生素 B_1 缺乏、心肌淀粉样变性等，以糖尿病心肌病最为常见。

（2）心室负荷过重

1）容量负荷（前负荷）过重：①心瓣膜反流性心脏疾病，如二尖瓣、三尖瓣及主动脉瓣关闭不全等；②心内外分流性疾病，如动脉导管未闭、房间隔缺损和室间隔缺损等；③全身性血容量增多，如甲状腺功能亢进、慢性贫血、动-静脉瘘等。

2）压力负荷（后负荷）过重：见于高血压病、肺心病、主动脉瓣狭窄等。

在我国引起慢性心力衰竭的病因过去主要为心脏瓣膜病，尤以风湿性心瓣膜病居首，但近年来高血压病、冠心病和心肌病的比例明显上升。

2. 诱因　临床上心力衰竭常可由某些因素所诱发，这些诱因或加重原有心脏的负担，或加重心肌损害，如果消除诱因，则心脏功能可恢复或接近原有状态。常见的诱因有：

（1）感染　以呼吸道感染为最常见、最重要的诱因，其次为心内膜感染。

（2）心律失常　以心房纤颤等快速性心律失常较为多见。

（3）酸碱平衡及电解质紊乱　以酸中毒和高钾血症较为多见。

（4）妊娠和分娩　心脏病孕妇在妊娠期、分娩期及产后3天均易发生心力衰竭。

（5）过度体力活动或情绪激动　过度劳累往往是引起慢性心力衰竭早期临床症状的重要因素。

（6）血容量增加　输液过多过快、钠盐摄入过多、贫血、甲状腺功能亢进等。

（7）治疗不当 洋地黄类、利尿剂及其他药物使用不当等。

（8）原有心脏病加重或并发其他疾病 如冠心病发生急性心肌梗死或心肌缺血、风湿性心脏病出现风湿活动或合并甲亢或合并贫血等。

【发病机制】

心力衰竭的发病机制十分复杂，至今尚未完全明了。目前认为心力衰竭最基本的发病机制是各种病因通过削弱心肌收缩和（或）舒张功能而引起心力衰竭。另外，心室的前后负荷、心率、心律、心肌血流量、神经体液的调节等对心力衰竭的发生亦有重要影响。

1. 心肌的收缩与舒张功能

（1）收缩功能 心肌的收缩性是决定心输出量的最关键因素，也是血液循环动力最基本的来源。心肌收缩性能（或肌力状态）增强，如运动或儿茶酚胺刺激时，心搏量会相应增加，反之，心力衰竭时，心肌因受到损害其收缩性能减低，心输出量减少。临床情况下，心肌收缩功能失常的特征是尽管心室充盈压较高（回心血量较多），心搏量仍很低，由此引起的症状是肺循环或体循环充血，活动耐量减低，脏器功能失常等。临床评估收缩功能最有用的指标是左室射血分数（EF），随着 EF 值的减低，患者的存活率将随之下降。

（2）舒张功能 心脏收缩后，如果没有正常的舒张，心室便没有足够的血液充盈，心输出量必然会减少。因此心脏的舒张功能对正常的心输出量同样有重要影响。左心室舒张功能失常时，由于心肌的顺应性降低，左室充盈压增高，造成左房高压和肺淤血。

2. 心室前负荷与后负荷

（1）心室前负荷 前负荷或初长度是调节心脏搏出量的一个重要因素。心脏完好时，在一定范围内前负荷增加（回心血量多），心肌收缩力增加，但衰竭的心脏则是在负荷过高的情况下工作，此时的心脏由于上述自身调节能力下降，心肌收缩能力不仅无改善反而下降，导致心输出量减少，肺淤血加剧。在体内，心室的前负荷是由心室舒张末期的血液充盈量来决定的，所以心力衰竭时通过利尿或静脉扩张剂减少静脉回流以减低心室前负荷，一般可收到明显的临床效果。

（2）心室后负荷 心室后负荷是指动脉血压，左室后负荷常与动脉压或体循环血管阻力相等，在心率、心肌初长度和收缩能力不变的情况下，如果动脉血压增高，等容收缩期室内压峰值必然也高，射血期缩短，同时心室肌缩短的程度和速度减少，射血速度减慢，以致每搏输出量减少。正常的心脏可以通过心肌初长度的改变和收缩能力的改变来维持心输出量，但心力衰竭时心肌收缩能力下降，导致心输出量减少，因此临床上减低后负荷的措施能改善心脏作功能力。

3. 心率与心律

（1）心率 心率影响心脏做功能力，机制有二：首先，心率的改变依赖于神经体液的调节，交感神经兴奋和血中儿茶酚胺增高不但可使心率加快、房室交界传导速度加快，还能激活心肌膜上的钙通道而使肌力状态增强；其次，心率又是心排血量的重要决定因素，心率加快在一定范围内可提高心输出量，但这种代偿有一定的局限性，长时间心动过速会影响心室做功能力，心率过快反而使心输出量降低，因此控制快速心律紊乱（如心动过速、心房纤颤等）能改善心功能。

（2）心律　心脏发挥最佳做功能力有赖于收缩过程的高度协调，一旦心脏舒缩活动的协调性被破坏，将因心泵功能紊乱而导致心输出量下降。心力衰竭时，室内传导常有改变，影响收缩的同步性，使得室间壁和前壁一些部分只有等其他区域收缩结束后才能开始收缩，造成心室的总体收缩力降低，严重影响心输出量。

4. 心肌血流和需氧量　心肌缺血时，收缩功能迅速减低，即使缺血发作之后一段时间，心肌收缩功能也不能随即恢复。长时间供血不足，可使心肌收缩性能持续减低。同时，心脏舒张能力常常受到影响。慢性心力衰竭时，动脉舒张压减低干扰了冠状循环的自动调节储备，而心力衰竭时常见的内皮功能失常，亦可使心肌血流受到限制。与此同时，心动过速、后负荷增加和左室明显肥大，也会增加心肌需氧量。因此心肌血流不足在心力衰竭的发生机制中起到重要作用。

5. 神经体液机制　当心排血量不足时，心腔压力升高，机体全面启动神经体液机制进行代偿，主要表现为交感神经兴奋性增强和肾素－血管紧张素系统（RAS）激活。

（1）*交感神经系统兴奋性增强*　心力衰竭时，心输出量显著下降，周围组织器官灌流不足而缺血、缺氧，这一严重的应激信号，刺激神经－体液首先做出代偿反应，其中最先被激活的是交感神经－肾上腺素髓质系统，大量儿茶酚胺分泌，去甲肾上腺素的调适作用是增加心率和心肌收缩能力并使血管收缩。但是随着血浆去甲肾上腺素水平的增高，导致心肌后负荷增加（外周阻力过大）和心率过快，又导致心肌耗氧量增加，而使预后变差。β受体阻断药能解除交感神经系统对心脏的重要代偿性刺激，对左室功能有改善作用。

（2）*肾素－血管紧张素－醛固酮系统*　心力衰竭时，由于心排血量降低，肾血流量随之减低，肾素－血管紧张素－醛固酮系统较早就被激活。血管紧张素Ⅱ可以强化交感－肾上腺髓质系统的心血管效应，醛固酮加强水、钠的重吸收，有利于血浆的扩容而使心排出量提高。但是这些调适作用也能产生不良影响，血管收缩过度，将使左室功能下降，钠潴留则可使原已增高的心室充盈压更为加剧，故血管紧张素转换酶抑制剂和螺内酯对改善心力衰竭有显著效果。

（3）*其他神经激素系统*　心力衰竭时，心钠肽（ANP）、脑钠肽（BNP）等利钠肽水平增高，可对肾素－血管紧张素－醛固酮系统和交感神经系统引起的血管收缩与钠潴留起到一定拮抗作用。血浆 ANP 及 BNP 水平可作为心力衰竭进程和预后的判断指标。

6. 心室重塑　心力衰竭时，为适应心脏负荷的增加，心肌及心肌间质在细胞结构、功能、数量及遗传表型方面所做出的适应性、增生性的变化称为心肌重构（重塑）。发生重构的心肌细胞其肌原纤维及线粒体数量增多，心肌僵硬度加大，顺应性下降，影响心肌的舒张与收缩。心力衰竭时引起心肌重构的常见因素包括血管紧张素Ⅱ、醛固酮、肿瘤坏死因子、内皮素、氧化应激、机械应力（前后负荷增大）等，其中肾素－血管紧张素－醛固酮系统是促进心肌间质重构的重要因素。心肌重塑是一种自身不断发展的过程，即使在心力衰竭的稳定阶段也是如此，而且不一定需要再有心肌损害。因此，防治心室重塑在慢性心力衰竭的治疗中有着非常重要的意义。

【临床表现】

1. 左心衰竭　临床上以肺淤血及心输出量不足为主要表现。

（1）症状

1）呼吸困难：是左心衰竭早期最重要和最常见的症状。

劳力性呼吸困难：开始多在较重体力活动时出现，休息后可缓解，随着病情的进展，呼吸困难症状可在较轻体力活动时即出现，并可出现夜间阵发性呼吸困难。

夜间阵发性呼吸困难：是左心功能不全的典型表现，为入睡后因憋气而惊醒，被迫采取坐位，呼吸加深加快。轻者坐起后气急逐渐消失，又能平卧。严重者可持续发作，并可伴咳嗽、咳粉红色泡沫样痰、两肺闻及哮鸣音及湿啰音等，称为"心源性哮喘"。

端坐呼吸：严重左心衰竭时，肺淤血达到一定程度后，不能平卧，常被迫采取坐位或半坐位以解除或减轻呼吸困难的状态，即端坐呼吸。

急性肺水肿：是左心衰竭最严重的表现，属于急性左心衰竭（见本节急性心力衰竭）。

2）咳嗽、咳痰、咯血：咳嗽亦为左心衰竭的早期症状，常在夜间发生并伴有呼吸困难，坐位时可减轻或消失。咳嗽常伴白色泡沫状浆液性痰，随病情加重，痰中带血丝或咳粉红色泡沫痰，亦可见大咯血。

3）低心排量症状：可有乏力、头晕、失眠、尿少、紫绀、心悸等，其原因主要是由于心、脑、肾等脏器组织灌注不足所致。

（2）体征　①原有心血管疾病的体征。②两肺底可闻及湿啰音或伴有哮鸣音。③左心室增大、心率加快、肺动脉瓣区第二心音亢进、心尖部闻及舒张期奔马律等。

2. 右心衰竭　临床上以体循环静脉淤血为主要表现。

（1）症状　①上腹胀满、食欲不振、恶心、呕吐等消化道症状。②劳力性呼吸困难等。

（2）体征

1）颈静脉怒张：半卧位或坐位时在锁骨上方见到颈外静脉充盈，或颈外静脉充盈最高点距离胸骨角水平10cm以上，显示体循环静脉压增高，常在右侧较明显，为右心衰竭的早期表现。

2）肝脏肿大：肝脏因淤血而肿大，常伴压痛。当压迫腹部肿大的肝脏时，可出现颈静脉怒张更明显，称为肝－颈静脉反流征阳性。肝肿大常发生于皮下水肿之前，是右心衰竭的早期表现。长期肝内淤血可导致心源性肝硬化，晚期可出现黄疸、肝功能异常及大量腹水。

3）水肿：为上行性，水肿开始出现在身体最低的部位，随病情加重，可呈现全身水肿并伴有胸、腹水。胸水多位于右侧，心功能好转后一般胸水都能吸收。腹水多发生于病程晚期，常与心源性肝硬化有关。

4）发绀：较左心衰竭显著，为周围性紫绀，出现在肢体的下垂及周围部位，如指（趾）端、面颊及耳垂等处。

5）心脏体征：除基础心脏病的相应体征外，主要有右心室增大或全心明显增大、三尖瓣区可闻及收缩期杂音、剑突下可见明显心脏搏动。

3. 全心功能衰竭　兼有左、右心力衰竭的临床表现，可以一侧心力衰竭表现为主。出现右心衰竭后，左心衰竭的表现可缓解或减轻。

【辅助检查】

1. X 线检查

（1）左心衰竭　除原有心脏病引起的心外形改变外，主要显示肺淤血的表现，两侧肺门阴影增大，肺纹理增强，病情进一步发展可见肺野模糊。有时在肺野外侧可见一水平线状影（Kerley B 线），是慢性肺淤血的特征性表现。

（2）右心衰竭　常见右心室增大，心影向两侧扩大，还可见到胸腔积液（右侧或双侧胸腔）表现。

2. 超声心动图检查　超声心动图检查不但能比 X 线检查更准确地提供心腔大小变化及心瓣膜结构及功能情况，还可用 M 型、二维或多普勒超声技术测定左室的收缩和舒张功能。

3. 放射性核素检查　放射性核素心血池显影，除有助于判断心室腔大小外，以收缩末期和舒张末期的心室影像的差别计算 EF 值，同时还可通过记录放射活性 – 时间曲线计算左心室最大充盈速率以反映心脏舒张功能。

4. 创伤性血流动力学检查　可应用漂浮导管经静脉插管直至肺小动脉，直接测量各部位的压力及血液含氧量，计算心脏指数（CI）和肺小动脉楔压（PCWP），据此评价左心功能。正常人 CI > 2.5L/（min·m²），当 CI < 2.5L/（min·m²）时，即出现低排血量症候群。PCWP 可反映左心室舒张末压，正常值 6～8mmHg，其升高程度与肺淤血程度呈正相关，提示左心功能不全。

5. 其他检查　心电图检查、循环时间测定、磁共振显像（MRI）检查、心肺吸氧运动试验等对心力衰竭的诊断亦有一定作用。

【诊断】

1. 诊断要点　心力衰竭的诊断是综合病因、病史、症状、体征及客观检查而做出的。首先应有明确的器质性心脏病的诊断，而心力衰竭的症状、体征是诊断心力衰竭的重要依据。

（1）左心衰竭的诊断依据　①有原发病的症状和体征。②有肺淤血的临床表现（呼吸困难等）。③相关辅助检查结果支持诊断。

（2）右心衰竭的诊断依据　①有原发病的症状和体征。②有体循环淤血的临床表现（颈静脉怒张、肝大、水肿等）。③相关辅助检查结果支持诊断。

2. 心功能分级　临床上诊断心力衰竭时必须同时做出心功能不全的分级诊断。

（1）1928 年纽约心脏病协会（NYHA）分级方案　主要根据患者的自觉活动能力划分为四级。Ⅰ级：体力活动不受限。日常活动不出现心悸、呼吸困难、乏力、心绞痛等症状。Ⅱ级：体力活动轻度受限。休息时无症状，一般日常活动即可出现心悸、呼吸困难、乏力、心绞痛等症状，休息后很快缓解。Ⅲ级：体力活动明显受限。休息时无症状，轻于日常的活动即可出现明显的心悸、气短、呼吸困难、乏力、心绞痛等症状，休息较长时间后症状可缓解。Ⅳ级：不能从事任何体力活动。休息时即出现心悸、气短、呼吸困难、心绞痛等症状，稍活动后症状明显加重。

（2）1994 年美国心脏病协会（AHA）对 NYHA 心功能分级的修订方案　除保留上述方案外，还增加了客观评定的分级标准，即根据心电图运动试验、X 线和超声心动图等客观检查做出分级，将心功能分为 A、B、C、D 四级。A 级：无心血管疾病的客观证据。B 级：轻度心血管疾病的客观证据。C 级：中度心血管疾病的客观证据。D 级：重度心血管疾病的客观证据。

3. 心力衰竭的分度　临床上将心力衰竭分为三度，轻、中、重度心力衰竭分别与 NYHA 分级方案中的Ⅱ、Ⅲ、Ⅳ级心功能相对应。

【鉴别诊断】

1. 支气管哮喘　左心衰竭发生严重的夜间阵发性呼吸困难，通常称之为"心源性哮喘"，应与支气管哮喘相鉴别。前者多见于老年人有高血压或慢性心瓣膜病时，后者多见于青少年有过敏史；前者发作时必须坐起，重症者肺部有干湿啰音，甚至咳粉红泡沫痰，后者并不一定强迫坐起，咳白色黏痰后呼吸困难常可缓解，肺部听诊以哮鸣音为主。

2. 心包积液、缩窄性心包炎　由于腔静脉回流受阻同样可以引起肝大、下肢浮肿等表现，应根据病史、心脏及周围血管体征进行鉴别，超声心动图检查可以确诊。

3. 肝硬化腹水伴下肢浮肿　除基础心脏病体征有助于鉴别外，非心源性肝硬化不会出现颈静脉怒张等上腔静脉回流受阻的体征。

【治疗】

慢性心力衰竭的治疗原则：一去除心功能不全发生发展的始动机制，二稳定心功能不全的代偿机制，防止发展至失代偿阶段，若心功能已明显失代偿则要注意缓解心室功能异常，减轻心脏负荷，增加心排血量。通过综合治疗，要求达到如下目的：①纠正血流动力学异常，缓解症状；②提高运动耐量，改善生活质量；③防止心肌进一步损害，降低死亡率。

1. 病因治疗　包括基本病因治疗和消除诱因。基本病因治疗如采用药物、介入或手术治疗改善冠心病心肌缺血状况，系统降压治疗高血压性心脏病，介入或手术方法治疗慢性心瓣膜病，手术矫正先天性心脏病等。消除诱因的治疗如避免过劳及情绪激动、控制呼吸道感染、纠正心律失常等。

2. 一般治疗

（1）休息 体力和精神休息可降低心脏的负荷，严重者应卧床休息。必要时，可酌情给予镇静剂。当病情好转后，应鼓励患者尽早进行适量的活动。

（2）饮食 宜采用低钠饮食。但目前应用的利尿药均有较强的排钠作用，故钠盐的控制不必过严。

3. 利尿 利尿是心力衰竭治疗中改善症状的基石，因其通过排钠排水减轻心脏的容量负荷，对缓解淤血症状、减轻水肿有十分显著的效果。对慢性心力衰竭原则上利尿药应长期维持使用，水肿消失后，应以最小剂量无限期使用。螺内酯作为保钾利尿剂，还能阻断醛固酮效应，抑制心血管重塑，改善心衰的远期预后。

（1）利尿剂的分类 根据利尿药的作用部位可分三类：①主要作用于髓袢升支皮质部利尿药（中效利尿药），如噻嗪类和氯噻酮。②主要作用于髓袢升支髓质部利尿药（强效利尿药），如呋塞米、依他尼酸等。③主要作用于远曲小管利尿药（低效利尿药，留钾利尿药），如螺内酯、氨苯蝶啶、阿米洛利等。

（2）利尿剂的选用 对轻、中度心力衰竭者，用洋地黄类药物治疗同时加用噻嗪类利尿药，尤其对心室率不快的心力衰竭，利尿药治疗更为适用。对重症心力衰竭，可选用呋塞米静脉注射。注意补钾或并合用保钾利尿剂，以防止洋地黄类药物中毒。

（3）常用利尿剂应用方法 见表2-1。

表2-1 常用利尿剂应用方法

利尿剂	作用部位与作用机制	常用剂量、给药途径与用药方法
氢氯噻嗪	在肾远曲小管开始部抑制 $Na^+ - K^+ - 2Cl^-$ 共同转运系统	轻症：25mg/d，每周2次或隔日1次，口服。重症：75~100mg/d，分2~3次口服，同时补充钾盐
呋塞米（速尿）	在髓袢的升支抑制 $Na^+ - K^+ - 2Cl^-$ 共同转运系统	口服：开始40mg/d，逐渐增至80~120mg/d。肌肉注射或静脉注射：每次20mg，每天1~2次，逐渐增至120mg/d，分次注射
螺内酯（安体舒通）	在肾远曲小管竞争干扰醛固酮受体	口服：每次20mg，每天3~4次
氨苯蝶啶	在远曲小管、集合管阻滞 Na^+ 通道，抑制 NaCl 再吸收	口服：开始每次50~100mg，每天2~3次，有效后改为每天1次或隔日1次。与氢氯噻嗪合用疗效显著，3~5天为一疗程
阿米洛利	作用于远曲小管、集合管	口服：开始每次5~10mg，每天1次，每日最大剂量20mg

注意事项：①为避免过度利尿所引起的血容量不足和电解质紊乱，开始时应使用小剂量。②为保持药效和防止电解质紊乱可采用间歇用药。③使用利尿剂时应充分卧床休息，因立位时的肾血流量较卧位时低，利尿作用不明显。④肾功能障碍时补钾或用保钾利尿药时注意高钾血症。

4. 增强心肌收缩力 在利尿的基础上，使用正性肌力药物增强心肌收缩力，可迅速纠正心力衰竭。

（1）洋地黄制剂 是正性肌力药中惟一有效且长期治疗不增加死亡率的药物。

1）洋地黄制剂分类：①长效类，以洋地黄毒苷为常用。②中效类，以地高辛为常用。③短效类，常用的有去乙酰花苷（西地兰）、毒毛花苷 K 及黄夹苷 K。

2）洋地黄制剂作用特点：①正性肌力作用：洋地黄主要是通过抑制心肌细胞膜上的 $Na^+ - K^+ - ATP$ 酶活性，使细胞内 Na^+ 浓度升高，K^+ 浓度降低，则 Na^+ 与 Ca^{2+} 进行交换，使细胞内 Ca^{2+} 升高而使心肌收缩力增强。由于细胞内 K^+ 浓度降低，也成为洋地黄中毒的重要原因。②电生理作用：一般治疗剂量下，洋地黄可抑制心脏传导系统，对房室交界区的抑制最为明显；大剂量时可提高心房、交界区及心室的自律性。当血钾过低时，更易发生各种快速性心律失常。③对神经 - 激素的作用：洋地黄有直接和间接改善神经内分泌异常的作用，主要表现为抑制交感神经活性，增强迷走神经活性。对迷走神经系统的直接兴奋作用是其独特的优点。长期应用地高辛，即使是较少剂量也可以对抗心力衰竭时交感神经兴奋的不利影响。

3）洋地黄制剂的用药原则：首先给以负荷剂量以获全效，即所谓"洋地黄化"，而后给予维持量以维持其疗效。全效量的给予分速给法和缓给法两种，前者适用于两周内未用过洋地黄而病情较急者，应用静脉短效类制剂；后者则适用于慢性轻症病例，选用长效类制剂。凡心功能不全基本原因不能除去的患者，应长期服用维持量以补充每日排泄量。

4）洋地黄制剂的用法与用量：①地高辛：目前倾向于小剂量化。一般采用无负荷量的维持量法，口服每日 0.25mg，连续 7 天，而后维持量为 0.125 ~ 0.5mg，每日 1 次。本制剂适用于中度心力衰竭维持治疗，对较急或较重的心力衰竭，要求短时间内取得疗效时需用快速洋地黄化法（总量 0.75 ~ 1.25mg，每 6 ~ 8 小时给 0.25mg）或静脉注射给药，对 70 岁以上或肾功能不良的患者宜减量。②去乙酰毛花苷（西地兰）：为静脉注射用制剂，首剂 0.4mg，以 25% 葡萄糖注射液 20mL 稀释后，缓慢静注，注射后 10 分钟起效，1 ~ 2 小时达高峰，经 4 ~ 6 小时可再注射 0.2 ~ 0.4mg，24 小时总量可至 0.8 ~ 1.2mg，适用于急性心力衰竭或慢性心力衰竭加重时，特别适用于心力衰竭伴快速心房颤动者。③毒毛花苷 K：为静脉注射用制剂，首剂 0.25mg，以 25% 葡萄糖注射液 20mL 稀释后，缓慢静注，注射后 5 分钟起作用，1/2 ~ 1 小时达高峰，经 4 ~ 6 小时可再注射 0.125 ~ 0.25mg，24 小时总量可达 0.5 ~ 0.75mg，用于急性心力衰竭时。

5）洋地黄制剂的适应证及禁忌证：心力衰竭无疑是应用洋地黄的主要适应证，但不同病因所致的心力衰竭对洋地黄类药物的治疗反应不尽相同。①适应证：对于心腔扩大舒张期容积明显增加的慢性充血性心力衰竭效果较好，如同时伴有快速心房颤动/心房扑动则是应用洋地黄的最好指征。②相对禁忌证：对于代谢异常而发生的高排血量心力衰竭则洋地黄治疗效果欠佳，如贫血性心脏病、甲状腺功能亢进症、心肌炎及心肌病等所致心力衰竭；肺源性心脏病导致的右心衰竭，因其常伴低氧血症，洋地黄效果不好且易于中毒，应慎用。③禁忌证：肥厚型心肌病主要是舒张不良，增加心肌收缩性可能使原有的血流动力学障碍更为加重，禁用洋地黄；风湿性心脏病单纯二尖瓣狭窄伴窦性心律的肺水肿禁用洋地黄；严重窦性心动过缓或房室传导阻滞在未植入起搏器前禁用洋地黄。

6）洋地黄制剂中毒及其处理：洋地黄轻度中毒剂量约为有效治疗量的 2 倍，所以其用药安全窗很小，尤其心肌在缺血、缺氧情况下则中毒剂量更小。水、电解质紊乱特别是低血钾，是常见的引起洋地黄中毒的原因；肾功能不全以及与其他药物的相互作用也是引起中毒的因素；心血管疾病常用药物如胺碘酮、维拉帕米（异搏定）及阿司匹林等均可降低地高辛的经肾排泄率而导致中毒。

洋地黄中毒的表现：①心脏反应：洋地黄中毒最重要的反应是各类心律失常，其中最常见为室性期前收缩，多表现为二联律、非阵发性交界性心动过速、房性期前收缩、心房颤动及房室传导阻滞。快速房性心律失常伴有传导阻滞是洋地黄中毒的特征性表现。②胃肠道反应：较为常见，表现为恶心、呕吐、腹痛等。③中枢神经系统反应：表现为眩晕、头痛、疲倦、嗜睡、谵妄、黄视症、绿视症等。

洋地黄中毒的处理：发生洋地黄中毒后应立即停药。轻度中毒者毒性症状可逐渐消失。对快速性心律失常者，可视情况补充钾盐和镁盐，如血钾不低可使用利多卡因或苯妥英钠。电复律一般禁用，因其易导致心室颤动。有传导阻滞及缓慢性心律失常者可用阿托品 0.5~1.0mg 皮下或静脉注射，一般不需安置临时心脏起搏器。

（2）非洋地黄类正性肌力药物

1）β受体兴奋剂：多巴胺与多巴酚丁胺是常用的静脉制剂。①多巴胺：兴奋α、β和多巴胺受体，疗效与剂量有关，小剂量强心、扩血管，较大剂量则缩血管、增加左室后负荷而升压。②多巴酚丁胺：作用于β受体，虽扩血管作用不如多巴胺，但加快心率的效应也小于多巴胺。

2）磷酸二酯酶抑制剂：包括米力农、氨力农等，通过抑制磷酸二酯酶活性促进钙离子内流增加而增强心肌收缩力。仅用于心脏术后急性收缩性心力衰竭、难治性心力衰竭及心脏移植前的终末期心力衰竭。

非洋地黄类正性肌力药物只能短期静脉应用。

5. 扩张血管　在利尿的基础上，通过扩张血管减轻心脏负荷，可明显改善心功能。

（1）血管紧张素转换酶抑制剂（ACEI）与血管紧张素受体拮抗剂（ARB）　许多临床试验业已证明，ACEI 不仅能缓解心力衰竭的症状，而且能降低慢性心力衰竭的病死率和改善预后。基础研究也证实 ACEI 能逆转左室肥厚，防止心室重塑，这对于慢性心力衰竭的治疗有非常重要的意义。ARB 阻断血管紧张素II AT$_1$ 受体，作用机制类似于 ACEI。

ACEI 适用于所有左室收缩功能不全的慢性心力衰竭，包括无症状的心力衰竭，并且主张终生应用。伴有钠、水潴留者应与利尿药合用。应用 ACEI 时应注意必须从小剂量开始，逐渐递增，直至达到目标剂量。

心力衰竭时临床常用 ACEI 和 ARB 的剂量与用法见表 2-2。

表 2-2　临床常用 ACEI 和 ARB 的剂量与用法

药物	起始剂量	目标剂量
卡托普利	25mg, bid	25~50mg, bid, 维持量 25~100mg, tid
依那普利	5~10mg, qd~bid	10mg, bid, 最大量 40mg/d, 常用量 10~20mg/d
培哚普利	2mg, qd	4mg, qd
雷米普利	1.25mg, tid	2~2.5mg, bid

续表

药物	起始剂量	目标剂量
苯那普利	2.5mg, qd	5~10mg, bid
莱诺普利	2.5mg, qd	5~20mg, qd
氯沙坦	25~50mg, qd	必要时100mg, qd, 维持量50mg, qd
缬沙坦	80mg, qd	必要时160mg, qd

注：ACEI的副作用主要有低血压、肾功能一过性恶化、高血钾及干咳。临床上无尿性肾功能衰竭、妊娠哺乳期妇女及对 ACEI 过敏者禁用本类药物。

（2）其他血管扩张剂　包括钙通道阻滞剂、硝普钠、肼苯达嗪、硝酸异山梨酯、肼屈嗪、哌唑嗪等。20世纪80年代末以来，临床应用 ACEI 治疗心力衰竭，现已取代了扩血管药在心力衰竭治疗中的地位。

6. 其他治疗

（1）β受体拮抗剂　β受体拮抗剂长期应用能减轻症状、改善预后、降低死亡率和住院率，但由于其具有负性肌力作用，临床应用仍应十分慎重。一般应待心力衰竭稳定后，从小量开始，逐渐增加剂量，适量长期维持。症状改善常在用药后2~3个月才出现。β受体拮抗剂的禁忌证为支气管痉挛性疾病、心动过缓、二度及二度以上房室传导阻滞。用于治疗心力衰竭的β受体拮抗剂有选择性阻滞β₁受体而无血管扩张作用的美托洛尔、比索洛尔等，兼有 β_1、β_2 和 α_1 受体阻断药作用并有扩张血管作用的卡维地洛、布新洛尔等。常用药物的用量及用法见表2-3。

表 2-3　常用 β 受体拮抗剂用量及用法

药物	开始剂量与用法	目标剂量与用法	
		<75kg者	>75kg者
美托洛尔	6.25mg, bid	50mg, bid	50~75mg, bid
拉贝洛尔	5.0mg, bid	50mg, bid	50~75mg, bid
比索洛尔	1.25mg, qd	5.0mg, qd	10mg, bid
卡维地洛	3.0mg, bid	25mg, bid	50mg, bid
布新洛尔	3.0mg, bid	50mg, bid	75~100mg, bid

（2）人重组脑钠肽　具有排钠利尿、扩张血管及抑制交感神经等作用，适用于急性心衰。常用药物为奈西利肽。

（3）左西孟旦　为钙离子增敏剂，具有增加心肌收缩力、扩张冠脉和外周血管及改善顿抑心肌的功能，适用于无显著低血压或低血压倾向的急性左心衰。

（4）托伐普坦　为精氨酸（AVP）受体拮抗剂。AVP由垂体分泌，具有抗利尿（刺激 V_2 受体）和促进周围血管收缩（刺激 V_1 受体）作用。慢性心力衰竭时，血液中 AVP 明显升高，通过拮抗 V_2 受体减少水的重吸收，因不增加排钠而优于利尿剂，可用于治疗伴有低钠血症的心力衰竭。

（5）非药物治疗

1）心脏再同步化治疗（CRT）：通过改善房室、室间和（或）室内收缩同步性增加心排量，从而改善心衰症状及运动耐量，进而提高生活质量，减少住院率并明显降低死亡率。

2）左室辅助装置（LAVD）：适用于严重心脏事件后或准备行心脏移植术患者的短期过渡治疗和急性心衰的辅助性治疗。

3）心脏移植：是治疗顽固性心力衰竭的最终治疗方法。

附 慢性收缩性心力衰竭按心功能 NYHA 分级治疗方案

Ⅰ级：控制危险因素；ACEI/ARB。

Ⅱ级：ACEI/ARB；利尿剂；β 受体拮抗剂；用或不用地高辛。

Ⅲ级：ACEI/ARB；利尿剂 β 受体拮抗剂；地高辛。

Ⅳ级：ACEI/ARB；利尿剂；地高辛；醛固酮受体拮抗剂；病情稳定后慎用 β 受体拮抗剂。

7. 舒张性心力衰竭的治疗 舒张性心力衰竭的治疗与收缩性心力衰竭的治疗有所差别，主要措施如下：

（1）β 受体拮抗剂 改善心肌顺应性，改善心脏的舒张功能。

（2）钙通道阻滞剂 降低心肌细胞内钙浓度，改善心肌主动舒张功能，主要用于肥厚型心肌病。

（3）ACEI/ARB 有效控制高血压，从长远来看改善心肌及小血管重构，有利于改善舒张功能，最适用于高血压性心脏病及冠心病。

（4）其他措施 ①尽量维持窦性心律，保持房室顺序传导，保证心室舒张期充分的容量。②对肺淤血症状较明显者，可适量应用静脉扩张剂药（硝酸酯制剂）或利尿药降低前负荷，但不宜过度，因过分的减少前负荷可使心排血量下降。③在无收缩功能障碍的情况下，禁用正性肌力药物。④寻找并治疗基础疾病，如治疗冠心病或主动脉狭窄、有效控制血压等。

【预防】

慢性心力衰竭的预防，首先在于基本病因的治疗，如贫血、高血压、缺血性心脏病、重度瓣膜病等，使用药物控制、介入疗法和手术治疗尽可能缓解或根治原发病，预先防止心力衰竭的发生或加重。其次是所有心血管疾病患者，均应避免或控制心力衰竭的诱发因素。

二、急性心力衰竭

急性心力衰竭是指心力衰竭急性发作和（或）加重的一种临床综合征，可表现为急性新发或慢性心衰急性失代偿。临床以急性左心衰竭较为常见，表现为急性肺水肿，甚至可发生心源性休克或心脏骤停。急性右心力衰竭少见，多由大块肺梗死或右室梗死所致。下面主要介绍急性左心衰竭。

【病因与发病机制】

1. 病因

（1）急性弥漫性心肌损害　见于急性广泛性心肌梗死、急性心肌炎等。

（2）急性容量负荷过重　见于由心肌梗死所致乳头肌或腱索断裂导致瓣膜性急性反流，输血或输液过多、过快等导致的血容量急速增加。

（3）急性心室舒张受限　常由快速异位心律、急性大量心包渗液或积血引起的急性心脏压塞所致。

（4）其他　见于急性机械性阻塞导致的心脏压力负荷过重，心排血受阻，如严重的二尖瓣或主动脉瓣狭窄、左室流出道梗阻、二尖瓣口黏液瘤或血栓的嵌顿等。

2. 发病机制　上述心脏解剖或功能的突发异常，使心脏收缩力突然严重减弱，心排出量急剧降低，左室舒张末期压迅速升高，肺静脉压及肺毛细血管压升高，肺毛细血管内液体渗出到肺间质和肺泡内形成急性肺水肿。

【临床表现】

急性左心衰竭发病急骤，突然出现严重呼吸困难、端坐呼吸，同时可出现咳嗽、咯粉红色泡沫样痰、面色苍白、发绀、烦躁不安、大汗、心悸、恐慌及窒息感。呼吸频率可达 30~40 次/分，脉搏、心率增快，极重者可因缺氧而出现神志模糊等脑功能障碍的表现。心脏听诊可闻及两肺布满湿啰音和哮鸣音，心尖部第一心音减弱，可闻及舒张期奔马律和肺动脉瓣第二音亢进。

【诊断】

急性心力衰竭的诊断要点是：有可致急性左心衰竭的病因，出现肺水肿的典型症状和体征。

【鉴别诊断】

主要与支气管哮喘相鉴别。支气管哮喘多见于青少年，有过敏史；咳白色黏痰后呼吸困难常可缓解；肺部听诊以哮鸣音为主。

【治疗】

急性左心衰竭为心血管危重急症，其预后与抢救是否及时、处理是否得当有关，因此要分秒必争，尽快解除缺氧和严重呼吸困难。具体措施如下：

1. 体位　取坐位，两腿下垂，以减少静脉回流。

2. 吸氧　立即鼻导管高流量（6~8L/min）吸氧，病情严重者给予面罩加压给氧。同时使用 50% 酒精置于氧气湿化瓶中随氧气吸入以消除肺泡内的泡沫，增加气体交换面积。

3. 吗啡　烦躁不安可给予吗啡 3~5mg，稀释后静脉注射，必要时每隔 15 分钟重复

1 次，共可给药 2～3 次。老年人可酌情减少剂量或改为肌肉注射。

4. 快速利尿剂 将呋塞米 20～40mg 稀释后静脉注射，于 2 分钟内注完。10 分钟内起效，可持续 3～4 小时，必要时 4 小时后可重复 1 次。除利尿外，呋塞米还有扩张静脉作用，有利于缓解肺水肿。

5. 血管扩张剂 常用药有硝普钠和硝酸甘油，因能有效扩张血管（尤其是静脉血管），故能较快解除肺水肿。可选择下列药物之一：①硝普钠：开始以 12.5～25μg/min 静脉滴注，根据血压调整剂量，一般维持量在 50～100μg/min，保持收缩压不低于 100mmHg，静脉滴注时需避光并需临时配制液体，4～8 小时滴完；②硝酸甘油：可先从 10μg/min 开始静脉滴注，然后每 10 分钟调整 1 次，每次增加 5～10μg/min，维持量 50～100μg/min。如有低血压可将其与多巴胺合用。

6. 洋地黄 适用于心房颤动伴快速心室率或原有心脏增大伴左心室收缩功能不全者。西地兰首剂可给 0.4～0.8mg，2 小时后可酌情再给 0.2～0.4mg。重度二尖瓣狭窄伴窦性心律、心肌梗死 24 小时内不宜用洋地黄类药物。

7. 氨茶碱 可解除支气管痉挛，并有一定的正性肌力、扩张血管及利尿作用。0.25g 加入 25% 葡萄糖注射液 40mL 内，缓慢静脉注射。

8. 主动脉内球囊反搏（IABP） 可用于冠心病急性左心衰。

9. 病因治疗 应根据条件适时对诱因及基本病因进行治疗。

第二节　高血压病

高血压是一重要的体征，临床上表现为高血压的疾病可分为两大类，即原发性高血压和继发性高血压。原发性高血压，又称为高血压病，是指以体循环动脉压升高为主要临床表现的心血管综合征，病因不明，占总高血压发病数的 95% 以上；继发性高血压，又称为症状性高血压，血压升高是某些疾病的临床表现之一，占总高血压发病数的 5% 以下。原发性高血压是最常见的心血管疾病之一，也是重要的心脑血管疾病危险因素，可引起严重的心、脑、肾等并发症，是对人群健康危害较大的常见病、多发病。

不同地区、种族及年龄高血压病发病率不同，我国高血压病发病率特点是城市高于农村，北方高于南方，高原少数民族地区患病率较高，老年人发病率较高（尤其是收缩期高血压），男女差别不大。但目前我国人群高血压病知晓率、治疗率和控制率依然较低。

【病因与发病机制】

原发性高血压发生的原因和机制尚不完全清楚，目前认为是在一定的遗传背景下多种后天因素相互作用的结果。

1. 病因 目前较为肯定的致病因素有：①遗传因素：高血压病有家族聚集性；②精神因素：长期精神紧张、压力或焦虑也可引起高血压病；③膳食因素：高钠、低钙、低钾、低镁、低鱼类和低豆类蛋白饮食者易患高血压病；④体重因素：肥胖者患病率是体重正常者的 2~6 倍；⑤其他因素：吸烟及大量饮酒、长期噪音和视觉刺激、长期使用某些药物（避孕药、肾上腺皮质激素等）、睡眠呼吸暂停低通气综合征等。

2. 发病机制 目前比较受重视的观点有以下几种：

（1）神经机制 长期过度紧张与精神刺激，使大脑皮质对下丘脑和延髓等处血管中枢的调节功能紊乱，引起小动脉收缩，血压升高。初期，血压升高仅是短期现象；后期，形成固定的以收缩血管的神经冲动占优势的兴奋灶，引起持久的小动脉收缩，使外周血管阻力持续增高而使血压高居不下。

（2）肾脏机制 高血压与肾脏缺血有关，肾缺血时，肾小球旁细胞分泌肾素增加，增多的肾素使血管紧张素原水解为血管紧张素 I，经过血管紧张素转换酶的作用，转化为血管紧张素 II，后者强力收缩血管，增加末梢血管阻力，并同时作用于肾上腺皮质，使醛固酮分泌增加，引起钠、水潴留，从而使血压增高。

（3）激素机制 高血压与肾上腺皮质和髓质激素的作用有关。除醛固酮的作用外，交感神经功能亢进，儿茶酚胺分泌增加，进而引起血管收缩，致使血压增高。

（4）血管机制 血管内皮通过代谢、生成、激活和释放各种血管活性物质调节血压，其中包括：①舒张物质：主要有前列腺素、内皮源性舒张因子及一氧化氮等，具有扩张血管和抑制血小板的功能。②收缩物质：主要有内皮素（ET-I）、血管收缩因子及血管紧张素 II 等，它们具有收缩血管的作用。一氧化氮含量减少而内皮素含量增加，及血管平滑肌细胞对舒张因子的反应减弱而对收缩因子的反应增强，导致血管过度收缩，血压升高。

（5）胰岛素抵抗 研究表明，大多数高血压患者空腹胰岛素水平增高，糖耐量有不同程度降低，提示存在胰岛素抵抗（机体对一定量的胰岛素的生物反应性低于正常人）。多数人认为是胰岛素抵抗造成继发性高胰岛素血症引起的，高胰岛素血症增加交感神经活性和醛固酮浓度，促进肾脏近曲小管对钠的重吸收，从而升高血压。

（6）遗传机制 分子遗传学研究资料分析结果表明，高血压病属于多基因遗传病。由于多个遗传因子决定着影响血压的分子生物学机制，这些遗传基因的突变、缺失、重排和表达水平的差异可能是本病的发病基础。

【病理】

高血压病早期仅表现为心排血量增加和全身细小动脉痉挛，无明显病理学改变；高血压病持续及进展引起小动脉管壁缺氧，出现玻璃样变性，中层平滑肌细胞增殖，管壁增厚，造成管腔狭窄即血管壁"重构"，使血压维持和发展；再进一步发展，导致重要靶器官损伤。靶器官损伤主要出现在心、脑、肾、眼、血管等。

1. 心 左心室负荷加重，心肌肥厚与扩大。心脏肥厚扩大，称高血压心脏病，最终可致心力衰竭。长期高血压还可促使脂质在大、中动脉内膜下沉积，引起冠状动脉粥样硬化，进而引发冠心病。

2. 脑 脑部小动脉硬化及血栓形成可导致脑腔隙性梗死。脑血管结构薄弱，易形成微动脉瘤，当压力升高时可引起破裂导致脑出血。持续高血压也可引起脑中型动脉的粥样硬化，并发脑血栓。长期脑动脉硬化导致脑供血不足还可引起血管性痴呆。急性血压升高时，可引起脑小动脉痉挛、缺血、渗出，导致高血压脑病。

3. 肾 肾小球入球小动脉硬化，导致肾实质缺血、缺氧，持续高血压还可导致肾小球囊内压升高，肾小球纤维化、萎缩、滤过率降低，最终引起肾衰竭。恶性高血压时，肾入球小动脉及小叶间动脉发生增殖性内膜炎及纤维蛋白样坏死，短期内即出现肾衰竭。

4. 眼 视网膜小动脉从痉挛逐渐发展为硬化，可引起视网膜出血和渗出。

5. 血管 高血压可促进动脉粥样硬化的形成及发展，主要累及中、大动脉，除引起上述心、脑、肾、眼等重要器官损伤外，还可导致主动脉夹层。

【临床表现】

1. 一般表现 原发性高血压起病隐匿，病程进展缓慢，早期多无症状，偶在体格检查时发现血压升高，少数在发生心、脑、肾等并发症后才被发现。

（1）症状 可有精神紧张、情绪激动或劳累后有头晕、头痛、眼花、耳鸣、失眠、乏力、注意力不集中等症状，但症状与血压增高程度并不完全一致。

（2）体征

1）血压升高：这是高血压病最基本、重要的表现。血压升高随季节、昼夜、情绪等因素有较大波动，表现为冬季较夏季高、清晨较夜间高、激动时较平静时高等特点。必要时，进行动态血压测量。动态血压对判断高血压的严重程度、检测降血压药物疗效有明确的意义。正常人 24 小时血压呈双峰 - 谷昼夜节律，大约与白昼活动时升高、夜间休息时降低一致，严重高血压伴靶器官损伤时这种昼夜节律可消失。

2）其他体征：如主动脉瓣区第二心音亢进、主动脉瓣收缩期杂音、颈部或腹部血管杂音、左心室肥大、周围血管搏动征等。

2. 并发症表现

（1）脑部并发症

1）高血压脑病：在高血压病病程中，脑部小血管暂时性强烈痉挛导致急性脑血液循环障碍，出现脑水肿和颅内压增高的临床征象。临床征象为突然血压明显升高、严重头痛、恶心、呕吐、视力障碍、抽搐、意识模糊，甚至出现昏迷、偏瘫、失语等。

2）急性脑血管病：本病后期常并发急性脑血管病，包括高血压性脑出血、蛛网膜下腔出血、短暂性脑缺血发作、脑血栓形成、腔隙性脑梗死等。

（2）心脏并发症

1）高血压性心脏病：长期高血压引起的心脏形态和功能改变称为高血压性心脏病。高血压性心脏病的诊断条件是：①有 5 年以上高血压病史，年龄在 40 岁以上；②显示左心室增大（包括体征、心电图、X 线及超声心动图等检查）和（或）左心衰竭者。

2）冠状动脉粥样硬化：长期高血压可促进冠状动脉粥样硬化，引起心绞痛、心肌梗死等。

（3）肾脏并发症 长期高血压造成肾小动脉硬化，引起夜尿、多尿等肾功能减退表现。病情进展，可出现尿量减少、蛋白尿、血尿、管型尿，最后可出现肾尿毒症。

（4）眼部并发症 眼底检查，早期可见视网膜动脉痉挛，动脉变细（Ⅰ级）；以后发展为视网膜动脉狭窄，动、静脉交叉压迫（Ⅱ级）；进一步出现眼底出血或棉絮状渗出（Ⅲ级）；最后出现视神经盘水肿（Ⅳ级）。

（5）高血压危象 是指在高血压病病程中，全身小血管暂时性强烈痉挛导致肾、心、脑等重要器官血液循环障碍出现的临床征象。临床征象为突然出现：①血压急剧升高：多超过 200/120mmHg；②脑部表现：剧烈头痛、头晕、耳鸣、眩晕、恶心、呕吐等；③心脏表现：心悸、心绞痛、呼吸困难、急性肺水肿等；④肾脏表现：腹痛、尿频、尿少、急性肾衰竭等。

（6）主动脉夹层 长期高血压促进主动脉粥样硬化，在粥样硬化的基础上可发生动脉夹层分离。当血液渗入主动脉壁中层可形成夹层血肿，并沿着主动脉壁延伸剥离，甚至会迅速出现夹层破裂。表现为突发剧烈的胸痛、心动过速、血压升高等。如夹层破入心包可引起急性心脏压塞的临床表现。主动脉夹层破裂是严重的心血管急症，也是猝死的病因之一。

3. 特殊类型高血压病

（1）急进型高血压病 急进型高血压病又称恶性高血压，病情重，发展快，死亡率高，发病机制尚不清楚。临床特点是：①多见于青中年人；②血压显著增高，收缩压≥180mmHg，舒张压持续在≥130mmHg；③严重的脑、心、肾损害，常于数月或 1～2 年死于急性脑血管病、心力衰竭、尿毒症。

（2）顽固性高血压病 在改善生活方式基础上，应用了足够剂量且合理的 3 种降压药物（包括利尿剂）后，血压仍在目标水平之上，或至少需要 4 种药物才能使血压达标时，称为顽固性高血压。其原因有：①假性难治性高血压：由于血压测量错误、白大衣高血压或依从性差等导致。②生活方式未获得有效改善。③降压治疗方案不合理。④其他药物干扰降压作用，如减肥药、三环类抗抑郁药、环孢素及糖皮质激素等。⑤容量超负荷，如肥胖、胰岛素抵抗、糖尿病、肾脏损害和慢性肾功能不全等。

【辅助检查】

1. 实验室检查 高血压病应常规检查尿液、血糖、血脂与血脂蛋白、血尿酸等，必要时测血浆肾素活性等。可见蛋白尿、红细胞尿和管型尿，尿比重降低，血尿素氮和肌酐增高。

2. 其他检查

（1）X线检查 主动脉升部、弓部、降部扩张伴迂曲延长，高血压心脏病时心脏向左下扩大，心力衰竭时明显扩大。

（2）心电图检查 左室肥厚，可伴心律失常。

（3）彩色多普勒检查 对了解高血压造成的左心室肥大、脑血管改变、眼底血管改变、肾血管改变等状况有一定的价值。

【诊断】

1. 高血压的诊断标准　根据1999年世界卫生组织和国际高血压学会（WHO/ISH）高血压治疗指南，高血压的诊断标准为：未服抗高血压药物的情况下，收缩≥140mmHg和（或）舒张压≥90mmHg。

2. 高血压病的诊断标准　凡血压持续增高达到1999年世界卫生组织和国际高血压学会（WHO/ISH）制定的高血压诊断标准，并能排除继发性高血压，即可诊断为原发性高血压。

实际的血压数值宜多次复查，原则上要求在未服降压药的情况下、非同日休息15分钟后测血压3次，以所得平均值为实际的血压数值。对可疑者，宜通过一段时间观察，方可加以确诊。

3. 高血压病的分级　根据高血压水平的不同，高血压病分为1级（轻度）、2级、（中度）和3级（重度），见表2-4。

表2-4　原发性高血压的水平和分级

类　别	收缩压（mmHg）	舒张压（mmHg）
理想血压	<120	<80
正常血压	<130	<85
正常高值	130～139	85～89
1级高血压（轻度）	140～159	90～99
亚组：临界高血压	140～149	90～94
2级高血压（中度）	160～179	100～109
3级高血压（重度）	≥180	≥110
单纯收缩期高血压	≥140	<90
亚组：临界收缩期高血压	140～149	<90

4. 高血压病的危险度分层　高血压病的危险度分层是制定治疗方案和预后判断的依据，根据血压升高的水平及其他影响因素分为低危、中危、高危及很高危。高血压病的其他影响因素见表2-5，高血压病的危险度分层见表2-6。

表2-5　高血压病的其他影响因素

心血管危险因素	靶器官损害（TOD）	伴临床疾患
高血压（1～3级）	左心室肥厚	脑血管病
男性55岁，女性65岁	心电图 Sokolow - Lyons >38mV 或	脑出血
吸烟	Cornell >2440mm. mms	缺血性脑卒中
糖耐量受损（餐后2小时血糖7.8～	超声心动图 LVMI，男 125g/m²，女	短暂性脑缺血发作
11.0mmol/L）和（或）空腹血糖异	120g/m²	心脏疾病
常（6.1～6.9mmol/L）		心绞痛

续表

心血管危险因素	靶器官损害（TOD）	伴临床疾患
血脂异常 [TC ≥ 5.7mmol/L（220mg/dL）或 LDL – C > 3.3mmol/L（130mg/dL）或 HDL – C < 1.0mmol/L（40mg/dL）] 早发心血管病家族史（一级亲属发病年龄 < 50 岁） 腹型肥胖（腰围：男性 ≥ 90cm 女性 ≥ 85cm）或肥胖（BMI ≥ 28）	颈动脉超声 IMT 0.9mm 或动脉粥样斑块 颈 – 股动脉脉搏波速度 12m/s（选择使用） 踝/肱血压指数 < 0.9（选择使用） 估算的肾小球滤过率降低 [eGFR < 60mL/（min·1.73m²）] 或血清肌酐轻度升高 [男性 115 ~ 133μmol/L（1.3 ~ 1.5mg/dL），女性 107 ~ 124μmol/L，（1.2 ~ 1.4mg/dL）] 微量白蛋白尿 30 ~ 300mg/24h 或白蛋白/肌酐比 ≥ 30mg/g（3.5mg/mmol）	冠状动脉血运重建史 充血性心力衰竭 肾脏疾病 糖尿病肾病 肾功能受损 血肌酐 [男性 133μmol/L（1.5mg/dL），女性 124μmol/L（1.4mg/dL）] 蛋白尿（300mg/24h） 外周血管疾病 视网膜病变出血或渗出视乳头水肿 糖尿病 空腹血糖 ≥ 7.0mmol/L（126mg/dL） 餐后血糖 ≥ 11.1mmol/L（200mg/dL） 糖化血红蛋白（HbA₁c）6.5g/dL

TC：总胆固醇；LDL – C：低密度脂蛋白胆固醇；HDL – C：高密度脂蛋白胆固醇；LVMI：左心室质量指数；IMT：颈动脉内膜中层厚度；BMI：体重指数。

表 2 – 6 高血压病的危险度分层

其他危险因素和病史	血压（mmHg）		
	1 级高血压（SBP140 ~ 159 或 DBP90 ~ 99）	2 级高血压（SBP160 ~ 179 或 DBP100 ~ 109）	3 级高血压（SBP ≥ 180 或 DBP ≥ 110）
无	低危	中危	高危
1 ~ 2 个其他危险因素	中危	中危	很高危
≥ 3 个其他危险因素，或靶器官损害	高危	高危	很高危
临床并发症或合并糖尿病	很高危	很高危	很高危

【鉴别诊断】

原发性高血压须与继发性高血压鉴别，常见的继发性高血压有以下几种：

1. 慢性肾小球肾炎 本病与晚期高血压病有肾功能损害者常不易区别。其特点是：①有急性肾炎史或反复浮肿史；②明显贫血、低蛋白血症、蛋白尿和血尿出现于血压升高之前；③蛋白尿持续存在而血压升高不显著；④肾脏超声波检查、肾活组织检查等可协助鉴别。

2. 慢性肾盂肾炎 其特点是：①女性多见，有尿路感染史；②反复多年尿频、尿急、尿痛及发热症状；③尿细菌培养阳性（菌落数 > 10^5/mL），尿白细胞增多为主（离心沉淀 10 分钟，每高倍镜视野 10 个以上）；④静脉肾盂造影显示肾盂与肾盏变形。

3. 肾动脉狭窄 肾动脉狭窄引起肾缺血而使血压增高。其特点是：①一般发病年龄较轻或发生于 55 岁以上的老年人（肾动脉粥样硬化所致）；②起病急，血压增高显著，降压药物治疗效果差；③在上腹部或脊肋角处可闻及血管杂音；④肾动脉造影可以确诊。

4. 嗜铬细胞瘤 肾上腺髓质或交感神节分泌多量去甲肾上腺素和肾上腺素，引起阵发性或持续性高血压。其特点是：①高血压发作时有剧烈头痛、心悸、大量出汗等表现；②血压增高期酚妥拉明降压试验血压明显下降；③血儿茶酚胺升高，尿肾上腺素、去甲肾上腺素或其代谢产物 3 - 甲基 - 4 - 羟基苦杏仁酸显著增高；④肾上腺超声波检查、CT 检查及磁共振显像检查可确定肿瘤部位。

5. 原发性醛固酮增多症 本病系肾上腺皮质增生或肿瘤分泌醛固酮增多所致。其特点是：①以高血压伴有低钾血症为特征；②有多饮、多尿、肌无力或麻痹等症状；③血和尿中醛固酮增多；④肾上腺超声波检查、CT 检查及磁共振显像检查可确定增生或肿瘤部位。

6. 皮质醇增多症（Cushing 综合征） 本病主要是由于促肾上腺皮质激素分泌过多导致肾上腺皮质增生或肾上腺皮质腺瘤，引起糖皮质激素过多所致。其特点是：①以高血压伴向心性肥胖、满月脸、水牛背、皮肤紫纹、毛发增多等为特征；②血糖增高、尿 17 - 羟和 17 - 酮类固醇增多；③地塞米松抑制试验和肾上腺皮质激素兴奋试验有助于诊断；④颅内蝶鞍 X 线检查、肾上腺 CT 及磁共振显像、放射性核素肾上腺扫描等检查可确定病变部位。

7. 主动脉缩窄 多数为先天性血管畸形、少数为多发性大动脉炎所致。其特点是：①上肢血压增高而下肢血压不高或降低；②腹部听诊可闻及血管杂音；③X 线胸片可见肋骨受侧支动脉侵蚀引起的切迹；④主动脉造影可确诊。

【治疗】

高血压病目前尚无根治方法，治疗以降低血压为主，一般主张高血压病需长期甚至终身治疗。

1. 一般治疗

（1）休息 适当休息，避免过劳，规律生活，保证充足睡眠。

（2）饮食 ①限制钠摄入：食盐 <6g/d。②注意补充钙盐和钾盐：多食用含钙和钾丰富的食物。③减少脂肪摄入量：膳食中脂肪量应控制在总热量的 25% 以下。④戒烟限酒：饮酒量每日不可超过相当于 50g 乙醇的含量。

（3）运动 根据个体情况，选择适合自己的运动方式与运动量，体重指数 [体重（kg）/身高（m）^{2}] 应控制在 25 以下。

（4）调节情绪 避免精神过度或长期紧张，通过多种方式缓解和释放压力，调整心态，保持平和、乐观情绪。

2. 降压药物治疗

（1）降压药物治疗的适应证 ①高血压病 2 级或以上；②高血压病合并糖尿病，或有心、脑、肾靶器官损害或并发症；③血压持续升高 6 个月以上而改善生活方式（一般治疗）后仍未获得有效控制；④高危和很高危高血压病。

（2）降压药物治疗的目的 降压治疗的最终目的是减少高血压病并发的心脑血管病的发生率和死亡率。临床用药的目的是使血压降至正常或接近正常的水平，降血压的速度和目标值应根据患者年龄、服药以前的血压水平、靶器官的受累情况和危险度分层而个体化。原则上应将血压降到患者能耐受的水平，目前一般主张血压控制目标值至少低于 140/90mmHg。①无并发症的年轻患者，应使血压降至（120 ~ 130）/ 80mmHg；②老年（80 岁以上）患者血压降至（140 ~ 150）/（70 ~ 90）mmHg；③伴有糖尿病、慢性肾脏病、心力衰竭或病情稳定的冠心病患者，血压降至 130/ 80mmHg；④出现脑动脉硬化或肾功能不全患者降血压不可过快过低，否则可导致脑供血不足及肾功能恶化。

（3）降压药物治疗的使用原则 从小剂量开始、优先选择长效制剂、联合用药及个体化治疗。

（4）常用降压药物

1）利尿剂：临床常用利尿药包括噻嗪类、袢利尿剂和保钾利尿剂三类。此外，属于利尿药而且有轻微钙通道阻滞药作用的吲达帕胺也可用于降低血压，适用于轻、中度高血压，对单纯收缩期高血压、盐敏感性高血压、合并心力衰竭、更年期女性、合并肥胖或糖尿病及老年人高血压有较强的降压效应。利尿剂以噻嗪类利尿药最常用，为基础降压药，可与多种其他一线降压药物联合应用。

2）β受体拮抗剂：能与去甲肾上腺素能神经递质或肾上腺素受体激动药竞争 β 受体从而拮抗其 β 型拟肾上腺素作用。其降压机制主要包括降低心输出量、减慢心率、抑制肾素释放、改变中枢性血压调节机制等。β 受体拮抗剂主要包括：①非选择性（β_1、β_2）β 受体阻断药，如普萘洛尔（心得安）。②选择性（β_1）β 受体阻断药，如阿替洛尔（氨酰心安）、美托洛尔（美多心安、倍他乐克、甲氧乙心安）、比索洛尔（康可）等。③兼有 α_1 与 β 受体阻断的 β 受体阻滞药，如拉贝洛尔（柳胺苄心定）。该类药物适用于各种不同严重程度高血压，尤其是心率较快的中、青年患者或合并心绞痛患者。该类药物禁忌证为急性心力衰竭、支气管哮喘、病窦综合征、房室传导阻滞和外周血管病等。

3）钙通道阻滞剂：该类药物的降压作用很强，降压幅度也很大。基本药理作用为：通过对钙通道的阻滞，抑制胞外 Ca^{2+} 跨膜内流，降低血管平滑肌细胞内的游离 Ca^{2+}，而使血管平滑肌松弛，小动脉扩张，外周阻力下降，致使血压降低。此外，这类药物还可扩张冠状动脉，抑制心肌收缩与传导，故可同时治疗冠心病心绞痛以及部分心律失常。根据药物的核心分子结构可分为：①二氢吡啶类：如硝苯地平等；②非二氢吡啶类：如维拉帕米和地尔硫䓬等。选择性作用于血管的钙通道阻滞剂包括硝苯地平、氨氯地平、尼莫地平、非洛地平、伊拉地平、尼卡地平等。钙通道阻滞剂降压效应良好，起效快，作用强，剂量与疗效呈正相关，疗效个体差异较小，与其他类型降压药物联合治疗能明显增强降压作用，适用于老年收缩期高血压、合并心绞痛、颈动脉粥样硬化、周围血管病及妊娠患者。其对血脂、胰岛素抵抗无不良影响。主要缺点是开始治疗阶段有反射性交感活性增强，尤其使用短效制剂，可引起心率加快、面部潮红、头痛、下肢水肿等，甚至有可能使冠心病的病死率增加。非二氢吡啶类可抑制心肌收缩及自律性和传导性，不宜在心力衰竭、窦房结功能低下或心脏传导阻滞时使用。

4）血管紧张素转换酶抑制剂（ACEI）：ACEI 的降压作用机制是：①抑制周围和局部组织中血管紧张素 I 转化酶的活性，从而减少血管紧张素 II 的形成，整体抑制肾素 - 血管紧张素 - 醛固酮系统（RAAS），减少水钠潴留，减轻心脏前负荷；②抑制激肽酶 II，使缓激肽的降解作用受抑制，延长并增强缓激肽的舒血管作用，从而使血管舒张，有效地降低血压；③减低交感神经兴奋性及去甲肾上腺素的释放，对心功能不全及缺血性心脏病也有良好效果。ACEI 降压作用稳定、安全，大部分病人均可耐受，特别适用于伴有心力衰竭、心肌梗死后、糖耐量减低或糖尿病肾病的高血压病。ACEI 的不良反应主要为刺激性干咳，其他不良反应有皮疹、消化道反应、头昏、白细胞减少及血管神经性水肿等。本类药物禁用于高血钾、妊娠和双侧肾动脉狭窄，血肌酐超过 3mg/dL 者慎用。临床常用的 ACEI 有卡托普利、依那普利、雷米普利、赖诺普利、培哚普利、贝那普利、西拉普利、福辛普利等。

5）血管紧张素 II 受体拮抗剂（ARB）　　ARB 类药物可选择性阻断 AT_1 受体，抑制血管紧张素 II 使血管收缩和促醛固酮分泌的效应，因而降低血压，同时还能逆转肥大的心肌细胞。与 ACEI 相比，ARB 作用选择性更强，对血管紧张素 II 效应的拮抗作用更完全。治疗适应证和禁忌证与 ACEI 相同，不引起刺激性干咳。低盐饮食或与利尿剂联合使用能明显增强疗效。临床常用的 ARB 有氯沙坦、缬沙坦、伊贝沙坦等。

6）其他类降压药　　除上述降压药物外，在历史上还有一些药物被用来治疗高血压，包括交感神经抑制药可乐定、利舍平等；α 受体阻断药哌唑嗪、特拉唑嗪等；直接血管扩张剂肼屈嗪、硝普钠等。这些药物因副作用较多，目前不主张单独使用，但是在复方制剂或联合用药时还可使用，也用于某些特殊情况。

常用降压药物的作用机制、参考剂量与用法见表 2 - 7。

表 2 - 7　常用降压药物的作用机制、参考剂量与用法

药物分类	药物名称	剂量	用法	作用机制	注意事项
利尿药	吲达帕胺 氢氯噻嗪 氯噻嗪	2.5 ~ 5mg 12.5 ~ 25mg 25 ~ 50mg	qd qd ~ bid qd	降低血浆和细胞外液容量，使总外周阻力降低	低剂量和饮食调整可避免代谢不良反应，肾衰竭或心力衰竭时更适宜
	呋塞米	20 ~ 40mg	qd ~ bid		
	螺内酯 氨苯蝶啶 阿米洛利	20mg 50mg 5 ~ 10mg	bid qd ~ bid qd	醛固酮拮抗剂	肌酐 ≥220μmol/L 时应避免使用，与 ACEI 合用时注意血钾

续表

药物分类	药物名称	剂量	用法	作用机制	注意事项
血管紧张素转化酶抑制药	卡托普利	12.5~50mg	bid~tid	阻断血管紧张素Ⅱ形成,促进血管扩张,降低醛固酮,增加缓激肽和舒张血管的前列腺素	在开始 ACEI 治疗前利尿药应减量,避免低血压发生。血清肌酐≥220μmol/L 时使用药物应减量,双侧肾动脉狭窄禁用
	依那普利	5~10mg	bid		
	贝纳普利	10~20mg	qd		
	赖诺普利	10~20mg	qd		
	雷米普利	1.25~10mg	qd		
	福辛普利	10~40mg	qd		
	西拉普利	2.5~5mg	qd		
	培哚普利	4~8mg	qd		
β受体拮抗剂	普萘洛尔	10~20mg	bid~tid	降低心排血量,增加总外周阻力,降低肾素活性。阿替洛尔、比索洛尔、美托洛尔及倍他洛尔为心脏选择性制剂	选择性制剂大剂量时也抑制 β₂ 受体,如所有该类药物均可加重支气管哮喘
	美托洛尔	25~50mg	bid		
	阿替洛尔	50~100mg	qd		
	倍他洛尔	10~20mg	qd		
	比索洛尔	5~10mg	qd		
	卡维地洛	12.5~25mg	qd		
	拉贝洛尔	100mg	bid		
钙离子拮抗药	维拉帕米	40~80mg	bid~tid		心脏传导阻滞、心脏收缩功能减退、齿龈增生等
	维拉帕米*	240mg	qd		
	地尔硫䓬	30mg	tid		
	地尔硫䓬*	90~200mg	qd		
	硝苯地平	5~20mg	tid	阻断钙离子经膜向细胞内移动引起平滑肌松弛	踝部水肿、潮红、头痛、心动过速、齿龈增生等
	硝苯地平*	30~60mg	qd		
	尼卡地平	40mg	bid		
	尼群地平	10mg	bid		
	非洛地平*	2.5~10mg	qd		
	氨氯地平	5~10mg	qd		
	拉西地平	4~6mg	qd		
血管紧张素Ⅱ受体阻断药	洛沙坦	25~100mg	qd		血管神经性水肿(罕见)、高血钾症
	缬沙坦	80mg	qd		
	伊贝沙坦	150mg	qd		
α₁受体阻断药	哌唑嗪	0.5~2mg	tid	阻断节后 α₁ 受体引起血管扩张	可引起直立性低血压,应监测立位血压
	特拉唑嗪	0.5~6mg	qd		

注:*为控释片或缓释片

　　(5)降压药物治疗方案的制定原则　单一降压药有效降压率为 50%~60%,即 40%~50% 的患者需用两种或更多降压药物。当一种药物未能使血压满意下降时,可以更换另一种降压药物或加用第二种药物。两种降压药物合用时,可以减少剂量,减少副作用,必要时应三种药物同时使用。临床实践证明,比较合理的两种降压药联合治疗方案是：ACEI 与利尿药；ACEI 与钙通道阻断剂；钙通道阻断剂（二氢吡啶类）与 β 受体拮抗剂；利尿药与 β 受体拮抗剂。三种降压药合理的联合治疗方案除有禁忌证外必须包含利尿药。要根据高血压病患者的具体病情加以选择，治疗剂量应从小开始，逐步递增剂量。

1）高血压病并发左心室肥厚与心力衰竭：经有效降压治疗后左心室肥厚可以有不同程度的逆转，最有效的药物为 ACEI，其次为钙通道阻滞剂和 β 受体拮抗剂。对有心力衰竭症状的患者，应采用 ACEI 或 ARB、利尿药和 β 受体拮抗剂联合应用。

2）高血压病合并急性冠脉综合征：可选择硝酸甘油或地尔硫䓬静滴，也可口服 β 受体拮抗剂和 ACEI，血压控制目标是疼痛消失，舒张压 <100mmHg。

3）高血压病并发急性脑血管病：降压过程应该缓慢、平稳，最好不减少脑血流量，可选择 ARB、长效钙通道阻滞剂、ACEI 或利尿药。并发脑出血时，血压极度升高（>200/130mmHg）时才考虑在严密血压监测下进行降压治疗，目标值不能低于 160/100 mmHg。并发脑梗死时，一般不做降压处理。

4）高血压病并发或合并冠心病：对稳定型心绞痛的降压治疗应选用 β 受体拮抗剂和长效钙通道阻断剂；心肌梗死后应选择 ACEI 和 β 受体拮抗剂。

5）高血压病并发肾功能异常：ACEI 或 ARB 在早中期能延缓肾功能恶化，但要注意在低血容量或病情晚期可能反而使肾功能恶化。

6）高血压病合并糖尿病：通常在改善生活行为的基础上，需要两种以上降压药物联合治疗。ACEI 或 ARB、长效钙通道阻滞剂和小剂量利尿药联合是较合理的选择。

3. 高血压急症的治疗

（1）*治疗原则* ①迅速降低血压（1 小时内血压控制的目标为平均动脉压降低幅度不超过治疗前水平的 25%，在随后的 2~6 小时内将血压降至 160/100mmHg 的安全水平，24~48 小时逐步降至正常水平）；②迅速降低颅内压；③迅速制止抽搐。

（2）*治疗方案*

1）一般处理：绝对卧床，抬高床头与地面成 30°~40°角。保持呼吸道通畅，持续低浓度吸氧。严密监测生命体征和意识状态。

2）立即降低血压：①高血压危象：拉贝洛尔 25~50mg，缓慢静脉注射，以后可以每隔 15 分钟重复注射，总剂量不超过 300mg，也可以 1~4mg/min 速率静脉滴注。对于重度或急性心力衰竭、支气管哮喘、二到三度房室传导阻滞、窦性心动过缓应慎用或禁用。亦可选用酚妥拉明。②高血压脑病：硝普钠开始以每分钟 10~25μg 静滴，然后根据血压反应，可每隔 5~15 分增加剂量。第 1 小时血压下降不应超过 30%，24 小时血压达到 160/100mmHg。硝普钠降压效应迅速，而停止滴注后 3~5 分钟内作用即消失。用药过程中需做血压监护。该药溶液对光敏感，需新鲜配制，滴注瓶需避光。

3）立即降低颅内压：20% 甘露醇 250mL 快速静脉滴注，必要时 4~6 小时后重复 1 次。随后速尿 20~40mg 静脉注射，必要时，可重复 1 次。

4）立即制止抽搐：一般选用安定 10~20mg 或副醛 3~5mL 缓慢静脉注射，亦可用苯巴比妥钠 0.1~0.2g 肌肉注射。

【预防】

原发性高血压的确切病因目前尚不十分明确，所以最有效的预防措施是普遍建立人群防治基地，充分发挥社区医疗的作用，广泛开展高血压病知识的宣传，定期进行人群高血压病筛查，以提高对高血压病的知晓率、服药率和控制率。对血压偶尔过高及有高血压病家族史者，随访观察尤为重要。保持情绪稳定、避免精神紧张、饮食低盐（每日6g左右）、低脂饮食、戒烟限酒、适度运动、控制体重、规律生活等良好生活方式是预防高血压病的基本措施。

第三节　心律失常

正常时，心脏以一定的频率产生有规律的收缩，其收缩的冲动起源于窦房结，并以一定的传导速度和顺序下传到心房、结间束、房室交界（房室结）、房室束（希氏束）、左右束支及其分支，最后经浦肯野纤维网传导至心室引起心脏兴奋和收缩。心律失常是指心脏冲动的频率、节律、起源部位、传导速度或激动次序的异常。

一、概述

【病因与发病机制】

1. 病因　引起心律失常的原因包括：①生理性原因：可见于部分正常人，但一般表现程度较轻。②各种器质性心血管病：这是心律失常最常见的原因，如冠心病、心肌炎、心肌病、心脏瓣膜病和高血压病等。③其他全身性因素：如自主神经功能紊乱、电解质紊乱、内分泌失调、缺氧、中毒、手术刺激及药物反应等。此外，过度疲劳、情绪激动、精神紧张、吸烟、饮酒、喝浓茶及咖啡等常为心律失常的诱因。

2. 发病机制　心律失常的发生机制包括冲动形成异常和（或）冲动传导异常。

（1）**冲动形成异常**　①窦房结发出冲动异常：由于窦房结发出冲动节律过快、过慢、不规则、暂停发放等而导致窦性心动过速、过缓、窦性心律不齐或窦性停搏。②异位冲动形成：窦房结以外的心肌组织发出的冲动称为异位冲动，包括正常情况下有自律性的心脏传导系统在自主神经兴奋性改变或其内在病变时发放的冲动和原来无自律性的心肌细胞（心房肌细胞、心室肌细胞）在心肌缺血、药物、电解质紊乱、儿茶酚胺增多等病理状态下发放的冲动。③触发活动：儿茶酚胺浓度增高、低血钾、高血钙及洋地黄中毒时，可刺激心房、心室与希氏束－浦肯野组织在3相动作电位结束后即刻产生振荡电位而发生除极活动，被称为后除极。若后除极的振幅增高并达到阈值，亦可引起心肌提早除极、反复除极，导致持续性快速性心律失常发生。

（2）**冲动传导异常**　①传导功能障碍：包括生理性传导阻滞和病理性传导阻滞。②附加传导途径：除正常传导系统外，另有附加传导途径，则窦房结发出的冲动除沿正常传导系统下传外，尚可沿附加传导途径提前下传心室，引起预激综合征。在附加传导途径基础上，可发生折返激动。③折返激动：指一个冲动沿着曲折的环形通路返回到其起源部位，并可再次激动而继续向前播散的现象。折返是所有快速性心律失常中最常见的发生机制，产生的基本条件包括：存在两个或多个部位的传导性与不应期各不相同传导途径，相互连接形成一个闭合环；其中一条通道发生单向传导阻滞；另一通道传导缓慢，使原先发生阻滞的通道有足够时间恢复兴奋性；原先阻滞的通道再次激动，从而完成一次折返激动。一次折返，引起一次期前收缩；冲动在环内反复循环，产生持续而快速的心律失常。

【分类】

1. 冲动形成异常

（1）窦性心律失常 ①窦性心动过速；②窦性心动过缓；③窦性心律不齐；④窦性停搏。

（2）异位心律

1）主动性异位心律：①期前收缩（房性、房室交界区性、室性）；②阵发性心动过速（房性、房室交界区性、室性）；③心房扑动及心房颤动；④心室扑动及心室颤动。

2）被动性异位心律：①逸搏（房性、房室交界区性、室性）；②逸搏心律（房性、房室交界区性、室性）。

2. 冲动传导异常

（1）生理性 干扰及房室分离。

（2）病理性 ①窦房传导阻滞；②房内传导阻滞；③房室传导阻滞；④室内传导阻滞（左右束支及左束支分支传导阻滞）。

（3）房室间传导途径异常 预激综合征。

【诊断】

心律失常的诊断依据包括病史、体格检查和辅助检查，尤其是心电图检查，是诊断心律失常不可缺少的依据。

1. 病史 心律失常的诊断应从详尽采集病史入手。注意了解以下各方面线索：①心律失常的存在及类型；②心律失常的诱因，如烟酒、咖啡、运动或精神刺激等；③心律失常发作的频率及起止方式；④心律失常对患者造成的影响及其潜在的预后意义；⑤心律失常对药物和非药物治疗方法（如呼吸、体位及活动等）的反应。

2. 体格检查 听诊心音了解心率的快慢和规则与否，结合颈静脉搏动所反映的心房活动情况，有助于做出心律失常的初步鉴别诊断。心率缓慢（<60次/分）而规则的以窦性心动过缓、房室传导阻滞、窦房阻滞为多见。心率快速（>100次/分）而规则的常为窦性心动过速、室上性心动过速、心房扑动或房性心动过速或室性心动过速。不规则的心律中以期前收缩为最常见，快而不规则者以心房颤动或扑动、房性心动过速伴不规则房室传导阻滞为多，慢而不规则者以心房颤动（洋地黄治疗后）、窦性心动过缓伴窦性心律不齐、窦性心律合并不规则窦房或房室传导阻滞为多见。心律规则而第一心音强弱不等（大炮音），多见于完全性房室传导阻滞。

3. 辅助检查

（1）心电图检查　是诊断心律失常最重要的一项非侵入性检查技术。应记录 12 导联心电图，并记录清楚显示 P 波导联的心电图长条以备分析，通常选择 V_2 或 II 导联。节律分析应包括：心房与心室节律是否规则及频率各为多少、PR 间期是否恒定、P 波与 QRS 波群形态是否正常、P 波与 QRS 波群的相互关系等。

（2）动态心电图检查　便于了解临床症状的发生是否与心律失常有关，明确心律失常或心肌缺血发作与日常活动的关系以及昼夜分布特征，协助评价抗心律失常药物的效果等。

（3）心电图运动负荷试验　可在心律失常发作间歇时诱发心律失常。运动试验诊断心律失常的敏感性不如动态心电图。

（4）食管心电图检查　探查电极靠近心房或心室，能清晰地识别心房与心室电活动，有助于诊断和鉴别诊断。此外，作为治疗上的应用，能进行心房快速起搏。

（5）临床心电生理检查　能确立心律失常及其类型的诊断，了解心律失常的起源部位与发生机制。另外，心电生理检查方法还可治疗性应用及判断预后。

【治疗】

1. 病因治疗　病因治疗是治疗心律失常的根本措施。通过去除病因、诱因或适当对症治疗，心律失常多可消失。

2. 药物治疗　抗心律失常药物都有发生严重毒性反应的可能，因此，在使用药物治疗心律失常应慎重。

（1）快速型心律失常的药物治疗　此类药物的治疗目的在于：①终止持续性快速心律失常的发作。②减慢室上性心律失常的心室率，以获得血流动力学的改善。③消除快速心律失常的复发因素（如期前收缩、儿茶酚胺分泌增加等），预防发作。

此类药物的基本电生理作用为：①降低自律性。②减少后除极和触发活动。③改变膜反应性而改变传导性，终止或取消折返激动。④延长不应期，终止及防止折返激动的发生。

临床常用的抗心律失常药物根据其对心肌细胞动作电位的作用可分为四类。I 类——钠通道阻断药：根据阻滞钠通道的程度不同又将其分为 I_A、I_B、I_C 三个亚类。① I_A 类：减慢动作电位 0 相上升速度（Vmax），延长复极时间。代表药有奎尼丁、普鲁卡因胺。② I_B 类：不减慢 Vmax（10%），加速复极。代表药有利多卡因、苯妥英钠、美西律等。③ I_C 类：明显减慢 Vmax（≥50%），对复极影响小。代表药有普罗帕酮、莫雷西嗪及氟卡尼等。II 类——β 受体拮抗剂：阻断 β 受体，减慢动作电位上升速度，抑制 4 相除极。代表药有普萘洛尔、美托洛尔、比索洛尔等。III 类——阻断钾通道与延长复极药：代表药有胺碘酮和索他洛尔。IV 类——钙通道阻滞剂：主要通过影响 4 相，阻断细胞膜的钙通道。代表药有维拉帕米、地尔硫䓬等。常用抗心律失常药的剂量和使用方法见表 2-8。

表2−8·常用抗心律失常药的剂量和使用方法

药物	常用剂量范围				有效血清(浆)浓度(μg/mL)	清除半衰期(h)	生物利用度(%)	主要排泄途径
	静脉给药		口服					
	负荷量	维持量	负荷量	维持量				
奎尼丁	600~1000mg	200mg, q6h	200mg, q6~8h		3~6	5~9	60~80	肝
普鲁卡因胺	6~13mg/kg。速度: 0.2~0.5mg/(kg·min)	2~4mg/min	500~100mg	250~500mg, q4~6h	4~10	3~5	70~85	肾
丙吡胺				100~200mg, q6~8h	2~5	8~9	80~90	肾
利多卡因	1~3mg/kg。速度: 20~50mg/min	1~4mg/min			1~5	1~2		肝
美西律				150~200mg, q6~8h	0.75~2	10~17	90	肝
莫雷西嗪		300mg		150~400mg, q8h	0.1	1.5~3.5	35~40	肝
普罗帕酮	1~1.5mg/kg		600~900mg	150~200mg, q8~12h	0.2~3.0	5~8	25~75	肝
普萘洛尔	0.25~0.5mg。每5分钟1次, 总量≤5mg			10~60mg, q6~8h	0.04~0.9	3~6	30	肾
胺碘酮	5mg/kg, 20~120分钟内	600~800mg/24h	600mg/d, 8~10d	100~400mg, qd	1~2.5	1200	35~65	肝
索他洛尔				40~80mg, q12h, 按需要渐增至320mg/d	2.5	12	90~100	肾
维拉帕米	5mg, 2~3分钟内, 必要时10~15分钟后重复1次	0.005mg/(kg·min)		80~120mg, q6~8h	0.10~0.15	3~8	10~35	肝
腺苷	6~12mg (快速注射)					<10s		
伊布利特	体重>60kg, 1mg (10mL); 体重<60kg, 0.01mg/kg, 静脉注射, 持续10分钟。若首次注射结束后10分钟心律失常仍未消失, 再次等量注射, 持续10分钟					2~12	40	肾

（2）缓慢型心律失常的药物治疗　一般选用增强心肌自律性和（或）加速传导的药物。包括：①拟交感神经药，如异丙肾上腺素等；②迷走神经抑制药，如阿托品等。

3. 电学治疗

（1）快速型心律失常的电学治疗　①复律与除颤：主要机制是对心脏给予一定能量的短暂电击，使心肌在瞬间内同时除极，以恢复窦房结对心脏的控制。心脏电复律的特点是疗效迅速可靠，不良反应少，较安全。直流电同步电复律主要用于除心室颤动以外的快速型心律失常，而直流电非同步电除颤临床上则用于心室颤动。此外临床上还有其他心脏电复律的方法，如经食管内低能量电复律、颈静脉电极导管心脏内电复律、植入式心脏复律除颤器等。②导管射频消融治疗：通过心导管将电能、激光、细胞毒性物质、冷冻或射频电波引入心内消失特定部位心肌细胞，阻断折返或消除病灶，以达到治疗快速型心律失常的目的。

（2）缓慢型心律失常的电学治疗　对严重的缓慢型心律失常可采用人工心脏起搏器来治疗。所谓人工心脏起搏是一种通过人工心脏起搏器或程序刺激发放脉冲电流刺激心脏，以带动心搏的治疗方法。①临时性心脏起搏：主要适用于急需心脏起搏且有可能恢复的严重过缓性心律失常，如心肌炎、急性下壁梗死所致三度房室传导阻滞等。②永久性心脏起搏：病态窦房结综合征、二度Ⅱ型房室传导阻滞或完全性房室传导阻滞等严重过缓性心律失常，可安装永久性心脏起搏器。

4. 手术治疗　外科治疗快速型心律失常的目的在于切除、隔置、离断参与心动过速生成、维持与传播的组织，保存或改善心脏功能。常用方法有：①切断附加传导途径（旁路）治疗预激综合征经旁路引起的室上性心动过速；②切除室壁瘤以治疗由此引起的室性快速型心律失常；③心内膜环状或楔状切除以治疗室性心动过速；④冠状动脉搭桥术防止因心肌缺血引起的心律失常等；⑤矫正瓣膜关闭不全或狭窄的手术；⑥左颈胸交感神经切断术等。

二、窦性心律失常

正常窦性心律的冲动起源于窦房结，频率为 60～100 次/分。窦性心律的心电图特点是：①P 波在 Ⅰ、Ⅱ、aVF 导联直立，aVR 导联倒置；② PR 间期 0.12～0.20 秒。

1. 窦性心动过速　成人窦性心律，频率＞100 次/分，称窦性心动过速。

（1）心电图特点　①符合窦性心律的心电图特点；②成人窦性心律的频率超过 100 次/分（图 2－1）。

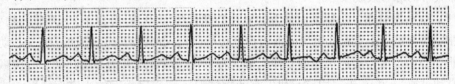

图 2－1　窦性心动过速

（2）治疗　主要是病因治疗，治疗原发病，去除诱发因素。可使用 β 受体拮抗剂如普萘洛尔、美托洛尔等以减慢心率。

2. 窦性心动过缓　成人窦性心律，频率低于 60 次/分，称为窦性心动过缓。

（1）心电图特点　①符合窦性心律的心电图特点；②成人窦性心律的频率低于60次/分；③不同 PP 间隔之差可大于 0.12 秒（图2-2）。

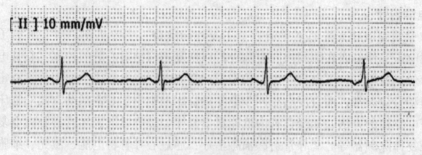

图2-2　窦性心动过缓

（2）治疗　无症状的窦性心动过缓通常无需治疗。如因心率过慢，出现心排血量不足的症状，可应用氨茶碱、阿托品或异丙肾上腺素等药物，必要时考虑安置人工心脏起搏器。

3. 窦性停搏或窦性静止　是指窦房结电冲动形成暂停或中断，导致心房及心室电活动和机械活动暂停或中断的现象。

（1）心电图特点　①较正常 PP 间期显著延长的间期内无 P 波发生，或 P 波与 QRS波群均不出现；②长的 PP 间期与基本的窦性 PP 间期无倍数关系；③长时间的窦性停搏后，出现逸搏或逸搏心律（图2-3）。

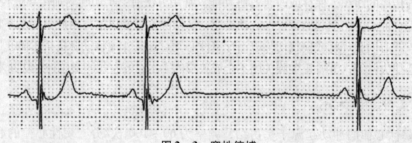

图2-3　窦性停搏

（2）治疗　可参照上述窦性心动过缓。

4. 病态窦房结综合征　简称病窦综合征，是由窦房结病变导致功能减退，产生多种心律失常的综合表现。

（1）心电图特点　①持续而显著的窦性心动过缓（50 次/分以下），且非药物引起；②窦性停搏与窦房阻滞；③窦房阻滞与房室传导阻滞同时并存；④心动过缓－心动过速综合征（心动过缓与房性快速型心律失常交替发作，后者通常为心房扑动、心房颤动或房性心动过速）；⑤在未应用抗心律失常药物情况下，心房颤动的心室率缓慢，或其发作前后有窦性心动过缓和（或）一度房室传导阻滞；⑥房室交界性逸搏心律（图2-4）。

（2）治疗　若无心动过缓有关的症状，不需治疗，但应定期随诊观察。对于有症状的病态窦房结综合征，应选择安置人工心脏起搏器治疗。心动过缓－心动过速综合征

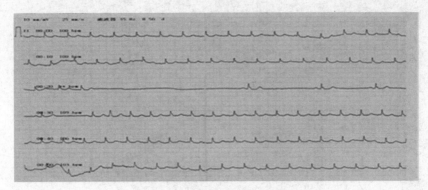

图 2 – 4　病态窦房结综合征

发作心动过速，单纯应用抗心律失常药物治疗，有可能加重心动过缓。洋地黄仍可应用于治疗病窦综合征并发房性快速型心律失常，一般不会加重窦性心动过缓或房室传导阻滞。应用起搏治疗后，如仍有心动过速发作，可同时应用抗快速型心律失常药物治疗。

三、期前收缩

期前收缩又称过早搏动（早搏），是临床上最常见的心律失常。期前收缩是由于窦房结以外的异位起搏点过早发出冲动控制心脏收缩而引起。根据异位起搏点部位不同，可将期前收缩分为房性、交界性、室性三类，其中以室性期前收缩最为常见。

【病因】

期前收缩可在健康人精神或体力过分疲劳、情绪紧张、过多吸烟、饮酒或饮茶时出现，属生理性期前收缩。各种心脏病均可引起病理性期前收缩，临床上常见于冠心病、风湿性心脏病、心肌炎、心肌病、二尖瓣脱垂等。此外，药物、电解质紊乱亦可引起各种类型的期前收缩。

【诊断】

1. 临床特点　偶发的期前收缩一般无特殊症状，部分可有漏跳的感觉。当期前收缩频发或连续出现时，由于心搏量减少可出现心悸、心绞痛、胸闷、呼吸困难、乏力等症状。

临床听诊可发现在规则心律基础上突然提前出现一次心跳，其后有一较长间歇，期前收缩的第一心音常增强，而第二心音相对减弱甚至消失。如果期前收缩规律出现，可形成二联律、三联律。

2. 心电图特点

（1）房性期前收缩　①提前出现的异位 P 波，其形态与窦性 P 波不同；②异位 P 波的 PR 间期大于 0.12 秒；③异位 P 波后继以形态正常的 QRS 波群；④代偿间歇大多不完全（图 2 – 5）。

（2）交界性期前收缩　①提前出现的 QRS – T 波群，其前无窦性 P 波；②QRS – T

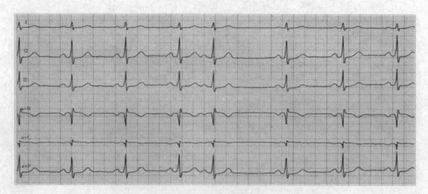

图2-5　房性期前收缩

波形态与正常窦性激动的QRS-T波群基本相同；③逆行P波可出现QRS波群之前或之后，若出现于QRS波群之前，PR间期小于0.12秒，若出现于QRS波群之后，RP间期小于0.20秒，亦可无逆行P波；④代偿间歇大多完全（图2-6）。

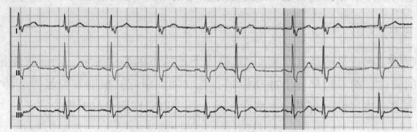

图2-6　房室交界性期前收缩

（3）室性期前收缩　①提前出现的QRS-T波群前无相关P波；②提前出现的QRS-T波形态宽大畸形，时限通常大于0.12秒；③T波方向多与QRS的主波方向相反；④代偿间歇完全（图2-7）。

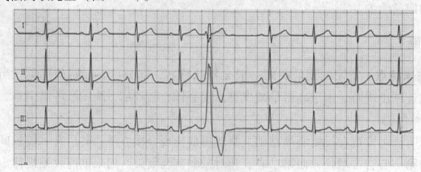

图2-7　室性期前收缩

【治疗】

期前收缩的治疗应根据其原因、性质、症状、对心功能的影响及有无发展成严重心律失常的可能决定治疗原则及方案。

1. 无器质性心脏病基础的期前收缩、偶发或一过性频发期前收缩 一般不需特殊治疗，主要是消除诱发因素，可给予小剂量地西泮、美托洛尔等。

2. 器质性心脏病引起的频发性期前收缩 首先是病因治疗，治疗原发病，去除诱因。抗心律失常药可选用 β 受体拮抗剂、维拉帕米、普罗帕酮及胺碘酮等。

3. 心肌梗死急性期伴发室性期前收缩 目前不主张预防性应用抗心律失常药物。①出现频发室早（≥5 次/分）、多源（形）性室早、成对或连续出现的室早、室早 R 波落在前一心搏的 T 波上（R on T）时，常使用利多卡因静注或静脉滴注，以避免室性心动过速或心室颤动的发生。②若急性心梗发生窦性心动过速或室早，早期应用 β 受体拮抗剂可能减少心室颤动的危险。

4. 洋地黄中毒所致的室性期前收缩 在停药、补充钾盐的基础上，可选用苯妥英钠或利多卡因治疗。

5. 不同类型期前收缩的药物选择 房性期前收缩、交界性期前收缩可选用维拉帕米、普罗帕酮、胺碘酮等，室性期前收缩常选用美西律、普罗帕酮、胺碘酮等。

四、阵发性心动过速

阵发性心动过速是一种阵发性快速而规律的异位心律，是由 3 个或 3 个以上连续发生的期前收缩形成，根据异位起搏点的部位可分为房性、交界性和阵发性室性心动过速。由于房性与交界区性阵发性心动过速在临床上常难以区别，故统称为阵发性室上性心动过速，又可称为于房室交界区相关的折返性心动过速。

【病因】

阵发性室上性心动过速的发生通常无明显器质性心脏病基础，可由吸烟、饮酒、喝浓茶、情绪激动等诱发，也可见于风湿性心脏病、冠心病、甲状腺功能亢进、低血钾、洋地黄中毒及预激综合征。

阵发性室性心动过速多见于器质性心脏病，最常见的是冠心病心肌梗死，其他有心肌病、心肌炎、风湿性心脏病、洋地黄中毒、电解质紊乱、奎尼丁或胺碘酮中毒等，亦有个别病因不明的室性心动过速。阵发性室性心动过速偶可发生于无器质性心脏病时。

【诊断】

1. 临床特点

（1）阵发性室上性心动过速 突然发作，突然终止，大多心律绝对均齐，心室率150~250 次/分，持续数秒、数小时甚至数日。发作时出现心悸、头晕、胸闷、心绞痛，甚至发生心功能不全、休克，症状轻重取决于发作时的心率及持续时间。听诊心尖区第一心音强度恒定，心律绝对规整。刺激迷走神经或按摩颈动脉窦可使发作突然中止。

（2）阵发性室性心动过速 发作时临床症状的轻重可因发作时心室率、发作持续时间、原有心脏病变而各有不同。非持续性室性心动过速（发作时间短于 30 秒，能自行终止）通常无症状。持续性室性心动过速（发作时间超过 30 秒，需药物或电复律始能终止）由于严重影响心室排血量，使心、脑、肾血流供应骤然减少，可出现严重心绞痛、呼吸困难、低血压、紫绀、晕厥、意识障碍、休克甚至猝死。听诊心率多在 140～220 次/分，心律稍不规则，第一心音强度不一致。

2. 心电图特点

（1）阵发性室上性心动过速　①心率一般在 150～250 次/分，节律快而规则；②QRS 波形态及时限一般正常（伴有室内差异性传导或原有束支传导阻滞者除外）；③不易辨认出 P 波（P 波小、P 波与 T 波重叠、埋于 QRS 波群内或根本无 P 波）；④起始突然，通常由一个期前收缩触发（图 2-8）。

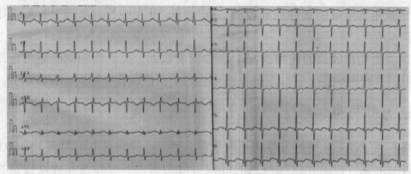

图 2-8　阵发性室上性心动过速

（2）阵发性室性心动过速　①3 个或 3 个以上的室性期前收缩连续出现，心室率一般为 140～220 次/分，心律不规则；②QRS 波群宽大畸形，时限通常大于 0.12 秒，有继发 ST-T 改变，T 波方向常与 QRS 波群主波向相反；③如能发现 P 波，P 波与 QRS 波群无固定关系（房室分离），则可明确诊断；④常可见到心室夺获或室性融合波（图 2-9）。

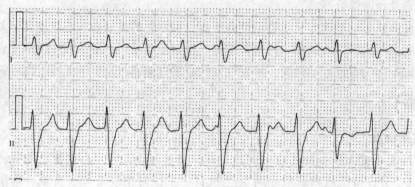

图 2-9　阵发性室性心动过速

【治疗】

1. 阵发性室上性心动过速

（1）刺激迷走神经　如心功能与血压正常可先尝试此法。①颈动脉窦按摩：取仰卧位，将手指放在病人甲状软骨上缘水平的颈动脉处，向颈椎方向按摩颈动脉窦，先行右侧，每次 5～10 秒，切莫双侧同时按摩。②Valsalva 动作：深吸气后屏气，再用力做呼气动作。③诱导恶心呕吐动作：用压舌板或手指刺激悬雍垂或咽后壁。④其他：如压迫眼球、将面部浸于冰水内等。

（2）腺苷与钙通道阻滞剂　首选治疗为三磷酸腺苷 6～12mg，用 5% 葡萄糖注射液或生理盐水稀释后快速静脉注射，起效迅速。如三磷酸腺苷无效可改静脉注射维拉帕米，首次 5mg，无效时隔 10 分钟再注射 5mg。

（3）洋地黄与 β 受体拮抗剂　西地兰首次静注 0.4～0.8mg，2 小时后不缓解可再注 0.2～0.4mg，每日总量不超过 1.6mg。目前除伴有心功能不全者可作首选外，其他已较少应用。索他洛尔、艾司洛尔等也能有效终止心动过速，但不能用于心力衰竭及支气管哮喘患者。

（3）其他抗心律失常药物　可选用普罗帕酮、胺碘酮、三磷酸腺苷等。

（4）其他治疗方法　直流同步电复律、食管心房调搏术（常能有效中止发作）、导管射频消融术（可根治）等。

2. 阵发性室性心动过速　因其极容易发展成心室颤动，故必须给予紧急处理。首选药物为利多卡因静注，首次剂量为 100mg，必要时 5～10 分钟后可重复，总剂量可达 300mg。发作控制后，继续用利多卡因以 1～4mg/min 速度静滴维持 24～48 小时。其他药物可选用普罗帕酮、胺碘酮、普鲁卡因酰胺、溴苄胺等。如已出现低血压、休克、心绞痛、脑血流灌注不足等危急表现时，应迅速施行直流同步电复律术。对地洋地黄中毒所致的阵发性室性心动过速不宜用电复律而首选苯妥英钠静注，此外给予钾盐亦可有助于控制发作。

抗心律失常药物亦可与埋藏式心室起搏器装置合用治疗复发性室速。植入型心律转复除颤器、外科手术已成功应用于选择性病例。对于无器质性心脏病的特发性单源性室性心动过速可选用导管射频消融根治术。

五、扑动与颤动

当自发性异位搏动的频率超过阵发性心动过速的范围时，形成扑动或颤动。根据异位搏动起源的部位不同，可分为心房扑动与颤动、心室扑动与颤动。心房颤动是仅次于期前收缩的常见心律失常。心室扑动与颤动是极危重的心律失常，均为临床急重症。

【病因】

1. 心房扑动与颤动　可见于正常人，但绝大多数发生于器质性心脏病。临床多见于风湿性心脏病二尖瓣狭窄、冠心病、心肌病、甲状腺功能亢进症、洋地黄中毒、急性缺氧、高碳酸血症、代谢或血流动力学紊乱等。最常见于风湿性心脏病二尖瓣狭窄、冠心病、心肌病。

2. 心室扑动与颤动　常为器质性心脏病及其他疾病临终前发生的心律失常。临床多见于心肌梗死、心肌病、电击伤、严重低血钾、洋地黄中毒、胺碘酮中毒、奎尼丁中毒等。

【诊断】

1. 临床特点

（1）心房扑动　其临床症状取决于心室率的快慢，如心室率不快者可无任何症状，心室率快者则可有心悸、胸闷，诱发心绞痛及心功能不全。听诊时心律可规则亦可不规则。

（2）心房颤动　其症状亦取决于心室率的快慢，心室率大于150次/分时，可发生心绞痛、左心功能不全的表现；心室率较慢时，可无特殊症状。听诊第一心音强弱不等、心室律绝对不整、脉短绌。心房颤动是左心功能不全的最常见诱因之一，此外，心房颤动发生后还易引起心房内血栓形成，部分血栓脱落可引起体循环动脉栓塞，常见脑栓塞、肢体动脉栓塞、视网膜动脉栓塞等。

（3）心室扑动与颤动　心室扑动与颤动临床表现无差别。一旦发生，迅速出现意识丧失、抽搐，继之呼吸停顿、心音消失、脉搏触不到、血压测不到，导致临床死亡。

2. 心电图特点

（1）心房扑动　①P波消失，代之以每分钟250～350次间隔均匀、形状相似的锯齿状F波；②QRS波群与F波成某种固定的比例，可为2∶1或4∶1等，有时比例关系不固定，则引起心室律不规则；③QRS波群形态正常（图2-10）。

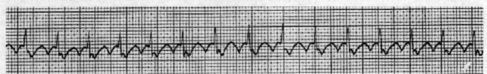

图2-10　心房扑动

（2）心房颤动　①P波消失，代之以形状大小不同、间隔不均匀的f波；②f波的频率为350～600次/分；③心室率绝对不规则，通常为100～160次/分；④QRS波形态一般正常，当心室率过快，发生室内差异性传导时，QRS会增宽变形（图2-11）。

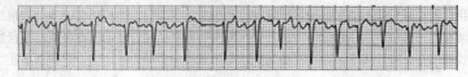

图2-11　心房颤动

（3）心室扑动　①QRS-T波群消失，代之以连续快速而相对规则的大振幅正弦波图形；②频率为200～250次/分（图2-12）。

（4）心室颤动　①QRS-T波群消失，代之以形态、频率及振幅均完全不规则的低小波；②其频率为200～500次/分（图2-13）。

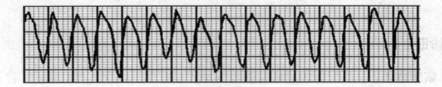

图 2 – 12 心室扑动

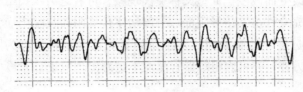

图 2 – 13 心室颤动

【治疗】

1. 心房扑动 ①病因治疗：积极原发病治疗。②同步直流电复律术：为转复心房扑动最有效的办法。③抗心律失常药物：普罗帕酮、胺碘酮对转复及预防复发房扑有一定的疗效，钙通道阻滞剂如维拉帕米对控制房扑心室率亦有效，但目前对单纯控制房扑的心室率仍首选洋地黄类制剂。

2. 心房颤动 ①病因治疗：积极原发病治疗。②持续时间短、发作频率低、自觉症状不明显的阵发性心房颤动：无需特殊治疗。③发作时间长、发作频率高、发作时症状明显的阵发性心房颤动：可给予洋地黄、维拉帕米、普罗帕酮、胺碘酮等药物治疗。④持续性心房颤动：可使用洋地黄类药物控制心室率。⑤有复律适应证的心房颤动：可采用奎尼丁或胺碘酮行药物复律或同步直流电复律术，后者仍为最有效的复律手段。

3. 心室扑动与颤动 应争分夺秒进行抢救，尽快恢复有效心脏收缩，包括胸外心脏按压，人工呼吸，即刻锁骨下静脉注入利多卡因（100mg）或阿托品、肾上腺素等复苏药物。如心电图示颤动波高而大、频率快，应毫不犹豫地立即采用直流电除颤术复律。

六、房室传导阻滞

房室传导阻滞是指冲动从心房传入心室过程中受到不同程度的阻滞，阻滞部位可在心房、房室交界区、房室束、双束支等。发生在心房与心室之间的阻滞称房室传导阻滞。依据阻滞的程度可分为三度，一度、二度又称为不完全性房室传导阻滞，三度则为完全性房室传导阻滞。

【病因】

正常人在迷走神经张力增高时可出现不完全性的房室传导阻滞，但临床上最常见的病因为器质性心脏病，如冠心病（心肌梗死）、心肌炎（病毒性或风湿性）、心内膜炎、心肌病、先天性心脏病、高血压病等，亦可见于药物中毒（洋地黄）、电解质紊乱、甲状腺功能低下等。

【诊断】

1. 临床特点 一度房室传导阻滞除可有原发病症状外，无其他症状。二度房室传导阻滞可分为Ⅰ型与Ⅱ型。Ⅰ型又称文氏现象，可有心悸与心搏脱漏感，听诊第一心音强度可随心率间期改变而改变。Ⅱ型又称莫氏现象，可有乏力、头晕、心悸、胸闷等症状，该型易发展成完全性房室传导阻滞。三度房室传导阻滞其临床症状取决于心室率的快慢，如因心室率过慢导致脑缺血，发生意识丧失甚至抽搐，称为阿－斯（Adams－Strokes）综合征。另外，亦可因组织器官灌注不足而出现疲乏、晕厥、心绞痛、心力衰竭等症状。

2. 心电图特点

（1）一度房室传导阻滞 每个P波后均有QRS波群出现，PR间期在成人超过0.20秒，老年人超过0.21秒（图2-14）。

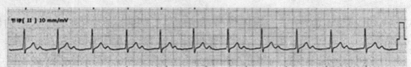

图2-14 一度房室传导阻滞

（2）二度房室传导阻滞

Ⅰ型：①PR间期逐渐延长，直至一个P波不能下传心室形成QRS波群脱漏，脱漏后的第一个PR间期缩短，如此周而复始；②PR间期净增量以第一个为最大，以后逐渐减少；③相邻RR间期逐渐缩短；④心室脱漏造成的长RR间距小于两个PP间距之和，小于部分恰好等于PR间期增量之和；⑤传导比例多为3:2或5:4（图2-15）。

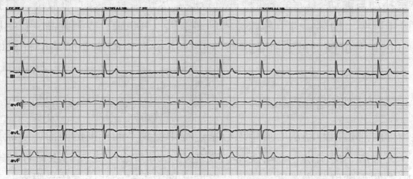

图2-15 二度Ⅰ型房室传导阻滞

Ⅱ型：①PR间期固定不变（可正常或延长）；②数个P波之后有一个QRS波群脱漏，形成2:1、3:1、3:2、4:3、5:4等不同比例之房室传导阻滞（图2-16）。

（3）三度房室传导阻滞 ①P波与QRS波群各按各自的规律独立出现，形成完全性房室分离，心房率大于心室率；②QRS波群的形态和时限取决于阻滞的部位，如果

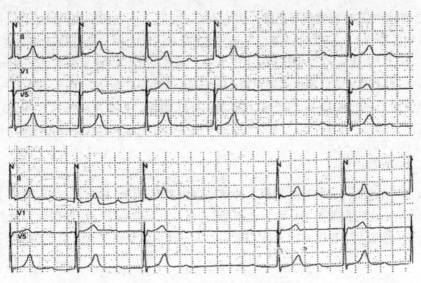

图 2 – 16   二度 II 型房室传导阻滞

阻滞发生在房室结，心室起搏点来自希氏束分叉以上，则 QRS 波群形态正常，心室率 40 次/分（图 2 – 17），如阻滞部位在希氏束以下时，心室起搏点来自心室其他组织，则 QRS 波群宽大畸形，心室率在 40 次/分以下（图 2 – 18）。

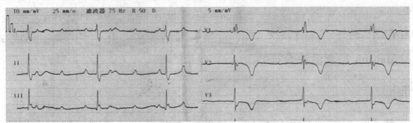

图 2 – 17   三度房室传导阻滞（交界性逸搏心律）

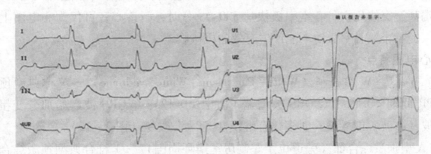

图 2 – 18   三度房室传导阻滞（室性逸搏心律）

【治疗】

1. 一度或二度 I 型房室传导阻滞　主要是病因治疗，无明显心室率减慢且无临床症状，针对传导阻滞无需特殊治疗。

2. 二度Ⅱ型或三度房室传导阻滞 因心室率减慢且多明显影响血流动力性，故在积极治疗原发病的基础上，应及时提高心室率以改善症状，防止阿-斯综合征的发生。①阿托品：0.5~2mg，静脉注入，适用于阻滞位于房室结者。②异丙肾上腺素：5~10mg，舌下含服，每4~6小时一次。病情重者可以14μg/min速度静脉滴注，维持心率60~70次/分为宜，但慎用于心肌梗死时。③心脏起搏器：症状明显、心室率缓慢（<40次/分），特别是曾有阿-斯综合征发作者，应首选或及早选用临时性或永久性心脏起搏器治疗。

七、预激综合征

预激是一种房室传导的异常现象，冲动经附加通道下传，提早兴奋心室的一部分或全部，引起部分心室肌提前激动，称为"预激"，合并室上性心动过速发作称为预激综合征。预激综合征大多数发生在没有器质性心脏病的人，其主要危害是常可引发房室折返性心动过速。

【病因】

预激综合征的病因是正常房室传导系统以外的先天性房室附加通道（简称旁路）存在。大多无器质性心脏病，也见于某些先天性心脏病和后天性心脏病，如三尖瓣下移、肥厚梗阻型心肌病等。附加通道主要有3条：① Kent 束，即房室旁路，形成 Kent 预激综合征（W-P-W 综合征）；②James 束，即房-结、房-束旁路，形成 James 预激综合征（L-G-L 综合征）；③ Mahaim 束，即结-室、束-室旁路，形成 Mahaim 预激综合征（Mahaim 型预激综合征）。

【诊断】

1. 临床特点 单纯预激并无症状。并发室上性心动过速与一般室上性心动过速表现相似。并发房扑或房颤，心室率多在200次/分左右，除心悸等不适外尚可发生休克、心力衰竭甚至突然死亡。心室率极快达300次/分时，听诊心音可仅为心电图上心室率的一半，提示半数心室激动不能产生有效的机械收缩。

2. 心电图特点

（1）W-P-W 综合征（Wolff-Parkinson-White syndrome） 又称典型预激综合征。①PR 间期 <0.12s；②QRS 波增宽，时限 ≥0.12s；③QRS 波起始部分变粗钝，称为预激波（Δ波）或 δ 波；④多数有继发性 ST-T 改变（图2-19）。

1）A 型预激综合征（旁道位于左侧房室瓣环周围） ①符合典型预激综合征的特点；②预激波和 QRS 波群的主波在 V_1 导联向上（图2-20）。

2）B 型预激综合征（其旁道位于右侧房室瓣环的周围） ①符合典型预激综合征的特点；②预激波和 QRS 波群的主波 V_1 导联向下，V_5 导联向上（图2-21）。

（2）L-G-L 综合征（Lown-Ganong-Levine syndrome） 又称短 PR 综合征。①PR 间期 <0.12s；②QRS 波形及时限均正常；③QRS 波起始部无预激波。

（3）Mahaim 预激综合征 ①PR 间期正常或延长；②QRS 波起始部有预激波；③

QRS 波时间延长；④可伴有继发性 ST – T 改变。

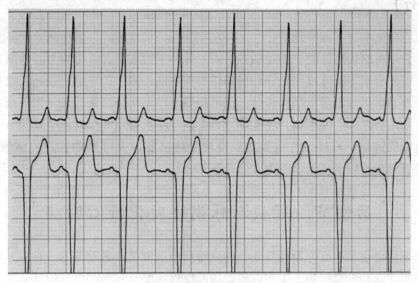

图 2 – 19 典型预激综合征

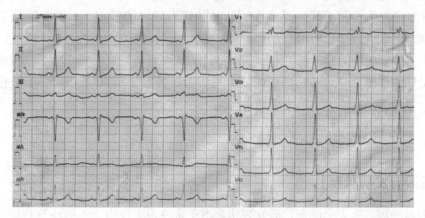

图 2 – 20 A 型预激综合征

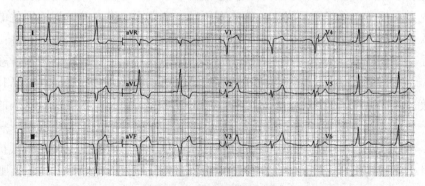

图 2 – 21 B 型预激综合征

【治疗】

预激综合征本身不需特殊治疗。①并发室上性心动过速时，治疗同一般室上性心动过速。②并发房颤或房扑时，使用利多卡因、普鲁卡因胺、普罗帕酮与胺碘酮减慢旁路的传导，可使心室率减慢或使房颤和房扑转复为窦性心律。但洋地黄加速旁路传导，维拉帕米和普萘洛尔减慢房室结内传导，都可能使心室率明显增快，甚至发展成室颤，因而均不宜使用。③如心室率快且伴循环障碍者，宜尽快采用同步直流电复律。④如室上性心动过速或房颤、房扑发作频繁，宜应用上述抗心律失常药物长期口服预防发作。⑤经皮导管射频消融术可治愈绝大多数预激综合征。

第四节　冠状动脉粥样硬化性心脏病

动脉粥样硬化是一组称为动脉硬化的血管病中最常见、最重要的一种。其病变特征是血中脂质在动脉内膜沉积，引起内膜灶性纤维性增厚及其深部成分的坏死、崩解，形成粥样物，并使动脉壁变硬。临床上主要表现为有关器官受累后出现的征象。冠状动脉粥样硬化性心脏病（冠心病）是指在冠状动脉粥样硬化的基础上，因管腔狭窄或阻塞导致心肌缺血缺氧或坏死而引起的心脏病，它和冠状动脉功能性改变（痉挛）所引起的心肌损害一起统称冠状动脉性心脏病，亦称为缺血性心脏病。冠状动脉粥样硬化性心脏病是动脉粥样硬化导致器官病变的最常见类型，多发生在40岁以后，少数也可见于青少年，男性多于女性，以脑力劳动者居多。

一、概述

【病因与发病机制】

本病的病因尚未完全确定，研究表明，由于多种因素作用于不同环节共同导致动脉粥样硬化，这些因素称为危险因素，主要包括：①年龄：常在40岁以后发生；②性别：男性多见，女性常在绝经期后发生；③高血压：高血压病患者动脉粥样硬化的发生率为正常人的3~4倍，60%~70%冠状动脉粥样硬化伴高血压病；④血脂异常：脂质代谢异常是动脉粥样硬化最重要的危险因素，其中关系最密切的血脂异常为高总胆固醇（TC）、高甘油三酯（TG）、高低密度脂蛋白（LDL）、高极低密度脂蛋白（VLDL）及低高密度脂蛋白（HDL），载脂蛋白A降低，载脂蛋白B上升；⑤吸烟：本病的发病率和死亡率吸烟者比不吸烟者高2~6倍，并与每日吸烟数量呈正相关；⑥糖尿病和糖耐量异常：糖尿病患者本病发病率比无糖尿病者高2倍，近年研究发现胰岛素抵抗与动脉粥样硬化的发生密切相关。除上述主要的危险因素外，次要的危险因素还包括肥胖（体重超过正常的20%）、体力活动较少、遗传、西方饮食方式、A型性格及精神因素等。

本病的发生机制亦未完全确定，近年来多数学者支持"内皮损伤反应学说"。该学说认为各种危险因素最终都损伤动脉内膜，而粥样硬化病变的形成是动脉对内膜损伤做出的炎症-纤维增生性反应的结果。冠状动脉粥样硬化时心肌缺血缺氧的原因主要为：①冠状动脉供血不足，主要病变为冠状动脉粥样硬化斑块引起的管腔狭窄（＞50%），也包括继发的复合性病变及冠状动脉痉挛等；②心肌耗氧量剧增时冠状动脉供血不能相应增加，主要有各种原因导致的心肌负荷增加，如血压骤升、体力劳累、情绪激动、心动过速及心肌肥大等。因此世界卫生组织（WHO）将缺血性心脏病定义为由于冠状动脉循环改变引起冠状动脉血流与心肌需求之间不平衡而导致的心肌损害。

【病理】

冠状动脉粥样硬化的主要病理变化是动脉壁的脂质沉积、纤维增生、粥样斑块形成，由此造成冠状动脉管壁变硬、管腔狭窄。在此基础上，病变部位粥样斑块出现溃疡、出血、坏死、附壁血栓形成等，可造成冠状动脉阻塞，引起心肌急性缺血缺氧，甚至心肌梗死。

【临床分型】

依据冠状动脉病变的范围、部位、严重程度及心肌缺血状况，可将冠心病分为以下几型：

1. 无症状性心肌缺血（隐匿型） 临床无症状，但心电图有心脏缺血性改变，心肌无明显组织形态改变。

2. 心绞痛 有发作性胸骨后疼痛，为一过性心肌供血不足引起，心肌可无组织形态改变或伴有纤维化改变。

3. 心肌梗死 由于冠状动脉闭塞以致心肌急性缺血坏死，症状严重，常伴有心功能不全、心律失常、心源性休克和猝死等严重并发症。

4. 缺血性心肌病 可出现心脏增大、心律失常和心力衰竭，临床表现与扩张型心肌病类似，为长期心肌缺血导致心肌纤维化所致。

5. 猝死 因原发性心脏骤停而突然死亡，多为心脏局部发生电生理紊乱引起严重室性心律失常所致。

近年趋向于根据发病特点及治疗原则不同分为两大类：①慢性冠脉病（CAD），也称慢性心肌缺血综合征（CIS），包括稳定型心绞痛、缺血性心肌病和隐匿性冠心病等；②急性冠状动脉综合征（ACS），包括不稳定型心绞痛（UA）、非 ST 段抬高型心肌梗死（NSTEMI）和 ST 段抬高型心肌梗死（STEMI），也可将冠心病猝死包括在内。

临床上以心绞痛和心肌梗死较为常见与重要。

【治疗】

1. 一般治疗 适当休息，戒烟限酒。低热量、低脂、低盐饮食，特别注意减少动物性脂肪和胆固醇（动物内脏、猪油、蟹黄、鱼子、奶油及其制品、椰子油、可可油等）的摄入，食用油可选用花生油、大豆油、菜子油等，提倡进食植物性蛋白（如豆类及其制品）和蔬菜、水果，进食不应过饱，避免暴饮暴食。适量运动，控制体重。避免精神刺激，通过多种方式缓解和释放压力，调整心态，保持平和、乐观情绪。

2. 药物治疗

（1）降低血脂　①他汀类调脂药：通过竞争性抑制内源性胆固醇合成限速酶（HMG－CoA）还原酶减少胆固醇的生成，降低血液胆固醇浓度。可选用：辛伐他汀20~40mg，口服，每晚1次；阿托伐他汀10~80mg，口服，每晚1次；瑞舒伐他汀5~10mg，口服，每晚1次。②贝特类调脂药：通过促进极低密度脂蛋白（VLDL）和甘油三酯（TG）的分解，主要降低血液甘油三酯的浓度。可选用：非诺贝特0.1g，口服，每日3次，或微粒型0.2g，口服，每日1次；苯扎贝特0.2g，口服，每日1次，或缓释型0.2g，口服，每晚1次。

（2）抗凝药　①阿司匹林100mg，口服，每日1次。②氯吡格雷75mg，口服，每日1次。③依诺肝素20~40mg，皮下注射，每日1次；或替地肝素，2500U，皮下注射，每日1次。

3. 介入疗法和外科手术

（1）介入疗法　冠心病的介入治疗较多使用的方法是经皮腔内冠状动脉成形术（PTCA）：经皮穿刺股动脉，将球囊导管逆行送入冠状动脉的狭窄部位，加压充盈球囊以扩张病变处，使血管内径增大，从而改善心肌血供，缓解症状，并减少心肌梗死发生。目前临床上PTCA已成功地部分替代了冠状动脉搭桥手术，成为当今冠心病治疗的主要手段之一。近几年，冠心病介入治疗又发展了冠状动脉内激光成形术、冠状动脉内旋切或旋磨术、冠状动脉内超声波成形术和冠状动脉内支架安置术等方法，使本病的疗效有进一步提高。若施行介入治疗不成功，则需做主动脉－冠状动脉旁路移植手术。

（2）外科手术　手术方法主要为冠状动脉旁路移植术（或称搭桥手术）。手术指征：①左冠状动脉主干病变；②稳定型心绞痛对内科治疗反应不佳，影响工作和生活；③恶化型心绞痛；④变异型心绞痛冠状动脉有固定狭窄者；⑤急性冠状动脉功能不全；⑥梗死后心绞痛。此外，病人冠状动脉狭窄的程度应在管腔阻塞70%以上、狭窄段的远端管腔要畅通、心室功能需良好才适合本手术。

二、心绞痛

心绞痛是在冠状动脉粥样硬化的基础上，冠状动脉暂时性供血不足，心肌急剧缺血与缺氧引起的发作性胸痛或胸部不适。

【发病机制】

在冠状动脉粥样硬化的基础上，情绪激动或运动造成心脏负荷加重、冠状动脉痉挛等造成血液供应减少，部分心肌缺血缺氧。

缺血缺氧造成心肌内代谢不全的酸性物质或多肽类物质堆积，刺激心内交感神经末梢产生神经冲动，信号经脊神经（胸髓1~5）和相应脊髓阶段传入大脑感觉中枢而产生痛觉，并可引起相应脊髓节段脊神经分布区皮肤区域的压榨感或紧缩感。

【临床表现】

1. 症状 发作性胸痛是心绞痛的主要临床表现，大部分为典型心绞痛，少数为不典型心绞痛。

（1）典型心绞痛的特点

1）诱因：多因体力活动、情绪激动而诱发，也可因饱餐、寒冷、吸烟等而诱发。

2）部位与放射：疼痛部位位于胸骨后方和心前区，并向左肩、左上肢内侧、小指及无名指放射。

3）性质：疼痛的性质为压迫感、紧缩感、压榨感、堵塞感，甚至可有恐惧感和濒死感，疼痛出现后常逐渐加重，被迫停止原有动作，直至症状缓解。

4）持续时间：3~5 分钟，一般不超过 30 分钟。

5）缓解因素：休息或含服硝酸甘油后迅速缓解。

（2）不典型心绞痛的特点 主要是上述 5 个特点中的一个或几个特点不典型，如诱因不典型（休息时或夜间发作）、部位与放射不典型（疼痛位于剑突下、背部等，放射到咽喉部、颈部）、性质不典型（烧灼感、胸闷）、持续时间不典型（超过 30 分钟）、缓解因素不典型（休息或给予硝酸甘油后不缓解）。

2. 体征 心绞痛发作时，可出现表情焦虑、面色苍白、面部或全身冷汗、心率增快、血压升高、心前区闻及一过性收缩期杂音、心尖部闻及第四心音等体征。

【辅助检查】

1. 心电图检查

（1）静息心电图 约半数正常，亦可出现非特异性 ST－T 改变，即 ST 段压低及 T 波倒置（图 2－22）。极少数可有陈旧性心肌梗死遗留的异常 Q 波，也可出现各种心律失常的改变。

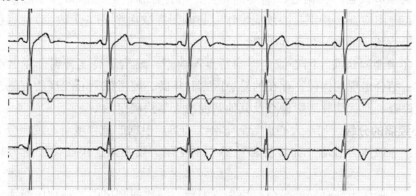

图 2－22 心绞痛静息心电图的 ST－T 改变

（2）心绞痛发作时心电图 可出现一时性心肌缺血性的 ST 段压低，T 波平坦或倒置，发作过后数分钟内逐渐恢复。变异型心绞痛发作时可出现 ST 段抬高。

（3）运动负荷心电图及 24 小时动态心电图 可明显提高缺血性心电图的检出率，

目前已将其作为常用的心电图检查。

2. 冠状动脉造影检查 冠状动脉造影检查为有创性检查手段，为冠心病诊断的"金标准"。通过造影检查可发现冠状动脉病变的部位并估计其程度，对选择治疗方案及预后判断极为重要。冠状动脉狭窄根据管腔直径变窄百分率分级：① Ⅰ级：25% ~ 49%；② Ⅱ级：50% ~ 74%；③ Ⅲ级：75% ~ 99%（严重狭窄）；④ Ⅳ级：100%（完全闭塞）。冠状动脉管腔直径变窄70% ~ 75%以上就会严重影响心肌的血液供应。

3. 其他检查

（1）**实验室检查** 血糖、血脂可帮助了解冠心病危险因素；胸痛明显者需查血清心肌损伤标记物（心肌肌钙蛋白Ⅰ或Ⅰ、肌酸激酶及同工酶等）以与心肌梗死等相鉴别；血常规检查可帮助了解有无贫血；必要时行甲状腺功能检查。

（2）**放射性核素检查** 利用放射性铊或锝显像显示灌注缺损，提示心肌血流供血不足或消失区域，对心肌缺血诊断极有价值。如同时兼做运动负荷试验，则能大大提高诊断的阳性率。

（3）**多层螺旋CT冠状动脉成像（CTA）** 进行冠状动脉成像二维或三维重建，用于判断冠脉管腔狭窄程度和管壁钙化情况，对判断管壁内斑块分布范围和性质也有一定意义。冠状动脉成像有较高阴性预测价值，如未见狭窄征象，一般可不必进行有创检查，但其对狭窄程度的判定有一定限度，尤其是钙化存在时可显著影响判断力。

（4）**超声心动图** 超声心动图可探测到坏死区域或缺血区心室壁的运动异常，有助于鉴别非冠状动脉狭窄所导致的心绞痛病变，如主动脉瓣狭窄、梗阻性肥厚型心肌病等，并可测定左室功能，有助于判定预后。

【诊断】

1. 诊断要点

（1）**典型心绞痛** 根据心绞痛疼痛特点，结合存在的易患因素和年龄，可做出初步诊断，心电图检查（特别是心绞痛发作时心电图有缺血型ST－T改变）、冠状动脉造影检查（发现狭窄部位）可确定诊断。

（2）**不典型心绞痛** 因心绞痛疼痛特点不典型，要给予高度警惕。在出现不典型心绞痛时，结合出现的体征、存在的易患因素和年龄，要考虑到心绞痛的可能，通过进行心电图检查、冠状动脉造影检查及其他辅助检查尽快确定诊断。

2. 心绞痛的分级 加拿大心血管病学会（CCS）根据严重程度将心绞痛分为四级。

Ⅰ级：一般体力活动（如步行和登梯）不受限，仅在强、快或持续用力时发生心绞痛。

Ⅱ级：一般体力活动轻度受限，快步、饭后、寒冷或刮风中、精神应激或醒后数小时内发生心绞痛。

Ⅲ级：一般体力明显受限，一般情况下平地步行200米或登楼一层时发生心绞痛。

Ⅳ级：轻微活动或静息状态下即可发生心绞痛。

3. 心绞痛的分型 心绞痛分为三大类型，即劳力性心绞痛、自发性心绞痛和混合性心绞痛。

（1）**劳力性心绞痛** 心绞痛发作由体力劳累、情绪激动或其他引起心肌耗氧增加的情况诱发，含服硝酸甘油易缓解。根据其临床表现又分为：

1）稳定型劳力性心绞痛：劳力性心绞痛病史长于1个月，病情稳定不变。

2）初发型劳力性心绞痛：近1个月新发的劳力性心绞痛，或已数月不发生心绞痛，现再次发生时间未到1个月也属于本型。

3）恶化型劳力性心绞痛：劳力性心绞痛在同样活动量时，胸痛发作的频度、严重程度及持续时间突然加重。

（2）**自发性心绞痛** 心绞痛发作与劳累或情绪激动无关，疼痛程度重，持续时限较长，不易为硝酸甘油所缓解。包括以下几型：

1）卧位型心绞痛：多在休息时或熟睡时发作。这种类型的心绞痛可以发展为心肌梗死或猝死。

2）变异型心绞痛：易在休息时发作，但发作时描记心电图，可以见到有的导联ST段抬高。

3）中间综合征：心绞痛在休息或睡眠时发生，历时较长，达30分钟甚至1小时以上。部分经过适当的治疗或病情自然演变，又回到心绞痛的稳定状态，治疗不及时或由于病情的演变，也可以发展为急性心肌梗死。

4）梗死后心绞痛：指急性心肌梗死后1个月内又出现的心绞痛。

（3）**混合性心绞痛** 指心绞痛的发作既可以在劳累时发生也可以在休息时发生。

在临床上，将稳定型劳力性心绞痛称为稳定型心绞痛，初发型劳力性心绞痛和恶化型劳力性心痛以及自发性心绞痛的各种类型都统称为不稳定型心绞痛。不稳定心绞痛为动脉粥样斑块不稳定、破裂、出血、血栓形成、冠脉痉挛、血液流变学异常等因素导致的急性冠脉综合征，其临床表现有以下特点之一：①原为稳定型心绞痛，在1个月内疼痛发作的频率增加、程度加重、时限延长、诱发因素变化，硝酸类药物难以缓解；②1个月之内新发生的心绞痛，较轻的负荷即可诱发；③休息或轻微活动即可诱发，发作时ST段抬高。心绞痛发作部位、性质及发作时心电图特点与稳定型心绞痛相似，但发作的诱因常在休息或轻微体力活动时发生，1个月内新发的或明显恶化的劳力性心绞痛也属于不稳定心绞痛。其危险分层见表2-10。

表2-10 不稳定型心绞痛的临床危险分层

	心绞痛类型	发作时ST段下降幅度（mm）	持续时间（min）	TnI或TnT
低危组	初发型、恶化型劳力性，无静息时发作	≤1	<20	正常
中危组	A：1个月内出现的静息心绞痛，但48小时内无发作者	>1	<20	正常或轻度升高
	B：梗死后心绞痛			
高危组	A：48小时内反复发作心绞痛	>1	>20	升高
	B：梗死后心绞痛			

【鉴别诊断】

1. 急性心肌梗死 心肌梗死的胸痛更剧烈，持续时间多超过半小时，甚至可长达数小时，可伴有心律失常、心力衰竭和（或）休克，含服硝酸甘油不能缓解，心电图常有动态演变，心肌坏死标记物增高。

2. X 综合征 本病为小冠状动脉舒缩功能障碍所致，以反复发作劳累性心绞痛为主要表现，疼痛亦可在休息时发生。发作时或负荷后心电图可示心肌缺血、核素心肌灌注可示缺损、超声心动图可示节段性室壁运动异常。但本病多见于女性，冠心病的易患因素不明显，疼痛症状不甚典型，冠状动脉造影阴性，左心室无肥厚表现，麦角新碱试验阴性。治疗反应不稳定而预后良好，与冠心病心绞痛不同。

3. 肋间神经痛和肋软骨炎 前者疼痛常累及 1~2 个肋间，但并不一定局限在前胸，为刺痛或灼痛，多为持续性而非发作性，咳嗽、用力呼吸和身体转动可使疼痛加剧，沿神经走行处有压痛，手臂上举活动时局部有牵拉疼痛，与心绞痛不同。后者可见肋软骨隆起并有压痛。

4. 心脏神经症 胸痛持续时间多短暂（几秒钟），为刺痛，部位在左胸乳房下心尖部附近，或经常变动，有深吸一大口气或做叹息性呼吸动作。胸痛多在疲劳之后出现，而不在疲劳的当时，做轻度活动反觉舒适，有时可耐受较重的体力活动而不发生胸痛或胸闷。含用硝酸甘油无效或在十多分钟后才"见效"，常伴有心悸、疲乏、头痛、头晕、注意力不集中、失眠等神经症表现。

【治疗】

心绞痛的治疗原则是减低心肌耗氧量，增加心肌血液供应，防止血小板凝集，促使冠状动脉侧支循环形成，同时积极防治动脉粥样硬化。

1. 发作时治疗

（1）休息 心绞痛发作时应立刻休息，一般在停止活动后症状即可消失。对初发、过度紧张或休息不佳者可用镇静剂，有条件时可吸氧。

（2）药物治疗 硝酸酯类药物为最有效的抗心绞痛药物，通过松弛血管平滑肌使全身小静脉及小动脉扩张，减轻心脏的前、后负荷，使心肌耗氧量显著减少，心绞痛症状得到迅速缓解。

1）硝酸甘油：为治疗心绞痛急性发作的首选药物，一般给药后 1~3 分钟内可使疼痛缓解，维持约 30 分钟。0.3~0.6mg，舌下含服，无效时可每隔 3 分钟重复 1 次，如连续 3 次无效则不宜继续使用。可有头痛、面部皮肤潮红、眼内压升高等不良反应，大剂量可出现直立性低血压及晕厥，应酌情减量。

2）硝酸异山梨酯（消心痛）：其作用机制与硝酸甘油相似，但作用较弱，起效较慢，作用维持时间较长。5~10mg，舌下含服，5~10 分钟起作用，维持 2~3 小时。

2. 缓解期治疗

（1）一般治疗 见本节概述治疗。

（2）药物治疗

1）硝酸酯制剂：①硝酸异山梨酯 5～20mg，口服，每日 3 次，给药后半小时起作用，维持 3～5 小时；缓释制剂 20mg，口服，每日 2 次，维持 12 小时。②单硝酸异山梨酯 20～40mg，口服，每日 2 次，维持 12 小时。效果优于同剂量硝酸异山梨酯缓释制剂。③长效硝酸甘油制剂：硝酸甘油缓释胶囊 2.5mg，口服，早晚各 1 次，维持 8～12 小时；2% 硝酸甘油软膏或硝酸甘油经皮贴剂（含 5～10mg）涂或贴在胸前或上臂皮肤，贴用后需保持 24 小时以上，以取得持续的硝酸甘油浓度。适用于预防夜间心绞痛发作。

2）β 受体拮抗剂：β 受体拮抗剂通过降低心肌耗氧量和改善心肌缺血缓解心绞痛发作，特别适用于发作时有心率增快、血压升高和伴有交感神经功能亢进者。停用 β 受体拮抗剂时应逐渐减量，如突然停用可导致心绞痛加剧或诱发心肌梗死。对心功能不全、支气管哮喘及心动过速者不宜使用。可选用：①阿替洛尔 12.5～25mg，口服，每日 1 次；②美托洛尔 25～50mg，口服，每日 1 次；③卡维地洛 25mg，口服，每日 2 次。药物要从小剂量开始，可逐步增加剂量。

3）钙通道阻滞剂：通过阻止钙离子进入细胞内，抑制心肌及血管平滑肌收缩，减少心肌氧耗，解除冠状动脉痉挛，降低动脉压，改善心内膜下心肌的血供。还具有降低血液黏稠度、抗血小板聚集、改善心肌的微循环的作用。可选用：①地尔硫䓬 30～60mg，口服，每日 3 次。②维拉帕米 40～80mg，口服，每日 3 次。本药特别适用于自发性心绞痛（如变异型心绞痛）的治疗，停药时，宜逐渐减量，以免发生冠状动脉痉挛。

4）降脂药：见本节概述治疗。

5）抗凝药：见本节概述治疗。

3. 介入疗法和外科手术　见本节概述治疗。

【预防】

不稳定心绞痛的急性期一般在 2 个月左右，在此期间发生急性心肌梗死或死亡的风险最高。因此出院后要坚持长期用药，包括应用双联抗血小板药物至少 12 个月，其他药物有 β 受体拮抗剂、他汀类药物和 ACEI/ARB。二级预防（ABCDE 方案）：①抗血小板及抗心绞痛治疗 + ACEI 制剂；②β 受体拮抗剂 + 控制血压；③控制血脂 + 戒烟；④控制饮食 + 糖尿病治疗；⑤健康教育 + 运动锻炼。

三、心肌梗死

急性心肌梗死（AMI）是在冠状动脉粥样硬化的基础上，冠状动脉供血突然减少或中断，心肌急剧缺血缺氧引起的心肌坏死。临床上主要表现为胸骨后剧烈疼痛、血清心肌坏死标记物增高以及特异性的心电图进行性改变等，可发生心律失常、心力衰竭和心源性休克等严重表现。

【发病机制】

在冠状动脉粥样硬化的基础上，狭窄部血管斑块增大、破裂出血、血栓形成或出现血管持续痉挛，使管腔完全闭塞，心肌严重而持久地缺血达 20~30 分钟以上，即可发生心肌梗死。管腔狭窄超过管腔横截面积的 75% 以上时，易发生心肌梗死。

【病理】

根据梗死的范围和深度可将心肌梗死分为透壁性（有 Q 波）梗死和心内膜下梗死（无 Q 波）。梗死累及心室壁 2/3 以上或全层为透壁性梗死，临床上最常见；梗死累及心室壁的内层（心室壁 1/3 以下）为心内膜下梗死。目前强调以 ST 段是否抬高进行分类，ST 段抬高性心肌梗死大多数进展为有 Q 波心肌梗死，非 ST 段抬高性心肌梗死表现为 ST 段下移及（或）T 波倒置等，如处置不当也可进展为 ST 段抬高性心肌梗死或透壁性心肌梗死。透壁性心肌梗死还可并发乳头肌功能失调、心脏破裂、室壁瘤、急性心包炎等病理改变。冠状动脉突然闭塞后 1~2 小时绝大部分心肌出现坏死（为凝固性坏死），心肌间质充血、水肿、炎细胞浸润。继之，心肌纤维溶解，形成肌溶灶。坏死的心肌组织 1~2 周后开始吸收，并逐渐纤维化，6~8 周形成瘢痕愈合，称为陈旧性或愈合性心肌梗死。

心肌梗死发生后，常伴有不同程度的左心功能不全和血流动力学改变，主要包括心脏收缩力减弱、心排血量下降、动脉血压下降、心率减慢或增快等，外周血管阻力有不同程度的增加，动脉血氧含量降低，导致心律失常、心力衰竭和心源性休克的发生。

【临床表现】

急性心肌梗死的临床表现与心肌梗死面积的大小、部位、侧支循环形成情况等密切相关。

1. 症状

（1）先兆症状　心肌梗死多突然发病。起病前数日至数周可有乏力、胸部不适、心悸气急、心绞痛等先兆症状，其中最突出的为既往无心绞痛者新出现心绞痛，原有的稳定型心绞痛变为不稳定型，且发作频繁，程度较重，时间较长，硝酸甘油疗效较差，心电图呈现明显缺血性改变。及时处理先兆症状，可部分避免心肌梗死发生。

（2）症状

1）疼痛：为最早最突出的症状。其性质和部位与典型心绞痛相似，但程度更剧烈，常呈难以忍受的压榨、窒息性闷痛，伴有大汗、烦躁不安、恐惧及濒死感，持续时间长达 1~2 小时以上，服硝酸甘油无效。疼痛可向上腹部、下颌、颈部或背部放射，因而易被误诊。少数心肌梗死（特别是老年人）可无疼痛。

2）全身症状：发热（一般 38℃ 左右）、心慌、恶心、呕吐和上腹胀痛等。

2. 体征

（1）血压降低　除心肌梗死早期血压可增高外，绝大多数血压降低。

（2）心脏体征　心脏浊音界可正常或轻至中度增大，心率可增快也可减慢，心律不齐（心律失常），心尖部第一心音减弱，可闻及第四心音，可闻及心包摩擦音（反应性纤维性心包炎所致，起病 2~3 天出现）。

3. 严重表现

（1）心律失常 主要为严重室性心律失常与房室传导阻滞。频发的或成对出现的室性早搏、短阵的室性心动过速、多源性早搏或室性早搏 R on T 现象常为心室颤动的先兆。下壁梗死易发生三度房室传导阻滞。严重室性心律失常多发生在起病 1 周内，尤以 24 小时内最多见。

（2）心力衰竭 主要为急性左心功能不全，可在起病最初几天内发生，亦可在梗死演变期出现。其发生率为 32%～48%。表现为呼吸困难、紫绀、烦躁等，严重时出现肺水肿。心力衰竭的原因为梗死后心肌收缩力显著减弱或不协调所致。根据有无心力衰竭及其相应的血流动力学改变严重程度，急心肌梗死引起的心力衰竭按 Killip 分级法分为：Ⅰ级：尚无明显心力衰竭；Ⅱ级：有左心衰竭，肺部湿啰音 <50% 肺野；Ⅲ级：有急性肺水肿，全肺大小干湿啰音；Ⅳ级：有心源性休克等不同程度或阶段的血流动力学变化。

（3）心源性休克 主要因心肌广泛坏死后心排血量急剧下降所致，多在起病后数小时或数日内发生，发生率约为 20%，表现为皮肤苍白、四肢湿冷、血压下降、脉压减小、紫绀、少尿或无尿，严重时可出现昏迷。

4. 并发症

（1）乳头肌功能失调或断裂 发生率可高达 50%，二尖瓣乳头肌因缺血、坏死等使收缩功能发生障碍，造成不同程度的二尖瓣脱垂并关闭不全。心尖区出现收缩中晚期喀喇音和吹风样收缩期杂音，第一心音不减弱或增强，可突然出现心功能不全、急性肺水肿或心源性休克等临床表现，严重者可在数日内死亡。

（2）心脏破裂 少见，常在起病 1 周内出现，多为左室游离壁破裂，由于心包积血引起急性心包压塞而导致猝死。部分为心室间隔破裂造成穿孔，在胸骨左缘第 3～4 肋间出现响亮的收缩期杂音，常伴震颤，可因心力衰竭和休克在数日内死亡。心脏破裂也可为亚急性，可存活数月。

（3）栓塞 发生率 1%～6%，发生在起病后 1～2 周，若为左心室附壁血栓脱落所致，可引起脑、肾、脾或四肢等动脉栓塞；若由下肢静脉血栓形成部分脱落所致，则产生肺动脉栓塞。

（4）心壁瘤 发生率 5%～20%，主要发生在左心室。体格检查可见左侧心界扩大，心脏搏动较广泛，可闻及收缩期杂音。心电图 ST 段持续抬高。超声心动图、放射性核素心脏血池显像以及左心室造影可见局部心缘突出，有反常搏动。室壁瘤可导致心功能不全、栓塞和室性心律失常。

（5）心肌梗死后综合征 发生率约 10%，于心肌梗死后数周至数月内出现，目前认为是机体对坏死物质产生的过敏反应所致，可反复发生。可有心包炎、胸膜炎或肺炎，表现为发热、胸痛、啰音、心包摩擦音、胸膜摩擦音等。

【辅助检查】

1. 心电图检查 怀疑急性心肌梗死首选心电图检查。透壁性心肌梗死的心电图常有典型的改变及演变过程。急性期心电图特征性改变为：①ST 段呈弓背向上明显抬高，在面向坏死区周围心肌损伤区的导联出现；②深而宽的异常 Q 波（病理性 Q 波），在面向透壁心肌坏死区的导联出现；③T 波倒置，在面向损伤区周围心肌缺血区的导联上出现（图 2 - 23）。其心电图演变过程为抬高的 ST 段在数日至 2 周内逐渐回到基线水平；T 波倒置加深，此后逐渐变浅、平坦，部分可恢复直立；梗死 Q 波可永久存在。一少部分出现非 ST 段抬高心肌梗死心电图，无病理性 Q 波，仅有低电压和 ST 段抬高，或仅有 T 波倒置，临床上要注意分辨。ST 抬高性心肌梗死的定位和范围可根据出现特征性改变的导联来判断，见表 2 - 11。

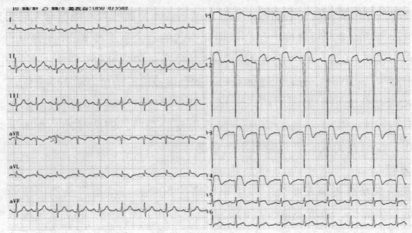

图 2 - 23　急性心肌梗死（广泛前壁）

表 2 - 11　心肌梗死的心电图定位诊断

	V_1	V_2	V_3	V_4	V_5	V_6	V_7	V_8	V_9	I	II	III	aVL	aVF
前间壁	+	+	+											
前壁			+	+	±									
前侧壁				±	+	+								
高侧壁										+			+	
广泛前壁	+	+	+	+	+	+				±			±	
下壁											+	+		+
后壁							+	+	+					

注："＋"表示该导联出现坏死型图形，"±"表示该导联可能出现坏死型图形

2. 实验室检查

（1）心肌坏死标记物

1）心肌蛋白检测：心肌结构蛋白含量增高是诊断心肌梗死的敏感指标。①肌红蛋白起病后 2 小时内升高，12 小时达高峰，24 ~ 28 小时内恢复正常。②肌钙蛋白 I（cTnI）或肌钙蛋白 T（cTnT），起病 3 ~ 4 小时后升高，cTnI 于 11 ~ 24 小时达高峰，7 ~ 10 天降至正常，cTnT 于 24 ~ 48 小时达高峰，10 ~ 14 天降至正常。

2）心肌酶检测：①肌酸激酶同工酶 CK - MB 升高：可在起病后 4 小时以内升高，16 ~ 24 小时达高峰，3 ~ 4 天恢复正常，其增高的程度能准确地反映心肌梗死的范围。其高峰出现时间是否提前有助于判断溶栓治疗成功与否。②其他：肌酸激酶（CK）、天门冬酸氨基转移酶（AST）、乳酸脱氢酶（LDH）等特异性及敏感性不如前述心肌坏死标记物，但仍有一定参考价值。三者在心肌梗死起病后 6~10 小时升高，按顺序分别于 12 小时、24 小时和 2~3 天达到高峰，又分别在 3~4 天、3~6 天和 1~2 周内恢复正常。

（2）其他实验室检查　心肌梗死时，可出现中性粒细胞增多、红细胞沉降率增快和 C 反应蛋白增高等，但无特异性。

3. 其他辅助检查　放射性核素检查、超声心动图检查等可了解心室各壁的运动情况，评估左心室梗死面积，测量左心功能，为临床治疗及判断预后提供重要依据。另外，对诊断室壁瘤、乳头肌功能失调、心包积液及室间隔穿孔等并发症有重要价值。

【诊断】

1. 诊断要点　急性心肌梗死诊断要点是：①典型临床表现，特别是胸痛的特点；②特征性心电图改变，ST 段呈弓背向上明显抬高、深而宽的异常 Q 波、T 波倒置及演变过程；③心肌坏死标记物的出现，特别是肌钙蛋白和 CK – MB 升高。

临床上，凡年龄在 40 岁以上，发生原因不明的胸痛、胸闷伴恶心、呕吐、出汗、心功能不全、心律失常或原有高血压突然显著下降者，都应怀疑有心肌梗死的可能，应立即进行心电图检查、心肌坏死标记物检查等，尽快明确诊断。

2. 定位诊断　在做出急性心肌梗死诊断的同时，要结合心电图检查做出定位诊断，参考表 2 – 11。

【鉴别诊断】

1. 心绞痛　心绞痛与急性心肌梗死的鉴别要点见表 2 – 12。

表 2 – 12　心绞痛与心肌梗死的鉴别要点

	心绞痛	急性心肌梗死
胸痛特点		
部位	胸骨上、中段之后	同心绞痛，但可在较低位置或上腹部
性质	压榨性或窒息性	与心绞痛相似，但更剧烈
诱因	劳力、激动、受寒、饱食等	不常有
时限	短，1~5 分钟，或 30 分钟以内	长，数小时或 1~2 天
发作频率	频繁	不频繁
硝酸甘油疗效	显著缓解	作用较差
血压	高或无显著改变	常降低
心包摩擦音	无	可有
发热	无	常有
血清心肌坏死标记物	无	有
心电图变化	无变化或暂时性 ST 段、T 波变化	有特征性和动态性变化

2. 主动脉夹层 胸痛一开始即达高峰，且多放射至背部、腹部、腰部和下肢。疼痛持续不缓解，虽可有"休克"症状，但病程中常出现高血压。主动脉夹层可产生动脉压迫症，两侧上肢的血压和脉搏常不一致（此为重要体征），少数可出现主动脉瓣关闭不全的体征。无心肌梗死心电图的特征性改变及心肌坏死标记物出现，X 线检查、超声心动图检查及胸主动脉 CTA 或 MRA 检查有助于诊断。

3. 急性肺动脉栓塞 急性肺动脉大块栓塞常可引起胸痛、呼吸困难、休克等表现。其特点是：①常有急性肺源性心脏病改变，如右心室增大、肺动脉瓣听诊区第二心音亢进和右心衰竭体征；②心电图显示电轴右偏、肺性 P 波、右室扩大及典型肺动脉栓塞图形（Ⅰ 导联 S 波加深，Ⅲ 导联 Q 波显著且 T 波倒置）等改变；③血清乳酸脱氢酶增高，其他各项心肌酶学及血清心肌坏死标记物均在正常范围；④常有低氧血症，肺动脉 CTA 可检出肺动脉大分支血管的栓塞。

4. 急腹症 急腹症是指以急性腹痛为突出表现的腹部疾病的总称，具有起病急、变化快、病情重、死亡率高等特点，常见疾病有急性阑尾炎、急性腹膜炎、急性胆囊炎、胆石症、急性坏死性胰腺炎、溃疡病合并穿孔等。常有上腹疼痛及休克的表现，可与放射至上腹部的梗死性疼痛相混淆，但急腹症多有腹部压痛、反跳痛、腹肌紧张等典型体征，心电图检查正常，无心肌坏死标记物出现。

5. 急性心包炎 急性心包炎，特别是急性非特异性心包炎，亦可有严重胸痛及 ST 段抬高，但病前或病初常有上呼吸道感染，伴发热、血白细胞增加，且疼痛于咳嗽及深吸气时加重，听诊可听到心包摩擦音，心电图改变为普遍导联 ST 段弓背向下抬高，无心肌梗死心电图的演变过程，血清心肌坏死标记物不升高。

【治疗】

急性心肌梗死强调尽早发现、加强院前急救处理并住院治疗。治疗原则是：①保护和维持心脏功能；②尽快恢复心肌的血液灌注，挽救濒死的心肌，避免梗死扩大，缩小心肌缺血范围；③及时处理严重心律失常、泵衰竭和各种并发症，防止猝死。

1. 前驱症状处理与院前急救

（1）前驱症状处理 对于有前驱症状者（如稳定性心绞痛变为不稳定性心绞痛）要及时发现，立即收入院，并按治疗急性心肌梗死的措施进行处理，可使部分病人避免心肌梗死的发生或减小梗死范围。

（2）院前急救 急性心肌梗死发病后 1~2 小时内容易发生严重的心律失常甚至导致死亡，要给予及时而恰当的处理，以降低病死率。急救措施包括：①止痛：可肌注哌替啶 50mg 或罂粟碱 30mg，疼痛剧烈时可用吗啡 3~5mg 稀释后静脉注射。②抗心律失常：如心率 <50 次/分，可静脉注射阿托品 0.5mg；如有快速心律失常（室性期前收缩或室性心动过速）可静脉滴注利多卡因 50~100mg，必要时 5~10 分钟后再给 1 次。③人工呼吸和心脏按压：出现心搏骤停，应立即进行有效的胸外按压心脏及人工呼吸。④吸氧，建立和保持静脉给药通道。进行上述处理后，如条件允许，可待病情稳定后再护送入院治疗。

2. 住院治疗

（1）一般治疗和监护 对明确或怀疑急性心肌梗死诊断的病人应立即收入心脏病监护病房。

1）休息：保持环境安静，卧床休息。急性期 12 小时卧床休息，若无并发症，24 小时内鼓励患者在床上做四肢活动。若无低血压，第 3 天就可在病房内走动，梗死后第 4~5 天，逐步增加活动。病重者卧床时间宜适当延长。

2）饮食：进食不宜过饱，可少量多餐，要保持大便通畅，排便时避免用力，如便秘可给缓泻剂。

3）吸氧：间断或持续鼻导管或面罩吸氧。

4）监测：在心脏病监护室进行心电图、血压和呼吸监测，必要时还需监测肺毛细血管楔嵌压和中心静脉压。密切观察心律、心率、血压和心功能的变化。

5）其他：减少刺激，解除焦虑情绪，必要时给予镇静剂。建立静脉通路，保持给药途径畅通。

（2）解除疼痛 ①哌替啶 50~100mg，肌肉注射，或吗啡 5~10mg，皮下注射，必要时 1~2 小时后可再给予一次，以后每 4~6 小时可重复应用；②罂粟碱 30~60mg，口服或肌肉注射（适用于疼痛较轻者）；③硝酸甘油 0.5mg 或硝酸异山梨酯 5~10mg 舌下含服或静脉注射；③β 受体拮抗剂能减少心肌氧耗，改善缺血，缩小梗死面积，减少复发性心肌缺血、再梗死、室颤及其他恶性心律失常的发生，应在发病 24 小时内尽早常规应用。

（3）控制严重心律失常

1）室性期前收缩或室性心动过速：利多卡因 50~100mg 静脉注射，每 5~10 分重复一次，至期前收缩消失或总量已达 300mg，继以 1~3mg/min 的速度静脉滴注维持。如室性心律失常反复发作可用胺碘酮治疗。

2）持续多形性室速或心室颤动：立即采用非同步直流电除颤，室性心动过速药物疗效不满意时也应及早用同步直流电复律。

3）室上性快速心律失常：选用维拉帕米、地尔硫䓬、美托洛尔、洋地黄制剂或胺碘酮等药物治疗，如上述药物不能控制时，可考虑同步直流电复律。

4）缓慢性心律失常：阿托品 0.5~1mg，肌肉或静脉注射。

5）二度Ⅱ型或三度房室传导阻滞：用人工心脏起搏器作临时的经静脉心内膜右心室起搏治疗。

（4）控制低血压和休克

1）补充血容量：估计有血容量不足或中心静脉压和肺楔嵌压低者，用低分子右旋糖酐或 5%~10% 葡萄糖注射液静脉滴注。右心室梗死时的低血压状态可通过扩容得以纠正。

2）应用升压药：补充血容量后血压仍不升，而肺楔嵌压和心排出量正常时，提示周围血管张力不足，5% 葡萄糖注射液 100mL 中加入多巴胺 20~40mg、间羟胺 10~40mg 静脉滴注。亦可选用多巴酚丁胺，起始量为 3~10μg/（kg·min），静脉滴注。

3）应用血管扩张剂：经上述处理血压仍不升，肺楔嵌压增高而心排血量低，提示周围血管显著收缩，病人四肢厥冷并有紫绀，可试用硝普钠和硝酸甘油等血管扩张剂。硝普钠 15μg/min 开始，每 5 分钟逐渐增至中心静脉压下降（15～18mmHg）；硝酸甘油 10～208μg/min 开始，每 5～10 分增加 5～10μg/min，直至左室充盈压下降。

4）其他：治疗休克的其他措施包括纠正酸中毒、避免脑缺血、保护肾功能，必要时应用糖皮质激素和洋地黄制剂等。

（5）控制心力衰竭　急性左心衰竭，以应用吗啡（或哌替啶）和利尿药为主，亦可选用血管扩张剂减轻左心室后负荷，或用多巴酚丁胺静脉滴注，亦可用短效 ACEI（从小剂量开始）等治疗。由于洋地黄类药物可能引起室性心律失常，梗死 24 小时内宜尽量避免使用。

（6）再灌注心肌治疗　起病 3～6 小时内（最多不超过 12 小时）要及时应用心肌再灌注疗法。早期开通梗死相关的冠状动脉，可使心肌及时得到再灌注，能挽救濒临坏死的心肌，缩小坏死范围，有效保护左室功能，降低死亡率，改善远期预后。

1）溶栓治疗：一般在到达医院后 30 分钟内开始进行。

适应证：①两个或两个以上相邻导联 ST 段抬高（胸导联 ≥0.2mV，肢导联 ≥0.1mV），或病史提示急性心梗伴左束支传导阻滞，起病时间短于 12 小时，年龄不超过 75 岁；②ST 段显著抬高，年龄虽超过 75 岁，但一般情况好且无溶栓禁忌证者；③发病时间已达 12～24 小时，但仍有进行性缺血性胸痛、广泛 ST 段持续抬高者。

禁忌证：①既往发生过出血性卒中，6 个月内发生过缺血性脑卒中或脑血管事件；②中枢神经系统受损、颅内肿瘤或血管畸形；③近期（2～4 周）有活动性内脏出血；④疑有或确诊有主动脉夹层动脉瘤；⑤入院时有严重未控制的高血压（＞180/110mmHg）；⑥目前正在使用治疗剂量的抗凝药或已知有出血倾向；⑦近期（2～4 周）有创伤史，包括头部外伤、创伤性心肺复苏或较长时间（＞10 分钟）的心肺复苏；⑧妊娠或近期（＜3 周）外科大手术；⑨近期（＜2 周）曾有在不能压迫止血的大血管行穿刺术。

常用溶栓药物：①链激酶（SK），常用剂量为 150 万 U，30～40 分钟内静脉滴注，有链激酶过敏者禁用；②尿激酶（UK），常用剂量为 150 万 U，30 分钟内静脉滴注；③重组组织型纤溶酶原激活剂（t-PA），总剂量 100mg，首次 10～15mg 静脉推注，余量在 3 小时（3 小时给药法）或 90 分钟（90 分钟给药法）内静脉滴注。

溶栓再通的判断标准：根据冠状动脉造影结果可直接判断，原来闭塞的血管恢复前向血流达 TIMI Ⅱ～Ⅲ级者表明血管再通。其他的判断标准有：①胸痛 2 小时内迅速缓解或消失；②2 小时内抬高的 ST 段迅速回降超过 50%；③血清 CK-MB 峰值提前至发病后 14 小时以内；④2 小时内出现再灌注心律失常（短暂的加速性室性自主节律、房室或束支传导阻滞突然消失，下壁心梗出现一过性窦性心动过缓、窦房传导阻滞或低血压状态）等。

2）介入疗法：溶栓治疗虽然有效，但其开通率最高只达 80%，达到正常血流者仅为 55%，而且溶栓治疗后的残余狭窄问题未能解决，因此溶栓成功后的缺血复发率和再闭塞率较高。具备实施介入治疗条件的医院，可视情况在 90 分钟内开始对急性心肌梗死患者实施介入治疗。其主要方法有经皮冠状动脉腔内成形术（PTCA）、冠状动脉内支架植入术、补救性介入治疗和溶栓治疗再通者的介入治疗等。

直接 PTCA 能达到 95% 以上的开通率，恢复正常血流者高达 90%，是最常用的经皮冠状动脉介入治疗（PIC）方法。其在早期开通血管的同时也直接解决了残余狭窄，明显降低了缺血再发和再梗死率，无论即刻疗效还是远期预后的改善都明显优于溶栓治疗。

(7) 其他治疗

1) 极化液疗法：氯化钾 1.5g、胰岛素 10U 加入 10% 葡萄糖注射液 500mL 中，静脉滴注，每日 1~2 次，7~14 天为一疗程。可促进心肌摄取和代谢葡萄糖，使钾离子进入细胞内，恢复细胞膜的极化状态，以利心脏的正常收缩，减少心律失常，并促使心电图上抬高的 ST 段回到等位线上。

2) 抗血小板治疗：各种类型的急性冠脉综合征均需要联合应用包括阿司匹林和 ADP 受体拮抗剂在内的口服抗血小板药物，负荷剂量后给予维持剂量。静脉应用 GP Ⅱ b/Ⅲ a 受体拮抗剂主要用于接收直接 PCI 患者术中。

3) 抗凝治疗：肝素在急性心肌梗死中临床应用视下列情况而定：①辅助溶栓治疗，肝素 70IU/kg，静脉推注，然后以 15IU/（kg·h）速度静脉滴注维持，每 4~6 小时测定 ATPP，使 ATPP 为对照组的 1.5~2 倍，一般在 48~72 小时后改为皮下注射 7500 IU，每 12 小时一次，连续 2~3 天；② 未行溶栓治疗，目前临床较多应用低分子肝素皮下注射。

4) 血管紧张素转换酶抑制剂（ACEI）或血管紧张素受体拮抗剂（ARB）　ACEI 有助于改善恢复期心肌重构，减少急性心肌梗死的病死率和充血性心力衰竭的发生。除非有禁忌证，否则应全部应用。通常在初期 24 小时内开始给药，一般从小剂量口服开始，在 24~48 小时逐渐增加到目标剂量。不能耐受 ACEI 者可给予 ARB，不推荐常规联合应用 ACEI 和 ARB。

5) β 受体拮抗剂：β 受体拮抗剂可减少猝死和再梗死发生率。对于急性心肌梗死，只要无禁忌证，β 受体阻断药应用越早越好。早期应用的禁忌证为明显低血压、心动过缓、泵衰竭和支气管痉挛。

6) 钙通道阻滞剂：地尔硫䓬可能减少心肌梗死后缺血事件复发、再梗死和降低死亡率，但对有心功能不全的心肌梗死者可能有害。

7) 调脂治疗：他汀类调脂药物的使用见本节概述。

(8) 右室心肌梗死的处理　右室心肌梗死临床少见，治疗措施与左室梗死略有不同。右室心肌梗死引起右心衰竭伴低血压而无左心衰竭表现时，宜扩张血容量，在血流动力学检测下，静脉输液，直到低血压得到纠正或 PCWP 达 15~18mmHg。如输液 1~2L 低血压仍未能纠正可用正性肌力药，以多巴酚丁胺为优。不宜用利尿剂。严重房室传导阻滞可予以临时起搏。

心肌梗死病情稳定后可考虑出院。出院前要做运动负荷心电图、放射核素和（或）超声波检查，对显示心肌缺血或心功能较差者宜行冠状动脉造影检查，考虑进一步处理

（介入治疗等）。提倡心肌梗死恢复后进行康复治疗，逐步进行适当的体育锻炼，有利于体力和工作能力的增进。经 2～4 个月的体力锻炼后，可酌情恢复部分或较轻工作，亦可恢复全天工作，但应避免过重体力劳动或精神过度紧张。

【预后与预防】

心肌梗死的预后与梗死范围的大小、侧支循环形成的情况以及治疗是否及时有关。急性期住院病死率过去一般为 30% 左右，采用监护治疗后降至 15% 左右，采用溶栓等疗法后进一步下降至 8% 以下，住院 90 分钟内施行介入治疗后进一步降至 4% 左右。死亡多发生在 1 周（尤其在数小时）内，死因主要为严重心律失常、心源性休克和急性左心衰竭。

在正常人群中预防动脉粥样硬化和冠心病属一级预防。已有冠心病心绞痛及心肌梗死病史者应进行二级预防（见不稳定心绞痛的 ABCDE 方案），以预防再次心肌梗死和其他心血管事件的发生。普及有关心绞痛及心肌梗死的知识，可使患者和家属及早意识到本病从而能及早治疗。

四、冠状动脉疾病的其他表现形式

（一）X 综合征

X 综合征通常指具有心绞痛或类似于心绞痛的症状，运动平板试验出现 ST 段下移而冠状动脉造影无异常表现的一组临床综合征。血管内超声波及多普勒血流测定显示可有冠状动脉内膜增厚、早期动脉粥样硬化斑块形成及冠状动脉血流储备降低。

本病以绝经期前女性多见。心电图可正常或有非特异性 ST-T 改变，近 20% 可有运动平板试验阳性。治疗上以应用 β 受体拮抗剂及钙通道阻滞剂为主，也可试用硝酸酯类药物改善症状。

（二）心肌桥

冠状动脉通常走行于心外膜下的结缔组织中，如果一段冠状动脉走行于心肌内，这束心肌纤维被称为心肌桥，走行于心肌桥下的冠状动脉被称为壁冠状动脉。由于壁冠状动脉在每一个心动周期的收缩期被挤压而导致远端心肌缺血，临床上可表现类似心绞痛症状，严重时可出现心律失常、心肌梗死或猝死。

本病无特异性治疗，β 受体拮抗剂及钙通道阻滞剂等降低心肌收缩力的药物可缓解症状。一旦诊断此病，除非绝对必要，应避免使用硝酸酯类药物及多巴胺等正性肌力药物。

第五节　心脏瓣膜病

心脏瓣膜病（valvular heart disease）是由于炎症、黏液样变性、退行性改变、先天性畸形、缺血性坏死、创伤等原因引起的单个或多个瓣膜结构（包括瓣叶、瓣环、腱索或乳头肌）的功能或结构异常，导致瓣口狭窄及（或）关闭不全。严重病变常引起心脏血流动力学改变，并出现一系列临床症候群。心室和主动脉、肺动脉根部严重扩张也可产生有关房室瓣和半月瓣的相对性关闭不全。病变最常累及二尖瓣，其次为主动脉瓣。病变可累及一个瓣膜，也可累及两个或两个以上瓣膜，后者称多瓣膜病。病变性质可为单纯狭窄、单纯关闭不全，也可狭窄与关闭不全并存。由风湿性炎症所致的瓣膜损害称为风湿性心脏瓣膜病（风心病），主要累及 40 岁以下人群，是我国最常见的心脏瓣膜病。

一、二尖瓣狭窄

【病因与发病机制】

1. 风湿热　二尖瓣狭窄的最常见病因为风湿热，多数可无急性风湿热病史，但多有反复链球菌感染引起的扁桃体炎或咽峡炎病史。风湿热是由 A 组 β 溶血性链球菌感染引起的一种反复发作的急性或慢性全身性结缔组织炎症，由于该细菌的荚膜、细胞壁、细胞膜等结构与人体关节、滑膜、心肌、心瓣膜、心肌肌膜、丘脑下核、尾状核之间有共同抗原，链球菌感染后体内产生的抗链球菌抗体与这些共同抗原形成免疫复合物，沉积于人体关节滑膜、心肌、心瓣膜等处，产生炎性病变。临床表现以心脏炎和关节炎为主，急性发作时通常以关节炎较为明显，急性发作后常留有轻重不等的心脏损害，尤以瓣膜病变最为显著，形成慢性风湿性心脏病或风湿性心脏瓣膜病。急性风湿热后，形成二尖瓣狭窄至少需要 2 年以上，多数无症状期可达 10 年以上。

2. 其他　先天性畸形、系统性红斑狼疮、老年性二尖瓣环或环下钙化、类癌瘤、病毒感染等亦可造成二尖瓣狭窄，但较少见。

【病理】

风湿热或其他原因导致二尖瓣不同部位的粘连融合，致使二尖瓣狭窄。二尖瓣狭窄依瓣膜病变可分为：①隔膜型：瓣叶间粘连，瓣膜轻至中度增厚，开放活动受限。②漏斗型：瓣叶明显增厚，失去活动性，瓣叶间严重粘连，瓣膜口缩小成鱼口状，腱索及乳头肌明显粘连缩短，常合并关闭不全。

二尖瓣狭窄时，舒张期左心房血流进入左心室受到障碍，左心房压力增高，出现左心房与左心室间的舒张期压力阶差，并引起左心房扩张和肥厚。随着左心房压力增高，可导致肺静脉和肺毛细血管压力升高、扩张和淤血，形成慢性肺阻性淤血。当肺循环的血容量长期超过其代偿量时，肺动脉压即逐渐上升，长期肺动脉高压可使肺小动脉反应性收缩，最终导致肺小动脉硬化，肺动脉压力升高，进而引起右心室肥厚和扩张。当右心室代偿功能失调时则可出现右心衰竭。

【临床表现】

1. 症状　一般在二尖瓣口面积 <1.5cm^2（中度狭窄）时开始有明显症状。

（1）呼吸困难　为最常见的早期症状。体力活动、精神紧张、发热、阵发性心房颤动、贫血和妊娠等使心排血量增加，肺淤血加重，故临床最先表现为劳力性呼吸困难或仅在上述情况时诱发呼吸困难。随着狭窄加重，出现休息时呼吸困难、端坐呼吸和阵发性夜间呼吸困难，甚至反复发生急性肺水肿。

（2）咯血　可表现为：①突然咯出较大量鲜血，通常见于严重二尖瓣狭窄。②伴阵发性夜间呼吸困难，咳嗽时出现血性痰或带血丝痰。③急性肺水肿时咳出大量粉红色泡沫样痰。④肺梗死时咯暗红色血液。

（3）咳嗽　多为干咳或咳泡沫样痰，并发感染时咳黏液样痰或脓痰。常在夜间睡眠或劳动后出现，可能与支气管黏膜淤血水肿或扩大的左心房压迫左主支气管有关。

（4）声嘶　为扩大的左心房和肺动脉压迫喉返神经所致，较少见。

2. 体征

（1）二尖瓣面容　口唇发绀，双颧暗红。常见于重度二尖瓣狭窄。

（2）心脏体征　①心尖区第一心音亢进，可闻及开瓣音（前叶钙化僵硬则第一心音减弱、开瓣音消失）。出现开瓣音表现二尖瓣前叶的弹性及活动良好，是实施二尖瓣分离术的适应证之一。②心尖区可闻及低调的隆隆样舒张中晚期杂音，常伴舒张期震颤，此为二尖瓣狭窄最重要体征（也有少数此杂音很轻或听不见，称为哑型二尖瓣狭窄，系因二尖瓣口极度狭窄所致）。③肺动脉瓣区第二心音亢进，有时可伴分裂，此为肺动脉高压所致。④胸骨左缘第 2 肋间可闻及舒张早期吹风样杂音（Graham Steell 杂音），见于肺动脉扩张时。⑤胸骨左缘第 4、5 肋间隙可闻及全收缩期吹风性杂音，于吸气时增强，见于右心室扩大伴三尖瓣关闭不全时。

3. 并发症

（1）心房颤动　房性期前收缩常为其前奏，开始为阵发性心房扑动和颤动，以后转为慢性心房颤动，导致呼吸困难的发生或加剧，甚至诱发急性肺水肿。故心房颤动的发生常是体力活动明显受限的开始。

（2）急性肺水肿　为重度二尖瓣狭窄的严重并发症。突然出现重度呼吸困难和紫绀，不能平卧，咳粉红色泡沫样痰，双肺布满哮鸣音和湿啰音。如不及时抢救往往导致死亡。

（3）血栓栓塞　心房颤动、左心房直径超过 55mm、栓塞史或心排血量明显降低为发生体循环栓塞的危险因素。体循环栓塞中最多见的是脑动脉栓塞，其余依次为周围和内脏（脾、肾和肠系膜）动脉栓塞。偶尔左心房的带蒂球状血栓或游离飘浮球状血栓可突然阻塞二尖瓣口导致猝死。心房颤动和右心衰竭时，可在右心房形成血栓引起肺栓塞。

（4）右室衰竭　为晚期常见并发症，临床表现为右心衰竭的症状和体征。

（5）肺部感染　较常见，长期肺淤血容易引起肺部感染，并进一步诱发和加重心力衰竭。

（6）感染性心内膜炎　较少见，特别在瓣叶明显钙化或并发心房颤动时更少发生。

【辅助检查】

1. X 线检查 典型的心影改变为"梨形心"，为左心房增大、肺动脉段突出及右室肥大造成。后前位胸片上左心缘变直，右心房边缘的后方有一密度增高影（双心房影）；左前斜位片左心房使左主支气管上抬；右前斜位可见增大的左心房压迫食管下段。其他征象有主动脉弓缩小、肺淤血、肺水肿。

2. 心电图检查 左心房扩大可见"二尖瓣型 P 波"（P 波时限超过 0.12 秒，伴切迹）。右心室肥大可见电轴右偏和右心室肥厚征象。晚期可见心房颤动征象。

3. 超声心动图 是明确和量化诊断二尖瓣狭窄的可靠方法。①M 型超声波检查示二尖瓣城墙样改变（EF 斜率降低、A 峰消失），后叶前向移动，瓣叶增厚。②二维超声波检查示舒张期前叶呈圆拱状，后叶活动度减小，交界处融合，瓣叶增厚，瓣口面积减小。③连续多普勒检查所测的二尖瓣血流速度可计算跨瓣压差和二尖瓣口面积。④超声心动图还提供房室大小、室壁厚度、室壁运动、心室功能、肺动脉压和其他瓣膜情况等信息。

一般认为，瓣口面积大于 $1.5cm^2$ 为轻度狭窄，瓣口面积在 $1.0 \sim 1.5cm^2$ 为中度狭窄，瓣口面积小于 $1.0cm^2$ 为重度狭窄。

4. 心导管检查 在考虑介入或手术治疗时，如临床表现与超声心动图所测二尖瓣口面积不一致，在同步测定肺毛细血管压和左心室压时，应用心导管检查可确定二尖瓣口面积和跨瓣压差。

【诊断】

心尖区闻及舒张期隆隆样杂音，X 线或心电图显示左心房增大，一般可确立二尖瓣狭窄诊断。超声心动图检查可进一步明确诊断。有风湿热病史有助于风湿性二尖瓣狭窄的诊断。

【鉴别诊断】

心尖部舒张期隆隆样杂音还可见于以下情况，应注意鉴别。

1. Austin – Flint 杂音 严重的主动脉瓣关闭不全时，心尖部可闻及舒张中晚期柔和的、低调的隆隆样杂音，系相对性二尖瓣狭窄所致。

2. 左心房黏液瘤 有下列特点：①心尖部舒张期隆隆样杂音随体位改变（出现系瘤体阻塞二尖瓣所致）；②超声心动图可见左心房团块状回声影；③可闻及肿瘤扑落音。

3. 二尖瓣口血流增加 严重二尖瓣反流、大量左向右分流的先天性心脏病（如室间隔缺损、动脉导管未闭）和高动力循环（如甲状腺功能亢进症、贫血）时，心尖区可有短促的舒张中期隆隆样杂音。

【治疗】

1. 一般治疗 注意休息，限盐饮食，避免重体力活动和可能诱发急性肺水肿的各种因素（如贫血、急性感染），定期（6～12 个月）复查。

2. 对症治疗

（1）大咯血　应采取坐位，使用镇静剂，静脉注射利尿药以降低肺静脉压。

（2）急性肺水肿　处理原则与急性左室衰竭所致的肺水肿相似。不同点为：①避免用扩张小动脉为主的扩血管药。②正性肌力药物对二尖瓣狭窄的肺水肿无益，但当心房颤动伴快速心室率时可静注毛花苷 C 以降低心室率。

（3）心房颤动　治疗原则为控制心室率，争取恢复窦性心律，预防血栓栓塞。

1）急性发作伴快速心室率：①血流动力学稳定者，首先静注毛花苷 C 以降低心室率，如无效可静脉注射 β 受体拮抗剂（普萘洛尔、艾司洛尔）、维拉帕米或地尔硫䓬。②心室率控制后未自动恢复窦性心律者，可行电复律术或用药物（普罗帕酮、索他洛尔、胺碘酮或奎尼丁）转复。③急性发作性肺水肿、休克、心绞痛或晕厥时，应立即电复律，如无效则静脉给药以减慢心室率。

2）慢性心房颤动：①如心房颤动病程 <1 年、左房直径 <60mm、无高度或完全性房室传导阻滞和病态窦房结综合征，可考虑行选择性电复律术或药物转复，以后用药物维持窦性心律，注意于复律前 3 周和转复后 4 周服用抗凝剂（华法林）预防因转复所致栓塞。②不宜复律、复律失败或转复后不能维持窦性心律而心室率快者，应每日服用地高辛 0.125～0.25mg，控制休息时心室率在 70 次/分左右，如疗效欠佳可加用地尔硫䓬、维拉帕米或阿替洛尔。③慢性心房颤动又无禁忌证者，应长期服用抗凝剂（华法林，一般每日 2.5～5mg）或抗血小板聚集药（阿司匹林，一般每日 100mg）预防血栓栓塞。

（4）右室衰竭　以限制钠盐摄入、应用利尿药和地高辛为主。

3. 抗凝治疗　除上述适应证外，有栓塞史或超声波检查见左心房血栓者，无论有无心房颤动，只要无禁忌证就应长期抗凝治疗。用药期间，注意监测凝血酶原时间。可选用：①华法林，治疗量每日 5～20mg，维持量每日 2.5～7.5mg；②尿激酶 50 万～150 万 U，溶于生理盐水 100mL 静脉滴注；③肝素首剂 5000U，加入生理盐水或葡萄糖注射液 100mL 静脉滴注，每隔 4～6 小时可重复一次，总量每日可达 25000U。

4. 介入治疗与手术治疗　解除二尖瓣狭窄为治疗本病的根本措施。当二尖瓣口有效面积小于 1.5cm² 并伴有症状，特别当症状呈进行性加重时，应用介入治疗与手术治疗扩大狭窄瓣口面积，缓解梗阻。如肺动脉高压明显，即使症状轻也应及早选用介入治疗或手术治疗。

（1）经皮球囊二尖瓣成形术　这是解除二尖瓣梗阻的首选方法。将球囊导管从周围静脉经过房间隔（穿刺）进入二尖瓣区，通过充液扩张球囊分离交界处的融合而扩大瓣口。适应证：前叶瓣体活动度好，无明显钙化，瓣下结构无明显增厚；经食管超声波检查未探及左心房血栓；如伴有二尖瓣关闭不全，仅限于轻度且无左心室增大者。年轻人瓣叶无明显增厚且活动度好者手术效果好。因其他疾病不宜手术、拒绝手术、妊娠伴严重呼吸困难和外科分离术后再狭窄者，高龄者亦可选用。

（2）直视分离术　适于瓣叶严重钙化、病变波及腱索和乳头肌、左心房内血栓及术后再狭窄者。在体外循环下，直视分离融合的交界处、腱索和乳头肌，去除瓣叶的钙化斑，清除左房内血栓。较闭式分离术解除瓣膜梗阻程度大，因而血流动力学改善较好。

（3）人工瓣膜置换术　适应证：①严重瓣叶和瓣下结构钙化、畸形，不宜做分离术者；②二尖瓣狭窄合并严重二尖瓣关闭不全者。严重肺动脉高压会增加手术危险性，但并非手术禁忌证，术后症状多有缓解。人工瓣膜置换术手术死亡率和术后并发症较分离术高，但术后存活者心功能恢复较好。

【预防】

主要是预防风湿热，防止风湿活动。苄星青霉素 G120 万 U，每 4 周肌注一次，长期甚至终身应用。

二、二尖瓣关闭不全

【病因与发病机制】

1. 慢性二尖瓣关闭不全　①风湿热：是我国最常见病因，常伴二尖瓣狭窄和（或）主动脉瓣损害。②二尖瓣脱垂：为原发性黏液变性或先天性结缔组织发育不全造成，是西方国家常见病因。③冠心病：由于左心室乳头肌或其基底的左心室心肌慢性缺血或梗死后纤维化致使乳头肌功能失常所致。④腱索断裂：多数原因不明（特发性），偶可继发于二尖瓣脱垂。⑤二尖瓣环和环下部钙化：为退行性改变，多见于老年女性。⑥感染性心内膜炎：赘生物破坏瓣叶边缘、瓣叶穿孔或炎症愈合后瓣叶挛缩畸形。⑦左心室显著扩大：瓣环扩张和乳头肌侧移引起继发性二尖瓣轻至中度关闭不全。⑧其他少见原因：先天性畸形、系统性红斑狼疮、类风湿关节炎、肥厚型梗阻性心肌病和左心房黏液瘤等。

2. 急性二尖瓣关闭不全　①心肌梗死致乳头肌急性缺血、梗死或破裂。②感染性心内膜炎损害瓣叶或致腱索断裂。③创伤使二尖瓣叶破损。

【病理】

风湿性二尖瓣关闭不全的主要病理改变为瓣叶增厚、乳头肌和腱索缩短以及彼此粘连，瓣叶不能正常关闭。由于左心室收缩时二尖瓣不能完全关闭，部分血液反流到左心房，左心房除接受肺静脉来的血液外还接受由左心室反流的血液，因而左心房的充盈度和压力均增加，而左心室的排血量却降低。在舒张期，由左心房流入左心室的血量较正常增多，导致左心房和左心室扩张与肥厚，甚至引起左心衰竭。左心衰竭可致肺淤血和肺动脉压增高，最后引起右心室肥大和右心衰竭。

【临床表现】

1. 症状

（1）慢性二尖瓣关闭不全　轻度二尖瓣关闭不全可终身无症状，而风心病从首次风湿热后无症状期也远较二尖瓣狭窄者长，常超过 20 年，一旦出现明显症状时，多已有不可逆的心功能损害。严重反流以心排血量减少所致软弱乏力为首发突出表现，严重二尖瓣关闭不全晚期可出现左室衰竭，表现为呼吸困难等肺淤血的症状。

（2）急性二尖瓣关闭不全　轻度二尖瓣反流仅有轻微劳力性呼吸困难。严重反流（如乳头肌破裂）很快出现急性左心衰竭，甚至发生急性肺水肿或心源性休克。

2. 体征　心尖搏动因左心室增大向左下移位，心尖搏动增强（心力衰竭后减弱），可呈抬举样。心尖区可听到响亮、粗糙、3/6 级以上的全收缩期吹风样杂音，向左腋下及肩胛下区传导，呼气时稍增强，该杂音是二尖瓣关闭不全的特征性体征。第一心音常减弱，肺动脉瓣区第二心音常亢进和分裂。严重反流时，舒张期左心房流入左心室血增多，常产生第三心音。二尖瓣脱垂者有收缩中期高调的喀喇音。冠心病乳头肌功能失常导致收缩早、中、晚或全收缩期杂音。腱索断裂伴连枷样瓣叶时，杂音似海鸥鸣或呈乐性。二尖瓣反流严重者，心尖区可闻及紧随第三心音后的短促舒张期隆隆样杂音。

3. 并发症　常见的并发症有心房颤动、感染性心内膜炎、体循环栓塞、心力衰竭等。

【辅助检查】

1. X 线检查　急性二尖瓣关闭不全心影可正常，或左心房轻度增大伴明显肺淤血，甚至出现肺水肿征。慢性重度反流常见左心房和左心室增大，左心室衰竭时可见肺淤血和间质性肺水肿征。二尖瓣环钙化时可见左侧位或右前斜位致密而粗的 C 形阴影。

2. 心电图　急性二尖瓣关闭不全心电图多正常，慢性者早期可无变化，病变严重时可出现左心室肥大，晚期可伴心肌劳损。

3. 超声心动图　M 型和二维超声心动图不能确定二尖瓣关闭不全。脉冲多普勒和彩色多普勒血流显像可于左心房内探及收缩期高速射流，诊断二尖瓣关闭不全的敏感性几乎可达 100%，且可半定量反流程度。二维超声波检查可显示二尖瓣瓣尖对合不良及病变形态特征，有助于明确病因。

【诊断】

心尖区闻及Ⅲ级以上全收缩期杂音，伴有左心房、左心室增大征象，即可确立二尖瓣关闭不全的诊断。根据风湿热病史等确定慢性二尖瓣关闭不全的病因，根据突然发生的呼吸困难、心尖区出现收缩期杂音、X 线心影不大而肺淤血明显等确定急性二尖瓣关闭不全的诊断，并积极寻找病因。

【鉴别诊断】

1. 三尖瓣关闭不全　胸骨左缘第 4、5 肋间可闻及全收缩期杂音，可向心尖传导，但不向左腋下传导，可伴收缩期颈静脉搏动和肝搏动。

2. 室间隔缺损　胸骨左缘第 3、4 肋间可闻及全收缩期杂音，伴收缩期震颤。彩色多普勒血流显像可发现血流通过室间隔缺损处。

3. 其他　主动脉瓣狭窄、肺动脉瓣狭窄和肥厚型梗阻性心肌病亦可在胸骨左缘闻及收缩期杂音，其鉴别有赖于超声心动图检查。

【治疗】

1. 慢性二尖瓣关闭不全

（1）一般治疗　基本同二尖瓣狭窄。

（2）对症治疗　基本同二尖瓣狭窄。

（3）手术治疗　是恢复瓣膜关闭完整性的根本措施，但应在发生不可逆的左心室功能不全之前施行，否则手术预后不佳。常用手术方法有两种：

人工瓣膜置换术：为主要手术方法。目前趋向于较早期考虑手术，严重左心室功能不全或左心室重度扩张已不宜换瓣。

二尖瓣整复术：适应证为非风湿性、非感染性和非缺血性所致者，如二尖瓣脱垂、腱索断裂和瓣环扩张等。较早和较晚期二尖瓣关闭不全均可考虑手术。

2. 急性二尖瓣关闭不全

（1）内科治疗　一般为术前过渡措施，应尽可能在床旁球囊漂浮导管血流动力学监测下进行。静脉滴注硝普钠扩张小静脉和小动脉以降低心脏前、后负荷，使左心室充盈压降低、肺淤血减轻、前向排血量增加和反流量减少。其他血管扩张药和正性肌力药可酌情使用。静注利尿药可降低前负荷，纠正心力衰竭。部分经药物治疗后症状能完全控制，进入慢性代偿期。

（2）手术治疗　为治疗二尖瓣关闭不全的根本措施，可视病因、病变性质、反流程度和对药物治疗的反应，采取紧急、择期或选择性手术（人工瓣膜置换术或整复术）。

【预防】

主要是预防风湿热，防止风湿活动。苄星青霉素 G 120 万 U，每 4 周肌注 1 次，长期甚至终生应用。

三、主动脉瓣狭窄

【病因与发病机制】

1. 风湿热　临床很少见到单纯的风湿性主动脉瓣狭窄，多合并主动脉瓣关闭不全和二尖瓣损害。

2. 先天性畸形　如先天性二叶瓣钙化性主动脉瓣狭窄和先天性主动脉瓣狭窄等。

3. 退行性老年钙化性主动脉瓣狭窄　为 65 岁以上老年人单纯性主动脉瓣狭窄常见原因，常伴二尖瓣环钙化。

4. 其他　大的赘生物阻塞瓣口（如真菌性感染性心内膜炎和系统性红斑狼疮）、类风湿关节炎伴瓣叶结节样增厚等。

【病理】

反复发作的风湿性瓣膜炎症使主动脉瓣叶交界处粘连和融合，瓣膜钙化增厚，形成主动脉瓣狭窄。

主动脉瓣狭窄使左心室射血阻力增大（即后负荷增加），导致左心室肥厚，心肌耗氧量增大，左心室每搏量减少，主动脉瓣冠状动脉供血不足。

【临床表现】

1. 症状 轻度狭窄可无症状。中、重度狭窄常见主动脉瓣狭窄的三联征，即呼吸困难、心绞痛和晕厥。

（1）**呼吸困难** 劳力性呼吸困难为晚期肺淤血引起的常见首发症状，随病情发展可发生端坐呼吸、阵发性夜间呼吸困难和急性肺水肿。

（2）**心绞痛** 常为运动诱发，休息后则缓解。多因冠状动脉血流减少、心肌缺血所致，极少由瓣膜的钙质栓塞冠状动脉引起。部分合并冠心病，可进一步加重心绞痛。

（3）**晕厥** 常发生于直立、运动中或运动后，少数在休息时发生，多由于脑缺血引起。晕厥的原因为运动时周围血管扩张、心肌缺血加重、突然的体循环静脉回流减少以及心律失常（心室颤动、心房颤动或房室传导阻滞）导致心排血量骤减，引起脑供血不足。

2. 体征 颈动脉搏动显著。心尖搏动向左下移位，心尖搏动增强，可呈抬举样。心浊音界向左下扩大。主动脉瓣区第二心音减弱，可在呼气末闻及第二心音逆分裂，心尖区闻及明显的第四心音。胸骨右缘第 2 肋间闻及 3/6 级以上收缩期粗糙的喷射性杂音，呈递增递减型，向颈部传导，这是主动脉瓣狭窄特征性体征。

3. 并发症

（1）**心律失常** 可发生心房颤动、房室传导阻滞、室性心律失常等。

（2）**心脏性猝死** 一般发生于以前曾有症状者，无症状者发生猝死很少见。

（3）**其他** 左心衰竭、感染性心内膜炎、体循环栓塞等。

【辅助检查】

1. X 线检查 心影正常或左室轻度增大，呈靴形心影，升主动脉根部常见狭窄后扩张，在侧位透视下可见主动脉瓣钙化。晚期可有肺淤血征。

2. 心电图 左心室肥大并劳损，左心房亦可增大，部分可有电轴左偏及室内传导阻滞。

3. 超声心动图 此项检查为定性和定量诊断主动脉瓣狭窄的重要方法。二维超声心动图探测主动脉瓣异常较为敏感，有助于确定瓣膜狭窄情况和病因；经食管超声波检查较经胸超声波检查更为准确且可测量瓣口面积；连续多普勒测定通过主动脉瓣的最大血流速度，可计算出平均和峰值跨瓣压差以及瓣口面积。

一般认为，瓣口面积 >1.0 cm^2 为轻度狭窄，0.75 ~ 1.0 cm^2 为中度狭窄，<0.75 cm^2

为重度狭窄（以压差判断，平均压差 >50mmHg 为重度狭窄）。

【诊断】

胸骨右缘第 2 肋间闻及 3/6 级以上收缩期粗糙的喷射性杂音，呈递增递减型，向颈部传导，可初步诊断为主动脉瓣狭窄，超声心动图检查可确诊。有风湿热病史有助于风湿性主动脉瓣狭窄的诊断。

【鉴别诊断】

1. 肥厚型梗阻性心肌病　胸骨左缘第 4 肋间可闻及中期或晚期喷射性收缩期杂音，但不向颈部传导。超声心动图检查显示左心室不对称肥厚，室间隔肥厚明显，与左心室后壁之比≥1.3。

2. 其他　先天性主动脉瓣上狭窄、先天性主动脉瓣下狭窄均可在胸骨右缘第 2 肋间附近闻及喷射性收缩期杂音，鉴别有赖于超声心动图检查。

【治疗】

1. 一般治疗　基本同二尖瓣狭窄。

2. 对症治疗　①心绞痛可试用硝酸酯类药物。②频发房性期前收缩，须应用抗心律失常药物以预防心房颤动。一旦出现心房颤动，应及时转复为窦性心律。③出现心力衰竭，应限制钠盐，使用强心苷制剂和小量应用利尿药。过度利尿可因低血容量致左室舒张末压降低和心排血量减少，注意发生直立性低血压的可能。避免使用作用于小动脉的血管扩张剂，以防血压过低。

3. 手术治疗　人工瓣膜置换术为治疗成人主动脉瓣狭窄的主要方法。手术适应证：①重度狭窄伴心绞痛、晕厥或心力衰竭症状；②无症状的重度狭窄；③伴进行性心脏增大和（或）明显左室功能不全。

儿童、青少年的非钙化性先天性主动脉瓣严重狭窄，即使无症状者也可在直视下行交界处分离术。

4. 介入治疗　经皮球囊主动脉瓣成形术可碎裂钙化结节和分离融合的病变，从而缓解阻塞，改善临床症状。可用于高龄患者或某些特殊情况（如换瓣危险性大、紧急需要、拒绝换瓣、妊娠等），但此术有较高的并发症和再狭窄率。

【预防】

主要是预防风湿热，防止风湿活动。苄星青霉素 G 120 万 U，每 4 周肌注 1 次，长期甚至终生应用。

四、主动脉瓣关闭不全

【病因与发病机制】

1. 慢性主动脉瓣关闭不全

（1）主动脉瓣疾病　①风湿热：是主动脉瓣关闭不全最常见的原因，多合并二尖瓣损害。②感染性心内膜炎：为单纯性主动脉瓣关闭不全的常见病因。③其他：先天性畸形、主动脉瓣黏液样变性、强直性脊柱炎等。

（2）主动脉根部扩张　①梅毒性主动脉炎：30%发生主动脉瓣关闭不全。②其他：马方综合征、强直性脊柱炎（升主动脉可呈弥漫性扩张）、特发性升主动脉扩张、严重高血压或动脉粥样硬化等。

2. 急性主动脉瓣关闭不全　常见于感染性心内膜炎、创伤、主动脉夹层等。

【病理】

主动脉瓣叶挛缩、破裂和主动脉根部和瓣环扩张致使瓣膜关闭不全。

主动脉瓣关闭不全，舒张期左心室既接受从左心房正常流入的血液，又要接受从主动脉反流回的血液，左心室舒张期负荷量过重，随之产生代偿性扩张和肥厚，最终导致左心衰竭和右心衰竭。舒张期主动脉压低，冠状循环灌注减少，可引起冠状动脉供血不足。

【临床表现】

1. 症状

（1）慢性主动脉瓣关闭不全　早期可有心悸、心前区不适、头部强烈搏动感、体位性头晕等。晚期出现心绞痛和左室衰竭表现。

（2）急性主动脉瓣关闭不全　轻者可无症状，重者出现急性左心衰竭和低血压。可产生各种心律失常而出现心悸，甚至猝死。

2. 体征　心尖搏动向左下移位，呈抬举样搏动，常弥散而有力。主动脉瓣区第二心音减弱或缺如。主动脉瓣第二听诊区可闻及叹气样、递减型舒张期杂音，向胸骨左下方和心尖区传导，前倾位最清楚，这是主动脉瓣关闭不全的特征性心脏体征。重度主动脉瓣反流者，反流血液冲击二尖瓣前叶造成相对性二尖瓣狭窄，在心尖区可闻及舒张中和（或）晚期隆隆样杂音（Austin – Flint 杂音）。周围血管征是主动脉瓣关闭不全的另一重要体征，包括颈动脉明显搏动及随心搏出现的点头运动、水冲脉、股动脉枪击音和Duroziez 双重杂音、毛细血管搏动征。

3. 并发症　常见感染性心内膜炎、室性心律失常、心力衰竭等。

【辅助检查】

1. X 线检查

（1）慢性主动脉瓣关闭不全　左心室增大，可有左心房增大。升主动脉继发性扩张，可累及整个主动脉弓。左心衰竭时见肺淤血征。

（2）急性主动脉瓣关闭不全　心脏大小正常。除原有主动脉根部扩大或由主动脉夹层所致外，无主动脉扩大。常有肺淤血和肺水肿征。

2. 心电图　可显示左心室肥大和劳损，有时伴左束支或心室内传导阻滞。

3. 超声心动图　M 型超声波检查见舒张期二尖瓣前叶或室间隔纤细扑动，急性者可见二尖瓣提前关闭，主动脉瓣舒张期纤细扑动为瓣叶破裂的特征。二维超声波检查提供瓣膜和主动脉根部的形态改变有助于确定病因。经食管超声波检查有利于主动脉夹层、先天性畸形和感染性心内膜炎的诊断。脉冲多普勒和彩色多普勒血流显像于主动脉瓣瓣下可探及全舒张期高速射流，为最敏感的确定主动脉瓣反流方法，并可半定量其严重程度。

【诊断】

主动脉瓣第二听诊区闻及叹气样、递减型舒张期杂音，向胸骨左下方和心尖区传导，前倾位最清楚，伴周围血管征，可诊断为主动脉关闭不全。超声心动图检查可进一步明确诊断。有风湿热病史有助于风湿性主动脉瓣关闭不全的诊断。有梅毒病史有助于梅毒性主动脉瓣关闭不全的诊断。

【鉴别诊断】

主动脉瓣损害严重时，杂音在胸骨左缘中下明显，应与相对性肺动脉瓣关闭不全杂音（Graham Steel 杂音）鉴别，Austin – Flint 杂音应与二尖瓣狭窄鉴别。鉴别主要依靠胸部 X 线检查和心脏超声波检查。

【治疗】

1. 慢性主动脉瓣关闭不全

（1）一般治疗　基本同二尖瓣狭窄。

（2）对症治疗　①舒张压＞90mmHg 应用降压药。②无症状的严重主动脉瓣反流伴左心室功能正常需长期服用钙通道阻滞剂（硝苯地平等）或血管紧张素转化酶抑制剂（赖诺普利等）或 α 受体拮抗剂（哌唑嗪等）扩张动脉，以使左心室容量和重量减少，增加射血分数，延长无症状和心功能正常时期，从而推迟手术的时间。③出现心力衰竭可应用强心苷制剂、利尿药和血管扩张药。④心绞痛可试用硝酸酯类药物。⑤有症状的心律失常应予及时治疗。

（3）手术治疗　人工瓣膜置换术为严重主动脉瓣关闭不全的主要治疗方法。适应证：①有症状和左心室功能不全者。②无症状伴左心室功能不全者，经一系列无创性检查（超声心动图、核素心室造影等）显示持续或进行性左心室收缩末期容量增加或休息时射血分数降低者。③内科治疗效果不好、有症状而左心室功能正常者。

2. 急性主动脉瓣关闭不全

（1）内科治疗　一般为术前过渡措施，应尽可能在床旁球囊漂浮导管血流动力学监测下进行。静脉滴注硝普钠扩张小静脉和小动脉以降低心脏前、后负荷，使左室充盈压降低、肺淤血减轻、前向排血量增加和反流量减少。其他血管扩张药和正性肌力药可酌情使用。静注利尿药可降低前负荷，纠正心力衰竭。部分经药物治疗后症状能完全控制，进入慢性代偿期。

（2）手术治疗　为急性主动脉瓣关闭不全的根本措施。紧急手术适应于血流动力学不稳定者（严重肺淤血、肺水肿和前向心排血量明显降低）、主动脉夹层反流、创伤性主动脉瓣关闭不全等。感染性心内膜炎所致急性主动脉瓣关闭不全，争取在完成 7～10 日强有力抗生素治疗后手术。药物完全控制病情、心功能代偿良好者，可择期手术。手术方式主要是人工瓣膜置换术和主动脉瓣整复术，可根据不同情况选择。

【预防】

主要是预防风湿热，防止风湿活动。苄星青霉素 G 120 万 U，每 4 周肌注 1 次，长期甚至终生应用。梅毒性主动脉瓣关闭不全的预防主要是使用青霉素杀灭梅毒螺旋体。

第六节　心肌疾病

心肌疾病是指除心脏瓣膜病、冠状动脉粥样硬化性心脏病、肺源性心脏病、先天性心血管疾病和甲状腺功能亢进性心脏病等以外的以心肌病变为主要表现的一组疾病。主要包括心肌病与心肌炎。

心肌病是多种原因引起的心肌机械和心电功能障碍的一组心肌疾病。常表现为心肌肥厚和扩张，最终导致进行性心力衰竭和心脏性死亡。心肌病中原因已知的称为特异性心肌病，原因未明的称为原发性心肌病，但随着对病因学和发病机制认识程度的增加，使上述两者之间的差别变得不十分明显。1995 年世界卫生组织和国际心脏病学会将心肌病定义为伴有心肌功能障碍的心肌疾病，根据病理生理、病因和致病因素把心肌病分为四型：①扩张型心肌病：左心室或双心室扩张，有收缩功能障碍。②肥厚型心肌病：左心室或双心室肥厚，通常伴有非对称性室间隔肥厚。③限制型心肌病：收缩正常，心室壁不厚，单或双心室舒张功能低下及扩张容量减小。④致心律失常型心肌病：右心室进行性纤维脂肪变。以上各型中临床上最常见的是扩张型心肌病。

心肌炎是指心肌本身的局限性或弥漫性炎性病变，可累及心肌细胞及其组织间隙。心肌炎发病可呈急性、亚急性或慢性，按病因可分为感染性和非感染性。感染性心肌炎可由细菌、病毒、螺旋体、立克次体、真菌、原虫、蠕虫等引起；非感染性心肌炎包括过敏或变态反应所引起的心肌炎（如风湿热或系统性红斑狼疮等）、理化因素或药物所致的心肌炎（如吐根素、阿霉素、铅、锑、汞、砷等）。临床上最常见的心肌炎是由病毒感染所致的病毒性心肌炎，它与扩张型心肌病的关系也日益受到重视。

本节重点介绍扩张型心肌病和病毒性心肌炎。

一、扩张型心肌病

扩张型心肌病（dilated cardiomyopathy，DCM）的主要特征是单侧或双侧心腔扩大，心肌收缩功能减退，伴或不伴充血性心力衰竭和心律失常，可发生栓塞或猝死等并发症。本病多见于中年男性，死亡率较高。

【病因与发病机制】

病因尚不完全清楚，研究表明下列因素与扩张型心肌病的发生有关。

1. 感染 目前认为病毒感染是扩张型心肌病的主要原因，包括急性病毒感染和持续病毒感染及病毒介导的免疫性反应对心肌的损害。常见的病毒有柯萨奇病毒 B 组、埃可（Echo）病毒、脊髓灰质炎病毒、流感病毒等。部分细菌、真菌、寄生虫等感染也可诱发扩张型心肌病。

2. 遗传 多为常染色体显性遗传，X 染色体连锁的隐性遗传和线粒体遗传较少见。

3. 其他 系统性红斑狼疮、类风湿关节炎、酒精中毒、抗癌药物（阿霉素等）、硒缺乏等亦可导致。

【病理】

扩张型心肌病病理改变以心腔扩张为主。肉眼可见心室扩张，室壁多变薄，心肌灰白而松弛，可见纤维瘢痕形成，常伴有附壁血栓。镜下可见非特异性心肌细胞肥大和变性，尤以程度不同的心肌纤维化为明显。

【临床表现】

起病缓慢，早期可仅有心脏扩大而无症状，逐渐出现不断加重的呼吸困难。心脏体征主要有：心浊音界向两侧扩大，第一心音减弱，可听到第三或第四心音，心率增快时可出现奔马律，常合并各种类型的心律失常。可于二、三尖瓣听诊区闻及收缩期杂音（心脏扩大引起的相对性瓣膜关闭不全所致），该杂音可由于心腔缩小、心功能改善而减弱或消失。最后，出现充血性心力衰竭的症状和体征。部分可发生栓塞和猝死，栓塞多见于晚期病例。

【辅助检查】

1. 胸部 X 线检查 心影明显增大，呈普大型，心胸比常大于 50%，可见肺淤血征象。

2. 心电图检查 以心室肥大、心肌损伤和心律失常为主。可见室性期前收缩、心房颤动、传导阻滞等各种心律失常。有时可出现病理性 Q 波（与间隔纤维化有关），多见于间隔部，应与心肌梗死相鉴别。其他尚可见 ST－T 改变、低电压、R 波降低等。

3. 超声心动图检查 扩张型心肌病超声心动图的特点是：一"大"、二"薄"、三"弱"、四"小"。"大"为早期左心室内径增大，晚期心脏四腔均可扩大，以左心室扩大明显，左室流出道也扩大；"薄"为室间隔和左心室后壁变薄；"弱"为室间隔与左心室后壁运动减弱，提示心肌收缩力下降；"小"为二尖瓣口开放幅度相对变小，其原因为左心室充盈压升高引起二尖瓣前叶舒张期活动振幅降低。

4. 心导管和心血管造影检查 早期近乎正常，心力衰竭时心导管检查可见左心室舒张末期压、左心房压和肺毛细血管楔嵌压均增高，心搏量、心脏指数减低；心室造影可见左心室明显扩大，室壁运动减弱，心室射血分数降低。冠状动脉造影多无异常。

5. 心肌活检 可见心肌细胞肥大、变性、间质纤维化等，虽因缺乏特异性不能单独据此作为诊断依据，但可作为评价病变程度及预后的参考，并有助于排除心肌炎。

6. 放射性核素检查 核素心肌显影表现为散在的、局灶性放射性减低；核素血池扫描可见收缩和舒张末期左心室容积增大、心搏量减低。

【诊断】

本病缺乏特异性诊断指标。有心脏扩大、心律失常和充血性心力衰竭等临床表现提示，超声心动图检查出现"大""薄""弱""小"的特征性改变，可做出初步诊断。但应注意排查各种有明确病因的器质性心脏病，如急性中毒性心肌炎、风湿性心脏病及冠心病等。

【鉴别诊断】

1. 冠状动脉粥样硬化性心脏病 缺血性心肌病型冠心病心脏扩大与扩张型心肌病相似。冠心病的特点是：①有高血压、高血脂、吸烟和糖尿病等易患因素，高龄者多见；②一般有心绞痛或心肌梗死病史；③超声心动图检查室壁活动呈节段性异常；④冠状动脉造影显示局部狭窄。

2. 风湿性心瓣膜病 扩张型心肌病在二、三尖瓣听诊区闻及收缩期杂音与风湿性心瓣膜病相似。风湿性心瓣膜病的特点是：①收缩期杂音粗糙，心力衰竭控制后杂音增强，多伴有舒张期杂音；②超声心动图显示二、三尖瓣有器质性改变。

3. 心包积液 大量心包积液时，心脏外形扩大与扩张型心肌病相似。心包积液的特点是：①心尖搏动常不明显或位于心浊音界左缘的内侧（与心浊音界外缘不符）；②心音遥远而无杂音；③心影多呈烧瓶状且随体位变化而改变；④超声心动图检查呈液性暗区改变。

4. 肥厚型心肌病 出现进行性呼吸困难、心力衰竭等，与扩张型心肌病相似。肥厚型心肌病的特点是：①好发于青少年，多有阳性家族史（猝死、心肌肥厚等）；②超声心动图特点为心室呈非对称性肥厚而无心腔扩大。

5. 限制型心肌病 该病因心内膜下形成纤维瘢痕等使心室壁僵硬、舒张功能降低、充盈受限导致心功能下降，出现进行性呼吸困难、心力衰竭等，与扩张型心肌病相似。限制型心肌病的特点是：①心力衰竭以右心衰竭为主要表现；②超声心动图特点为双侧心房扩大和心室肥厚。

【治疗】

因本病病因未明，目前尚无特殊的治疗方法。其治疗原则是减轻心脏负荷、预防和控制充血性心力衰竭、纠正各种心律失常和减少栓塞的并发症。

1. 一般治疗 限制体力活动，避免过度劳累，给予低盐、易消化的饮食，避免大便干燥和用力排便，必要时，给予果导片等软化大便。

2. 心力衰竭的治疗 与一般心力衰竭的治疗相同。目前主张应用利尿药、血管紧张素转化酶抑制药、β受体拮抗剂和强心苷制剂等。由于本病对强心苷敏感性增强，易发生强心苷毒性反应，需慎重应用，多采用维持量给药方法，一般从小剂量开始。也可应用血管扩张药物，改善临床症状。具体用药及剂量参见本章"心力衰竭"节。

3. 抗心律失常治疗 由于大多数抗心律失常药物均具有负性肌力作用，可使心力衰竭加重，故应在加强治疗心力衰竭的基础上应用抗心律失常药物，具体用药及剂量参见本章"心律失常"节。

4. 抗凝治疗 为减少栓塞并发症的发生，除有禁忌证外，应予抗凝治疗。可应用华法林、阿司匹林等常规治疗。

5. 改善心肌代谢 ①1，6 - 二磷酸果糖 5g，每日 1 次，静脉滴注，7～10 天为一疗程；②辅酶 Q_{10} 10mg，每日 1 次，肌肉注射，或 20～30mg，每日 3 次，口服；③其他改善心肌代谢的药物有维生素 C、三磷酸腺苷、极化液、肌苷、复方丹参等。

6. 起搏治疗 心率明显降低或发生其他严重心律时，在应用血管紧张素转化酶抑制药、强心药、利尿药的基础上，可植入双腔或三腔起搏器，选用适当的起搏方式和起搏参数，有助于改善血流动力学。

7. 心脏移植 长期严重心力衰竭、内科治疗无效时，可考虑进行心脏移植。心脏移植可明显改善预后，我国已开展此项目，手术病例的存活率正在逐年提高。

二、病毒性心肌炎

病毒性心肌炎（virus myocarditis）是指病毒感染引起的急慢性心肌炎症。近年来本病发病率显著增高，多见于青少年，一般 20～30 岁最多见，男性多于女性。临床表现轻重不一，重者可猝死，也可长期留有心肌病变。

【病因与发病机制】

各种病毒都可以引起心肌炎，其中以肠道和呼吸道病毒感染较常见，临床上大多数病毒性心肌炎由柯萨奇病毒、埃可病毒、脊髓灰质炎病毒及流感病毒引起，尤以柯萨奇 B 组病毒最常见。

病毒性心肌炎的发病机制包括两方面：一是病毒的直接作用，病毒直接侵犯心肌及微血管，造成对心肌的直接损害；二是病毒感染引起细胞介导的免疫损伤作用，T 淋巴细胞以及多种细胞因子和一氧化氮等介导造成心肌损害和微血管损伤。目前认为病毒性心肌炎早期以病毒直接侵犯心肌为主，同时存在免疫反应因素，在慢性阶段，免疫反应可能是发病的主要机制。

【病理】

病毒性心肌炎时可引起心肌实质性病变，也可引起间质性病变，典型损害为心肌间质增生、水肿、充血，大量炎性细胞浸润等，呈弥漫性或局灶性，病情不同，心肌损害程度也不同。

【临床表现】

1. 症状 病毒性心肌炎临床表现差异很大，轻者可无明显症状，重者可并发严重心律失常、心力衰竭甚至猝死。约半数在发现心肌炎前1～3周有病毒感染前驱症状，表现为发热、全身酸痛、咽痛、腹泻等呼吸道与消化道症状，然后出现胸闷、心前区隐痛、心悸、气短、乏力、头晕等，严重者可有咳嗽、呼吸困难、紫绀，甚至急性肺水肿。

2. 体征 体检可有心脏扩大，心率增速与体温不相称，心尖部第一心音减弱并出现第三心音，重者可出现奔马律或心包摩擦音，各种心律失常均可出现，甚至发生心源性休克。

【辅助检查】

1. 实验室检查 血清肌钙蛋白（T或I）、心肌肌酸激酶（CK-MB）可增高，血沉增快，C反应蛋白增加。从咽部、粪便、血等标本中可分离出病毒，血清中抗心肌抗体滴度可增高。

2. 心电图检查 多有ST-T改变及各种心律失常，如合并心包炎可有ST段上升，严重心肌损害时可出现病理性Q波，须与心肌梗死鉴别。

3. 超声心动图检查 可显示正常，也可有左心室舒张功能减退的表现。

4. X线检查 病情严重者可有心脏扩大。

5. 心内膜心肌活检 为有创检查手段，一般不作为常规检查，但有助于本病的诊断、病情和预后判断。心肌活检时，从中分离出病毒可确诊本病。

【诊断】

诊断要点：①发病前1～3周有呼吸道或消化道病毒感染史（出现发热、乏力、头痛、鼻塞、流涕、咳嗽、咽痛，或发热、乏力、腹痛、恶心、呕吐、腹泻等表现）；②继之出现胸痛、心悸、气促、呼吸困难、水肿、心脏扩大、心律失常、心力衰竭、心源性休克等心肌损害表现；③血清检查心肌酶和肌钙蛋白增高，心电图检查呈非特异性改变，心肌活检呈阳性结果；④除外引起心肌炎的其他原因及β受体功能亢进症。

【鉴别诊断】

1. 细菌性心肌炎 有高热、皮肤黏膜瘀点或瘀斑等症状；血象检查白细胞总数明显升高，中性粒细胞比例明显升高，可有核左移现象；瘀斑或血液中可查找到脑膜炎双球菌等细菌。

2. β受体功能亢进症 本病心电图有ST-T改变，可与病毒性心肌炎相混淆。β受体功能亢进症的特点是：①多见于年轻女性或更年期女性；②多有心悸、头晕、失眠、健忘、记忆力减退等自主神经功能失调的症状，缺乏相应的阳性体征；③无器质性心脏病的证据；④普萘洛尔（心得安）试验阳性。

【治疗】

1. 一般治疗　急性期应卧床休息，进食易消化、富含维生素和蛋白质的食物。

2. 增加血液供应，改善心肌代谢　可给予极化液、复方丹参注射液、1，6－二磷酸果糖、辅酶 Q_{10}、三磷酸腺苷、辅酶 A、维生素 C、细胞色素 C 等药物。

3. 对症治疗　出现心力衰竭应给予抗心衰治疗；合并严重房室传导阻滞者，应及时使用肾上腺皮质激素或临时心脏起搏；出现其他心律失常应给予抗心律失常药物。

4. 抗病毒治疗　可选用利巴韦林、干扰素或利巴韦林合并干扰素。某些中草药如板蓝根、连翘、大青叶等可能具有抗病毒作用，亦可选用。

【预防】

对于麻疹、脊髓灰质炎、腮腺炎、流感等病毒预防接种有较好的效果。但对柯萨奇、埃可病毒感染目前尚无特异的预防疫苗。在病毒流行期间采取适当隔离措施。若已有病毒感染尤其是柯萨奇、埃可病毒等病毒感染时，应充分休息，及时治疗，以减低病毒性心肌炎的发生率。

第七节　急性心包炎

心包炎是指心包脏层和壁层的炎症。按病程可分为急性心包炎（病程＜6 周）、亚急性心包炎（病程 6 周~6 个月）、慢性心包炎（病程＞6 个月）；按病因可分为感染性心包炎、非感染性心包炎等。

急性心包炎（acute　pericarditis）大都继发于全身性疾病，由于抗菌药物的广泛应用，细菌性和风湿性心包炎已明显减少，而急性非特异性心包炎渐趋增多。

【病因与发病机制】

急性心包炎多是继发性的，部分病因至今不明。

1. 感染性心包炎　病原体为病毒、化脓性细菌、结核杆菌等，以病毒感染最常见。常见病毒为柯萨奇病毒、流感病毒（A、B 型）、埃可病毒等。常见致病菌为肺炎球菌、葡萄球菌、链球菌等。化脓性心包炎细菌侵入心包有四种途径：①肺炎和脓胸，细菌自肺和胸膜直接或经淋巴途径进入心包腔。②疖、脓肿和骨髓炎等化脓性感染引起的败血症，致病菌经血液循环进入心包腔。③胸部外伤将细菌带入心包腔和手术后心包感染。④膈下或肝脓肿穿破膈肌进入心包腔。

2. 非感染性心包炎　见于风湿热、尿毒症、心肌梗塞、肿瘤、胆固醇等因素或疾病，以风湿性心包炎较为多见。

【病理】

急性心包炎可分为纤维蛋白性和渗出性两种。在急性期，心包壁层和脏层上有纤维蛋白、白细胞及少许内皮细胞的渗出，此时尚无明显液体积聚，为纤维蛋白性心包炎或称干性心包炎。随液体增加，则转变为渗出性心包炎。心包渗液是急性心包炎一系列病理改变的常见表现。心包渗液由于重力作用首先积聚于心脏的膈面，当渗液增加时充盈胸骨后心包间隙，然后除心包反折的心房后面外，心脏的两侧均可充满渗液。由于渗液急速或大量积蓄，心包腔内压力上升，达到一定程度时限制心脏的扩张，心室舒张期充盈减少，心搏量降低。此时机体的代偿机制通过升高静脉压以增加心室的充盈，增强心肌收缩力以提高射血分数，加快心率以增加心排血量，升高周围小动脉阻力以维持动脉血压，保持相对正常的休息时心排血量。积液一般在数周至数月内吸收，但可伴随发生壁层与脏层的粘连、增厚及缩窄。若积液在较短时间内大量增加，心包腔内压力进一步增高，心搏量下降达临界水平时，代偿机制衰竭，心室充盈不足，射血分数降低，心排血量减少，动脉血压下降，因循环衰竭而产生休克，此即为心脏压塞。

【临床表现】

1. 症状

（1）全身症状　根据病因及个体反应不同，全身症状差异较大。感染性心包炎，多有毒血症状，如发热、畏寒、多汗、困乏、食欲不振等。非感染性心包炎的毒血症较轻，肿瘤性者可无发热。

（2）心前区疼痛　主要见于纤维蛋白性心包炎阶段。疼痛部位在心前区或胸骨后，亦可向左臂、左肩、左肩胛区或上腹部放散，呈尖锐的剧痛或沉重的闷痛，可随呼吸、咳嗽、吞咽、体位改变而加重。心包膜脏层无痛觉神经，只有在左侧第5、6肋间水平面以下的壁层心包膜有痛觉纤维，所以当心包炎累及该部或并有膈胸膜炎时方出现疼痛。急性非特异性心包炎常伴胸膜炎，疼痛特著。结核性及尿毒症性心包炎疼痛较轻。

（3）心包积液压迫症状　①呼吸困难：是心包积液最突出的症状，因支气管、肺及大血管受压引起。②咳嗽、声音嘶哑、吞咽困难：气管受压可引起刺激性咳嗽，喉返神经受压可引起声音嘶哑，食管受压可引起吞咽困难。③上腹胀痛、呕吐：因腔静脉受压引起。

2. 体征

（1）心包摩擦音与心包摩擦感　心包膜因纤维蛋白渗出等变得粗糙，心脏搏动时，因互相摩擦产生震动而致。心包摩擦音是急性纤维蛋白性心包炎的典型体征，在胸骨左缘第四肋间较易听到，坐位、深吸气更清楚。触诊可触到心包摩擦感。心包摩擦音存在数小时、数天，少数可数周，积液增多时可消失。

（2）心包积液征　心尖搏动减弱，心浊音界向两侧扩大，心音遥远。

（3）心包压塞征　低血压、心音弱、颈静脉怒张构成 Beck 三联征，是心包压塞的特征性表现。急性心包压塞主要是心排血量减少的表现：心率加快，脉搏细弱，收缩压下降，脉压减少，甚至休克（面色苍白、烦躁、冷汗、动脉血压显著下降）。慢性心包压塞主要是静脉淤血的表现：颈静脉怒张而搏动不显，肝－颈静脉回流征阳性，肝脏肿大伴压痛，腹水，下肢浮肿，奇脉等。

【辅助检查】

1. 实验室检查

（1）血象　白细胞总数升高，中性粒细胞比例明显增高，提示化脓性心包炎；白细胞总数升高，淋巴细胞及单核细胞比例增高，提示结核性心包炎；白细胞总数正常，淋巴细胞比例增高，提示病毒性心包炎。

（2）心包穿刺液　对病因诊断有重要帮助。感染性心包炎可发现病原体，胆固醇性心包炎可发现胆固醇结晶，尿毒症性心包炎可发现尿素结晶。

2. 胸部 X 线检查　积液达 300～500mL 以上时，显示心影向两侧扩大、上腔静脉明显扩张及心膈角变钝。积液超过 1000mL 时，心影明显扩张，外形呈三角形或烧瓶状，各心缘弓的正常界限消失，透视可见心脏搏动减弱或消失。

3. 心电图检查　急性心包炎时，各导联（aVR 除外）ST 段呈弓背向下抬高，经数日至数周后恢复，继之 T 波低平或倒置，可持续数周或数日，至心包炎消失后可恢复。发生心包积液后，肢导联呈 QRS 波群低电压。大量心包积液时，还可出现"电交替"现象（即心电图 QRS 波群振幅大小交替改变）。

4. 超声心动图检查　当心包积液量超过 50mL 时，M 型超声心动图即显示在心室收缩时，左心室后壁与后心包壁层间有液性暗区，如该暗区在舒张期亦可见到，表明积液量已达 400～500mL。二维超声心动图，在心包内有中等积液量时，可见液性暗区较均匀地分布在心脏外周。

【诊断】

诊断要点：①急性起病，心前区持续的尖锐剧痛与闻及心包摩擦音；③各导联 ST 段呈弓背向下普遍抬高的特征性心电图改变；③超声心动图检查发现液性暗区；④心包穿刺液检查有助于明确病因诊断。

【鉴别诊断】

1. 缩窄性心包炎　缩窄性心包炎是指心脏被致密增厚的纤维化或钙化心包所包围，使心室舒张期充盈受限而产生一系列循环障碍的心包疾病。缩窄性心包炎的特点是：①病程多在 6 个月以上；②可闻及心包叩击音；③胸部 X 线检查可见心包钙化影；④超声心动图检查显示心包增厚、室壁活动减弱、室间隔异常运动（室间隔抖动征）。

2. 急性心肌梗死　出现急性胸痛、心电图改变，易与急性心包炎相混淆，急性心肌梗死的特点是：①胸痛的性质多为压榨性，有窒息感；②心电图 ST 段呈弓背向上性抬高；③血清心肌标志物（心肌酶和肌钙蛋白）升高。

【治疗】

1. 一般治疗 急性期应卧床休息，呼吸困难者取半卧位，吸氧，胸痛明显者应予镇痛。可选用下列药物之一：①布洛芬 0.4g，每日 3 次，口服；②消炎痛 25～50mg，每日 3 次，口服；③阿司匹林 1～1.5g，每日 3 次，口服。如止痛效果不好，可选用可待因 30～60mg，每日 3 次，口服，或杜冷丁 50～100mg，肌肉注射。

2. 病因治疗 根据不同病因使用不同药物与方法。病毒性心包炎可给予病毒唑；化脓性心包炎可给予青霉素或头孢曲松钠（包括心包腔给药）；结核性心包炎给予抗结核药（同结核性胸膜炎）；风湿性心包炎给予抗风湿治疗（见风湿热）；尿毒症性心包炎加强透析疗法；放射损伤性心包炎给予强的松（10mg，每日 3～4 次，口服）。

3. 心包穿刺治疗 适用于下列情况：心包渗液较多、心包积脓、心包压塞等。穿刺前应先做超声波检查，了解进针途径及刺入心包处的积液层厚度。穿刺在超声波或 X 线引导下进行。主要目的是迅速放液，缓解压塞。心包积脓时，反复穿刺放脓可减轻中毒症状并防止心包粘连。

第八节　闭塞性周围动脉粥样硬化

闭塞性周围动脉粥样硬化又称动脉硬化性闭塞症，是指周围大动脉及其分支因动脉粥样硬化而出现慢性狭窄或闭塞，引起肢体缺血的周围血管疾病。随着我国人口老龄化和饮食结构改变，发病率呈上升趋势。45 岁以上的男性高发，临床主要表现为下肢动脉慢性缺血。

【病因与发病机制】

闭塞性周围动脉粥样硬化是全身动脉粥样硬化的一部分，病因尚未完全明确。目前认为可能与血脂异常、高血压、肥胖、糖尿病等因素相关。脂质代谢异常致动脉内膜出现粥样硬化斑块，中膜变性或钙化，腔内继发血栓形成，最终导致管腔狭窄，甚至完全闭塞，患肢可因缺血导致肢端坏死。临床症状的出现，除与动脉腔管腔狭窄的程度和有无侧支循环形成有关外，还与肢体所处状态有关。当肢体处于休息状态时，减少的血流尚能满足低耗氧需要，可无症状出现；当肢体运动和承受负荷时，耗氧量增加，诱发缺血症状。

【病理】

下肢动脉粥样硬化的发病率远远超过上肢，病变主要累及腹主动脉远侧与髂－股－腘动脉，后期累及腘动脉远侧主干。主要病理改变是：局部粥样斑块形成，可逐渐发展使血管管腔狭窄以致闭塞，也可因斑块内出血或表面血栓形成而使血流突然中断。另外，由于血流动力学的影响，有的可形成局部瘤样扩张。

【临床表现】

1. 症状

（1）间歇性跛行　为该病最典型的症状。肢体运动一段时间后出现肢体局部疼痛、紧束、麻木或肌肉无力感等症状，休息后症状即可缓解，重复相同负荷的运动则症状再次出现，休息后又可缓解。临床上最多见的是股－腘动脉狭窄所致的腓肠肌性间歇性跛行。

（2）静息痛　病情进一步发展，肢体在置息状态下也可出现疼痛，称为静息痛。多见于夜间肢体处于平放状况时，若将肢体下垂可使症状减轻。病情更严重时，肢体下垂疼痛也不能缓解。

2. 体征

（1）血管狭窄体征　血管狭窄部位可闻及血管杂音，动脉（特别是足背动脉）搏动减弱或消失。

（2）肢体缺血体征　局部皮肤发凉、变薄、汗毛脱落、苍白、发亮，趾甲变厚，肌肉萎缩，甚至出现缺血性溃疡、坏死。

（3）肢体垂举试验阳性　将肢体下垂，肢体转红时间 >10 秒，表浅静脉充盈时间 >15 秒，即提示有动脉狭窄；将肢体上抬成 60°角，≤60 秒即出现明显的肢体苍白，也提示有动脉狭窄。

【辅助检查】

1. 血脂与血糖检查　血脂升高，尤以胆固醇升高明显，高密度脂蛋白降低；血糖升高。

2. 超声多普勒检查　可显示血管狭窄部位、管腔狭窄形态及血流情况，是临床首选的检查手段。

3. 动脉造影检查　可显示血管病变部位、范围、程度、侧支循环和闭塞动脉主干的情况，对选择手术方法具有重要意义。

4. 节段性血压测定　在下肢不同节段放置血压计压脉带，采用 Doppler 装置检查压力。正常情况下，各节段血压不应有压力阶差，且上下肢压力基本相等，踝部血压值略高于肱动脉血压值（踝臂指数≥1）。踝臂指数 <0.9，提示下肢动脉有明显狭窄；踝臂指数 <0.5，提示下肢动脉有严重狭窄。

5. 其他检查　电阻抗容积描记、核素血流图、磁共振血管造影（MRA）和数字减影血管造影（DSA）等检查均可显示受累动脉的病变部位，临床上可根据需要和条件选择使用。

【诊断】

诊断要点：①好发于 45 岁以上有高血压、高血脂等病史的中老年男性；②出现患肢皮肤温度低、疼痛、麻木，间歇性跛行或静息痛，伴患肢营养障碍、溃疡、感染等临床表现；③动脉造影检查显示动脉血管广泛不规则性狭窄和节段性闭塞，血管扭曲延长。

【鉴别诊断】

1. 多发性大动脉炎　多发性大动脉炎是一种累及主动脉及其分支、肺动脉的慢性非特异性炎症性疾病，又称"无脉症""缩窄性大动脉炎"。其临床特点是：①多发生于女性；②以单侧或双侧肢体脉搏减弱或消失、血压不对称、颈动脉搏动减弱、眩晕、头痛、发作性昏厥、偏瘫为特征；③血沉加快。

2. 血栓闭塞性脉管炎　两者的鉴别见表2-13。

表2-13　动脉硬化性闭塞症与血栓闭塞性脉管炎的鉴别

	动脉硬化性闭塞症	血栓闭塞性脉管炎
好发人群	多为男性中老年人（45岁以上）	青壮年男性（20~40岁），有重度吸烟史
并存疾病	高血压病、高脂血症、糖尿病等	游走性浅静脉炎
受累血管	大、中型动脉	中、小型动、静脉
受累动脉钙化	有	无
动脉造影	广泛不规则性狭窄和节段性闭塞，血管扭曲延长	节段性闭塞，病变远、近端血管壁光滑

【治疗】

1. 一般治疗　低脂饮食，控制体重，选择宽松舒适的鞋袜，避免局部受压和外伤。间歇性跛行发作的患者，应有规律地进行步行锻炼，坚持每日步行至出现症状为止，长此下去，可延长步行距离。已有静息痛的患者，可采用抬高床头的斜坡床，以增加下肢血流灌注，减少肢痛。给予降脂（烟酸肌醇）与抗凝（噻氯匹定、潘生丁、阿司匹林等）药物。

2. 血管重建　包括导管介入治疗和手术治疗。适用于缺血性症状急剧加重，出现休息痛并有致残危险者，或由于职业的需要必须消除症状者。

（1）导管介入治疗　①经皮血管腔内成形术（PAT），经皮球囊导管对狭窄部位进行扩张。②激光血管成形术，经导管引入激光光纤，切除粥样硬化斑块。③支架植入，在狭窄部位植入支架。

（2）手术治疗　采用血管旁路移植术，手术的效果取决于狭窄的部位、范围和患者的一般情况。

【预防】

平衡膳食，低脂尤其是低胆固醇饮食。适量运动，控制体重。严格戒烟、限酒。积极治疗糖尿病、高血压病等基础疾病。

第九节 血栓闭塞性脉管炎

血栓闭塞性脉管炎（thromboangitis obliterans），简称脉管炎，又称 Buerger 病，是四肢中小动静脉的炎症性、节段性、周期性发作的闭塞性疾病。本病起病隐匿，进展缓慢，常呈周期性发作，经过长时间后症状逐渐明显和加重。好发生于男性青壮年，在我国北方各省多见。

【病因与发病机制】

本病的确切病因和发病机制至今尚不清楚，相关因素有：

1. 吸烟 综合国内外资料，主动或被动吸烟可能是本病发生和发展的重要因素。临床观察发现，多数病人有吸烟史，而戒烟可使病情缓解，再度吸烟又可使病情复发或恶化。

2. 寒冷、潮湿、外伤 流行病学调查发现，大部分血栓闭塞性脉管炎患者发病前有受寒和受潮史，部分患者有外伤史。可能与其引起血管痉挛、血流缓慢，导致血管内皮损伤有关。

3. 感染、营养不良 临床观察发现，许多血栓闭塞性脉管炎患者有反复的霉菌感染史，人体对霉菌的免疫反应诱发血液纤维蛋白原增高和高凝状态可能与本病的发生有关。血栓闭塞性脉管炎在经济收入和生活水平低下的人群中多见，可能与蛋白质、维生素 B_1 和维生素 C 缺乏有关。

4. 血管神经调节障碍 自主神经对内源性或外源性刺激的调节功能紊乱，可使血管容易处于痉挛状态，长期血管痉挛可使管壁受损、肥厚，容易形成血栓导致血管闭塞。

5. 其他因素 遗传缺陷、自身免疫功能紊乱、男性体内前列腺素减少等亦与本病的发生有关。

【病理】

本病的周围血管管壁全层呈炎症性反应并伴管腔内血栓形成和阻塞，主要特征有：①病变主要侵犯下肢血管（胫前、胫后、腘、股、髂动脉等），进展期可侵犯上肢（尺、桡动脉），通常始于动脉，然后累及静脉，由远而近发展。②血管壁全层呈非化脓性炎症改变，节段性病变血管之间有内膜正常的管壁，病变和正常部分的界线分明。③病变部位有淋巴细胞、内皮细胞或纤维细胞增生，偶见巨细胞。④病变后期炎症消退，血栓机化，新生毛细血管形成，动脉周围广泛纤维化，包绕静脉、神经而形成纤维条索。⑤虽有侧支循环逐渐建立，但不足以代偿，因而神经、肌肉和骨骼等均可出现缺血性改变。

【临床表现】

1. 肢体疼痛 疼痛是本病最突出的症状。病变早期，由于血管痉挛，血管壁和周围组织神经末梢受到刺激而使患肢（趾、指）出现疼痛、针刺、烧灼、麻木等异常感觉。病变进一步发展，肢体动脉狭窄逐渐加重，出现间歇性跛行。严重者肢体处于休息状态，疼痛仍不能缓解，称为静息痛。静息痛程度剧烈、持续，尤以夜间为甚。

2. 肢体动脉搏动减弱或消失 足背动脉、胫后动脉、腘动脉或尺动脉、桡动脉、肱动脉等动脉搏动减弱或消失。

3. 肢体营养障碍 局部皮肤发凉、变薄、汗毛脱落、苍白、发亮，趾甲变厚，肌肉萎缩，甚至出现缺血性溃疡、坏死。

4. 游走性血栓性浅静脉炎 部分血栓闭塞性脉管炎发病前或发病过程中可反复出现游走性血栓性浅静脉炎。急性发作时，肢体浅表静脉呈红色条索、结节状，伴有轻度疼痛和压痛。

【辅助检查】

1. 超声多普勒检查 用多普勒听诊器，根据动脉音的强弱判断动脉血流的强弱。超声多普勒血流仪可以记录动脉血流波形，波形幅度降低或直线状，表示动脉血流减少，或动脉已经闭塞。还可做节段性测压，了解病变部位和缺血严重程度。踝肱指数，即踝压（踝部胫前或胫后动脉收缩压）与同侧肱动脉压之比，正常值 >1.0，踝肱指数 <1，应视为缺血，<0.5，应视为严重缺血。实时超声多普勒显像仪可显示动脉的形态、直径和血液流速等。

2. 动脉 X 线造影检查 可明确动脉阻塞的部位、范围、程度及侧支循环的建立情况。患肢中小动脉多节段狭窄或闭塞是血栓闭塞性脉管炎的典型 X 线征象。常累及小腿的 3 支主干动脉（胫前、胫后及腓动脉），或其中 1~2 支，后期可以波及腘动脉和股动脉。动脉滋养血管显影，形如细弹簧状，沿闭塞动脉延伸，是重要的侧支动脉，也是本病的特殊征象。

3. 肢体血流图 利用容积描记仪测定并记录搏动血流量，血流波形平坦或消失，表示血流量明显减少，动脉严重狭窄。

【诊断】

1. 诊断要点 ①多见于有吸烟嗜好的青壮年男性；②肢体有程度不同的缺血性表现；③患肢足背动脉、胫后动脉搏动减弱或消失；④有游走性浅静脉炎病史；⑤一般无高血压、高血脂、糖尿病和其他脏器动脉硬化表现。

2. 临床分期 临床上按肢体缺血程度分为三期：

（1）局部缺血期 病变早期，患肢皮肤温度低、发凉、苍白、麻木，足背动脉搏动减弱，间歇性跛行，可发生游走性浅静脉炎。动脉管腔狭窄以功能性改变为主。

（2）营养障碍期 病变进一步发展，患肢持续静息痛，夜间抱膝而坐，难以入眠，足背动脉搏动消失，出现皮肤干燥脱屑、肌萎缩、趾（指）甲增厚等营养性障碍表现。动脉管腔狭窄以器质性病变为主。

（3）组织坏死期 病变晚期，患肢趾端发黑、干瘪、坏疽和溃疡形成，常因持续性静息痛不能入睡。继发感染，干性坏疽变成湿性坏疽，可出现高热、畏寒、乏力、烦躁等全身中毒症状。动脉管腔完全闭塞。

【鉴别诊断】

主要与闭塞性周围动脉粥样硬化鉴别，两者的鉴别见表 2 - 13。

【治疗】

治疗原则：防止病变进展，改善和增进下肢血液循环，减轻肢体疼痛，促进溃疡愈合。

1. 一般治疗　严格戒烟，避免寒冷、潮湿和外伤，适当保暖，但不能用热疗，以免增加组织耗氧量而加重症状。疼痛严重者，可用止痛剂及镇静剂，慎用易成瘾药物。患肢进行适度锻炼，以利于建立侧支循环。可采用 Buerger 运动：平卧位，患肢抬高45°，维持 1~2 分钟，然后坐起，患肢下垂床边 2~5 分钟，并做足部旋转、伸屈运动10 次，最后将患肢放平休息 2 分钟。每次重复练习 5 遍，每日练习数次。

2. 药物治疗

（1）**血管扩张药**　妥拉苏林 25mg，每日 3 次，口服，或 25mg，每日 2 次，肌注；烟酸 50mg，每日 3 次，口服；盐酸罂粟碱 30mg，每日 3 次，口服；25% 硫酸镁溶液100mL，静脉滴注，每日 1 次，15 天为一个疗程，间隔 2 周后可再进行第二疗程；前列腺素 E_1（PGE_1）100~200mg，每日 1 次，静脉滴注。PGE_1 具有扩张血管和抑制血小板聚集作用，治疗血栓闭塞性脉管炎常可取得良好效果。

（2）**改善微循环药**　低分子右旋糖酐 500mL，静脉滴注，每日 1 次，用 10~15 天，间隔 7 天，可重复使用；羟乙基淀粉 500mL，静脉滴注，每日 1 次，用 10~15 天，间隔 7 天，可重复使用。

（3）**抗生素**　并发溃疡感染者，应选用广谱抗生素，或根据细菌培养及药物敏感试验，选用有效抗生素。

（4）**中医中药**　①脉络寒凝证：患趾（指）喜暖怕冷，肤色苍白冰凉，麻木疼痛，遇冷痛剧，步履不利，多走则疼痛加剧，小腿酸胀，稍歇则痛缓（间歇性跛行），苔白腻，脉沉细，趺阳脉减弱或消失。治宜温经散寒，活血通络，以阳和汤（熟地黄、白芥子、炮姜炭、麻黄、甘草、肉桂、鹿角胶）加减。②脉络血瘀证：患趾（指）酸胀疼痛加重，步履沉重乏力，活动艰难，患趾（指）肤色由苍白转为暗红，下垂时更甚，抬高则见苍白，小腿可有游走性红斑、结节或硬索，疼痛持续加重，彻夜不能入眠，舌质暗红或有瘀斑，苔白，脉弦或涩，趺阳脉消失。治宜活血化瘀，通络止痛，以活血通脉汤（当归、赤芍、土茯苓、桃仁　金银花、川芎）加减。③脉络瘀热证：皮肤干燥，毫毛脱落，趾（指）灼热肿痛，遇热加重，肌肉萎缩，趾（指）有干性坏疽，舌红，苔黄，脉弦数。治宜清热利湿，活血化瘀，以四妙勇安汤（玄参、当归、金银花、甘草）加减。④脉络热毒证：患肢剧痛，日轻夜重，喜凉怕热，局部皮肤紫暗、肿胀，渐变紫黑，浸润蔓延，溃破腐烂，气味臭秽，创面肉色不鲜，甚则五趾相传，波及足背，或伴有发热等症，舌红，苔黄，脉弦细数。治宜清热解毒，凉血活血，以四妙勇安汤加减。⑤气血两虚证：面容憔悴，萎黄消瘦，精神倦怠，坏死组织脱落后疮面久不愈合，肉芽暗红或淡红而不鲜，舌质淡胖，脉细无力。治宜益气养血，活血止痛，以八珍汤（人参、白术、茯苓、甘草、当归、白芍、地黄、川芎）加减。

3. 高压氧治疗 在高压氧舱内，通过血氧含量的提高，增加肢体的血氧弥散，改善组织缺氧状态。方法是每日 1 次，每次 3～4 小时，10 次为一个疗程，间隔 5～7 日后，再进行第二疗程，一般可进行 2～3 个疗程。

4. 手术治疗 手术目的是重建动脉供血，促进血运，以改善缺血所引起的后果。

（1）腰交感神经切除术 适用于腘动脉远侧动脉狭窄者。切除范围应包括同侧 2、3、4 腰椎交感神经节和神经链。近期效果尚满意，但远期疗效不理想。

（2）动脉重建术 手术方法有两种：①旁路转流术：适用于主干动脉闭塞，但在闭塞动脉的近侧和远侧仍有通畅的动脉通道者。②血栓内膜剥脱术：适用于短段的动脉阻塞。③大网膜移植术：可用于动脉广泛性闭塞，即腘动脉远侧三支动脉均已闭塞时。手术时，整片取下大网膜后裁剪延长，将胃网膜右动、静脉分别与股动脉和大隐静脉吻合，经皮下隧道拉至小腿与深筋膜固定，借建立侧支循环为缺血组织提供血运。④分期动、静脉转流术：原理是首先在患肢建立人为的动静脉瘘，意图利用静脉途径逆向灌注来为严重缺血肢体提供动脉血，4～6 个月后，再次手术结扎瘘近侧静脉。尽管目前已取得不同程度成功，但应慎重考虑后方可试用。

5. 创面处理 干性坏疽创面，应予消毒包扎，预防继发感染。感染创面可做湿敷处理。组织已坏死且有明确界限者，或严重感染引起毒血症时需做截肢（趾、指）术。

【预防】

绝对戒烟既是治疗本病的关键措施，也是预防本病的关键措施。改善潮湿、寒冷的生活工作环境，注意下肢防寒保暖。保持足部宽松、舒适、温暖、清洁、干燥，防止外伤，防止感染。

第十节 雷 诺 病

雷诺病（Raynaud phenomenon），又称肢端血管痉挛症，是一种受到寒冷刺激或情绪紧张后出现的以阵发性肢端小动脉强烈收缩为特征的周围血管病。发作时，肢端皮肤苍白－青紫－潮红－正常肤色的顺序改变是本病典型表现。1862 年，因 Maurice Raynaud 首先描述而得名。本病无其他相关疾病和明确病因（原发）时称雷诺病；与某些疾病相关（继发）称雷诺现象。雷诺病女性多见，男女比例为 1∶10，发病年龄多在 20～40 岁。

【病因与发病机制】

雷诺病的病因和发病机制目前仍未完全明确。目前认为相关的基础因素有交感神经活性增高（功能亢进）、血管内皮细胞功能异常、小动脉壁病变，相关的诱发因素有寒冷、情绪激动、疲劳、感染等，尤以寒冷和情绪激动是主要的诱发因素。

【病理】

早期组织学无明显异常，后期可有血管内膜增生、动脉炎改变及血管内血栓形成。

【临床表现】

1. 典型发作表现

（1）**发作过程**　受到寒冷刺激或情绪激动时，手指皮肤出现苍白，伴麻木、发凉和刺痛；继之，手指皮肤变为紫绀，伴发凉、疼痛，但较前减轻；随后，手指皮肤变为潮红，伴温热和胀感；最后，皮色恢复正常，伴随症状也随之消失。

（2）**受累范围**　受累手指常呈对称性，皮色变化多按第四、五、三和二指顺序发展，拇指因肌肉较多、血液供应较丰富而很少受累，皮色变化先从末节开始，逐渐向上发展，但很少超过腕部。足趾较少发生，耳郭、鼻尖、唇皮肤偶见。

（3）**发作频率**　疾病早期，在寒冷季节频繁发作，症状明显，持续时间长；在温暖季节发作较少，症状较轻，持续时间较短。疾病早期或病情较重，则一年四季均可频繁发作。

（4）**持续时间**　从手指皮肤出现苍白至恢复正常肤色（即苍白－青紫－潮红三相维持时间）一般为十几分钟，少数持续1小时以上。

2. 自主神经功能紊乱症状　易兴奋、感情易冲动、多疑、郁闷、失眠、多梦等。

3. 组织缺血或营养障碍表现　雷诺病晚期，小血管狭窄、闭塞，导致指端组织缺血或营养障碍。表现为手指末端指腹变平、坏疽，末节指骨可因缺血而坏死、被吸收、溶解，出现变短或截指现象。继发感染可导致骨髓炎、败血症等。

4. 试验检查

（1）**冷水试验**　将病人的双手浸入4℃左右水中，浸泡1分钟，观察手指反应，如出现典型发作表现为阳性。高血压病和心脏病患者需慎用该试验。

（2）**缚臂试验**　将血压计袖带缚于上臂，测量血压后从收缩压降低1.33kPa（10mmHg），维持5分钟，放松袖带后，观察手指反应，如出现典型发作表现为阳性。

（3）**握拳试验**　两手握紧拳头1.5分钟，然后上肢屈肘平腰松开双手，观察手指反应，如出现典型发作表现为阳性。

【辅助检查】

1. 动脉造影检查　末梢动脉痉挛，尤以掌指动脉最为明显，动脉造影显示管腔细小，动脉多呈蛇形弯曲。晚期改变为指动脉内膜粗糙、管腔狭窄或阻塞。这些改变一般不出现在掌弓动脉近侧。

2. 甲皱微循环检查　正常人毛细血管襻清晰，排列整齐，管径一致，底色为红黄色，血流通畅。雷诺病毛细血管襻明显减少，管径很细，管襻短小，多数管襻呈断裂或点状，血流缓慢，甚而停滞。

【诊断】

诊断要点：① 好发于 20～40 岁女性；②多由寒冷刺激或情绪激动诱发；③发作时，肢端（双手指对称）皮肤呈苍白 - 青紫 - 潮红 - 正常肤色的顺序改变；④少数晚期可有指端营养障碍，甚至出现浅在溃疡或坏疽；⑤排除雷诺现象和其他类似疾病。

【鉴别诊断】

1. 手足紫绀症 此病原因不明，多见于青春期女性。临床特点是：①手足皮肤呈持久性紫绀，范围广，呈手套和袜套形，变色均匀，皮肤细嫩，皮温明显降低；②两手症状较足部重，紫绀在气温低或上肢下垂时加重，在气温高或上肢举起后症状轻；③持续按摩可促使皮肤紫绀变淡或恢复正常。

2. 网状青斑 在寒冷刺激时，皮肤表面出现网状青斑与雷诺病类似，但有下列特点：①范围广泛，皮肤青紫出现在手、足、四肢、头颈和躯干等全身部位；②缺乏雷诺病肤色的顺序改变；③除皮肤青紫外，无其他异常症状。

3. 红斑性肢痛症 这是一种病因不明的、以末梢动脉扩张和对温热敏感的周围血管病，皮肤出现阵发性发红与雷诺病类似，但有下列特点：①诱发因素为热刺激而非冷刺激；②手足对称性阵发性红、肿、痛、热，常感灼痛难忍，足重于手；③病人喜冷怕热，常将足浸在冷水内以缓解症状。

4. 冻疮 它是一种寒冷季节性疾病，有下列特点：①发生在手、足、耳、鼻等身体暴露部位；②寒冷季节发生，气温转暖后恢复；③红、紫或紫红色界线性小肿块持续存在，短期内不消失。

【治疗】

1. 一般治疗 注意防寒保暖，手足尽量不接触冷水。放松心情，避免过劳。戒烟戒酒，防止局部创伤。

2. 药物治疗

（1）血管扩张剂 ①烟酸 50～100mg，每日 3～4 次，口服；②硝苯地平 10mg，每日 3 次，口服；③盐酸妥拉苏林 25mg（逐渐加至 50～100mg），每日 4～6 次，口服，或 25mg，肌肉注射；④酚苄明 10～20mg，每日 2～3 次，口服；⑤哌唑嗪 10mg，每日 2～3 次，口服（注意易发生体位性低血压，首次用药应在睡前给药）。

（2）5 - 羟色胺拮抗剂 凯他色林 10mg，每日 3 次，静脉注射。该药能拮抗 5 - 羟色胺的缩血管及血小板凝集作用。

（3）微循环调节剂 小分子右旋糖酐、复方丹参注射液、脉络宁注射液等。

3. 手术治疗 病情严重，药物治疗无效且皮肤组织营养障碍者应实施手术治疗，手术方法为交感神经封闭术或交感神经切除术。

4. 其他治疗 血浆置换、中医中药治疗亦可选用。局部用药可选 2% 硝酸甘油软膏、烟酸肌醇酯软膏、多磺酸黏多糖乳膏或复方肝素凝胶，每日 2~3 次，贴敷。

【预防】

应尽可能避免寒冷刺激和情绪激动，禁忌吸烟，避免应用麦角胺、β 受体拮抗剂和避孕药。明显职业原因所致者（长期使用震动性工具或低温下作业）尽可能改换工作状态或环境，条件许可者可移居气候温暖和干燥地区。

附一 循环支持技术

一、心脏起搏

心脏起搏的仪器是心脏起搏器。心脏起搏器是一种植入于体内或放置体外的电子治疗仪器，用人造的脉冲电流刺激心脏，模拟正常心脏的冲动形成与传导，使之激动与收缩，达到治疗由于某些心律失常所致的心脏功能障碍的目的。自 1958 年第一台心脏起搏器植入人体以来，起搏器制造技术和工艺快速发展，功能日趋完善。

1. 起搏系统的组成 人工心脏起搏系统主要包括两部分，即脉冲发生器和电极导线，通常将脉冲发生器单独称为起搏器。起搏系统除了起搏功能外，尚具有将心脏自身心电活动回传至脉冲发生器的感知功能。脉冲发生器（起搏器）主要由电源（亦即电池，现在主要使用锂－碘电池）和电子线路组成，能产生和输出电脉冲。电极导线是外有绝缘层包裹的导电金属线，其功能是将起搏器的电脉冲传递到心脏，并将心脏的腔内心电图传输到起搏器的感知线路。

2. 起搏原理 脉冲发生器定时发放一定频率的脉冲电流，通过导线和电极传输到电极所接触的心肌（心房或心室），使局部心肌细胞受到外来电刺激而产生兴奋，并通过细胞间的缝隙连接或闰盘连接向周围心肌传导，导致整个心房或心室兴奋，并进而产生收缩活动。

3. 适应证 人工心脏起搏分为临时人工心脏起搏和永久人工心脏起搏两种。临时心脏起搏是一种非永久性植入起搏电极导线的临时性或暂时性人工心脏起搏技术，起搏电极导线放置时间一般不超过 2 周，起搏器均置于体外，待达到诊断、治疗和预防目的后随即撤出起搏电极导线。永久心脏起搏是将起搏器植入体内的起搏技术。

（1）临时性起搏适应证 ①各种疾病初期所致的心律失常；②电解质紊乱及药物中毒；③保护性起搏。

（2）永久性起搏适应证 ①不可逆的二度Ⅱ型以上的房室传导阻滞；②病态窦房结综合征伴阿斯综合征；③束支传导阻滞；④记录到有症状的窦房结功能障碍，包括经常出现导致症状的窦性停搏；⑤有窦房结功能障碍及（或）房室传导阻滞，由于某些疾病必须使用某类减慢心率的药物治疗；⑥颈动脉窦过敏和心脏神经性晕厥。

4. 起搏器的命名代码 随着起搏器工作方式的不断增加，其功能日趋复杂，1985年北美心脏起搏与电生理学会（NASPE）与英国心脏起搏与电生理工作组（BPEG）共同编制了 NBG 编码，并于 2002 年进行了修订，见表 2-14。

第一位（Ⅰ）：表示起搏的心腔，分别由 A、V 和 D 代表心房、心室和双心腔，O 代表无感知功能。

第二位（Ⅱ）：表示感知的心腔，分别由 A、V 和 D 代表心房、心室和双心腔，O 代表无感知功能。

第三位（Ⅲ）：表示起搏器感知心脏自身电活动后的反应方式。T 表示触发型，I 表示抑制型，D 表示兼有 T 和 I 两种反应方式，O 为无感知后反应功能。

第四位（Ⅳ）：代表起搏器程序控制调节功能的程度。有 O（无程控功能）、P（1~2 个简单的程控功能）、M（两种以上参数的多功能程控）、C（遥测功能）和 R（频率适应功能）。

第五位（Ⅴ）：代表抗快速心律失常的起搏治疗能力。有 P（抗心动过速起搏）、S（电转复）、D（两者都有）和 O（无此功能）。

表 2-14　NBG 编码（起搏器五位代码命名）

位置	Ⅰ	Ⅱ	Ⅲ	Ⅳ	Ⅴ
功能	起搏心脏	感知心脏	反应方式	程序控制功能	抗心律失常功能
代码	V = 心室	V = 心室	T = 触发	P = 程控频率和输出	P = 抗心动过速功能
代码	A = 心房	A = 心房	I = 抑制	M = 多项参数程控	S = 电击
代码	D = 双腔	D = 双腔	D = T + I	C = 遥测	D = P + S
代码	O = 无	O = 无	O = 无	R = 频率适应	O = 无
代码				O = 无	

5. 起搏器的类型

（1）**按起搏心腔分**　①单腔起搏器：如 AAI（R）、VV（R）等，起搏电极导线单独植入心房或心室；②双腔起搏器：如 DDD（R），起搏电极导线分别植入心房和心室；③多腔起搏器：如三腔（双心房单心室或单心房双心室）或四腔起搏（双心房双心室），起搏电极导线除常规植入右心房和右心室外，通常尚需通过心脏静脉植入电极导线分别起搏左心房和（或）左心室。

（2）**按起搏生理效应分**　①生理性起搏：即尽可能模拟窦房结及房室传导系统的生理功能，提供与静息及活动相适应的心率并保持房室同步，如 AAIR 和（或）DDDR；②非生理性起搏：如 VVI 起搏器，只是保证心室按需起搏，而房室电机械活动不同步。

实际上，起搏治疗都不可能是完全生理的，故严格地说，所有的心脏起搏器都是非生理性的。

（3）**按是否具有频率适应功能分**　①频率适应性起搏器：常用的如 AAIR、VVIR 和 DDDR；②非频率适应性起搏器：常用的如 AAI、VVI 和 DDD。

6. 起搏器的模式

（1）**AAI 模式**　此模式的工作方式为心房起搏、心房感知，感知心房自身电活动后抑制起搏器脉冲的发放。在本模式下，心室信号不被感知。

（2）**VVI 模式**　此模式的工作方式为心室起搏、心室感知，感知心室自身电活动后抑制起搏器脉冲的发放，又称R波抑制型心室起搏或心室按需型起搏。在本模式下，心房信号不被感知。VVI仅当"需要"时才发出脉冲起搏心室，起搏产生的心律实际上是一种逸搏心律。

（3）DDD模式　又称房室全能型起搏，是具有房室双腔顺序起搏、心房心室双重感知、触发和抑制双重反应的生理性起搏模式。

（4）VDD模式　又称心房同步心室抑制型起搏器。心房、心室均具有感知功能，但只有心室具有起搏功能。在整个VDD起搏系统中，P波的正确感知是其正常工作的关键。

（5）DDI模式　心房、心室均具有感知和起搏功能，P波感知后抑制心房起搏（与DDD相似），但不触发房室间期，即不出现心室跟踪。如患者有正常的房室传导，基本类似AAI；如患者存在房室传导阻滞，则在心房起搏时可房室同步，而在心房感知时房室则不能同步。因此自身心房活动后的房室延迟时间长短不一。该起搏模式的特点为心房起搏时能房室同步，而心房感知时房室不能同步。它不作为一个单独的起搏模式而仅作为DDD（R）发生模式转换后的工作方式。

7. 起搏器的植入

（1）临时心脏起搏　有经皮起搏、经食管起搏、经胸壁穿刺起搏、开胸心外膜起搏和经静脉起搏五种方法。目前多选择后者。通常选用股静脉、锁骨下静脉或颈内静脉穿刺送入临时起搏电极导线。发生电极导线移位的情况较永久心脏起搏常见。应加强术后心电监护，包括早期的起搏阈值升高、感知灵敏度改变及电极导线脱位等，尤其是起搏器依赖者。另外，由于电极导线通过穿刺点与外界相通，因此要注意局部清洁，避免感染，尤其是放置时间较长者。另外，经股静脉临时起搏后患者应保持平卧位，静脉穿刺侧下肢制动。

（2）永久心脏起搏　目前绝大多数使用心内膜电极导线。技术要点包括静脉选择、导线电极固定和起搏器的埋置。①静脉选择：通常可供电极导线插入的浅静脉有头静脉、颈外静脉，深静脉有锁骨下静脉、腋静脉、颈内静脉。通常多首选习惯用手对侧的头静脉或锁骨下静脉，如不成功，再选择颈内或颈外静脉。②电极导线的放置：根据需要将电极导线放置到所需要起搏的心腔，一般被动固定电极导线，也可主动固定电极导线。③起搏器的埋置：起搏器一般埋于电极导线同侧的胸部皮下。将电极导线与脉冲发生器相连，把多余的导线近肌肉面、起搏器近皮肤放入皮下袋。

植入过程：将电极导线从手臂或锁骨下方的静脉插入，在X线透视下，将其插入预定的心腔起搏位置，固定并检测。然后在胸部埋入与电极导线相连接的起搏器，缝合皮肤，手术即完成。

二、心脏电复律

心脏电复律是将与心电图上QRS波群同步发放的直流电释放到心脏，用以使房性和室性心律失常转变为窦性心律的方法。1961年首次应用于室性心动过速的复律，是心律失常治疗史上的重大突破。基本原理是将一定强度的电流通过心脏，使全部或大部分心肌在瞬间同时除极而处于不应期，抑制异位兴奋灶，造成心脏短暂的电活动停止，然后心脏自律性最高的起搏点（通常为窦房结）重新主导心脏节律。

电复律装置一般有四部分组成，即心电示波器、同步触发显示、能量输出指示和电极板。

电复律有两种方式，即同步电复律和非同步电复律。同步电复律是指电复律装置放电时与心电图中 R 波同步，即电流在心动周期的绝对不应期中发放，避开心室的易损期，从而避免诱发心室颤动，可用于转复心室颤动以外的各类异位性快速型心律失常。非同步电复律习惯称为电除颤，在心动周期的任何时间放电，仅用于心室颤动和心室扑动（见心脏电除颤）。

此外，电复律根据电极放置的部位分为体外电复律和体内电复律。电极板放置在胸壁为体外电复律。特殊情况下电极可置于体内者，称为体内电复律，包括心脏直接电复律、食管内电复律、心导管电极心脏内电复律。此处主要介绍体外电复律。

1. 适应证 ①室性心动过速药物治疗无效或出现血流动力学紊乱者。②心房扑动。③阵发性室上性心动过速，非洋地黄中毒引起，并对迷走神经刺激或抗心律失常治疗效果不佳者。④心房颤动：年龄较轻、病史较短（一般不超过 1 年）、心脏扩大不明显（心胸比值一般不超过 55%）者；房颤伴快速心室率，且药物难以控制者；发生房颤后心力衰竭或心绞痛恶化，且难以用药物控制者；原发病得到控制的房颤，如甲状腺功能亢进症、风湿性心脏病二尖瓣狭窄手术后等；风湿性心脏病左心房扩大不明显（一般左心房内径 <45mm），且心功能代偿者；风湿性心脏病二尖瓣狭窄在瓣膜分离或置换术后仍有房颤者（一般主张在手术后 3 个月以后再做电复律）；预激综合征伴房颤且药物治疗无效时。

2. 禁忌证 ①房颤病史长、心脏明显扩大或有巨大左心房者，房颤伴高度房室传导阻滞，老年房颤病人的心室率能用药物控制者；②严重心功能不全者；③不能耐受复律后为维持正常心律而必须服用的药物（如奎尼丁等）；④以往曾实施电复律，但很快又复发者；⑤洋地黄中毒；⑥心动过速 – 心动过缓综合征；⑦严重电解质紊乱或酸碱平衡失调而尚未纠正者；⑧风湿病活动期；⑨近期有血栓栓塞性疾病。

3. 操作步骤 ①做好术前准备：向病人和家属解释复律过程，取得同意并签字；去掉假牙，监测血压；备好各种抢救器械和药品；复查心电图并利用心电图示波器检测电复律器的同步性，选择 R 波较高导联进行示波观察（完成心电记录后把导联线从心电图机上解除，以免电击损坏心电图机）。②病人就位：平卧于木板床上，开放静脉通道，充分暴露胸壁。③麻醉：静脉缓慢注射地西泮 0.3 ~0.5mg/kg 或氯胺酮 0.5 ~1mg/kg 麻醉，达到病人睫毛反射开始消失的深度。④放置电极板：前后位，即一块电极板放在背部肩胛下区，另一块放在胸骨左缘 3 ~4 肋间水平。⑤充电：房颤、阵发性室上速和室速初次电击一般用 100 ~150J（心房扑动者用 50 ~100J），所有人员不得接触病人、病床以及与病人相连接的仪器设备以免触电。⑥按同步放电按钮放电。⑦电击后立即进行常规导联心电图检查（如心电图显示未转复为窦性心律，可增加放电功率，再次电复律，一般不超过 3 次），同时进行心电、血压、呼吸和意识的监测，一般需持续

1天。

4. 注意事项 ①电复律术前应常规检查血电解质，如有电解质紊乱（尤其低血钾），必须先给予纠正。②在电复律前应禁食（上午复律禁食一夜，下午复律禁食6小时），以免电击过程中发生恶心和呕吐。③有心力衰竭应先改善心功能，可提高电复律的成功率，并减少心律失常的复发。④由于洋地黄能使心脏兴奋性增高，电击易诱发室颤，使用洋地黄类药物者，在电复律前应停药（地高辛一般停用1~2天，洋地黄毒苷停用2~5天，洋地黄叶停用5天）。服地高辛者术前应测定地高辛血药浓度，以免发生意外。⑤目前常用地西泮静脉注射作为麻醉，常用剂量10~40mg，亦有个别患者需要更大剂量，尤其是经常服用安眠药或嗜酒者。地西泮必须缓慢注射，注射时间应在5分钟以上，注射时嘱病人数1、2、3……当病人报数中断或语音含糊呈嗜睡状态时即可电击。注射后10~20分钟恢复清醒，镇静作用约持续1~2小时。地西泮虽较安全，但仍有呼吸抑制、心动过缓、低血压或心律失常等不良反应，少数病例有喉头痉挛伴呛咳，部分在电击时会发生惊叫，但事后大多不能清晰回忆。⑥电极板应紧贴皮肤并稍加压，不能留有空隙，边缘不能翘起。安放电极处的皮肤应涂导电糊，也可用生理盐水纱布，紧急时甚至可用清水，但绝对禁用酒精，否则可引起皮肤灼伤。消瘦而肋间隙明显凹陷而致电极与皮肤接触不良者宜用生理盐水纱布，并可多用几层，可改善皮肤与电极的接触。两个电极板之间要保持干燥，避免因导电糊或盐水相连而造成短路。也应保持电极板把手的干燥，不能被导电糊或盐水污染，以免伤及操作者。⑦室性心动过速出现严重血流动力学紊乱者，无需向家属交代解释，应紧急进行电复律。

5. 并发症

（1）**心律紊乱** 电击后心律失常以期前收缩（早搏）最常见，大多在数分钟后消失，不需特殊处理。若为严重的室性期前收缩并持续不消退，应使用抗心律失常药物治疗。若产生室速、室颤，可再行电击复律。电击后也可能发生显著的窦性心动过缓、窦性停搏、窦房阻滞或房室传导阻滞，轻症能自行恢复，不需特殊处理，重者使用阿托品、异丙肾上腺素，以提高心率，必要时安装临时心脏起搏器。

（2）**低血压** 血压下降多见于高能量电击后，若仅为低血压倾向，大多可在数小时内自行恢复；若导致周围循环衰竭，应及时使用升压药。

（3）**急性肺水肿** 发生率不高，老年人和心功能差者容易发生。一旦发生，应按急性肺水肿抢救。

（4）**栓塞** 发生率国外报道较高，而国内报道不到1%。可为体循环栓塞如脑栓塞、肺栓塞等，抗凝和溶栓治疗的评价仍在研究中。

（5）**心肌损伤** 发生率约为3%。电击可引起心肌损伤，心电图上出现ST-T波改变，血心肌酶升高，持续数小时到数天。个别甚至呈现心肌梗死图形，可持续数月，特别在使用高能量电击时，最易发生此现象。

（6）**其他** 偶可发生心脏停搏。电极与皮肤接触不良、连续电击、高能量电击有可能引起皮肤灼伤。麻醉剂可能引起呼吸抑制，一旦发生应气管插管行人工辅助呼吸。

6. 复律后观察及护理

（1）心电监护　复律成功后，转入监护病房，备好各种抢救器材和药品，多参数心电监护 24~72 小时。

（2）休息、吸氧　复律早期绝对卧床休息，限制人员探视，保持室内安静。吸氧以减轻心肌缺血、传导不均的状态。

（3）保持呼吸道通畅　复律成功后应检查有无舌咬伤。意识不清者要保持呼吸道通畅，防止舌后坠和舌咬伤。

（4）用药监护　予以留置静脉套管针，保证静脉通畅，以方便及时用药。应用输液泵或微量泵输注药物，准确计算药物的浓度和滴速，同时注意观察药物的疗效和副作用。

（5）饮食和排便　意识清醒 2 小时后，可给予半流质易消化的饮食，避免辛辣、产气及刺激性食物和饱餐。指导及协助床上排便，防治因便秘诱发心律失常或心脏骤停。

（6）监测生化指标　电解质紊乱可导致和加重心律失常，应监测血清电解质和肝肾功能，注意观察尿量。

（7）心理护理　复律成功后，意识清醒者有濒死感，出现焦虑、悲观的情绪，高度紧张可导致交感神经兴奋增加心肌耗氧，继而导致心律失常的再次发作，因此，应注意给予安慰鼓励，必要时给予镇静剂。

三、心脏电除颤

电除颤是指应用瞬间高能电脉冲对心脏进行紧急非同步电击，以消除心室颤动或心室扑动。基本原理是在极短暂的时间内给心肌高能电脉冲，抑制心肌内各种异位起搏点，使窦房结得以重新控制整个心脏活动，恢复窦性心律。目前以直流电除颤法使用最为广泛。分为胸内除颤和胸外除颤。将电极板直接放在心室壁上进行电击，称胸内除颤。将电极板置于胸壁进行电击，称胸外除颤。

除颤器，是实施电除颤的主体设备，配有电极板，有大小两对，大的适用于成人，小的适用于儿童。除颤波形包括单相波和双相波两类除颤波形。不同的波形对能量的需求有所不同，单相波形电除颤，首次电击能量 200J，第二次 200~300 J，第三次 360J。双相波电除颤，早期临床试验表明，使用 150J 即可有效终止院前发生的室颤，而且终止室颤的效果与高能量单相波除颤相似或更有效。

1. 适应证　心室颤动与心室扑动。

2. 禁忌证　①慢性心房颤动，病程 >1 年；②慢性风湿性心脏病，左心房内径 >45mm，或严重心功能不全；③合并洋地黄中毒或严重电解质紊乱；④风湿活动期或心肌炎急性期；⑤未能有效控制或纠正心房颤动的病因或诱因（例如甲状腺功能亢进、心肌梗死等）；⑥检查发现心房内血栓或有血栓栓塞史；⑦合并高度或完全性房室传导阻滞，或病态窦房结综合征（已安装起搏器者除外）。

3. 操作步骤　①做好术前准备，备齐各种抢救器械和药品。②病人平卧于木板床上，开放静脉通道，充分暴露胸壁。③术前常规做心电图检查，完成心电图记录后把导联线从心电图机上解除，以免电击损坏心电图机。④连接除颤器导线，接通电源，检查同步性能，选择 R 波较高导联进行示波观察。⑤安放电极处的皮肤涂导电糊，也可用生理盐水纱布，放置电极板（一块电极板放在胸骨右缘 2~3 肋间即心底部，一块放在心尖部，这种方式迅速便利，适用于紧急电除颤。两块电极板之间的距离不应＜10cm）。⑥选择电能剂量充电，所有人员不得接触病人、病床以及与病人相连接的仪器设备。⑦放电，此时可见病人身躯和四肢抽动一下，通过心电示波器观察心律是否转为窦性。⑧电击后即行常规导联心电图检查，并进行心电、血压、呼吸和意识的监测，一般需持续 1 天。

4. 注意事项 ①若心电显示为细颤，应坚持心脏按压或用药，先用 1% 肾上腺素 1mL 静脉推注，3~5 分钟后可重复一次，待细颤波转为粗波后，方可施行电击除颤。②电击时电极要与皮肤充分接触，勿留缝隙，以免发生皮肤烧灼。③触电所致的心跳骤停早期（3~10 分钟内），宜先静脉注利射多卡因 100mg。

5. 并发症 ①心律失常；②呼吸抑制、喉痉挛；③低血压；④心肌损伤；⑤栓塞（肺栓塞或其他部位栓塞）；⑥皮肤烧伤。

6. 效果评价 电击后 5 秒钟心电图显示心搏停止或非室颤无电活动均可视为电除颤成功。成功除颤后心脏停止跳动的时间一般为 5 秒钟，临床比较容易监测。第一次电除颤后，在给予药物和其他高级生命支持措施前，监测心律 5 秒钟，可对除颤效果评价提供最有价值的依据，监测电击后第 1 分钟内的心律还可提供其他信息，如是否恢复规则的心律，包括室上性节律和室性自主节律，以及是否为再灌注心律等。

四、主动脉内气囊反搏术

主动脉内气囊反搏术（IABP）是由动脉系统植入一根带气囊的导管至降主动脉内左锁骨下动脉开口远端，进行与心动周期相应的充盈扩张和排空，使血液在主动脉内发生时相性变化，从而起到机械辅助循环作用的一种心导管治疗方法。IABP 可以有效地降低左心室后负荷，减少心脏做功及心肌耗氧，提高舒张压，而增加冠脉血液灌注，还可降低右房压、肺动脉压，增加全身重要脏器的血液灌注。

1. 工作原理 将一远端有球囊的导管经股动脉逆行插至胸降主动脉左锁骨下动脉开口的远端，用心电图或动脉内压力波形信号触发，控制球囊充气与排空。心脏舒张时球囊充气，主动脉瓣开放前（左心室射血期前）球囊被抽瘪。球囊在舒张期充气时，升主动脉舒张压升高，冠状动脉灌注压增加，冠状血流量增加；胀大的球囊驱使血流流向外周循环，从而减少主动脉舒张末期容量及下一次心脏收缩时的左心室射血阻抗（后负荷），减少心肌耗氧量；另外，升主动脉舒张压增高所引起的主动脉压力感受器的刺激，也可降低全身血管阻力及左心室射血阻抗，增加心排血量，降低心肌耗氧量，改善缺血心肌氧供需的平衡。

2. 适应证 急性心肌梗死；心源性休克；冠状动脉支架植入术；冠状动脉搭桥手术；心脏瓣膜手术；体外循环后低心排血量，脱机困难；预防性应用（心肌梗死后左心室功能不全、LVEF≤40%、心功能 NYHA Ⅲ/Ⅳ级、接受最佳药物治疗血流动力学仍不稳定收缩压≤80mmHg、急性心肌梗死合并室壁瘤等）。

3. 禁忌证 ①主动脉瓣关闭不全；②胸主动脉瘤、主动脉夹层；③周围血管病变（导管插入有困难者）；④不可逆的脑损害及晚期心脏病无手术适应证者；⑤心脏已停搏、心室颤动及严重低血压，经药物治疗后收缩压仍 <45mmHg 者。

4. 术前准备 ①向病人和（或）家属解释操作过程并签署知情同意书。②取得最近的实验室检查结果，如血象、血小板、出凝血时间等。③建立并保持静脉输液通路。④贴好心电图监测电极并与反搏机相连接。⑤药品准备（消毒用碘伏、1% 利多卡因、肝素盐水及各种抢救药品）。⑥器械准备（X 线透视机、除颤器、监护仪等各种急救设备及消毒巾、纱布等）。⑦打开反搏导管包（内含所有必需的穿刺针、引导钢丝、连接管、注射器及三通等）。

5. 操作方法 IABP 导管插入方法如下：常规皮肤消毒与麻醉，穿刺股动脉，插入鞘管，注入肝素 5000U，然后沿导引钢丝送入气囊导管（送入前需先抽空气囊内的气体），在 X 线透视下将气囊导管尖端送至胸降主动脉锁骨下动脉开口的远端（胸锁关节下方），若无 X 线透视条件，导管插入长度可通过测量胸骨柄至脐再斜向股动脉穿刺点的距离估计，导管到位并固定后，与反搏泵连接，开始反搏。

6. 并发症与防治 ①肢端缺血：通常由于血栓脱落、球囊导管阻塞和周围血栓形成所致。预防血栓的发生主要在于使用适量肝素抗凝，拔出导管时局部喷出少量血液。②血栓形成或栓塞：肾动脉、脑血管、肠系膜动脉和周围动脉血栓形成或栓塞。血栓形成或栓塞可能是导管血凝块直接播散的结果，适当的肝素化可减少或预防这一并发症。③动脉损伤或穿孔：在导管插入过程中必须轻柔操作，以预防其发生。④主动脉夹层：可表现背痛、左右侧肢体脉搏和血压不对称、肾功能减退、胸痛加剧或出现神经系统症状。如在插管过程中遇到阻力，应怀疑此并发症。为预防其发生，导管插入时遇有阻力切不可强行推送，应在引导钢丝引导并在 X 线透视下推送导管。⑤感染：插管操作中注意无菌操作，插管部位每日换药，观察伤口，反搏时间较长者，应用抗生素预防感染。⑥出血、血肿：可局部压迫，并注意肝素剂量和血小板计数。⑦血小板减少症：与反搏时间有关，停止反搏后多可恢复至正常，除非出血严重，否则不必输血小板。

附二 循环系统疾病案例

案例（一）

某女，51 岁，工人，因间断头晕 4 年，加重 1 天入院。

患者于 4 年前无明显诱因出现间断头晕，不伴头痛、言语不利及肢体活动障碍，测血压高于正常值，其后上述现象间断出现，最高血压为 200/100mmHg。因多次测量血压均高于正常值，遂口服复方降压胶囊治疗，症状缓解，但平时血压控制不详。1 天前无明显诱因出现头晕，不伴言语不利，肢体活动障碍，测血压 200/100mmHg，遂收入院。

既往有心肌缺血病史，否认肝炎、结核、伤寒病史，否认糖尿病史。爱人及子女均体健。

体格检查：T 36.4℃，P 80 次/分，R 20 次/分，BP170/100 mmHg。自动体位，神清合作。皮肤干燥，全身浅表淋巴结未见肿大，巩膜无黄染。颈部无抵抗，甲状腺不大。胸廓对称，两侧呼吸动度一致，两肺叩清音，无干湿啰音。心率 80 次/分，律齐。腹部未见异常。四肢无水肿，生理反射存在，病理反射未引出。

辅助检查：血糖 5.6mmol/L；血脂正常；尿常规检查正常。

根据病例资料请回答：

（1）该病的初步诊断及诊断依据。

（2）如确定诊断需完善哪些辅助检查？

（3）应与哪些疾病鉴别？

案例（二）

某男，48 岁，个体经营户，因间断胸痛 15 天，加重 1 小时入院。

患者 15 天前因情绪激动在进食时出现胸骨后疼痛，向后背及左上肢放射，经舌下含服"速效救心丸"约 5 分钟后症状缓解，约 10 分钟后再次出现胸骨后疼痛，性质同前，持续时间较前延长，含服"速效救心丸"疗效欠佳，共反复 3 次。1 小时前又出现持续性胸痛，含服"速效救心丸"不缓解，伴出冷汗，但无恶心、呕吐。

6 年前因出现心房纤颤（但无胸闷、胸痛症状），而诊断为冠心病、心房纤颤。之后经药物治疗房颤转复成功。否认高血压病、糖尿病病史，否认肝炎、结核等传染病病史。有烟酒嗜好，爱人及子女均体健。

体格检查：T 37.1℃，P 60 次/分，R 19 次/分，BP 110/70mmHg。发育正常，营养中等，神清合作。皮肤干燥，全身浅表淋巴结未见肿大，巩膜无黄染。颈无抵抗，甲状腺不大。胸廓对称，两侧呼吸动度一致，两肺叩清音，无干湿啰音。心率 60 次/分，律齐。心音低弱，$A_2 > P_2$，各瓣膜区未闻及杂音。腹软，无压痛及反跳痛，肝脾未及，移动性浊音（－）。脊柱四肢无畸形，关节无红肿。生理反射存在，病理反射未引出。

辅助检查：心电图示：$V_1 \sim V_4$ 导联 ST 段抬高 0.4 ~ 0.6mV，T 波高耸。心脏彩超：心脏结构未见明显异常，二尖瓣关闭不全（轻），左室舒张功能减低，节段性室壁运动异常，心功能正常。

根据病例资料请回答：

（1）该病的初步诊断及诊断依据。

（2）写出鉴别诊断的主要疾病名称。

（3）列出处理方案。

案例（三）

某女，35 岁，因劳累后心悸、气短 3 年，加重 2 天入院。

患者 3 年前上楼时出现心悸、气短，未做处理。2 天前出现发热，伴咳嗽，咯少量白黏痰，夜间不能平卧，心悸、气短明显加重，为明确诊断而来我院。

幼时有关节疼痛病史。

体格检查：T 38℃，P 116 次/分，R 24 次/分，BP 120/90mmHg。发育正常，营养

中等，神清合作，半坐位。颈静脉充盈，口唇紫绀，全身皮肤无黄染、瘀点，周身浅表淋巴结未见肿大。胸廓对称，叩清音，肺底可闻及湿啰音。心浊音界向两侧扩大，心率130次/分，第一心音增强，心尖部可闻及隆隆样舒张期杂音，肺动脉区第二心音分裂。腹软，肝肋下3cm，轻压痛。全腹叩鼓音，移动性浊音（-）。脊柱四肢无畸形，下肢轻度凹陷性水肿。生理反射存在，病理反射未引出。

辅助检查：心电图：P波消失，代之以f波。

根据病例资料请回答：

（1）该病的初步诊断及诊断依据。

（2）为进一步确诊还应完善哪些辅助检查？

（3）若初步诊断成立，不治疗会出现哪些并发症？

第三章 消化系统疾病

消化系统疾病包括食管、胃、肠、肝、胆、胰以及腹膜、肠系膜、网膜等脏器的疾病。胃肠道的基本功能是摄取、转运和吸收食物，吸收营养和排泄废物。上述生理功能的完成有赖于胃肠道形态结构的完整和神经体液等因素调节下有序一致的活动。任何形态结构的改变和（或）功能调节的失常都会造成消化系统疾病。临床常见的消化系统疾病有急性胃肠炎、慢性胃炎、消化性溃疡、脂肪性肝病、肝硬化、胰腺炎、肝癌、肠易激综合征等。

第一节 胃食管反流病

胃食管反流病（gastroesophageal reflux disease，GERD）是指胃、十二指肠内容物反流入食管及其他部位（咽喉、气道等）引起的一种以食管刺激为主要表现的疾病。根据食管有无病理性改变分为反流性食管炎（reflux esophagitis，RE）及非糜烂性反流病（nonerrosive reflux disease，NERD），前者食管有黏膜糜烂、溃疡等组织学改变，后者食管无明显组织学改变。胃食管反流病是一种常见病，发病率随年龄增加而增加，男女无明显差异。

【病因与发病机制】

发生 GERD 的关键因素是食管下括约肌（LES）功能障碍。LES 是食管下端与胃连接处存在的一宽约 1～3cm 的无明显括约肌结构的高压区，正常人静息时压力为 10～30mmHg，比胃内压高 5～10mmHg，是阻止胃内容物逆流入食管的重要屏障，起到生理性括约肌的作用，故称为食管下括约肌。当食物进入食管后，刺激食管壁上的机械感受器，可反射性引起 LES 舒张，允许食物进入胃内；食团进入胃后，食管下括约肌收缩，恢复其静息时的张力，可防止胃内容物反流入食管。

1. 腹内压增高造成 LES 功能障碍 妊娠、肥胖、腹水、呕吐、负重劳动等造成的腹内压增高使胃酸与胃蛋白酶、胆汁（非结合胆盐和胰酶）、缩胆囊素、胰高血糖素、血管活性肠肽等反流至 LES 处，LES 结构受损，压力减低。

2. 胃内压增高造成 LES 功能障碍 胃扩张、胃排空延迟等造成的胃内压增高使胃液反流至 LES 处，LES 结构受损，压力减低。

3. 药物造成 LES 功能障碍 钙通道阻滞剂、地西泮等药物可造成 LES 松弛时间延长。

4. 食物造成 LES 功能障碍　高脂肪、巧克力等食物可造成 LES 松弛时间延长。

5. 食管贲门失弛缓症手术后与食管裂孔疝造成 LES 功能障碍　食管贲门失弛缓症手术后可造成 LES 处压力减低，食管裂孔疝可造成 LES 处舒缩功能障碍。

6. 食管黏膜屏障功能降低　长期吸烟、饮酒等减弱了食管黏膜的自我保护能力，在胃内容物反流时易出现损伤；干燥综合征造成的唾液分泌减少或食管蠕动异常可使食物在食管的停留时间延长，减弱了食管黏膜的自我保护能力，在胃内容物反流时易出现损伤。

【病理】

反流性食管炎的基本病理改变有：①复层鳞状上皮细胞层增生；②黏膜固有层乳头向上皮腔面延长；③固有层内炎症细胞主要是中性粒细胞浸润；④糜烂及溃疡；⑤Barrett 食管，即食管下段鳞状上皮被化生的柱状上皮所替代。

【临床表现】

胃食管反流病的临床表现多样，轻重不一。

1. 食管症状

（1）**典型症状**　烧心和反流是本病最常见的症状，而且具有特征性，因此被称为典型症状。反流是指胃内容物在无恶心和不用力的情况下涌入咽部或口腔的感觉，有酸味或仅为酸水时称反酸。烧心是指胸骨后或剑突下烧灼感，常由胸骨下段向上延伸。烧心和反流常在餐后 1 小时出现，卧位、弯腰或腹压增高时可加重，部分烧心和反流症状可在夜间入睡时发生。

（2）**非典型症状**　指除烧心和反流之外的食管症状。包括胸痛、吞咽困难、吞咽疼痛等。胸痛由反流物刺激食管引起，部位在胸骨后，为剧烈刺痛，严重时可放射到后背、胸部、肩部、颈部、耳后，有时酷似心绞痛。吞咽困难可能是由于食管痉挛或功能紊乱所致，呈间歇性，进食固体或液体食物均可发生。吞咽疼痛在严重食管炎或并发食管溃疡时出现。

2. 食管外症状　由反流物刺激或损伤食管以外的组织或器官引起。主要有咽部不适，有异物感或棉团感或堵塞感（癔球症），慢性咳嗽和哮喘等。

3. 并发症

（1）**上消化道出血**　因食管黏膜糜烂及溃疡导致出血，表现为呕血和（或）黑便以及不同程度的缺铁性贫血。

（2）**食管狭窄**　持续的食管损害致使纤维组织反复增生，最终导致瘢痕形成，食管狭窄。

（3）**Barrett 食管**　内镜下表现为正常呈现均匀粉红带灰白的食管黏膜出现胃黏膜的橘红色，分布可为环形、舌形或岛状。Barrett 食管可发生在反流性食管炎的基础上，亦可不伴有反流性食管炎。Barrett 食管是食管腺癌的癌前病变，其腺癌的发生率较正常人高30～50倍。

【辅助检查】

1. 胃镜检查　胃镜检查是诊断反流性食管炎最准确的方法，并能判断反流性食管炎的严重程度和有无并发症，结合活检可与其他原因引起的食管炎和其他食管病变（如食管癌等）作鉴别。内镜下无反流性食管炎表现不能排除胃食管反流病。根据内镜下所见食管黏膜的损害程度进行反流性食管炎分级，有利于病情判断及指导治疗。目前多采用洛杉矶分级法：

正常：食管黏膜没有破损。

A级：一个或一个以上食管黏膜破损，长径小于5mm。

B级：一个或一个以上黏膜破损，长径大于5mm，但没有融合性病变。

C级：黏膜破损有融合，但小于75%的食管周径。

D级：黏膜破损融合，至少达到75%的食管周径。

2. 24小时食管pH监测　是诊断胃食管反流病的重要检查方法。应用便携式pH记录仪在生理状态下对患者进行24小时食管pH连续监测，可提供食管是否存在过度酸反流的客观证据，并了解酸反流的程度及其与症状发生的关系。常用的观察指标有24小时内pH<4的总百分时间、pH<4的次数、持续5分钟以上的反流次数以及最长反流时间等指标。但要注意在行该项检查前3天应停用抑酸药与促胃肠动力的药物。

3. 食管测压　可测定LES的长度和部位、LES压、LES松弛压、食管体部压力及食管上括约肌压力等。LES静息压为10～30mmHg，LES压<6mmHg易导致反流。

4. 食管吞钡X线检查　对不愿接受或不能耐受内镜检查者可行该检查，其目的主要是排除食管癌等其他食管疾病。轻者，无阳性发现；严重者可发现颗粒状黏膜、细小聚钡、锯齿状边缘，卧位时见食管排空后钡剂由胃反流入食管。

【诊断】

1. 诊断要点　①有烧心和反酸等典型反流症状；②胃镜检查发现食管有A级及以上损害；③24小时食管pH监测证实有食管过度酸反流；④试验性治疗（奥美拉唑20mg，每日2次，连用7～14天）有明显效果。

2. 临床分型

（1）反流性食管炎　食管有黏膜糜烂、溃疡等组织学改变。

（2）非糜烂性反流病　食管无明显组织学改变。

【鉴别诊断】

1. 真菌性食管炎　出现咽痛、吞咽痛和吞咽困难与胃食管反流病相似，但有下列特点：①多有使用抗癌药物、糖皮质激素或糖尿病、艾滋病等致机体抵抗力低下的病史；②食管吞钡X线检查表现为纵行走向的线形或不规则充盈缺损，其间黏膜正常，重者食管外形不规则，呈粗毛状；③胃镜检查食管黏膜水肿、充血、糜烂、溃疡，触之易出血，黏膜表面覆盖白色斑点或假膜，取样涂片镜检发现真菌菌丝，活检组织见有菌丝侵入上皮。

2. 食管癌　出现吞咽困难与胃食管反流病相似，但有下列特点：①多发于中老年人，吞咽困难呈进行性加重；②食管吞钡X线检查见病变段管腔狭窄，局部管壁僵硬，管壁蠕动消失；③胃镜检查食管黏膜质地脆，触之易出血，取样活组织检查可发现癌细胞。

3. 食管贲门失弛缓症　是由食管神经肌肉功能障碍所致的疾病，其主要特征是食管缺乏蠕动，食管下端括约肌（LES）高压和对吞咽动作的松弛反应减弱。出现咽下困难、食物反流和下端胸骨后不适或疼痛与胃食管反流病相似，但有下列特点：①胸骨后不适或疼痛由吞咽食物诱发；②反流物为下咽的食物而非胃液等胃内容物；③食管吞钡X线检查典型特征是食管蠕动消失，食管下端及贲门部呈漏斗状或鸟嘴状，边缘整齐光滑，上端食管明显扩张，可有液面，钡剂不能通过贲门。

4. 消化性溃疡　出现嗳气、反酸与胃食管反流病相似，但有下列特点：①剑突下与饮食有关的节律性疼痛（饭后痛或空腹痛）；②X线钡餐检查可见胃或十二指肠出现光滑龛影；③胃镜检查可直视胃或十二指肠的溃疡。

5. 功能性消化不良　该病是由胃和十二指肠功能紊乱引起，但无器质性改变的一组临床综合征。出现灼热感与胃食管反流病相似，但有下列特点：①灼热感位于上腹部，不向胸骨后延伸；②有餐后饱胀和早饱感；③胃镜检查食管无异常改变。

6. 心绞痛　出现胸骨后疼痛与胃食管反流病相似，但有下列特点：①多由体力活动或情绪激动诱发；②疼痛性质为压榨性或窒息性闷痛；③心电图检查显示心肌缺血征象。

【治疗】

胃食管反流病的治疗目的是控制症状、治愈食管炎、减少复发和防治并发症。

1. 一般治疗　主要是改变生活方式与饮食习惯。①避免进食高脂肪、巧克力、咖啡、浓茶等使LES压降低的食物，戒烟禁酒；②白天餐后不宜立即卧床，夜间睡前2小时内不再进食，睡眠时将床头抬高15～20cm；③去除腹压增高的因素（运动减肥、使用缓泻剂防止便秘、避免紧束腰带等）；④避免应用降低LES压的药物（硝酸甘油制剂或钙拮抗剂）及引起胃排空延迟（654－2等）的药物。

2. 药物治疗

（1）促胃肠动力药　通过增加LES压力、改善食管蠕动功能、促进胃排空，从而达到减少胃内容物食管反流。可选用：多潘立酮25～50mg，每日3次，口服；莫沙必利2.5～5mg，每日3次，口服；依托必利50mg，每日3次，口服。

（2）抑制胃酸分泌药　①H_2受体拮抗剂西咪替丁、雷尼替丁、法莫替丁等；②质子泵抑制剂奥美拉唑、兰索拉唑、泮托拉唑、雷贝拉唑和埃索美拉唑等。用法与疗程按治疗消化性溃疡常规用量，分次服用（见本章第四节），疗程一般8～12周。必要时，需考虑给予长程维持治疗，以质子泵抑制剂效果较好。

3. 手术治疗 主要是抗反流手术治疗。抗反流手术是不同术式的胃底折叠术，目的是阻止胃内容反流入食管。适用于反流引起的严重呼吸道疾病者、质子泵抑制剂疗效欠佳者、不愿意长期使用大剂量质子泵抑制剂维持治疗者。

4. 并发症的治疗

（1）食管狭窄 ①严重瘢痕性狭窄可行手术切除；②其余大部分狭窄可行内镜下食管扩张术，扩张术后予以质子泵抑制剂长程维持治疗可防止狭窄复发，对年轻患者亦可考虑抗反流手术。

（2）Barrett 食管 ①必须使用质子泵抑制剂治疗及长程维持治疗；②加强随访，主要是通过定期胃镜检查早期识别异型增生，发现重度异型增生或早期食管癌及时手术切除。

【预防】

见本节一般治疗。

第二节 急性胃肠炎

急性胃肠炎是临床常见病、多发病。多由于饮食不当，过多进食生冷不易消化的食物、刺激性食物或被细菌及病毒污染的食物所致。临床表现以恶心、呕吐、腹痛、腹泻、发热为主，严重者可出现脱水及电解质紊乱、酸中毒、休克等并发症。在我国以夏秋两季发病率较高，无性别差异，一般潜伏期为 12～36 小时。

【病因】

1. 细菌感染与毒素 进食被细菌或其毒素污染的食物。常见的致病菌有沙门菌、副溶血弧菌（嗜盐菌）、葡萄球菌、大肠埃希菌等。沙门菌常在肉、蛋中繁殖并产生毒素，副溶血弧菌主要在鱼、蟹、螺、海蜇等海产品或咸菜中繁殖并产生毒素，天热久置的饭菜、奶、肉食适宜于葡萄球菌繁殖及肠毒素的产生。

2. 病毒感染 常见的病毒有轮状病毒、腺病毒、肠病毒、手足口病毒等，以轮状病毒最常见，该病毒也是引起儿童胃肠炎最常见的病原体。

3. 物理刺激 进食过热、过冷、辛辣、粗糙的食物。

4. 化学刺激 胃黏膜损伤药物主要为非甾体抗炎药阿司匹林、吲哚美辛等，其他化学刺激物有烈酒、咖啡、浓茶、香料等。

5. 其他毒素 发芽马铃薯、紫杉、牵牛花、桐油、有毒中草药等。

【病理】

主要病理变化为胃肠黏膜急性炎症反应，黏膜充血、水肿，分泌物增加。严重时，胃黏膜出现浅表溃疡、出血点等。

【临床表现】

急性起病，常于进污染食物后数小时至 24 小时出现临床表现。

1. 症状　恶心、呕吐、腹痛、腹泻、发热、肌肉酸痛等，严重者可致脱水、电解质紊乱、休克等。急性胃炎主要表现为恶心、呕吐、上腹部疼痛不适；急性肠炎主要表现为脐周绞痛、腹泻，大便多呈水样或糊状，一日数次至十数次。

2. 体征　上腹部和脐周有轻压痛，肠鸣音亢进。

【辅助检查】

1. 粪便检查　水样便或稀糊状便，也可带有少量黏液，偶可见少量脓血。镜检可见不消化食物成分、少量黏液、少量白细胞和红细胞。

2. 细菌检查　呕吐物或可疑食物进行细菌培养，可发现致病菌。

【诊断】

1. 诊断要点　①病前有暴饮暴食，或食不洁食物史，进食被细菌污染的同一种食物的人可同时发病；②起病较急，开始为腹部不适，继之恶心、呕吐、腹部阵发性绞痛并有腹泻，每日数次至数十次，呈水样或糊状便，可伴有发热、头痛、肌肉酸痛等全身中毒症状；③少数可因频繁吐泻导致失水、电解质紊乱、酸中毒及休克表现；④上腹部和脐周有轻压痛，肠鸣音亢进；⑤粪便镜检可见不消化食物成分、少量黏液、少量白细胞和红细胞；⑥吐泻物中可培养出相应致病菌。

2. 临床分型　根据病变部位可分为：①急性胃炎：炎症主要发生在胃黏膜；②急性肠炎：炎症主要发生在肠黏膜；③急性胃肠炎：胃黏膜和肠黏膜同时受累。

【鉴别诊断】

1. 霍乱及副霍乱　为无痛性泻吐，先泻后吐为多，且无发热，大便呈米泔水样，因潜伏期可长达 6 天，故罕见短期内大批患者。大便涂片荧光抗体染色镜检及培养找到霍乱弧菌或爱尔托弧菌，可确定诊断。

2. 急性菌痢　偶见食物中毒型暴发。一般呕吐较少，常有发热，里急后重，黏液脓血便，下腹部及左下腹明显压痛。大便镜检发现红细胞、脓细胞及巨噬细胞，大便培养约半数有痢疾杆菌生长。

3. 急性阑尾炎　急性阑尾炎早期可出现类似急性胃肠炎的症状，但此时阑尾点处已有压痛，可资鉴别。

【治疗】

1. 一般治疗　尽量卧床休息，摄入清淡流质或半流质食物，必要时暂禁饮食。口服葡萄糖生理盐水或口服补液盐（ORS）以补充体液的丢失。如果持续呕吐或脱水明显，则需静脉补充5% ~10% 葡萄糖生理盐水。ORS 配方为：葡萄糖22g，氯化钠 3.5g，碳酸氢钠 2.5g，氯化钾 1.5g，饮用水 1000mL。静脉补液配方为：生理盐水或平衡盐水与 5% 葡萄糖注射液按 2∶1 或 3∶1 的比例配制。

2. 对症治疗 呕吐严重时，给予氯丙嗪 25～50mg，肌肉注射。腹痛明显时，给予 654-2，10mg，每日 3 次，口服，或 654-2，10mg，肌肉注射。止泻可选用思密达，每次 1 袋，每日 2～3 次，冲服。亦可针刺足三里和内关，有镇痛与止吐效果。

3. 抗菌治疗 一般不使用抗菌药物，证实有细菌感染，可选用黄连素、吡哌酸、庆大霉素等抗菌药物。

【预防】

注意饮食卫生，不吃不洁食物或变质食物。注意规律饮食（即按时按量就餐），避免太热、太凉、太辛辣、太粗糙等刺激性食物或刺激性药物如阿司匹林等。如必须服用阿司匹林等等药物时，应在餐时或餐后服用，以减轻对胃黏膜的刺激。

第三节 慢性胃炎

慢性胃炎是由各种不同因素引起的胃黏膜的慢性炎症。慢性胃炎为常见病、多发病，男性发病稍多于女性。任何年龄均可发病，但随年龄增长发病率亦见增高。

【病因与发病机制】

慢性胃炎的发生主要与幽门螺杆菌（Hp）感染有关，与自身免疫、饮食和环境等因素也有一定关系。

1. 幽门螺杆菌感染 目前认为幽门螺杆菌感染是慢性胃炎最主要的病因。幽门螺杆菌具有鞭毛，能在胃内穿过黏液层移向胃黏膜，其分泌的黏附素能使其贴紧上皮细胞，其释放的尿素酶能分解尿素产生氨。幽门螺杆菌通过产氨、分泌空泡毒素等引起细胞损害，其细胞毒素相关基因蛋白能引起强烈的炎症反应，其菌体胞壁还可作为抗原诱导免疫反应。

2. 自身免疫 免疫功能的改变在慢性胃炎的发病上已普遍受到重视，萎缩性胃炎血液、胃液或萎缩的胃黏膜内可找到壁细胞抗体，胃黏膜有弥漫的淋巴细胞浸润，体外淋巴母细胞转化试验和白细胞移动抑制试验异常。某些自身免疫性疾病如慢性淋巴细胞性甲状腺炎、甲状腺功能亢进症、慢性肾上腺皮质功能减退症等均可伴有慢性胃炎，也提示本病可能与免疫反应有关。

3. 其他因素 ①十二指肠液的反流：研究发现幽门括约肌功能失调，可引起十二指肠液反流。反流的胆汁可损害胃黏膜，胰液中的磷脂和胰消化酶一起，能溶解黏液，破坏胃黏膜屏障，促使 H^+ 及胃蛋白酶反弥散入黏膜引起黏膜损伤。由此引起的慢性胃炎主要在胃窦部。②刺激性食物和药物：长期服用对胃黏膜有强烈刺激的饮食及药物，如浓茶、烈酒、辛辣或粗糙食物、水杨酸盐类药物等可反复损伤胃黏膜，造成慢性炎症。③高盐饮食与新鲜蔬菜、水果不足：流行病学研究显示，饮食中高盐和缺乏新鲜蔬菜、水果与胃黏膜萎缩、肠化生以及胃癌的发生密切相关。

【病理】

慢性胃炎的过程是胃黏膜损伤与修复的慢性过程，组织学特征是炎症、萎缩和肠化生。炎症表现为黏膜层以淋巴细胞和浆细胞为主的慢性炎症细胞浸润，幽门螺杆菌引起的慢性胃炎常见淋巴滤泡形成。当见有中性粒细胞浸润时显示有活动性炎症，称为慢性活动性胃炎，多提示存在幽门螺杆菌感染。慢性炎症过程中出现胃黏膜萎缩，主要表现为胃黏膜固有腺体（幽门腺或泌酸腺）数量减少甚至消失，组织学上有两种萎缩类型：①非化生性萎缩：胃黏膜固有腺体被纤维组织或纤维肌性组织代替或炎症细胞浸润引起固有腺体数量减少；②化生性萎缩：胃黏膜固有腺体被肠化生或假幽门腺化生所替代。慢性胃炎进一步发展，胃上皮或化生的肠上皮在再生过中发生发育异常，可形成异型增生，表现为细胞异型性和腺体结构的紊乱。异型增生是胃癌的癌前病变。

【临床表现】

慢性胃炎病程长，反复发作，主要表现为上腹疼痛或不适、饱胀感、嗳气、恶心、呕吐、食欲不振等消化不良症状，上腹部有轻压痛。

【辅助检查】

1. X线钡餐检查　用气钡双重造影显示胃黏膜细微结构时，萎缩性胃炎可出现胃黏膜皱襞相对平坦、减少。多灶萎缩性胃炎显示胃窦黏膜呈钝锯齿状及胃窦部痉挛，或幽门前段持续性向心性狭窄，黏膜粗乱等。

2. 胃镜及活组织检查　胃镜检查并同时取活组织做病理组织学检查是诊断慢性胃炎最可靠的方法。胃镜下非萎缩性胃炎可见红斑（点片状或条状）、黏膜粗糙不平、出血点和（或）斑、黏膜水肿、渗出等基本表现。胃镜下萎缩性胃炎有两种类型，即单纯萎缩性胃炎和萎缩性胃炎伴增生，前者主要表现为黏膜红白相间和（或）白相为主、血管显露、色泽灰暗、皱襞变平甚至消失，后者主要表现为黏膜呈颗粒状或结节状。

3. 幽门螺杆菌检测　活组织病理学检查时可同时检测幽门螺杆菌，并可在内镜检查时再多取一块活组织做快速尿素酶检查以增加诊断的可靠性。根除幽门螺杆菌治疗后，可在胃镜复查时重复上述检查，亦可采用非侵入性检查，有关检查方法详见本章第四节消化性溃疡。

【诊断】

1. 诊断要点　临床表现提示，胃镜检查及胃黏膜活组织病理学检查可确诊。幽门螺杆菌检测有助于病因诊断。

2. 分类

（1）部位分类　胃窦胃炎（胃窦炎）、胃体胃炎。

（2）病理组织学改变分类　非萎缩性（以往称浅表性）胃炎、萎缩性胃炎。

【鉴别诊断】

1. 胃癌 常有明显消瘦、锁骨上淋巴结肿大、剑突下可触及包块等表现，确诊有赖于胃镜及活组织检查。

2. 消化性溃疡 两者均有慢性上腹痛，但消化性溃疡以上腹部规律性、周期性疼痛为主，而慢性胃炎疼痛很少有规律性并以消化不良为主要表现。确诊依靠 X 线钡餐检查及胃镜检查。

3. 慢性胆道疾病 慢性胆囊炎、胆石症常有慢性右上腹疼痛、腹胀、嗳气等消化不良症状，易误诊为慢性胃炎。但该病胃镜检查无异常发现，超声波检查可发现胆囊、胆管有异常改变。

4. 其他 注意与病毒性肝炎、肝癌和胰腺疾病相鉴别。

【治疗】

1. 一般治疗 去除各种可能的致病因素或加重病情的因素，包括：戒烟戒酒、减少食盐摄入；纠正不良饮食习惯，避免太粗糙、太辛辣、太热、太冷的饮食，减少对胃的刺激；停服某些刺激胃黏膜的药物，特别是阿司匹林等非甾体类消炎药；清除鼻腔和咽部的慢性感染灶。

2. 药物治疗

（1）保护胃黏膜　常用的药物有胶体次枸橼酸铋（CBS）、硫糖铝、思密达、麦滋林－S 颗粒、氢氧化铝凝胶、胃膜素及盖胃平等。

（2）调整胃肠运动功能　上腹饱胀或有反流现象可选用胃复安、多潘立酮、西沙必利（普瑞博思）。胃肠蠕动亢进或引起明显腹痛时选用 654－2、普鲁苯辛、阿托品。

（3）抗幽门螺杆菌　查找到幽门螺杆菌时，应服用抗生素。羟氨苄青霉素、庆大霉素、呋喃唑酮、克拉霉素、四环素、土霉素等，都有清除幽门螺杆菌的作用，一般两种或以上抗菌药物联合应用。

（4）抑制胃酸分泌或中和胃酸　常用的药物有西咪替丁、雷尼替丁、法莫替丁、碳酸氢钠（小苏打）、氢氧化镁、氢氧化铝凝胶、胃舒平、盖胃平等。

（5）其他　对胃酸缺乏或消化不良者，可给予 10% 稀盐酸（0.5～2mL）和胃蛋白酶 20～30mL，餐前服。亦可服用胰酶片、健胃消食片、山楂丸等。

3. 手术治疗 慢性萎缩性胃炎伴重度不典型增生时，应考虑手术治疗。手术方法可采用内镜下胃黏膜切除术、胃大部切除术等。

【预防】

注意饮食卫生，不吃不洁食物或变质食物。注意规律饮食（即按时按量就餐），避免太热、太凉、太辛辣、太粗糙等刺激性食物或刺激性药物如阿司匹林等。积极治疗慢性上呼吸道感染。保持良好心理状态，保证充足的睡眠。

第四节　消化性溃疡

消化性溃疡是胃液（胃酸与胃蛋白酶）对上消化道壁的自我消化而形成的慢性溃疡。主要发生在胃和十二指肠，故又称胃、十二指肠溃疡。消化性溃疡是全球性疾病，可发生于任何年龄，但以中年人最为常见，十二指肠溃疡多见于青壮年，胃溃疡多见于中老年，后者发病高峰比前者约迟 10 年。男性患病率比女性高。临床上十二指肠溃疡发病率高于胃溃疡，两者之比为 2∶1～3∶1。消化性溃疡的发作有季节性，秋季与冬春之交远比夏季常见。

【病因与发病机制】

目前大家公认的是胃、十二指肠黏膜的攻击因子与防御因子失衡引起溃疡。常见攻击因子包括胃酸、胃蛋白酶、幽门螺杆菌（Hp）、胆盐、酒精、非甾体类消炎药（NASIDS）等，防御因子包括黏液 - 碳酸氢盐屏障、黏膜屏障、黏膜血流量、细胞更新、前列腺素和表皮生长因子（EGF）等。胃溃疡与十二指肠溃疡在发病机制上有不同之处，前者是主要是防御修复因素减弱，后者主要是侵袭因素增强。在目前所知的消化性溃疡所有病因中，幽门螺杆菌是消化性溃疡的主要病因。与幽门螺杆菌有关的致病因子包括脂多糖、尿素酶、溶血素、脂酶、蛋白酶、中性粒细胞活化蛋白、趋化因子等。

另外，遗传因素（如 O 型血溃疡发生率高）、吸烟、精神因素、饮酒等亦与溃疡病的发生有关。

【病理】

胃溃疡常位于胃角和胃小弯。十二指肠溃疡常位于球部，前壁多见。溃疡多为单发，也可多发。溃疡形态多呈圆形或椭圆形，其直径一般为 1～2.0cm。溃疡可深达黏膜下层或肌层，边缘整齐，底部洁净，覆有灰白纤维渗出物。当溃疡侵及较大的血管时，可引起大量出血。若溃疡穿透肌层及浆膜层，则可引起穿孔。在溃疡的急性期，周围组织多有炎症、水肿，如病变在幽门附近，可因水肿及痉挛而致暂时性幽门梗阻。在愈合过程中，由于大量瘢痕组织的形成，胃或十二指肠可有畸形，特别当溃疡位于幽门及其附近时，可致瘢痕性幽门梗阻。

【临床表现】

1. 临床特点　典型的消化性溃疡有如下临床特点：①慢性过程：病史可达数年至数十年。②周期性发作：发作与自发缓解相交替，发作期可为数周或数月，缓解期长短不一，短者数周，长者数年，发作多在秋冬或冬春之交，可因情绪不良或过劳而诱发。③节律性上腹痛：十二指肠溃疡表现为空腹痛，即餐前空腹或（及）午夜痛，进食或服用抗酸药可缓解；胃溃疡表现为餐后痛，餐后出现疼痛，进食加重，服用抗酸药可缓解。疼痛性质多为灼痛，亦可为钝痛、胀痛、剧痛或饥饿样不适感，部位多位于中上腹或剑突下，胃溃疡稍偏左，十二指肠溃疡稍偏右。

2. 其他表现 恶心、呕吐、反酸、嗳气、上腹饱胀。剑突下轻压痛，范围直径 3 ~ 4cm，胃溃疡稍偏左，十二指肠溃疡稍偏右。

3. 特殊类型的溃疡

（1）复合性溃疡 指胃和十二指肠同时发生溃疡。往往十二指肠溃疡先于胃溃疡出现，幽门梗阻发生率较高。

（2）多发性溃疡 指胃和（或）十二指肠同时有两个或两个以上的溃疡。

（3）巨大溃疡 指直径大于 2.5cm 的溃疡。对药物治疗反应较差，愈合时间较慢，易发生慢性穿透或穿孔。

（4）幽门管溃疡 幽门管位于胃远端，与十二指肠连续，长约 2cm。幽门管溃疡与十二指肠溃疡相似，胃酸分泌一般较高。幽门管溃疡上腹痛的节律性不明显，对药物治疗反应较差，呕吐较多见，较易发生幽门梗阻、出血和穿孔等并发症。

（5）球后溃疡 发生在球部以下十二指肠的溃疡称球后溃疡。多发生在十二指肠乳头的近端，具有十二指肠溃疡的临床特点，但午夜痛及背部放射痛多见，对药物治疗反应较差，较易并发出血。

4. 并发症

（1）出血 溃疡侵蚀周围血管可引起出血，出血是消化性溃疡最常见的并发症，也是上消化道大出血最常见的病因（约占所有病因的 50%）。

（2）穿孔 溃疡病灶向深部发展穿透浆膜层则并发穿孔。溃疡穿孔临床上可分为急性、亚急性和慢性三种类型，以第一种为常见。急性穿孔的溃疡常位于十二指肠前壁或胃前壁，发生穿孔后胃肠的内容物漏入腹腔而引起急性腹膜炎。十二指肠或胃后壁的溃疡深至浆膜层时已与邻近的组织或器官发生粘连，穿孔时胃肠内容物不流入腹腔，称为慢性穿孔，又称为穿透性溃疡。这种穿透性溃疡改变了腹痛规律，变得顽固而持续，疼痛常放射至背部。邻近后壁的穿孔或游离穿孔较小，只引起局限性腹膜炎时称亚急性穿孔，症状较急性穿孔轻而体征较局限，且易漏诊。

（3）幽门梗阻 急性梗阻可因溃疡急性发作时炎症水肿和幽门部痉挛而引起，可随炎症的好转而缓解。慢性梗阻主要由于瘢痕收缩引起，呈持久性。典型症状为餐后上腹饱胀感、上腹疼痛加重，伴恶心、呕吐。呕吐常定时出现，呕吐物为发酵酸性宿食，量大，呕吐后腹部感觉轻松舒适。检查可见胃型和胃蠕动波，清晨空腹时可查出胃内振水音。

（4）癌变 少数胃溃疡可发生癌变，十二指肠溃疡则不发生癌变。胃溃疡癌变发生于溃疡边缘，据报道癌变率在 1% 左右。发生癌变时，胃溃疡的节律性疼痛发生改变，规律性消失，疼痛可呈持续性。

【辅助检查】

1. X 线钡餐检查 消化性溃疡的 X 线征象有直接和间接两种：龛影是直接征象，对溃疡有确诊价值；局部压痛、十二指肠球部激惹和球部畸形、胃大弯侧痉挛性切迹均为间接征象，仅提示可能有溃疡。

2. 胃镜检查 这是确诊消化性溃疡首选的检查方法。胃镜检查不仅可对胃、十二指肠黏膜直接观察、摄像，还可在直视下取活组织做病理学检查及幽门螺杆菌检测，因此胃镜检查对消化性溃疡的诊断及胃良恶性溃疡鉴别诊断的准确性高于 X 线钡餐检查。

3. 幽门螺杆菌检测 为消化性溃疡诊断的常规检查项目，因为有无幽门螺杆菌感染决定治疗方案的选择。检测方法分为侵入性和非侵入性两大类，前者需通过胃镜检查取胃黏膜活组织进行检测，后者仅提供有无感染信息。目前侵入性检测主要包括快速尿素酶试验、组织学检查和幽门螺杆菌培养等；非侵入性检测主要有 ^{13}碳或 ^{14}碳尿素呼气试验、粪便幽门螺杆菌抗原检测及血清学检查（定性检测血清抗幽门螺杆菌抗体）等。其中细菌培养是诊断幽门螺杆菌感染最可靠的方法。

4. 胃液分析和血清促胃泌素测定 胃溃疡两者的分泌正常或低于正常，十二指肠溃疡两者的分泌明显增高。

【诊断】

根据本病慢性病程，周期性发作及节律性上腹痛等典型临床特点提示消化性溃疡的初步诊断。通过 X 线钡餐和（或）胃镜检查可确诊。

【鉴别诊断】

1. 胃癌 消化性溃疡与胃癌鉴别有时比较困难。为避免将恶性溃疡误诊为良性溃疡而延误手术时机，对于临床表现不典型、年龄在 45 岁以上、胃酸偏低特别是男性病人，即使 X 线钡餐和（或）内镜检查尚未能证实为胃癌时，亦应在内科积极治疗下定期做内镜观察随访，直至溃疡愈合。

2. 慢性胃炎 本病亦有慢性上腹不适或疼痛，部分可有近似消化性溃疡的症状，但周期性与节律性一般不明显。胃液分析胃酸不高，萎缩性胃炎的胃酸偏低或缺如。如发现胃酸缺乏，则可排除消化性溃疡。胃镜检查是两者鉴别的主要方法。

3. 胃神经症 本病是上腹不适的常见原因，有时临床表现酷似消化性溃疡，但常伴有明显的全身神经症症状，情绪波动与发病有密切关系。胃 X 线钡餐和胃镜检查无异常发现。

4. 胆囊炎和胆石症 两者多见于女性，上腹痛常与进食油腻食物有关，疼痛多位于右上腹，常放射至右肩部，伴发热、黄疸、Murphy 征阳性。胃 X 线钡餐或胃镜检查未发现溃疡征，胆道超声波检查有异常改变。

5. 胃泌素瘤 亦称 Zollinger－Ellison 综合征，由非 β 胰岛细胞瘤或胃窦 G 细胞增生造成。胃液和胃酸分泌显著增多，溃疡呈多发性、顽固性和异位性。胃次全切除术后极易复发，不少患者有腹泻或脂泻。高峰胃酸分泌量（PAO）>60mEq/h、基础胃酸分泌量（BAO）/PAO >60% 和血清胃泌素浓度超出正常可提示本病。

【治疗】

治疗的目的是消除病因、缓解症状、愈合溃疡、防止复发和避免并发症。针对病因的治疗如根除幽门螺杆菌，有可能彻底治愈溃疡病，是近年消化性溃疡治疗的一大进展。

1. 一般治疗　避免过度劳累和精神紧张，保持乐观情绪；规律饮食，戒烟、戒酒；少服或不服用刺激性食物与药物。

2. 药物治疗

（1）**中和胃酸药物**　通过中和胃酸，降低胃内酸度，迅速缓解疼痛，促进溃疡愈合。常用的药物有：①氢氧化铝凝胶：每次 10mL，每日 3～4 次，口服；②三矽酸镁：每次 0.6g，每日 4 次，口服；③次碳酸铋：每次 0.6g，每日 4 次，口服；④氧化镁：每次 0.6g，每日 3 次，口服。另外，可选用复合制剂如胃舒散、胃舒平、复方甘铋镁、胃可必舒、胃疡宁、氧化镁碳酸钙片等。

（2）**抑制胃酸分泌药物**　通过抑制胃酸分泌，迅速缓解疼痛，促进溃疡愈合。常用的药物有：①H_2受体拮抗剂（H_2RA）：西咪替丁，每次 200mg，餐后服，400mg 睡前服；雷尼替丁，每次 150mg，早晚各服 1 次；法莫替丁 20mg，早晚各服 1 次。②质子泵抑制剂（PPI）：临床常用药物有奥美拉唑、兰索拉唑、潘托拉唑、雷贝拉唑，其剂量分别为每次 20mg、30mg、40mg、10mg，每日 1 次，口服。

（3）**胃黏膜保护药物**　通过在溃疡面及其附近形成保护性薄膜，减少刺激，促进溃疡愈合。常用药物有：①硫酸铝，每次 1g，每日 3～4 次，餐后 2 小时服。②复方铋剂（三钾二枸橼酸铋），每次 120mg，每日 4 次，口服。③生胃酮，每次 50mg，每日 3 次，口服。④其他药物米索前列醇、胃膜素等亦可选用。

（4）**根除幽门螺杆菌药物**　根除幽门螺杆菌不但可促进溃疡愈合，而且可预防溃疡复发，从而彻底治愈溃疡。因此，凡有幽门螺杆菌感染的消化性溃疡，无论初发或复发、活动或静止、有无合并症，均应给予根除幽门螺杆菌药物治疗。临床常用杀灭幽门螺杆菌的药物有克拉霉素、阿莫西林、甲硝唑（或替硝唑）、四环素、呋喃唑酮、左氧氟沙星等。另外，PPI 及胶体铋兼有抑制幽门螺杆菌杀菌作用。目前尚无单一药物可有效根除幽门螺杆菌，因此必须联合用药。根除幽门螺杆菌临床常用的有三联疗法（如 PPI ＋阿莫西林＋克拉霉素）、四联疗法（如 PPI ＋胶体铋＋甲硝唑＋阿莫西林）。常用三联疗法的组合方案见表 3-1。

表 3-1　抗幽门螺杆菌的三联方案

PPI 或铋剂（选择一种）	抗菌药物（选择两种）
奥美拉唑 40mg/d	阿莫西林 1000～2000mg/d
兰索拉唑 60mg/d	克拉霉素 500～1000mg/d
枸橼酸铋钾 480mg/d	甲硝唑 800mg/d

（5）**其他药物**　疼痛严重时，可使用 654-2；恶心、呕吐或上腹饱胀时，可使用胃复安。

药物治疗消化性溃疡一般 6～8 周为一个疗程。

3. 手术治疗

（1）适应证 ①大量出血经内科治疗无效；②急性穿孔；③瘢痕性幽门梗阻；④胃溃疡癌变；⑤经严格内科治疗无效的顽固性溃疡。

（2）手术方法 主要是胃大部切除术，对十二指肠溃疡可采用选择性迷走神经切断术加胃窦部切除术或高选择性迷走神经切断术。

【预防】

保持乐观心态，化解生活压力，戒烟戒酒。注意饮食卫生，不吃不洁食物或变质食物。注意规律饮食（即按时按量就餐），切忌不吃早餐和空腹就寝。避免太热、太凉、太辛辣、太粗糙等刺激性食物或刺激性药物如阿司匹林等。

第五节 肝硬化

一种或多种因素长期或反复作用于肝脏，引起广泛的肝细胞变性、坏死、再生及再生结节形成，结缔组织增生及纤维隔形成，导致正常肝小叶结构破坏和假小叶形成，肝脏逐渐变形、变硬，形成肝硬化。肝硬化是一种常见的慢性肝病，早期由于肝脏功能代偿较强，临床上可无明显症状，后期出现肝功能损害、门静脉高压表现及上消化道大出血、肝性脑病、癌变等并发症。我国肝硬化发病年龄多在 35 ~ 48 岁，男女比例为 3.6∶1 ~ 8∶1。

【病因与发病机制】

1. 病因 引起肝硬化的原因很多，国内以病毒性肝炎最常见，国外以酒精中毒最多见。

（1）病毒性肝炎 主要为慢性乙型病毒性肝炎及乙型、丙型和丁型肝炎病毒重叠感染。

（2）酒精中毒 长期大量饮酒（每日摄入乙醇 80g 达 10 年之以上）时，乙醇及其中间代谢产物（乙醛）的毒性作用可引起酒精性肝炎，继而发展为肝硬化。

（3）胆汁淤积 持续肝内淤胆或肝外胆管阻塞时，可引起原发性或继发性胆汁性肝硬化。

（4）循环障碍 慢性充血性心力衰竭、缩窄性心包炎、肝静脉和（或）下腔静脉阻塞时，肝脏长期淤血、缺氧，导致肝细胞坏死和结缔组织增生，最终演变为淤血性肝硬化。

（5）工业毒物或药物 长期接触四氯化碳、磷、砷等或服用双醋酚汀、甲基多巴、四环素，可引起中毒性肝炎，最终变为肝硬化。

（6）代谢障碍 由于遗传或先天性酶缺陷，致其代谢产物沉积于肝，引起肝细胞坏死和结缔组织增生，如肝豆状核变性（铜沉积）、血色病（铁质沉着）、α_1 - 抗胰蛋白酶缺乏症和半乳糖血症。

（7）营养障碍 慢性炎症性肠病，食物中长期缺乏蛋白质、维生素、抗脂肪肝物质等，可引起吸收不良和营养失调，肝细胞脂肪变性、坏死，最终导致肝硬化。

（8）免疫紊乱 自身免疫性肝炎可进展为肝硬化。

（9）血吸虫病 长期或反复感染血吸虫，虫卵沉积于汇管区，虫卵及其毒性产物刺激结缔组织增生，形成不明显的再生结节，故又称血吸虫病肝纤维化。

（10）原因不明 发病原因一时难以肯定，称为隐源性肝硬化。

2. 发病机制 各种因素造成肝细胞广泛变性、坏死，肝小叶纤维支架塌陷，残存和再生肝细胞不沿原支架排列，形成不规则的肝细胞团（再生结节），汇管区和肝包膜下大量结缔组织及纤维增生，形成纤维间隔，包绕再生结节或将残留肝小叶重新分割，形成假小叶。肝细胞的变性、坏死及纤维增生造成肝功能减退，纤维增生与假小叶形成使肝内血管受压、扭曲、闭塞，血管床缩小，造成门静脉高压。

【病理】

1. 病理改变

（1）大体形态改变 早期肝脏体积可稍大，晚期则因纤维化而缩小，质地变硬，重量减轻，表面满布棕黄色或灰褐色大小不等的结节，结节周围有灰白色的结缔组织包绕。

（2）组织学改变 广泛的肝细胞变性、坏死，再生的肝细胞大小不一，形成不规则排列的再生结节。结缔组织及纤维增生，始于汇管区及包膜下，向肝小叶内延伸，与肝小叶内结缔组织联合成膜样结构，把肝小叶分隔变成假小叶。在假小叶内，中央静脉常偏居小叶的一侧，有的无中央静脉，有的可有 2~3 条中央静脉。门静脉、肝静脉与肝动脉小支间可发生直接交通而出现短路，血管扭曲、变形、闭塞。在增生的结缔组织中有程度不等的炎细胞浸润，并可见到胆管样结构（假胆管）。

2. 病理分型 根据结节形态，可将肝硬化分为三型：①小结节性肝硬化：结节大小相仿，直径＜3cm，纤维隔较细，假小叶亦较一致。此型最为常见，相当于以往的门静脉性肝硬化。②大结节性肝硬化：结节较粗大且大小不一，直径一般在 3~5cm，最大可达 10cm，结节由多个假小叶构成，纤维隔宽窄不一，一般较宽。此型多由大片肝坏死引起，相当于既往的坏死后性肝硬化。③大小结节混合性肝硬化：为上述两类的混合，此型肝硬化亦很常见。

【临床表现】

肝硬化的起病与病程发展一般均较缓慢，可隐伏 3~5 年或十数年之久，其临床表现可分为肝功能代偿期与失代偿期，但两期分界并不明显或有重叠现象。

1. 肝功能代偿期 症状较轻，常缺乏特异性，以疲倦乏力、食欲减退及消化不良为主，可有恶心、厌油、腹部胀气、上腹不适、隐痛及腹泻。这些症状多因胃肠道淤血、分泌及吸收功能障碍所致。症状多间歇出现，因劳累或伴发病而加重，经休息或适当治疗后可缓解。脾脏呈轻度或中度肿大，肝功能检查结果可正常或轻度异常。

2. 肝功能失代偿期 症状显著，主要为肝功能减退和门静脉高压两大类临床表现。

（1）肝功能减退的临床表现

1）全身症状：一般情况与营养状况较差，常见乏力、消瘦或水肿、精神不振、皮肤干枯粗糙、面色灰暗黝黑、舌炎、口角炎、夜盲、多发性神经炎、贫血、不规则低热等，重者衰弱而卧床不起。

2）消化道症状：食欲明显减退，进食后即感上腹不适或饱胀，恶心甚至呕吐，对脂肪和蛋白质耐受性差，进油腻食物易引起腹泻。上述症状的产生与胃肠道淤血、消化吸收障碍和肠道菌群失调有关。半数以上有轻度黄疸，少数有中度或重度黄疸，后者提示肝细胞有进行性或广泛坏死。

3）出血倾向：常有鼻衄、齿龈出血、皮肤瘀斑和胃肠黏膜糜烂出血等。出血倾向主要由于肝脏合成凝血因子的功能减退、脾功能亢进所致血小板减少和毛细血管脆性增加造成。

4）内分泌失调：血液中雌激素、醛固酮及抗利尿激素增多，主要因肝功能减退对其灭能作用减弱，而在体内蓄积造成。由于雌性激素和雄性激素之间的平衡失调，男性出现性欲减退、睾丸萎缩、毛发脱落及乳房发育等，女性出现月经不调、闭经、不孕等。此外，可出现肝掌和蜘蛛痣。蜘蛛痣为皮肤终末小动脉扩张形成，多位于面、颈、上胸、背、两肩及上肢等上腔静脉引流区域。手掌大、小鱼际肌处发红称肝掌。醛固酮增多时作用于远端肾小管，使钠重吸收增加，抗利尿激素增多时作用于集合管，使水的吸收增加，两者造成钠、水潴留，使尿量减少、水肿加重，对腹水的形成和加重亦起重要促进作用。

（2）门静脉高压征的临床表现　构成门静脉高压征的三大临床表现是侧支循环的建立和开放、腹水、脾大及脾功能亢进。

1）侧支循环的建立与开放：门静脉压力增高，超过 $200mmH_2O$ 时，来自消化器官和脾脏等的回心血流受阻，迫使门静脉系统与体循环之间建立侧支循环。临床上较重要的侧支循环有：①食管下段和胃底静脉曲张：系门静脉系的胃冠状静脉与腔静脉系的食管静脉、肋间静脉、奇静脉等吻合形成。门静脉压力显著增高、粗糙尖锐食物损伤、腹内压力突然增高等可致曲张静脉破裂大出血。②腹壁和脐周静脉曲张：门静脉高压时脐静脉重新开放并扩大，与副脐静脉、腹壁静脉等连接，在脐周腹壁可见迂曲的静脉，呈"海蛇头"状。若脐静脉显著曲张，血流增多，可在该处听到连续性的静脉杂音。③痔核形成：为直肠上静脉与直肠下静脉建立侧支循环所致，可形成痔核，痔核破裂可引起鲜血便或出血。

2）腹水：是肝硬化失代偿期最突出的表现，是肝硬化进入晚期的标志。腹水形成的直接原因是水、钠潴留，其主要机制为血浆白蛋白含量减低致血浆胶体渗透压降低、淋巴液回流障碍、内分泌功能紊乱等。大量腹水时主要表现为腹部膨隆呈蛙腹、腹壁绷紧发亮、波动感、移动性浊音等。腹压升高可压迫腹内脏器，可引起脐疝，亦可使膈肌抬高而致呼吸困难和心悸。腹水通过横膈淋巴管进入胸腔可出现胸水，称为肝性胸水，以右侧较为常见。

3）脾大及脾功能亢进：常为中度脾肿大，部分可达脐下，中等硬度，表面光滑，边缘圆钝，可触及脾切迹。如发生脾周围炎可出现左上腹疼痛。脾功能亢进表现为红细胞、白细胞和血小板三系减少，红细胞减少出现贫血，白细胞减少易出现感染，血小板减少易出现出血。

3. 并发症

（1）上消化道出血　上消化道出血是肝硬化最常见的并发症。出血主要由食管静脉曲张破裂造成，亦可由胃黏膜糜烂所致。除表现呕血、黑便外，大量出血时可出现周围循环血量不足甚至出血性休克。

（2）肝性脑病　这是肝硬化最严重的并发症。由于肝功能严重损害，不能将血液中有毒的代谢产物解毒，或由于门腔静脉分流后，有毒物质绕过肝脏直接进入体循环，引起中枢神经系统功能紊乱。根据意识障碍程度、神经系统表现和脑电图改变可将肝性脑病分为四期：①一期（前驱期）：轻度性格改变和行为失常（如欣快激动或淡漠少言，衣冠不整或随地便溺），能正确应答，但吐词不清且较缓慢。可有扑翼震颤（嘱其两臂平伸，肘关节固定，手掌向背侧伸展，手指分开时，见到手向外侧偏斜，掌指关节、肘关节甚至肘与肩关节不规则地扑击样抖动）。脑电图多数正常。此期历时数日或数周。②二期（昏迷前期）：以意识错乱、睡眠障碍、行为失常为主要表现。一期的症状加重，定向力和理解力均减退，对时、地、人的概念混乱，不能完成简单的计算和智力构图（如搭积木、用火柴杆摆五角星等），言语不清，书写障碍。多有睡眠时间倒错，昼睡夜醒，甚至有幻觉、恐惧、狂躁。神经体征表现为腱反射亢进、肌张力增高、踝阵挛及 Babinski 征阳性、不随意运动等，扑翼震颤存在。脑电图呈现 δ 波或三相波，每秒 4~7 次。③三期（昏睡期）：以昏睡和精神错乱为主要表现，各种神经体征持续或加重，扑翼震颤仍可引出。脑电图呈现 δ 波或三相波，每秒 4~7 次。④四期（昏迷期）：意识完全丧失，不能唤醒。浅昏迷时，对痛觉刺激和不适体位尚有反应，腱反射亢进，肌张力仍高，扑翼震颤无法引出。深昏迷时，各种反射消失，肌张力降低，瞳孔散大，可出现阵发性惊厥。脑电图呈现高波幅的 δ 波，每秒 <4 次。

（3）感染　由于抵抗力低下，易并发感染。最常见的感染有肺部感染、胆道感染、败血症和自发性细菌性腹膜炎（简称自发性腹膜炎）。自发性腹膜炎表现为发热、恶心、呕吐、腹痛、腹胀、腹部压痛及反跳痛、腹肌紧张，腹水快速增长，血液和腹水中白细胞增多。

（4）肝肾综合征　由于肝脏原因，造成有效循环血量不足、肾小球滤过率降低，称为肝肾综合征。表现为少尿或无尿、血尿素氮升高等。

（5）原发性肝癌　多在大结节性或大小结节混合性肝硬化基础上发生。表现为短期内出现肝脏迅速增大、持续性肝区疼痛等，肝脏超声波检查、甲种胎儿球蛋白检查等可以确诊。

【辅助检查】

1. 血液一般检查　代偿期多正常，失代偿期出现脾功能亢进时，红细胞、白细胞和血小板均减少。

2. 肝功能检查　血清白蛋白降低，球蛋白增高，白/球蛋白比率降低或倒置。在血清蛋白电泳中，白蛋白减少，γ球蛋白显著增高。血清胆红素不同程度升高，尿中尿胆原增加，也可出现胆红素。血清胆固醇脂降低。血清转氨酶轻中度增高，肝细胞严重坏死时，则 AST 活力常高于 ALT。单胺氧化酶（MAO）可增高。凝血酶原时间不同程度延长，注射维生素 K 亦不能纠正。

3. 免疫学检查　病毒性肝炎可查出乙型肝炎及丙型肝炎的标志物。细胞免疫检查约半数以上 T 淋巴细胞降低，E 玫瑰花结、淋巴细胞转化率降低。体液免疫显示血清免疫球蛋白增高，以 IgG 增高最为明显，通常与 γ球蛋白的升高相平行。此外，尚可出现自身抗体，如抗核抗体、抗平滑肌抗体、抗线粒体抗体和抗肝细胞特异性脂蛋白抗体等。

4. 腹水检查　一般为漏出液，如并发自发性腹膜炎时可转变为渗出液。若为渗出液，应做细菌培养及药敏试验；若为血性，还应进一步做细胞学及甲种胎儿球蛋白测定。

5. 超声波检查　肝呈结节样改变，脾肿大，门静脉及脾静脉的管径增宽（门静脉内径常 >13mm，脾静脉内径常 >8mm）。如有腹水可出现液性暗区。

6. 内镜检查　纤维或电子胃镜能清楚显示食管和胃底静脉曲张的部位与程度。腹腔镜可直接观察肝脏表面、色泽、边缘及脾脏情况，并可在直视下有选择性地采集肝活组织标本，对鉴别肝硬化、慢性肝炎、原发性肝癌以及明确肝硬化的病因都很有帮助。

7. X 线检查　食管吞钡检查可显示食管及胃底静脉曲张。食管下段静脉曲张时呈虫蚀样或蚯蚓状充盈缺损，胃底静脉曲张时呈菊花状充盈缺损。

8. 肝穿刺活组织检查　对疑难病例，必要时可做经皮肝穿肝活组织检查，可发现假小叶形成，假小叶形成是肝硬化的确切病理依据。

【诊断】

诊断依据：①有病毒性肝炎、酗酒、营养失调及血吸虫病等病史；②有肝功能减退和门静脉高压的临床表现；③肝脏超声波检查的阳性结果；④肝功能检查的阳性结果；⑤肝组织活检有假小叶形成。

【鉴别诊断】

1. 与伴有肝肿大和脾肿大的疾病相鉴别　主要包括慢性肝炎、原发性肝癌、华支睾吸虫病、肝包虫病、先天性肝囊肿及某些累及肝脏的代谢疾病。

2. 与引起腹水和腹部膨隆的疾病相鉴别　常见的有缩窄性心包炎、结核性腹膜炎、腹腔内肿瘤、巨大卵巢囊肿及慢性肾炎等。

3. 与肝硬化并发症鉴别的疾病　上消化道出血应与消化性溃疡、急慢性胃黏膜病变、胃癌、食管癌及胆道出血等鉴别；肝性昏迷应与低血糖、糖尿病、尿毒症、药物中毒、严重感染和脑血管疾病等所致的昏迷相鉴别；肝肾综合征应与慢性肾炎、慢性肾盂肾炎以及由其他病因引起的急性肾衰竭相鉴别。

【治疗】

1. 一般治疗

（1）休息　肝功能代偿期，宜适当减少活动，可参加部分工作，注意劳逸结合。失代偿期应以休息，特别是卧床休息为主。

（2）饮食　一般以高热量、高蛋白质、维生素丰富而可口的食物为宜。脂肪含量不宜过多，但不必限制过严。出现腹水时，应少盐饮食并限制饮水，氯化钠每日 0.6～1.2g，进水约 1000mL，如有显著低钠血症，则应限制在 500mL 以内。肝功能损害显著或血氨偏高有发生肝性脑病倾向时应暂限制蛋白质的摄入。禁酒，避免进食粗糙及尖锐性食物。

（3）支持疗法　失代偿期应加支持治疗，可静脉输注葡萄糖注射液及其他营养素。注意维持水、电解质和酸碱平衡，尤其注意钾盐的补充。必要时，酌情输入复方氨基酸注射液、白蛋白注射液、血浆、鲜血等。

2. 药物治疗　通常称为"保肝治疗"，目前无特效药物，常选用以下药物治疗。

（1）维生素类　维生素 C、E、K、B_1、B_2、B_6、B_{12} 及叶酸等。

（2）保护肝细胞药物　肝泰乐、维丙肝、肝宁、益肝灵（水飞蓟素片）、肌苷、辅酶 Q_{10}、磷酸果糖等。

（3）极化液　10% 葡萄糖液 500mL，加入 10% 氯化钾 10～15mL、普通胰岛素 8～12U，每日 1 次，静脉滴注。

3. 腹水的处理

（1）利尿剂　增加水、钠的排出，这是治疗腹水最常使用的方法。利尿剂的使用原则为联合、间歇、交替用药。常用的保钾利尿剂有安体舒通和氨苯蝶啶，常用的排钾利尿剂有双氢克尿噻和速尿。一般用量和用法是：安体舒通（螺内酯），每次 20～40mg，每日 3 次，口服；氨苯蝶啶，每次 25～50mg，每日 3 次，口服；双氢克尿噻，每次 25～50mg，每日 3 次，口服；速尿，每次 20mg，每日 2～3 次，口服，必要时，速尿 20mg，肌肉或静脉注射。联合应用一种保钾利尿剂和一种排钾利尿剂，待其利尿作用逐渐减弱时，停用数日，然后再继续使用或换用另一组利尿剂。对无肢体水肿的腹水，因利尿造成的体重下降每日不宜超过 300g，或每周不超过 2kg。在利尿治疗过程中，应严密观察水、电解质及酸碱平衡，尤其注意血钾变化，并及时予以纠正。

（2）导泻剂　利尿剂治疗效果不佳时，可口服甘露醇或使用中药（番泻叶）导泻，通过胃肠道排出水分。尤其适用于并发上消化道出血、稀释性低钠血症和功能性肾衰竭者。

（3）腹腔穿刺放液及腹水浓缩回输　大量腹水影响心肺功能，大量腹水压迫肾静脉影响血液回流，或发生自发性腹膜炎须进行腹腔冲洗时，可考虑腹腔穿刺放液，因放液易诱发电解质紊乱和肝性昏迷，且腹水可迅速再发，故临床上一般不用。应用时，每次放液量以 3000mL 左右为宜。腹水浓缩回输是治疗难治性腹水的较好方法。该法将放出的腹水（通常为 5000～10000mL）通过浓缩装置（超滤或透析）形成含大量白蛋白的浓缩液（约 500mL），经静脉回输。一方面提高了血浆胶体渗透压，另一方面清除了潴留的水和钠，达到减轻和消除腹水的目的。注意：有感染的腹水不能浓缩回输。

4. 外科治疗

（1）腹腔－颈静脉引流（Le Veen 引流术）　采用装有单向阀门的硅管，一端留置于腹腔，另一端自腹部皮下穿向头颈，插入颈内静脉，利用胸腹腔压力差，将腹水引入上腔静脉回流心脏。

（2）颈静脉肝内门体分流术　通过介入放射的方式，经颈静脉置入支架，在肝内静脉和门静脉主要分支之间建立通道，使门静脉的血液较顺利通过肝内静脉流入下腔静脉，减轻门静脉的压力。用于治疗腹水和食管胃底静脉曲张破裂出血。

（3）脾切除　单纯切除脾脏，主要用于脾功能亢进引起的明显红细胞、白细胞、血小板减少。

（4）肝移植　是治疗晚期肝硬化理想的方法，人类第一例正规肝移植是 1963 年完成的。此后，由于免疫抑制疗法的进步、支持疗法的改善及手术操作的改进使肝移植的生存率不断提高。但肝源短缺、费用昂贵等限制了该手术的广泛开展。

5. 并发症的治疗　出现消化道大出血、肝性脑病、肝肾综合征、感染、原发性肝癌等并发症时采取相应的治疗措施。

【预防】

均衡饮食，满足维生素类食物的供应（特别是维生素 B 族和 C）。积极防治病毒性肝炎。戒除饮酒嗜好。避免长期服用损伤肝脏的物和疗效不确切的保健品或不正规的中药偏方。

第六节　原发性肝癌

原发性肝癌（primary carcinoma of the liver）简称肝癌，为原发于肝细胞或肝内胆管上皮细胞的恶性肿瘤，是我国常见的一种恶性肿瘤之一，其死亡率在消化系统恶性肿瘤中居第三位，仅次于胃癌与食管癌。全球每年新发病例约 70 万，其中一半在我国，其中广西的扶绥、广东的佛山、福建的同安和江苏的启东为我国肝癌的高发区。本病可发生于任何年龄，以 40 ~ 49 岁最多，男女之比为 2∶1 ~ 5∶1。

【病因与发病机制】

病因和发病机制尚未确定，可能与多种因素的综合作用有关。

1. 病毒性肝炎和肝硬化　目前比较明确的与肝癌有关系的病毒性肝炎有乙型、丙型和丁型 3 种，其中乙型肝炎与肝癌关系最为密切，我国肝癌患者中约 90% 有乙型肝炎病毒（HBV）感染背景。HBV 携带者和慢性乙型肝炎患者中，肝癌发病率较高。HBV 感染→慢性肝炎→肝硬化→肝癌是主要发病机制，西方国家以丙型肝炎为常见。

2. 黄曲霉毒素　黄曲霉毒素 B_1 是动物肝癌最强的致癌剂。我国东南沿海，气候温暖潮湿，适宜黄曲霉菌的生长，谷物中黄曲霉毒素污染比较普遍，这些地区也是肝癌的高发区。但与人肝癌的关系迄今尚无直接证据。

3. 遗传因素 在高发区原发性肝癌有时出现家族聚集现象，尤以共同生活并有血缘关系者的罹患率高，有人认为这与肝炎病毒因子垂直传播有关，但尚待证实。

4. 其他 被疑及引起肝癌的其他物质或致癌因素：①酒精中毒；②亚硝胺；③农药，如有机氯类农药；④微量元素，流行区水、土壤、粮食、人头发及血液中含铜、锌较高，钼较低；⑤华支睾吸虫感染。

【病理】

1. 病理分型

（1）大体形态分型 ①巨块型：最为常见。癌块直径在5cm以上，个别超过10cm，可为单个癌块或多个癌结节融合而成，多见于肝右叶，较少伴发肝硬化。②结节型：为多个结节性癌灶，大小不一，一般直径不超过5cm，分布广泛，半数以上病例波及全肝，常伴有肝硬变。③弥漫型：最少见。为广泛分散的小结节癌灶，肉眼下难于与肝硬变结节区别。④小癌型：孤立的直径小于3cm的癌结节或相邻两个癌结节直径之和小于3cm。

（2）细胞分型 ①肝细胞型肝癌（HCC）；②胆管细胞型肝癌（ICC）；③混合型肝癌。以肝细胞型肝癌最多见，约占90%。

2. 转移途径

（1）血行转移 肝癌侵入门静脉及分支导致肝内血行转移十分常见，常在肝内形成多个"卫星结节"。肝癌肝外转移的最常见脏器是肺，约占90%；其次骨转移，常见部位为脊椎骨、肋骨和胸骨；少数转移到肾上腺、肾和脑。

（2）淋巴转移 多数首先转移至肝门淋巴结，也可以转移到胰、脾、主动脉旁及锁骨上淋巴结。

（3）种植转移 少见，从肝表面脱落的癌细胞可种植在腹膜、横膈、盆腔等，其中以腹膜转移最为常见。

【临床表现】

起病常隐匿，早期无症状，多在肝病随访中或体检普查中应用甲胎蛋白及超声波检查偶然发现，体格检查亦缺乏肿瘤本身的体征，此期称之为亚临床肝癌。一旦出现症状而来就诊者其病程大多已进入中晚期。

1. 症状

（1）肝区疼痛 最常见，呈持续性钝痛或胀痛，由癌迅速生长使肝包膜绷紧所致。如病变侵犯膈肌，疼痛可放射至右肩或右背部；向右后生长的肿瘤可致右腰疼痛。突然发生剧烈腹痛和腹膜刺激征提示癌结节包膜下出血或向腹腔破溃，可有休克表现。

（2）消化道症状 常见食欲不振、消化不良、恶心、呕吐、腹胀和腹泻等，因缺乏特异性而易被忽视。

（3）全身症状　乏力、发热、消瘦、全身衰弱，晚期可呈恶病质。少数癌肿出现内分泌或代谢方面的表现，称为伴癌综合征，主要表现为自发性低血糖症、红细胞增多症等。

（4）转移灶症状　有时为肝癌首发症状。转移至肺可引起咳嗽、咯血；转移至胸膜可引起胸痛和血性胸水；转移至骨可引起局部疼痛或病理性骨折；转移至脊椎骨压迫脊髓神经可引起局部疼痛和截瘫等。

2. 体征

（1）肝肿大　进行性肝肿大为本病最常见的特征性体征之一。肝质地坚硬，表面及边缘不规则，常呈结节状，少数肿瘤深埋于肝实质内者则肝表面光滑，伴或不伴明显压痛。膈面癌肿可使右侧膈肌明显抬高而肝下缘可不大。在肝区肿瘤部位可闻及吹风样血管杂音，这也是肝癌的一个特征性体征。其产生机制是由于肝癌动脉血管丰富而迂曲粗大动脉突然变细和（或）由于肝癌结节压迫肝动脉、腹主动脉而产生血流动力学变化所致。

（2）脾肿大　多见于合并肝硬化与门静脉高压者。门静脉或脾静脉内癌栓或肝癌压迫门静脉或脾静脉也可引起充血性脾肿大。

（3）黄疸　癌肿广泛浸润可引起肝细胞性黄疸，癌肿侵犯肝内胆管或肝门淋巴结肿大压迫胆道时，可出现梗阻性黄疸。

（4）转移灶相应体征　淋巴结转移可致锁骨上淋巴结肿大；胸膜转移可出现胸腔积液或血胸；骨转移可有局部压痛，有时可出现病理性骨折；脊椎骨转移压迫脊神经可出现截瘫；颅内转移可出现偏瘫等神经体征。

3. 并发症

（1）肝性脑病　发生在肝癌的终末期，是最严重并发症，约占死亡原因的34.9%。

（2）消化道出血　合并肝硬化或门静脉、肝静脉癌栓者可因门静脉高压而引起食管或胃底静脉曲张破裂造成，晚期亦可因胃黏膜糜烂、凝血机制障碍引起。大量出血可加重肝功能损害，诱发肝性脑病。

（3）肝癌结节破裂出血　肝癌组织坏死、液化可致自发破裂或因外力而破裂。如限于包膜下可有局部疼痛，肝迅速增大；如包膜下出血快速增多则形成压痛性血肿；若破入腹腔可引起急性腹痛、腹膜刺激征；大量出血可致失血性休克或死亡。

（4）继发感染　因癌肿长期的消耗或手术，抵抗力减弱，尤其在放射和化学治疗后白细胞明显下降，易并发各种感染，如肺炎、自发性腹膜炎、肠道感染、真菌感染等。

【辅助检查】

1. 肿瘤标记物的检测

（1）甲胎蛋白（AFP）　AFP是当前诊断肝细胞癌最特异的标志物。现已广泛用于肝癌的普查、诊断、判断治疗效果及预测复发。AFP是由胎儿肝细胞合成、在胎儿血清中正常存在的一种特殊蛋白。一般在妊娠后开始上升，胎龄16~20周时达到最高峰，然后逐渐下降，出生5周后血清中AFP用常规方法已不能测出。用放射免疫法测定正常人为1~20μg/L。在排除妊娠和生殖腺胚胎瘤的基础上，AFP > 400μg/L为诊断肝癌的条件之一。对AFP逐渐升高不降或 > 200μg/L，持续8周，应结合影像学及肝功能变化做综合分析或动态观察。

（2）其他肝癌标志物的检测 近年来血清AFP阴性的原发性肝癌有增多趋势，目前国内外报道对肝癌诊断有较高价值的其他标志物有γ-GT同工酶（GGT$_2$）、AFP异质体、异常凝血酶原（APT）、血清岩藻糖苷酶（AFU）、a$_1$抗胰蛋白酶（AAT）、碱性磷酸酶同工酶（ALP-1）等。

2. 影像学检查

（1）超声波检查 是目前肝癌筛查的首选方法，具有无损伤、简便、价廉、可重复等优点，能检出肝内直径大于1cm的占位性病变，其诊断符合率可达90%。近年来，彩色多普勒血流成像已广泛用于临床，除显示占位病变外，尚可测量进出肿瘤的血流量，以鉴别占位病灶的血供情况，推测肿瘤性质。超声波导引下穿刺活检和瘤内局部注射已广泛用于小肝癌的诊断和治疗。

（2）CT检查 CT是安全、无创伤、具高分辨率的检查方法。CT能显示肿瘤的大小、位置、数目及与周围脏器和大血管的关系，可检出1cm左右的早期肝癌。CT平扫多为低密度占位，边缘清晰或模糊，部分有包膜的可显示晕圈征。较大的肝癌可见更低密度的坏死区，少数肝癌可见钙化；增强时动脉期病灶的密度高于周围肝组织，但随即快速下降，低于周围正常肝组织，并持续数分钟，呈"快进快出"。CT被认为是补充超声波显像估计病变范围的首选非侵入性诊断方法。

（3）MRI检查 MRI对肿瘤与肝内血管的关系显示更佳，对软组织的分辨率高，对肝癌与肝血管瘤、囊肿及局灶性结节性增生等良性病变的鉴别价值优于CT。

（4）肝动脉造影 肝动脉造影对小肝癌的定位诊断是目前各种方法中最优者。为侵入性检查，不列为首选。

3. 肝穿刺活体组织检查 是确诊肝癌的最可靠方法。采用介入方法或细针穿刺获取肝组织标本，行病理学检查是目前诊断直径2cm以下小肝癌的有效方法。

【诊断】

1. 诊断标准 2001年中国抗癌协会肝癌专业委员会修订的肝癌临床诊断标准是：①AFP≥400μg/L，能排除妊娠、生殖系胚胎源性肿瘤、活动性肝病及转移性肝癌，CT或MRI检查有特征的占位性病变者。②AFP < 400μg/L，能排除妊娠、生殖系胚胎源性肿瘤、活动性肝病及转移性肝癌，并有两种影像学检查有肝癌特征的占位性病变或有两种肝癌标志物（APT、GGT$_2$、AFU及CA19-9等）阳性及一种影像学检查有肝癌特征的占位性病变者。③有肝癌的临床表现并有肯定的肝外转移病灶（包括肉眼可见的血性腹水或在其中发现癌细胞）并能排除转移性肝癌者。

2. 肝癌分期标准 Ⅰa：单个肿瘤最大直径≤3cm，无癌栓、腹腔淋巴结及远处转移；肝功能分级 Child A。Ⅰb：单个或两个肿瘤最大直径之和≤5cm，在半肝，无癌栓、腹腔淋巴结及远处转移；肝功能分级 Child A。Ⅱa：单个或两个肿瘤最大直径之和≤10cm，在同一叶，或两个肿瘤最大直径之和≤5cm，不在同一叶，无癌栓、腹腔淋巴结及远处转移；肝功能分级 Child A。Ⅱb：单个或两个肿瘤最大直径之和＞10cm，在一叶，或两个肿瘤最大直径之和＞5cm，在两叶，或多个肿瘤，无癌栓、腹腔淋巴结及远处转移；肝功能分级 Child A。肿瘤情况不论，有门静脉分支、肝静脉或胆管癌栓和（或）肝功能分级 Child B。Ⅲa：肿瘤情况不论，有门静脉、肝静脉主干癌栓，或肝门、腹腔淋巴结转移，或远处转移；肝功能在 Child A 或 B 级。Ⅲb：肝功能为 Child C 级。

【鉴别诊断】

1. 继发性肝癌 呈多发结节，临床以原发癌表现为主，血清 AFP 测定多为阴性，可找到肝脏以外（消化系统、泌尿生殖系统、呼吸系统、乳腺等）的原发癌病灶。

2. 肝脓肿 可有化脓性感染或阿米巴肠病病史，出现寒战、发热等临床表现，肝区疼痛，压痛明显，白细胞计数和中性粒细胞升高，超声波检查可发现脓肿的液性暗区。必要时在超声波引导下做诊断性穿刺或药物试验性治疗可明确诊断。

3. 肝包虫病 流行于牧区，发病与密切接触犬类有关，一般无明显的自觉症状，但右上腹或上腹部可触及表面光滑的肿块，肝包虫皮内试验阳性。

4. 其他肝脏肿瘤或病变 如肝血管瘤、肝腺瘤等。

【治疗】

肝癌对化疗和放疗不敏感，常用的治疗方法有手术切除、肝移植、血管介入治疗、射频消融术等。通常采取以早期根治性切除为主的综合疗法。

1. 手术治疗 为首选治疗。早期施行手术切除仍是原发性肝癌目前最有效的治疗方法，主要适应于直径小于5cm的"小肝癌"以及估计病变局限于一叶或半肝，无严重肝硬化，临床上无明显黄疸、腹水或远处转移，肝功能及代偿好，全身情况及心、肺、肾功能正常者。肝切除术式的选择应根据病人的全身情况、肝硬化程度、肿瘤大小和部位以及肝脏代偿功能等而定。由于手术切除仍有很高的肝癌复发率，因此，术后宜加强综合治疗与随访。

2. 放射治疗 放射治疗适用于肿瘤仍局限但不能切除的肝癌。常用的放射能源为^{60}钴和直线加速器。常用的放射治疗方法有全肝放射、全肝移动条放射、局部放射、局部超分割放射、立体放射等。

3. 化学治疗 对肝癌较为有效的药物以顺铂（DDP）为首选，常用的还有 5 - 氟尿嘧啶（5 - FU）、阿霉素（ADM）及其衍生物、丝裂霉素、VP - 16 和氨甲蝶呤等。一般认为单种药物静脉给药疗效较差，采用肝动脉给药和（或）栓塞，并配合放射治疗效果较好。

4. 其他治疗 ①肝动脉化疗栓塞治疗：效果较好，已成为肝癌非手术疗法中的首选方法。先经皮穿刺股动脉，在 X 线透视下，将导管插至肝固有动脉或其分支，然后注入抗肿瘤药物和栓塞剂。注入的抗肿瘤药物为 5 - FU、噻替哌等，注入的栓塞剂常为碘化油和颗粒明胶海绵。现多将抗肿瘤药物和碘化油混合后注入，一般 6~8 周重复一次。②瘤体内注入无水乙醇、微波凝固、氩氦刀、高功率超声波聚焦、射频消融、液态氮冷冻固化等局部治疗方法均可达到杀伤癌细胞、缩小癌肿的目的。③导向治疗：采用高亲和肝癌的特异性抗体或亲肝癌的化学物质（载体）加上放射性核素（或抗癌药）定向攻击肝癌细胞。临床已采用的抗体有抗人肝癌蛋白抗体、抗人肝癌单克隆抗体、抗甲胎蛋白单克隆抗体等。④生物治疗：常用的有免疫核糖核酸、干扰素、白细胞介素 - 2、胸腺肽等，可与化疗联合应用。⑤中医中药治疗：辨证施治，采取攻补兼施的方法，与其他疗法配合应用，对提高机体抗病力、改善全身状况和症状、减轻化疗与放疗的不良反应有一定的益处。

【预防】

积极防治病毒性肝炎，对降低肝癌发病率有重要意义。乙肝病毒灭活疫苗预防注射不仅防治肝炎有效果，对肝癌预防也必将起一定作用。避免不必要的输血和应用血制品。预防粮食霉变及不吃霉变的粮食，改进饮水水质，戒除饮酒嗜好，亦是预防肝癌的重要措施。

第七节　急性胰腺炎

急性胰腺炎（acute pancreatitis，AP）是多种病因导致胰酶在胰腺内被激活而发生的化学性炎症。是常见的急腹症之一，80% 病情较轻，以胰腺水肿为主，预后好；重者胰腺出血坏死，可出现休克和多脏器功能衰竭等严重并发症，病情凶险，死亡率高，临床较少见。不同国家和地区该病发病率有异，但总的趋势是发病率逐渐增加，急性胰腺炎各个年龄段都可以发病，以 20~50 岁多见，女性多于男性（约 2:1）。

【病因与发病机制】

1. 胆石症、胆道感染、胆管肿瘤及胆道蛔虫病　约 70% 的人胆胰管共同开口于 Vater 壶腹，上述疾病造成 Oddi 括约肌炎性狭窄或痉挛，使胰管流出道不畅，胰管内高压，造成胰腺腺泡破裂，胆汁、胰液及被激活的胰酶渗入胰实质中，具有高度活性的胰蛋白酶进行"自我消化"，发生胰腺炎。

2. 酗酒与暴饮暴食　长期饮酒者容易发生胰腺炎，在西方是常见的现象，占 70%，在我国近年也有增加趋势。酒精可引起 Oddi 括约肌痉挛，同时促进胃泌素、胰泌素和胆囊收缩素分泌，这三种激素均使胰腺外分泌增加，由于胰管引流不畅，造成胰液在胰管内淤积，压力升高，最后导致胰腺腺泡破裂而发病。暴饮暴食可引起十二指肠乳头水肿和 Oddi 括约肌痉挛，同时刺激胰液和胆汁大量分泌，由于胰液和胆汁排出不畅，引发胰腺炎。

3. 胰管梗塞　胰管蛔虫、结石、肿瘤或痉挛等可使胰管阻塞和胰管内压力升高，导致胰腺腺泡破裂，胰液与消化酶渗入胰腺间质，引起急性胰腺炎。

4. 内分泌与代谢障碍 ①高钙血症与甲状旁腺功能亢进症：可诱发急性胰腺炎。其原因可能为血清钙升高导致胰管钙化，甲状旁腺激素直接影响胰腺或钙的代谢，可促使胰蛋白酶原激活。②高脂血症：高脂血症使血液黏稠度增高，血清脂质颗粒阻塞胰腺血管引起局部微栓塞导致胰腺微循环障碍，使胰腺缺血缺氧。血清甘油三酯水解释放大量有毒性作用的游离脂肪酸损伤细胞。

5. 其他 ①感染因素：可继发于某些传染病，如急性腮腺炎、甲型流感、传染性单核细胞增多症等。②手术与创伤：直接伤及胰腺，导致胰液外溢及胰腺严重血液循环障碍。③某些药物：如皮质激素、双氢克尿噻、雌激素等。④十二指肠球后穿透性溃疡、遗传因素、精神因素等亦可诱发本病。

胆道疾病、酒精中毒、高脂血症是最常见的三种原因。

【病理】

一般将急性胰腺炎分为急性水肿型和急性出血坏死型两种。

1. 急性水肿型 多见，胰腺肿大、充血、水肿。镜下可见腺泡、间质水肿，炎性细胞浸润，少量散在出血坏死灶。

2. 急性出血坏死型 胰腺高度充血水肿，呈深红、紫黑色。镜下见胰组织结构破坏，有大片出血坏死灶，大量炎细胞浸润。继发感染可形成脓肿。

【临床表现】

1. 症状

（1）腹痛 95%的急性胰腺炎以腹痛为首发症状，也是本病最主要的症状。多为突发性中上腹或左上腹持续性剧痛，疼痛性质多样，可呈钝痛、绞痛、钻痛或刀割样疼痛，常向左腰背部呈带状放射。多发生于大量饮酒或饱餐后。水肿型腹痛3~5天可缓解，出血坏死型持续时间较长。

（2）恶心、呕吐及腹胀 起病后80%~90%有恶心、呕吐，呕吐物为食物或胆汁，呕吐不能使腹痛减轻。

（3）黄疸 约1/4急性水肿型胰腺炎出现黄疸，急性出血性胰腺炎则出现的机会更多。若黄疸持续不退并加深，应考虑合并胆道结石。

（4）发热 多为中度以上热，一般持续3~5天。发热不退或逐渐上升，提示继发感染，如胰腺脓肿或伴有胆道感染。严重者可体温不升。

（5）低血压或休克 可见于出血坏死型。休克主要表现为烦躁、冷汗、口渴、四肢厥冷、脉搏细弱、呼吸浅快、尿量减少、血压下降、意识障碍等。

（6）水、电解质及酸碱平衡紊乱 出血坏死型胰腺炎，发病短时间内即可出现严重的脱水及电解质紊乱，甚至少尿或无尿。

2. 体征

（1）急性水肿型 左中上腹压痛，肠鸣音减少。

（2）出血坏死型 ①腹部膨隆：因腹膜后出血刺激内脏神经引起麻痹性肠梗阻造

成，腹胀明显，呈现"球状腹"。②皮肤瘀斑：脐周皮肤出现蓝紫色瘀斑（Cullen 征）或两侧腰部出现暗灰蓝色瘀斑（Grey - Turner 征）。此为胰酶、坏死组织及出血渗入腹壁所致。③其他：左上腹局限压痛、反跳痛及腹肌紧张，可叩出移动性浊音，肠鸣音减弱或消失。

3. 并发症

（1）假性胰腺囊肿 为胰管破裂，渗出物在胰腺周围积聚，肉芽及纤维组织包绕形成。因囊壁无上皮细胞，故称为假性囊肿。见于部分出血坏死型胰腺炎，出现在病程的第 4 周前后，形态多样，大小不等（容积在 10 ~ 5000mL 之间），表现为上腹触及界限不清的包块，大的囊肿可出现压迫症状。

（2）胰腺脓肿 胰腺、胰腺假性囊肿等感染可形成胰腺脓肿。见于部分出血坏死型胰腺炎，常于起病 2 ~ 3 周后出现，表现为高热、腹痛加重、上腹部触及痛性包块。

【辅助检查】

1. 血常规检查 白细胞计数多升高，中性粒细胞百分比升高，严重者可出现核左移。

2. 血、尿淀粉酶测定 血清淀粉酶在发病后 2 ~ 12 小时开始增高，48 小时开始下降，持续 3 ~ 5 天。血清淀粉酶超过 350U（Somogyi 法）应考虑本病，超过 500U 即可确诊。尿淀粉酶在发病后 12 ~ 24 小时开始增高，48 小时达高峰，下降缓慢，1 ~ 2 周渐降至正常。

3. 血清脂肪酶测定 脂肪酶对急性胰腺炎诊断的特异性强，敏感性高，起病后 24 小时即升高达高峰，持续 7 ~ 10 天才降至正常，对病后就诊较晚的急性胰腺炎有诊断价值。

注意：血清淀粉酶、脂肪酶的高低与病情轻重不一定成正比，部分两种酶可不升高。

4. 生化检查

（1）血清钙 发病后两天可开始下降，以第 4 ~ 5 天为显著。低血钙和病情严重程度呈正相关。出血坏死型可降至 1.75mmol/L 以下。

（2）血糖升高 多为暂时性，空腹血糖持久高于 10mmol/L 反映胰腺坏死，提示预后不良。

（3）高胆红素血症 少数可升高，多于发病后 4 ~ 7 天恢复正常。

（4）血清正铁血白蛋白（methemal abumin，MHA）测定 血性胰液内红细胞破坏释放血红素，经脂肪酸和弹力蛋白酶作用能变为正铁血红素，后者与白蛋白结合成正铁血白蛋白，阳性提示出血坏死型胰腺炎。

5. 影像学检查

（1）腹部超声波检查 可见胰腺肿大，胰内及胰周围回声异常。

（2）腹部 CT 和 MRI 检查 对急性胰腺炎的诊断有较大帮助，可区分水肿型和出血坏死型胰腺炎。

【诊断】

诊断要点：①病前有胆道疾病病史或酗酒、暴饮暴食等诱因；②突然出现急性腹痛、恶心、呕吐、发热、左上腹部压痛等临床表现；③血清或尿淀粉酶显著升高；④急性胰腺炎的典型影像学改变；⑤出现下列表现应考虑诊断为出血坏死型胰腺炎：休克，腹膜刺激征，Cullen 征或 Grey – Turner 征，血钙降至 2mmol/L 以下，无糖尿病史而血糖超过 11.2mmol/L，腹腔诊断性穿刺抽得高淀粉酶活性的腹水，血或尿淀粉酶突然下降，增强 CT 胰腺内有低回声或低密度影。

【鉴别诊断】

1. 急性胆道感染或胆石症　常有胆绞痛史，疼痛多在右上腹，常向右肩部放射，Murphy 征阳性，血淀粉酶正常或轻度升高。超声波及 CT 检查可明确诊断。

2. 急性胃肠炎　发病前常有不洁饮食史，主要表现为腹痛、恶心、呕吐、腹泻，大便呈水样，肠鸣音亢进，血、尿淀粉酶正常。

3. 消化性溃疡急性穿孔　有长期溃疡病病史，突然腹痛剧烈，可迅速蔓延全腹，腹肌板样强直，肝浊音界消失，X 线透视可见膈下游离气体。

4. 急性心肌梗死　有冠心病史，可突然发生上腹部疼痛，伴恶心、呕吐，血清淀粉酶正常，血清心肌酶（AST、CPK、LDH）升高，典型梗死心电图改变。

5. 急性肠梗阻　腹痛为阵发性，腹胀，呕吐，肠鸣音亢进，可见肠型，有气过水声，无排气，腹部 X 线平片可见液气平面。

【治疗】

1. 内科治疗

（1）**禁食和胃肠减压**　禁食一般不少于 3 天，出血坏死型应严格禁饮食，病情笃重或腹胀明显者，应行胃肠减压。禁食期间应注意补充水分、热量和其他营养素，纠正水、电解质、酸碱平衡紊乱。禁食浓鸡汤、浓鱼汤、肉汤、牛奶、豆浆、蛋黄等食物。

（2）**解痉止痛**　①杜冷丁、阿托品：杜冷丁 50～100mg，肌肉注射；阿托品，0.5～1mg，肌肉注射。腹痛剧烈时两者可联合应用，既可止痛，又可解除 Oddi 括约肌痉挛。禁用吗啡，以免引起 Oddi 括约肌痉挛。②针刺治疗：体针取阳陵泉、足三里、内关、下巨虚、中脘等。耳针取胰区、胆区。③剧痛不缓解：1% 普鲁卡因 30～50mL 加入生理盐水或 10% 葡萄糖注射液 500mL 液中，静脉滴注，每日 1 次。

（3）**预防和控制感染**　急性水肿性胰腺炎，为预防继发感染，应合理使用一定量的抗菌药物。出血坏死型胰腺炎应尽早使用，目前推荐首选亚胺培南或美罗培南，连续使用 7～10 天。也可选择氟喹诺酮类＋甲硝唑，或三代头孢菌素＋甲硝唑。另外，清洁肠道也是预防感染的重要手段，可给予 33% 硫酸镁 30～50mL 口服。

（4）**抑制胰液分泌**　①H_2受体拮抗剂，法莫替丁 20mg 加入生理盐水 20mL 静脉注射，每日 2 次；②质子泵抑制剂，奥美拉唑 20mg 加入生理盐水 20mL 静脉注射，每日 2

次；③生长抑素，首剂 100μg，静脉注射，以后 250μg/h，持续静脉滴注；④奥曲肽，首剂 100μg，静脉注射，以后 25μg/h，持续静脉滴注。抑制胰液分泌药物的疗程一般为 5~7 天。

（5）抑制胰酶活性　①抑肽酶，具有抗蛋白酶及胰血管舒缓素作用，每次 10 万 ~ 20 万 U 加入 5% 葡萄糖注射液 500mL 静脉滴注，每日 2 次。②5-FU，200~500mg 加入 5% 葡萄糖注射液 500mL 中静脉滴注，每日 1 次。③胰蛋白酶抑制剂（Foy），100~ 200mg 加入 5% 葡萄糖注射液 500mL 中静脉滴注，每日 1~2 次。抑制胰酶活性的药物一般连用 5 天。

（6）纠正水、电解质紊乱　一般需每日补液 3000~4000mL，其中糖盐比例约为 2:1，丢失电解质应予以及时补充，尤其是钾的补充。重型急性胰腺炎所需补液量可能更大，特别要注意补充胶体液。

（7）抗休克　除早期应用抑制胰酶活性药物外，主要是补充血容量，予以输血液、血浆、白蛋白或血浆代用品等，必要时监测中心静脉压，根据压力变化来调整输液量，以保护心肺功能。

（8）中医中药　①生大黄：25~30g/d，用开水 100~200mL 浸泡 15~30 分钟后去渣分 3 次服用。②大承气汤加味水煎服。

2. 手术治疗

（1）适应证　①诊断不明，疑有穿孔或肠坏死者；②伴有胆道梗阻，需要手术解除梗阻者；③并发胰腺脓肿或假性囊肿者；④腹膜炎经腹膜透析或抗生素治疗无好转者。

（2）手术方法　根据不同情况可采用 Oddi 括约肌切开、结石取出、腹腔引流等方法，为减少创伤，尽可能选择微创方式。

【预防】

积极治疗胆、胰疾病，戒酒，避免暴饮暴食。

第八节　脂肪性肝病

脂肪性肝病（fatty liver disease），简称脂肪肝，是指由于各种原因引起的以肝细胞内脂肪堆积过多和脂肪变性为特征的临床病理综合征。正常肝内脂肪占肝重的 3%~ 4%，如果脂肪含量超过肝重的 5% 即为脂肪肝，严重者脂肪含量可达 40%~50%。脂肪肝的脂类主要是甘油三酯。根据含脂量多少，可分为轻、中、重三度（含脂量分别占肝湿重的 5%~10%、10%~25%、25%~50% 或以上）。各年龄组男女均可发病，以 40~49 岁发病率最高，我国成人患病率为 15%~25%，近年有上升趋势，且患病年龄日趋提前。临床上可分为酒精性脂肪肝和非酒精性脂肪肝。一般而言，脂肪肝属可逆性疾病，早期诊断并及时治疗常可恢复正常。

【病因与发病机制】

1. 病因

（1）饮酒　长期酗酒是引起脂肪肝最常见的原因。饮酒量和持续时间与发生脂肪肝有直接关系，而与酒的种类关系不大。正常人如果饮酒的纯酒精含量每日小于 80g，一般不会引起脂肪肝；如果每日饮 80～160g，则发生脂肪肝的几率增加 5～25 倍；如果每日饮 300g，8 天后就可出现脂肪肝。乙醇可造成肝细胞代谢紊乱，使脂肪酸合成增加、氧化减少，血内脂肪酸含量增多。加上饮酒者大多食欲降低，食物中的胆碱摄入量减少，导致多余的甘油三酯难以被大量清除，积聚在肝脏形成脂肪肝。

（2）肥胖　也是最常见原因之一。脂肪肝发生率与肥胖程度相关，重度肥胖者发病率为 80%～90%。这是由于脂肪组织增加，游离脂肪酸释出增多，在肝脏沉积所致。

（3）营养不良　由于蛋白质缺乏，而导致极低密度脂蛋白（VLDL）合成减少，肝转运甘油三酯发生障碍，脂肪在肝内堆积而形成脂肪肝。

（4）糖尿病　据统计，约 50% 的糖尿病可并发脂肪肝，约 25% 的脂肪肝并发糖尿病。高血糖使载脂蛋白糖基化，从而致肝细胞内脂肪含量增加。胰岛素及胰岛素样生长因子等可通过改变能量代谢而诱发脂肪肝形成。

（5）高脂血症　各型高脂血症均可发生脂肪肝，其中高甘油三酯血症与脂肪肝关系最为密切。

（6）妊娠急性脂肪肝　多发生于首次妊娠后期，酷似暴发性肝炎，脂肪除沉积在肝脏，还沉积在胰、脑、心、肾等部位。可能是妊娠引起的激素变化，使脂肪酸代谢发生障碍，致游离脂肪酸堆积在脏器，造成多脏器损害。

（7）瑞氏（Reye）综合征　是发生于儿童的一种伴有脑病的急性脂肪肝，常继发于病毒感染。线粒体损伤和酶活性丧失是其病理基础。

（8）药物或毒性物质　过量服用或密切接触某些药物或毒性物质也会导致脂肪肝。比如，四环素、砷、银、汞、三氯化烯、四氯化碳、黄磷、巴比妥、黄曲霉素等，可使载脂蛋白合成受阻，肝内甘油三酯不能被代谢排泄，从而在肝内堆积引起脂肪肝。

（9）其他　空回肠旁路术后、全胃肠外营养（TPN）、炎症性肠病、Wilson 病、肝炎病毒感染、获得性免疫缺陷综合征（AIDS）等也可引起脂肪肝。库欣综合征、甲状腺机能亢进症、垂体前叶功能亢进症、慢性溃疡性结肠炎、克隆病、溃疡病、慢性肝炎等，均可影响脂肪代谢而发生脂肪肝。

2. 发病机制　尚未完全明确，一般认为，肝脏中甘油三酯的堆积是由于游离脂肪酸（FFA）来源增加（从食物或脂肪组织代谢）或以 VLDL 方式从肝细胞中输出减少所致，FFA 是合成甘油三酯的原料。另外，有人提出脂肪肝发病的"二次打击"学说。该学说认为第一次打击首先是肝细胞内脂质过量沉积，脂质过量沉积的肝细胞发生氧化应激和脂质过氧化，导致线粒体功能障碍，炎症介质产生，肝星状细胞激活，从而产生肝细胞的炎症坏死和纤维化，形成第二次打击。

【病理】

1. 病理改变

（1）肉眼观察：当脂质堆积明显时，肝脏外观呈弥漫性肿大，边缘钝而厚，表面光滑，质如面团，压迫时可出现凹陷，表面色泽较苍白或带灰黄色，切面可呈黄红或淡黄色，有油腻感。

（2）镜下观察：肝脏总体结构可正常，肝细胞肿大，充满大小不等的脂肪空泡（脂滴），空泡大者可将肝细胞核推向一边。轻至中度脂肪变性在肝小叶中心区最为明显，一般无明显的炎症反应和细胞坏死。重度脂肪肝整个肝小叶的肝细胞都有脂肪变性，可伴有轻度局限性炎症和单纯性坏死。中、重度脂肪肝可伴有一定程度的纤维结缔组织增生（肝纤维化）及肝细胞再生。

2. 病理分型

（1）按脂肪肝脂肪的浸润状态分型　①大脂滴型（大泡型）：脂滴直径 >25mm，将细胞核挤向一侧，主要发生于肝腺泡3带（小叶中央静脉周围），也可累及腺泡1带（汇管区周围），由乙醇、肥胖、糖尿病等引起者多为此类型。②小脂滴型（小泡型）：脂滴直径为 3~5mm，细胞核无移位，多见于妊娠急性脂肪肝、Reye 综合征以及服用大量四环素后。③混合性脂滴型（混合型）：介于大脂滴型与小脂滴型之间的为混合型。

（2）按脂肪肝脂肪变的程度和是否伴有炎症及纤维化程度分型　非酒精性脂肪肝可分为单纯性脂肪肝（肝小叶内30%以上的肝细胞发生脂肪变，以大泡型脂肪浸润为主，无肝细胞坏死、炎症及纤维化）、脂肪性肝炎（腺泡3带出现气球样肝细胞，腺泡点灶状坏死，门管区及门管周围区炎症，腺泡3带出现窦周或细胞周纤维化，可扩展到门管区及其周围，形成局灶性或广泛的桥接纤维化）、脂肪性肝硬化（肝小叶结构完全损毁，代之以假小叶和广泛纤维化，形成小结性肝硬化）；酒精性脂肪肝可分为酒精性脂肪肝（脂肪变的肝细胞呈散在或小片状分布，主要位于小叶中央区，逐渐发展为弥漫性分布，无肝细胞坏死、炎症，小叶结构完整）、酒精性肝炎（肝细胞坏死、炎细胞浸润、纤维化是其主要特点，严重者出现融合性坏死及桥接坏死，局灶性或广泛的桥接纤维化）、酒精性肝硬化（肝小叶结构完全损毁，代之以假小叶和广泛纤维化，形成小结性肝硬化）。

【临床表现】

一般脂肪肝患者体型较胖，多于健康体检时发现。

1. 症状　轻度脂肪肝多无临床症状，仅有疲乏感。中、重度脂肪肝有类似慢性肝炎的表现，可有食欲不振、疲倦乏力、恶心、呕吐、肝区或右上腹隐痛等。50%左右的病人（多为酒精性脂肪肝）可有各种维生素缺乏的表现，如末梢神经炎、口角炎、皮肤瘀斑、角化过度等。

2. 体征　75%的脂肪肝有肝肿大，肿大的肝脏边缘钝，表面光滑，质地稍韧，可有触痛。少数可有蜘蛛痣和肝掌。重者可有腹水和下肢水肿等表现。

脂肪肝发展至肝硬化失代偿期其临床表现与其他原因所致肝硬化相似。

【辅助检查】

1. 肝功能检查　天门冬氨酸氨基转移酶（AST）、丙氨酸氨基转移酶（ALT）均升高。非酒精性脂肪肝常出现 ALT/AST 比值大于 1，酒精性脂肪肝 ALT/AST 比值小于 1。γ－谷氨酰基转移酶（γ－GT）也可升高，80% 以上血清胆碱酶（ALP）升高。约 30% 的病人血清总胆红素超过正常值。重者可有血浆蛋白总量改变和白蛋白/球蛋白比值倒置。

2. 血脂检查　常有高胆固醇血症、高甘油三酯血症，载脂蛋白 B（Apo－B）和总游离脂肪酸升高。尤其是中性脂肪（甘油三酯）升高，最有诊断价值。

3. B 型超声波检查　局灶性脂肪肝呈肝内实质强回声、边缘清晰的弱回声区。弥漫性脂肪肝肝实质近场呈点状高回声，且肝回声强度大于脾肾回声，称为"亮肝"，肝远场回声衰减，肝内血管显示不清或纤细。

B 型超声波检查具有经济、迅速、准确、无创伤等优点，是诊断脂肪肝重要而实用的手段。

4. CT 检查　CT 诊断的准确性优于 B 超，主要表现为肝密度普遍或局限性降低，甚至低于脾及肝内血管密度，肝密度降低与脂肪化严重程度相一致。相比之下，门静脉内回声增强。动态的 CT 变化可反映肝内脂肪浸润的增减。

5. 肝穿刺活检　是确诊脂肪肝的重要方法，尤其对局限性脂肪肝。在 B 超引导下穿刺取肝活组织检查较盲目肝穿刺法更准确、安全。活检可确定肝内是否存在脂肪浸润，有无纤维化等。

【诊断】

1. 诊断要点　①有嗜酒、肥胖、2 型糖尿病、高甘油三酯血症等危险因素；②有乏力、右上腹隐痛不适、食欲减退、恶心、呕吐等症状，和肝脏轻度肿大、蜘蛛痣等体征；③有肝功能异常改变，酒精性脂肪肝 ALT/AST 比值小于 1，非酒精性脂肪肝 ALT/AST 比值大于 1；④符合脂肪肝的影像学表现；⑤肝穿刺活检可确诊。

2. 临床分型

（1）酒精性脂肪肝　在诊断要点的基础上，有长期饮酒史（一般超过 5 年），折合酒精量男性≥40g/d，女性≥20g/d。

（2）非酒精性脂肪肝　在诊断要点的基础上，无饮酒史，或虽有饮酒但折合酒精量男性≤140g/w，女性≤70g/w。

【鉴别诊断】

应注意与病毒性肝炎、自身免疫性肝炎、代谢性肝病、肝硬化、原发性或继发性肝癌、肝血管瘤等相鉴别。

【治疗】

脂肪肝应依据病因、程度实行个体化综合治疗。

1. 病因或基础疾病治疗 主要是戒酒，纠正营养失衡，减肥，控制糖尿病和血脂紊乱，避免接触毒性物质或有关药物，妊娠急性脂肪肝者应及时终止妊娠。

2. 饮食治疗 ①酒精性脂肪肝应予高热量、高蛋白、低脂肪饮食，补充多种维生素（维生素 B、C、K）及叶酸等。②肥胖者应限制总热量摄入，可予低热量饮食，其中蛋白质 50~80g/d，脂肪宜用植物油。③有糖尿病和高脂血症者应予低胆固醇和高纤维素食物。

3. 运动治疗 伴肥胖、高脂血症、糖尿病的患者可进行中等量的有氧运动，每次持续 10~30 分钟，每周 3~5 次。

4. 药物治疗 ①多烯磷脂酰胆碱：可稳定肝窦内皮细胞膜和肝细胞膜，减少肝脏脂肪的过度积蓄，是目前临床上常用的治疗脂肪肝的药物。②熊去氧胆酸：为保肝降脂药，治疗剂量为每日 13~15mg/kg。③S－腺苷甲硫氨酸：对恶性营养不良、酒精性脂肪肝有效，可通过对磷脂和蛋白质的甲基化影响质膜流动性，通过转硫基化增加肝内谷胱甘肽、牛磺酸等水平。④胰岛素受体增敏剂：如噻唑烷二酮类药物、二甲双胍，可用于合并 2 型糖尿病的患者。⑤抗氧化剂：如还原型谷胱甘肽、牛磺酸、维生素 E、水飞蓟素等，有减少氧应激损害及脂质过氧化诱发的肝纤维化作用，但其确切疗效有待证实。⑥中药：单味药如人参、何首乌、山楂、决明子、海藻、昆布、广郁金、广姜黄、泽泻、丹参、枸杞子等，复方如大柴胡汤、小柴胡汤等，有一定疗效。

【预防】

平衡膳食；纠正不良饮食习惯，严格戒酒；坚持参加中等运动量锻炼；慎重选择用药，防止药物性肝病；对于肥胖症、糖尿病、高脂血症、脂肪肝家族史个体，定期查体，早期发现肥胖症、糖尿病等疾病，阻止病情发展。

第九节 肠易激综合征

肠易激综合征（irritable bowel syndrome，IBS）是指一组包括腹痛、腹胀、排便习惯异常和大便形状改变而无器质性病变的功能性肠病。本病可发生于任何年龄，以20~50 岁多见，男女之比为 1：2，有家庭聚集现象。本病预后良好。

【病因与发病机制】

本病的病因与发病机制尚未明确，目前认为与胃肠动力异常、内脏感知异常、精神心理障碍等因素有关。

1. 肠动力学异常 肠动力调节异常，肠蠕动节律性改变。肠蠕动加快引起腹泻，肠蠕动减慢造成便秘。

2. 内脏感知异常　肠道充盈度的改变、食物成分的不同、腹部温度的变化易刺激肠道平滑肌发生应急收缩，出现"激惹"现象。

3. 精神心理障碍　调查表明，焦虑或抑郁性格者发生本病的几率高，支持精神心理障碍对肠道平滑肌的调节有重要影响。

4. 其他　近些年来的研究表明，该病可能与肠黏膜的低度炎症有关，如肥大细胞脱颗粒、炎症介质高表达等。

【临床表现】

多于 20～30 岁起病，起病隐匿，持续或反复发作，病程长达数年或数十年，但一般情况良好。精神、饮食、寒冷等可使症状复发或加重。主要表现为腹痛、排便习惯改变、腹泻与便秘交替出现等。

1. 症状

（1）腹痛或腹部不适　腹痛或腹部不适为 IBS 的主要症状和诊断的必备症状，部位不定，多位于下腹部或左下腹部，为阵发性痉挛性绞痛，在进食后发生，排气或排便后可缓解。腹痛仅发生于清醒时，无夜间痛醒。

（2）腹泻　一般每日 3～5 次，少数可达十数次。禁食 72 小时消失，夜间不出现。大便多呈稀糊状，也可呈软便或水样便，多带有黏液，部分粪质少而黏液多，但绝无脓血。腹泻不干扰睡眠。腹泻与便秘交替出现。

（3）便秘　粪便干结，量少，呈羊粪状或细杆状，表面粘有黏液，排出困难，费力。便秘与腹泻可交替出现。

（4）其他消化道症状　如食欲不振、早饱、胃灼热、嗳气、腹胀，可有排便不尽感、排便窘迫感。

（5）全身症状　如紧张、焦虑、抑郁、头晕、失眠、注意力不集中等。

2. 体征　体征不明显，在疼痛部位有轻压痛，部分可触及腊肠样肠管。直肠指检可感到肛门张力高、肛门痉挛、肛门触痛。

【辅助检查】

1. 粪便检查　多次（至少 3 次）大便常规培养病原体均阴性，隐血试验阴性。

2. 结肠镜检查并黏膜活检　正常或仅黏膜轻度充血。结肠镜检查并黏膜活检的意义在于排除肠道感染性、肿瘤性疾病，尤其对于年龄在 40 岁以上的患者。

【诊断】

通常采用罗马Ⅲ诊断标准：

1. 病程及症状　6 个月以上且近 3 个月来反复发作腹痛或腹部不适，并伴有以下两条或两条以上：①排便后改善；②发作时伴有排便次数的改变；③发作时伴有排便性状的改变。

2. 其他支持症状　①排便频率异常（每日排便 3 次或每周 3 次）；②粪便形状异常

（块状或硬便，或糊状或水样便）；③粪便排出过程异常（费力、急迫感、排便不尽感）；④黏液便；⑤胃肠胀气或腹胀。

3. 缺乏特异性形态学改变和生化异常。

【鉴别诊断】

1. 吸收不良综合征 本征常有腹泻，但大便常规检查可见脂肪和未消化食物。

2. 慢性结肠炎 亦常有腹痛、腹泻，但以黏液血便为主，结肠镜检查可见结肠黏膜充血水肿，糜烂或溃疡。

3. 慢性菌痢 腹泻以脓血便为主，粪便常规检查可见大量脓细胞，大便培养痢疾杆菌阳性。

4. 克罗恩病 常有贫血、发热、乏力等全身症状，结肠镜检查见"线性溃疡"或肠黏膜呈"铺路石样"改变。

【治疗】

由于病因和发病机制未完全阐明，迄今为止，尚无肯定的治疗方法或药物，也缺乏可靠的疗效判定标准。

1. 一般治疗 充分解释病情，消除精神顾虑。给予低脂、易消化饮食，避免敏感食物，减少产气食物（奶制品、大豆、扁豆等）摄入。腹泻者应限制粗纤维素食物。有抑郁症状者，多虑平 25mg，每日 3 次，口服，或阿米替林 25mg，每日 3 次，口服。

2. 药物治疗

（1）腹泻型 可选用下列止泻剂：苯乙哌啶，每次 1～2 片，每日 3 次，口服；盐酸洛哌丁胺（易蒙停），每次腹泻后 2mg，口服，每日总量不超过 10mg；思密达，为肠黏膜吸附剂，每次 3.0g，每日 3 次，口服。

（2）便秘型 可选用下列药物：西沙必利，胃肠动力药，每次 5～10mg，每日 3 次，口服；乳果糖，可软化粪便，每次 10mL，每日 3 次，口服；欧车前制剂和甲基纤维素，为容积性泻药，能刺激肠蠕动，软化大便，作用温和。

（3）腹痛 ①局部热敷。②硝苯地平，为钙通道阻滞剂，每次 10mg，每日 3 次，口服。③匹维溴铵（得舒特），选择性胃肠道钙通道阻滞剂，每次 10mg，每日 3～4 次，口服。④山莨菪碱，每次 10mg，每日 3 次，口服。

（4）益生素制剂 包括双歧杆菌、乳酸杆菌、地衣芽孢杆菌活菌（整肠生），可调整肠道菌群，对部分患者可能有效。

（5）中医中药 参苓白术散（丸、颗粒）有一定疗效。

3. 心理与行为疗法 对常规治疗无效的顽固病例，采用心理与行为疗法可收到的一定效果。

【预防】

注意平衡饮食，避免敏感食物，劳逸结合，调整心态。

第十节　炎症性肠病

炎症性肠病（inflammatory bowel disease，IBD）是一种病因不明的慢性非特异性炎症性疾病，包括溃疡性结肠炎（ulcerative colitis，UC）和克罗恩病（Crohn disease，CD）。

一、溃疡性结肠炎

溃疡性结肠炎是一种原因未明的结肠和直肠的慢性非特异性炎症性疾病。临床表现为腹痛、腹泻、黏液脓血便、里急后重。病情轻重不等，多呈反复发作的慢性过程。本病可发生于任何年龄，以 20~40 岁多见。男女发病率无明显差别。本病在欧美地区较常见，我国近年发病率明显增加，但病情一般较轻。

【病因与发病机制】

目前尚未完全明确。一般认为是由环境、遗传、感染和免疫多因素相互作用所致。

1. **环境因素**　饮食、吸烟、生活方式与卫生条件的改变、空气及周围环境的改变均与该病的发生有一定联系。

2. **遗传因素**　研究发现该病与遗传有一定关系。一级亲属发病率显著高于普通人群，而患者的配偶发病率不增加。发病率单卵双胞胎显著高于双卵双胞胎。

3. **感染因素**　虽然一直推测微生物感染与本病有关，但至今尚未找到某一特异病原微生物与其有恒定关系。近年来认为与自身正常肠道菌丛的异常免疫反应有关，肠道感染可能是一种诱发因素。

4. **免疫因素**　肠道免疫反应异常激活是导致该病持续发生、发展的直接因素。

【病理】

病变位于大肠，呈连续性、弥漫性分布，直肠、乙状结肠为常见部位，可扩展到降结肠、横结肠，也可累及全结肠。黏膜弥漫性充血、水肿，表面呈细颗粒状，脆性增加，糜烂、出血及溃疡。黏膜及黏膜下层有淋巴细胞、浆细胞、嗜酸性粒细胞及中性粒细胞浸润。肠腺底部隐窝处形成微小脓肿，隐窝脓肿可相互融合破溃，出现广泛的、不规则的浅表小溃疡，周围黏膜出血及炎症蔓延。随着病情的发展，上述溃疡可沿结肠纵轴发展融合而成不规则的大片溃疡。由于结肠病变一般限于黏膜与黏膜下层，很少深达肌层，所以并发溃疡穿孔、瘘管形成或结肠周围脓肿者不多见，少数暴发型或重症者病变累及结肠全层，可发生中毒性巨结肠。若溃疡扩大累及深达肌层至浆膜层，可发生溃疡穿孔，引起腹膜炎、结肠或直肠周围脓肿、瘘管形成等。

由于病变反复发作，导致肉芽组织增生，可形成炎性息肉，也可由于溃疡愈合瘢痕形成，致肠壁增厚，结肠变形缩短，结肠袋消失，肠腔狭窄。少数可发生癌变。

【临床表现】

病程呈慢性经过，多表现为发作期与缓解期交替，少数症状持续并逐渐加重。常因精神刺激、劳累、饮食不当等因素诱发。

1. 消化系统表现

（1）腹泻　腹泻主要与炎症刺激使肠蠕动增加及肠腔内水、钠吸收障碍有关。黏液脓血便是本病活动期的重要表现。腹泻的程度轻重不一，轻者每日 2～4 次，重者可多达十余次。粪质多呈糊状及稀水状，混有黏液、脓血，病变累及直肠则有里急后重。

（2）腹痛　轻型及病变缓解期可无腹痛，一般呈轻度至中度隐痛，少数绞痛，多局限于左下腹及下腹部。有疼痛－便意－便后缓解的规律。

（3）其他　严重者可有食欲不振、恶心、呕吐。

（4）体征　左下腹有轻压痛，部分可触及如硬管状的乙状结肠或降结肠。重型和暴发型可有明显压痛和鼓肠。若有腹肌紧张、反跳痛、肠鸣音减弱应注意中毒性巨结肠、肠穿孔等并发症。直肠指检可有触痛及指套带血。

2. 全身表现　急性发作期常有低度至中等度发热，重者可有高热及心动过速。严重者或病情持续活动可出现消瘦、贫血、衰弱、水与电解质平衡失调等表现。

3. 肠外表现　常有结节性红斑、关节炎、前葡萄膜炎、口腔黏膜复发性溃疡等免疫状态异常表现。国内报道肠外表现的发生率低于国外。

4. 并发症

（1）中毒性巨结肠　病变广泛严重，累及肌层及肠肌神经丛时，可发生中毒性巨结肠。国外报道见于 5% 的病人，国内少见。常见诱因为大剂量应用抗胆碱能药物、钡剂灌肠及低血钾等。临床表现为病情急剧恶化，毒血症明显，有脱水与电解质紊乱，出现鼓肠、腹部压痛、肠鸣音消失。X 线腹部平片可见结肠扩大、结肠袋消失等。易引起急性肠穿孔、急性弥漫性腹膜炎等，病死率高。

（2）直肠或结肠癌变　国外报道本病 5%～15% 发生癌变，国内发生率较低。癌变主要发生在病变累及全结肠和病程较长者。

（3）其他　如肠大出血、肠穿孔、肠梗阻等。

【辅助检查】

1. 血液检查　可有轻中度贫血，重症白细胞计数增高及血沉加速。严重者血清白蛋白及钠、钾、氯降低。缓解期如有血清 α_2 球蛋白增加和 γ 球蛋白降低常是病情复发的先兆。

2. 粪便检查　活动期有黏液脓血便，反复检查包括常规检查、培养、孵化等均无特异病原体发现。

3. 免疫学检查　血清 IgG、IgM 可稍有增加，抗结肠黏膜抗体阳性，T 淋巴细胞与B 淋巴细胞比率降低，血清总补体活性（CH50）增高。

4. 结肠镜检查　是本病最有价值的诊断方法。可见病变处黏膜呈弥漫性充血、水肿，黏膜粗糙或呈细颗粒状，黏膜脆弱，易出血，有黏液、血液、脓性分泌物附着。病变严重处有多发性糜烂、浅小溃疡，慢性病变可见假性息肉，结肠袋变钝或消失。必要时，可通过结肠黏膜活检，明确病变的性质。

5. X 线钡剂灌肠检查 活动期因肠黏膜充血、水肿，可见皱襞粗大紊乱，有溃疡和分泌物覆盖时，肠壁的边缘可呈毛刺状或锯齿状。后期结肠袋消失，肠壁变硬，肠腔缩短、变窄，可呈铅管状。如有假息肉形成，可呈圆形或卵圆形的充盈缺损。暴发型一般不宜做 X 线钡剂灌肠检查，以免加重病情，或诱发中毒性巨结肠。

【诊断】

1. 诊断要点 根据慢性腹痛、腹泻、黏液脓血便和反复粪便检查无病原体，可做出初步诊断，X 线钡剂灌肠和结肠镜检查可确定诊断。

2. 临床分型

（1）按病程分 ①初发型：指无既往史的首次发作；②慢性复发型：临床最多见，发作期与缓解期交替；③慢性持续型：症状持续，间以症状加重的急性发作；④急性暴发型：少见，急性起病，病情严重，全身毒血症状明显，可伴中毒性巨结肠、肠穿孔、败血症等并发症。

（2）按病情严重程度分 ①轻型：腹泻每日 4 次以下，黏液脓血便血无或轻，无发热、脉速，贫血无或轻，血沉正常；②重型：腹泻频繁并有明显黏液脓血便，有发热、脉速等全身症状，血沉加快，血红蛋白下降；⑧中间型：介于轻型与重型之间。

3. 临床分期 根据肠黏膜活组织检查分为活动期和缓解期。

（1）活动期 ①固有膜内有弥漫性淋巴细胞、巨噬细胞、中性粒细胞、嗜酸性粒细胞浸润；②肠隐窝有急性炎性细胞浸润，尤其是上皮细胞间有中性粒细胞浸润及隐窝炎，甚至形成隐窝脓肿，脓肿可溃入固有膜；③隐窝上皮增生，杯状细胞减少；④可见黏膜表层糜烂、溃疡形成和肉芽组织增生。

（2）缓解期 ①固有膜内中性粒细胞消失，慢性炎性细胞（淋巴细胞、巨噬细胞、嗜酸性粒细胞）减少；②肠隐窝大小、形态不规则，排列紊乱；③腺上皮与黏膜肌层间隙增宽；④潘氏细胞化生。

【鉴别诊断】

1. 细菌性痢疾 腹痛、腹泻、黏液脓血便与溃疡性结肠炎相似，但细菌性痢疾粪便检查可发现巨噬细胞，粪便直接镜检与培养痢疾杆菌阳性，抗痢疾杆菌治疗有效。

2. 阿米巴痢疾 腹痛、腹泻与溃疡性结肠炎相似，但阿米巴痢疾为果酱样便，腹痛与压痛以右下腹部为主，结肠镜检查结肠溃疡较深，边缘潜行，溃疡间黏膜多正常，粪便检查可找到阿米巴原虫，抗阿米巴治疗有效。

3. 血吸虫病 在流行地区有疫水接触史，肝脾肿大，粪便检查可发现血吸虫卵，孵化毛蚴阳性，直肠镜检查在急性期可见黏膜黄褐色颗粒，黏膜活组织检查可发现血吸虫卵。

4. 肠易激综合征　粪便有黏液但无脓血，显微镜检正常或仅见少量白细胞，结肠镜检查无器质性病变证据。

5. 克罗恩病　腹痛较重，常位于右下腹，便后腹痛不缓解，一般无黏液脓血便和里急后重，可有右下腹包块，易形成瘘管。结肠镜检查黏膜呈铺路石样变、纵行或裂隙状溃疡。

【治疗】

治疗原则是控制急性发作，减少复发，防止并发症。

1. 一般治疗　活动期应予流质饮食，待病情好转后改为营养丰富的少渣饮食。病情严重者应禁食，并给予完全胃肠外营养治疗。进行心理安抚，化解焦虑或抑郁等不良情绪，必要时，给予镇静药物。腹痛明显者可给小剂量的解痉剂如阿托品、普鲁本辛等，但应防止诱发中毒性巨结肠。

2. 氨基水杨酸制剂　水杨酸偶氮磺胺吡啶（SASP）是治疗本病的常用药。该药口服后大部分达到结肠，经肠菌分解为 5 - 氨基水杨酸（5 - ASA）与磺胺吡啶，前者是其有效成分，有抗炎作用。适用于轻、中型或重型经糖皮质激素治疗已有缓解者，每日 4 ~ 6g，分 4 次口服，病情缓解后改为每日 2g，分 2 ~ 4 次口服，维持 1 ~ 2 年。近年已研制成 5 - ASA 的特殊制剂，使其能到达结肠发挥药效，这类制剂有美沙拉嗪、奥沙拉嗪和巴柳氮。优点是不良反应少，但价格昂贵，因此其最适用于对 SASP 不能耐受者。5 - ASA 的灌肠剂及栓剂，适用于病变局限在直肠者。

3. 糖皮质激素　适用于暴发型或重型，可控制炎症，抑制自身免疫过程，减轻中毒症状。常用氢化可的松 200 ~ 300mg，或地塞米松 10mg，静脉滴注，每日 1 次，7 ~ 10 天为一个疗程，症状缓解后改用强的松，每日 40 ~ 60mg，分 4 次口服，病情控制后递减药量至停药。停药后可予给水杨酸偶氮磺胺吡啶，以防复发。病变局限在直肠、乙状结肠，可保留灌肠，选用琥珀酸钠氢化可的松 100mg 加生理盐水 100mL，或布地奈德泡沫灌肠剂 2mg，每日 1 次，病情好转后改为每周 2 ~ 3 次，1 ~ 3 个月为一个疗程。

4. 硫唑嘌呤　为免疫抑制剂，适用于慢性反复发作者，或用水杨酸偶氮磺胺类药物及糖皮质激素治疗无效者。1.5mg/（kg·d），分次口服，1 年为一个疗程。副作用主要是骨髓抑制和继发感染。

5. 抗菌药物　对重型或暴发型，为控制继发感染，可用先锋霉素类、氨苄青霉素、庆大霉素、甲硝唑或替硝唑或奥硝唑等静脉滴注。

6. 手术治疗　适应于并发癌变、肠穿孔、脓肿与瘘管或中毒性巨结肠经内科治疗无效者。一般行全结肠切除术或回肠造瘘术。

【预防】

进食柔软、易消化、富有营养和足够热量的食物，宜少量多餐，补充多种维生素，勿食生、冷、油腻及多纤维素的食物，忌辛辣食品、牛奶和乳制品。戒烟戒酒。避免精神刺激，保持心情舒畅。注意劳逸结合，适当进行体育锻炼以增强体质。

二、克罗恩病

克罗恩病（Crohn disease，CD）是一种原因未明的可累及全消化道但好发于末段回肠和右半结肠的非连续性肠道炎症性疾病。临床以腹痛、腹泻、腹部包块、发热及瘘管等为特点，常伴有关节炎、皮疹、虹膜炎等肠外表现。病程多迁延，反复发作，不易根治。发病年龄多在 15~30 岁，但首次发作可出现在任何年龄组，男女患病率近似，本病在欧美多见，我国近年发病率逐渐增多。

【病因与发病机制】

基本同溃疡性结肠炎。目前一般认为是同一疾病（炎症性肠病）的两个亚型。

【病理】

病变可累及从口腔至肛门的各段消化道，但最多见于末段回肠和邻近的右侧结肠，呈节段性或跳跃式分布。

1. 大体形态特点　①病变分布非连续性，呈节段性或跳跃性。②早期呈鹅口疮样溃疡，随后溃疡增大，形成纵行溃疡或裂隙状溃疡，可将黏膜分割呈鹅卵石样外观。溃疡穿孔可引起局部脓肿，或穿透至其他肠段、器官、腹壁，形成瘘管。③病变累及肠壁全层，肠壁增厚变硬，肠腔狭窄，可发生肠梗阻。肠壁浆膜纤维素渗出可引起肠粘连。

2. 组织形态特点　①非干酪坏死性肉芽肿，由类上皮细胞和多核巨细胞构成，可发生在肠壁各层和局部淋巴结。②裂隙溃疡可深达黏膜下层甚至肌层。③肠壁各层有充血、水肿、淋巴管扩张、淋巴组织增生和结缔组织增生。

【临床表现】

一般起病缓慢，少数急骤，病情轻重不一。易反复发作，迁延不愈。发作诱因有过度疲劳、精神刺激、饮食失调、继发感染等。腹痛、腹泻和体重下降是本病的三大临床表现。

1. 消化系统表现

（1）腹痛　为最常见症状。多位于右下腹或脐周，为隐痛、钝痛、痉挛性阵痛伴肠鸣音亢进，间歇性发作，餐后加重，便后缓解。

（2）腹泻　初期为间歇发作，后期为持续性糊状便，一般无脓血或黏液。病变涉及结肠下段或直肠者，可有黏液血便及里急后重感。

（3）腹部压痛　部位多在右下腹。如果腹痛持续，压痛明显，提示炎症波及腹膜或腹腔内形成脓肿。全腹剧痛、压痛、反跳痛、腹肌紧张提示病变肠段急性穿孔。

（4）腹部包块　以右下腹与脐周为多见，是由肠粘连、肠壁与肠系膜增厚、肠系膜淋巴结肿大、内瘘或局部脓肿形成所致。

（5）瘘管形成　是该病临床特征之一。由透壁性炎性病变穿透肠壁全层至肠外组织或器官而成。瘘分内瘘和外瘘，前者可通向其他肠段、肠系膜、膀胱、输尿管、阴道腹膜后等处，后者则通向腹壁或肛周皮肤。

（6）肛门直肠周围病变 少数有肛门直肠周围瘘管、脓肿、肛裂等病变。

2. 全身表现

（1）发热 常为间歇性低热或中度发热，少数为弛张热，为肠道炎症活动或继发感染所致。

（2）体重下降 因食欲减退、慢性腹泻等导致营养不良所致。除体重下降外，有消瘦、贫血貌、皮肤干燥、口角糜烂等表现。

3. 肠外表现 可有虹膜睫状体炎、葡萄膜炎、关节炎、结节性红斑、坏疽性脓皮病、口腔黏膜溃疡等，偶见淀粉样变性或血栓栓塞性疾病。

4. 并发症 常见肠梗阻，偶见腹腔内脓肿、吸收不良综合征、急性穿孔，罕见中毒性结肠扩张。

【辅助检查】

1. 血液检查 白细胞总数增高，红细胞及血红蛋白降低，血沉增快。

2. 粪便检查 镜检可见红细胞与白细胞，隐血试验阳性。粪便病原学检查无特异病原体。

3. 结肠镜检查 是诊断该病最敏感的方法。病变呈节段性分布，病变之间黏膜外观正常。病变处可见黏膜充血、水肿、纵行溃疡、鹅卵石样改变、肠腔狭窄、炎性息肉等。活组织检查有非干酪样肉芽肿形成及大量淋巴细胞聚集。

4. X 线检查 用于不宜做结肠镜检查者，可选用胃肠钡餐、钡灌肠、气钡双重造影等检查方式。X 线影像特征有：①节段性肠道病变，呈"跳跃"现象；②病变黏膜皱襞粗乱，呈鹅卵石征；③瘘管或窦道形成；④假息肉与肠管狭窄。

5. CT 检查与 MRI 检查 可显示肠壁增厚、瘘管形成、肠管狭窄、腹腔或盆腔脓肿与包块等。

【诊断】

1. 世界卫生组织（WHO）标准 ①非连续性或节段性肠道病变；②肠黏膜呈铺路石（鹅卵石）样或纵行溃疡；③全层性炎症病变伴有肿块或狭窄；④非干酪样肉芽肿；⑤裂沟、瘘管；⑥肛门部难治性溃疡、肛裂或肛瘘。

具有上述①②③者为疑诊，再加上④⑤⑥三项中任何一项者可确诊。有第④项者，只要加上①②③三项中的任何两项亦可确诊。

2. 临床分期 为评估疾病活动性的严重程度以及进行疗效评价，根据克罗恩病活动指数（CDAI）可将克罗恩病分为缓解期、中度活动期、重度活动期。Harvey 和 Bradshow 的简化 CDAI 计算法见表 3 - 1。

表 3-1 简化 CDAI 计算法

项目	0 分	1 分	2 分	3 分	4 分
一般情况	良好	稍差	差	不良	极差
腹痛	无	轻	中	重	-
腹块	无	可疑	确定	伴触痛	-
腹泻	稀便每日 1 次记 1 分				
伴随疾病*	每种症状记 1 分				

注：≤4 分为缓解期，5~8 分为中度活动期，≥9 分为重度活动期。*伴随疾病包括关节痛、虹膜炎、结节性红斑、坏疽性脓皮病、阿弗他溃疡、肛裂、新瘘管及脓肿等。

【鉴别诊断】

1. 肠结核 诊断 CD 应首先排除肠结核。肠结核的特点是：①少有肠瘘、腹腔脓肿和肛周病变；②内镜检查病变节段性不明显，溃疡多为横行、浅表且不规则；③病变肠段与系膜淋巴结病理检查呈干酪坏死性肉芽肿（可确诊）；④诊断性抗结核治疗（4~8周）有效。

2. 溃疡性结肠炎 结肠型 CD 需与溃疡性结肠炎鉴别。溃疡性结肠炎的特点是：①黏液脓血便，伴里急后重；②较少有发热；③很少有瘘管形成和肛周病变；④X 线钡剂灌肠或结肠镜检查，主要累及直肠、乙状结肠（多无小肠病变），病变连续，溃疡浅，充血明显；⑤肠黏膜活组织检查无肉芽肿。

【治疗】

本病尚无特殊治疗方法。

1. 一般治疗 活动期应予流质饮食，待病情好转后改为营养丰富的少渣饮食。病情严重者应禁食，并给予完全胃肠外营养治疗。进行心理安抚，化解焦虑或抑郁等不良情绪，必要时，给予镇静药物。贫血者可补充维生素 B_{12}、叶酸或输血。低蛋白血症可输白蛋白或血浆。

2. 氨基水杨酸制剂 水杨酸柳氮磺胺吡啶（SASP）和 5-氨基水杨酸（5-ASA）适用于慢性期和轻中度活动期病人。SASP 在结肠内由细菌分解为 5-ASA 与磺胺吡啶，前者则是其有效成分。治疗剂量为 4~6g/d，分 4 次服用，一般 3~4 周见效，待病情缓解后可逐渐减量至维持量 1~2g/d，疗程为 1~2 年。对不能耐受 SASP 或过敏者可改用 5-ASA。国内已使用的有 Pentasa（颇得斯安）和奥沙拉嗪等。颇得斯安 2~4g/d，分 4 次服用。对直肠和乙状结肠、降结肠病变可采用 SASP 或 5-ASA 制剂 2~4g/d 灌肠或栓剂（0.5g/支）塞肛，每日 1~2 次。严重肝肾疾患、婴幼儿、出血性体质以及对水杨酸制剂过敏者不宜应用 SASP 及 5-ASA 制剂。

3. 抗菌药物 甲硝唑 10~15mg/（kg·d），环丙沙星每次 500mg，每日 2 次，静脉滴注，单用或联合应用，治疗肛周病变有较好的效果。

4. 糖皮质激素 是控制病情活动的有效药物，适用用于中、重度活动期或暴发型。

泼尼松 40~60mg/d，口服，连续 10~14 天，以后可逐渐减量至 5~15mg/d，维持 2~3个月。对不能耐受口服者，可静滴氢化可的松 200~400mg/d 或甲基强的松龙 48mg/d，14 天后改口服泼尼松维持。对直肠、乙状结肠、降结肠病变可保留灌肠：氢化可的松琥珀酸盐 100mg、0.5% 普鲁卡因 100mL、生理盐水 100mL 混合后缓慢直肠滴入，每晚 1次。

4. 免疫抑制剂 硫唑嘌呤适用于对糖皮质激素治疗效果不佳或对激素依赖者，剂量为 1.5~2mg/（kg·d）。该药显效时间需 3~6 个月，维持用药需至 3 年或以上。该药严重不良反应为骨髓抑制，应用时应严密观察。甲氨蝶呤可用于硫唑嘌呤不耐受或无效者以及伴随关节症状者，用法为每周 15~25mg，肌肉注射。

5. 生物制剂 抗 TNF-α 单克隆抗体（英夫利昔单抗，inflixinab）为促炎性细胞因子的拮抗剂，可用于传统治疗无效的 CD。

6. 手术治疗 手术适应证为内科治疗无效及出现完全性肠梗阻、瘘管及脓肿形成、急性穿孔或不能控制的大出血等并发症。手术方式主要是病变肠段切除。本病术后复发率高，术后复发的预防至今仍是难题，美沙拉嗪、甲硝唑或免疫抑制剂可减少复发，术后即予应用并长期维持。

【预防】

基本同溃疡性结肠炎。

附 消化系统疾病案例

案例（一）

张某，男，35 岁，银行职员。自述有胃病史 5 年，常于秋冬、冬春交季时发作。每次发作多在饭后 3 小时，出现上腹部隐痛，饥饿时加重，进食或服小苏打可缓解，有时夜间痛醒，常伴嗳气、反酸、多汗。近两周来因过劳上腹疼痛加重，饥饿痛，恶心，呕吐当日食物、水，无胆汁及血液，但仍能进少量饮食，近 3 天上腹胀痛，呈持续性，进食加重，每日呕吐 5~6 次，呕吐物有酸酵味并伴不消化食物及隔日食物，全身乏力，消瘦。

查体：T 36.5℃，P 100 次/分，R 20 次/分，BP 110/70mmHg。神志清但较萎靡，皮肤弹性差，眼球略下陷，巩膜无黄染，锁骨上淋巴结未触及，两肺呼吸音清，无啰音，心率 100 次/分，律齐，无杂音，上腹膨隆，可见胃型，振水音（+），上腹部轻压痛，肝脾未触及，移动浊音（-），肠鸣音活跃。余未见异常。

问题 1：根据现有临床资料，提出初步诊断。

问题 2：为确定诊断，列出辅助检查的项目。

问题 3：若辅助检查的结果支持初步诊断，写出初步治疗计划或方案。

案例（二）

患者，男，48 岁。因反复腹胀、乏力、尿少 4 年余，呕血、黑便 1 次入院。

患者 4 年来反复感腹胀、乏力、食欲减退，间歇出现鼻衄和牙龈出血，经休息后症状缓解，但不久又发作。去年起食欲明显减退，甚至厌食，进食后上腹部感饱胀不适、恶心，有时呕吐，稍进油腻或肉食即发生腹泻。起病以来无反酸嗳气，无上腹部疼痛。今日进硬食后 2 小时，突然呕吐暗红色血 200mL，解柏油样便 600g，同时感头晕、乏力，心悸，出冷汗。既往否认肝炎史及毒物接触史。

体检：T36.4℃，P120 次/分，R24 次/分，BP8.0/5.3kPa（60/40mmHg）。慢性病容，皮肤湿冷，无出血点，颈部可见数枚蜘蛛痣，面色灰暗黝黑，中度贫血貌，巩膜无黄染，牙龈有血迹，两肺呼吸音清，无啰音，心率 120 次/分，律齐，无杂音。腹膨隆，腹壁静脉无曲张，肝未触及，脾左肋下 4cm，质软，无压痛，无包块触及，移动性浊音（＋）。无血管杂音闻及，肠鸣音亢进。两肾区无叩击痛，两下肢踝关节轻度浮肿。

实验室检查：血常规检查：血红蛋白 78.8g/L，白细胞 2.8×10⁹/L，中性粒细胞 0.64，淋巴细胞 0.36，血小板 70×10⁹/L。尿常规检查正常。粪便常规检查：呈柏油样，无虫卵，隐血（＋＋＋＋）。血清总胆固醇、丙氨酸转氨酶、门冬氨酸转氨酶、γ-谷氨酰转肽酶均正常。白蛋白 31.7g/L，球蛋白 32.7g/L，乙型肝炎表面抗原及核心抗原均阳性，甲胎蛋白 <20μg/L。

问题 1：根据现有临床资料，提出初步诊断。

问题 2：该病人还需做哪些检查？

问题 3：若辅助检查的结果支持初步诊断，写出初步治疗计划或方案。

案例（三）

患者，女，35 岁。饮酒饱餐后出现上腹部剧痛 1 天，疼痛向左腰部放射，伴剧烈恶心、呕吐，呕吐物为胃内容物，吐后腹痛反而剧烈，服解痉止痛剂无效。

体检：T39℃，P120 次/分，BP10.6/8.0kPa。面色苍白，出冷汗，双肺呼吸音清，无啰音。心率 120 次/分，律齐，无杂音。全腹肌紧张，有压痛及反跳痛，肠鸣音消失。脊柱、四肢无异常。

辅助检查：白细胞 24×10⁹/L，中性粒细胞 0.89，淋巴细胞 0.11。血清淀粉酶 320U/L，血钙 1.63mmol/L。

问题 1：本病例的诊断及诊断依据是什么？

问题 2：该病人还需做哪些辅助检查？

问题 3：若辅助检查的结果支持初步诊断，写出初步治疗计划或方案。

第四章　泌尿系统疾病

泌尿系统由肾脏、输尿管、膀胱、尿道及有关的血管、神经组成。其主要功能是生成和排泄尿液，并由此排泄人体代谢废物，对维持机体内环境的稳定起重要作用。肾脏也是一个内分泌器官，主要作用是调节血压、红细胞生成和骨骼生长等。泌尿系统疾病主要包括肾小球疾病、肾小管疾病、肾间质疾病、肾血管疾病、尿路感染、肾衰竭等。另外，肾脏疾病常见综合征有肾病综合征、肾炎综合征、急性肾衰竭综合征和慢性肾衰竭综合征等。

肾小球疾病是指一组由各种病因引起的双肾弥漫性或局灶性肾小球病变，临床上以血尿、蛋白尿、水肿、高血压为主要表现，伴或不伴肾功能损害。根据病因不同，可分为原发性、继发性和遗传性三类，以原发性最为常见。原发性肾小球疾病的临床分型：①急性肾小球肾炎；②急进性肾小球肾炎；③慢性肾小球肾炎；④无症状性血尿或（和）蛋白尿（过去曾称为隐匿性肾小球肾炎）；⑤肾病综合征。原发性肾小球疾病的病理分型：①轻微肾小球病变；②局灶节段性肾小球病变；③弥漫性肾小球肾炎：膜性肾病、增生性肾炎（系膜增生性肾小球肾炎、毛细血管内增生性肾小球肾炎、系膜毛细血管性肾小球肾炎或称膜增生性肾小球肾炎、新月体性和坏死性肾小球肾炎）、硬化性肾小球肾炎；④未分类的肾小球肾炎。继发性肾小球疾病系指系统性疾病（如系统性红斑狼疮、糖尿病等）引起的肾小球损害。遗传性肾小球疾病为遗传变异基因所致的肾小球病，如 Alport 综合征等。

肾小管疾病主要包括肾小管性酸中毒、Fanconi 综合征等。

肾间质疾病主要包括急性间质性肾炎和慢性间质性肾炎等。

肾血管疾病主要包括肾动脉狭窄、肾动脉栓塞和血栓形成、小动脉性肾硬化症（良性小动脉性肾硬化症、恶性小动脉性肾硬化症）、肾静脉血栓形成等。

尿路感染包括上尿路感染和下尿路感染。上尿路感染包括输尿管炎和肾盂肾炎，以肾盂肾炎表现明显和常见；下尿路感染包括尿道炎和膀胱炎，以膀胱炎表现明显和常见。

肾衰竭包括急性肾衰竭和慢性肾衰竭。

肾脏疾病综合征是指肾脏及其他泌尿系统疾病同时出现的一组临床症状和体征。常见综合征有：①肾病综合征：各种原因所致的大量蛋白尿（＞3.5g/d）、低白蛋白血症（＜30g/L）、高度水肿和（或）高脂血症。②肾炎综合征：以血尿、蛋白尿、水肿和高血压为特点的综合征。按起病急缓和转归，可分为急性肾炎综合征、急进性肾炎综合征

（肾功能急性进行性恶化，于数周至数月内发展为少尿或无尿的肾衰竭）和慢性肾炎综合征。③急性肾衰竭综合征：各种原因引起的血肌酐在 48 小时内绝对值升高 $\geq$ 26.4μmol／L 或较基础值升高≥50% 或尿量 <0.5mL／（kg·h），持续超过 6 小时，称为急性肾损伤（acute kidney injury，AKI）。急性肾衰竭是 AKI 的严重阶段，临床主要表现为少尿、无尿、含氮代谢产物在血中潴留、水电解质及酸碱平衡紊乱等。④慢性肾衰竭综合征：慢性肾脏病（chronic kidney disease，CKD）是指肾脏损伤或肾小球滤过率 < 60mL／（min·1.73m^2），时间超过 3 个月。慢性肾衰竭是慢性肾脏病的严重阶段，临床主要表现为消化系症状、心血管并发症及贫血、肾性骨病等。⑤无症状性尿检异常：包括无症状性蛋白尿和（或）血尿，是指轻、中度蛋白尿和（或）血尿，不伴有水肿、高血压等明显症状。常见于多种原发性肾小球疾病（如肾小球轻微病变、IgA 肾病等）和肾小管 - 间质病变。

第一节　肾小球肾炎

肾小球肾炎包括急性肾小球肾炎、急进性肾小球肾炎和慢性肾小球肾炎等，临床上以急性肾小球肾炎和慢性肾小球肾炎常见。

一、急性肾小球肾炎

急性肾小球肾炎（acute glomerulonephritis，AGN）简称急性肾炎，是由免疫反应引起的弥漫性肾小球损害，多数属于链球菌感染后急性肾炎。它是以急性发作的血尿、蛋白尿、水肿、高血压或伴一过性肾功能不全为主要特征的一组综合征，又称为急性肾炎综合征（acute nephritic syndrome）。多见于儿童及青少年，发病率男性高于女性。

【病因与发病机制】

1. 病因　尚未完全阐明。已知某些因素与急性肾炎的发生有关，其中最常见的是 β 溶血性链球菌"致肾炎菌株"，其次是葡萄球菌、肺炎球菌、伤寒杆菌、白喉杆菌及病毒、疟原虫，另外，去氧核糖核酸抗原、肿瘤抗原、甲状腺球蛋白抗原亦与急性肾炎的发生有关。

2. 发病机制　急性肾炎不是病因对肾小球直接的损害，而是病因作为抗原所导致的一种免疫反应性疾病。现以链球菌感染后肾炎为例，说明其发病机制。

（1）免疫复合物沉积　这是链球菌感染后肾炎发病的主要机制。溶血性链球菌感染机体后，链球菌体作为抗原，刺激机体 B 淋巴细胞产生相应抗体，当抗原稍多于抗体时，可形成可溶性循环免疫复合物，免疫复合物沉积于肾小球基底膜处，激活补体，吸引炎症细胞，造成变态反应性炎症。

（2）抗肾小球基底膜抗体　溶血性链球菌菌体的某些抗原成分与肾小球基底膜某些成分具有交叉抗原性，溶血性链球菌感染机体后，刺激 B 淋巴细胞产生的抗体亦可与肾小球基底膜相结合，由此激活补体，诱集白细胞等，造成变态反应性炎症。

（3）其他 有人认为某些非免疫因素也参与了急性肾炎的发病过程：激肽释放酶可使毛细血管通透性增加，肾小球蛋白滤过增高，尿蛋白排出量增多；前列腺素可影响肾小球毛细血管通透性；血小板激活因子可诱导阳离子蛋白在肾小球沉积，促进尿蛋白排出增加。

【病理】

病变主要累及肾小球。病变类型为毛细血管内增生性肾小球肾炎。肾小球内皮细胞、系膜细胞弥漫性急性增殖，中性粒细胞和单核细胞浸润。另有少部分呈系膜、毛细血管型病变（膜增殖型病变），严重时增生的系膜可将肾小球分隔成小叶状，偶有球囊新月体形成。电镜下可见肾小球上皮细胞下电子致密物呈驼峰状沉积，为本病的特征。但这一变化消失较快，发病 3 个月后即不易见到。免疫荧光检查内含免疫球蛋白，主要是 IgG，IgM、IgA 也可见到，同时有补体 C_3 沉积，有时尚可见到链球菌抗原在系膜区沉积物中。

【临床表现】

1. 前驱症状 病前 1～3 周（平均 10 天左右）多有呼吸道或皮肤感染史，如急性咽炎、扁桃体炎、皮肤脓疱疮、猩红热等，部分无前驱症状。

2. 血尿 肉眼血尿常为本病首发症状之一，尿色深，呈棕红色或洗肉水样，一般在数天内消失。

3. 水肿及尿量减少 以水肿为首发症状者约占 70%，水肿多先出现于面部、眼睑（呈现所谓肾炎面容——眼睑、面部浮肿及苍白），然后波及下肢，严重时可有胸水、腹水及心包积液。尿量减少与水肿同时出现，每日尿量 400～700mL，甚至出现少尿或无尿。水肿及尿量减少的发生主要是由于病变肾脏小球滤过率减少，而肾小管对水、钠重吸收功能尚好（即球－管失衡）引起的水、钠潴溜。另外，毛细血管通透性增高、血浆内水分渗向组织间隙和肾脏缺血、肾素分泌增加导致水、钠潴溜亦参与其中。

4. 高血压 血压可轻度至中度增高，成人一般为（150～160）/（90～110）mmHg。一般持续 2～4 周，随尿量增多，血压逐渐趋于正常。

5. 其他表现 如食欲不振、恶心、头痛、失眠、乏力、腰酸等。

6. 并发症

（1）急性心力衰竭 多见于儿童，表现为心脏扩大、奔马律、肺水肿。

（2）高血压脑病 血压急剧增高，脑血管痉挛引起脑循环障碍与脑水肿，表现为剧烈头痛、呕吐、视力模糊、意识障碍、惊厥。

（3）急性肾损伤 重症急性肾炎可发生急性肾损伤。表现为无尿、一过性氮质血症、尿钠小于 20mmol/L 但尿比重却在 1.020 以上。

【辅助检查】

1. 尿常规检查 ①蛋白尿：尿蛋白定性 +～++++，尿蛋白定量，一般在 1～3g/

24h。②细胞尿：含较多的红细胞，少量白细胞和上皮细胞。红细胞形态多皱缩，边缘不整或呈多形性。③管型尿：尿中发现红细胞管型及颗粒管型、透明管型。④尿比重高：多在 1.020 以上。

2. 抗链球菌溶血素"O"（ASO）检查 链球菌感染后急性肾小球肾炎患者 70% ~ 90% ASO 效价升高，滴度增高超过 400U 提示近期有链球菌感染。

3. 血清补体测定 起病后 2 周内 80% ~ 95% 患者血清总补体及 C_3 降低，4 周后开始回升，6 ~ 8 周恢复到正常水平。

4. 尿纤维蛋白降解产物（FDP）测定 尿中 FDP 测定反映肾小血管内凝血及纤溶作用。急性肾炎时尿肾小血管内凝血及纤溶异常，尿 FDP 升高（正常尿 FDP < 2mg/L）。

【诊断】

诊断要点：①多见于儿童及青少年，发病前 1 ~ 3 周多有急性咽炎、扁桃体炎、皮肤脓疱疮、猩红热等呼吸道或皮肤感染史；②突然出现水肿、血尿、高血压等临床表现；③尿常规检查发现蛋白尿（轻、中度）、红细胞尿及红细胞管型等异常改变；④血清抗链球菌溶血素"O"效价升高，血清总补体及补体 C_3 下降，尿 FDP 含量升高。

【鉴别诊断】

1. 热性蛋白尿 在急性感染发热期间，病人可出现蛋白尿、管型尿或镜下血尿，极易与不典型或轻型急性肾小球肾炎相混淆。但热性蛋白尿无水肿及高血压，热退后尿蛋白迅速消失。

2. 慢性肾小球肾炎急性发作 慢性肾小球肾炎常在呼吸道感染后 2 ~ 4 天出现急性发作，其临床表现及尿常规改变与急性肾小球肾炎相似，但慢性者既往有肾炎病史，有贫血、低蛋白血症、高脂血症，血清补体浓度多正常或偶有持续性降低，尿量不定而比重偏低。必要时，行肾穿刺取活组织标本进行病理学检查可确定诊断。

3. 急性风湿病（风湿热） 以肾脏病变为突出表现的风湿热称为风湿性肾炎，肉眼血尿极少见，常有镜下血尿，少量至中等量尿蛋白，血压一般不高，同时具有风湿热的其他表现，抗风湿治疗后尿蛋白明显好转，但镜下血尿可持续较长时间。

4. 过敏性紫癜肾炎和系统性红斑狼疮（SLE）肾炎 过敏性紫癜和系统性红斑狼疮肾炎均可出现急性肾炎综合征，但这二者多有明显皮肤、关节改变。过敏性紫癜束臂试验阳性。系统性红斑狼疮可找到狼疮细胞，抗 DNA 抗体及抗核抗体阳性。必要时，行肾穿刺取活组织标本进行病理学检查可确定诊断。

【治疗】

本病为自限性疾病，无特异疗法，以一般治疗和对症治疗为主，促进机体自然恢复。

1. 一般治疗

（1）休息 急性肾炎卧床休息十分重要，卧床能增加肾血流量，改善尿异常改变。

当水肿消退、血压下降、尿异常减轻，可下床活动，逐渐增加活动量。

（2）饮食 在急性期适当限制水分摄入，盐的摄入量在有明显水肿和高血压时，限制在 2g/d 左右为宜。给予富含维生素和糖类为主的食物。蛋白质的摄入，血尿素氮低于 14.28mmol/L（40mg/dL），蛋白可不限制；血尿素氮在 14.28 ~ 21.42mmol/L（40 ~ 60mg/dL），可限制到每日每千克体重 1.0g；血尿素氮在 21.42mmol/L（60mg/dL）以上，则应限制到每日每千克体重 0.5g。给予蛋类、乳类、瘦肉等高质量蛋白为佳。待症状基本缓解后，恢复正常饮食。

2. 对症治疗

（1）水肿 轻度水肿无需治疗，经限盐和休息即可消失。明显水肿者，可使用利尿剂，一般将氢氯噻嗪（12.5 ~ 25mg，每日 3 次，口服）与螺内酯（20mg，每日 3 次，口服）或氨苯蝶啶（50mg，每日 3 次，口服）联合应用，必要时，使用呋塞米（速尿）20 ~ 120mg/d，分次静脉注射。利尿剂间断应用比持续应用效果好。

（2）高血压 血压轻度升高，经一般治疗和利尿处理后即可下降。血压明显升高，可选用血管紧张素转化酶抑制剂（ACEI）卡托普利（12.5 ~ 25mg，每日 2 ~ 3 次，口服）、依那普利（10 ~ 20mg，每日 2 次，口服）和贝那普利（10mg，每日 1 ~ 2 次，口服）等，血管紧张素Ⅱ受体拮抗剂（ARB）氯沙坦（50 ~ 100 mg，每日 1 次，口服）、缬沙坦（80 ~ 160mg，每日 1 次，口服）等，降低全身高血压的同时还可降低肾小球内压，减少蛋白尿，延缓肾功能恶化。钙离子通道阻滞剂（CCB）硝苯地平也可降血压，但目前有硝苯地平对肾小球损伤的相关报道，故应谨慎选用。

3. 抗感染 体内存在感染灶时，应使用抗感染药物。首选青霉素，每次 80 万 U，一天 2 ~ 4 次，肌肉注射。对青霉素过敏者，选用红霉素，每次 0.3g，一天 4 次，口服。

4. 并发症的治疗 出现急性心力衰竭、高血压脑病和急性肾损伤时，应及时处理。

5. 抗凝疗法 ①肝素：按 0.8 ~ 1.0mg/kg 体重加入 5% 葡萄糖注射液 250mL 中，静脉滴注，每日 1 次，10 ~ 14 天为一疗程，间隔 3 ~ 5 天再行下一疗程，共 2 ~ 3 个疗程。②尿激酶（UK）：2 万 ~ 8 万 U/d，使用时从小剂量开始，并可与肝素同时静滴。③双嘧达莫：每次 50 ~ 100mg，每日 3 次，口服。④复方丹参注射液：250mL，静脉滴注，每日 1 次，10 天为一疗程，根据病情治疗 2 ~ 3 个疗程。

6. 抗氧化剂的应用 抗氧化剂可清除自由基，阻断由自由基触发的脂质过氧化的连锁反应，保护肾细胞，减轻肾内炎症反应。常选用超氧歧化酶（SOD）、含硒谷胱甘肽过氧化酶、维生素 E、辅酶 Q_{10} 等。

【预后】

急性肾炎为自限性疾病，预后一般良好，尤其在儿童 90% 可痊愈。凡尿蛋白持续 1 年不退、血清补体不升、发病时呈肾病综合征表现者预后较差，易发展成慢性肾小球肾炎。

二、慢性肾小球肾炎

慢性肾小球肾炎（chronic glomerulonephritis）简称慢性肾炎，是一组病因不同，病理变化多样，以蛋白尿、血尿、高血压、水肿为基本表现的慢性肾小球疾病。本病病程长，病情逐渐发展，最终发展为慢性肾衰竭。

【病因与发病机制】

慢性肾小球肾炎是一组多病因，由于各种细菌、病毒或原虫等感染，通过免疫机制、炎症反应及非免疫机制等引起的肾小球疾病。据统计仅 15% ~20% 从急性肾小球肾炎转变而成，但多数与链球菌感染并无明确关系。此外，大部分慢性肾炎无急性肾炎病史，故目前认为慢性肾小球肾炎与急性链球菌感染后肾小球肾炎之间无肯定的关联。

【病理】

慢性肾炎为两肾弥漫性肾小球病变，可有多种病理类型，常见的有系膜增生性肾小球肾炎（包括 IgA 和非 IgA 系膜增生性肾小球肾炎）、系膜毛细血管性肾小球肾炎、膜性肾病及局灶节段性肾小球硬化等，其中少数非 IgA 系膜增生性肾小球肾炎可由毛细血管内增生性肾小球肾炎（急性肾炎）转化而来。

病变进展至后期，所有上述不同类型病理变化均可进展为程度不等的肾小球硬化，相应肾单位的肾小管萎缩、肾间质纤维化。疾病晚期肾脏体积缩小，肾皮质变薄，病理类型均可发展为硬化性肾小球肾炎。

【临床表现】

起病多缓慢、隐匿，临床表现差异很大。其共同、基本的表现有：

1. 水肿　程度不同，多为眼睑、面部或下肢的水肿，呈凹陷性，一般无体腔积液。

2. 高血压　不同程度的血压升高，多为轻、中度，舒张压升高明显，可持续存在。高血压进行性发展可促进肾小球硬化，加速肾衰竭的形成。

3. 尿量改变　尿量多数较少，每日在 1000mL 以下，少数可出现少尿。肾小管损害较明显者，尿量增多，特别是夜尿量增多。

4. 其他　常见疲乏、腰部酸痛、头痛、头晕、食欲减退、贫血等。

5. 急性发作　在慢性肾炎过程中，因感染、过劳或使用肾毒性药物，临床表现突然加重，出现类似急性肾炎的表现，称为慢性肾炎急性发作。经及时去除诱因或治疗，病情可有一定程度的缓解，但也有可能由此进展为不可逆慢性肾衰竭。

【辅助检查】

1. 尿常规检查　尿蛋白常在 1 ~3g/d。尿沉渣镜检有红细胞及红细胞管型，亦可见到透明管型和颗粒管型。尿比重偏低，多在 1.020 以下，晚期常固定在 1.010。

2. 血常规检查　轻、中度贫血，贫血为正细胞正色素性，主要与肾性红细胞生成素减少有关。

3. 肾功能检查　内生肌酐清除率降低，血尿素氮及肌酐升高。酚红排泄试验及尿浓缩稀释试验异常。

4. 其他检查 血沉增快，低蛋白血症。

【诊断】

凡尿检查异常（蛋白尿、血尿、管型尿）、水肿及高血压病史 1 年以上，无论有无肾功能损害，均应考虑此病。如能排除继发性肾小球肾炎和遗传性肾炎则可做出慢性肾炎的临床诊断。若要确定其病理类型，需做肾穿刺活组织检查。

【鉴别诊断】

1. 继发性肾小球疾病 不少全身性疾病可引起继发性肾损害，其表现似慢性肾炎。如狼疮性肾炎、过敏性紫癜性肾炎、糖尿病肾病、痛风性肾病、多发性骨髓瘤、感染性心内膜炎等，可根据各自的病史、临床表现和辅助检查的结果进行鉴别。

2. Alport 综合征 常起病于青少年，可有眼（球形晶状体等）、耳（神经性耳聋）、肾（血尿，轻、中度蛋白尿及进行性肾功能损害）异常，并有家族史（多为 X 连锁显性遗传）。

3. 慢性肾盂肾炎 慢性肾盂肾炎晚期因有明显蛋白尿和高血压与慢性肾炎相似，但慢性肾盂肾炎多见于女性，病史中有泌尿系感染史，尿沉渣检查白细胞数较多，并可有白细胞管型，如涂片能找到细菌或尿培养阳性更有助于诊断。慢性肾盂肾炎的肾功能损害以肾小管损害为主，尿蛋白具有肾小管性蛋白（小分子量蛋白）的特征。静脉肾盂造影、同位素肾图及肾扫描呈两侧肾脏不对称损害，可作为两者鉴别诊断的重要依据。

4. 原发性高血压 原发性高血压晚期亦可引起肾脏损害，出现尿异常改变。该病高血压病史在先，尿异常改变在后。一般无贫血及低蛋白血症。必要时需做肾穿刺活组织检查鉴别。

【治疗】

慢性肾炎的治疗应以防止或延缓肾功能进行性恶化、改善或缓解临床症状及防治心脑血管并发症为主要目的，而不以消除尿红细胞或轻度尿蛋白为目标。

1. 一般治疗 鼓励病人树立战胜疾病的信心。注意休息，避免强体力活动，但要做适当有益活动。给予清淡、营养丰富的饮食。有高血压或肾功能不全者，要限制钠、水量；对有大量蛋白尿者，应提高蛋白摄入量并给予优质蛋白；肾功能不全者，每日给予优质蛋白 40g 左右；除高脂血症者外，脂肪不限。应给予足够的维生素。注意防止感染。

2. 对症治疗

（1）水肿 轻度水肿限制钠、水量即可，不必使用利尿剂。中等度以上水肿可按病情选用噻嗪类利尿剂（双氢克尿噻）、保钾利尿剂（安体舒通、氨苯蝶啶）、强利尿剂（速尿），可单独或联合应用噻嗪类利尿剂和保钾利尿剂，剂量宜由小到大。效果不好或严重水肿时，可使用强利尿剂。单独使用噻嗪类利尿剂或强利尿剂时，应注意补钾。

（2）高血压　积极控制高血压是慢性肾炎治疗的关键环节，它可延缓慢性肾炎进展到慢性肾衰竭的过程。理想的血压控制水平是：尿蛋白≥1g 时，血压控制在 125/75mmHg 以下；尿蛋白<1g 时，血压控制在 130/80mmHg 以下。在一般治疗的基础上，尽量选择对肾脏有保护作用的降压药物。常用的降压药物有：①血管紧张素转化酶抑制剂：卡托普利25mg，每日 2～3 次，口服；贝那普利 10～20mg，每日 1 次。②血管紧张素Ⅱ受体拮抗剂：氯沙坦 50～100mg，每日 1 次，口服；伊贝沙坦 150～300mg，每日 1 次，口服。③钙离子通道阻滞剂：氨氯地平 5～10mg，每日 1 次，口服；非洛地平缓释剂 5～10mg，每日 1 次，口服。

3. 抗凝疗法　参见急性肾炎。

4. 抗氧化剂的应用　参见急性肾炎。

5. 糖皮质激素和细胞毒药物的应用　此两类药物的应用一直有争议，一般不主张积极使用。对尿蛋白较多而肾功能正常或轻度损害者可以使用，无效时逐步撤药。糖皮质激素常用强的松，细胞毒药物常用环磷酰胺或硫唑嘌呤。

【预后】

慢性肾炎病情发展快慢与病因、病理类型、机体的反应性及医疗监护条件等有关。病情比较稳定者，历经 20～30 年后才发展成慢性肾衰竭，病情不稳定或医疗监护不当，反复急性发作，经 2～3 年即进入肾衰竭期。

第二节　肾病综合征

肾病综合征（nephrotic syndrome，NS）诊断需具备下列四项：尿蛋白超过3.5g/24h，血浆白蛋白低于 30g/L，明显水肿，血脂升高。上述四项中，其中前两项为必备条件。各种原发性肾小球疾病和继发性肾脏病，均可能出现肾病综合征的表现。因此，肾病综合征只能作为症状诊断性名词，而不能作为最终诊断。当临床出现本综合征表现而难以明确其病因时，可暂时诊断为"肾病综合征"，但应尽快明确病因或病理诊断。本节重点阐述原发性肾小球疾病所表现的肾病综合征（原发性肾病综合征）。

【病因与发病机制】

1. 病因

（1）原发性肾小球疾病　以微小病变型肾病（类脂性肾病）为最多见，其次为急慢性肾炎中的某些病理类型。

（2）继发肾脏疾病　常见的有狼疮性肾炎、糖尿病性肾病、淋巴瘤及某些实体肿瘤性肾病等。

2. 发病机制　肾病综合征的主要发病机制为肾小球滤过膜对血浆蛋白的通透性增加，使大量蛋白进入尿液，超过肾小管的重吸收能力而随尿排出体外。大量血浆蛋白丢失，促进肝脏快速合成蛋白质，久之，肝脏超负荷运转亦难以满足需要，临床即出现低蛋白血症。由于血浆胶体渗透压下降，水分自血管内逸出，加之肾脏对水、电解质调节能力下降，临床出现水肿。肾小球滤过膜通透性的改变，与其原发病及病理类型相关，在微小病变型肾病，其肾小球滤过膜的电荷屏障被破坏，通透性增加，以排出大量白蛋白为主，称"选择性蛋白尿"。其他类型病理改变，常使肾小球滤过膜的组织结构遭破坏，除白蛋白外，其他大分子血浆蛋白均可滤过随尿排出，称"非选择性蛋白尿"。

【病理】

原发性肾小球疾病引起的肾病综合征因病理改变不同分为不同的病理类型。微小病变型肾病，在光学显微镜下无明显改变，肾小球组织结构正常；在电镜下可见肾小球毛细血管弥漫性上皮细胞足突消失或融合。其他病理类型有局灶节段性肾小球硬化、膜性肾病、系膜增生性肾小球肾炎及系膜毛细血管性肾小球肾炎。

【临床表现】

多见于儿童及青少年，起病可急可缓。常于上呼吸道感染、皮肤感染，或劳累、受凉后发病。

1. 水肿　水肿常为首发症状，呈全身性凹陷性水肿，程度严重，甚至出现胸水、腹水等浆膜腔积液。

2. 蛋白尿　量大，每日尿蛋白排泄超过 3.5g 以上，严重者可达数十克。

3. 低蛋白血症　大量蛋白从尿中丢失，导致血浆蛋白下降，其中以白蛋白降低为主，一般低于 30g/L，严重者低于 10g/L。

4. 高脂血症　血清胆固醇、甘油三酯均明显增加。

5. 并发症

（1）**感染**　由于大量蛋白质丢失，免疫球蛋白减少，加之激素等药物的应用，极易并发各种感染，如呼吸道感染、尿路感染、皮肤感染，甚至败血症、腹膜炎等。在应用糖皮质激素过程中并发感染，症状常不典型，容易被忽略而影响预后。

（2）**血栓与栓塞**　由于血液浓缩呈高凝状态，身体各部位血管容易出现血栓形成和栓塞。以肾静脉血栓形成最常见，表现为突发腰痛、大量蛋白尿、血尿、肾功能损害等。亦有缓慢起病者。

（3）**急性肾损伤**　为肾病综合征最严重的并发症。急性肾损伤系指在 48 小时内血清肌酐绝对值升高 26.5μmol/L（0.3mg/dL），或较原先值升高 50%，或每小时尿量少于 0.5mL/kg，且持续 6 小时以上。常见的病因为：①血流动力学改变；②肾间质水肿；③药物引起的急性间质性肾炎；④双侧肾静脉血栓形成；⑤蛋白管型堵塞远端肾小管；⑥急进性肾小球肾炎；⑦肾炎活动；⑧心源性因素。

【诊断】

诊断要点：具备高度水肿、大量蛋白尿、低蛋白血症及高脂血症，排除继发性病因和遗传性病因可诊断为原发性肾病综合征。肾组织检查对病理类型诊断十分重要，对指导治疗有帮助。

【鉴别诊断】

需进行鉴别诊断的继发性肾病综合征主要包括以下疾病：

1. 过敏性紫癜肾炎 好发于青少年，一般有典型的皮肤紫癜，可伴关节痛、腹痛及黑便，多在皮疹出现后 1~4 周出现血尿和（或）蛋白尿，典型皮疹有助于鉴别诊断。

2. 系统性红斑狼疮肾炎 好发于青中年女性，依据多系统受损的临床表现和免疫学检查可检出多种自身抗体，一般不难明确诊断。

3. 糖尿病肾病 好发于中老年，肾病综合征常见于有 10 年以上糖尿病病史者。早期可发现尿微量白蛋白排出增加，以后逐渐发展成大量蛋白尿甚至肾病综合征的表现。糖尿病病史及特征性眼底改变有助于鉴别诊断。

4. 肾淀粉样变性 好发于中老年，肾淀粉样变性是全身多器官受累的一部分。原发性淀粉样变性主要累及心、肾、消化道（包括舌）、皮肤和神经；继发性淀粉样变性常继发于慢性化脓性感染、结核、恶性肿瘤等疾病，主要累及肾、肝和脾等器官。肾受累时体积增大，常呈肾病综合征。肾淀粉样变性常需肾活检确诊。

【治疗】

1. 一般治疗 卧床休息，水肿等症状消退后可增加活动量。给予低盐饮食（每日食盐量 2~3g）。肾功能正常者，应给优质蛋白质食物（每日 0.8~1.0g/kg），同时注意提供高热量、富含维生素的食物。根据水肿程度及尿量决定进水量。

2. 水肿的处理 严重水肿常伴尿少，可酌情予以利尿剂。氢氯噻嗪每次 25mg，每日 2~3 次，口服。利尿效果不佳可改用呋塞米（速尿），每次 20~40mg，每日 2~3 次，口服或肌肉注射。选用血浆、血浆代用品、白蛋白等可提高血浆胶体渗透压，达到利尿、消肿的目的。

3. 糖皮质激素的应用 糖皮质激素用于治疗肾病综合征，概括地说主要有三方面作用，即抗炎作用、免疫调节作用、利尿作用。合并结核病、消化性溃疡、严重感染时禁用。

（1）用药方法 常用药物为强的松，应用原则和具体方法是：①开始用量要足：1mg/（kg·d），顿服；②用药时间要充分，一般 12 周左右，经 6~12 周治疗无效者，应及时进行肾穿刺活检，如明确为微小病变型肾病，可继续使用原剂量至 16 周；③减药速度宜慢，每 2~3 周减原来用量的 1/10 左右，减至每日用量 20mg 左右时易复发，故应更放慢减量速度，防止出现反跳；④维持剂量因人而异，一般 5~10mg/d，或隔日 10~20mg，维持半年至 1 年。严重肝功能不良或强的松治疗效果不佳，可换用等剂量的强的松龙口服或静脉滴注。

（2）治疗效果 根据对糖皮质激素治疗的反应情况，临床分为激素敏感型、激素依赖型和激素无效型三种类型。激素敏感型者常于用药后 2~12 周尿蛋白减少或消失，水肿减轻或消退，全身情况改善。激素依赖型者常在激素减量或停药时，病情反复（反跳），故对此类型减量应慢，如有反跳，应加量，停药要慎重。激素无效型者在用药后4~6周，尿蛋白无明显减少，水肿不减轻，继续用药则出现副作用。有条件者，最好行肾活检，对诊断、治疗均有指导意义。

4. 细胞毒类药物的应用　该类药物适用于微小病变型肾病反复发作者、激素依赖型及激素无效型，可与糖皮质激素联合应用，也可单独应用。与糖皮质激素联合应用时，主要用于提高糖皮质激素的疗效，减少其用量，减轻其副作用。常用药物为环磷酰胺，$2mg/（kg \cdot d）$，口服或静脉注射，总剂量6~8g，维持用量及用药时间根据病情而定，副作用有骨髓抑制（白细胞减少等）、肝功能损害、性腺（尤其是睾丸）功能抑制等。另外，可酌情选用苯丁酸氮芥（瘤可宁）、盐酸氮芥等。

5. 中医治疗　目前国内比较成熟的经验是中医辨证施治联合糖皮质激素治疗，可减少糖皮质激素用量及副作用，提高疗效。另外，中药雷公藤对消除蛋白尿有一定的作用。

第三节　IgA 肾病

IgA 肾病（IgA nephropathy，IgAN）是指肾小球系膜区以 IgA 沉积为主的原发性肾小球疾病。临床表现为与感染有关的反复发作性血尿，可同时伴有轻度蛋白尿。为目前世界范围内最常见的原发性肾小球疾病，约占全部肾活检病例的 10%~40%、原发性肾小球疾病的 26%~34%。也是我国最常见的肾小球疾病，已成为终末期肾病（ESRD）的重要病因之一。

【病因与发病机制】

病因未明，因常在呼吸道或消化道感染后发病，故认为可能与感染有关，但致病抗原尚未发现。遗传缺陷也是原因之一。发病机制亦未完全阐明，目前一般认为与免疫复合物有关。在遗传缺陷的基础上，某些因素（病毒、细菌、食物的谷蛋白等）引发黏膜水平抗原清除缺陷、肝脏等对免疫免疫复合物清除功能受损、IgA 产生调节缺陷等，形成大分子 IgA 免疫复合物在肾小球系膜区沉积，诱导系膜细胞分泌炎症因子、活化补体，导致 IgA 肾病的病理改变和临床症状。

【病理】

IgA 肾病病理变化多种多样，病变程度轻重不一，主要累及肾小球，可为轻微病变、局灶增生性病变、毛细血管内增生性病变、系膜毛细血管性病变、新月体性病变、局灶性节段性肾小球硬化和增生硬化性病变等。

2009 年 IgA 肾病国际网络工作组和肾脏病理学会提出了新的分类标准即 IgA 肾病牛津分型，特别强调光镜诊断中应包含 4 项主要病理指标，即系膜增生（M0/1）、节段性肾小球硬化或粘连（S0/1）、毛细血管内增生（E0/1）和肾小管萎缩/肾间质纤维化

（T0/1/2）。

免疫荧光检查可见以 IgA 为主呈颗粒样或团块样在肾小球系膜区分布，伴或不伴毛细血管袢分布，常伴有 C3 沉积，一般无 C1q、C4 沉积。也可有 IgG、IgM 沉积，与 IgA 的分布相似，但强度较弱。

电镜下可见电子致密物主要沉积于系膜区，有时呈巨大团块样，具有重要辅助诊断价值。

【临床表现】

可包含原发性肾小球疾病的各种临床表现，血尿最常见。

好发于青少年，男性多见。多数起病前有上呼吸道感染（咽炎、扁桃体炎），其次为消化道、肺部和泌尿道感染。部分常在上呼吸道感染后（24～72 小时，偶可更短）出现突发性肉眼血尿，持续数小时至数日。肉眼血尿发作后，尿红细胞可消失，也可转为镜下血尿；少数肉眼血尿可反复发作。上述典型病例伴或不伴轻度蛋白尿，无水肿、高血压和肾功能减退，临床称之为无症状性血尿和（或）蛋白尿，约占 IgA 肾病的 60%～70%。反复发作肉眼血尿发作间期可有持续尿检异常，但尿蛋白一般 <1.5g/24h，最多不超过 2.0g/24h。无明显低蛋白血症，肾功能正常或轻度异常。少数 IgA 肾病可合并急性肾损伤。

【辅助检查】

尿沉渣检查常显示尿红细胞增多，相差显微镜显示变形红细胞为主，提示肾小球源性血尿，但有时可见到混合性血尿。尿蛋白可呈阴性，少数呈大量蛋白尿（>3.5g/d）。血清 IgA 升高者可达 30%～50%。

【诊断】

诊断要点：①好发于男性青少年；②上呼吸道感染后 24～72 小时即出现肉眼血尿或镜下血尿；③血清 IgA 可升高；④肾活检免疫病理检查发现肾小球系膜区或伴毛细血管壁以 IgA 为主的免疫球蛋白呈颗粒样或团块样沉积可确诊。

【鉴别诊断】

1. 链球菌感染后急性肾小球肾炎 ①潜伏期长，血尿发生于上呼吸道感染（急性咽炎、扁桃体炎）或皮肤感染（脓疱疮、猩红热）1～3 周后；②尿液检查出现血尿、蛋白尿、管型尿；③ASO 阳性；④有自愈倾向。

2. 薄基底膜肾病 多为持续性镜下血尿，常有阳性血尿家族史，肾脏免疫病理显示 IgA 阴性，电镜下弥漫性肾小球基底膜变薄。

3. 过敏性紫癜肾炎 ①有皮肤紫癜、关节肿痛、腹痛和黑便等典型的肾外表现；②肾脏病理改变与 IgA 肾病相似。

4. 慢性酒精性肝硬化 ①有肝功能减退及门静脉高压的临床表现；②肝功能检查

的异常结果；③肾组织显示有以 IgA 为主的免疫球蛋白沉积。

【治疗】

IgA 肾病治疗应根据不同的临床表现、病理类型和程度等综合、合理治疗。

1. 单纯镜下血尿 一般无特殊治疗，避免劳累，预防感冒，避免使用肾毒性药物。一般预后较好，肾功能可较长期地维持在正常范围。

2. 蛋白尿 建议 ACEI 或 ARB 治疗并逐渐增加至可耐受的剂量，以使尿蛋白 <1g/d，延缓肾功能进展。经过 3~6 个月优化支持治疗（包括服 ACEI/ARB 和控制血压）后，如尿蛋白仍持续超过 1g/d 且 GFR 超过 50mL/（min·1.73m²），使用糖皮质激素治疗，必要时加用其他免疫抑制剂。大量蛋白尿长期得不到控制者，常进展至慢性肾衰竭，预后较差。

3. 肾病综合征 IgA 肾病表现肾病综合征，具体治疗参见本章第二节。

4. 急性肾损伤 IgA 肾病表现为急性肾损伤，主要为新月体性肾炎或伴毛细血管袢坏死以及红细胞管型阻塞肾小管所致。如病理显示主要为细胞性新月体伴肾功能迅速恶化，可予以糖皮质激素及免疫抑制剂（如环磷酰胺、硫唑嘌呤、骁悉等）治疗，若有透析指征，应给予透析治疗。

【预防】

均衡营养，适当锻炼，增强机体抵抗力。注意防寒保暖，避免上呼吸道感染。

第四节 尿路感染

尿路感染（urinary tract infection，UTI），是指各种病原微生物在尿路中生长、繁殖而引起的尿路感染性疾病。按部位尿路感染分为上尿路感染（输尿管炎、肾盂肾炎）与下尿路感染（尿道炎、膀胱炎），后者可单独存在，肾盂肾炎常伴有下尿路感染，两者不易分开。下尿路感染以尿频、尿急、尿痛、排尿不畅等膀胱刺激症状为主要表现，上尿路感染除尿频、尿急、尿痛、排尿不畅等膀胱刺激症状外，还突出表现为畏寒、发热等全身中毒症状。上尿路感染主要是肾盂肾炎，下尿路感染主要是膀胱炎，肾盂肾炎、膀胱炎又有急性和慢性之分。尿路感染是常见病，多见于育龄期妇女、老年人、免疫力低下及尿路畸形者，女性与男性比例约为 10:1。

【病因与发病机制】

1. 常见致病菌 最常见的致病菌是肠道革兰阴性杆菌，以大肠埃希菌和副大肠埃希菌最多见，占 80%~90%。其次为变形杆菌、克雷伯杆菌、产气杆菌、沙雷杆菌、产碱杆菌、葡萄球菌、绿脓杆菌和粪链球菌等。通常由单一细菌引起，极少数为两种或多种细菌混合感染。偶有真菌、病毒、厌氧菌致病。

2. 感染途径

（1）上行感染　病原菌经由尿道上行至膀胱甚至输尿管、肾盂引起的感染称为上行感染，最常见，约占尿路感染的95%。平时正常人尿道口周围有细菌存在，多来自粪便，女性也可来自阴道分泌物。由于种种原因（如性生活、尿液过浓或器械检查等）细菌从尿道口进入，逆尿流方向行经膀胱、输尿管到达肾盂，引起肾盂炎症后，再经肾盏、肾乳头引起肾组织的炎症。

（2）血行感染　指病原菌通过血运到达肾脏和尿路其他部位引起的感染，较少见，不足3%。绝大多数发生于原先已有严重尿路梗阻或机体免疫力极差者。细菌自体内感染灶（如扁桃体炎、鼻窦炎、龋齿和皮肤感染等）进入血液，引起菌血症或败血症。细菌从血流先到达皮质，形成多发性小脓肿，再沿肾小管扩散到肾乳头、肾盏、肾盂黏膜，引起感染。病变常为双侧性。常见的病原菌有金黄色葡萄球菌、沙门菌等。

（3）直接感染　泌尿系统周围器官、组织发生感染时，病原菌偶可直接侵入到泌尿系统导致感染。

（4）淋巴道感染　盆腔和下腹部的器官感染时，病原菌可从淋巴管感染泌尿系统，极罕见。

3. 易感因素　正常机体有一系列防御细菌入侵泌尿道的能力，下列因素使机体正常防御功能损害时，即可引起尿感。

（1）尿路梗阻　是最主要的易感因素。导致梗阻最常见的疾病有尿路结石、肿瘤、尿路狭窄、前列腺增生等。由于梗阻导致尿流不畅，细菌不易被冲洗清除，而在局部大量生长繁殖引起感染。

（2）泌尿系统畸形　肾发育不全、多囊肾、马蹄肾、海绵肾、肾盂及输尿管畸形等易发生尿路感染。

（3）膀胱输尿管反流　膀胱输尿管结合处的单向瓣功能丧失，当膀胱内压力升高或排尿时，含菌尿液可反流入肾盂引起感染，也称为反流性肾病。

（4）免疫功能降低　一些慢性疾病如贫血、糖尿病、晚期癌症、慢性肝肾疾病、长期应用肾上腺皮质激素或其他免疫抑制剂及艾滋病者，则由于机体抵抗力下降，容易出现尿路感染。

（5）其他因素　①女性由于尿道短宽而直，尿道口距肛门及阴道近，以及月经期、妊娠期的雌激素变化，使得尿路感染发生率为男性的10倍。②器械检查、留置导尿等常可引起尿路损伤，同时又将细菌带入后尿道及膀胱（尤其是留置导尿管4天以上者）。③因遗传引起尿路黏膜局部防御能力缺陷，易于发生尿路感染。

【病理】

急性膀胱炎的病理改变是膀胱黏膜血管扩张、充血，上皮细胞肿胀，黏膜下组织充血、水肿及白细胞浸润，重者可有点状或片状出血，并可出现黏膜溃疡。

急性肾盂肾炎可为单侧或双侧，病灶肾盏黏膜充血、水肿，有脓性分泌物，黏膜下有小脓肿，病灶肾小管腔内有脓性分泌物，肾小管上皮肿胀、坏死。肾小球形态多无改变。

慢性肾盂肾炎病变分布不均，肾盂、肾盏及肾乳头均有瘢痕形成，导致变形，肾小管上皮细胞退化萎缩，肾小管及肾小球周围纤维组织增生，白细胞浸润。病变晚期肾外形缩小，表面粗糙，凹凸不平，形成"固缩肾"。

【临床表现】

1. 急性膀胱炎 占尿路感染的60%以上。主要表现为尿频、尿急、尿痛、排尿不适、下腹部不适等，部分迅速出现排尿困难。每小时排尿1~2次，甚至5~6次，每次排尿量不多，甚至少于10~20mL。排尿时伴尿道烧灼感及下腹部疼痛。尿液常混浊，并有异味，约30%可出现血尿，一般无发热等全身感染症状。

2. 急性肾盂肾炎

（1）全身表现 起病急骤，出现畏寒、寒战、高热、头痛、肌肉酸痛、乏力、恶心、呕吐等表现。

（2）泌尿系统表现 ①尿路刺激症状：尿频、尿急、尿痛。②腰痛并向大腿内侧或会阴部放射。③肾区压痛与肾区叩击痛，上输尿管点（腹直肌外缘与脐平线交点）压痛。

3. 慢性肾盂肾炎 大多数由急性肾盂肾炎迁延不愈所致，病程超过半年以上即称为慢性肾盂肾炎。慢性肾盂肾炎有以下几种表现形式：①典型表现：急性肾盂肾炎反复发作，发作时临床表现与急性肾盂肾炎相似；②不典型表现：全身症状较明显，逐渐出现低热、乏力、轻度尿频、尿急，伴腰酸痛、食欲减退等，肾区可有叩痛，尿细菌培养可阳性；③无症状性细菌尿：多无尿路刺激症状，但有低热、疲乏等，尿培养细菌超过10^5/mL；④继发性高血压、发作性血尿：无明显尿路刺激症状，但可有头昏、头痛、记忆力下降等全身表现，血压升高，也可出现肉眼血尿或镜下血尿。

4. 无症状细菌尿 无症状细菌尿又称隐匿性尿路感染，是指临床无症状，但尿细菌学检查细菌阳性。可无急性尿路感染史，也可由症状性尿路感染演变而来。致病菌多为大肠埃希菌，长期无症状，尿细菌培养为真性菌尿，也可在病程中出现急性尿路感染症状。

【辅助检查】

1. 尿液常规检查 主要为细胞尿，可见白细胞、红细胞、上皮细胞等，以大量白细胞或脓细胞为特征。尿沉渣镜检白细胞超过5/HP称为白细胞尿，对尿路感染诊断意义较大，部分肾盂肾炎尿中可见到白细胞管型。

2. 白细胞排泄率 准确留取3小时尿液，立即进行尿白细胞计数，所得白细胞数按每小时折算，正常人白细胞计数$<2\times10^5$/h，白细胞数$>3\times10^5$/h为阳性，介于$(2~3)\times10^5$/h为可疑。主要用于慢性肾盂肾炎的诊断。

3. 尿细菌学检查 应收集应用抗生素前的清洁中段尿。

（1）涂片细菌检查 清洁中段尿沉渣涂片，革兰染色用油镜或不染色用高倍镜检查，计算 10 个视野细菌数，取其平均值，若每个视野下可见 1 个或更多细菌，提示尿路感染。本法设备简单，操作方便，检出率达 80% ~ 90%。

（2）细菌培养　可采用清洁中段尿、导尿及膀胱穿刺尿做细菌培养，其中膀胱穿刺尿培养结果最可靠。中段尿细菌定量培养 ≥10^5/mL，称为真性菌尿，可确诊为尿路感染；尿细菌定量培养 10^4 ~ 10^5/mL，为可疑阳性，需复查；如定量培养 <10^4，可能为污染。耻骨上膀胱穿刺尿细菌定性培养有细菌生长，即为真性菌尿。

尿细菌定量培养可出现假阳性或假阴性结果。假阳性主要见于：①中段尿收集不规范，标本被污染；②尿标本在室温存放超过 1 小时才进行接种；③检验技术错误等。假阴性主要原因为：①近 7 天内使用过抗生素；②尿液在膀胱内停留时间不足 6 小时；③收集中段尿时，消毒药混入尿标本内；④饮水过多，尿液被稀释；⑤感染灶排菌呈间歇性等。

4. 尿化学检查　目前常用的是亚硝酸盐还原试验，其原理为大肠埃希菌等革兰阴性细菌可使尿内硝酸盐还原为亚硝酸盐，此法诊断尿路感染的敏感性在 70% 以上，特异性在 90% 以上。一般无假阳性，但球菌感染可出现假阴性。该方法可作为尿路感染的过筛试验。

5. 血液检查　急性肾盂肾炎时血液白细胞总数升高，中性粒细胞比例升高，伴核左移及中毒颗粒。

6. 肾功能检查　慢性肾盂肾炎肾功能受损时可出现肾小球滤过率下降，血尿素氮、肌酐升高等。

7. 影像学检查　超声波检查、X 线腹部平片、静脉肾盂造影（IVP）、排尿期膀胱输尿管反流造影、逆行性肾盂造影等可帮助发现有无尿路结石、梗阻、反流、畸形等导致尿路感染反复发作的因素。尿路感染急性期不宜做静脉肾盂造影，可做超声波检查。对于反复发作的尿路感染或急性尿路感染治疗 7 ~ 10 天无效的女性应行 IVP。男性无论首发还是复发，在排除前列腺炎和前列腺肥大之后均应行尿路 X 线检查以排除尿路解剖和功能上的异常。

【诊断】

1. 诊断要点　①多见于生育期年龄女性；②出现尿路刺激征，伴或不伴感染中毒症状；③尿常规检查发现大量白细胞或脓细胞；④尿液细菌学检查显示真性细菌尿。

真性细菌尿的标准是：在排除假阳性的情况下，清洁中段尿细菌定量培养 ≥10^5/mL；膀胱穿刺尿细菌定性培养有细菌生长。无症状性细菌尿的诊断主要依据尿细菌学检查，要求两次培养均为同一菌种的真性菌尿。

2. 常见临床类型

（1）急性膀胱炎　①出现尿路刺激征，可伴肉眼血尿；②尿常规检查发现红细胞、白细胞或脓细胞，以大量白细胞或脓细胞为特征；③尿液细菌学检查显示真性细菌尿。

（2）急性肾盂肾炎　①出现尿路刺激征；②出现发热、寒战、乏力、全身疼痛等感染中毒症状；③出现腰痛并向大腿内侧或会阴部放射；④出现肾区叩击痛；⑤尿常规检查发现大量白细胞或脓细胞及白细胞管型；⑥尿液细菌学检查显示真性细菌尿。

（3）慢性肾盂肾炎　①反复发作尿路感染病史；②影像学检查显示肾外形凹凸不平，且双肾大小不等和（或）静脉肾盂造影可见肾盂肾盏变形、缩窄；③持续性肾小管功能损害。

【鉴别诊断】

1. 急腹症　应与急性胆囊炎、急性阑尾炎、急性胰腺炎、急性腹膜炎及膈下脓肿等相鉴别，上述疾病尿常规检查无明显异常可助鉴别。

2. 肾结石　突发肾绞痛，肉眼血尿（洗肉水样），尿常规检查发现大量红细胞，肾区 B 型超声波检查或肾盂静脉造影发现结石影。

3. 肾结核　有肾外结核灶及结核中毒症状；起病缓慢，尿路刺激症状明显而持续存在；常有肉眼血尿；尿细菌学检查发现结核杆菌；肾盂静脉造影肾区有结核钙化影或破坏征象。

4. 慢性肾炎　可有急性肾炎病史；常有不同程度的水肿，较多的尿蛋白，血浆白蛋白降低；尿细菌培养阴性，抗菌治疗无效。

5. 高血压病　原发性高血压晚期亦可引起肾脏损害，出现尿异常改变。该病高血压病史在先，尿异常改变在后。必要时需做肾穿刺活组织检查以鉴别。

【治疗】

1. 一般治疗　急性期注意休息，多饮水，及时排尿。发热者给予易消化、高热量、富含维生素饮食。膀胱刺激症状和血尿明显者，可口服碳酸氢钠1g，每日3次，以碱化尿液，缓解症状，抑制细菌生长，避免形成血凝块。尿路感染反复发作者应积极寻找病因，祛除诱发因素。

2. 抗感染治疗　用药原则：①无病原学结果前，一般首选对革兰阴性杆菌有效的抗菌药物，常用的是复方磺胺甲噁唑（SMZ－TMP，复方新诺明）或喹诺酮类。治疗3天症状无改善，应按药敏试验结果调整用药。②选用在尿和肾内血药浓度高的抗菌药物。③选用肾毒性小、副作用少的抗菌药物。④单一药物治疗失败、严重感染、混合感染、耐药菌株出现时应联合用药。⑤对不同类型的尿路感染给予不同的治疗时间。

（1）急性膀胱炎

单剂量疗法：常用磺胺甲基异噁唑2.0g、甲氧苄啶0.4g、碳酸氢钠1.0g，1次顿服（简称 STS 单剂）；氧氟沙星0.4g，1次顿服；阿莫西林3.0g，1次顿服。

短疗程疗法：目前更推荐此法，与单剂量疗法相比，耐药性无增高，治疗效果更好。可选用磺胺类、喹诺酮类、呋喃妥因、丁胺卡那或头孢类等抗菌药物，任选一种，连用3天。

停服抗菌药物7天后，需进行尿细菌定量培养。如结果阴性表示急性细菌性膀胱炎已治愈；如仍有真性细菌尿，应继续给予2周抗菌药物治疗。

（2）急性肾盂肾炎　轻者选用复方新诺明、呋喃妥因、诺氟沙星等口服。重者

（有高热、寒战等表现）选用下列药物：①氨苄西林，4～6g，分2～4次肌肉注射或静脉注射；②庆大霉素，每次8万U，每日2次，肌肉注射，或16万U加入5%或10%葡萄糖注射液500mL中静脉滴注，每日1次；③丁胺卡那霉素，每次0.2g，每日2次，肌肉注射，或0.4g加入5%或10%的葡萄糖注射液500mL中静脉滴注，每日1次。亦可选用头孢氧哌唑（先锋必）、头孢噻甲羧肟（复达欣）、头孢三嗪等头孢菌素类抗生素。上述抗菌药物治疗至症状消失、尿液检查转阴后，再用药3～5天，总疗程一般为2周。

（3）慢性肾盂肾炎　急性发作时，治疗同急性肾盂肾炎。反复发作者首先寻找并去除易感因素。根据药敏试验选用药物，常采用联合用药，直至尿细菌检查阴性。其基本用药原则是：①联合用药：几种作用机制不同的抗菌药物联合使用；②交替用药：将药物分组，轮流使用；③疗程适当延长：疗程延长至症状消失、菌尿阴性后，再以一种药物低剂量长期维持（如呋喃妥因50～100mg，或复方新诺明1～2片，每晚睡前口服，疗程半年至1年）。

（4）妊娠期尿路感染　宜选用毒性小的抗菌药物，如阿莫西林、呋喃妥因或头孢菌素类等。孕妇的急性膀胱炎治疗时间一般为3～7天。孕妇急性肾盂肾炎应静脉滴注抗菌药物治疗，可用半合成广谱青霉素或第三代头孢菌素，疗程为2周。反复发生尿感者，可用呋喃妥因行长程低剂量抑菌治疗。

（5）无症状细菌尿　应进行正规抗菌治疗。

注意：抗菌治疗时，对患尿路感染的孕妇应避免使用影响胎儿发育的药物。用药时间较长者，应注意药物毒副作用。

【预防】

女性在月经期、妊娠期、性生活时应特别注意保持会阴部清洁，避免过度劳累。清除尿路梗阻等诱发因素，尽量避免或减少导尿和尿路器械检查。平时应多饮水，勤排尿。

第五节　急性肾损伤

急性肾损伤（acute kidney injury，AKI）以往称为急性肾衰竭（acute renal failure，ARF），是指由多种病因引起的肾功能快速下降而出现的临床综合征。ARF是指肾小球滤过率突然或持续下降，引起氮质废物体内潴留，水、电解质和酸碱平衡紊乱导致的一组临床综合征。可发生于既往无肾脏病者，也可发生在原有慢性肾脏病的基础上。与ARF相比，AKI包括从肾功能轻度改变到最终衰竭的整个过程，AKI的提出更强调对这一综合征早期诊断、早期治疗的重要性。

【病因与发病机制】

AKI病因多样，根据病因发生的部位不同可分为肾前性、肾性和肾后性三大类。但一般所指的 AKI 是肾性 AKI。

1. 肾前性 AKI 由于血容量减少、有效动脉血容量减少和肾内血流动力学改变引起。常见病因有严重呕吐、剧烈腹泻、大出血、大面积烧伤、大手术或创伤、感染性休克、严重低蛋白血症、心源性休克、严重心律失常、心包压塞和充血性心力衰竭等。

2. 肾性 AKI 由于肾实质损伤引起，包括肾小管、肾间质、肾血管和肾小球性疾病导致的损伤，主要是肾小管上皮细胞损伤引起急性肾小管坏死。常见病因有肾缺血和肾中毒（外源性毒素包括生物毒素、化学毒素、抗生素、对比剂等，内源性毒素包括血红蛋白、肌红蛋白等）。

3. 肾后性 AKI 由急性尿路梗阻引起。常见病因有尿路结石、前列腺肥大等。

【病理】

由于病因及病变的程度不同，病理改变可有显著差异。肉眼检查见肾脏肿大、苍白，切片见皮质苍白，髓质呈暗红色。光镜检查可见肾小管上皮细胞片状和灶状坏死，从基底膜上脱落，脱落的上皮细胞与细胞碎片、Tamm - Horsfall 蛋白和色素等构成管型，引起肾小管管腔堵塞。肾缺血严重者，肾小管基底膜常遭破坏。如基底膜完整性存在，则肾小管上皮细胞可迅速再生。

【临床表现】

典型 AKI 临床病程可分为三期。

1. 起始期 主要是低血压、缺血、脓毒血症和肾毒素等原发病表现，但尚未发生明显的肾实质损伤，无明显泌尿系统表现，在此阶段 AKI 是可预防的。

2. 维持期 又称少尿期。该期一般持续 1～2 周，也可短至数天，长至 4～6 周。泌尿系统主要表现为少尿（＜400mL/d）和无尿（＜100mL/d）。少数病情较轻，尿量在 400mL/d 以上，称为非少尿型 AKI，预后较好。少尿和无尿导致体内代谢产物潴留，出现全身症状和内环境紊乱。

（1）**全身症状** ①消化系统：常为 AKI 首发症状，主要表现食欲减退、恶心、呕吐、腹胀、腹泻等，严重者可发生消化道出血；②呼吸系统：易并发难治性肺部感染，急性肺水肿表现为呼吸困难、咳嗽、憋气等症状；③循环系统：常出现血压升高、心力衰竭、各种心律失常等；④神经系统：出现意识障碍、躁动、谵妄、抽搐、昏迷等尿毒症脑病症状；⑤血液系统：出血倾向及轻度贫血表现。

（2）**水、电解质和酸碱平衡紊乱** 可出现代谢性酸中毒、高钾血症、低钠血症、低钙血症、高磷血症，但程度较慢性肾衰竭轻。

3. 恢复期 从肾小管细胞再生、修复，直至肾小管完整性恢复称为恢复期。尿量逐渐恢复正常，血肌酐及尿素氮逐渐降至正常，全身症状逐渐减轻至消失，水、电解质和酸碱逐渐恢复平衡。肾功能完全恢复约需要 6 个月至 1 年的时间，少数可遗留不同程度的肾功能损害。

【辅助检查】

1. 血液检查 可有轻度贫血，血肌酐和尿素氮进行性升高，血清钾浓度升高，血 pH 值和碳酸氢根离子浓度降低，血清钠浓度正常或偏低，血钙降低，血磷升高。

2. 尿液检查 尿液外观多呈混浊，尿色深，尿比重降低且较固定，多在 1.015 以下。尿沉渣检查：尿蛋白多为 ± ~ ＋＋，可见肾小管上皮细胞、红细胞、白细胞、上皮细胞管型、颗粒管型和晶体，以肾小管上皮细胞及上皮细胞管型具特征性。尿渗透压低于 350mOsm/kg · H_2O，尿与血渗透浓度之比低于 1.1，尿钠含量增高，多在 20 ~ 60mmol/L，肾衰指数和钠排泄分数常大于 1。

3. 影像学检查 以 B 超为首选，尿路超声波显像对排除尿路梗阻很有帮助。必要时行 CT 等检查以显示是否存在与压力相关的扩张，如有足够的理由怀疑由梗阻所致，可做逆行性造影。CT、MRI 或放射性核素检查对发现血管病变有帮助，但要明确诊断仍需行肾血管造影。

4. 肾组织活检 在排除了肾前性及肾后性病因后，没有明确致病原因的肾性 AKI 具有肾活检指征。活检结果可确定包括急性肾小球肾炎、系统性血管炎、急进性肾炎及急性间质性肾炎等肾脏疾病。此外，原有肾脏疾病出现 AKI 以及肾功能持续不能恢复等情况，也需行肾活检明确诊断。

【诊断】

根据原发病因，肾功能急性进行性减退，结合相应临床表现和实验室检查，一般即可做出诊断。

1. AKI 的诊断标准 肾功能在 48 小时内突然减退，血清肌酐绝对值升高≥0.3mg/dL（26.5μmol/L），或 7 天内血清肌酐增至基础值 1.5 倍，或尿量 <0.5mL/（kg · h），持续 6 小时以上。

2. AKI 的临床分期 根据血清肌酐和尿量，AKI 的分期标准见表 5 - 1。

表 5 - 1 AKI 的分期标准

分期	血清肌酐	尿量
1 期	升高达基础值的 1.5 ~ 1.9 倍；或升高 ≥0.3mg/dL（26.5μmol/L）	<0.5mL/（kg · h），持续 6 ~ 12 小时
2 期	升高达基础值 2.0 ~ 2.9 倍	<0.5mL/（kg · h），持续时间≥12 小时
3 期	升高达基础值 3 倍；或升高 ≥4.0mg/dL（353.6μmol/L）；或开始肾脏替代治疗；或 <18 岁，GFR <35mL/（min · 1.73m²）	<0.3mL/（kg · h），持续时间≥24 小时；或无尿≥12 小时

【鉴别诊断】

首先应排除慢性肾脏病（CKD）基础上的 AKI。有 CKD 病史，或存在老年、高血压病、糖尿病等 CKD 易患因素，双肾体积缩小、显著贫血、肾性骨病和神经病变等提示 CKD 基础上的 AKI。

【治疗】

早期诊断、及时干预能最大限度地减轻肾损伤，促进肾功能恢复。AKI 治疗主要包括尽早识别并纠正可逆病因、维持内环境稳定、营养支持、防治并发症及肾脏替代治疗。

1. 尽早纠正可逆病因 AKI 治疗首先要纠正可逆的病因。对于各种严重外伤、心力衰竭、急性失血等都应进行相应治疗，包括处理血容量不足、休克和感染等。停用影响肾灌注或肾毒性的药物。存在尿路梗阻时，应及时采取措施去除梗阻。

2. 维持体液平衡 每日补液量应为显性失液量加上不显性失液量减去内生水量。由于不显性失液量和内生水量估计常有困难，因此每日大致的进液量，可按前一日尿量加 500mL 计算。发热时，只要体重不增加即可增加进液量。在容量控制治疗中应用袢利尿剂可增加尿量，从而有助于清除体内过多的液体。当使用后尿量并不增加时，应停止使用以防止不良反应发生。

3. 维持营养平衡 补充营养以维持机体的营养状况和正常代谢，有助于损伤细胞的修复和再生，提高存活率。AKI 每日所需能量应为 1.3 倍基础能耗量（BEE），即 147kJ/（kg·d）[35kcal/（kg·d）]，主要由碳水化合物和脂肪供应。蛋白质摄入量应限制为 0.8g/（kg·d），对于有高分解代谢或营养不良以及接受透析者蛋白质摄入量可放宽。尽量减少钠、钾、氯的摄入量。

4. 处理高钾血症 对严重高钾血症或高分解代谢状态，血液透析为最有效的治疗。当血钾超过 6.5mmol/L，心电图出现 QRS 波增宽时，应予以紧急处理：①10% 葡萄糖酸钙 10~20mL 稀释后缓慢静脉注射（不少于 5 分钟）；②11.2% 乳酸钠或 5% 碳酸氢钠 100~200mL 静脉滴注，以纠正酸中毒并同时促进钾离子向细胞内流动；③50% 葡萄糖注射液 50~100mL 加胰岛素 8~12U 缓慢静脉注射，可促进糖原合成，使钾离子向细胞内移动；④聚磺苯乙烯 15~30g，每日 3 次，口服。

5. 抗感染 感染是少尿期主要死亡原因。应尽早使用抗生素，根据细菌培养和药物敏感试验选用对肾脏无毒性或毒性低的抗生素，并注意随时调整药物剂量。

6. 肾脏替代疗法 严重高钾血症（>6.5mmol/L）、代谢性酸中毒（pH<7.15）、容量负荷过重对利尿剂治疗无效、心包炎和严重脑病等均为透析治疗指征。对非高分解型、无少尿者可试行内科综合治疗，重症倾向于早期进行透析。AKI 的透析治疗可选择腹膜透析（PD）、间歇性血液透析（IHD）或连续性肾脏替代治疗（continuous renal replacement therapy，CRRT）。腹膜透析无需抗凝，很少发生心血管并发症，适合于血流动力学不稳定者，但其透析效率较低，且有发生腹膜炎的危险，在重症 AKI 已少采用。血液透析的优点是代谢废物的清除率高，治疗时间短，但易有心血管功能不稳定和症状性低血压，且需要应用抗凝药，对有出血倾向者增加治疗的风险。

7. 多尿期的治疗 多尿期开始时，由于肾小球滤过率（GFR）尚未恢复，肾小管的浓缩功能较差，治疗仍应以维持水、电解质和酸碱平衡，控制氮质血症和预防各种并发症为主。已行透析者，应继续透析。多尿期1周后可见血肌酐和尿素氮水平逐渐降至正常范围，饮食中蛋白质摄入量可逐渐增加，并逐渐减少透析频率直至停止透析。

8. 恢复期的治疗　一般无需特殊处理，定期随访肾功能，避免使用肾毒性药物。

【预后】

影响 AKI 预后的因素包括原发病、基础健康状况、急性肾损伤的严重程度、治疗时机以及并发症等。老年、并发脓毒症、多器官功能障碍综合征以及心脏手术后发生的急性肾损伤死亡率高。

肾前性因素导致的 AKI，如能早期诊断和治疗，肾功能多可恢复至基线值，死亡率小于10%。肾后性 AKI 如果能及时解除梗阻，肾功能也大多恢复良好。肾性 AKI 预后存在较大差异，无并发症者死亡率在 10%～30%，合并多脏器衰竭时死亡率达 30%～80%。部分 AKI 肾功能不能完全恢复。

【预防】

积极治疗原发病，及时发现导致急性肾小管坏死的危险因素并加以去除，是防止发生 AKI 的关键。老年、糖尿病、原有 CKD 及危重病，尤应注意避免肾毒性药物、不明成分中药、造影剂、肾血管收缩药物的应用，避免肾缺血和血容量减少。高危患者如必须行造影检查应给予水化疗法。加强监测是预防 AKI 发生的最有效方法。

第六节　慢性肾衰竭

慢性肾衰竭（chronic renal failure，CRF）是指在各种慢性肾脏病基础上缓慢出现的肾功能减退直至衰竭的一种临床综合征。主要表现为肾功能减退，代谢产物潴留，水、电解质、酸碱代谢失衡和全身各系统症状。肾功能损害是一个慢性的发展过程，多数是不可逆的，治疗效果差，死亡率极高。据统计，每1万人口中，每年约有1人发生慢性肾衰竭，我国每年进入终末期尿毒症患者约100万。

【病因与发病机制】

1. 病因

（1）原发性肾脏病　如慢性肾小球肾炎（占50%～60%）、慢性肾盂肾炎（约占15%）、间质性肾病、遗传性肾炎、多囊肾等。

（2）继发性肾脏病　如系统性红斑狼疮肾病、糖尿病肾病、高血压肾小动脉硬化症、结节性多动脉炎肾病、多发性骨髓瘤肾病、高尿酸血症肾病等。

（3）其他　中毒性肾病（重金属、药物等）、尿路梗阻性肾病（尿路结石、前列腺肥大、神经性膀胱等）

2. 发病机制　目前尚未完全清楚，主要有以下学说：

（1）健存肾单位学说　肾实质疾病导致相当数量肾单位破坏，残余的"健存"肾单位为了代偿，必须增加工作量，以维持机体正常的需要。由于"健存"肾单位发生代偿性肥大，肾小球滤过功能和肾小管处理滤液的功能增强。随着肾实质疾患的破坏继续进行，"健存"肾单位越来越少，不能达到人体代谢的最低需要时，最终出现肾衰竭。

（2）矫枉失衡学说　该学说是健存肾单位学说的发展和补充。当发生肾衰竭时，出现一系列病态现象，为了矫正它，机体要做相应调整，但在调整过程中，又发生新的失衡，使人体蒙受新的损害。例如：磷的代谢，当"健存"肾单位减少，余下的每个肾单位排出磷的量就代偿地增加，对整个肾来说，其排出磷的总量仍可基本正常。但当后来"健存"肾单位减少至不能代偿时，血磷升高。人体为了矫正磷的潴留，甲状旁腺功能亢进，以促进肾排磷，这时高磷血症虽有所改善，但甲状旁腺功能亢进引起了广泛的纤维性骨炎、转移性钙化症及神经系统毒性作用等症状，给人体造成新的损害。

（3）肾小球高滤过学说　随着肾单位破坏数目的增加，残余肾单位排泄机体代谢废物的负荷增加，因而代偿性地发生肾小球毛细血管高灌注、高压力和高滤过。上述肾小球内"三高"可引起：①肾小球上皮细胞足突融合，系膜细胞和基质显著增生，肾小球肥大，继而发生硬化；②肾小球内皮细胞损伤，诱发血小板聚集，导致微血栓形成，损害肾小球而促进硬化；③肾小球通透性增加，使蛋白尿增加而损伤肾小管间质。上述过程不断进行，形成恶性循环，使肾功能进一步恶化。这种恶性循环是一切慢性肾脏病发展至尿毒症的共同途径，近年认为肾小球高滤过是促使肾功能恶化的重要原因。

（4）肾小管高代谢学说　慢性肾衰竭时健存肾单位的肾小管，尤其是近端肾小管呈代偿性高代谢状态，耗氧量增加，氧自由基产生增多，肾小管细胞产生氨显著增加，可引起肾小管损害、间质炎症及纤维化，以至肾单位功能丧失。近年已明确，慢性肾衰竭的进展和肾小管间质损害的严重程度密切相关。

（5）其他　最近研究认为慢性肾衰竭的进行性恶化还与下列因素有关：①在肾小球内"三高"情况下，肾组织内血管紧张素Ⅱ水平增高，转化生长因子β等生长因子表达增加，导致细胞外基质增多，造成肾小球硬化；②过多蛋白质从肾小球滤出，引起肾小球高滤过，而且近曲小管细胞通过胞饮作用将蛋白质吸收后，可引起肾小管和间质的损害，导致肾单位功能丧失；③脂质代谢紊乱，低密度脂蛋白可刺激系膜细胞增生，继而发生肾小球硬化，促使肾功能恶化；④尿素、尿酸、肌酐等代谢产物潴留、沉积造成全身系统组织损害。

【临床表现】

1. 代谢产物潴留引起的临床表现

（1）胃肠道表现　这是本病最早和最常见的表现。先出现食欲不振、上腹饱胀等不适症状，然后出现恶心、呕吐、腹泻，舌和口腔黏膜溃烂，口腔可闻及尿臭味，甚至可有消化道出血等。

（2）血液系统表现　①贫血：贫血是尿毒症必有的表现，为正细胞正色素型贫血。

其发生原因为肾产生红细胞生成素减少、红细胞生存时间缩短及铁的摄入减少等。②出血倾向：可表现为皮下出血、鼻衄、月经过多或外伤后严重出血。出血与外周血小板破坏增多、血小板功能异常等有关。

（3）心血管系统表现　常见动脉粥样硬化、高血压、心力衰竭及尿毒症性心包炎。

（4）神经系统表现　脑中毒出现疲乏、失眠、注意力不集中、抑郁、记忆力减退、判断错误、对外界反应淡漠、谵妄、幻觉、昏迷等。周围神经损害出现肢体麻木、烧灼感或疼痛感、袜套样分布的感觉丧失、肌肉无力、肌肉痛性痉挛、抽搐、深腱反射迟钝或消失等。

（5）呼吸系统表现　常见酸中毒大呼吸、尿毒症性肺炎、尿毒症性胸膜炎等。

（6）皮肤表现　常见皮肤瘙痒、尿素霜等。

（7）骨性骨营养不良症（骨性肾病）　常见的有纤维性骨炎、骨性骨软化症、骨质疏松及骨硬化症等。

2. 水、电解质和酸碱平衡失调　①失水或水中毒；②低钠血症或高钠血症；③高钾血症；④低钙血症及高磷血症；⑤高镁血症；⑥代谢性酸中毒。

3. 其他表现　①体温过低；②高尿酸血症；③继发感染（常见的是肺部和尿路感染）。

【辅助检查】

1. 血常规检查　红细胞和血红蛋白降低，血小板正常或降低。继发感染或酸中毒时，白细胞升高。

2. 尿常规检查　蛋白尿、细胞尿（主要是红细胞）、管型尿（颗粒管型、蜡样管型、肾衰管型等）。

3. 肾功能检查　内生肌酐清除率（Ccr）降低，血清肌酐升高，血清尿素氮升高，酚红排泄率降低。

4. 其他　X线检查、B型超声波检查、血液生化检查。

【诊断】

CRF的诊断主要依据病史、临床表现、辅助检查综合判断。

1. 诊断要点　①有慢性肾炎、慢性肾盂肾炎、系统性红斑狼疮肾炎、肾结核、多囊肾、缺血性肾病、止痛药引起的肾病等原发病史；②代谢产物潴留和水、电解质和酸碱平衡失调引起的临床表现；③尿常规检查显示蛋白尿、细胞尿（主要是红细胞）、管型尿（特别是肾衰管型）；④肾功能检查显示内生肌酐清除率（Ccr）降低、血清肌酐升高、血清尿素氮升高、酚红排泄率降低；⑤影像学检查双肾对称性缩小或有肾实质弥漫性改变。

2. 肾功能分期

我国根据肾功能损害的程度将CRF分为四个阶段，具体的分期方法如下：

（1）肾功能不全代偿期　肌酐清除率（Ccr）>50%，全血肌酐（Cr）<178μmol/L，

一般无临床症状。

2. 肾功能不全失代偿期　Ccr 20%～50%，Cr 178～445μmol/L，临床上可出现轻度贫血、乏力、夜尿增多等表现，疲劳、感染、进食蛋白质过多、服用损害肾功能药物等可加剧临床症状。

3. 肾衰竭期（尿毒症早期）　Ccr 10%～19%，Cr 445～707μmol/L，临床上大多有明显贫血、消化道症状，可出现轻度代谢性酸中毒及钙磷代谢紊乱，水、电解质紊乱尚不明显。

4. 肾衰竭终末期（尿毒症晚期）　Ccr＜10%，Cr＞707μmol/L，临床上出现各种尿毒症症状，如明显贫血、严重恶心、呕吐以及神经系统并发症等，水、电解质和酸碱平衡明显紊乱。

【治疗】

1. 病因治疗　治疗基础疾病，去除肾衰恶化的因素。①及时诊断和治疗慢性肾衰竭的原发疾病；②及时纠正使肾衰加重的因素，如纠正水、电解质和酸碱平衡失调，及时控制感染，解除尿路梗阻，治疗心衰，停止肾毒性药物的使用等。

2. 延缓慢性肾衰竭的发展

（1）饮食疗法　①限制蛋白饮食：每日给予0.6g/kg蛋白质，以保证机体生理的基本需要量。进入尿毒症期，可降至每日给予0.6g/kg以下。给予的蛋白质要求60%以上必须是富含必需氨基酸的优质蛋白，如鸡蛋、鱼、瘦肉和牛奶等。尽可能少食含非必需氨基酸多的植物蛋白如花生、黄豆及其制品等。②高热量饮食：高热量的摄入可使低蛋白饮食的氮得到充分的利用，减少体内蛋白库的消耗。热量每日约需125.5J/kg（30kcal/kg），可多食用人造黄油、植物油和食糖。如觉饥饿，可食甜薯、芋头、马铃薯、马蹄粉、山药粉、莲藕粉等。食物应富含B族维生素、维生素C和叶酸。③钠的摄入：除有水肿、高血压和少尿要限制食盐外，一般不宜过严限制。④钾的摄入：只要尿量每日超过1L，一般无需限制饮食中的钾。⑤低磷饮食：在氮质血症期，就应开始给予低磷饮食，每日不超过600mg。⑦饮水：有尿少、水肿、心力衰竭者，应严格控制进液量。但对尿量超过1000mL而又无水肿者，则不宜限制水的摄入。

（2）必需氨基酸疗法　必需氨基酸（EAA）疗法可使尿毒症长期维持较好的营养状态。EAA一般用量为0.1～0.2g/（kg·d），分3次口服，或一次缓慢静脉滴注。

（3）控制高血压和（或）肾小球内高压　高血压和肾小球内高压均会促使肾小球硬化，故必须控制。首选血管紧张素转化酶抑制剂（ACEI）卡托普利（12.5～25mg，每日2～3次，口服）、依那普利（10～20mg，每日2次，口服）和贝那普利（10mg，每日1～2次，口服）等，亦可选用血管紧张素Ⅱ受体拮抗剂（ARB）氯沙坦（50～100 mg，每日1次，口服）和缬沙坦（80～160mg，每日1次，口服）等。但在血肌酐超过350μmol/L时者，可引起肾功能急剧恶化，应慎用。

（4）其他　高脂血症可予降脂药。高尿酸血症通常不需治疗，但如发生痛风，应给予别嘌醇0.1g，每日1次，口服。

3. 透析治疗　出现下列情况之一应行透析治疗：①GFR 低于 10mL/min 并有明显尿毒症表现；②血尿素氮超过 28.6mmol/L；③血肌酐超过 707μmol/L。另外，糖尿病造成的慢性肾衰竭，GFR 10～15mL/min 时即可安排肾脏替代治疗。透析治疗治疗包括血液透析、腹膜透析和结肠透析，临床常用的是血液透析。

4. 肾脏移植　肾移植是目前最佳的肾脏替代疗法，成功的肾移植可恢复正常的肾功能（包括内分泌和代谢功能）。

附一　肾脏替代治疗技术

肾脏替代治疗技术包括血液透析、腹膜透析和肾移植。血液透析和腹膜透析可替代肾脏部分排泄功能，成功的肾移植可完全恢复肾脏的功能，临床上需根据患者病情选择合适的肾脏替代治疗方式。

一、血液透析

1. 原理与装置

（1）原理　血液透析（hemodialysis，HD）简称血透，主要替代肾脏对溶质（主要为小分子溶质）和液体的清除功能。血透利用半透膜原理，通过溶质交换清除血液内的代谢废物，维持电解质和酸碱平衡，同时清除过多的液体。溶质清除主要依靠弥散，即溶质因半透膜两侧溶液浓度梯度，从浓度高的一侧向浓度低的一侧移动。溶质清除的另一种方式是对流，即依膜两侧压力梯度，水分和小于膜截留分子量的溶质从压力高侧向压力低侧移动。在普通血透中弥散起主要作用，血液滤过时对流起重要作用。

（2）装置　血液透析时，血液经血管通路进入体外循环，在蠕动泵（血泵）的推动下进入透析器（内含透析膜）与透析液发生溶质交换后再经血管通路回到体内。临床常用中空纤维透析器，其由透析膜构成的平行中空纤维束组成，血液流经纤维束内腔，而透析液在纤维束外通行。目前临床采用的透析膜材料以改良纤维素膜和合成膜为主。成人所需透析膜的表面积通常在 $1.5～2.0m^2$，以保证交换面积。

（3）透析液　透析液多用碳酸氢盐缓冲液，并含有钠、钾、镁、钙、氯、葡萄糖等物质。钠离子通常保持在生理浓度，其余物质根据具体情况调整。糖尿病应使用生理糖浓度透析液。透析用水纯度对保证透析质量至关重要，可由水处理系统来控制。

2. 血管通路

（1）动静脉内瘘　是目前最理想的永久性血管通路，包括自体血管和人造血管内瘘。常用自体动静脉内瘘选择桡动脉或肱动脉与头静脉或贵要静脉吻合，使前臂浅静脉"动脉化"，血液流速达到 400mL/min，且容易穿刺。

（2）双腔深静脉导管　经皮双腔深静脉导管可分为临时导管和长期导管，分别应用于短期紧急使用和无法行内瘘手术或手术失败的长期血透者。深静脉置管可选择颈内静脉、股静脉或锁骨下静脉。

3. 临床应用

（1）适应证 ①急性肾损伤和慢性肾衰竭；②急性药物或毒物中毒；③难治性充血性心力衰竭和急性肺水肿的急救；④严重水、电解质、酸碱平衡紊乱等。

（2）抗凝处理 血液透析需合理使用抗凝剂以防止透析器和血液管路中发生凝血。最常用的抗凝剂是肝素，一般首剂量 0.3 ~ 0.5mg/kg，每小时追加 5 ~ 10mg，需根据凝血状态个体化调整。

3. 剂量和充分性 血透一般每周 3 次，每次 4~6 小时，需调整透析剂量以达到透析充分。

4. 连续性肾脏替代治疗 连续性肾脏替代治疗（continuous renal replacement therapy，CRRT）是每日 24 小时或接近 24 小时的一种连续、缓慢清除溶质和水分的血液净化治疗技术总称，是由血液透析技术衍生而来的一种新的抢救急危重症患者的重要方法，包括缓慢持续超滤（SCUF）、连续性静脉 – 静脉血液滤过（CVVH）、连续性静脉 – 静脉血液透析（CVVHD）、连续性动脉 – 静脉血液透析（CAVHD）、连续性静脉 – 静脉血液透析滤过（CVVHDF）、连续性高通量透析（CHFD）等。通过对流、弥散、吸附作用连续、缓慢、等渗地清除血液中代谢废物、水和炎症介质等。该法血浆晶体渗透压改变慢，细胞外液容量变化小，血流动力学稳定。

二、腹膜透析

1. 原理与装置

（1）原理 腹膜透析（peritoneal dialysis，PD）简称腹透，利用患者自身腹膜为半透膜的特性，通过向腹腔内灌注透析液，实现血液与透析液之间溶质交换以清除血液内的代谢废物，维持电解质和酸碱平衡，同时清除过多的液体。腹膜对溶质的转运主要通过弥散方式，对水分的清除主要通过超滤。

（2）装置 腹膜透析装置主要由腹透管、连接系统、腹透液组成。腹透管是腹透液进出腹腔的通路，需通过手术置入，导管末端最佳位置是膀胱（子宫）直肠窝，因此处为腹腔最低位，且大网膜较少，不易被包绕。腹透管外段通过连接系统连接腹透液。

（3）腹透液 包括渗透剂、缓冲液、电解质三种组分。

2. 临床应用

（1）适应证 急性肾损伤和慢性肾衰竭应适时采取腹透治疗。因腹透有不需特殊设备、对血流动力学影响小、对残肾功能影响较小、无需抗凝等优势，对下列慢性肾衰竭可优先考虑腹膜透析：婴幼儿、儿童、心血管状态不稳定、明显出血或出血倾向、血管条件不佳或反复动静脉造瘘失败、残余肾功能较好、血透就诊不便等。存在腹膜广泛粘连、腹壁病变影响置管及严重腹膜缺损者，不宜选择腹透。

（2）腹透方法 模式有持续非卧床腹膜透析（CAPD）、间歇性腹膜透析（IPD）、夜间间歇性腹膜透析（NIPD）、持续循环腹膜透析（CCPD）、潮式腹膜透析（TPD）等，以 CAPD 最为常用，适于绝大多数患者。目前多数 CAPD 剂量为每日 6 ~ 10L，白天交换 3 ~ 4 次，每次留腹 4 ~ 6 小时，夜间交换 1 次，留腹 10 ~ 12 小时。

（3）腹膜转运功能评估　常采用腹膜平衡试验（PET），标准化 PET 程序通过测定血清和腹透液尿素氮、肌酐和葡萄糖比值，将腹膜转运功能分为高转运、高平均转运、低平均转运、低转运四种类型。高转运者往往溶质清除较好，但超滤困难，容易出现容量负荷过多，低转运者反之。对高转运者，可缩短留腹时间或采用自动化腹膜透析（APD）以保证超滤；对低转运者可适当增加透析剂量以增加溶质清除。

三、肾移植

肾移植是将来自供体的肾脏通过手术植入受者体内，从而恢复肾脏功能的方法。成功的肾移植可全面恢复肾脏功能，相比于透析患者生活质量最佳、维持治疗费用最低、存活率最高，已成为终末期肾病患者首选治疗方式。

供肾来源于尸体或活体，后者的移植效果优于前者。肾移植受者需常规使用免疫抑制剂以抑制排斥反应，常用二联或三联方案（如环孢素 + 霉酚酸酯、环孢素 + 霉酚酸酯 + 硫唑嘌呤等）。

目前肾移植手术已较为成熟，对其相关内科问题的管理是影响长期存活率的关键。慢性肾衰肾移植受者术后 1 年存活率 95% 以上，5 年存活率 80% 以上，而 10 年存活率达 60% 以上，远高于维持血液透析或腹膜透析。其主要死亡原因为心血管并发症、感染、肿瘤等。

附二　泌尿系统疾病案例

案例（一）

患者，男，17 岁。咽部不适 3 周，浮肿、尿少 1 周。患者于 3 周前咽部不适，轻咳，无发热，自服氟哌酸效果不好。近 1 周感双腿发胀，双眼睑浮肿，晨起时明显，同时尿量减少（200 ~ 500mL/24h），尿呈洗肉水色。于外院查尿蛋白 + +，红细胞、白细胞不详，血压增高，口服"阿莫仙""保肾康"症状无好转来诊。发病以来精神、食欲可，轻度腰酸、乏力，无尿频、尿急、尿痛、关节痛、皮疹、脱发及口腔溃疡，体重 3 周来增加 6kg。既往体健，青霉素过敏，个人、家族史无特殊。

体格检查：T 36.5℃，P 80 次/分，R 18 次/分，BP 160/96mmHg。无皮疹，浅淋巴结未触及。眼睑水肿，巩膜无黄染，咽红，扁桃体不大，心肺无异常，腹软，肝脾不大，移动性浊音（－），双肾区无叩痛，双下肢凹陷性浮肿。

实验室检查：Hb 140g/L，WBC 7.7×10^9/L，Plt 210×10^9/L。尿蛋白 + +，定量 3g/24h，尿 WBC 0 ~ 1 个/HP，RBC 20 ~ 30 个/HP，偶见颗粒管型。BUN 8.5mmol/L，Scr 140μmol/L。血 IgG、IgM、IgA 正常，C_3 0.5g/L。ASO 800IU/L。

问题 1：根据现有临床资料，提出初步诊断。

问题 2：为进一步明确诊断，还需做哪些检查？

问题 3：若辅助检查的结果支持初步诊断，写出初步治疗计划或方案。

案例（二）

张某，女，28 岁。新婚 1 个月，3 天前突然出现尿痛、尿急、尿频，继之发热，腰痛，浑身无力，食欲减退。自测体温曾达 39.4℃，腰痛并沿侧腹部放射之大腿内侧。自服复方感冒胶囊，每次 3 粒，每日 3 次，共服 1 天，病情无明显好转，遂来医院求诊。

体格检查：T 39.5℃，P 102 次/分，R 24 次/分，BP 120/85mmHg。发育正常，营养良好。意识清醒，急性病容，自动体位，皮肤黏膜未见明显异常，全身浅表淋巴结无肿大。头颈部未见明显异常。双肺呼吸音清，呼吸频率 24 次/分，心率 102 次/分，心律规则，心音清晰，未闻及额外心音与杂音。腹部平坦，肝、脾未触及，未触及包块。上、中输尿管点有压痛，双侧肾区明显叩击痛。脊柱、四肢未见异常。生理反射存在，病理反射未引出。

问题 1：根据现有临床资料，提出初步诊断。

问题 2：为确定诊断，列出辅助检查的项目。

问题 3：若辅助检查的结果支持初步诊断，写出初步治疗计划或方案。

第五章　血液系统疾病

血液系统包括血液、骨髓、胸腺、脾、淋巴结以及分散在全身各处的淋巴组织和单核－吞噬细胞系统。血液由血浆及悬浮其中的血细胞（红细胞、白细胞及血小板）组成。血液系统疾病指原发（如白血病）或主要累及血液和造血器官的疾病（如缺铁性贫血）。血液系统疾病根据其特点大致可分为：①红细胞疾病：如各类贫血、球形红细胞增多症、高铁血红蛋白血症等。②白细胞疾病：如白血病、粒细胞缺乏症、类白血病反应、各类淋巴瘤和多发性骨髓瘤等。③出血性与血栓性疾病：如血小板减少性紫癜、血小板无力症、凝血障碍性疾病、弥散性血管内凝血、动脉血栓形成、静脉血栓形成等。④其他类型血液病：如脾功能亢进、骨髓纤维化、慢性肾衰竭导致的贫血和出血等。血液系统疾病的主要临床表现为乏力、皮肤黏膜苍白、出血、黄疸、肝脾及浅表淋巴结肿大、发热等。周围血细胞检查是血液系统疾病最基本的发现方法，骨髓穿刺液涂片及骨髓活组织检查是血液系统疾病诊断的主要方法。

第一节　贫　血

一、概述

贫血（anemia）是指人体外周血液中单位容积内红细胞（RBC）数、血红蛋白（Hb）浓度和（或）血细胞比容（Hct）低于相同年龄、性别和地区的正常标准，致不能运输足够的氧至组织而产生的综合征。在海平面地区，成年男性正常红细胞数为 $(4.0 \sim 5.5) \times 10^{12}/L$，血红蛋白浓度为 $120 \sim 160 g/L$，红细胞比容为 $0.40 \sim 0.50$；成年女性正常红细胞数为 $(3.5 \sim 5.0) \times 10^{12}/L$，血红蛋白浓度为 $110 \sim 150 g/L$，红细胞比容为 $0.37 \sim 0.48$。婴儿和儿童的血红蛋白量约比成人低 15%。

贫血不是一个独立的疾病，而是各系统许多不同性质疾病的一种共同症状。故诊断贫血时，首要的是确定贫血发生的原因。此外，血浆容量的生理和病理变化也可造成 RBC、Hb 和 Hct 的改变。妊娠晚期、少尿性肾衰、低蛋白血症、充血性心力衰竭等可使血浆容量增加，血液被稀释，血红蛋白浓度下降，称为稀释性假性贫血；脱水或大量使用利尿剂后，可使血液浓缩，血红蛋白浓度增高，即使有贫血检测值也可正常。

【分类】

贫血常用的分类方法有下列四种。

1. 根据红细胞形态分类 按照平均红细胞体积（MCV）、平均红细胞血红蛋白含量（MCH）和平均红细胞血红蛋白浓度（MCHC）将贫血分为大细胞性贫血、正常细胞性贫血和小细胞低色素性贫血。其判断指标和常见疾病见表5-1。

表5-1 贫血的形态学分类

类型	MCV（fl）	MCH（pg）	MCHC（%）	常见疾病
大细胞性贫血	>100	>34	32～35	巨幼细胞性贫血、伴网织红细胞大量增生的溶血性贫血、骨髓增生异常综合征、肝疾病
正常细胞性贫血	80～100	27～34	32～35	再生障碍性贫血、纯红细胞再生障碍性贫血、溶血性贫血、骨髓病性贫血、急性失血性贫血
小细胞低色素性贫血	<80	<27	<32	缺铁性贫血、铁粒幼细胞性贫血、珠蛋白生成障碍性贫血

2. 根据病因及发生机制分类 可分为红细胞减少性贫血、红细胞破坏过多性贫血和失血性贫血。具体分类和常见疾病见表5-2。

表5-2 贫血的病因及发病机制分类

类型	常见疾病
红细胞减少性贫血 ①造血干细胞异常 ②造血调节异常 ③造血原料缺乏或利用障碍	再生障碍性贫血、先天性红细胞生成异常性贫血（造血干细胞遗传缺陷）、骨髓纤维化、骨髓硬化症、白血病、骨髓瘤、恶性组织细胞病、肾衰竭、缺铁性贫血、巨幼细胞性贫血（缺乏叶酸或维生素 B_{12}）
红细胞破坏过多性贫血 ①红细胞自身异常性溶血性贫血 ②红细胞因环境异常所致的溶血性贫血 ③生物因素及理化因素所致贫血	遗传性球形细胞增多症、遗传性椭圆细胞增多症、阵发性睡眠性血红蛋白尿、蚕豆病（葡萄糖-6-磷酸脱氢酶缺乏）、海洋性贫血、血卟啉病、免疫性溶血性贫血、血管性溶血性贫血、蛇咬伤、疟疾、大面积烧伤、苯肼中毒
失血性贫血	外伤、消化性溃疡、钩虫病、特发性血小板减少性紫癜

3. 根据严重程度分类 根据血红蛋白浓度的不同将贫血分为轻度贫血、中度贫血、重度贫血和极重度贫血。其分类和判断标准见表5-3。

表5-3 贫血严重程度分类

贫血程度	血红蛋白浓度
轻度	91g/L～正常低限
中度	61/L～90/L
重度	31g/L～60/L
极重度	<30g/L

4. 根据发生发展速度分类 可分为急性贫血和慢性贫血。急性贫血是指机体在短时间内血液中红细胞数量急剧下降，血红蛋白也随之下降，低于正常值，无法满足机体对于血液和氧气的需要，可引起机体休克等严重症状。常见的有急性外伤及外科手术出血、先天性或继发性凝血机制障碍引起的出血和急性溶血等引起的贫血。慢性贫血通常继发于慢性疾病，常见的是慢性感染、恶性肿瘤、肝脏病、慢性肾功能不全及内分泌疾病等。

【临床表现】

贫血的临床表现与血红蛋白的减少，血液携氧能力减低及贫血的具体病因有着密切的关系。

1. 基本表现 疲乏、困倦、软弱无力是贫血最早和最常见的症状。皮肤黏膜苍白是贫血最显著的体征，尤以甲床、睑结膜、口唇及舌质处明显。

2. 循环系统表现 轻度贫血时，循环系统变化不大，可出现活动后心悸、气促等。严重者可出现贫血性心脏病，检查时可出现脉搏加快，脉压增宽，毛细血管搏动征阳性及心脏杂音等。急性失血性贫血时循环系统的主要表现为对低血容量的反应，如皮肤黏膜苍白、出冷汗、心率加快、头晕、心悸等。

3. 神经系统表现 头晕、头痛、目眩、耳鸣、失眠、多梦、记忆力减退等是贫血常见的症状。严重贫血时可出现晕厥，老年人可有神志模糊及精神异常的表现。维生素 B_{12} 缺乏者可伴有肢体麻木、感觉障碍。

4. 呼吸系统表现 因机体缺氧、二氧化碳潴留刺激呼吸中枢，可有气促、呼吸困难等表现。

5. 消化系统表现 贫血可引起消化系统的结构和功能的改变，如消化腺减少甚至萎缩，导致消化功能减退，出现食欲不振、恶心、呕吐、腹胀、腹泻、舌炎等表现。

6. 泌尿生殖系统表现 贫血时肾血管收缩和肾缺氧，可导致肾功能改变。早期有多尿、尿比重降低及血尿素氮增多，严重时可出现蛋白尿。女性可出现月经失调、性欲改变等。

【诊断】

应根据病史、临床表现、辅助检查的结果综合判断。在确定贫血的诊断后，还要要对贫血的严重程度、病因等做出诊断，以便制定治疗方案。

1. 病史 营养不良史、月经过多史、慢性上消化道失血史（消化性溃疡、钩虫病等）常提示缺铁性贫血和巨幼细胞性贫血；家族性贫血史常提示红细胞内在缺陷引起的遗传性溶血性贫血（海洋性贫血、蚕豆病等）；慢性肾疾病及慢性肾衰竭史可提示红细胞生成素生成不足造成的肾性贫血；有接触磺胺类药物、氯霉素、抗肿瘤药物、苯等化学物质和长期暴露于 X 线、放射性核素等物理因素史提示再生障碍性贫血；睡眠后出现酱油样或红葡萄酒样尿病史提示阵发性睡眠性血红蛋白尿的可能。

2. 临床表现 在发现贫血基本表现的基础上，注意不同类型贫血的特殊表现。溶血性贫血可出现黄疸、肝大或脾大等表现；缺铁性贫血可出现异嗜癖、匙状甲等表现；巨幼细胞性贫血可出现舌乳头萎缩及感觉障碍等表现。

3. 辅助检查

（1）血液检查　主要是血液一般检查，可确定有无贫血及贫血的程度，并为贫血的病因诊断提供线索。

（2）骨髓检查　有助于贫血的病因诊断和骨髓造血功能的判断。根据骨髓增生情况可分为增生性贫血（如缺铁性贫血、溶血性贫血、急性失血性贫血）和增生不良性贫血（如再生障碍性贫血、骨髓硬化症、骨髓纤维化）。

（3）其他检查　①造血原料的检查：测定血清铁、叶酸、维生素 B_{12} 的浓度等；②与溶血有关的自身抗体的检查：温抗体、冷抗体的测定等；③与遗传性贫血有关的检查：酶（葡萄糖 - 6 - 磷酸脱氢酶、丙酮酸激酶）、红细胞膜、珠蛋白等。

【治疗】

1. 一般治疗　注意休息，合理饮食，加强护理，避免不利因素。

2. 病因治疗　针对病因进行治疗是贫血治疗的关键所在。贫血的病因及发病机制不同，采取的治疗措施不同。例如：缺铁性贫血给予铁剂治疗；巨幼细胞性贫血给予补充叶酸或维生素 B_{12}；肾性贫血使用红细胞生成素；自身免疫性溶血性贫血给予免疫抑制剂；肿瘤性贫血给予化疗药；再生障碍性贫血给予雄激素等刺激骨髓造血干细胞分化增殖药物。

3. 对症治疗　针对较严重的症状采取的治疗措施，以减轻病人痛苦，为病因治疗赢得宝贵时间。例如严重贫血出现缺氧症状时给予吸氧和输血。

4. 其他治疗　脾切除适用于遗传性球形细胞增多症、脾功能亢进所致的贫血等；造血干细胞移植用于治疗再生障碍性贫血、白血病等。

二、缺铁性贫血

当机体对铁的需求与供给失衡，导致体内贮存铁消耗过多，继之红细胞内铁缺乏，最终引起缺铁性贫血（iron deficiency anemia，IDA）。缺铁性贫血是最常见的贫血类型，属于小细胞低色素性贫血，除具有贫血的共同表现外，还呈现组织缺铁的特殊表现。育龄妇女、婴幼儿和儿童发病率高。

【铁的吸收与代谢】

铁是人体最丰富的必需微量元素之一。正常成年人含铁总量男性为 50～55mg/kg，女性为 35～40mg/kg。人体铁可分为两部分：一部分是功能状态铁，包括血红蛋白铁（占体内铁的 67%）、肌红蛋白铁（占体内铁的 15%）、转铁蛋白铁（3～4mg）、乳铁蛋白、酶和辅因子结合的铁；另一部分为贮存铁（男性 1000mg，女性 300～400mg），以铁蛋白和含铁血黄素形式贮存在单核 - 吞噬细胞系统中。在正常情况下，人体内的红细胞数保持相对稳定。一般一天之内，人体中破坏和产生的红细胞数，可达 100 亿个左右，但人与人之间有一定差异。破坏或衰老的红细胞分解出来的铁，转变成血浆铁，进入骨髓，再次用来生产新的红细胞。肌肉和其他细胞中的铁也是如此，细胞破裂后，变成血浆铁，然后再用来合成新的细胞。因此，铁与蛋白质、脂肪等其他营养素不同，除了因出血造成铁的损失外，铁在人体内消耗不大，而是循环利用。尽管如此，仍然有极少量的铁丢失，即每日脱落的肠黏膜、皮肤细胞以及毛发中所含的铁，尿液、汗液排出的部分铁，生育期年龄妇女通过月经血丢失的铁，哺乳期妇女还通过乳汁排出的铁。因此，一般人每日需要从食物中吸收 1～1.5mg 的铁，孕、乳妇吸收 2～4mg 的铁，以资补充。铁的吸收部位主要在十二指肠和空肠上段。吸收入血的二价铁经铜蓝蛋白氧化成三价铁，与转铁蛋白结合后被运到组织或通过幼红细胞膜转铁蛋白受体胞饮进入细胞内，再与转铁蛋白分离并还原为二价铁，参与形成血红蛋白。多余的铁以贮存铁存在于肝、脾、骨髓等器官，当铁消耗过多时动用。含铁比较丰富的食物有海带、紫菜、木耳、香菇以及动物的肝、肉、血等。肉类食品中的肌红蛋白所含的铁可完整被吸收，吸收率达到 20% 以上。植物中铁的吸收率为 1%～7%。维生素 C 作为还原剂可促进铁的吸收。

【病因与发病机制】

1. 病因

（1）铁的需要量增加而铁摄入不足　婴幼儿、青少年处于生长发育期，妊娠、哺乳期妇女要供养胎儿和哺乳儿，故对铁的需求量增大，由于未及时提供含铁丰富的食物或偏食等原因，导致体内铁不足。

（2）铁吸收障碍　常见于胃大部切除术后，胃酸分泌不足而且食物快速进入空肠，绕过了铁的主要吸收部位（十二指肠），使铁吸收减少。此外，还可见于慢性腹泻、Crohn 病等。

（3）铁丢失过多　长期慢性失血而得不到纠正。常见于慢性胃肠道失血（消化性溃疡、钩虫病、痔等）、妇女月经过多（功能性子宫出血等）、子宫肌瘤、宫内放置节育环等。多次发作的血红蛋白尿也是病因之一，见于阵发性睡眠性血红蛋白尿、心脏人工瓣膜和行军性血红蛋白尿。

2. 发病机制　铁是合成血红素的重要原料之一，铁缺乏，血红素合成障碍，血红蛋白生成减少，红细胞胞质少，体积小，呈小细胞低色素性贫血。严重时，亦可使粒细胞和血小板合成减少。

【临床表现】

缺铁性贫血发病缓慢，病程长。往往有诱因或原发病的表现。

1. 贫血的共同表现　疲乏无力，皮肤黏膜苍白；头晕、头痛、注意力不集中、记忆力下降等；活动后心慌、心率增快；呼吸加深、呼吸频率增快、呼吸困难等；食欲不振、恶心、腹胀等；男女性欲减退。

2. 组织缺铁的特殊表现　①精神行为异常：烦躁、易怒、异食癖；②消化道异常：

口腔炎、舌炎、舌乳头萎缩、吞咽困难；③毛发指甲异常：毛发干枯、脱落，指（趾）甲无光泽、脆、薄、易裂，匙状甲。

【辅助检查】

1. **血象**　呈典型的小细胞低色素性贫血（MCV < 80fl，MCHC < 32%）。血片中可见红细胞体积小，中央淡染区扩大。网织红细胞多正常或轻度升高。白细胞和血小板计数可正常或减低，部分血小板计数升高。

2. **骨髓象**　呈增生活跃或明显活跃，以红系增生为主，粒系、巨核系无明显异常。红系中以中、晚幼细胞为主，其体积减小，核染色质致密，胞质少，边缘不整齐，有血红蛋白形成不良表现，即所谓"核老浆幼"现象。

3. **铁代谢检查**　血清铁降低（< 8.95μmol/L）；总铁结合力升高（> 64.44μmol/L）；血清铁蛋白降低（< 12μg/L）；转铁蛋白饱和度降低（< 15%）；骨髓涂片用亚铁氰化钾（普鲁士蓝反应）染色后，骨髓铁缺乏（骨髓小粒中无深蓝色含铁血黄素颗粒，幼红细胞内铁小粒减少或消失，铁粒幼细胞 < 15%）。

4. **红细胞内卟啉代谢检查**　游离原卟啉（FEP）> 0.9μmol/L（当体内铁缺乏时，原卟啉不能与铁结合形成血红素，故全血中游离原卟啉增多），血液锌原卟啉（ZPP）> 0.96μmol/L（全血），FEP/Hb > 4.5μg/gHb。

5. **血清转铁蛋白受体测定**　血清可溶性转铁蛋白受体（sTFR）测定是迄今反映缺铁性红细胞生成的最佳指标。一般 sTFR 浓度 > 26.5nmol/L（2.25μg/mL）可诊断缺铁。

【诊断】

缺铁性贫血的诊断主要包括两个方面，首先确定是否系缺铁引起的贫血，其次明确引起缺铁的原因。

诊断要点：①多见于婴幼儿和育龄期妇女或有铁摄入不足、铁吸收障碍、慢性失血等病史者；②有贫血的共同临床表现和组织缺铁的特殊表现；③血象呈现典型的小细胞低色素性贫血；④有体内铁缺乏的客观指标（血清铁降低、血清铁蛋白降低、骨髓铁染色显示骨髓小粒可染铁消失、铁粒幼细胞减少等）；⑤FEP/gHb > 4.5μg/gHb，sTFR 浓度 > 26.5nmol/L（2.25μg/mL）。

【鉴别诊断】

1. **铁粒幼细胞性贫血**　遗传或不明原因导致的红细胞铁利用障碍性贫血。其特征是：①小细胞低色素性贫血；②血清铁、血清铁蛋白不降低反而升高；③骨髓小粒中含铁血黄素显著增多，铁粒幼细胞增多并可见到环形铁粒幼细胞。

2. **海洋性贫血**　又称地中海贫血，此为基因缺陷造成的 α 珠蛋白链或 β 珠蛋白链合成障碍所致。其特征是：①有明确的家族史，有溶血表现；②胎儿血红蛋白或血红蛋白 A₂ 升高，并可查到血红蛋白 H 包涵体，血清铁、血清铁蛋白及转铁蛋白饱和度升高。

3. **慢性病性贫血**　有慢性疾病史如慢性炎症、肿瘤等。贫血为小细胞性，血清铁降低，血清铁蛋白正常或增多，骨髓小粒含铁血黄素增多。

【治疗】

首先去除病因，其次补足贮存铁。

1. 一般治疗　注意休息，调整饮食，多食含铁丰富的食物（海带、紫菜、木耳、香菇以及动物的肝、肉、血等）。

2. 病因治疗　去除病因，治疗原发病是治疗缺铁性贫血的根本所在。婴幼儿、青少年和孕妇、哺乳期妇女营养不足，要改善饮食；消化性溃疡引起者应积极治疗溃疡病；钩虫病引起者使用驱钩虫剂；功能性子宫出血和子宫肌瘤引起者，应请妇科医生进行调治，必要时行手术治疗。

3. 铁剂治疗　这是治疗缺铁性贫血的主要方法。铁剂根据使用方法分为口服铁剂和注射铁剂两种。一般首选口服铁剂。

（1）口服铁剂　口服铁剂种类比较多，常用的有：硫酸亚铁，每次 0.3g，每日 3 次；琥珀酸亚铁，每次 0.3g，每日 3 次；富马酸铁，每次 0.2g，每日 3 次；右旋糖酐铁，每次 50mg，每日 2~3 次；多糖铁复合物（力蜚能），每次 0.15~0.30g，每日 1 次。硫酸亚铁仍是口服铁剂中的常用制剂，但它为无机铁剂，对胃肠道刺激比较大。琥珀酸亚铁不仅含铁量高，而且吸收好，不良反应较小。口服铁剂往往在餐后服用，以减轻铁剂对胃肠刺激的不良反应。为促进铁剂吸收，可同时服用维生素 C。忌与茶同饮，忌与谷类、乳类食物等同食，因为会抑制铁剂的吸收。

口服铁剂疗效观察及疗程：口服铁剂有效时，第 3~4 天网织红细胞开始上升，第 10 天左右达高峰，2 周后血红蛋白开始上升，一般在 2 个月左右恢复至正常水平。在血红蛋白恢复至正常后，继续口服铁剂 4~6 个月，待铁蛋白正常后停药，总疗程 6~8 个月。

（2）注射铁剂　因不良反应较大，要严格掌握适应证和使用方法。

适应证：①口服铁剂无效；②口服铁剂后因严重胃肠道反应不能耐受；③需迅速纠正的贫血（如妊娠后严重贫血、贫血严重而需及时手术者）；④不易控制的慢性失血。

常用制剂及用法：右旋糖酐铁是最常用的肌肉注射铁剂，除此之外还有山梨醇铁、葡萄糖酸铁钠注射液等。右旋糖酐铁首次给药须用 0.5mL（相当于 25mg 铁）作为试验剂量，1 小时后无过敏反应可给足量剂量。注射铁剂使用总量的计算公式为：总剂量（mg）＝ 0.33 ×（需达到的血红蛋白浓度 – 实测的血红蛋白浓度）× 体重（kg）。需达到的血红蛋白浓度可按 150g/L 计。使用方法：首次 50mg，如无不良反应，每次 100mg，1~3 日 1 次，深部肌肉注射，直至注射完总剂量。注射铁剂易刺激组织造成注射部位出现硬结，除强调深部肌肉注射外，出现硬结时及时给予热敷等局部处理。

【预防】

加强妇幼保健，预防早产，做好喂养指导，提倡母乳喂养，及时添加含铁辅食。儿童及青少年应纠正偏食，治疗寄生虫（特别是钩虫病）感染。对孕妇及哺乳期妇女可适当补充铁剂。做好肿瘤和慢性出血性疾病的预防诊治工作。

三、巨幼细胞性贫血

巨幼细胞性贫血（megaloblastic anemia，MA）是由于细胞核脱氧核糖核酸（DNA）合成障碍所引起的一种贫血，主要系体内缺乏叶酸或（和）维生素 B_{12} 所致，亦可因遗传性或药物等获得性 DNA 合成障碍引起。本病特点是呈大红细胞性贫血，骨髓内出现巨幼红细胞系列，并且细胞形态的巨型改变也见于粒细胞、巨核细胞系列，甚至某些增殖性体细胞。该巨幼红细胞易在骨髓内破坏，出现无效性红细胞生成。有些学者也称之为幼红细胞增殖异常性贫血。

【病因与发病机制】

巨幼细胞性贫血的发病原因主要是由于叶酸和（或）维生素 B_{12} 缺乏，约占病例的95%。该病好发于进食新鲜蔬菜、肉类较少的人群。在我国以叶酸缺乏引起的贫血为主，陕西、山西、河南等地发病率高。

1. 叶酸的代谢和生理作用　叶酸属于 B 族维生素，由蝶啶、对氨基苯甲酸及 L-谷氨酸组成。最初是从菠菜叶中提取得到的，故名叶酸。富含于新鲜水果、蔬菜、肉类食品中。其性质不稳定，食物中的叶酸长时间蒸煮后，可损失 50%~90%。人体每日约从食物中摄取叶酸 $200\mu g$。食物中的叶酸以蝶酰多聚谷氨酸的形式存在，要经过胆汁和小肠中的 γ-谷氨基羧肽酶水解成蝶酰单谷氨酸和二谷氨酸始能吸收，吸收部位主要在十二指肠和近端空肠。吸收的叶酸在肠上皮细胞通过还原酶作用形成二氢叶酸和四氢叶酸，后者再转变成具有生理活性的 N^5-甲基四氢叶酸，经门静脉入肝。血浆中以 N^5-甲基四氢叶酸的形式和白蛋白疏松结合运输，通过叶酸受体被摄取进入细胞内，在维生素 B_{12} 依赖的蛋氨酸合成酶作用下形成四氢叶酸而发挥作用。亦可再度成为多谷氨酸盐储存，后者可避免叶酸逸出细胞外。叶酸与细胞内 DNA 合成有关，叶酸缺乏时，细胞的分裂成熟发生障碍，引起巨幼细胞性贫血。此外，育龄期妇女及时服用叶酸，可使畸形儿的出生率减少。

2. 叶酸缺乏的病因

（1）摄入不足　人体内叶酸的储存量仅够4个月之需。食物中缺少新鲜蔬菜或过度烹煮、腌制均可使叶酸破坏。乙醇可干扰叶酸的代谢，酗酒者常会有叶酸缺乏。小肠（特别是空肠段）炎症、肿瘤或手术切除均可导致叶酸的吸收不足。

（2）需要增加　妊娠期妇女每日叶酸的需要量为 400~600μg，儿童、青少年以及慢性反复溶血、白血病、肿瘤、甲状腺功能亢进症及慢性肾功能衰竭用血液透析治疗的患者，叶酸的需要也会增加，如补充不足就可发生叶酸缺乏。

（3）药物的影响　如甲氨蝶呤、甲氧苄啶、氨苯蝶啶、氨基蝶呤和乙胺嘧啶能抑制二氢叶酸还原酶的作用影响四氢叶酸的生成。

（4）其他　先天性缺乏 5,10-甲酰基四氢叶酸还原酶者，常在 10 岁左右才被诊断。

3. 维生素 B_{12} 的代谢和生理作用　维生素 B_{12} 又叫钴胺素，是唯一含金属元素的维生素。维生素 B_{12} 在人体内以甲基钴胺素形式存在于血浆，以 5 - 脱氧腺苷钴胺素形式存在于肝及其他组织。成人推荐每日摄入量 $1.0 \sim 2.0\mu g$，一般食物中的供给量远超过需求量，且肝内有贮存。因此，单纯因食物中含量不足而导致缺乏者非常罕见。动物肝、肾、肉、鱼、蛋及乳品类等食品富含维生素 B_{12}。食物中的维生素 B_{12} 与蛋白质结合，进入人体消化道内，在胃酸、胃蛋白酶的作用下，维生素 B_{12} 被释放，再与胃黏膜壁细胞合成的 R 蛋白结合成 R 蛋白 - 维生素 B_{12} 复合物（$R-B_{12}$）。$R-B_{12}$ 进入十二指肠经胰蛋白酶作用，R 蛋白被降解。两分子维生素 B_{12} 又与胃黏膜上皮细胞分泌的一种糖蛋白内因子（IF）结合，IF 保护维生素 B_{12} 不被胃肠道分泌液破坏，维生素 B_{12} - IF 复合物在回肠末端与其受体结合而被吸收，继而经门静脉入肝。维生素 B_{12} 的贮存量很少，约 $2 \sim 5mg$ 在肝脏。主要从尿排出，部分从胆汁、粪便排出。主要作用有促进甲基转移；促进红细胞的发育和成熟，使机体造血机能处于正常状态，预防恶性贫血；维护神经系统健康。以辅酶的形式存在，可以增加叶酸的利用率，促进碳水化合物、脂肪和蛋白质的代谢。

4. 维生素 B_{12} 缺乏的病因

（1）摄入减少　素食者、老年人和胃切除者胃酸分泌减少，常会有维生素 B_{12} 缺乏，但发病比较慢。故一般由于膳食中维生素 B_{12} 摄入不足而致巨幼细胞贫血者较为少见。

（2）内因子缺乏　主要见于萎缩性胃炎、全胃切除术后和恶性贫血。常有特发的胃黏膜完全萎缩和内因子的抗体存在，由于缺乏内因子，食物中维生素 B_{12} 的吸收和胆汁中维生素 B_{12} 的重吸收均有障碍。

（3）严重的胰腺外分泌不足　因为在空肠内 R 蛋白 - 维生素 B_{12} 复合物需经胰蛋白酶降解，维生素 B_{12} 才能释放出来，与内因子相结合。胰腺外分泌不足一般在 $3 \sim 5$ 年后会出现维生素 B_{12} 缺乏的临床表现。由于慢性胰腺炎时，通常会及时补充胰蛋白酶，故在临床上合并维生素 B_{12} 缺乏的并不多见。

（4）小肠内存在异常高浓度的细菌和寄生虫　细菌和寄生虫可大量摄取和截留维生素 B_{12}，从而引起维生素 B_{12} 缺乏。

（5）药物　长期服用二甲双胍、对氨基水杨酸、新霉素、秋水仙碱等可使维生素 B_{12} 缺乏。

（6）其他　先天性转钴蛋白Ⅱ（TCⅡ）缺乏及接触氧化亚氮（麻醉剂）等也可影响维生素 B_{12} 的血浆转运和细胞内的利用，亦可造成维生素 B_{12} 缺乏。

【临床表现】

巨幼细胞性贫血起病隐匿，特别是维生素 B_{12} 缺乏者常需数月。有胃肠道疾病、孕妇或长期胃肠道外营养者，也可急性发作。

1. 贫血的共同表现　疲乏无力，皮肤黏膜苍白；头晕、头痛、注意力不集中、记忆力下降等；活动后心慌、心率增快；呼吸加深、呼吸频率增快、呼吸困难等；食欲不振、恶心、腹胀、"牛肉舌"等；男女性欲减退。

2. 维生素 B_{12} 缺乏引起的神经系统表现 对称性远端肢体麻木、深感觉障碍、共济失调、步态不稳、行走困难等；嗅觉、味觉降低；锥体束征阳性、肌张力增高、腱反射亢进。小儿及老年人常出现精神异常、无欲、抑郁、嗜睡或精神错乱。

3. 叶酸缺乏引起的神经系统表现 叶酸缺乏可引起易怒、妄想等精神症状。可发生于贫血的基本表现之前。

4. 恶性贫血 恶性贫血是由于胃黏膜萎缩、胃液中缺乏内因子，因而不能吸收维生素 B_{12} 而发生的巨幼细胞性贫血，发病机制尚不清楚，似与种族和遗传有关。好发于北欧斯堪的纳维亚人，患者家族中患病率比一般人群高 20 倍。维生素 B_{12} 缺乏引起的神经系统表现是其突出表现之一。

【辅助检查】

1. 血象 呈大细胞性贫血，MCV、MCH 均增高，MCHC 正常。网织红细胞计数可正常。重者全血细胞减少。血涂片中可见红细胞大小不等，中央淡染区消失，有大椭圆形红细胞、点彩红细胞等。中性粒细胞核分叶过多（5 叶核占 5% 以上或出现 6 叶以上核），也可见巨型杆状核粒细胞。

2. 骨髓象 增生活跃。红系细胞增生明显，各系细胞均有巨幼变，以红系细胞最为显著。红系各阶段细胞均较正常大，胞质比胞核发育成熟（核质发育不平衡），核染色质呈分散的颗粒状浓缩。类似的形态改变亦可见于粒细胞及巨核细胞系，以晚幼和杆状核粒细胞更为明显。

3. 血清维生素 B_{12}、叶酸及红细胞叶酸含量测定 血清维生素 B_{12} 低于 74pmol/L（100ng/mL）。血清叶酸低于 6.8nmol/L（3ng/mL），血红细胞叶酸低于 227nmol/L（100ng/mL）。

4. 其他 胃酸降低、内因子抗体及 Schilling 试验（测定放射性核素标记的维生素 B_{12} 吸收情况）阳性（恶性贫血）；尿高半胱氨酸 24 小时排泄量增加（维生素 B_{12} 缺乏）；血清游离胆红素可稍增高。

【诊断】

主要依据细胞形态学特点结合病史、临床表现进行诊断。

诊断要点：①有引起巨幼细胞性贫血的病因或病史；②有贫血的共同表现和维生素 B_{12} 及叶酸缺乏引起的神经系统的表现；③大细胞性贫血的特征性血象，骨髓象显示各系细胞（特别是红系细胞）巨幼变，血清维生素 B_{12}、叶酸及红细胞叶酸含量降低。

若无条件测定血清维生素 B_{12}、叶酸及红细胞叶酸含量，可根据血象和骨髓象给予诊断性治疗。叶酸和维生素 B_{12} 治疗 1 周左右网织红细胞上升者，应考虑叶酸和维生素 B_{12} 缺乏。

【鉴别诊断】

1. 造血系统肿瘤性疾病 如急性非淋巴细胞白血病 M_6 型、红血病、骨髓增生异常综合征，骨髓可见巨幼样改变等，但叶酸和维生素 B_{12} 水平不低。

2. 红细胞自身抗体的疾病 如温抗体型自身免疫性溶血性贫血、Evans 综合征、免疫相关性全血细胞减少，不同阶段的红细胞可因抗体附着而"变大"，又有游离胆红素增高，少数能查出内因子抗体。鉴别点是此类患者有自身免疫性的特点，用免疫抑制剂能够显著纠正贫血。

【治疗】

1. 一般治疗 去除病因，合理膳食，纠正偏食及不良的烹调习惯。

2. 补充叶酸和维生素 B_{12}

（1）叶酸缺乏 口服叶酸，每次 5~10mg，每日 3 次。肠道吸收不良者可肌肉注射甲酰四氢叶酸钙 5~10mg/d，直至血红蛋白恢复正常。一般不需维持治疗。如同时有维生素 B_{12} 缺乏者，需同时注射维生素 B_{12}，否则可加重神经系统损害。

（2）维生素 B_{12} 缺乏 肌肉注射维生素 B_{12}，每次 500μg，每周 2 次。无维生素 B_{12} 吸收障碍者可口服维生素 B_{12} 片 500μg，每日 1 次，直至血红蛋白恢复正常。恶性贫血或胃切除者需终生采用维持治疗。维生素 B_{12} 缺乏伴有神经症状者对治疗的反应不一，有时需大剂量、长时间（半年以上）的治疗。

（3）其他辅助治疗 重症病例因大量红细胞生成可出现相对性缺铁，要及时补充铁剂。严重的巨幼细胞性贫血在补充治疗后要警惕低钾血症的发生，因为在贫血恢复的过程中，大量血钾进入新生成的细胞内，会突然出现低钾血症，对老年患者、心血管疾病患者、纳差患者应特别注意及时补充钾盐。营养性巨幼细胞性贫血可同时补充维生素 C、B_1 和 B_6。

【预防】

加强营养知识教育，纠正不良饮食习惯。对高危人群可适当干预，如婴幼儿及时添加辅食；儿童、青少年、孕妇和哺乳期妇女要合理膳食，也可口服小剂量叶酸和维生素 B_{12} 进行预防；应用干扰核苷酸合成的药物，应同时补充叶酸和维生素 B_{12}；有慢性溶血性疾病、慢性炎症、感染、恶性肿瘤、骨髓增生性疾病者，应补充叶酸。

四、再生障碍性贫血

再生障碍性贫血（aplastic anemia，AA）简称再障，是一种由不同病因和机制引起的骨髓造血功能衰竭症。由于骨髓造血功能衰竭，血液中红细胞、白细胞、血小板三者均减少，临床上出现贫血、感染、出血等表现。根据病情、血象、骨髓象及预后，将其分为重型再障和非重型再障两型。重型再障起病急，病程短，症状重，预后不良；非重型再障起病缓，病程长，症状相对轻，预后相对较好。根据病因将其分为先天性（遗传性）再障和后天性（获得性）再障，后天性再障根据是否有明确诱因分为继发性和原发性，继发性有明确的诱因，原发性无明确诱因。我国再障的发病率为 0.74/10 万，可发生在各个年龄段，老年人发病率较高，男女发病率无明显差别。

【病因与发病机制】

1. 病因 再障的病因尚未完全明确，目前认为与下列因素有关。

（1）病毒感染 与再障发生有关的病毒主要是肝炎病毒和微小病毒 B19 等。

（2）化学因素 使用或接触氯霉素、磺胺类药物、抗肿瘤药物、苯杀虫剂等可发生再障。再障的发生与使用或接触氯霉素、磺胺类药物、杀虫剂的剂量关系不大，主要与个人敏感程度有关；使用或接触抗肿瘤药物和苯的量与再障的发生关系密切，剂量越大，发生的可能性越大，因为抗肿瘤药物和苯对骨髓造血的抑制与剂量有关。

（3）物理因素 长期接触 X 射线、镭、放射性核素等易于发生再障。它们可影响 DNA 的复制，有丝分裂受到抑制，干扰骨髓细胞生成，最终导致造血干细胞数量减少。

2. 发病机制 传统学说认为在遗传背景下，再障是暴露于致病因子后获得的异质性"综合征"，可通过三种机制发病：原发和继发性造血干祖细胞（"种子"）缺陷、造血微环境（"土壤"）及免疫（"虫子"）异常。

（1）造血干祖细胞缺陷 造血干祖细胞是从卵黄囊全能间叶细胞分化而来的，具有保持自我更新和分化的能力。在细胞因子作用下，可分化成各种不同的血细胞。目前认为造血干祖细胞集落形成能力显著减低、对造血生成因子反应差、免疫抑制治疗后恢复造血不完整是再障发生的机制之一。有人将其称为再障发生的"种子"学说。

（2）造血微环境异常 造血微环境是造血干细胞自我更新、进一步分化成各种血细胞的内环境。造血微环境异常，如骨髓活检发现骨髓"脂肪化"、静脉窦壁水肿、出血、毛细血管坏死以及造血调控因子异常等，不能为造血干细胞提供良好的自我更新、分化成熟为各种血细胞的条件，生成的血细胞减少。有人称其为再障发生的"土壤"学说。

（3）免疫异常 近年来，多数学者认为再障的主要发病机制就是免疫异常，包括体液免疫异常和细胞免疫异常。体液免疫异常表现为体内出现抗造血干细胞的抗体。细胞免疫异常表现为 T 淋巴细胞比例增高，T 淋巴细胞亚群失衡，T 淋巴细胞分泌的造血调控因子明显增多。体液免疫异常和细胞免疫异常造成造血干细胞损伤、造血微环境改变、髓系细胞凋亡亢进。多数用免疫抑制剂治疗有效。

【临床表现】

1. 贫血 进行性加重的全身乏力、倦怠、皮肤黏膜苍白、头晕、心悸、活动后气促等贫血共同的表现。输血后症状可改善，但不持久。

2. 感染 可出现呼吸道感染、消化道感染、泌尿生殖道感染、皮肤黏膜感染等，以呼吸道感染最常见。致病菌以革兰阴性杆菌、金黄色葡萄球菌、真菌等常见，严重者可发生败血症。感染的主要表现一是发热，尤其是高热，部分甚至出现难以控制的高热；二是感染部位的症状和体征，例如上呼吸道感染时出现咳嗽、咽痛、咽黏膜充血肿胀等。

3. 出血 程度不同的皮肤、黏膜出血和内脏出血。皮肤出血表现为出血点或瘀斑；

黏膜出血表现为口腔黏膜血疱、鼻出血、牙龈出血、眼结膜出血等；胃肠道出血表现为呕血、便血、腹痛、腹泻等；泌尿道出血表现为血尿等；呼吸道及肺出血表现为咳嗽、咯血及呼吸困难等；眼底出血表现为视力模糊及视力下降；女性可有阴道出血；颅内出血最为严重，可出现剧烈头痛、呕吐、意识障碍、瘫痪、感觉障碍，甚至出现脑疝，造成死亡。

4. 重型再障和非重型再障的区别　重型再障和非重型再障均可出现贫血、感染、出血的表现，但表现有较大差异，两者的区别见表5-4。

表5-4　重型再障和非重型再障临床表现区别

	重型再障	非重型再障
临床特点	起病急，进展快，病情呈进行性加重，少数可由非重型进展而来	起病缓，进展较慢，病情较轻
贫血	为早期突出表现	为主要表现，出现相对较晚，呈慢性过程
感染	多为严重感染，呈现高热，且难以控制	严重感染少见，多易于控制
出血	广泛而严重，常有内脏出血，可因颅内出血而死亡	多局限于皮肤黏膜，内脏出血少见

【辅助检查】

1. 血象　全血细胞减少：红细胞减少，红细胞形态正常，网织红细胞绝对值低于正常；白细胞减少，中性粒细胞减少，淋巴细胞比例明显增高；血小板减少，可见畸形血小板。

2. 骨髓象　①重型再障：呈多部位增生减低或增生缺乏，镜下有核细胞明显减少，幼红细胞和粒系细胞减少或缺如，找不到巨核细胞。非造血细胞、淋巴细胞增加，骨髓小粒皆空虚。②非重型再障：不同穿刺部位骨髓象表现不同。部分部位呈增生减低或增生缺乏，与重型再障相似或稍轻。部分部位可呈代偿性灶性增生，有核细胞增生较好，甚至有幼粒、幼红细胞增生，巨核细胞显著减少或无，多数骨髓小粒空虚，非造血细胞及脂肪细胞增多，脂肪滴增多。

3. 骨髓活检　①重型再障：红髓几乎全部变成脂肪髓，三系细胞均减少，巨核细胞多有变性。造血组织面积<2.4%（正常为50.3%）。②非重型再障：红髓亦发生脂肪变，在脂肪组织中可见造血灶。三系细胞减少，巨核细胞多有变性，程度轻于重型再障。造血组织面积<38%。

4. 其他检查　CD_4^+/CD_8^+细胞比值减低，Th_1/Th_2型细胞比值增高，CD_8^+T抑制细胞与γ、δTCR^+T细胞比例增高，血清IL-2、IFN-γ、TNF水平增高；骨髓细胞染色体核型正常，骨髓铁染色示贮存铁增多，中性粒细胞碱性磷酸酶染色强阳性；溶血检查均阴性。

【诊断】

1. 再障诊断标准　①全血细胞减少，网织红细胞百分数<0.01，淋巴细胞比例增

高；②一般无肝、脾大；③骨髓多部位增生减低（小于正常 50%）或重度减低（小于正常 25%），造血细胞减少，非造血细胞比例增高，骨髓小粒空虚（骨髓活检可见造血组织均匀减少）；④除外引起全血细胞减少的其他疾病，如阵发性睡眠性血红蛋白尿、Fanconi 贫血、Evans 综合征、骨髓纤维化症、某些急性白血病、恶性组织细胞病、免疫相关性全血细胞减少、骨髓增生异常综合征、急性造血功能停止等。

2. 重型再障诊断标准 ①起病急，贫血呈进行性加重，常伴严重感染和（或）出血；②血象具备三项中的两项：网织红细胞绝对值 $< 15 \times 10^9/L$，中性粒细胞 $< 0.5 \times 10^9/L$ 和血小板 $< 20 \times 10^9/L$；③骨髓象显示多部位骨髓增生重度减低；④如中性粒细胞 $< 0.2 \times 10^9/L$，可诊断为极重型再障。

3. 非重型再障诊断标准 ①起病缓，贫血、感染、出血相对较轻；②血象：网织红细胞绝对值减少，中性粒细胞减少（常 $> 0.5 \times 10^9/L$）和血小板减少（常 $> 20 \times 10^9/L$）；③骨髓象显示多部位骨髓增生减低，造血细胞减少，非造血细胞比例增高，多数骨髓小粒空虚。非重型再障病情突然恶化时，可发展为重型再障。

【鉴别诊断】

1. 阵发性睡眠性血红蛋白尿（PNH） 是红细胞膜的获得性缺陷引起的对激活补体异常敏感的一种慢性血管内溶血。其特征是：①与睡眠有关的间歇性血红蛋白尿；②多部位反复血栓形成（肝静脉血栓形成较常见，表现为肝大、黄疸、腹水等）；③酸溶血（Ham）试验阳性、毒蛇因子溶血试验阳性；④尿含铁血黄素（Rous）试验阳性；⑤血象虽显示全血细胞减少，但网织红细胞正常或轻度升高；⑥流式细胞仪检测骨髓或外周血细胞膜上的 CD_{55}、CD_{59} 表达明显下降。

2. 骨髓增生异常综合征（MDS） 该病是一组起源于造血干细胞，以血细胞病态造血、高风险向急性髓系白血病转化为特征的难治性血细胞质、量异常的异质性疾病，属老年性疾病。该病可分为 5 型，其中的难治性贫血易与再障混淆。难治性贫血虽有全血细胞减少，但有病态造血现象，早期髓系细胞相关抗原（CD_{34}）表达增多，可有染色体核型异常等。

3. 急性白血病 白细胞减少和低增生性急性白血病早期肝、脾、淋巴结不肿大，外周血象有两系或三系减少，易与再障混淆。但急性白血病骨髓象原始细胞或幼稚细胞明显增多与再障不同。

4. 恶性组织细胞病 是组织细胞及其前身细胞异常增生的恶性疾病，主要累及淋巴和造血器官。临床表现为非感染性高热，肝、脾、淋巴结肿大，全血细胞减少及进行性衰竭。多部位骨髓检查可找到异常组织细胞。

【治疗】

1. 一般治疗 避免过劳，注意休息，必要时卧床休息。给予易消化、富含维生素饮食，加强营养。保持环境卫生和个人卫生，做好皮肤、口腔、外阴和肛门的清洁护理，重症患者予以病室保护性隔离，预防感染。不做剧烈活动，小心碰伤，避免出血。

仔细寻找致病因素，对致病因素要脱离接触。

2. 对症治疗

（1）纠正贫血　血红蛋白低于 60g/L 时，常出现明显缺氧症状，应给予吸氧和输血，一般输入浓缩红细胞。

（2）控制感染　以感染部位的分泌物、痰液、尿、大便或血液等做细菌培养和药物敏感试验，根据结果选择有效的抗生素。在细菌培养和药物敏感试验结果之前，可先选择广谱抗菌药物，如头孢菌素类、氨基糖苷类、喹诺酮类等。真菌感染可用两性霉素B、氟康唑、伏立康唑等。

（3）控制出血　可先使用促凝血药如止血敏、安络血等。合并血浆纤溶酶活性增高者可用抗纤溶药，如氨基己酸（泌尿生殖系统出血者禁用）。血小板减少引起的严重出血可输注浓缩血小板。当任意供者的血小板输注无效时，改输 HLA 配型相配的血小板。凝血因子不足（如肝炎）时，可输注凝血因子。

（4）护肝治疗　肝功能受损者可选用"保肝"药物。

3. 促造血治疗

（1）雄激素　可刺激骨髓造血干细胞分化增殖，并促进肾脏产生促红细胞生成素。常用制剂及用法：①司坦唑醇（康力龙），每次 2mg，每日 3 次，口服；②十一酸睾酮（安雄），每次 40～80mg，每日 3 次，口服；③达那唑，每次 0.2g，每日 3 次，口服；④丙酸睾酮，每次 100mg，每日 1 次，肌肉注射。

疗效观察与疗程：治疗有效，一般在治疗 1 个月左右网织红细胞开始上升，3 个月左右红细胞开始上升。疗程一般不少于 6 个月，但应根据药物不良反应随时调整剂量和疗程。

不良反应：主要出现肝功能损害、水钠潴留、女性男性化、男性性欲亢进、儿童骨髓早期愈合等。

（2）造血生长因子　对骨髓造血有刺激作用，对重型再障效果明显。

常用制剂及用法：①粒－单系集落刺激因子（GM－CSF）或粒系集落刺激因子（G－CSF），5μg/（kg·d），皮下注射；②红细胞生成素（EPO），50～100U/（kg·d），皮下注射。

疗程：一般应在免疫抑制剂治疗后使用，疗程 3 个月以上。

4. 免疫抑制治疗　主要适用于重型再障。

（1）抗淋巴细胞球蛋白（ALG）和抗胸腺细胞球蛋白（ATG）　马 ALG10～15mg/（kg·d），兔 ATG 3～5mg/（kg·d），连用 5 天。

使用时应注意：①先做皮肤过敏试验；②用药过程中同时使用糖皮质激素以预防过敏反应；③静脉滴注速度宜慢，每日量应维持静脉滴注 12～16 小时；④可与环孢素组成强化免疫抑制方案。

（2）环孢素　适用于重型再障和非重型再障。3～5mg/（kg·d），分 2 次口服，疗程 1 年以上。不良反应有肝功能损害、肾功能损害、牙龈增生、胃肠道反应等。应根据个体敏感程度，调整剂量和疗程。

5. 造血干细胞移植　适用于造血干细胞受损、缺陷引起的重型再障，且可达到根治目的。尤其适合于年龄小于40岁，无感染及其他并发症者。应尽早进行造血干细胞移植，移植后长期无病存活率可达60%～80%。

6. 中医药治疗　治疗以补肾为本，兼益气补血，常用中药有鹿角胶、仙茅、黄芪、首乌、当归等。

【预防】

禁止滥用对造血系统有损害的药物；对接触造血系统毒物或放射性物质的工作者应加强防护，定期检查血象及骨髓象；大力防治病毒感染。

第二节　白血病

白血病（leukemia）是一类造血干祖细胞的恶性克隆性疾病，其克隆中的白血病细胞增殖失控、分化障碍、凋亡受阻，停滞在细胞发育的不同阶段。大量增殖的白血病细胞在骨髓及其他造血组织堆积，抑制了正常的造血功能，血细胞产生质和量的变化。白血病细胞浸润身体其他部位的组织和器官，出现相应的临床表现。白血病是一种常见的恶性肿瘤，我国白血病的发病率为3/10万～4/10万，致死率在儿童及35岁以下成人中居恶性肿瘤致死率的第一位。

根据病程、白血病细胞分化成熟程度将白血病分为急性白血病（acute leukemia，AL）和慢性白血病（chronic leukemia，CL）两大类。急性白血病细胞的分化程度停滞在较早的阶段，多为原始细胞及早期幼稚细胞，起病急，病情重，进展快，自然病程仅几个月。慢性白血病细胞的分化程度停滞在发育较晚的阶段，多为异常的较成熟细胞，其次为幼稚细胞，原始细胞不超过15%，起病缓，病情相对较轻，进展慢，自然病程为数年。根据受累细胞系列将急性白血病分为急性淋巴细胞白血病（acute lymphocytic leukemia，ALL）和急性髓系白血病（acute myelogenous leukemia，AML），慢性白血病分为慢性髓系白血病（chronic myelogenous leukemia，CML）、慢性淋巴细胞白血病（chronic lymphocytic leukemia，CLL）和少见类型的白血病。我国急性白血病比慢性白血病多见，急性髓系白血病最多见（1.62/10万），其次为急性淋巴细胞白血病（0.69/10万）。男性发病率稍高于女性（1.81∶1）。成人急性白血病以急性髓系白血病多见，儿童以急性淋巴细胞白血病多见。慢性髓系白血病随年龄增长发病率增高，50～59岁达发病高峰；慢性淋巴细胞白血病在50岁以后发病才明显增多。

其病因与发病机制尚未完全清楚，但目前认为与下列因素有关。

1. 病毒感染　已知有关的病毒有EB病毒、获得性免疫缺陷病毒、人类T淋巴细胞病毒Ⅰ型等。病毒感染机体后，病毒的基因与人体细胞的基因发生整合重组，在某些因素的刺激下被激活，异常增殖，发生白血病。

2. 电离辐射　X线、γ射线、放射性核素等产生的电离辐射可诱发白血病。电离辐射使骨髓产生抑制作用，骨髓造血细胞DNA突变、断裂、重组，异常增殖发生白血病。

3. 化学因素 与白血病发生有关的化学物质或药物有苯、乙双吗啉、氯霉素、保泰松、烷化剂（抗肿瘤药物）等，它们可使造血细胞的染色体发生畸变，异常增殖，发生白血病。

4. 遗传因素 白血病的发生与造血细胞的遗传缺陷有关。在染色体先天异常的情况下，某些外界因素可诱发造血细胞异常增殖，发生白血病。

5. 其他血液病 骨髓增生异常综合征、淋巴瘤、多发性骨髓瘤、阵发性睡眠性血红蛋白尿症等有可能会发展成为白血病。

一、急性白血病

急性白血病（acute leukemia，AL）是造血干祖细胞的恶性克隆性疾病，发病时骨髓中异常的原始细胞及幼稚细胞（白血病细胞）大量增殖并抑制正常造血，广泛浸润肝、脾、淋巴结等器官。表现为贫血、出血、感染和浸润等征象。急性白血病若不经特殊治疗，平均生存期仅 3 个月左右，短者甚至在诊断数天后即死亡。

【分类】

急性白血病根据受累细胞系列可分为急性髓系白血病（AML）和急性淋巴细胞白血病（ALL）。

1. 急性髓系白血病（AML）分型

M_0（急性髓细胞白血病微分化型）：骨髓原始细胞 > 30%，无嗜天青颗粒及 Auer 小体，核仁明显，光镜下髓过氧化物酶（MPO）及苏丹黑 B 阳性细胞 < 3%；电镜下 MPO 阳性；CD_{33} 或 CD_{13} 等髓系抗原可呈阳性，淋巴细胞抗原通常为阴性，血小板抗原阴性。

M_1（急性粒细胞白血病未分化型）：原粒细胞（I 型 + II 型，原粒细胞浆中无颗粒为 I 型，出现少数颗粒为 II 型）占骨髓非红系有核细胞（NEC，指不包括浆细胞、淋巴细胞、组织嗜碱细胞、巨噬细胞及所有红系有核细胞的骨髓有核细胞计数）的 90% 以上，其中至少 3% 以上的细胞 MPO 阳性。

M_2（急性粒细胞白血病部分分化型）：原粒细胞占骨髓 NEC 的 30% ~ 89%，其他粒细胞 ≥ 10%，单核细胞 < 20%。

M_3（急性早幼粒细胞白血病）：骨髓中以颗粒增多的早幼粒细胞为主，此类细胞在 NEC 中 ≥ 30%。

M_4（急性粒 - 单核细胞白血病）：骨髓中原始细胞占 NEC 的 30% 以上，各阶段粒细胞 ≥ 20%，各阶段单核细胞 ≥ 20%。

M_4E_o（M_4 嗜酸）：除上述 M_4 型的各特点外，嗜酸性粒细胞在 NEC 中 ≥ 5%。

M_5（急性单核细胞白血病）：骨髓 NEC 中原单核、幼单核 ≥ 30%，且原单核、幼单核及单核细胞 ≥ 80%。如果原单核细胞 ≥ 80% 为 M_{5a}，< 80% 为 M_{5b}。

M_6（红白血病）：骨髓中幼红细胞 ≥ 50%，NEC 中原始细胞（I 型 + II 型）≥ 30%。

M_7（急性巨核细胞白血病）：骨髓中原始巨核细胞≥30%，血小板抗原阳性，血小板过氧化物酶阳性。

2. 急性淋巴细胞白血病（ALL）

L_1：原始和幼稚淋巴细胞以小细胞（直径≤12μm）为主。

L_2：原始和幼稚淋巴细胞以大细胞（直径＞12μm）为主。

L_3（Burkitt 型）：原始和幼稚淋巴细胞以大细胞为主，大小较一致，细胞内有明显空泡，胞质嗜碱性，染色深。

【临床表现】

1. 骨髓造血功能受抑制表现

（1）贫血　轻重不一，表现为疲乏无力、皮肤黏膜苍白、心悸等贫血共同表现。产生机制主要是白血病细胞克隆抑制多能造血干细胞以及红系祖细胞，使红细胞生成减少，另外，无效造血和溶血也是产生贫血的原因。

（2）发热和感染　白血病本身可发热，但高热往往提示继发感染的存在。感染是急性白血病最常见的死亡原因之一。感染可发生在身体的各个部位，以口腔炎、牙龈炎、咽喉炎最常见，严重者可出现败血症。最常见的致病菌为革兰阴性杆菌（肺炎克雷伯杆菌、铜绿假单胞菌、大肠埃希菌、硝酸盐不动杆菌等）。近年革兰阳性球菌的发病率有所上升，如金黄色葡萄球菌、表皮葡萄球菌、肠球菌等。亦可继发病毒感染和真菌感染。

（3）出血　出血可发生在全身各部位，以皮肤出血、鼻出血、牙龈出血、月经过多常见。眼底出血可导致视力障碍。颅内出血时出现头痛、呕吐、瞳孔大小不对称，严重者可引起脑疝而致死亡。

2. 白血病细胞浸润其他脏器引起的表现　全身各部位均可受累，常见受累部位的临床表现有：

（1）肝、脾、淋巴结肿大　初诊时急性淋巴细胞白血病有62.2%、急性髓系白血病有41%淋巴结肿大。淋巴结肿大常见于颈部、腋下、腹股沟处。60%~80%的T细胞急性白血病有纵隔淋巴结肿大，严重者可有气管、颈静脉压迫等症状。肝脾往往呈轻中度肿大。慢性髓系白血病急性变时，可有巨脾。

（2）骨、关节表现　骨痛及胸骨下段的压痛尤为明显，对急性白血病有提示诊断的意义。关节、骨骼疼痛尤以儿童多见。以关节肿痛起病者，常被误诊为风湿性或类风湿关节炎。伴骨髓坏死时，可引起骨骼剧痛。

（3）眼部表现　白血病细胞产生的粒细胞肉瘤或绿色瘤，常累及骨膜，易出现在眼眶周围，可致突眼，复视或失明。

（4）睾丸表现　多出现一侧睾丸的无痛性肿大，质硬，不透光。局部穿刺活检可发现白血病细胞浸润。

（5）皮肤和口腔表现　皮肤出现蓝灰色斑丘疹、包块或结节，常有痒感。牙龈增生肿胀或出现巨舌，白血病牙龈炎常继发感染、出血，甚至发生继发性口腔干燥症。

（6）中枢神经系统白血病　中枢神经系统是白血病最常见的髓外浸润部位，以蛛网膜及硬脑膜浸润最多见。多发生于急性淋巴细胞白血病，儿童尤甚。表现为头痛、头晕、呕吐、颈项强直，甚至抽搐、昏迷。

【辅助检查】

1. 血象　白细胞大多数增多，超过 $10 \times 10^9/L$，甚至超过 $100 \times 10^9/L$，称为白细胞增多性白血病。少数白细胞正常或减少，白细胞低于 $1 \times 10^9/L$，称为白细胞减少性白血病。血涂片可见数量不等的原始细胞和幼稚白细胞。往往有不同程度的红细胞和血红蛋白减少，网织红细胞减少，红细胞形态正常。偶有红细胞大小不等，可找到幼红细胞。血小板可减少，常低于 $60 \times 10^9/L$。

2. 骨髓象　是诊断急性白血病的主要依据。有核细胞增生活跃或极度活跃，最主要的特征是被累及的血细胞系列中原始和幼稚（早幼）细胞大量增生，而正常造血细胞如幼红细胞和巨核细胞则明显受抑制。原始细胞≥骨髓有核细胞的 30% 为诊断急性白血病的诊断标准。原始细胞为主，成熟中间阶段的白细胞缺如，可残留少量粒细胞，称为"裂孔"现象。部分急性髓系白血病（急粒、急单等）细胞胞浆中可出现 Auer 小体，急性淋巴细胞白血病细胞胞浆中无 Auer 小体，因而 Auer 小体有助于二者的区别。少数骨髓呈增生低下，但原始细胞所占比例仍≥30%。

3. 细胞化学检查

（1）髓过氧化物酶（MPO）检查　急性淋巴细胞白血病细胞阴性；急性粒细胞白血病细胞分化差的原始细胞阴性，分化好的原始细胞阳性；急性单核细胞白血病细胞阴性或弱阳性（各型低分化原始细胞为阴性）。

（2）糖原染色（PAS）检查　急性淋巴细胞白血病原始淋巴细胞阳性，染色呈粗粒或块状；急性粒细胞白血病原始粒细胞阴性或阳性或染色呈弥漫性红色；急性单粒细胞白血病原始单核细胞阴性或弱阳性，染色呈弥漫性淡红色或颗粒状。

（3）非特异性酯酶（NSE）检查　急性淋巴细胞白血病细胞阴性；急性粒细胞白血病细胞阴性或阳性，氟化钠（NaF）抑制 <50%；急性单核细胞白血病细胞阳性，氟化钠抑制≥50%。

（4）中性粒细胞碱性磷酸酶（NAP）检查　急性淋巴细胞白血病细胞增加；急性粒细胞白血病细胞减少或阴性；急性单核细胞白血病细胞正常或增加。

4. 免疫学检查　检测白血病细胞表达的系列相关抗原，确定其系列来源。白血病细胞的来源可分为四个系列：淋巴（T/B）系、粒－单系、红系、巨核系。其中后三系又称髓系。根据白血病细胞表达的淋巴系和髓系抗原的不同，白血病免疫分型欧洲组将急性白血病分为四型，即急性未分化型白血病（髓系和淋巴系抗原积分均≤2）、急性混合细胞白血病（髓系和淋巴系抗原积分 >2）、伴有髓系抗原表达的急性淋巴细胞白血病（髓系抗原积分 >2，淋巴系抗原积分≤2）及单表型急性白血病（表达淋巴系者，髓系抗原积分为 0，表达髓系者，淋巴系抗原积分为 0）。

5. 染色体与基因检查　多数白血病有特异的染色体和基因异常，其改变不仅有助于白血病的诊断，还有助于白血病的治疗。

【诊断】

急性白血病的诊断主要依据临床表现、血象和骨髓象的特点。

诊断要点：①有贫血、出血、感染和浸润等临床征象；②血象中发现原始和幼稚白细胞；③骨髓象发现原始细胞占骨髓全部有核细胞的比例≥30%；④细胞化学检查、免疫学检查、染色体和基因检查可协助急性白血病的分型诊断、指导治疗、评价预后。

【鉴别诊断】

1. 骨髓增生异常综合征　该综合征外周血中出现原始细胞和幼稚白细胞，易与急性白血病混淆，但骨髓象有助于鉴别：骨髓象原始细胞在骨髓增生异常综合征 <30%，急性白血病则≥30%。

2. 类白血病反应　类白血病反应是指某些情况下出现外周血白细胞显著增高和（或）存在有异常未成熟白细胞，与某些白血病相类似。往往存在着明显的诱因如严重感染、肿瘤、中毒、变态反应及溶血急性发作等。尽管外周血可以出现部分幼稚细胞，但是骨髓象基本正常，与外周血象表现不同步。诱因消除后血象迅速恢复正常。

3. 传染性单核细胞增多症　传染性单核细胞增多症有发热、全身淋巴结肿大等，易与白血病混淆，该病有下列特点：①血象中异形淋巴细胞呈多种形态；②骨髓象无原始幼稚细胞增多；③血清嗜异性抗体阳性。传染性单核细胞增多症病程短，大多可自愈。

4. 巨幼细胞性贫血　巨幼细胞性贫血可与红白血病相混淆。骨髓象可明确鉴别，巨幼细胞性贫血骨髓象无原始细胞增多，幼红细胞 PAS 常为阴性，叶酸、维生素 B_{12} 治疗有效。

【治疗】

急性白血病的治疗以化疗为主，同时加强支持治疗、预防感染和出血等。治疗方案宜个体化，根据白血病类型、病情程度和客观条件进行调整。

1. 一般治疗　充分休息，必要时卧床休息。给予易消化、富有营养食物，必要时静脉补充营养。保持个人与环境卫生，防止感染。化疗后粒细胞缺乏，应住层流病房或消毒隔离病房。小心碰伤，避免出血。

2. 对症治疗

（1）感染　应根据细菌培养和药敏试验结果来决定用药。

（2）严重贫血　可给予吸氧、输注浓集红细胞。

（3）出血　出血或血小板过低时，可输注单采血小板悬液。

（4）高白细胞血症　当血中白细胞超过 $100 \times 10^9/L$ 时，应紧急处理。使用血细胞分离仪，清除过高的白细胞（M_3 型不推荐），同时给予水疗和化疗。化疗期间发生高尿酸血症，可口服别嘌醇每次 0.1mg，每天 3 次，鼓励多饮水。

3. 急性白血病的化学治疗 急性白血病的化学治疗，简称化疗，一般分为诱导缓解、缓解后治疗两个阶段。诱导缓解是指在治疗开始时迅速地将大量白血病细胞杀灭，达到完全缓解。所谓完全缓解是指：白血病的症状和体征消失；外周血中性粒细胞绝对值≥$1.5×10^9$/L，血小板≥$100×10^9$/L，白血病分类中无白血病细胞；骨髓中原粒细胞＋早幼粒细胞（原单＋幼单核细胞或原淋＋幼淋巴细胞）≤5%，M_3型除原粒＋早幼粒细胞≤5%，还应无 Auer 小体，红细胞系及巨核细胞系正常，无髓外白血病。经诱导缓解达到完全缓解后，体内仍残留一定量的白血病细胞，继续用化学治疗等方式杀灭残存的白血病细胞，防止复发，称为缓解后治疗。缓解后治疗又分为强化巩固治疗和维持治疗。诱导缓解后按原诱导方案或其他方案立即进行的较大剂量的化疗和造血干细胞移植称强化巩固治疗；强化巩固治疗后采取较小剂量长期维持的治疗称为维持治疗。

（1）**急性淋巴细胞白血病的化学治疗**

诱导缓解：长春新碱（V）与强的松（P）联合组成的 VP 方案是急性淋巴细胞白血病诱导缓解的基本方案。实际临床应用中，常在此方案的基础上加上其他药物构成实施方案。加上柔红霉素（D）构成 DVP 方案，加上柔红霉素和左旋门冬酰胺酶（L）构成 DVLP 方案。上述药物的主要不良作用有末梢神经炎、便秘（长春新碱）、心脏中毒（柔红霉素）、肝功能损害、胰腺炎、凝血因子及白蛋白合成减少、过敏反应（左旋门冬酰胺酶）。

强化巩固：可用原诱导缓解方案治疗 2~4 个疗程，也可采用其他化疗方案。全国白血病学术讨论会议建议的六疗程方案是：第 1、4 疗程用原诱导方案；第 2、5 疗程用依托泊苷（$75mg/m^2$体表面积，第 1~3 天静脉滴注）、阿糖胞苷（$100~150\ mg/m^2$，第 1~7 天，静脉滴注）；第 3、6 疗程用甲氨蝶呤（$1~1.5mg/m^2$，第 1 天，静脉滴注），主要副作用为黏膜炎、肝肾功能损害，停药后 12 小时以四氢叶酸钙（$6~9mg/m^2$，6 小时 1 次，肌肉注射，共 8 次）解救。

维持治疗：维持治疗常用 6-硫基嘌呤（6-MP）和甲氨蝶呤（TMX），可单纯使用，亦可交替使用。6-硫基嘌呤 $75mg/m^2$，每周 1 次，口服；甲氨蝶呤 $20mg/m^2$，每周 1 次，口服，一般维持 3 年。

（2）**急性髓系白血病的化学治疗**

诱导缓解：国内外普遍采用的方案为柔红霉素（D）和阿糖胞苷（A）构成的 DA 方案，国内采用的还有高三尖杉酯碱（H）、阿糖胞苷（A）、长春新碱（O）和强的松（P）构成的 HOAP 方案。DA 方案：柔红霉素 $45mg/（m^2·d）$，第 1~3 天，静脉注射；阿糖胞苷 $100mg/（m^2·d）$，第 1~7 天，静脉滴注。HOAP 方案：高三尖杉酯碱 2~4mg，第 1~7 天，静脉注射；长春新碱 2mg，第 1 天，静脉注射；阿糖胞苷 50~75mg，每 12 小时一次，第 1~7 天，静脉滴注；强的松 40mg，第 1~7 天，口服。另外，国内对 M_3 型白血病采用全反式维甲酸（ATRA）和三氧化二砷治疗，取得良好效果。

强化巩固治疗：可选择下列方案之一：①原诱导方案治疗 4~6 个疗程；②阿糖胞苷，$2~3g/m^2$，静脉滴注 3 小时，连续 6 个剂量，至少用 4 个疗程。

维持治疗：与急性淋巴细胞白血病不同，因近年来发现长期维持治疗并不能明显延长急性髓系白血病病人的生存期，故目前主张在诱导缓解后早期强化治疗，无须长期维持。

4. 中枢神经系统白血病的防治

（1）预防 甲氨蝶呤10mg，地塞米松5mg，每周2次，鞘内注射，连续4周。

（2）治疗 甲氨蝶呤10~15mg，地塞米松5~10mg，每周2次，鞘内注射。脑脊液检查恢复正常后，改为甲氨蝶呤5~10mg，地塞米松5mg，6~8周1次，鞘内注射，直至全身化疗结束。同时配合头颅放射治疗（2400~3000cGy）。以上方案多用于急性淋巴细胞白血病。急性髓系白血病可采用下列方案：阿糖胞苷25mg，地塞米松2~4mg，每周1~2次，鞘内注射，连续4次。后改为每8周1次，直至全身化疗结束。

5. 睾丸白血病的治疗 采用放射治疗，放射剂量2000cGy，不管是单侧睾丸肿大还是双侧睾丸肿大，均应采取双侧照射。

6. 造血干细胞移植 为有效的治疗方法。根据供受者关系分类：①自体造血干细胞移植：将自体正常或疾病缓解期的造血干细胞保存起来，在接受大剂量化疗后回输造血干细胞。②同基因造血干细胞移植：指同卵孪生之间的移植。③异基因造血干细胞移植：又可分为同胞HLA相合、亲缘HLA不全相合或半相合、非亲缘HLA相合、非亲缘HLA不全相合等。异基因造血干细胞移植可使急性淋巴细胞白血病长期存活率达40%~65%。

【预后】

急性白血病不经特殊治疗平均自然生存期为3个月，经有效治疗可长期存活。1~9岁且白细胞数<50×10⁹/L的急淋病人预后最好，经有效治疗50%~70%可长期存活甚至痊愈。

二、慢性白血病

慢性白血病（chronic leukemia，CL）是一组异质性造血系统恶性肿瘤，它与急性白血病的区别是病程缓慢，白血病细胞有一定的分化成熟能力，骨髓及周围血中以异常的较成熟的细胞为主。临床上将其分为慢性髓系白血病（chronic myelogenous leukemia，CML）、慢性淋巴细胞白血病（chronic lymphocytic leukemia，CLL）及少见类型的白血病，如毛细血管白血病、幼淋巴细胞白血病等。

【临床表现】

1. 慢性髓系白血病 慢性髓系白血病简称慢粒，病程分为慢性期、加速期和最终急变期。

（1）慢性期（稳定期） 可持续1~4年。表现为乏力、多汗、体重减轻、脾大、胸骨压痛、眼底渗出或出血。亦可出现白细胞淤滞症，表现为呼吸困难甚至呼吸窘迫、低氧血症、反应迟钝、言语不清、颅内出血、阴茎异常勃起等。脾大为最显著的体征，肿大的脾可达脐或脐水平以下，质地坚硬，平滑，无压痛，发生梗死后表现为明显压痛、闻及摩擦音。

（2）加速期（增殖期） 表现为发热、虚弱无力、进行性体重下降、骨骼疼痛及压痛、贫血、出血、脾持续或进行性肿大。对原来治疗有效的药物变得无效。本期持续几个月至数年。

（3）急变期 多数为急粒变，少数为急淋变或急单变，偶有巨核细胞变和红白细胞变。其表现类似急性白血病，预后极差，可在数月内死亡。

2. 慢性淋巴细胞白血病

（1）全身症状 早期常无症状或仅感乏力、体倦、活动时呼吸困难，继之可出现食欲不振、低热、多汗、消瘦、贫血，晚期可出现感染症状（发热等）、出血（皮肤出血、鼻出血、牙龈出血等）。

（2）淋巴结、肝、脾大 淋巴结肿大常被首先发现，多见于颈部、锁骨上、腋窝、腹股沟处淋巴结，以颈部淋巴结肿大最常见。肿大的淋巴结质韧，无压痛，可移动，随着病程发展可逐渐增大或融合。脾轻度至中度肿大，出现脾梗死时，可出现压痛。肝轻度肿大。

（3）结外浸润 淋巴细胞可浸润至皮肤、结膜、肺、胸膜、胃肠道、骨骼、神经系统、肾、前列腺和眶后组织等。皮肤浸润表现为红皮病、皮肤棕红色结节或皮肤增厚；累及眶后组织、心包、胸膜等，出现突眼、胸腔积液、出血性心包炎等；累及胃肠道出现溃疡、消化道出血等；累及中枢神经系统较少见，可出现头痛、脑膜刺激征、脑神经麻痹甚至昏迷等。

（4）并发症 免疫缺陷及免疫紊乱表现，如条件致病性病原体感染、自身免疫性疾病和第二肿瘤等。

【辅助检查】

1. 慢性髓系白血病

（1）血象 白细胞明显升高，多超过 $20 \times 10^9/L$，甚至超过 $100 \times 10^9/L$，粒细胞显著增多，各阶段粒细胞均可见，以中性中幼、晚幼和杆状粒细胞为主，原始粒细胞 < 10%，嗜酸性粒细胞、嗜碱性粒细胞增多；红细胞减少，红细胞形态正常；血小板早期正常，晚期减少。

（2）骨髓象 骨髓增生活跃或极度活跃，以粒系为主，粒/红比例明显增高，中性中幼、晚幼及杆状粒细胞显著增多，原始细胞 < 10%，嗜酸性粒细胞、嗜碱性粒细胞增多；红细胞相对减少；巨核细胞正常或增多，晚期减少。

（3）其他检查 ①白血病细胞内中性粒细胞碱性磷酸酶活性减低或呈阴性反应。②中性粒细胞中出现 Ph 染色体（小 22 号染色体）、9 号染色体长臂上的 C-ABL 原癌基因易位至 22 号染色体长臂的断裂点簇集区（BCR），形成 BCR-ABL 融合基因。

（4）血液生化 血清及尿中尿酸增高，血清乳酸脱氢酶增高。

2. 慢性淋巴细胞性白血病

（1）血象 白细胞 $>10 \times 10^9/L$，淋巴细胞增多，占 50% 以上，绝对值 $\geq 5 \times 10^9/L$

（持续 3 个月以上），以小淋巴细胞为主，可见少数幼淋巴细胞或不典型淋巴细胞，易见到破裂细胞，中性粒细胞百分率降低；红细胞逐渐减少；血小板减少。

（2）骨髓象 骨髓有核细胞增生活跃，淋巴细胞≥40%，以成熟淋巴细胞为主。红系、粒系、巨核系细胞减少。

（3）免疫学检查 小鼠玫瑰花结试验阳性；细胞膜表面免疫球蛋白（sIg）弱阳性；CD_5、CD_{19}、CD_{79a}、CD_{23}阳性；CD_{20}、CD_{22}、CD_{11c}弱阳性。

（4）染色体检查 染色体核型呈 13q14 缺失（预后较好），或呈 12 号染色体三体（预后中等），或呈 11q22 ~ 23、17p13 缺失（预后较差）。

【诊断】

1. 慢性髓系白血病诊断要点 ①多见于中年人，起病缓慢；②逐渐出现乏力、虚弱、发热、骨骼疼痛及压痛、脾大、贫血、出血等临床表现，尤以脾大为突出特点；③血象显示粒细胞显著增多，以中幼、晚幼和杆状核粒细胞为主，嗜酸性粒细胞和嗜碱性粒细胞亦增多；④骨髓象显示增生活跃或极度活跃，以粒系为主，粒/红比例明显增高，中性中幼、晚幼及杆状核粒细胞明显增多，嗜酸性粒细胞增多；⑤Ph 染色体阳性或 BCR – ABL 融合基因阳性。

2. 慢性淋巴细胞白血病诊断要点 ①多见于老年人（50 岁以上），起病极为缓慢；②逐渐出现乏力、体倦、淋巴结肿大、脾肿大、贫血等临床表现，颈部淋巴结肿大常为本病诊断提供重要线索；③血象显示白细胞增多，淋巴细胞比例≥50%，淋巴细胞绝对值≥5×10^9/L（持续 3 个月以上），以小淋巴细胞增多为主；④骨髓象显示有核细胞增生活跃，淋巴细胞比例≥40%，以成熟淋巴细胞为主；⑤免疫学检查有助于确定白血病淋巴细胞的来源。

【鉴别诊断】

1. 其他表现脾大的疾病 这些疾病常见的有血吸虫病、慢性疟疾、肝硬化、脾功能亢进等，它们易与慢性髓系白血病混淆。这些疾病有下列特点：①各疾病的其他临床特点；②血吸虫病或慢性疟疾可找到相应的病原体（卵）；③血象与骨髓象无慢性粒细胞白血病表现；④Ph 染色体阴性。

2. 骨髓纤维化症 原发性骨髓纤维化症因脾大显著、血象中白细胞增多并出现幼稚白细胞易与慢性髓系白血病混淆。该病有下列特点：①血象白细胞数 < 10×10^9/L 且非进行性增加；②可见到异常形态的红细胞（如泪滴形红细胞）；③Ph 染色体阴性；④多次多部位骨髓穿刺干抽；⑤骨髓活检网状纤维染色阳性。

3. 病毒感染引起的反应性淋巴细胞增多症 这类淋巴细胞增多多为暂时性，当感染被控制后，淋巴细胞计数逐渐恢复正常。

【治疗】

1. 慢性髓系白血病治疗 早发现，早治疗，避免疾病急性变。

（1）分子靶向治疗　甲磺酸伊马替尼为 2 - 苯胺嘧啶衍生物，是 abl 特异性酪氨酸激酶的抑制剂，能特异性阻断 ATP 在 abl 特异性酪氨酸激酶上的结合位点，使酪氨酸残基不能磷酸化，从而抑制 BCR - ABL 阳性细胞的增殖。此药需要终生使用，治疗剂量 400mg/d，口服。用药后可出现恶心、呕吐、水肿、肌肉痉挛、皮疹、骨痛等副作用，可适当应用镇吐药、利尿剂或调整剂量。

（2）干扰素　用于不适合分子靶向治疗和造血干细胞移植者。300 万 ~ 500 万 U/m²，皮下或者肌肉注射，每周 3 ~ 7 次。推荐与小剂量阿糖胞苷合用。

（3）羟基脲　具有细胞周期性特异性抑制 DNA 合成的作用。每次 1g，每日 3 次，口服；待白细胞降至 20×10^9/L 时，剂量减少；待白细胞降至 10×10^9/L 时，改为每日 0.5 ~ 1g 维持。

（4）白消安（马利兰）　属于烷化剂，作用于早期祖细胞。初始剂量每日 4 ~ 6mg，口服；当白细胞降至 20×10^9/L 时停药（停药后疗效可维持 2 周），稳定后改为每 1 ~ 3 天口服 2mg，或每日口服 1 ~ 2mg，使白细胞维持在 7×10^9/L。当白细胞 < 5×10^9/L，血小板 < 100×10^9/L 时应停药。马利兰对骨髓的毒性作用很强，可造成血小板减少，甚至全血细胞减少，且恢复较难。长期应用马利兰还可导致肺间质纤维化、白内障、皮肤色素沉着、性欲减退、闭经、精液缺乏等。

（5）其他化疗药物　阿糖胞苷、高三尖杉酯碱、靛玉红、6 - 巯基嘌呤、二溴卫茅醇、美法仑、三氧化二砷、环磷酰胺等。

（6）放射治疗　脾区照射可用于化疗耐药、脾极度增大者。若有骨骼、软组织浸润也可采取局部放疗。

（7）造血干细胞移植　异基因造血干细胞移植是唯一可治愈慢性髓系白血病的方法。

2. 慢性淋巴细胞白血病治疗

（1）化学治疗　能改善本病的症状和体征，但不能延长生存和治愈本病。因此，慢性淋巴细胞白血病的化学治疗根据病人的临床分期和全身情况而定。通行的国际Binet分期分为三期：A 期：血液中淋巴细胞 $\geq 15 \times 10^9$/L，骨髓中淋巴细胞 $\geq 40\%$，无贫血或血小板减少，肝、脾和淋巴结肿大少于 3 个区域（脾、肝各为一个区域，颈、腋下、腹股沟淋巴结不论一侧或两侧各作为一个区域，共 5 个区域）。B 期：血液和骨髓中淋巴细胞数同上，无贫血及血小板减少，但淋巴结、肝、脾肿大，多于 3 个区域。C 期：血液和骨髓淋巴细胞数同上，但有贫血（血红蛋白男性 < 110g/L，女性 < 100g/L）或血小板减少（血小板 < 100×10^9/L），肝、脾、淋巴结累及区域可不计。一般 A 期不需化疗，定期复查即可；B 期出现症状和 C 期均应化疗。

苯丁酸氮芥：为首选药物。完全缓解率为 15%，部分缓解率为 65%。成人初始剂量每日 6 ~ 10mg，口服。7 ~ 14 天后，如有骨髓造血功能抑制倾向可减至每日 2 ~ 6mg，口服，直至缓解。本方案适于用 B 期。苯丁酸氮芥加强的松每日 10 ~ 20mg，口服，维持半年停药，适用于 C 期。复发后可再用药。

氟达拉滨：25 ~ 30mg/（m²·d），静脉滴注，连续 5 天，每 4 周重复 1 次。对难治性慢性淋巴细胞白血病可采用氟达拉滨与环磷酰胺联合治疗。

糖皮质激素：主要用于合并自身免疫性血细胞减少的治疗，不单独使用。但大剂量甲泼尼龙对难治性慢性淋巴细胞白血病，尤其是 17p 缺失的患者疗效较好。

（2）造血干细胞移植　对于年轻、能耐受、具有高危险因素的患者可考虑干细胞移植。

【预后】

慢性髓系白血病经化疗后中位生存时间为 39～47 个月，25%～50% 可存活 5 年以上，个别达 10～20 年。Ph 染色体阳性预后差，一旦发生急性变大多在几周或几个月内死亡。

慢性淋巴细胞白血病病程长短差别很大，平均生存时间 3～4 年，长者可达 10 年以上。主要死亡原因为并发感染，尤其是肺部感染，其次是出血和贫血。慢性淋巴细胞白血病一般不发生急性变。

第三节　过敏性紫癜

过敏性紫癜（allergic purpura）又称出血性毛细血管中毒症或 Schönlein – Henoch 综合征，是一种血管变态反应性疾病，致敏原导致机体产生变态反应，使血管脆性和通透性增加，血液外渗，致皮肤紫癜、黏膜及某些器官出血。本病多发生于儿童和青少年，男女比例约为 3:2。

【病因与发病机制】

1. 病因　致敏原有多种，与本病有关的主要有：

（1）感染　细菌中以 β 溶血性链球菌为常见，常引起急性扁桃体炎和上呼吸道感染。其次有金黄色葡萄球菌、结核杆菌和肺炎球菌等。病毒中以流感、风疹、水痘、风疹等病毒为最常见。寄生虫感染以蛔虫多见，寄生虫侵入人体后，其代谢产物和死亡后的分解产物可引起本病。

（2）食物　主要有鱼、虾、蟹、牛奶、蛋、鸡等所含的异性蛋白。

（3）药物　常用的抗生素（青霉素、氨苄西林、头孢菌素类、链霉素、氯霉素、红霉素等）、各种磺胺类药物、解热镇痛药（水杨酸类、氨基比林、保太松、安乃近）、镇静剂（苯巴比妥、水合氯醛、安宁）、激素类（人工合成雌激素、丙酸睾丸酮、胰岛素）、抗结核药（异烟肼）、其他药物（洋地黄、奎尼丁、阿托品、噻嗪类利尿药、碘化物、砷剂、铋剂等）。

（4）其他　如寒冷、外伤、昆虫叮咬、花粉、接种、结核菌素试验、更年期甚至精神因素等都能诱发本病。

2. 发病机制　以上因素对某些人有致敏作用，使机体产生变态反应。作用机制为：①蛋白质及其他大分子物质的致敏原刺激浆细胞产生 IgG 抗体（也可产生 IgA 和 IgM 抗体），IgG 抗体与相应抗原在血流中结合成抗原－抗体复合物，能在血流中长期存在。复合物沉积在血管壁和肾小球基底膜上并激活补体，其 C_{3a}、C_{5a}、C_{567} 可吸引中性粒细胞对复合物进行吞噬，并释放溶酶体酶类物质，引起血管炎症及组织损伤。②小分子致敏原作为半抗原进入机体，刺激产生 IgE 抗体，IgE 抗体为一种亲细胞抗体，以其 Fc 段与肥大细胞和嗜碱性粒细胞表面的受体相结合，而以其 Fab 段与抗原相结合。当致敏原再次入侵机体时，即与肥大细胞上的 IgE 结合，激发细胞内一系列酶反应，释放组胺和慢反应物质（SRS－A）。此外，致敏原与 IgE 结合后，不仅可使 α_2 球蛋白释放缓激肽，也能刺激副交感神经兴奋，释放乙酰胆碱。组胺、SRS－A、缓激肽和乙酰胆碱作用于血管平滑肌，引起小动脉及毛细血管扩张，通透性增加，进而导致出血和炎症。

【临床表现】

多在春秋季发病。发病前 1～3 周可有低热、乏力及上呼吸道感染等前驱症状。依据临床表现不同主要分为 5 型。

1. 单纯型过敏性紫癜（紫癜型） 是最常见的类型。主要表现是皮肤紫癜。初发时呈深红色，压之不褪色，单独或互相融合，呈对称性分布，以四肢伸侧及臀部多见，很少侵犯躯干，可伴有痒感或疼痛，成批反复出现。数日内，紫癜渐变成紫色、黄褐色、淡黄色，经 7～14 日逐渐消退。除紫癜外，还可并发荨麻疹、血管神经性水肿、多形性红斑或溃疡坏死等。

2. 腹型过敏性紫癜（Henoch 型） 除皮肤紫癜外，消化道黏膜和腹膜脏层毛细血管受累。腹痛最常见，常发生在出疹的 1～7 日，多呈阵发性绞痛，以脐周及下腹痛明显，亦可遍及全腹，发作时可因腹肌紧张而出现明显压痛、肠鸣音亢进，应与"急腹症"进行鉴别。可伴有恶心、呕吐、腹泻与黑便。因肠壁水肿、肠道不规则蠕动，可导致肠套叠，扪及包块，多见于儿童。

3. 关节型过敏性紫癜（Schönlein 型） 除皮肤紫癜外，关节可有轻微疼痛到明显的红、肿、痛及活动障碍。病变常累及大关节，以膝、踝、肘、腕等关节多见，可呈游走性，常易误诊为"风湿病"。主要是关节周围病变，可反复发作，不遗留关节畸形。

4. 肾型过敏性紫癜 过敏性紫癜肾炎的病情最为严重。肾损害多发生于紫癜出现后 1 周，轻重不一，有的仅为短暂血尿，有的很快进展为肾功衰竭，但少见。主要表现为水肿、高血压、血尿、蛋白尿、管型尿等急性肾小球肾炎表现，少数可为慢性肾炎、肾病综合征的表现，个别可转入慢性肾衰竭。

5. 混合型过敏性紫癜 皮肤紫癜合并上述两种以上临床表现时称为混合型过敏性紫癜。

另外，少数紫癜可累及其他部位：累及脑和脑膜血管，表现为头痛、呕吐、谵妄、抽搐、瘫痪和昏迷等。累及呼吸系统，表现为咯血、哮喘、胸膜炎、肺炎等。累及眼部，表现视神经萎缩、虹膜炎、视网膜出血等。

【辅助检查】

1. 血象 白细胞计数正常或轻度升高，有感染时可增高。红细胞和血红蛋白正常或轻度降低。血小板计数多正常。

2. 出凝血机制检查　除出血时间（BT）可能延长外，其他均正常。

3. 尿常规　肾型或混合型可有血尿、蛋白尿、管型尿。

4. 肾功能　肾型或混合型可有不同程度的肾功能损害，如尿素氮升高、内生肌酐清除率下降等。

【诊断】

1. 诊断要点　①发病前1~3周多有低热、咽痛、全身乏力或上呼吸道感染病史；②四肢出现对称分布、分批出现的紫癜，尤以下肢为主；③紫癜出现前后，可伴有腹痛、关节肿痛、血尿及水肿等；④血小板计数、功能及出凝血检查正常；⑤排除其他原因引起的血管炎及紫癜。

2. 临床分型　过敏性紫癜诊断确立后，还应做出分型诊断（见临床表现）。

【鉴别诊断】

1. 血小板减少性紫癜　瘀点、瘀斑可呈不规则分布，皮疹往往不隆起。血小板计数减少，骨髓象见巨核细胞成熟障碍。

2. 风湿性关节炎　关节型需与风湿性关节炎鉴别。后者常有风湿活动，血清抗链"O"及血沉明显增高和增快。主要表现为急性游走性多关节炎，呈红、肿、热及触痛，运动受限等。

3. 急性肾小球肾炎与狼疮性肾炎　急性肾小球肾炎无皮肤紫癜、腹部及关节症状。狼疮性肾炎有多脏器损害、白细胞减少、血沉增快、狼疮细胞阳性、抗核抗体阳性。

【治疗】

1. 一般治疗　寻找并清除过敏原，避免进食致敏的食物，避免服用致敏的药物，控制扁桃体炎。

2. 抗过敏治疗

（1）抗组胺药物　盐酸异丙嗪12.5~25mg，每日3次，口服；马来酸氯苯那敏片4mg，每日3次，口服；氯雷他定10mg，每日1次，口服。

（2）糖皮质激素　可抑制抗原抗体反应，改善毛细血管通透性。对关节型、腹型和皮肤型效果较好。泼尼松30mg，每日1次，口服；严重者可用氢化可的松100~200mg或地塞米松10~20mg，每日1次，静脉滴注，连续3~5天，病情转后改口服。糖皮质激素治疗一般不超过30天，肾型者可酌情延长。

（3）其他药物　复方芦丁20~40mg，每日3次，口服；维生素C 2~3g，每日1次，静脉注射或加入葡萄糖注射液中静脉滴注；西咪替丁400mg，每日2次，口服；葡糖糖酸钙1g，稀释后缓慢静脉注射，每日1次。

3. 免疫抑制剂治疗　上述治疗效果不佳或反复发作者，可试用免疫抑制剂，特别是合并肾脏损伤者。可采用环磷酰胺2~3mg/（kg·d），分次口服，或硫唑嘌呤2~

3mg/（kg·d），口服，但应注意血象及其他副反应。

4. 抗凝治疗　适用于肾型。初以肝素钠100~200U/（kg·d）静脉滴注，4周后改用华法林4~15mg/d，2周后改用维持量2~5mg/d，2~3个月，使凝血酶原时间维持在正常1~2倍。

5. 中医药治疗　以凉血、解毒、活血化瘀为主，代表方为犀角地黄汤加减。适用于慢性反复发作或肾型。

【预后】

本病常可自愈，但可复发，首次发作严重者，复发率高。一般病程为2~6周，肾型病程最长，长者可达4~5年以上。

第四节　特发性血小板减少性紫癜

特发性血小板减少性紫癜（idiopathic thrombocytopenic purpura，ITP）是一种多种机制共同参与的免疫介导的血小板过度破坏所致的出血性疾病。2007年ITP国际工作组将本病更名为原发免疫性血小板减少症（immune thrombocytopenia，ITP）。临床特点为自发性皮肤、黏膜及内脏出血，外周血小板常少于100×10^9/L。ITP发病率为5/10万~10/10万。男女发病率相近，育龄期女性发病率高于同龄段男性，60岁以上人群发病率较60岁以下高一倍。

【病因与发病机制】

尚未完全明确，目前认为与下列因素有关。

1. 病毒感染与免疫异常　病毒感染主要发生在上呼吸道，感染常见的病毒有风疹病毒、麻疹病毒、水痘病毒、腮腺炎病毒、巨细胞病毒等。感染造成机体免疫异常使血小板破坏：机体免疫紊乱产生抗血小板自身抗体或病原作为半抗原与某些血小板上的糖蛋白结合形成完整抗原，刺激机体产生抗血小板自身抗体，自身抗体作用于血小板使血小板直接破坏，或使血小板结构产生变化易于被单核-巨噬细胞清除，或使血小板吸附补体，通过补体溶解破坏血小板。

2. 雌激素作用　育龄期女性发病率高于同龄段男性，妊娠期容易复发，表明雌激素可能参与ITP发病。

3. 遗传缺陷　遗传缺陷致血小板结构异常，易于被单核-巨噬细胞系统清除。

【临床表现】

1. 起病情况　成人ITP一般起病隐匿。儿童发病前1~3周往往有急性上呼吸道感染史或预防接种史。部分起病急骤，可有畏寒、寒战、发热、乏力等全身症状。

2. 出血

（1）皮肤黏膜出血　多数较轻，范围局限，但可反复发生。严重者全身皮肤瘀点、紫癜、瘀斑，甚至出现血疱或血肿。皮肤操作处或注射部位可渗血不止。黏膜出血表现为鼻出血、牙龈出血等。

（2）内脏出血 月经过多常见，有时甚至是唯一表现。胃肠道出血表现为呕血、便血；呼吸道出血表现为咯血、呼吸困难；泌尿生殖道出血表现为尿血、阴道出血；颅内出血可致剧烈头痛、呕吐、意识障碍、局灶神经症状（瘫痪、感觉障碍），甚至出现脑疝，是本病死亡的主要原因。

3. 贫血 长期慢性失血可致贫血，少数伴轻度脾肿大。

【辅助检查】

1. 血象 血小板计数减少，血小板形态可正常，或出现异形血小板（表现为体积增大、畸形）；白细胞多正常或稍增高，急性型嗜酸性粒细胞和淋巴细胞增多；部分由于失血可出现小细胞低色素性贫血。

2. 骨髓象 ①骨髓巨核细胞数目正常或增多；②骨髓巨核细胞成熟障碍，产血小板的巨核细胞数明显减少；③红系及粒、单核系正常。

3. 血小板相关抗体检查 80% 以上血清中可查到血小板相关抗体（PAIg），主要抗体成分为 IgG，亦可为 IgA。对诊断无特异性，但有参考价值。

4. 止血与凝血功能检查 出血时间延长，血块退缩不佳，束臂试验阳性，血清凝血酶时间及凝血时间均正常。放射性核素^{51}铬或^{111}铟测定，血小板寿命缩短。

【诊断】

目前 ITP 的诊断仍是排除性诊断。

1. 诊断要点 ①发病前 1~3 周可有急性上呼吸道感染史或预防接种史；②出现皮肤黏膜出血、内脏出血（女性尤其出现月经增多）等临床表现（一般无脾大，或仅轻度脾大）；③至少两次化验血小板计数减少，血细胞形态无异常；④骨髓象巨核细胞正常或增多，有成熟障碍；⑤排除其他继发性血小板减少症。

2. 分型与分期

（1）新诊断的 ITP 指确诊后 3 个月以内的 ITP。

（2）持续性 ITP 指确诊后 3~12 个月血小板持续减少的 ITP，包括没有自发缓解者或停止治疗后不能维持完全缓解者。

（3）慢性 ITP 指血小板减少持续超过 12 个月的 ITP。

（4）重症 ITP 指血小板 $< 10 \times 10^9/L$，且就诊时存在需要治疗的出血症状或常规治疗中发生新的出血症状，且需要采取其他升高血小板的药物治疗或增加现有治疗药物的剂量。

（5）难治性 ITP 指满足以下 3 个条件者：①脾切除后无效或复发；②仍需要治疗以降低出血的危险；③除外其他原因引起的血小板减少症，确诊为 ITP。

【鉴别诊断】

1. 过敏性紫癜 属血管性紫癜的一种，因变态反应导致毛细血管壁脆性及通透性增加，血液外渗，产生皮肤、黏膜及某些器官出血。其主要特点有：①有进食动物性食物（海产品、肉类、蛋类等）、使用药物（青霉素、保泰松、磺胺等）、接触花粉或尘螨、上呼吸道感染（扁桃体炎、猩红热、麻疹、流行性腮腺炎、风疹、肠道寄生虫病）等病史；②皮肤出血局限于四肢和臀部，尤其是下肢，躯干极少，呈对称性，分批出现；③可出现肾型、腹型、关节型紫癜表现；④血象显示血小板计数正常；⑤骨髓象显示巨核细胞正常；⑥毛细血管镜检查显示毛细血管扩张、扭曲及渗出性炎症改变。

2. 单纯性紫癜 为一种原因不明的血管性紫癜，其主要特点是：①多见于青年女性，可于月经期加重；②紫癜局限于四肢，尤其是下肢及臀部，有反复发生及自愈倾向；③除毛细血管通透性增高外，血小板计数、骨髓检查均正常；④预后良好。

3. 遗传性出血性毛细血管扩张症 这是一种常染色体显性遗传造成的血管结构异常性疾病。小血管缺乏弹性纤维及平滑肌，毛细血管、小动脉、小静脉管壁变薄，仅由单层内皮细胞构成，缺乏收缩能力，致局部血管扩张、迂曲、易于破裂出血。其特点是：①某些固定部位（鼻、牙龈、皮肤等）的反复出血；②某些固定部位（口腔、鼻、耳下、手掌、甲床等）可见鲜红或暗紫色团状毛细血管扩张，直径 1～3mm，按之可褪色；③血小板计数和功能正常，凝血功能正常。

4. 血友病 是一组因遗传性凝血因子生成障碍引起的出血性疾病。其主要特点是：①阳性家族史；②几乎只见于男性，幼年起病伴随终生；③自发或轻度外伤后出血不止，软组织或深部肌肉血肿形成，膝、踝等负重关节反复出血，皮肤紫癜极罕见；④血清凝血因子（FⅧ：C、FIX：C）缺乏；⑤凝血活酶生成试验（TGT）及纠正试验可确诊。

【治疗】

治疗要遵循个体化原则。一般血小板 $>50 \times 10^9/L$，无出血倾向者可予以观察并定期检查。

1. 一般治疗 注意休息，必要时卧床休息。给予易消化富含营养食物。做好皮肤、黏膜出血部位的清洗、护理。避免外伤。避免应用影响血小板功能的药物。

2. 糖皮质激素治疗 这是 ITP 的首选治疗，近期有效率达 80%。糖皮质激素能够减少血小板相关抗体生成及减轻抗原抗体反应、抑制单核 - 吞噬细胞系统对血小板的破坏，降低毛细血管通透性，刺激骨髓造血及血小板向外周血的释放。一般情况下，泼尼松 1mg/（kg·d），分 3 次口服或顿服。如果病情严重可用地塞米松（10～20mg/d，静脉滴注）或甲泼尼松龙琥珀酸钠（15～20mg/kg·d，静脉滴注），好转后再改为泼尼松口服。血小板恢复到接近正常时，开始减量，每周减 5mg，最后以泼尼松每日 5～10mg 口服维持 3～6 个月。注意监测血压、血糖的变化，预防感染，保护胃黏膜。

3. 免疫抑制剂治疗

（1）适应证 ①糖皮质激素治疗或脾切除无效者；②不适用糖皮质激素治疗或脾切除者；③联合糖皮质激素治疗以减少糖皮质激素用量或提高疗效者。

（2）常用药物 长春新碱，每次 1mg，每周 1 次，静脉注射，4～6 周为一疗程。环磷酰胺，2～3mg/（kg·d），口服，3～6 周一疗程，或 0.3～0.6mg/m²，每 3 周 1

次，静脉注射。硫唑嘌呤，1~3mg/（kg·d），口服，2~3个月为一疗程。

4. 其他药物治疗　①达那唑 300~600mg，口服，2~3个月为一疗程，常与糖皮质激素联合使用。②氨肽素 1g，分 2~3 次口服，8 周为一疗程。③抗 CD_{20} 单克隆抗体 $375mg/m^2$，每周 1 次，静脉注射，连用 4 周。④血小板生成药物：一般用于糖皮质激素治疗无效或难治性 ITP。常用药物有重组人血小板生成素（rhTPO）、TPO 拟肽罗米司亭以及非肽类 TPO 类似物艾曲波帕。

5. 脾切除　是本病治疗的有效方法之一。脾切除能够减少血小板抗体生成，消除血小板破坏场所。其有效率为 70%~90%。

（1）**适应证**　①正规糖皮质激素治疗 3~6 个月无效者；②糖皮质激素维持量超过每日 30mg；③不适用糖皮质激素治疗者；④^{51}铬扫描脾区放射指数增高者。

（2）**禁忌证**　①<2 岁的婴幼儿；②妊娠期；③伴有其他疾病不能耐手术者。

6. 急症处理　全身出血广泛而严重，疑有或已有颅内出血，血小板 $<20×10^9/L$，属于 ITP 的急症，有生命危险，需紧急处理。处理措施如下：

（1）**甲泼尼龙**　每日 1g，静脉注射，3~5 天为一疗程。

（2）**丙种球蛋白**　0.4g/（kg·d），静脉滴注，4~5 天为一疗程，1 个月后可重复一次。

（3）**血浆置换**　每次置换 3000mL 血浆，每日 1 次，连续 3~5 天。

（4）**血小板输注**　成人每次 10~20U（每 200mL 循环血液中采得的血小板为 1U），静脉滴注，可根据病情重复使用，但仅限于威胁生命的严重出血。

附：特发性血小板减少性紫癜疗效参考标准

显效：无出血，血小板计数恢复正常，持续 3 个月以上，两年以上无复发。

良效：无或基本无出血，血小板升至 $50×10^9/L$ 以上，或较原水平提高 $30×10^9/L$ 以上，持续 2 个月。

进步：出血改善，血小板较原水平有所上升，持续半月以上。

无效：出血及血小板计数无改善。

第五节　血友病

血友病（hemophilia）是一组由于基因遗传所导致的凝血活酶生成障碍引起的出血性疾病。根据缺乏凝血因子不同，可分为血友病 A（又称 FⅧ缺乏症）和血友病 B（又称 FⅨ缺乏症）。其中以血友病 A 较为常见。血友病在先天性出血性疾病中最为常见，以阳性家族史、幼年发病、自发或轻度外伤后出血不止、血肿形成及关节出血为临床特征。血友病发病率为 5/10 万~10/10 万，国内血友病 A 约占 85%。

【病因与发病机制】

FⅧ、FⅨ基因位于 X 染色体上，血友病 A 与血友病 B 均表现为伴性隐性遗传特征，即女性传递，男性发病。男性患者与正常女性婚配子女中男性均正常，女性为传递者；

正常男性与传递者女性婚配，子女中男性半数为患者，女性半数为传递者；男性患者与传递者女性婚配，所生男孩和女孩均有半数发病的几率，所生女孩还有半数为血友病传递者；男性患者与女性患者结婚，其下一代无论男女，均为血友病患者。约30%无家族史，其发病可能因基因突变所致。FⅧ在循环中与vWF以复合物形式存在。前者被激活后参与FX的内源性激活；后者作为一种黏附分子参与血小板与受损血管内皮的黏附，并有稳定和保护FⅧ的作用。血友病A患者体内不能合成足量的FⅧ，导致内源性途径凝血障碍及出血倾向的发生。FIX为一种单链糖蛋白，被FIXa等激活后参与内源性FX的激活。血友病B患者由于遗传或基因突变使FIX合成不足，造成内源性途径凝血障碍及出血倾向的发生。

【临床表现】

血友病主要表现为异常出血及出血所致的压迫症状或并发症。肌肉、关节腔、深部组织出血及创伤或手术后过量出血是本病的特征性表现。

1. 关节积血 常发生在创伤、行走过久、运动之后引起滑膜出血，多见于膝关节，其次为踝、髋、肘、肩腕关节等。严重者可致关节肿胀、僵硬、畸形，可伴骨质疏松、关节骨化及周围肌群萎缩。

2. 肌肉出血和血肿 多在创伤、肌肉活动过久后发生，多见于用力的肌群，如腰大肌、腿部、臀部等处。可导致血肿、局部疼痛和活动受限。

3. 假肿瘤（血友病性血囊肿）囊肿 可发生在任何部位，多见于大腿、骨盆、小腿足、手臂与手。也可发生于眼，但发生率较低。

4. 其他部位的出血 由于皮下组织、齿龈、舌、口腔及鼻黏膜等部位易于受伤，故为出血好发部位。幼儿多见于额部碰撞后出血、血肿。消化道出血可表现为呕血、黑便、血便或腹痛，多数存在原发病灶如胃、十二指肠溃疡。泌尿道出血可出现血尿，多无疼痛感，亦无外伤史。但若有输尿管血块形成则出现肾绞痛。部分可发生颅内出血。

5. 并发症 血肿压迫神经可导致受压神经支配区域疼痛、麻木或感觉丧失、肌肉萎缩等。舌、口腔底部、扁桃体、咽后壁、前颈部出血，则可引起上呼吸道梗阻导致呼吸困难，甚至窒息而死。局部血管受压迫可引起组织坏死。压迫输尿管可导致排尿障碍。腹膜后出血可引起麻痹性肠梗阻。

【辅助检查】

1. 筛选试验 出血时间、凝血酶原时间、血小板计数、血小板聚集功能正常。活化部分凝血酶原时间（APTT）延长。

2. 临床确诊试验 FⅧ促凝活性（FⅧ：C）测定辅以FⅧ：Ag测定和FIX促凝活性（FIX：C）测定辅以FIX：Ag测定可以确诊血友病A和血友病B。

3. 基因诊断试验 主要用于携带者检查和产前诊断。

【诊断】

1. 诊断要点 ①多为男性（女性罕见），有或无家族史，有家族史者符合X连锁隐性遗传规律；②有肌肉、关节腔或深部组织出血或创伤、手术后过量出血的临床表现；③辅助检查出血时间、血小板计数及 PT 正常，APTT 延长，FⅧ：C 或 FⅨ：C 减少；④排除继发性相应凝血因子减少的疾病。

2. 临床分型　血友病 A 可分为 3 型：①重型：FⅧ：C 活性低于 1%；②中型：FⅧ：C 活性为 1%～5%；③轻型：FⅧ：C 活性为 6%～30%。

【鉴别诊断】

血管性血友病为常染色体遗传性疾病，两性均可发病。出血好发于黏膜和内脏，很少累及关节腔和肌肉深部，罕见关节畸形。出血时间延长，血小板黏附率降低，血浆中 FⅧ：C 增高或正常，血浆 vWF 抗原缺乏。

【治疗】

1. 一般治疗　加强宣传教育，了解其相关知识。避免外伤和手术，如发生关节出血，应固定患肢。忌服阿司匹林、华法林等影响凝血的药物。

2. 替代治疗　补充缺失的凝血因子达到足以止血的水平是血友病治疗的重要措施。可选用的制剂有：

（1）新鲜血浆和新鲜冰冻血浆　每 1mL 新鲜血浆内含 1U FⅧ：C 和 1U FⅨ：C。一次最大安全量为 10～15mL/kg，由于容量限制，单纯输注血浆很难使 FⅧ：C 和 FⅨ：C 达到有效止血浓度。

（2）冷沉淀制剂　每袋 20mL 冷沉淀制剂约含 FⅧ80～100U。其效力大，容量小，适用于轻、中型血友病 A。

（3）凝血酶原复合物浓缩剂（PCC）　每瓶 200U，相当于 200mL 血浆中所含的 FⅨ，适用于血友病 B。

（4）FⅧ浓缩剂　有人型和猪型两种，猪型多用于有 FⅧ抗体的患者。

（5）重组 FⅧ及 FⅨ　生化特征与血浆制品大致相同，临床应用安全、有效。

3. 其他药物

（1）糖皮质激素　对减少出血，促进急性积血吸收，减少局部炎症反应，抑制免疫反应有一定疗效。泼尼松，成人开始每日 15～40mg，需要时可增加到 60mg，分次服用，病情稳定后逐渐减量。维持量每日 5～10mg。

（2）去氨加压素　是一种抗利尿激素，可促进内皮细胞释放储存的 vWF 和 FⅧ。常用剂量 0.3μg/kg，加入 30～50mL 生理盐水内快速静脉滴注，每 12 小时 1 次。

（3）抗纤溶药　保护已形成的纤维蛋白凝块不被溶解，从而发挥止血作用。6-氨基己酸 0.1g/kg，每日 3～4 次，口服，或 4～6g 溶于 5% 葡萄糖注射液 100mL 或 0.9% 生理盐水内静脉滴注。肾出血者禁用，以免造成梗阻。

（4）达那唑　每日 400～600mg，口服，可提高 FⅧ水平。

4. 手术治疗　关节严重畸形，影响正常活动者，在严格替代治疗情况下可行矫形手术。

5. 基因治疗 现处于临床研究阶段。方法是将 FⅧ 及 FIX 的正常基因转导入动物模型体内，纠正基因缺陷，生成具有生物活性的 FⅧ 及 FIX。

【预防】

本病目前尚无根治方法，因此预防尤为重要。让患者及其家属了解血友病相关知识，对血友病有正确的认识。严格婚前检查和产前检查，建立遗传咨询，减少或防止患儿的出生。血友病患者要避免创伤，减轻组织损伤。活动性出血的患者，应限制其活动范围和强度。

附一 造血干细胞移植技术

造血干细胞移植（hemopoietic stem cell transplantation，HSCT）是指对患者进行全身照射、化疗和免疫抑制处理后，将正常供体或自体的造血细胞注入体内，使之重建正常的造血和免疫功能。目前广泛应用于恶性血液病、非恶性难治性血液病、遗传性疾病和某些实体瘤的治疗，并获得了较好的疗效。

造血干细胞移植依据供体来源不同可分为异体造血干细胞移植和自体造血干细胞移植。异体造血干细胞移植又分为同基因造血干细胞移植（同卵双胞胎之间）和异基因造血干细胞移植，其中异基因造血干细胞移植来源于同胞兄弟姐妹为亲缘供者异基因造血干细胞移植，供者来源于无血缘关系的无关供者则为非亲缘异基因造血干细胞移植。同基因造血干细胞移植供、受者间不存在移植物被排斥和移植物抗宿主病等免疫学问题。自体造血干细胞移植是将自体正常或疾病缓解期的造血干细胞冻存起来，在患者接受大剂量化疗与放疗后回输入体内，不会出现移植物抗宿主病。

依据造血干细胞来源不同，可分为骨髓移植、外周血干细胞移植和脐血移植。骨髓移植是将正常供者骨髓输入患者体内，以取代病变骨髓的治疗方法。主要用于治疗造血功能异常、免疫功能缺陷、血液系统恶性肿瘤等，该疗法可显著提高疗效，改善预后，延长生存期乃至根治。骨髓移植成功率受诸多因素及时间考验，一般要经过五大关口：①移植前化疗关；②移植关；③移植后免疫排异关；④感染关；⑤移植后化疗关。只有依次顺利通过以上这五关，并在半年后做基因检查，在患者体内发现供髓者的基因表达，且骨髓、血象及重要脏器检查趋于正常、无其他症状，才算真正移植成功。干细胞由骨髓大量生成，其中少量的干细胞被释放到血液中，这就是外周血干细胞。通过使用重组人粒细胞集落刺激因子等药物，能够增加释放到血液中的干细胞数量，直接从血液中采集到干细胞移植所需要的足量的干细胞进行移植的技术称为外周血干细胞移植。动员的外周血干细胞移植较骨髓移植可获得更快的造血和免疫重建，而且费用相对较低，还可以使大剂量化疗更安全，现已成为自体移植的主要细胞来源。脐血移植是指利用新生婴儿脐带在被结扎后存留在脐带和胎盘中的血液来进行移植。虽然每个婴儿脐带中只有少量的血，但这些血液中含有大量的干细胞，是成体干细胞的主要来源之一。脐带血的造血干细胞具有如下优点：①脐带血造血干细胞，未受到放射、药物、毒物、病菌或其他环境污染；②脐带血造血干细胞的增殖能力强于骨髓内造血干细胞；③脐带血的采集较容易、不具伤害性，不会对产妇及新生儿产生不良影响。脐带血于出生即可存放在 $-196℃$ 液氮中储存，可随时取用。以脐带血做异基因移植时，较少有排斥反应，发生移植物抗宿主疾病的程度亦较骨髓移植轻。

中国造血干细胞捐献者资料库建立于 1992 年，截至 2011 年底，库容量突破 146 万人份，累计捐献 2500 余例。

附二 血液系统疾病案例

案例（一）

王某，女，24 岁，孕 24 周。因"面色苍白、头晕、乏力 5 个月，加重伴心悸 1 个月"前来就诊。平时吃饭挑食，厌肉类食品。妊娠早期，早孕反应剧烈，常有恶心、呕吐、纳差。5 个月前出现面色苍白、头晕、乏力，但能照常上班，未予重视。近 1 个月来，症状加重，并伴有心悸、耳鸣等，为明确诊断而入院。15 岁月经初潮，平时月经量较多，周期正常。

查体：T 36.4℃，P 108 次/分，R 18 次/分，BP 120/70mmHg。消瘦，贫血貌，睑结膜苍白，口唇苍白，毛发干枯，指甲扁平，表面粗糙。心率等于脉率，未闻及杂音。双肺呼吸音清。肝脾未触及。

辅助检查：Hb 60g/L，RBC $3.0×10^{12}$/L，MCV 70fl，MCH 25pg，MCHC 30%，WBC $6.5×10^9$/L，PLT $260×10^9$/L。网织红细胞 1.5%。血清铁蛋白 10μg/L，血清铁 7.71μmol/L，总铁结合力 80.42μmol/L。

问题 1：根据现有临床资料，提出初步诊断。

问题 2：根据诊断结果，给出相应治疗方案。

案例（二）

赵某，男，28 岁，橡胶厂工人。因"间断头痛伴喷射性呕吐 3 个月，咽痛 20 天"入院。多次出现牙龈出血、鼻出血。3 个月前上班途中突然出现全头胀痛伴喷射性呕吐，紧急就诊于当地医院。行头颅 CT 检查未见异常；血常规检查示 WBC $18.6×10^9$/L，淋巴细胞 11.4%，中性粒细胞 80.6%，Hb 100g/L，血小板 $60×10^9$/L；脑脊液透明，压力 290mmH$_2$O，细胞数 0，生化正常，培养（-）；结核菌素试验（PPD）（-），抗结核菌抗体（TB-Ab）（-）。当地医院拟诊为"病毒性脑膜炎"。给予静脉抗病毒、抗感染、降颅压（20% 甘露醇 250mL，q8h）、激素（地塞米松 20mg/d）及支持疗法等治疗 7 天，治疗效果不理想，为求进一步诊治来我院。

查体：T 38.2℃，P 93 次/分，R 20 次/分，BP 160/90mmHg。神志清楚，皮肤、黏膜无出血点；牙龈及咽部红肿，双扁桃体 I°大，见白色脓点；双颌下、腋下触及多个淋巴结肿大，触痛明显；双肺呼吸音清；心率 93 次/分，心律齐；腹软无压痛，双下肢不肿，脑膜刺激征（-）。

辅助检查：血常规检查：WBC $23.5×10^9$/L，幼稚细胞 79%，Hb 90g/L，血小板 50

$\times 10^9$/L。骨髓象：有核细胞增生极度活跃，原始和幼淋巴细胞为主，占骨髓有核细胞的68%，胞质中无Auer小体。红系减低，血小板散在。糖原染色（＋），髓过氧化物酶（－），非特异性酯酶（－）。

问题1：根据临床资料，提出初步诊断。

问题2：根据诊断结果，给出相应治疗方案。

第六章　内分泌与营养代谢疾病

内分泌系统是人体重要的功能调节系统，由固有的内分泌腺（垂体、甲状腺、甲状旁腺、肾上腺、性腺）和分布在其他器官（胰、心、肾、肝、脑等）的内分泌组织和细胞组成。分泌的激素通过血液等途径作用于靶器官，调节人体的代谢过程、生长发育、生殖衰老、脏器功能等生理活动，维持机体内环境的相对稳定，以适应复杂多变的体内外变化。任何原因导致内分泌系统发生病理形态和病理生理改变，都可造成内分泌系统疾病，临床主要表现为功能亢进或功能减退。

新陈代谢是生命机体中所进行的化学变化的总和，是人体活动的基础。通过新陈代谢，机体与环境之间不断进行物质交换与转化，同时，体内物质又不断进行分解、利用与更新，为个体的生存、劳动、生长、发育、生殖和维持内环境恒定提供物质与能量。新陈代谢包括合成代谢与分解代谢两个过程。合成代谢是营养物质进入体内，通过一系列化学反应将其转化为自身物质的过程；分解代谢是自身大分子物质通过一系列化学反应将其转化为小分子物质的过程。合成代谢需要或吸收能量，分解代谢产生或释放能量。营养物质不足、过多或比例失调引起营养性疾病，合成代谢和分解代谢过程中的化学反应障碍或紊乱造成代谢性疾病，两者关系密切，往往彼此共存，相互影响。常见的营养代谢性疾病有肥胖症、糖尿病、血脂异常、脂蛋白异常血症、痛风等。

第一节　腺垂体功能减退症

腺垂体功能减退症是指由于腺垂体缺血坏死、肿瘤压迫、炎症和手术损伤等引起的腺垂体激素分泌减少的一组疾病，主要累及的腺体为性腺、甲状腺及肾上腺皮质。由垂体本身病变引起者称原发性腺垂体功能减退症，由下丘脑病变或垂体门静脉系统障碍引起者称继发性腺垂体功能减退症。成年人腺垂体功能减退症又称为西蒙病（Simmond disease），生育妇女因产后大出血致腺垂体缺血性坏死所致者称为席汉综合征（Sheehan syndrome）。

【病因与发病机制】

1. 病因

（1）腺垂体缺血坏死或萎缩　主要发生在产后大出血或产褥热时，由于垂体血管痉挛或弥漫性血管内凝血，致垂体门脉系统缺血致垂体坏死萎缩。

（2）肿瘤压迫　垂体或下丘脑附近肿瘤如巨大垂体瘤、颅咽管瘤、胶质瘤等压迫，造成垂体组织破坏。

（3）感染或浸润性疾病　脑部的结核、梅毒、化脓菌、病毒感染及结节病、嗜酸性肉芽肿、转移性肿瘤（肺癌、乳腺癌）等浸润和破坏垂体。

（4）其他　手术、外伤、放射等损伤垂体或阻断神经垂体与垂体门静脉联系。

2. 发病机制　腺垂体破坏使组织萎缩、细胞减少，分泌的激素不足，甚至完全缺乏，导致功能减退。

【病理】

随病因而异。产后大出血、休克引起者，垂体前叶呈大片缺血性坏死。久病者垂体缩小，大部分为纤维组织。靶腺如性腺、肾上腺皮质、甲状腺等呈不同程度的萎缩。

【临床表现】

除垂体及垂体附近的原发病表现外，主要是腺垂体各种促激素减少引起相应靶腺功能减退的表现。

1. 性腺功能减退　多见于产后大出血或产褥热女性。表现为产后无乳，乳房萎缩，闭经，性欲减退。毛发脱落，尤以阴毛、腋毛为甚。子宫、阴道萎缩，阴道炎，性交痛。男性表现为睾丸缩小，性欲减退，胡须、腋毛、阴毛稀少，肌力减退，皮脂分泌减少。

2. 甲状腺功能减退　表现为怕冷、少汗、嗜睡、表情淡漠、食欲减退、便秘、心率减慢、皮肤干燥粗糙，甚至出现幻觉、妄想等精神症状。

3. 肾上腺皮质功能减退　表现为疲乏无力、厌食、恶心、呕吐、体重减轻、脉搏细弱、血压偏低，严重时有低血糖发作。由于缺乏黑素细胞刺激素，故有皮肤色素减退。

4. 垂体功能减退性危象　在全垂体功能减退症基础上，因各种应激如严重感染、精神创伤、手术、外伤、水与电解质紊乱、脑血管疾病和心肌梗死等诱发。临床表现为：①高热型（>40℃）；②低温型（<30℃）；③低血糖型；④低血压、循环虚脱型；⑤水中毒型；⑥混合型。

【辅助检查】

1. 实验室检查　①靶腺激素测定：反映肾上腺功能的尿17-羟皮质类固醇及血、尿游离皮质醇含量均降低；反映甲状腺功能的血 TT_3、TT_4 和 FT_3、FT_4 降低；反映性腺功能的男性血睾酮或女性雌激素降低。②垂体激素测定：反映垂体功能的促肾上腺皮质激素、促甲状腺激素、促黄体生成素和促卵泡成熟激素等血浓度降低。

2. 影像学检查　X线、CT及MRI检查可见蝶鞍扩大、床突被侵蚀，有时可见钙化点。

【诊断】

诊断要点：①有产后大出血、颅脑外伤、颅脑手术、颅脑放疗等病史；②腺垂体功能减退的临床表现；③血清垂体激素和靶腺激素水平降低。

【鉴别诊断】

1. 神经性厌食 ①多见于有节食想法的青春期少女；②闭经，腋毛、阴毛无脱落；③有精神症状和恶病质，可伴有神经性贪食交替出现。

2. 失母爱综合征 ①见于失去母爱或失去父母及社会关爱和教育的青少年；②有生长障碍表现；③改善环境或得到关爱后生长迅速恢复。

【治疗】

1. 一般治疗 改善营养，给予高热量、高蛋白、丰富维生素饮食；注意劳逸结合，尽可能避免感染和情绪激动；替代治疗前禁用安眠药物。

2. 替代治疗 这是本病治疗的主要措施。根据不同情况，补充适量的靶腺激素。全垂体功能减退时，要注意先补充肾上腺皮质激素，再给予甲状腺激素，以防发生肾上腺危象。

（1）肾上腺皮质激素 糖皮质激素可选用氢化可的松 20～30mg/d 或强的松 5～7.5mg/d，如遇感染等应激情况适当加量。一般不需补充盐皮质激素，有顽固性低血压时，加用去氧皮质酮或醋酸去氧皮质酮。

（2）甲状腺激素 左旋甲状腺素 50～150μg/d 或干甲状腺片 60～180mg/d。

（3）性激素 女性可行人工周期疗法：炔雌醇 5～20mg/d 或乙烯雌酚 0.5～1.0mg 睡前 1 次服，共 21 天，服药至 16 天加用黄体酮 10mg/d 肌肉注射或甲地孕酮 5～10mg/d 口服，连续 5 天。男性可用丙酸睾酮每次 25～50mg，肌肉注射，每周 1 次。

3. 病因治疗 对垂体肿瘤，视其病情可采用放射治疗或手术治疗。下丘脑部位肿瘤应做手术切除。

4. 垂体前叶功能减退危象的处理 首先静脉注射 50% 葡萄糖注射液 40～60mL，继之补充葡萄糖生理盐水，在其中加入氢化可的松 100～300mg。有循环衰竭者按抗休克处理；有感染者给予敏感抗生素；水中毒者利尿；低温者保暖并给予小剂量甲状腺激素。

【预防】

提高孕妇的保健水平可减少产后垂体坏死引起的腺垂体功能减退症。

第二节 单纯性甲状腺肿

单纯性甲状腺肿是指由多种原因引起的非炎症性和非肿瘤性甲状腺肿大，不伴甲状腺功能失调。根据病因和发病机制可分为地方性甲状腺肿、散发性甲状腺肿和生理性甲状腺肿。本病约占人群的5%，女性发病率比男性高3~5倍。

【病因与发病机制】

1. 碘缺乏 这是地方性甲状腺肿最常见的原因。离海较远的多山地区和高原地区，土壤中碘含量低，造成饮水和食物中碘含量不足。碘是合成甲状腺激素的原料，碘缺乏时合成甲状腺激素不足，反馈引起垂体分泌过量的 TSH，刺激甲状腺增生肥大，形成甲状腺肿。

2. 甲状腺激素合成或分泌障碍 这是散发性甲状腺肿的原因。①摄碘过多：摄入过量的碘（海边居民）或含碘药物（胺碘酮），造成甲状腺中碘的有机化障碍，竞争过氧化物酶上的活性基团，酪氨酸碘化障碍抑制甲状腺激素的合成和释放，甲状腺组织代偿性增生形成甲状腺肿。②致甲状腺肿物质：硫脲类物质、硫氰酸盐、碳酸锂等能够通过抑制甲状腺激素合成引起甲状腺肿。③先天性甲状腺激素合成障碍：由于甲状腺激素合成过程中的酶先天缺陷，影响甲状腺激素合成致甲状腺肿。

3. 甲状腺激素需要量增加 青春发育期人群（尤其女性）、妊娠或哺育期妇女，出现相对性碘缺乏而致生理性甲状腺肿。

【病理】

疾病早期，甲状腺滤泡上皮细胞增生肥大，血管丰富，甲状腺呈均匀、弥漫性增大。疾病中期，滤泡细胞呈扁平状，滤泡腔内充满胶质。疾病后期，甲状腺组织不规则增生并形成结节，可发生结节内出血、钙化或退行性变形成囊肿。

【临床表现】

1. 甲状腺肿大 这是单纯性甲状腺肿的主要表现。甲状腺呈弥漫性肿大，表面光滑，质地较软，无压痛，亦可触及结节。

2. 压迫症状 甲状腺肿大明显时，可压迫气管、食管、喉返神经等周围组织器官，表现为咳嗽与呼吸困难、吞咽困难、声音嘶哑等。胸骨后甲状腺肿可使头部、颈部和上肢静脉回流受阻。

【辅助检查】

1. 超声波检查 甲状腺呈均匀、弥漫性肿大。

2. 血清甲状腺激素检查 TT_3 和 TT_4、FT_3 和 FT_4 基本在正常范围，血清 TSH 水平一般正常。血清甲状腺球蛋白（Tg）水平增高。

【诊断】

诊断要点：①有地方性缺碘病史或处于青春期、妊娠期或哺乳期人群；②均匀、弥漫性甲状腺肿大；③血清甲状腺激素及 TSH 水平在正常范围。

【鉴别诊断】

1. 慢性淋巴细胞性甲状腺炎 ①甲状腺肿大呈弥漫性，特别是伴峡部锥体叶肿大；②肿大的甲状腺质地韧如橡皮；③血清甲状腺球蛋白抗体（TGAb）与甲状腺过氧化物酶抗体（TPOAb）明显升高。

2. 甲状腺癌 ①甲状腺肿块坚硬如石且不移推动；②颈部淋巴结肿大；③穿刺细胞学检查可查得癌细胞。

【治疗】

1. 病因治疗 碘缺乏，应进食含碘丰富食物如海带，并食用碘化食盐。摄入致甲状腺肿物质或碘摄入过多者，应少食含致甲状腺肿物质的食物如白菜、豆类，停用含碘药物。

2. 甲状腺激素治疗 甲状腺肿一般不需药物治疗，对甲状腺肿大明显者可以试用甲状腺素。①左旋甲状腺素，开始 25mg/d，逐渐缓慢加量 75～100mg/d，每日 1 次口服。②干甲状腺片，开始 15～30mg/d，渐增至 60～120mg/d，分 2～3 次口服。服药期间监测血清 TSH 水平。

3. 手术治疗 甲状腺极度肿大并产生压迫症状者可行手术切除。

【预防】

地方性甲状腺肿流行地区采用碘化食盐预防。碘化食盐的标准为每千克食盐含20～30mg 碘，预防重点在孕妇和哺乳期妇女，每日额外补碘 150μg。需注意碘超足量和碘过量可导致自身免疫性甲状腺炎发病率增高。

第三节 甲状腺功能亢进症

甲状腺功能亢进症（简称甲亢）是指甲状腺腺体本身产生甲状腺激素过多而引起甲状腺毒症的临床症候群。其主要临床表现为高代谢状态、甲状腺肿大和眼征。引起甲亢的原因以 Graves 病最多见，占全部甲亢的 80%～85%，故本节主要介绍 Graves 病。

Graves 病（简称 GD）又称毒性弥漫性甲状腺肿，它是一种伴甲状腺激素分泌增多的器官特异性自身免疫疾病。本病有遗传倾向，常因精神刺激和感染等因素诱发。我国患病率为 1%，发病年龄多在 20～40 岁，女性多于男性。

【病因与发病机制】

本病的病因与发病机制尚未完全明确，目前认为是在遗传缺陷的基础上，由精神刺激、感染等因素诱发的一种器官特异性自身免疫性疾病。病人体内抑制性 T 淋巴细胞的免疫监护和调节功能存在遗传缺陷，在外界因素刺激下，针对甲状腺组织的抑制性 T 淋巴细胞失控，B 淋巴细胞大量增生，功能变异，在辅助性 T 淋巴细胞的辅助下分泌大量特异性抗体，其中最重要的是促甲状腺激素受体抗体（TSH – receptor antibodies，TRAb）。TRAb 包括促甲状腺激素受体刺激性抗体（TSH – stimulating antibody，TSAb）、刺激阻断性抗体（TSH – stimulating blocking antibody，TSBAb）和甲状腺生长免疫球蛋白（thyroid growth immunoglobulins，TGI）三种，它们与促甲状腺激素受体结合的部位可能不同。TSAb 与促甲状腺激素受体结合产生类似促甲状腺激素的生物效应，促进甲状腺组织增生，提高合成、分泌和释放甲状腺激素的能力，大量甲状腺激素进入血液，导致一系列临床表现，是引起 Graves 病的直接原因。TGI 与促甲状腺激素受体结合仅引起甲状腺细胞增生，不引起甲状腺功能亢进。TSBAb 则可能与 Graves 病自发性出现的甲状腺功能减退有关。

Graves 眼病（简称 GO）是本病的表现之一。其特征是在眶后组织浸润的淋巴细胞分泌细胞因子（γ 干扰素等）刺激成纤维细胞分泌黏多糖，堆积在眼外肌和眶后组织，导致突眼和眼外肌纤维化。同时眶后细胞表面存在 TSH 受体，作为"共同抗原"学说，在 GO 发病中也起到重要作用。

【病理】

1. 甲状腺　甲状腺呈不同程度的弥漫性增生，甲状腺内血管扩张、增生。腺泡上皮细胞增生，腺泡内胶质减少。间质组织中有大量淋巴细胞和浆细胞浸润，甚至出现淋巴组织生发中心。

2. 其他器官　部分眼球后组织脂肪增加，淋巴细胞浸润，水肿，眼肌水肿、变性。胫前黏液性水肿。骨骼肌萎缩变性。心肌细胞肥大变性。皮肤增厚并有淋巴细胞浸润。骨质疏松，骨吸收多于骨形成。

【临床表现】

1. 甲状腺激素分泌过多症候群

（1）高代谢状态　表现为低热、怕热多汗、疲乏无力、皮肤潮湿、多食善饥、体重下降。

（2）神经系统　表现为烦躁易怒、神经过敏、紧张多虑、失眠不安、记忆力减退。出现手指、舌、眼睑震颤，腱反射亢进。偶有寡言抑郁、表情淡漠。

（3）心血管系统　表现为心悸、胸闷、气短、心动过速、第一心音亢进、心律失常、心脏增大、收缩压增高等。

（4）消化系统　表现为食欲增多、大便次数增多及稀便，重者可以有肝大、肝功能异常，偶有黄疸。

（5）肌肉骨骼系统　表现为肌无力和肌肉消瘦。主要是甲状腺毒症性周期性瘫痪，少数发生甲亢性肌病，另有 1% GD 伴发重症肌无力。

（6）其他　胫前黏液性水肿，女性月经不调，男性阳痿，两性生殖能力均下降。

2. 突眼（眼征）

（1）非浸润性突眼　又称良性突眼，占大多数，呈对称性。主要由于交感神经兴奋致眼外肌群和上睑肌张力增高所致，表现为眼球轻度突出，眼裂增宽，瞬目减少。

（2）浸润性突眼　又称恶性突眼，较少见，眼球重度突出，伴眼球胀痛、畏光、流泪、复视、斜视、视力下降等。严重者眼球固定，眼睑闭合不全，全眼炎，甚至失明。

3. 甲状腺肿大　甲状腺肿大为弥漫性、对称性，质地不等，无压痛。甲状腺上下极可触及震颤，闻及血管杂音。

4. 特殊表现

（1）甲状腺危象　在甲亢过程中，由血液循环内甲状腺激素水平过高所致，常因精神刺激、感染、术前准备不充分等诱发。主要表现为高热（39℃以上）、心动过速（140～240 次/分）、大汗淋漓、恶心、呕吐、腹泻、烦躁不安，甚至出现休克和昏迷。

（2）老年性甲亢　又称淡漠性甲亢。甲亢的症状不明显，而以表情淡漠、嗜睡、反应迟钝、食欲减退、乏力、明显消瘦为主要表现，亦可仅表现为阵发性或持续性房颤。

（3）甲状腺毒症性心脏病　甲状腺毒症可导致心动过速、心脏排出量增加、心房颤动和心力衰竭。

（4）亚临床甲亢　本病主要依赖实验室检查结果诊断。血清 TSH 水平低于正常值下限，而 T_3、T_4 在正常范围，不伴或伴有轻微的甲亢症状。

（5）妊娠期甲状腺功能亢进症　妊娠期甲亢主要包括妊娠前已确诊的甲亢、妊娠期初诊的甲亢、雌激素刺激肝脏甲状腺球蛋白增加引起的血清 TT_4 和 TT_3 升高和绒毛膜促性腺激素（HCG）相关性甲亢（HCG 刺激甲状腺 TSH 受体使甲状腺激素增多）。前两者为 Graves 病。HCG 相关性甲亢又称妊娠一过性甲状腺毒症，甲亢症状在妊娠 3 个月达高峰，伴严重的恶心呕吐、体重下降，甲状腺无阳性体征，其血清 HCG 升高、TSH 降低、FT_3 或 FT_4 增高。雌激素刺激肝脏甲状腺球蛋白增加引起的血清 TT_4 和 TT_3 升高的诊断主要依赖血清 FT_3、FT_4 和 TSH 检查。

【辅助检查】

1. 实验室检查

（1）血清甲状腺激素测定　血清总三碘甲腺原氨酸（TT_3）和血清总甲状腺素（TT_4）、游离三碘甲腺原氨酸（FT_3）和血清游离甲状腺素（FT_4）升高，虽然 FT_4 仅占 T_4 的 0.025%，FT_3 仅占 T_3 的 0.35%，但它们与甲状腺激素的生物效应密切相关，所以是诊断临床甲亢的首选指标。甲亢时，两者均升高。T_3 型甲亢时 TT_3、FT_3 升高而 TT_4、FT_4 正常。

（2）血清促甲状腺激素（TSH）测定　是反映甲状腺功能最敏感的指标。Graves 病时，TSH 降低。

（3）^{131}碘摄取率　^{131}碘摄取率主要用于甲状腺毒症病因的鉴别，甲亢时表现为总摄取量增加，摄取高峰前移。

（4）甲状腺自身抗体测定　TSH 受体抗体（TRAb）增高，是鉴别甲亢病因、诊断 GD 的指标之一。同时血清甲状腺球蛋白抗体（TGAb）、甲状腺过氧化物酶抗体（TPO-Ab）等可轻度升高。

2. 影像学检查　甲状腺超声检查显示甲状腺弥漫、对称性肿大，血流丰富，呈

"火焰征"。放射性核素扫描有助于甲状腺自主高功能腺瘤的诊断。眼部 CT 和 MRI 检查可以排除其他原因所致的突眼。

【诊断】

诊断要点：①多见于 20～40 岁女性，起病缓慢，起病前常有精神刺激史；②有高代谢症状和体征、甲状腺肿大、突眼等临床表现；③血清 TSH 浓度降低，甲状腺激素浓度升高；④TRAb、TSAb、TPOAb、TGAb 阳性。

【鉴别诊断】

1. 单纯性甲状腺肿　①有甲状腺肿大但无甲亢表现；②血清甲状腺激素正常。

2. 神经症　①有神经、精神症候群但无高代谢状态表现；②甲状腺不肿大；③血清甲状腺激素正常。

【治疗】

1. 一般治疗　适当休息，给予热量充足和营养丰富的饮食，避免精神刺激。

2. 抗甲状腺药物（ATD）治疗

（1）常用药物　常用的 ATD 分为硫脲类和咪唑类两类，硫脲类常用丙硫氧嘧啶（PTU），咪唑类常用甲巯咪唑（MMI，他巴唑），其主要作用机制是抑制甲状腺过氧化物酶活性，阻止甲状腺激素的合成，另外尚有免疫抑制（减少自身抗体产生和甲状腺内淋巴细胞浸润）作用和在外周组织阻抑 T_4 转化为 T_3 的作用。

（2）适应证　①病情轻、甲状腺轻至中度肿大者；②年龄在 20 岁以下，或孕妇、年迈体弱者；③合并严重心、肝、肾疾病而不宜手术者；④术前准备；⑤甲状腺次全切除术后复发而不宜用[131]碘治疗者；⑥放射性[131]碘治疗前后的辅助用药。

（3）使用方法　用药一般分为三个阶段，总疗程 1.5～2 年。①初治阶段：丙硫氧嘧啶 300～400mg/d，分 3 次口服；或他巴唑 30～40mg/d，每日 1 次口服，需 1～3 个月。②减药阶段：当病情显著减轻、体重增加、心率降至 80～90 次/分、甲状腺激素接近正常时，开始减量。每 2～4 周减一次，丙硫氧嘧啶每次减 50～100mg，他巴唑每次减 5～10mg，需 2～3 个月。③维持阶段：丙硫氧嘧啶的维持量为 50～100mg/d，他巴唑的维持量为 5～10mg/d，维持 1～1.5 年。在治疗过程中，除非有较严重反应，一般不宜中断用药。

（4）副作用　①白细胞减少：多见于开始服药的 2～3 个月内，故在初治阶段每 1～2 周检查一次血象，减量或维持阶段也要注意监测。白细胞低于 3.0×10^9/L 或粒细胞低于 1.5×10^9/L 时，应停药，同时给予维生素 B_4、鲨肝醇、利血生等升高白细胞。②药疹：轻型为多，可给予扑尔敏等抗组胺药，亦可改换抗甲状腺药物。出现严重的剥脱性皮炎时，应立即停药，并给予糖皮质激素。③中毒性肝病：少见，多在用药后 3 周发生，ALT 升高，甚至肝坏死，立即停药，死亡率高。

3. 放射性[131]碘治疗　甲状腺具有高选择性摄取[131]碘的能力，口服[131]碘后，大部分被甲状腺摄取，其释放的射线破坏甲状腺组织，使甲状腺激素合成减少。适应于药物治疗无效者、严重过敏不能继续服药者、有手术禁忌证者。禁用于妊娠或哺乳期妇女、年龄小于25岁者、严重突眼者、有严重肝或肾功能不全者。^{131}碘治疗甲亢后的主要并发症是甲减。

4. 手术治疗 手术方法为甲状腺次全切除术。适应于中、重度甲亢，服药无效或甲状腺巨大有压迫症状者。禁用于轻症可用药物治疗者、严重突眼者、妊娠前3个月或妊娠6个月后、有严重疾病不能耐受手术者。

5. 对症治疗 心率增快、多汗、震颤等交感神经兴奋症状可给予普萘洛尔，每次10～40mg，每日3～4次。但伴支气管哮喘或房室传导阻滞者禁用。精神紧张、烦躁不安者可给予安定。补充维生素 B_1、B_6 和维生素C。

6. 甲状腺危象治疗 ①抑制甲状腺激素合成：丙基硫氧嘧啶首次600mg口服或经胃管注入，继之每次200mg，每日3次口服，待症状缓解后减至一般剂量。②抑制甲状腺激素释放：服丙基硫氧嘧啶1～2小时后，口服复方碘溶液30～60滴，以后每6～8小时5～10滴，视病情逐渐减量，一般用3～7天。③拮抗交感神经兴奋症状：如无心功能不全或支气管哮喘，普萘洛尔30～50mg，每6～8小时口服1次，或1mg稀释后缓慢静脉注射，视需要间歇给3～5次。④使用肾上腺糖皮质激素：氢化可的松100mg加入5%或10%的葡萄糖注射液中静脉滴注，6～8小时1次。⑤其他对症治疗：吸氧、抗感染、降温、纠正水或电解质紊乱、纠正酸中毒等。

7. 妊娠期甲亢的治疗 ①首选抗甲状腺药物治疗。妊娠3个月内首选丙硫氧嘧啶，因该药不易通过胎盘。妊娠4月后及哺乳期首选甲巯咪唑，避免丙硫氧嘧啶所致重症肝炎。②妊娠初期的甲亢，经丙硫氧嘧啶治疗控制甲亢症状后，可选择在妊娠4～6个月时做甲状腺次全切除。③妊娠期禁用^{131}碘治疗。

【预防】

精神刺激和吸烟可以诱发或加重甲亢，服用过量含碘制剂亦可诱发甲亢，应注意避免。定期复查、认真监控是Graves病后防止复发的重要措施。

第四节 甲状腺功能减退症

甲状腺功能减退症（简称甲减）是指由多种原因引起的甲状腺激素（TH）合成、分泌或生物效应不足所致的一种内分泌疾病。按发病年龄可分为呆小症，起病于胎儿或新生儿；幼年型甲减，起病于儿童；成年型甲减，起病于成人。我国学者报告的临床甲减患病率是1.0%，发病率为2.9/1000。

【病因与发病机制】

1. 甲状腺性甲减 又称原发性甲减，由甲状腺组织本身病变引起。甲状腺组织破坏或甲状腺激素合成障碍导致甲状腺激素减少，占全部甲减的95%以上。常见的原因包括自身免疫性甲状腺炎、甲状腺手术后和甲亢^{131}碘治疗后等。

2. 下丘脑-垂体性甲减 又称继发性甲减，主要由下丘脑或垂体病变所引起。①下丘脑因外伤、手术、肿瘤、结核等破坏，引起促甲状腺激素释放激素（TRH）生成不足。②垂体因炎症、外伤、肿瘤及产后大出血等原因，引起促甲状腺激素（TSH）分泌减少。

3. 周围性甲减 ①周围组织对甲状腺激素不敏感：甲状腺激素受体的敏感性异常或数量、结构、效应上有缺陷。②存在甲状腺激素结合抗体：甲状腺激素与特异性 T_3、T_4 抗体结合形成复合物，使甲状腺激素的生理效应减低或消失。

【病理】

1. 甲状腺 甲状腺放疗后或手术后继发性甲减等时甲状腺呈萎缩性变；慢性淋巴细胞性甲状腺炎及缺碘等时呈弥漫性肿大或伴结节。

2. 垂体 原发性甲减时腺垂体肥大，甚至发生腺瘤；垂体性甲减时呈萎缩性变。

3. 其他 皮肤增厚角化，真皮层有黏多糖沉积，PAS 或甲苯胺蓝染色阳性，形成黏液性水肿，严重病例有浆膜腔积液。

【临床表现】

1. 成年型甲减

（1）一般表现 畏寒、体重增加、少汗、乏力、少言懒动、表情淡漠、面色苍白、眼睑浮肿、唇厚舌肥，全身皮肤干燥、增厚、粗糙，手、脚掌呈姜黄色，指甲厚而脆。

（2）神经系统 记忆力减退，智力低下，反应迟钝，嗜睡，精神抑郁，后期痴呆，幻想，严重者昏迷（黏液性水肿昏迷）。

（3）心血管系统 心动过缓，心音低钝，心浊音界扩大，心包积液。久病者并发冠心病。

（4）消化系统 食欲减退、腹胀、便秘。

（5）其他 肌肉软弱无力，亦可有暂时性肌强直、痉挛、疼痛，黏液性水肿病人可伴膝、手关节肥厚、强直、疼痛。男性性欲减退、阳痿，女性性欲减退、月经紊乱，两性生殖能力均下降。长期严重的病例可导致垂体增生、蝶鞍增大。部分患者血清催乳素（PRL）水平增高，发生溢乳。

2. 呆小病 体格、智力发育迟缓，表情呆钝，声音低哑，肤色苍白，眶周浮肿，眼距增宽，鼻梁塌陷，唇厚流涎，舌大外伸，前后囟增大并关闭延迟，出牙、换牙延迟，头发稀疏，眉毛脱落，行走晚呈鸭步，心率慢，心浊音界扩大，腹部膨大伴脐疝，性器官发育延迟。

3. 幼年型甲减 介于成人型甲减与呆小病之间。幼儿多表现为呆小症，较大儿童多表现为成年型甲减。

【辅助检查】

1. 实验室检查

（1）血清甲状腺激素测定 TT_3 和 TT_4、FT_3、FT_4 下降，以 FT_4 变化最敏感。

（2）垂体促甲状腺激素（TSH）测定 原发性甲减，明显升高；周围性甲减，轻度升高；继发性甲减，多降低。

（3）甲状腺自身抗体测定 TPOAb 和 TgAb 阳性提示甲减是由于自身免疫性甲状腺炎所致。

（4）TRH 兴奋试验 主要用于原发性甲减与中枢性甲减的鉴别。静脉注射 TRH400μg 后，15、30、60、120 分钟分别抽血测定 TSH 浓度，正常 15 ~ 30 分钟达高峰，2 ~ 3 小时回到基础水平。血清 TSH 不增高提示为垂体性甲减；延迟增高为下丘脑性甲减；血清 TSH 在增高的基值上进一步增高，提示原发性甲减。

（5）其他检查 血常规检查呈轻度或中度贫血，血浆胆固醇、甘油三酯、心肌酶可升高。

2. 影像学检查 X 线检查，呆小症病儿骨龄明显延迟、骨化中心呈不均一性斑点状钙化阴影。CT、MRI 检查可发现垂体病变。甲状腺同位素扫描可发现甲状腺发育不良或缺如。

3. 心电图检查 显示窦性心动过缓、低电压、T 波平坦或倒置，有时可见到其他心律失常。

【诊断】

诊断要点：①可有甲状腺切除、放射治疗、脑部缺血或外伤等病史。②甲减的临床表现和体征。③辅助检查 TSH 增高，FT$_4$ 减低，可确定原发性甲减。④ TSH 减低或正常，TT$_4$、FT$_4$ 减低，考虑中枢性甲减。行 TRH 兴奋试验确定垂体和下丘脑病变。

【鉴别诊断】

1. 催乳素瘤 甲减时 TRH 分泌增加可以导致高催乳素血症及溢乳易与催乳素瘤相混淆，但催乳素瘤有下列特点：①除溢乳、高泌乳素血症外，尚有闭经和（或）不孕（育）；②垂体 MRI 检查可显示占位性病变。

2. 肾病综合征 因甲状腺结合球蛋白自尿中丢失，致血 TT$_3$、TT$_4$ 降低，血胆固醇也可增高，易误诊为甲减。①肾病综合征为凹陷性水肿，且较重，甲减为非凹陷性水肿，且较轻；②肾病综合征尿常规检查发现大量蛋白，甲减尿常规检查正常。

【治疗】

1. 一般治疗 适当休息，注意保暖，给予合理的饮食，保证热量，补充维生素 B$_1$、B$_6$ 和维生素 C。

2. 替代治疗 这是本病的主要治疗方法，呆小症或永久性甲减者需终生服药。长期维持量左旋甲状腺素片（L – T$_4$）为 50 ~ 200μg/d，平均 125μg/d，因半衰期是 7 天，所以可以每日早晨服药一次。甲状腺片是动物甲状腺的干制剂，因其甲状腺激素含量不稳定和 T$_3$ 含量过高已很少使用，维持剂量 60 ~ 180mg/d。甲状腺激素使用时应从小剂量开始，逐渐调整至替代维持量。使用过程中应注意防止诱发和加重心脏病。每 4 ~ 6 周测定激素指标，按需要调整药物剂量，治疗达标后，每6~12个月复查一次激素指标。

3. 亚临床甲减的处理　因亚临床甲减引起的血脂异常可影响动脉粥样硬化的发病，故高胆固醇血症、血清 TSH > 10mU/L 时给予 L – T_4 治疗。

3. 对症治疗　贫血，可根据情况补充铁剂、维生素 B_{12}、叶酸。胃酸缺乏，给予1%稀盐酸。黏液性水肿昏迷，即刻补充甲状腺激素（静脉注射三碘甲状腺原氨酸起效更快）、给予氢化可的松或地塞米松、静脉滴注 10% 葡萄糖注射液或 5% 葡萄糖生理盐水注射液、吸氧、保暖、抗休克、抗感染等。

【预防】

地方性甲状腺肿流行区的居民和孕妇，应注意补充足够碘化物。胎儿、新生儿甲减的预防主要依靠产前筛查。甲状腺手术和 ^{131} 碘治疗时避免过度切除或破坏。

第五节　甲状腺炎

甲状腺炎是一组由感染因素、自身免疫因素和其他原因所致的甲状腺炎性改变，其共同特征是甲状腺滤泡结构被破坏，各型甲状腺炎病因、病理变化、临床特点和预后各不相同。根据疾病病程可分为急性、亚急性、慢性甲状腺炎。根据病因可分为感染性甲状腺炎、自身免疫性甲状腺炎和其他甲状腺炎（放射与创伤等）。急性甲状腺炎属于感染性疾病，常见的为细菌感染引起的急性化脓性甲状腺炎；亚急性甲状腺炎与感染和免疫有关，即肉芽肿性甲状腺炎；慢性甲状腺炎属自身免疫性甲状腺炎，包括桥本甲状腺炎（Hashimoto thyroiditis，HT）、萎缩性甲状腺炎（atrophic thyroiditis，AT）、无症状性甲状腺炎（silent thyroiditis）和产后甲状腺炎（postpartum thyroiditis，PPT）。本节介绍临床常见的亚急性甲状腺炎和桥本甲状腺炎。

一、亚急性甲状腺炎

亚急性甲状腺炎（subacute thyroiditis）又称为肉芽肿性甲状腺炎（gramalomatous thyroiditis）、巨细胞性甲状腺炎（giant cell thyroiditis）和 de Quervain 甲状腺炎，是一种与病毒感染有关的自限性甲状腺炎。

【病因与发病机制】

1. 病毒感染　起病前1~3周常有上呼吸道感染史，常见病原体为流感病毒、柯萨奇病毒、腺病毒和腮腺炎病毒等。

2. 自身免疫　在疾病的亚急性期血液循环中可查到甲状腺自身抗体，可能继发于甲状腺组织破坏而产生，疾病缓解后抗体消失。

【病理】

甲状腺通常呈轻到中度弥漫性双侧肿大。早期，滤泡细胞破坏，受累滤泡有淋巴细胞浸润，并有多核巨细胞出现，肉芽组织形成，随后出现轻重不一纤维化，最后病变恢复，滤泡细胞再生，一般均能恢复正常甲状腺结构。

【临床表现】

1. 上呼吸道感染前驱症状 起病前 1~3 周常有肌肉疼痛、疲劳、咽痛及轻中度发热等病毒感染症状。

2. 甲状腺区疼痛 为本病特征，可放射至耳部、咽喉，吞咽时疼痛加重。疼痛多较剧烈，少数隐痛。

3. 甲状腺肿大 甲状腺轻至中度肿大，有时单侧肿大明显，甲状腺质地较硬，显著触痛，少数有颈部淋巴结肿大。

【辅助检查】

1. 血象 白细胞正常或轻度增高，中性粒细胞正常或稍高。血沉明显增快，可达 100mm/h，C 反应蛋白阳性。

2. 甲状腺功能 可以分为三期，即甲状腺毒症期、甲减期和恢复期。

（1）甲状腺毒症期 血清 T_3、T_4 升高，TSH 降低，^{131}碘摄取率减低，呈"分离现象"。出现的原因是甲状腺滤泡被炎症破坏，其内储存的甲状腺激素释放进入血液循环，使 T_3、T_4 升高，反馈性抑制垂体分泌 TSH，甲状腺摄碘功能减退。另外，甲状腺炎症亦同时损害滤泡细胞摄碘功能。

（2）甲减期 血清 T_3、T_4 逐渐下降至正常水平以下，TSH 回升至高于正常值，^{131}碘摄取率逐渐恢复。

（3）恢复期 血清 T_3、T_4、TSH 和 ^{131}碘摄取率恢复至正常。

3. 甲状腺超声检查 可见甲状腺两叶弥漫性轻度或中度肿大，内部回声分布不均匀，可见与炎性病灶相对应的低回声或无回声区。

【诊断】

诊断要点：①起病前 1~3 周常有上呼吸道感染史。②甲状腺肿大、疼痛、触痛及放射性疼痛。③典型的甲状腺功能演变过程，高甲状腺激素血症和低摄碘率共存的"分离现象"，血沉增快。④甲状腺超声波检查可见与炎性病灶相对应的低回声区。

【鉴别诊断】

1. 急性化脓性甲状腺炎 甲状腺化脓性感染常表现为高热，甲状腺部位红肿热痛，血液白细胞特别是中性粒细胞增高，甲状腺功能无改变。

2. 桥本甲状腺炎 无痛性甲状腺肿，质硬，甲状腺相关抗体（TPOAb 或 TgAb）明显升高。

【治疗】

亚急性甲状腺炎是一种自限性疾病，大多数仅予对症治疗即可。

1. 非甾体抗炎药　轻者阿司匹林 0.5～1.0g 或吲哚美辛 25mg，每日 3～4 次，口服，疗程 2 周。

2. 糖皮质激素　较重者可给予泼尼松每日 20～40mg，临床症状及血沉指标正常后减量，维持 4 周停药。少数有复发，需重新开始激素治疗，减量需更缓慢。

3. 普萘洛尔　适用于甲状腺毒症的对症治疗。10～40mg，每日 3 次，口服。

4. 左旋甲状腺素　一过性甲减者，可适当给予左旋甲状腺素替代。常用剂量为 50～100μg，每日 1 次顿服，症状好转逐渐减量至停用。

【预防】

均衡营养，加强锻炼，增强机体抵抗力，保持良好的生活方式与行为，避免上呼吸道感染。

二、桥本甲状腺炎

桥本甲状腺炎（HT）是自身免疫性甲状腺炎的主要临床类型，也是最常见的自身免疫性甲状腺病。因日本学者桥本（Hakaru Hashimoto）1912 年首次报道而命名，又称为慢性淋巴细胞性甲状腺炎。我国学者报告患病率为 1.6%，发病率为 6.9/1000。如果将隐性病例包括在内，女性人群的患病率可高达 1/30～1/10。

【病因与发病机制】

本病由遗传因素与非遗传因素相互作用发病。遗传因素的特点是产生针对甲状腺过氧化物酶（TPO）、甲状腺球蛋白（Tg）的抗体和组织器官内大量淋巴细胞浸润，并最终导致甲状腺功能减退。一般认为是由于先天性免疫监视缺陷，器官特异的抑制性 T 淋巴细胞的数目或质量异常所致。

【病理】

HT 的甲状腺呈弥漫性对称性肿大，包膜增厚，与周围组织少有粘连，表面光滑。切面无胶质，呈灰白色或灰黄色，质韧如橡皮，可见大小不一的结节。正常的滤泡结构广泛地被浸润的淋巴细胞、浆细胞及其淋巴生发中心代替，间质内可见淋巴细胞浸润。发生甲减时，90% 的甲状腺滤泡被破坏。

【临床表现】

典型的临床表现是甲状腺呈弥漫性肿大，质地硬韧，常伴有结节，可有轻度压痛及咽部不适感。甲状腺肿发展慢，甲状腺肿大压迫食道、气管和喉返神经者罕见。病程晚期出现甲状腺功能减退的表现。多数病例以甲状腺肿或甲减症状首次就诊。

【辅助检查】

1. 抗体测定　血清 TPOAb 和 TgAb 滴度显著增高是最有意义的诊断指标。

2. 甲状腺功能检查 发生甲状腺功能损伤时，可出现亚临床甲减（血清 TSH 增高，TT_4、FT_4正常）和临床甲减（血清 TSH 增高，血清 FT_4、TT_4减低）。[131]碘摄取率减低。

3. 核素扫描 甲状腺扫描核素分布不均，可见"冷结节"。

4. 甲状腺细针穿刺细胞学检查 特征性的病理表现是可见无胞质丰富而红染的嗜酸性细胞改变，有助于诊断的确立。

【诊断】

诊断要点：①甲状腺肿大、坚韧，有时峡部肿大或不对称，或伴结节；②血 TPOAb 或 TgAb 明显升高。③临床表现不典型者，需要有高滴度的抗甲状腺抗体测定结果（连续 2 次结果超过 60%）。

【鉴别诊断】

1. 萎缩性甲状腺炎 甲状腺无肿大，但是抗体显著增高，并且伴甲减的表现。

2. 甲状腺癌 部分病例甲状腺质地坚硬，需要与甲状腺癌鉴别。甲状腺癌除甲状腺质地坚硬外，有下列特点：①局限性肿块生长迅速。② 血清 TPOAb 和 TgAb 阴性。③甲状腺细针穿刺细胞学检查发现癌细胞。

【治疗】

本病尚无针对病因的治疗措施。仅有甲状腺肿，无甲减者一般不需要治疗。出现甲减时，给予左甲状腺素（$L-T_4$）替代治疗，具体方法参见本章甲减节。甲状腺迅速肿大伴局部疼痛或压迫症状时，可给予糖皮质激素治疗（泼尼松 30mg/d，分 3 次口服，症状缓解后减量）。压迫症状明显、药物治疗后不缓解者，可手术治疗，但手术治疗发生术后甲减的几率很高，应正确评估。

【预防】

碘摄入量是影响本病发生发展的重要环境因素，随碘摄入量增加，本病的发病率显著增加。故限制碘摄入量在安全范围（尿碘 $100 \sim 200\mu g/L$）可能有助于阻止甲状腺自身免疫破坏进展。

第六节 糖 尿 病

糖尿病是指由多种因素引起的以慢性高血糖为特征的代谢紊乱疾病。胰岛素分泌和（或）作用缺陷均可引起糖尿病。典型临床表现为多尿、多饮、多食及消瘦。高血糖长期持续将引起多系统损害，导致肾、眼、心血管、神经等组织的慢性进行性病变，引起功能缺陷及衰竭。病情严重或应激时可发生急性代谢紊乱，例如酮症酸中毒、高血糖高渗状态等，且易并发各种感染。

糖尿病发病人数正随着人民生活水平的不断提高、人口老龄化、生活方式以及诊断技术的进步而迅速增加。我国 20 岁以上成人糖尿病患病率达 9.7%，而糖尿病前期的比例达 15.5%，约 60% 的糖尿病未被诊断，糖尿病已成为发达国家中继心血管病和肿瘤之后的第三大非传染性疾病，是严重威胁人类健康的世界性公共卫生问题之一。

根据美国糖尿病协会（ADA）1997 年提出的新的分类法建议主要将糖尿病分成 1 型糖尿病、2 型糖尿病、其他特殊类型糖尿病和妊娠糖尿病四大类型。

1 型糖尿病：包含以前所称的胰岛素依赖性糖尿病（IDDM）、I 型或青少年发病糖尿病，因病人胰岛 β 细胞被破坏，造成胰岛素绝对不足，有酮症酸中毒倾向。它分为免疫介导和特发性两个亚型。前者由胰岛 β 细胞发生介导的自身免疫性损伤而引起，能够找到自身免疫的证据；后者人数很少，主要来自某些人种（如美国黑人、南亚印度人），始终找不到自身免疫反应证据。

2 型糖尿病：包含以前所称的非胰岛素依赖性糖尿病（NIDDM）、II 型或成年糖尿病，病人无胰岛 β 细胞的自身免疫损伤，但有胰岛素抵抗和胰岛素分泌障碍。这类糖尿病发病的危险性随着年龄、肥胖以及缺乏体力活动而增长。

其他特殊类型糖尿病：本型按病因及发病机制分为 β 细胞功能遗传性缺陷、胰岛素作用遗传性缺陷、胰腺外分泌疾病（胰腺炎、胰腺切除术后等）、内分泌疾病（胰升血糖素瘤、库欣综合征等）、药物或化学药品所致糖尿病（苯妥英钠、噻嗪类利尿剂等）、感染（先天性风疹、巨细胞病毒等）、不常见的免疫介导糖尿病（僵人综合征、抗胰岛素受体抗体等）和其他可能与糖尿病相关的遗传性综合征八个亚型，临床上极为少见。

妊娠糖尿病：在确定妊娠后，若发现有各种程度的葡萄糖耐量减低或明显的糖尿病，不论是否用胰岛素治疗或仅用饮食治疗，也不论分娩后这一情况是否持续，均认为是妊娠期糖尿病。

本节介绍临床上常见的 1 型糖尿病和 2 型糖尿病。

【病因与发病机制】

糖尿病的病因和发病机制较为复杂，至今尚未完全清楚，目前一般认为是遗传因素与环境因素共同造成。

1. 1 型糖尿病　为遗传性自身免疫性疾病。在糖尿病易感基因的基础上，因病毒感染（多为柯萨奇 B_4 病毒、腮腺炎病毒、风疹病毒等）等外部因素引起体内自身免疫反应产生胰岛细胞自身抗体（ICA）、胰岛素自身抗体（IAA）、谷氨酸脱羧酶（GAD）自身抗体等破坏胰岛 β 细胞和胰岛素，胰岛 β 细胞逐渐消失，胰岛素逐渐减少，最终发展成临床糖尿病。病毒感染也可直接损伤胰岛 β 细胞。

2. 2 型糖尿病　在糖尿病遗传易感性基础上，由肥胖、体力活动不足、化学毒物、热量过剩、人口老龄化等因素共同促发。①胰岛素抵抗：胰岛素受体及受体后的遗传缺陷（受体不敏感、数量少或受体后低效应）、肥胖（胰岛素受体少且不敏感）、老龄化（受体敏感性降低）等因素造成胰岛素抵抗，胰岛代偿性分泌过多的胰岛素，过重的负担最终导致 β 细胞功能下降而发病。②胰岛素分泌缺陷：β 细胞遗传缺陷等因素造成胰岛素分泌异常。

【病理生理】

糖尿病时主要的病理生理改变是糖、脂肪、蛋白质代谢紊乱。胰岛素的相对或绝对不足，造成葡萄糖在肝、肌肉和脂肪组织的利用减少以及肝糖原输出增多，出现高血糖症。胰岛素不足，脂肪合成减少，血清游离脂肪酸和甘油三酯升高；胰岛素极度缺乏时，脂肪大量分解，产生大量酮体，超过机体的处理能力，形成酮症和酮症酸中毒。蛋白代谢紊乱表现为蛋白合成减少，分解增强，导致负氮平衡。

【临床表现】

1. 代谢紊乱表现 糖尿病的典型表现为"三多一少"，即多尿、多饮、多食和体重减轻（消瘦）。另外，尚有皮肤瘙痒（尤其外阴瘙痒）、视力模糊（高血糖致眼房水、晶体渗透压改变而引起屈光改变）等。

2. 并发症表现

（1）*急性并发症*

1）糖尿病酮症酸中毒：多见于 1 型糖尿病，由感染、胰岛素治疗中断或不适当减量、饮食不当、创伤、手术、妊娠或分娩等诱发。糖尿病加重时，脂肪加速分解，产生大量酮体（β-羟丁酸、乙酰乙酸、丙酮的总称），酮体为较强的有机酸，超过机体缓冲能力时，发生代谢性酸中毒。临床表现为：先有多尿、烦渴、多饮和乏力，随后出现食欲减退、恶心呕吐、头痛、嗜睡、烦躁不安、呼吸深快，呼气有烂苹果味（丙酮）。病情进一步发展，出现失水、尿量减少、皮肤弹性减低、眼球下陷、脉搏细速、血压下降，至晚期出现各种反射迟钝甚至消失，以至出现昏迷。血糖多为 16.7～33mmol/L（300～600mg/dL），甚至高达 55.5mmol/L（1000mg/dL）。二氧化碳结合力降低，pH <7.35。

2）高血糖高渗状态：以前称为"糖尿病高渗性非酮症昏迷"，因部分无昏迷，部分有酮症，故更名。好发于 50～70 岁病人，常因感染、急性胃肠炎、急性脑血管病、胰腺炎以及服用糖皮质激素、免疫抑制剂、利尿剂和 β 受体阻滞剂等诱发。约 2/3 病前无糖尿病史。主要表现为：先有多尿、多饮，但多食不明显或食欲减退。失水随病程进展逐渐加重，出现嗜睡、幻觉、定向障碍、偏盲、扑翼震颤、癫痫样抽搐，进而昏迷。血糖高达 33.3mmol/L 以上，血浆渗透压 320 mOsm/L 以上。

3）感染：常见的感染有皮肤疖或痈，有时可出现败血症或脓毒症、足癣、真菌性阴道炎、尿路感染、肺结核等。

（2）*慢性并发症* 糖尿病的慢性并发症可遍及全身各重要器官，有时在糖尿病诊断之前先发现并发症，并可成为诊断糖尿病的线索。

1）大血管病变：表现为大、中、小动脉粥样硬化，常见的有主动脉硬化、冠状动脉硬化、脑动脉硬化、下肢动脉硬化。下肢动脉硬化时，可出现下肢感觉异常和间歇性跛行，重者导致肢体坏疽。

2）微血管病变：微血管是指微小动脉和微小静脉之间的管径在 100μm 以下的血管

及血管网。其典型病理改变为微循环障碍、微血管瘤形成和基底膜增厚。重要的微血管病变有糖尿病肾病和糖尿病视网膜病。①糖尿病肾病：常见于病史超过10年的病人，是1型糖尿病死亡的主要原因。开始表现为蛋白尿，尿蛋白逐渐增加，并伴有浮肿和高血压，肾功能逐渐减退，最后出现尿毒症。②糖尿病视网膜病：见于糖尿病病史超过10年的病人。眼底改变逐渐发展：微血管瘤；微血管瘤、出血并有硬性渗出；棉絮状软性渗出；新生血管形成、玻璃体出血；机化物增生；继发性视网膜脱离。临床表现为视力模糊、失明。

3）神经病变：以周围神经受累常见。开始表现为手套、袜子样感觉异常伴麻木、刺痛或烧灼样痛。后期可有运动神经受累，表现为肌张力、肌力减弱以至肌萎缩和瘫痪，肌萎缩多见于手、足和大腿肌。腱反射早期亢进，后期减弱或消失。亦可出现自主神经改变，如瞳孔异常（不规则缩小、对光反射消失、调节反射存在）、排汗异常（多汗或无汗）、体位性低血压、尿失禁或尿潴留等。

4）糖尿病足：指与下肢远端神经异常和周围血管病变相关的足部溃疡、感染和（或）深层组织破坏。轻者表现为足部畸形、皮肤干燥和发凉、胖肿（高危足）；重者可出现足部溃疡、坏疽。糖尿病足是截肢、致残的主要原因。

5）其他：眼的其他改变有黄斑病、白内障、青光眼等。

【辅助检查】

1. 尿糖测定 尿糖阳性是诊断糖尿病的重要线索，但阴性不能排除糖尿病。

2. 血糖测定 血糖升高是目前诊断糖尿病的主要依据，同时也是判断糖尿病病情和控制情况的主要指标。

3. 葡萄糖耐量试验 当血糖高于正常范围而又未到达到诊断糖尿病标准时可行口服葡萄糖耐量试验（OGTT）。OGTT最好在清晨进行，成人取无水葡萄糖75g溶于250～350mL水中，5分钟内饮完。2小时后测静脉血糖。

4. 糖化血红蛋白A_1测定 其含量与血糖浓度呈正相关。能反映取血前4～12周血糖的总水平，是糖尿病控制情况的监测指标之一，正常值为8%～10%。

5. 血浆胰岛素和C肽测定 胰岛素和C肽以等分子数从胰岛生成和释放。由于C肽清除慢，周围血中C肽/胰岛素比例大于5。1型糖尿病者明显降低，2型糖尿病可呈现高、正常及低的变化。正常人空腹基础血浆胰岛素水平为35～145pmol/L（5～20mU/L），C肽约为0.4nmol/L。

6. 并发症检查 根据病情需要选用血脂、肝功能、肾功能等常规检查，急性严重代谢紊乱时的酮体、电解质、酸碱平衡检查，心、肝、肾、脑、眼科以及神经系统的各项辅助检查等。

7. 自身免疫反应的标志性抗体 如ICA、IAA和GAD－Ab，85%～90%的1型糖尿病在发现高血糖时，其中一种或几种自身抗体可阳性。

【诊断】

1. 诊断标准（美国糖尿病协会，1997年） 糖尿病症状加随机血糖（随机血浆葡萄糖）≥11.1mmol/L（200mg/dL），或 FPG（空腹血浆葡萄糖）≥7.0mmol/L（126mg/dL），或 OGTT 中 2hPG（2 小时血浆葡萄糖）≥11.1mmol/L（200mg/dL）。症状不典型者，需另一天再次证实。随机血糖是指一天当中任意时间而不管上次进餐时间的血糖，空腹的含义是指至少 8 小时内无任何热量摄入。糖尿病前期包括空腹血糖受损和糖耐量减低。空腹血糖受损（IFG）：FPG≥6.1mmol/L（110 mg/dL）且 <7.0 mmol/L（126 mg/dL），2hPG <7.8 mmol/L（140 mg/dL）。糖耐量减低（IGT）：FPG <7.0 mmol/L（126 mg/dL），OGTT2hPG≥7.8 mmol/L（≥140mg/dL）且 <11.1mmol/L（<200mg/dL）。

2. 1 型糖尿病和 2 型糖尿病的主要特点 见表 6 – 1。

表 6 – 1　1 型和 2 型糖尿病的主要特点

特点	1 型糖尿病	2 型糖尿病
病史特点	青少年多见，体型较瘦，起病急	中老年多见，体型较胖，起病缓
临床表现	"三多一少"明显，常有酮症	"三多一少"可不明显，少有酮症
辅助检查	胰岛素水平低下，自身抗体多阳性	胰岛素可降低、正常或升高，自身抗体多阴性
治疗	需要胰岛素治疗	可不需胰岛素治疗

【鉴别诊断】

甲状腺功能亢进症、胃空肠吻合术后，因碳水化合物在肠道吸收快，可引起进食后 1/2 ~1 小时血糖过高，出现糖尿，但 FPG 和 2hPG 正常。弥漫性肝病患者，肝糖原贮存减少，进食后 1/2 ~1 小时血糖过高，出现糖尿，但 FPG 偏低，餐后 2 ~3 小时血糖正常或低于正常。急性应激状态时，出现一过性血糖升高、尿糖阳性，应激过后可恢复正常。

【治疗】

治疗目的是使血糖达到或接近正常水平，纠正代谢紊乱，消除症状，防止或延缓并发症，保障生长发育，维持良好的社会活动能力，提高生活质量，延长寿命，降低病死率。治疗原则是早期治疗、长期治疗、综合治疗、个体化治疗。治疗要点是糖尿病教育、医学营养治疗、运动疗法、血糖监测和药物治疗。

1. 一般治疗

（1）糖尿病教育　使病人及家属了解糖尿病基本知识，如目前不能根治、需终身治疗，生活中应注意的事项，治疗药物的副作用、预防及处理等；学会简单的血糖、尿糖测量方法（如使用便携式血糖计）及胰岛素注射技术。

（2）医学营养治疗

1）计算总热量：成人休息状态下每日每千克理想体重〔理想体重（kg）= 身高（cm）– 105（cm）〕给予 105 ~ 125.5kJ（25 ~ 30kcal），轻体力劳动 125.5 ~ 146kJ（30 ~35kcal），中度体力劳动 146 ~ 167kJ（35 ~40kcal），重体力劳动 167kJ（40kcal）以上。儿童、孕妇、乳母、营养不良者、消瘦者以及伴有消耗性疾病者酌增，肥胖者酌减，使病人恢复到正常体重。

2）食物及各营养素的比例：碳水化合物占总热量50%～60%，提倡用粗制米面和一定量杂粮，忌食葡萄糖、蔗糖、蜜糖及其制品（各种糖果、甜糕点、饼干、冰淇淋、含糖软饮料等）；蛋白质占总热量15%，成人每千克理想体重0.8～1.2g，儿童、孕妇、乳母、营养不良者或伴有消耗性疾病者每千克理想体重1.5～2g，糖尿病肾功能正常者每千克理想体重0.8g，糖尿病血尿素氮升高者每千克理想体重0.6g，蛋白质至少1/3来自动物蛋白；脂肪占总热量30%，其中饱和脂肪、多价不饱和脂肪和单价不饱和脂肪的比例应为1∶1∶1，每日胆固醇摄入量应在300mg以下。另外，各种富含可溶性食用纤维的食物可延缓食物吸收，降低餐后血糖高峰，纤维素食物每日不少于40g。多食用绿叶蔬菜、豆类、块根类、粗谷物、含糖分低的水果等。

3）餐量分配：按计算的热量和各营养素比例转化为食物重量，并根据生活习惯、病情和药物治疗情况合理安排。一般按每日三餐分配为1/5、2/5、2/5或者1/3、1/3、1/3，按每日四餐分配为1/7、2/7、2/7、2/7。

（3）运动疗法 运动疗法是糖尿病的基础治疗之一，适用于病情相对稳定者，尤其是肥胖的2型糖尿病。运动可提高胰岛素的敏感性，并有降糖、降压、减肥等作用。运动量需在医生指导下确定，根据不同情况选择适宜的、长期的运动方法。

2. 口服降糖药治疗

（1）磺脲类胰岛素促泌剂 主要作用是促进胰岛β细胞分泌胰岛素。适用于2型糖尿病经饮食治疗和运动疗法不能获得良好控制者。常见副作用为低血糖、消化道反应、肝功能损害、白细胞减少。常用药物及使用方法见表6-2。

表6-2 磺脲类常用药物及使用方法

药物名称	一般剂量（mg/d）	剂量范围（mg/d）	每日服药次数	生物半衰期（h）	作用时间（h）		
					开始	最强	持续
格列本脲	5	2.5～20	1～2	10～16	0.5	2～6	1～24
格列吡嗪	5	2.5～30	1～2	3～6	1	1.5～2	1～24
格列齐特	80	80～240	1～2	12		5	16～24
格列喹酮	30	30～180	1～2				
格列美脲	1	1～8	1				10～20

（2）非磺脲类胰岛素促泌剂 主要作用是促进胰岛β细胞分泌胰岛素。常用药物：①瑞格列奈，每次0.5～4mg，从小剂量开始，根据病情逐渐增加剂量，餐前或进餐时口服，不进餐不用药。②那格列奈，每次120mg，餐前口服。

（3）双胍类 主要作用是抑制肝糖异生及肝糖输出；增加外周组织（肝脏、肌肉、脂肪等）对胰岛素的敏感性，促进葡萄糖摄取和利用；抑制或延缓葡萄糖在胃肠道的吸收。适用于2型糖尿病经饮食治疗和运动疗法不能获得良好控制者。常见副作用为消化道反应。通常与磺脲类药合用。常用药物为二甲双胍，500～1500mg/d，分2～3次口服，从小剂量开始，最大剂量不超过2g/d。

（4）α-葡萄糖苷酶抑制剂 主要作用是抑制餐后肠道对葡萄糖的吸收。适用于2

型糖尿病尤其是餐后高血糖者。常见副作用为消化道反应，忌用于胃肠功能障碍者，也不宜用于孕妇、哺乳期妇女和 18 岁以下人群。可单独使用，也可与磺脲类药、双胍类药或胰岛素合用。常用药物：①阿卡波糖（拜糖平），开始 25mg，每日 3 次，在进第一口饭时服药，若无副作用，渐增至 50mg，每日 3 次，最大剂量 100mg，每日 3 次。②伏格列波糖，每次 0.2mg，每日 3 次，在进第一口饭时服药。

（5）胰岛素增敏剂 即格列酮类（噻唑烷二酮），主要作用是增强靶组织对胰岛素的敏感性。常用药物：①罗格列酮，4～8mg/d，一次或分两次口服。②吡格列酮，15～30mg/d，一次口服。近年因发现罗格列酮可增加糖尿病病人心血管事件，故在我国严格限制应用。膀胱癌和血尿病人禁用吡格列酮。

3. 胰岛素治疗

（1）适应证 ①1 型糖尿病。②合并糖尿病酮症酸中毒等急性并发症。③合并消耗性疾病、视网膜病变、肾病、神经病变、急性心肌梗死、急性脑血管病。④因伴发病需外科手术治疗的围手术期。⑤妊娠和分娩。⑥新诊断 2 型糖尿病伴明显高血糖。⑦2 型糖尿病经饮食及口服降糖药治疗未获得良好控制。⑧胰腺切除引起的继发性糖尿病。

（2）常用制剂类型 胰岛素根据其来源和化学结构可分为动物胰岛素、人胰岛素和胰岛素类似物。胰岛素根据其作用特点可分为超短效胰岛素类似物、常规（短效）胰岛素、中效胰岛素、长效胰岛素（包括长效胰岛素类似物）和预混胰岛素（包括预混胰岛素类似物）。速效胰岛素主要控制一餐饭后高血糖；中效胰岛素主要控制两餐饭后高血糖，以第二餐饭为主；长效胰岛素无明显作用高峰，主要提供基础水平胰岛素。胰岛素常用制剂类型见表 6-3。

表 6-3 胰岛素常用制剂类型

胰岛素制剂	起效时间	峰值时间	作用持续时间
短效胰岛素（RI）	15～60min	2～4h	5～8h
速效胰岛素类似物（门冬胰岛素）	10～15min	1～2h	4～6h
速效胰岛素类似物（赖脯胰岛素）	10～15min	1～1.5h	4～5h
中效胰岛素（NPH）	2.5～3h	5～7h	13～16h
长效胰岛素（PZI）	3～4h	8～10h	长达20h
长效胰岛素类似物（甘精胰岛素）	2～3h	无峰	长达30h
长效胰岛素类似物（地特胰岛素）	3～4h	3～14h	长达24h
预混胰岛素（HI 30R，HI 70/30）	0.5 h	2～12h	14～24h
预混胰岛素（50R）	0.5 h	2～3h	10～24h
预混胰岛素类似物（预混门冬胰岛素30）	10～20min	1～4h	14～24h
预混胰岛素类似物（预混赖脯胰岛素25）	15min	30～70min	16～24h
预混胰岛素类似物（预混赖脯胰岛素50）	15min	30～70min	16～24h

（3）使用方法　①1 型糖尿病：应使用合理的组合方案达到接近生理状态下胰岛素两种分泌形式，即基础分泌和餐后高分泌。保持基础分泌量可选择睡前和早晨注射中效胰岛素，或每日注射 1 次长效胰岛素。餐后高分泌的形成可采用每餐前注射速效胰岛素。初次用药应审慎确定剂量，一般初始剂量为 0.5 ~ 1U/（kg·d），总量的 40% ~ 50% 用于维持基础分泌量，剩余的按需要分配于餐前注射。以后根据血糖及尿糖情况逐步调整，以期达到良好控制（每餐前及睡前血糖 4.0 ~ 7.2mmol/L）。在疾病早期或相对稳定阶段（蜜月期），胰岛素剂量常较小，若出现感染、病情加重、手术等其他情况应增加胰岛素剂量。②2 型糖尿病：空腹血糖 < 7.8mmol/L 时，通常不需胰岛素治疗。空腹血糖在 7.8 ~ 11.1mmol/L 时，若需用胰岛素，可于睡前，必要时，睡前、早晨注射中效胰岛素，亦可每日注射 1 次长效胰岛素，以维持基础分泌量。空腹血糖 > 11.1mmol/L 时，可每日注射 2 次中效胰岛素或加用速效胰岛素或用预混胰岛素制剂（速效胰岛素占 30%、中效胰岛素占 70%）。空腹血糖达到 13.9mmol/L 以上时，可采用 1 型糖尿病的用法。由于 2 型糖尿病有较明显的胰岛素抵抗，初始剂量可偏大些，待血糖控制后再减少用量。胰岛素用量 < 0.3U/（kg·d）时，提示可改用口服降糖药。③其他：通过使用胰岛素容器或泵、微型计算机、血糖感受器等可行持续皮下胰岛素输注或形成人工胰，使胰岛素使用更符合生理情况。

（4）副作用　胰岛素治疗的主要副作用是低血糖反应和过敏反应。①低血糖反应：多见于 1 型糖尿病病人，尤其是接受强化胰岛素治疗者，多因胰岛素注射过量或注射后未进食导致。表现为心慌、出汗、流涎、面色苍白、软弱无力、手足震颤等交感神经兴奋症状，和精神不集中、头晕、迟钝、视物不清、步态不稳甚至昏迷等中枢神经症状。低血糖时，轻者进食糖水或糖果，重者静脉注射 50% 葡萄糖注射液 60 ~ 100mL，可反复注射，直至病人清醒，并密切观察病情，必要时继续静滴 5% ~ 10% 的葡萄糖注射液。②过敏反应：表现为注射部位瘙痒及荨麻疹样皮疹。出现全身性荨麻疹时，可伴恶心、呕吐、腹痛等症状。严重过敏反应（如过敏性休克）罕见。发生过敏反应后，应更换胰岛素制剂，并根据不同情况给予抗组胺药物、糖皮质激素及其他对症处理。

4. GLP‑1 受体激动剂和二肽基肽酶‑Ⅳ 抑制剂（DPP‑Ⅳ 抑制剂）　GLP‑1 受体激动剂通过激动 GLP‑1 受体而发挥降低血糖的作用。作用机制为以葡萄糖浓度依赖方式增强胰岛素分泌、抑制胰高血糖素分泌并能延缓胃排空减少进食量等。常见胃肠道不良反应。常用利拉鲁肽 0.6mg，每日 1 次皮下注射，1 周后增至 1.2mg，每日 1 次。DPP‑Ⅳ 抑制剂通过抑制二肽基肽酶‑Ⅳ 而减少 GLP‑1 在体内的失活，增加 GLP‑1 在体内的水平。可单用或与双胍类联用。常用西格列汀 100mg，每日 1 次口服。

5. 胰腺移植和胰岛组织移植　代替病变的胰腺或消失的胰岛分泌胰岛素，解除病人对胰岛素的依赖，显著改善生活质量。由于移植手术的复杂性、手术并发症的严重性等问题，尚未在临床推广使用。

6. 手术治疗　减重手术可明显改善肥胖 2 型糖尿病的血糖控制，甚至可以使一些糖尿病患者的糖尿病"治愈"。近年 IDF 和 ADA 在 2 型糖尿病治疗指南中正式将减重手术列为治疗肥胖 2 型糖尿病的措施之一。

7. 糖尿病酮症酸中毒（DKA）的治疗

（1）输液　这是抢救该症的极其关键的措施。一般使用生理盐水，补量总量可按原体重 10% 计算，如无心力衰竭，开始补液速度应较快，前 2 小时内输入 1000 ~ 2000mL，以补充血容量，改善周围循环和肾功能。以后根据血压、心率、每小时尿量、末梢循环情况以及必要时通过测量中心静脉压调整输液速度。再后的 4 小时内输入 1000 ~ 2000mL。第 1 个 24 小时输入 4000 ~ 5000mL，严重失水者 6000 ~ 8000mL。如治疗前已有低血压或休克，快速输液不能有效升高血压，应输入胶体溶液并采用其他抗休克措施；对伴有心脏病、心力衰竭者，应在中心静脉压监护下调节输液速度和输液量。

（2）胰岛素治疗　首次负荷量静脉注射普通胰岛素 10 ~ 20U（2 小时血糖不降可再输注 20U），然后以每小时每千克体重 0.1U 加入生理盐水中持续静滴，当血糖降至 13.9mmol/L 时，改输 5% 葡萄糖注射液，并按每 3 ~ 4g 葡萄糖加 1U 普通胰岛素静滴。酮症酸中毒纠正后，改为皮下注射。

（3）纠正酸中毒　轻症病人经补液和使用胰岛素后，酸中毒可逐渐纠正，不必补碱。当血 pH 值降至 7.1 或 HCO_3^- 降至 5mmol/L 时，用 5% 碳酸氢钠溶液 84mL，以注射用水稀释成 1.25% 溶液后静滴。④补钾：应用胰岛素后或病人有尿时即行补钾，每小时补氯化钾 1.5g，24 小时内补充氯化钾总量 6 ~ 10g。补钾过程中，最好用心电图监护。病情恢复后仍需继续口服钾盐数天。

8. 高血糖高渗状态的治疗　治疗原则同 DKA。本症失水比 DKA 更为严重，可达体重的 10% ~ 15%，24 小时补液量可达 6000 ~ 10000mL。开始时用等渗溶液如 0.9% 氯化钠，血浆渗透压高于 350mOsm/L，血钠高于 155mmol/L，可考虑输入适量低渗溶液如 0.45% 或 0.6% 氯化钠注射液。视病情可考虑同时给予胃肠道补液。当血糖下降至 16.7mmol/L 时，开始输入 5% 葡萄糖注射液并按每 2 ~ 4g 葡萄糖加入 1U 胰岛素。胰岛素治疗方法与 DKA 相似，静脉注射胰岛素首次负荷量后，继续以每小时每千克体重 0.05 ~ 0.1U 的速率静脉滴注胰岛素。补钾要及时，一般不补碱。应密切观察从脑细胞脱水转为脑水肿的可能，及早发现和处理。

【预防】

一级预防是避免糖尿病发病，二级预防是及早检出及有效治疗糖尿病，三级预防是延缓和（或）防止糖尿病并发症。各级卫生部门应共同参与糖尿病的预防、治疗、教育和保健计划。提倡合理膳食，适量运动，防止肥胖，并着重糖尿病前期的筛查和早期干预。

第七节　血脂异常和脂蛋白异常血症

血脂异常（dyslipidemia）指血浆中脂质量和质的异常。由于脂质不溶或微溶于水，在血浆中必须与蛋白质结合以脂蛋白的形式存在，因此，血脂异常实际上表现为脂蛋白异常血症（dyslipoproteinemia），主要包括高胆固醇血症、高甘油三酯血症和低高密度脂蛋白－胆固醇（HDL－C）血症三种。根据《中国居民营养与健康现状（2004 年）》报道，我国成人血脂异常患病率为 18.6%，估计患病人数 1.6 亿。长期血脂异常可导致动脉粥样硬化、增加心脑血管病的发病率和死亡率。

【血脂和脂蛋白概述】

1. 血脂　指血浆中的中性脂肪（甘油三酯和胆固醇）和类脂（磷脂、糖脂、固醇、类固醇）的总称。①外源性胆固醇由食物中的胆固醇在小肠腔内合成胆固醇脂经淋巴系统进入体循环，内源性胆固醇由肝和小肠合成。血清总胆固醇与冠心病发病有关，水平越高，发病越早。②外源性甘油三酯来自食物，内源性甘油三酯主要由小肠和肝合成，构成脂蛋白后（主要是极低密度脂蛋白）进入血浆，甘油三酯增高，发生冠心病危险性增大。③磷脂主要由肝及小肠黏膜合成，是生物膜的重要组成部分。磷脂对脂肪的吸收、转运、存储起重要作用，也是维持乳糜微粒结构稳定的因素。

2. 载脂蛋白（Apo）　是脂蛋白中的蛋白质，在血浆中与脂质结合形成水溶性物质，成为转运脂类的载体，并参与酶活动的调节以及脂蛋白与细胞膜受体的识别和结合反应。已发现有二十多种 Apo，按组成分为 ApoA、ApoB、ApoC、ApoD、ApoE。由于氨基酸组成的差异，每一型又可分若干亚型。

3. 脂蛋白　是由载脂蛋白、胆固醇（TC）、甘油三酯（TG）和磷脂所组成的球形大分子复合体。应用超速离心方法，可将血浆脂蛋白分为五大类，即乳糜微粒（chylomicron，CM）、极低密度脂蛋白（very low density lipoprotein，VLDL）、中间密度脂蛋白（intermediate density lipoprotein，IDL）、低密度脂蛋白（low density lipoprotein，LDL）和高密度脂蛋白（high density lipoprotein，HDL）。这五类脂蛋白的密度依次增加，而颗粒则依次变小。此外，还有脂蛋白（a）[Lp（a）]。各类脂蛋白上述四种成分的组成及其比例不同，因而其理化性质、代谢途径和生理功能也各有差异。①乳糜微粒（CM）：是食物中的脂肪在肠道中吸收后合成的甘油三酯、胆固醇脂及 ApoA、ApoB 组装后释放入淋巴液，颗粒最大，含丰富甘油三酯。作用为将外源性甘油三酯送到脂肪组织与肝脏，不易进入动脉壁内，与动脉硬化关系不大，易诱发急性胰腺炎。②极低密度脂蛋白（VLDL）：大部分由肝脏合成，小部分由小肠合成，主要成分为甘油三酯。作用是将内源性甘油三酯转运到肝外组织，形成 LDL，具有较强的致动脉硬化的作用。③低密度脂蛋白：是 VLDL 降解产物，主要含胆固醇和 ApoB。其主要功能是将胆固醇由肝脏转运到肝外组织，在动脉硬化中起着重要作用。④高密度脂蛋白（HDL）：由肝和小肠合成，富含磷脂、ApoA、ApoC。在外周组织中吸收胆固醇，由肝脏代谢为胆汁酸排出，具有抗动脉硬化作用。⑤脂蛋白 a [LP（a）]：为由肝脏产生的独立脂蛋白，与动脉硬化的发生相关，并可能是独立的危险因素。

【病因与发病机制】

脂蛋白代谢过程复杂，不论何种病因，若引起脂质来源，脂蛋白合成、代谢过程关键酶异常或降解过程受体通路障碍等，均可能导致血脂异常。

1. 原发性血脂异常 家族性脂蛋白异常血症是由于基因缺陷所致。某些突变基因已经阐明，大多数原发性血脂异常原因不明，认为是由多个基因与环境因素综合作用的结果。

2. 继发性血脂异常 全身系统性疾病如糖尿病、甲状腺功能减退症、库欣综合征、肝肾疾病、系统性红斑狼疮、骨髓瘤等可引起继发性血脂异常。药物如噻嗪类利尿剂、β受体阻滞剂等也可引起继发性血脂异常。

【临床表现】

多数血脂异常无明显症状和异常体征，主要通过血液生化检验发现。血脂异常的临床表现主要有：

1. 黄色瘤、早发性角膜环和脂血症眼底改变 黄色瘤最常见位于眼睑周围，质地柔软。早发性角膜环出现于40岁以下，多伴有血脂异常。严重的高甘油三酯血症可产生脂血症眼底改变。

2. 动脉粥样硬化 脂质在血管内皮沉积引起动脉粥样硬化，引起早发性和进展迅速的心脑血管和周围血管病变。某些家族性血脂异常可于青春期前发生冠心病，甚至出现心肌梗死。

3. 其他 血脂异常可作为代谢综合征的一部分，常与肥胖症、高血压病、冠心病、糖尿病等疾病同时存在或先后发生。严重的高胆固醇血症有时可出现游走性多关节炎，严重的高甘油三酯血症可引起急性胰腺炎。

【辅助检查】

血脂异常的发现、诊断及分型主要依靠实验室检查，其中最主要的是测定血浆 TC 和 TG 浓度。

1. 生化检查 测定空腹状态下（禁食12~14小时）血浆或血清 TC、TG、LDL - C 和 HDL - C 是最常用的实验室检查方法。TC 是所有脂蛋白中胆固醇的总和，TG 是所有脂蛋白中甘油三酯的总和。

2. 超速离心技术 是脂蛋白异常血症分型的"金标准"，但所要求的仪器设备昂贵，技术操作复杂，一般临床实验室难以做到。

【诊断】

诊断根据病史及家族史、体格检查（重点是心血管系统）以及各种黄色瘤、角膜环、眼底改变等，实验室检查以血脂测定为主。

1. 诊断标准 根据《中国成人血脂异常防治指南（2007年）》血脂分层标准，见表6 - 4。

表 6-4　《中国成人血脂异常防治指南（2007 年）》血脂分层标准

单位［mmol/L（mg/dL）］

	TC	LDL-C	HDL-C	TG
合适范围	<5.18（200）	<3.37（130）	≥1.04（40）	<1.76（150）
边缘升高	5.18~6.18（200~239）	3.37~4.13（130~159）		1.76~2.26（150~199）
升高	≥6.19（240）	≥4.14（160）	≥1.55（60）	≥2.27（200）
降低			<1.04（40）	

2. 分类诊断　血脂异常一般都属于临床诊断。如要进行病因诊断，则需进行有关的基因、受体功能、酶活性或其他特殊检查。临床分类包括：①高胆固醇血症，血清 TC 水平增高。②高甘油三酯血症，血清 TG 水平增高。③混合性高脂血症，血清 TC 与 TG 水平均增高。④低高密度脂蛋白血症，血清 HDL-C 水平减低。

【治疗】

脂代谢紊乱与冠心病及其他动脉粥样硬化的患病率和病死率密切相关，应坚持长期综合治疗。重视生活方式改变，尤其以饮食控制、运动锻炼为基础，制定个体化治疗方案。TC、LDL-C、TG 和 VLDL-C 增高是冠心病的危险因素，其中以 LDL-C 最为重要，而 HDL-C 是冠心病的保护因素。

1. 一般治疗

（1）医学营养治疗　为治疗血脂异常的基础。其目的是调整血脂异常，减轻肥胖及超重者的体重。应控制总热量，脂肪入量<30% 总热量，饱和脂肪酸占 8%~10%，每日胆固醇摄入量<300mg。对高甘油三酯血症者，应限制总热量和糖类摄入量。清淡饮食，多吃水果、蔬菜及纤维性食品。

（2）运动治疗　增加有规律的体力活动，控制体重，保持合适的体重指数（BMI）。

（3）其他治疗　戒烟限酒、限盐，平衡心态，保持乐观情绪。

2. 降（调）脂药物治疗

（1）羟甲基戊二酰辅酶 A（HMG-CoA）还原酶抑制剂（他汀类）　通过竞争性抑制体内胆固醇合成过程中限速酶（HMG-CoA 还原酶）活性，从而阻断胆固醇的合成，主要降低血胆固醇和 LDL-C 水平，轻度降低 TG，轻度升高 HDL-C。他汀类是目前临床上应用最广泛的一类调脂药物。可选择下列药物之一：洛伐他汀 10~80mg，辛伐他汀 5~40mg，普伐他汀 10~40mg，氟伐他汀 10~40mg，阿托伐他汀 10~80mg，瑞舒伐他汀 10~20mg，均为每晚 1 次，口服。他汀类副作用较轻，不良反应主要为胃肠道功能紊乱、转氨酶升高、肌肉触痛、血肌酸激酶升高甚至横纹肌溶解症，因与贝特类调脂药合用时增加横纹肌溶解症风险，故谨慎联合应用，用药期间应定期检测肝功能。儿童、孕妇、哺乳期妇女禁用。

（2）苯氧芳酸类（贝特类）　通过激活过氧化物酶体增殖物激活受体 α

（PPARα），抑制腺苷酸环化酶（cAMP），使肝脏 VLDL 合成及分泌减少，加速 VLDL 和 TG 的分解。主要降低血清 TG、VLDL－C，也可在一定程度上降低 TC 和 LDL－C，升高 HDL－C。可选择下列药物之一：非诺贝特 0.1g，每日 3 次，或微粒型 0.2g，每日 1 次口服；苯扎贝特 0.2g，每日 3 次，或缓释型 0.4g，每晚 1 次口服。主要副作用为胃肠道反应，少数出现一过性肝转氨酶和肌酸激酶升高，可见皮疹、血白细胞减少。肝肾功能不全者、儿童、孕妇和哺乳期妇女禁用。

（3）烟酸类　属 B 族维生素，大剂量时有调脂作用，可能与抑制脂肪组织脂解和减少肝脏中 VLDL 合成和分泌有关。可使血清 TG、VLDL－C 降低，TC 和 LDL－C 降低，HDL－C 轻度升高。适应证为高甘油三酯血症和以甘油三酯升高为主的混合性高脂血症。可选择下列药物之一：烟酸 0.2g，每日 3 次口服，渐增至 1～2g/d；阿昔莫司 0.25g，每日 1～3 次，餐后口服。主要副作用为面部潮红、瘙痒和胃肠道症状，偶见肝损害，可使消化性溃疡恶化。阿昔莫司副作用较少。

（4）胆酸螯合剂（树脂类）　属碱性阴离子交换树脂，通过阻止肠道吸收胆酸或胆固醇，使其随粪便排出，降低 TC 和 LDL－C，对高 TG 无效。常用药物为考来烯胺（消胆胺）和考来替泊（降胆宁），从小剂量开始到每次 4～5g，每日 3 次口服。主要副作用为恶心、呕吐、腹胀、腹痛、便秘。

（5）肠道胆固醇吸收抑制剂　通过抑制胆固醇和植物固醇吸收降低血胆固醇浓度，可单药或与他汀类联合治疗。常用药物依折麦布 10mg，每日 1 次，口服。常见副作用为头痛、恶心、转氨酶升高。

（5）普罗布考　通过影响脂蛋白代谢，产生调脂作用。可降低 TC 和 LDL－C，适应证为高胆固醇血症。常用剂量为 0.5g，每日 2 次口服。常见副作用为恶心，偶见 QT 间期延长，为最严重的不良反应。

（6）其他　海鱼油制剂（n－3 脂肪酸），主要成分为长链多不饱和脂肪酸，可降低 TG 和轻度升高 HDL－C，常用剂量为 0.5～1g，每日 3 次口服。中药红曲制剂也有天然他汀作用，常用血脂康 2 粒，每日 2 次口服。

降（调）脂药物的选择：①高胆固醇血症：首选他汀类，如单用他汀不能使血脂达到治疗目标值可加用依折麦布。②高甘油三酯血症：首选贝特类和烟酸类，也可选用 n－3 脂肪酸制剂。③混合型高脂血症：如以 TC 与 LDL－C 增高为主，首选他汀类；如以 TG 增高为主则选用贝特类；如均显著升高，可考虑联合用药。他汀类与贝特类联合使用可增加肌病和肝脏毒性的可能性，应予高度重视。如需联用可贝特类在清晨服用，他汀类在夜间服用。

3. 其他治疗

（1）血浆净化治疗　①血浆交换：将病人的血液经离心或膜滤过器分离出含高浓度血脂的血浆并将其弃去，补充冻干血浆或血浆蛋白后再将血液回输体内。一般每次交换血浆 2～4.5L，每周交换 3 次。②双重滤过：常规双重滤过是将病人的血液先后通过两种不同孔径的滤过膜（第一膜完成血浆分离，第二膜主要清除或截留抗体、免疫复合物、β－脂蛋白等大分子物质），滤过后的血液回输体内；加热双重滤过或称热滤过是指血液通过第一膜后，加温至39℃后再通过第二膜（可使全部或大部白蛋白、抗凝血因子Ⅲ、HDL不被截留），滤过后的血液回输体内。③血浆灌流：血液不需血浆分离，直接通过含有吸附物的吸附柱（活性炭可去除甘油三酯、VLDL、LDL等，表氯醇与琼脂糖交联后附加肝素和或乙胺醇形成的珠形琼脂糖主要去除LDL），将血脂吸附去除。

（2）手术治疗　主要适用于纯合子家族性高胆固醇血症或无法耐受药物治疗的严重高胆固醇血症，手术方法有部分回肠末段切除术、门腔静脉分流术和肝脏移植术等。

【预防】

普及健康教育，提倡科学饮食，规律体育运动，预防肥胖，控制血脂，定期检查，与肥胖症、糖尿病、心血管疾病等慢性病防治工作的宣传教育相结合，以降低血脂异常的发病率。

第八节　肥胖症

肥胖症（obesity）指体内脂肪堆积过多和（或）分布异常、体重增加，是包括遗传和环境因素在内的多种因素相互作用所引起的慢性代谢性疾病。是引起高血压病、冠心病、2型糖尿病、血脂异常、胆囊炎、骨关节病以及某些癌症的重要诱因和共同的病理基础。我国肥胖患者迅速增加，2010年统计，我国成人超重率为32.1%，肥胖率为9.9%。肥胖按病因可分为原发性（原称单纯性肥胖症）和继发性肥胖症两类。本章主要介绍原发性肥胖症。

【病因与发病机制】

病因尚未完全明确，多种遗传与环境因素的共同作用形成肥胖。

1. 遗传因素　肥胖症常呈家族聚集倾向。父母均肥胖其子女发生肥胖的几率显著增加达50%和80%。人类肥胖症基因突变包括瘦素基因（OB）、瘦素受体基因、黑皮素受体4（MC4R）等基因。现认为原发性肥胖症属多基因遗传性疾病。

2. 环境因素　主要是饮食和体力活动。坐位生活方式、体育运动少、体力活动不足使能量消耗减少；饮食习惯不良，如进食多、喜甜食或油腻食物使摄入能量增多。此外，胎儿期母体营养不良、蛋白质缺乏，或出生时低体重婴儿，在成年期饮食结构发生变化时，也容易发生肥胖症。

3. 其他因素　导致肥胖的其他因素包括：①基础代谢率：基础代谢率低者肥胖发生率较高。②呼吸商（RQ）：即呼出的二氧化碳量与肺吸入的氧气量在单位时间的比率，高RQ者易致肥胖。③胰岛素抵抗（IR）：胰岛素抵抗时，通过刺激机体分泌更多的胰岛素引起食欲亢进、糖转化为脂肪贮存而致肥胖。

【病理生理】

脂肪细胞是一种高度分化的细胞，可以贮存和释放能量，而且是一个内分泌器官，能分泌数十种脂肪细胞因子、激素或其他调节物，包括肿瘤坏死因子 - α（TNF - α）、血管紧张素原、瘦素、抵抗素、脂联素和游离脂肪酸（FFA）等，影响局部或远处组织器官，在机体代谢及内环境稳定中发挥重要作用。

脂肪组织块的增大可由于脂肪细胞数量增多（增生型）、体积增大（肥大型）或同时数量增多与体积增大（增生肥大型）造成。男性型脂肪主要分布在内脏和上腹部皮下，称为腹型或中心性肥胖。女性型脂肪主要分布于下腹部、臀部和股部皮下，称为外周性肥胖。此外长期高热量、高脂肪饮食，体重增加后导致"调定点"上调，即使恢复正常饮食，也不能恢复到原先体重。

【临床表现】

1. 一般表现 可见于任何年龄，女性较多见，常有肥胖家族史。原发性肥胖一般呈体重缓慢增加，短时间内迅速的体重增加，应多考虑继发性肥胖。轻度肥胖多无症状。中重度肥胖多有畏热，活动能力减低甚至活动时有轻度气促，睡眠时打鼾。

2. 其他表现 临床上肥胖症、血脂异常、脂肪肝、高血压病、冠心病、糖耐量异常或糖尿病等疾病常同时发生，并伴有高胰岛素血症，即代谢综合征。肥胖症还可伴随或并发睡眠中阻塞性呼吸暂停、胆囊疾病、高尿酸血症和痛风、骨关节病、静脉血栓、生育功能受损以及某些癌肿（女性乳腺癌、子宫内膜癌，男性前列腺癌、结肠和直肠癌等）发病率增高，且麻醉或手术并发症增高。

【辅助检查】

肥胖症的评估包括测量身体肥胖程度、体脂总量和脂肪分布，其中后者对预测心血管疾病危险性更为准确。

1. 体重指数（BMI） 计算公式：$BMI（kg/m^2）=$ 体重（kg）/［身长（m）］^{2}。<18.5 为体重过低，18.5～23.9 为正常，24～27.9 为超重，≥28 为肥胖。BMI 是诊断肥胖症最重要的指标。

2. 理想体重（IBW） 计算公式：IBW（kg）= 身高（cm）- 105，或 IBW（kg）=［身高（cm）- 100］×0.9（男性）或 0.85（女性）。主要用于计算饮食中热量和各种营养素供应量。体重超过理想体重 10% 为超重，超过 20% 为肥胖。

3. 腰围或腰/臀比（WHR） 反映脂肪分布。受试者站立位，双足分开 25～30cm，使体重均匀分配。腰围测量髂前上棘和第 12 肋下缘连线的中点水平，臀围测量环绕臀部的骨盆最突出点的周径。目前认为测定腰围更为简单可靠，是诊断腹部脂肪积聚最重要的临床指标。一般认为男性腰围≥85cm、女性腰围≥80cm 为腹型肥胖。

4. CT 或 MRI 检查 计算皮下脂肪厚度或内脏脂肪量，是评估体内脂肪分布最准确的方法，但不作为常规检查。用 CT 或 MRI 扫描腹部第 4～5 腰椎间水平面计算内脏脂肪面积，以腹内脂肪面积≥100cm^2 作为判断腹内脂肪增多的切点。

5. 其他 身体密度测量法、生物电阻抗测定法、双能 X 线吸收法测定体脂总量等。

【诊断】

1. 诊断要点 ①有肥胖症家族史、个人饮食过多或过油腻史、体力活动量不足史等病史。②达到或符合肥胖症的诊断标准。③排除继发性肥胖症。

2. 诊断标准 目前尚未统一。在判断肥胖时，应注意肥胖症非单纯体重增加，若体重增加是肌肉发达，则不应认为肥胖。

（1）理想体重标准　一般以体重超过理想体重10%为超重，超过20%为肥胖。

（2）体重指数标准　2003年《中国成人超重和肥胖症预防控制指南（试用）》规定：BMI值≥24为超重，≥28为肥胖。

（3）腰围标准　男性腰围≥85cm、女性腰围≥80cm为腹型肥胖。

【鉴别诊断】

1. 库欣综合征　①表现为典型的向心性肥胖、皮肤紫纹、多毛、多血质面容、高血压等。②血浆皮质醇明显升高；③小剂量地塞米松抑制试验阳性（一次口服地塞米松法：测第1日血浆皮质醇为对照值，当天午夜口服地塞米松1mg，次日早晨血浆皮质醇不能抑制到对照值的50%以下）。

2. 药物引起的肥胖症　主要是有长期或大量药物服用史，常见引起肥胖的药物有抗精神病药、糖皮质激素等。

3. 原发性甲状腺功能减退症　①有怕冷、全身水肿、脱发、心率减慢、反应迟缓等临床表现。②血清甲状腺激素降低，TSH升高。

4. 下丘脑性肥胖　饱食中枢位于下丘脑腹内侧核，该核损害可致贪食出现下丘脑性肥胖。该肥胖的特点是：①多为均匀性肥胖。②下丘脑功能紊乱的其他表现（食欲旺盛、摄食过度，可出现偷藏食物或四处寻找食物等行为异常；明显不愿活动，体力活动减少；嗜睡、性功能减退、尿崩症等）。③头颅或垂体CT或MRI检查可发现占位性病灶。

5. 多囊卵巢综合征　该病伴有肥胖者易与原发性肥胖相混淆。其特点是：①女性月经初潮后不规律、稀少和闭经。②高雄激素血症。③B超检查呈多囊卵巢。

【治疗】

1. 一般治疗

（1）医学营养治疗　控制总进食量，采用低热量、低脂肪饮食。只有当摄入的能量低于生理需要量，达到一定程度负平衡，才能把贮存的脂肪动员出来消耗掉。饮食的合理构成极为重要，须采用混合的平衡饮食，糖类、蛋白质和脂肪提供能量的比例，分别占总热量的60%~65%、15%~20%和25%左右，食谱中应增加蔬菜、粗粮、新鲜水果，少吃或不吃甜食和油煎食品，禁饮高酒精度酒，提倡少吃多餐。

（2）运动治疗　体力活动和体育运动与医学营养治疗相结合，并长期坚持。运动需注意循序渐进，运动量、方式、持续时间应按个体情况确定，一般不需高强度运动，但必须坚持有规律、持续较长时间（0.5 小时以上）的运动，如快走、跑步、球类运动、骑自行车等。

2. 药物治疗 药物治疗是饮食、运动、生活方式治疗的辅助或补充，不作为首选和单独的治疗方法。根据《中国成人超重和肥胖预防控制指南（试用）》，药物减重的适应证为：①食欲旺盛，餐前饥饿难忍，每餐进食量较多。②合并高血糖、高血压、血脂异常和脂肪肝。③合并负重关节疼痛。④肥胖引起呼吸困难或有睡眠中阻塞性呼吸暂停综合征。⑤BMI≥24 有上述合并症情况，或 BMI≥28 不论是否有合并症，经过 3～6 个月单纯控制饮食和增加活动量处理仍不能减重5%，甚至体重仍有上升趋势者。

下列情况不宜应用减重药物：①儿童。②孕妇、乳母。③对该类药物有不良反应者。④正在服用其他选择性血清素再摄取抑制剂。

（1）减少肠道脂肪吸收的药物 奥利司他为最常用脂肪酶抑制剂，是胃肠道胰脂肪酶、胃脂肪酶抑制剂，通过减慢胃肠道中食物脂肪水解过程，减少对脂肪的吸收，促进能量负平衡，从而达到减重效果。治疗早期可见轻度消化系统副作用如肠胃胀气、大便次数增多和脂肪便、影响脂溶性维生素吸收等。推荐剂量为 120mg，每日 3 次，餐前服。

（2）中枢作用减重药 氟西汀为 5-HT 再摄取抑制剂，特异性抑制中枢对去甲肾上腺素和 5-羟色胺二者的再摄取，减少摄食。可有不同程度口干、失眠、乏力、便秘、月经紊乱、心率增快和血压增高的副作用。用法为 20mg，每日 1 次口服，但在停用 12～20 周后体重可复增。

（3）其他减重药物 二甲双胍促进葡萄糖利用并增加胰岛素敏感性，有一定减重效果，常用剂量 0.5g，每日 3 次口服。GLP-1 类似物艾塞那肽调节胰岛细胞功能并可抑制食欲达到减重效果。初始 5μg，1 个月后改为 10μg，每日 2 次皮下注射。以上两种药物对肥胖症伴糖尿病治疗效果较好。

3. 外科治疗 仅用于重度肥胖、减重失败而又有严重并发症，这些并发症有可能通过体重减轻而改善者。可根据具体情况选择吸脂术、切脂术和各种减少食物吸收的手术（空肠回肠分流术、胃气囊术、小胃手术或垂直结扎胃成形术等）。

【预防】

做好宣传教育工作，鼓励人们采取健康的生活方式，减少热量和脂肪的摄入，坚持锻炼与运动，按时睡眠，规律生活。预防肥胖应从儿童时期开始，尤其是加强对学生的健康教育。早期发现有肥胖趋势的个体，并对个别高危个体具体进行指导，必要时，采取终身性的综合防治措施。

第九节　痛　风

痛风是慢性嘌呤代谢障碍引起的一组异质性疾病。临床表现为高尿酸血症、急性或慢性关节炎、痛风石、痛风性肾病、尿酸性尿路结石等，严重者出现关节畸形和（或）

肾衰竭。根据血尿酸增高的原因，可分为原发性痛风和继发性痛风。前者由于先天性嘌呤代谢紊乱引起，后者因某些疾病、药物使尿酸生成过多或排泄减少所致。通常血尿酸大于 $420\mu mol/L$ 为高尿酸血症，其中仅 $10\% \sim 20\%$ 发展为痛风。2004 年山东沿海地区流行病学调查显示高尿酸血症的患病率为 23.14%，痛风的患病率为 2.84%。

【病因与发病机制】

1. 病因

（1）尿酸生成过多　尿酸是嘌呤代谢的最终产物，主要由细胞代谢分解的核酸和其他嘌呤类化合物以及食物中的嘌呤经酶的作用分解而来。次黄嘌呤和黄嘌呤是尿酸的直接前体，在黄嘌呤氧化酶作用下，次黄嘌呤氧化为黄嘌呤，黄嘌呤氧化为尿酸。①与嘌呤代谢有关的酶先天异常：1 - 焦磷酸 5 - 磷酸核糖（PRPP）合成酶活性增高，磷酸核糖焦磷酸酰胺转移酶的浓度或活性增高，次黄嘌呤 - 鸟嘌呤磷酸核糖转移酶部分缺乏，黄嘌呤氧化酶活性增高，上述酶的异常引起嘌呤代谢紊乱，尿酸生成增多。②进食高嘌呤食物：含嘌呤丰富的食物有动物内脏、鱼、虾、蛤、蟹、肉类、豌豆及啤酒等，大量进食时致嘌呤过多分解，尿酸生成增多。③细胞大量破坏或细胞异常增殖：溶血、白血病、淋巴瘤等疾病因细胞大量破坏或异常增殖，大量核酸分解，尿酸生成过多。

（2）尿酸排泄减少　①先天肾排泄尿酸功能缺陷致肾排泄尿酸减少。②肾脏疾病如肾中毒、肾衰竭等使肾脏排泄尿酸能力下降。

2. 发病机制　由于尿酸生成过多或排泄减少使尿酸在血液中浓度升高，造成高尿酸血症，这是痛风发生的生物化学基础。血液中尿酸过高（37℃时，血浆尿酸饱和度为 $420\mu mol/L$）时，尿酸渗到关节、皮下、肾间质等处组织，形成结晶在组织中沉积，诱发炎症反应。在尿酸排出时，受到氢离子浓度等的影响可析出形成肾及尿路结石。

【病理】

1. 关节病变　急性痛风性关节炎时，可见尿酸盐沉积于关节组织内，并被白细胞吞噬，导致白细胞坏死，释放激肽等多种炎症因子，引起关节组织水肿、渗出。慢性关节炎时，尿酸盐呈细小针状结晶在关节组织沉积，围以上皮细胞、巨核细胞，刺激滑膜囊增厚，血管翳形成，软骨退行性变，骨质侵蚀，关节周围软组织纤维化，关节畸形。

2. 痛风石　在关节周围、耳轮等处的皮下组织沉积的尿酸盐结晶形成痛风石，刺激周围的纤维组织增生，形成结节。结节可向皮肤表面破溃。

3. 肾病变　肾髓质和锥体内有尿酸盐结晶沉积，周围有白细胞和巨噬细胞浸润，纤维组织增生，肾单位逐渐萎缩。

【临床表现】

根据病程可分为急性期和慢性期。急性期临床表现的主要形式是急性痛风性关节炎，慢性期临床表现的主要形式是痛风石及慢性关节炎、间质性肾炎和肾结石。

1. 急性痛风性关节炎　此为痛风的首发表现，多为单一关节受累，最易受累的部位是足趾关节及第一跖趾关节,其余依次为踝、膝、腕、指、肘等关节。起病前常有受寒、劳累、饮酒、进食高嘌呤食物史。常在半夜起病,因疼痛而惊醒,受累关节红、肿、热、痛,可有关节腔积液,并出现功能障碍。发作持续数小时、数天(一般不超过2周),可自然缓解(缓解期数月、数年),缓解时局部可出现脱屑与瘙痒。缓解期可无任何表现,但可反复发作。

2. 痛风石及慢性关节炎 ①痛风石:除中枢神经外,痛风石可出现在身体的任何部位,最常见于耳轮、跖趾关节、掌指关节、指间关节等处。呈黄白色芝麻到鸡蛋大小不一的隆起,经皮肤破溃排出白色尿酸盐结晶,形成的溃疡不易愈合,但一般不继发感染。②慢性关节炎:慢性关节炎通常累及多个关节,且多见于关节远端,关节滑膜囊肥厚,随痛风石增大,骨及软骨破坏,出现以骨质缺损为中心的关节肿胀,关节僵硬、畸形。疼痛发作频繁、剧烈,甚至不完全缓解。

3. 间质性肾炎及肾结石 ①间质性肾炎:早期表现为间歇性蛋白尿,病情进展缓慢。随病程发展出现持续性蛋白尿、血尿、夜尿增多、等渗尿、高血压等,晚期出现肾衰竭。②肾结石:尿酸结石为泥沙样,多无症状。结石较大时可表现为肾绞痛、血尿。结石引起梗阻和局部损伤时,可继发感染出现肾盂肾炎、肾积脓或肾周围炎表现。

【辅助检查】

1. 血尿酸检查 男性和绝经后女性血尿酸 >420μmol/L(7.0mg/dL)、绝经前女性 >350μmol/L(5.8mg/dL)可诊断为高尿酸血症。由于存在波动,应反复检测。

2. 尿酸测定 限嘌呤饮食5天后,每日尿酸排出超过3.57mmol(600mg),可认为尿酸生成增多。

3. 尿酸结晶检查 痛风石结节破溃物或穿刺物、关节腔穿刺物在旋光显微镜下检查,可见白细胞内有双折光现象的针形尿酸盐结晶。

4. X线检查 急性关节炎期,可见非特征性软组织肿胀。慢性期或反复发作后,可见受累关节软骨缘破坏,关节面不规则,邻近关节的骨质形成圆形或不整齐的穿凿样、虫蚀样透亮缺损,为痛风的特征。

【诊断】

诊断要点:①高尿酸血症。②急性痛风性关节炎的典型表现(起病前有受寒、过劳、饮酒、进高嘌呤食物史,半夜发作,且常见于足趾关节及第一跖趾关节,2周内自然缓解)。③痛风石及慢性关节炎表现。④间质性肾炎和肾结石表现。⑤关节腔穿刺物或结节抽吸物检查证实为尿酸盐结晶。⑥X线检查受累关节骨质显示特征性圆形或不整齐的穿凿样、虫蚀样透亮缺损。⑦秋水仙碱治疗疗效显著。

【鉴别诊断】

1. 急性化脓性关节炎 ①常有寒战、高热、头痛、全身酸痛等急性感染症状。②血液检查白细胞总数明显升高,中性粒细胞比例升高。③关节积液呈脓性,培养可找到致病菌。

2. 风湿性关节炎 ①多见于青少年。②呈游走性、对称性、多发性大关节炎。③发病前 1~3 周有上呼吸道或皮肤链球菌感染史。④常伴有心脏症状。⑤抗链"O"升高。⑥血沉明显加快。

3. 类风湿关节炎 ①多见于中年女性。②呈对称性四肢小关节炎,典型的梭形指。③类风湿因子阳性。④X 线显示关节间隙变窄,骨质破坏,关节畸形。

4. 假性痛风 系关节软骨钙化所致,多见于老年人,膝关节最常受累。血尿酸正常,关节滑囊液检查可发现有焦磷酸钙结晶或磷灰石,X 线检查可见软骨呈线状钙化或关节旁钙化。

【治疗】

痛风与高尿酸血症的防治目的:①控制高尿酸血症预防尿酸盐沉积。②迅速终止急性关节炎的发作。③防止尿酸结石形成和肾功能损害。

1. 一般治疗 注意休息,急性期应绝对卧床休息,避免受累关节负重,至疼痛缓解 72 小时后始恢复活动。调节饮食,不进食高嘌呤食物(动物内脏、沙丁鱼等),严格戒酒,多饮水,每日尿量保持在 2000mL 以上,慎用抑制尿酸排泄的药物如噻嗪类利尿药等。

2. 急性期治疗(控制急性关节炎)

(1)秋水仙碱 这是治疗痛风急性发作的特效药物。通过抑制中性粒细胞、单核细胞释放炎症因子等,同时抑制炎症细胞的变形和趋化,从而缓解炎症。口服法:初始口服剂量为 1mg,随后 0.5mg/h 或 1mg/2h,直到症状缓解,最大剂量 6~8mg/d。口服秋水仙碱后 48 小时内疼痛缓解率为 90%。症状缓解后每次 0.5mg,每日 2~3 次,维持数天后停药。主要不良反应为胃肠道反应,包括恶心、呕吐、厌食、腹胀和水样腹泻,发生率高达 40%~75%。还可以引起白细胞减少、血小板减少等骨髓抑制表现以及脱发等。静脉法:秋水仙碱 1~2mg 溶于 20mL 生理盐水中,5~10 分钟内缓慢静脉注射;如病情需要,4~5 小时后重复注射 1mg。24 小时不超过 4mg。静脉注射时避免药液外漏,否则可引起剧烈疼痛和组织坏死。可出现骨髓抑制、肾衰竭、弥散性血管内凝血、肝坏死等毒副作用,故极少静脉给药。

(2)非甾体抗炎药 常用的有吲哚美辛、萘普生、布洛芬等。吲哚美辛首次 75~100mg,以后每次 50mg,6~8 小时 1 次,口服;布洛芬每次 0.3~0.6g,每日 2 次,口服;萘普生每次 0.4g,每日 3 次,口服。以上药物任选一种,用至症状缓解后减量,维持 5~7 天。

(3)糖皮质激素 适用于秋水仙碱或非甾体药物治疗无效或严重副作用不能使用者。常用强的松,每次 10mg,每日 3~4 次口服,疗程不超过 2 周。为预防"症状反跳",可同时每日给予秋水仙碱 1~2mg,口服。

3. 慢性期及发作间歇期治疗

(1)促进尿酸排泄 适用于肾功能尚好,每日尿酸排出量 <600mg 的病人,常用药

物有苯溴马隆、丙磺舒（苯磺胺）、磺吡酮（苯磺唑酮）。①苯溴马隆：为首选用药，每次 25～100mg，每日 1 次，口服。该药的不良反应轻，一般不影响肝肾功能，少数有胃肠道反应。②丙磺舒：每次 0.25g，每日 2 次，可增至每次 0.5g，每日 3 次，口服。③磺吡酮：每次 50mg，每日 2 次，渐增至每次 100mg，每日 3 次，口服。上述药物服用期间，应多喝水，并同时每日口服碳酸氢钠 3～6g 以碱化尿液。

（2）抑制尿酸合成　别嘌醇，每次 100mg，每日 3 次，口服，最大剂量每日不超过 600mg。不良反应有胃肠道刺激、皮疹、发热、肝损伤、骨髓抑制等，肾功能不全者剂量减半。

（3）碱性药物　碳酸氢钠可碱化尿液，使尿酸不易在尿中积聚形成结晶，成人每日口服 3～6g，长期大量服用可致代谢性碱中毒。

（4）痛风石处理　痛风石较大影响功能或破溃时可行手术剔除。

【预防】

预防痛风发作需注意饮食控制和戒酒，特别是戒啤酒，避免应用使血尿酸升高的药物，必要时可用降尿酸药。急性痛风性关节炎的间歇期避免剧烈运动或损伤，控制体重，多饮水，碱化尿液。

附一　代谢综合征

代谢综合征（metabolic syndrome，MS）是指人体的蛋白质、脂肪、碳水化合物等物质发生代谢紊乱的病理状态，是一组复杂的代谢紊乱症候群。MS 的中心环节是肥胖与胰岛素抵抗。肥胖（尤其是中心性肥胖）与胰岛素抵抗的发生密切相关。胰岛素抵抗是指胰岛素作用的靶器官（主要是肝脏、肌肉、脂肪组织及血管内皮细胞、动脉平滑肌细胞）对胰岛素的敏感性降低，引起高胰岛素血症。胰岛素抵抗的主要原因是脂肪异常分布与过度堆积。中华医学会糖尿病分会（CDS，2004）建议的 MS 诊断标准是：具备以下四项中的三项或全部：①超重或肥胖：$BMI \geqslant 25kg/m^2$。②高血糖：$FPG \geqslant$ 6.1mmoL/L（110mg/dL）及（或）GOTT2hPG $\geqslant$ 7.8mmoL/L（140mg/dL）及（或）已确诊为糖尿病并接受治疗者。③高血压：收缩压/舒张压 $\geqslant$ 140/90mmHg 及（或）已确认为高血压并接受治疗者。④血脂紊乱：空腹血 TG $\geqslant$ 1.7mmoL/L（150mg/dL）及（或）空腹血 HDL‐C < 0.9mmoL/L（35mg/dL）（男）或 < 1.0mmoL/L（39mg/dL）（女）。国际糖尿病联盟（IDF，2005）提出的关于 MS 定义的全球共识中，供临床使用的诊断 MS 的具体指标范围与我国（CDS，2004）建议的标准有所差别。2007 年《中国成人血脂异常防治指南》在 2004 年 CDS 建议基础上对 MS 的组分量化指标进行了修订，具有下列三项或三项以上者可诊断为 MS：①腹部肥胖：腰围男性 > 90cm，女性 > 80cm。②血 TG $\geqslant$ 1.7mmoL/L（150mg/dL）。③血 HDL‐C < 1.04mmoL/L（40mg/dL）。④血压 $\geqslant$ 130/85mmHg。⑤空腹血糖 $\geqslant$ 6.1mmoL/L（110mg/dL）或糖负荷后 2 小时血糖 $\geqslant$ 7.8mmoL/L（140mg/dL）或有糖尿病病史。MS 防治的主要指标是防止临床心血管病

和2型糖尿病的发生，对已有心血管病是防止心血管事件再发。MS防治的基本原则是生活方式干预（合理饮食、适当运动、减轻体重、戒烟、生活规律等）和通过使用药物控制糖尿病、高血压、血脂紊乱等。

附二　内分泌与营养代谢疾病案例

案例（一）

患者，女，39岁，主因"烦躁不安、畏热、消瘦2月余"入院。患者于2月前因工作紧张，烦躁性急，常因小事与人争吵，难以自控。着衣不多，仍感躁热多汗，在外就诊服用安神药物，收效不十分明显。发病以来饭量有所增加，体重却较前下降。睡眠差，常需服用安眠药。成形大便每日增为2次，小便无改变，近2月来月经较前量少。既往体健，无结核或肝炎病史，家族中无精神病或高血压病患者。

查体：T 37.2℃，P 102次/分，R 20次/分，BP 130/70mmHg。发育营养可，神情稍激动，眼球略突出，眼裂增宽，瞬目减少。两叶甲状腺可及，轻度肿大，均匀，未扪及结节，无震颤和杂音。浅表淋巴结不大。心肺（-），腹软，肝脾未触及，下肢无浮肿。

问题1：请做出该病的初步诊断。

问题2：为明确诊断，进一步应行哪些辅助检查？

问题3：如经辅助检查，最后诊断与初步诊断相同，写出治疗计划或方案。

案例（二）

张某，男，58岁，体型肥胖。

主诉：口干、多饮、小便频数2年，加重伴视物模糊1个月。

现病史：患者2年前无明显诱因出现口干、多饮、小便次数增多的症状，体重无明显变化，并未给与足够重视。近1个月，口干、多饮、小便频数等症状加重，开始出现视物模糊，双下肢针刺样麻木，特来就诊。

查体：T 36.2℃，P 80次/分，R 16次/分，BP 140/80mmHg。发育良好，神情正常，心肺（-），腹软，肝脾肋下未触及，双下肢无浮肿，生理反射正常，病理反射未引出。

实验室检查：血常规检查：Hb 128g/L，WBC 7.5×10^9/L，N 62%，L 34%，PLT 295×10^9/L。尿常规检查：尿蛋白（-），尿糖（++），镜检（-）。空腹血糖：7.6mmol/L。

问题1：请做出该病的初步诊断。

问题2：为明确诊断，进一步应行哪些辅助检查？

案例（三）

患者，女，40岁，两年来因全身关节疼痛伴低热反复就诊，曾被诊断为"风湿性关节炎"。经抗风湿和激素治疗后，疼痛现象稍有好转。两个月前，因疼痛加剧，经抗风湿治疗无明显效果前来就诊。

查体：体温 37.5℃，双足第一跖趾关节肿胀，左侧较明显，局部皮肤有脱屑和瘙痒现象，双侧耳郭触及绿豆大的结节数个。

问题 1：根据现有临床资料，提出初步诊断。

问题 2：为确定诊断，列出辅助检查的项目。

问题 3：如经辅助检查，最后诊断与初步诊断相同，试述本病分期及其特点。

第七章　神经精神系统疾病

神经系统是调节人体生理功能最重要的结构，人体各系统和器官的各种生理活动都是在神经系统的直接或间接地调控下完成的。神经系统按解剖结构可分中枢神经系统和周围神经系统。中枢神经系统主管分析内外环境传来的信息并做出反应，周围神经系统主管传导神经冲动。神经系统接受体内外环境变化的信息，进行整合和加工，其后通过神经和体液对全身各系统器官进行直接或间接调控，做出迅速而完善的适应性反应，以满足生理活动的需要，维持机体正常而完整的生理活动。人类的语言、记忆、思维、判断、推理等高级神经活动，以及运动、感觉等都是由神经系统管理和支配的。

神经疾病和精神疾病是两类不同的疾病。神经疾病的主要临床症状为运动、感觉和放射障碍。精神疾病则主要是由于大脑高级功能紊乱导致的情感、意志、行为和认知等精神活动障碍。但在神经疾病中，如果病变累及大脑时，常常有精神症状。

神经疾病包括中枢神经疾病与周围神经疾病，由于躯体运动与骨骼肌的结构和功能密切相关，故部分骨骼肌病变也归属神经疾病的范围。神经疾病按病因主要分为血管性疾病、感染性疾病、神经变性疾病、外伤、肿瘤、脱髓鞘性疾病、营养和代谢障碍性疾病、中毒、遗传性疾病、先天性发育异常、系统性疾病伴发的神经系统损害等。其中血管性疾病多见于中老年人，既往常有高血压病、糖尿病、心脏病、动脉粥样硬化、高脂血症等病史，主要疾病有短暂性脑缺血发作、脑梗死、脑出血、蛛网膜下腔出血等。感染性疾病常见于急性化脓性脑膜炎、流行性乙型脑炎、单纯疱疹脑炎、结核性脑膜炎、新型隐球菌脑膜炎、脑囊虫病等。神经变性疾病主要包括 Alzheimer 病、Pick 病、帕金森病等。外伤多见于脑挫裂伤、硬膜外血肿、硬膜下血肿（急性、亚急性和慢性）、颅内血肿、外伤性蛛网膜下腔出血、脊髓挫裂伤、周围神经损伤等。肿瘤常见于胶质瘤、脑膜瘤、转移瘤、垂体瘤、颅咽管瘤、神经鞘瘤、神经纤维瘤、脊髓肿瘤等。脱髓鞘性疾病常见于多发性硬化、急性播散性脑脊髓炎、吉兰-巴雷综合征等。营养及代谢障碍的病因常见于胃肠切除术后长期经静脉补充营养、饥饿、偏食、呕吐、腹泻和酗酒等，或者患有糖、脂肪、蛋白质、氨基酸和重金属代谢障碍性疾病。中毒有与毒物接触史或滥用药物及长期服药史，除急性中毒外，可表现为急慢性脑病、周围神经病、帕金森综合征、共济失调等症状和体征。遗传性疾病可有家族史，基因分析有助于诊断，如遗传性共济失调、痉挛性截瘫、神经皮肤综合征、腓骨肌萎缩症、肝豆状核变性、先天性肌强直症等。先天性发育异常常见于颅裂和脊柱裂、小脑扁桃体下疝畸形、扁平颅底、寰椎与枢椎畸形、腰骶椎融合、椎管狭窄、隐性脊柱裂、脑性瘫痪等。许多内分泌、血液、心血管、呼吸、消化、泌尿、结缔组织系统疾病及恶性肿瘤等都可并发神经系统损害。

精神病学的生理基础是神经科学，心理基础则与心理学、社会学、人类学等密切相关。国外研究表明，25%～30%的急诊病人是由于精神方面问题而就诊。我国目前精神病性障碍者约有 1600 万，抑郁症患者约有 3000 万，识别率、治疗率较低。《中国精神障碍分类》（第三版）（Chinese Classification of Mental Disorders，CCMD－3），兼用症状分类和病因病理分类法，对临床的指导作用较强，我国的主要分类类别如下：

0 器质性精神障碍

1 精神活性物质所致精神障碍或非成瘾性物质所致精神障碍

2 精神分裂症（分裂样）和其他精神病性障碍

3 情感性精神障碍（心境障碍）

4 癔症、严重应激障碍和适应障碍及神经症

5 心理因素相关生理障碍

6 人格障碍、习惯和冲动控制障碍及性心理障碍

7 精神发育迟滞与童年和少年期心理发育障碍

8 童年和少年期的多动障碍、品行障碍及情绪障碍

9 其他精神障碍和心理卫生情况

第一节　急性脑血管疾病

脑血管疾病（cerebrovascular disease，CVD）是指由各种原因导致的脑血管性疾病的总称，表现为局限性或弥漫性脑功能障碍。脑血管疾病是危害中老年人身体健康和生命的主要疾病之一。

急性脑血管疾病是神经系统常见病和多发病，是目前导致人类死亡的第二位原因，它与缺血性心脏病、恶性肿瘤构成多数国家的三大致死疾病。2008 年卫生部公布的第三次全国死因调查，卒中已超过恶性肿瘤成为中国第一致死病因。我国卒中发病率120/10 万～180/10 万，患病率 400/10 万～700/10 万，每年死亡病例超过 150 万，存活者 600 万～700 万，且 2/3 存活者遗留有不同程度的残疾。发病率、患病率和死亡率随年龄增长而增长，45 岁后增长明显，65 岁以上人群增长更显著。

脑血管疾病有多种分类方法。依据发病急缓可分为急性和慢性两类。依据神经功能缺失持续的时间，不足 24 小时者称为短暂性脑缺血发作（TIA），超过 24 小时者称为脑卒中。依据病情严重程度分为小卒中（minor stroke）、大卒中（major stroke）和静息性卒中（silent stroke）。依据病理性质可分为缺血性卒中和出血性卒中，前者又称为脑梗死，包括脑血栓形成和脑栓塞，后者包括脑出血和蛛网膜下腔出血。我国 1995 年将脑血管疾病分为十类：①短暂性脑缺血发作。②脑卒中。③椎－基底动脉供血不足。④脑血管性痴呆。⑤高血压脑病。⑥颅内动脉瘤。⑦颅内血管畸形。⑧脑动脉炎。⑨其他动脉疾病。⑩颅内静脉病、静脉窦及脑部静脉血栓形成。

一、短暂性脑缺血发作

短暂性脑缺血发作（transient ischemic attack，TIA）是指由于局部脑或视网膜缺血引起的突发性、短暂性、可逆性神经功能障碍。临床症状完全恢复一般不超过1小时，最长不超过24小时。凡神经影像学检查有神经功能缺损对应的明确病灶者不宜称为TIA。

【病因与发病机制】

TIA的发病与动脉粥样硬化、动脉狭窄、心脏病、血液成分改变及血流动力学变化等多种病因有关，其发病机制主要有以下两种类型：

1. 微栓塞 微栓子主要来源于动脉粥样硬化的不稳定斑块或附壁血栓的破碎脱落、瓣膜性或非瓣膜膜性心源性栓子等。微栓子阻塞小动脉常导致其供血区域脑组织缺血，当栓子破碎移向远端或自发溶解时，血流恢复，症状缓解。脱落的斑块是血管内皮细胞层以上部分，内皮下胶原直接暴露于血流后可吸附血小板及纤维蛋白原形成新的微血栓，反复脱落产生TIA症状，抗凝治疗可显著减少TIA复发。

2. 血流动力学改变 在动脉硬化和动脉炎等原因所致的颈内动脉系统或椎-基底动脉系统的动脉严重狭窄基础上，血压的急剧波动导致原来靠侧支循环维持的脑区发生一过性缺血。血流动力型TIA的临床症状比较刻板，发作频率通常密集，每次发作持续时间短暂，一般不超过10分钟。

【临床表现】

TIA多发于中老年人（50～70岁），男性较多，多伴有高血压病、动脉粥样硬化、糖尿病或高血脂等脑血管病危险因素。发病突然，迅速出现局限性神经功能缺失症状，数分钟达到高峰，持续数分钟或十余分钟缓解，不遗留后遗症，反复发作，每次发作症状相似。根据神经功能缺失症状表现分为颈内动脉系统TIA和椎-基底动脉系统TIA。

1. 颈内动脉系统TIA 临床表现与受累血管分布有关。通常持续时间短，发作频率低，较多进展为脑梗死。

（1）大脑中动脉供血区缺血表现 对侧单肢无力、轻偏瘫、面瘫和舌瘫，可伴有偏身感觉障碍和对侧同向偏盲，优势半球受损常出现失语和失用，非优势半球受损可出现空间定向障碍。

（2）大脑前动脉供血区缺血表现 可出现人格和情感障碍、对侧下肢无力等。

（3）颈内动脉主干供血区缺血表现 表现为眼动脉交叉瘫（病变侧单眼一过性黑矇、对侧偏瘫及感觉障碍）和Horner征交叉瘫（病变侧Horner征、对侧偏瘫）。主侧半球受累出现失语症。

2. 椎-基底动脉系统TIA 持续时间长，发作频率高，进展至脑梗死机会较少。

（1）常见症状 眩晕、平衡障碍、眼球运动异常和复视。可有单侧或双侧面部、口周麻木，单独出现或伴有对侧肢体瘫痪、感觉障碍。

（2）特殊表现的临床综合征 ①跌倒发作：表现为下肢突然失去张力而跌倒，无意识丧失，常可很快自行站起，系脑干下部网状结构缺血所致。有时见于转头或仰头时。②短暂性全面性遗忘症：发作时出现短时间记忆丧失，对时间、地点定向障碍，但谈话、书写和计算能力正常，一般症状持续数小时，然后完全好转，不遗留记忆损害。发病机制仍不十分清楚，部分发病可能是大脑后动脉颞支缺血累及边缘系统的颞叶海马、海马旁回和穹隆所致。③双眼视力障碍发作：双侧大脑后动脉距状支缺血导致枕叶视皮质受累，引起暂时性皮质盲。

【辅助检查】

1. 经颅彩色多普勒脑血流检查 可显示血管狭窄、动脉粥样硬化斑，发作频繁的TIA病人可行微栓子监测。

2. 单光子发射计算机断层扫描 可发现局部脑灌流量减少程度及缺血部位。

3. 正电子发射断层扫描（PET） 可显示局灶性代谢障碍。

4. 数字减影血管造影（DSA） 可见颈内动脉粥样硬化斑块、狭窄等。

5. 其他检查 EEG、CT或MRI检查大多正常，部分病例（发作时间超过20分钟）在MRI弥散加权成像（DMI）可显示片状缺血灶。

【诊断】

绝大多数TIA就诊时症状已消失，临床诊断主要依靠病史和典型症状。应注意TIA临床诊断扩大化倾向，TIA最常见表现是运动障碍，如仅表现部分肢体或一侧面部感觉障碍、视觉丧失或失语发作，诊断须慎重。某些常见症状如麻木、头昏等并非TIA，意识丧失不伴后循环（椎-基底动脉）障碍的其他体征、强直性及（或）阵挛性发作、躯体多处持续进展性症状、闪光暗点等不属于TIA特征性症状。

【鉴别诊断】

1. 可逆性缺血性神经功能缺损（RIND）或小卒中 脑缺血导致神经功能缺损症状超过24小时，可在数日至3周内完全或近于完全消失。

2. 短暂发作性神经疾病 局灶性癫痫、偏瘫型偏头痛、基底动脉型偏头痛、内耳性眩晕、晕厥、阿-斯综合征等均引起发作性全脑供血不足，须注意鉴别。这组疾病可出现头昏、晕倒及意识丧失，但通常缺乏局灶性神经症状，心电图可有异常。

3. 癫痫部分性发作 特别是单纯部分性发作，常表现为持续数秒至数分钟的肢体抽搐或麻木针刺感，从躯体的一处开始，并向周围扩展，脑电图异常，CT、MRI检查可能发现脑内局灶性病变。

4. 梅尼埃病（Meniere disease） 发作性眩晕、恶心、呕吐与椎-基底动脉TIA相似，但每次发作持续时间往往超过24小时，伴有耳鸣、耳阻塞感，反复发作后听力可减退，除眼球震颤外，无其他神经系统定位体征。发病年龄多在50岁以下。

5. 其他 颅内肿瘤、脓肿、慢性硬膜下血肿、脑内寄生虫等亦可出现类似TIA发作症状。原发或继发性自主神经功能不全亦可因血压或心律的急剧变化出现短暂性全脑供血不足，出现发作性意识障碍。基底动脉型偏头痛，常有后循环缺血发作，应注意排除。

【治疗】

TIA 治疗目的是消除病因、减少及预防复发、保护脑功能，对短时间内反复发作的病例应采取有效治疗，防止脑梗死发生。

1. 病因治疗 病因明确者应针对病因进行治疗，控制卒中危险因素。积极治疗动脉粥样硬化、高血压病、心脏病、糖尿病、高脂血症和颈椎病等，消除微栓子来源和血液动力学障碍。

2. 药物治疗 预防进展或复发，防治 TIA 后再灌注损伤，保护脑组织。

（1）抗血小板聚集药 可减少微栓子及 TIA 复发。①阿司匹林：50～150mg/d，晚餐后口服，仍有 TIA 时可加大剂量。②氯吡格雷：75mg/d，口服。通过不可逆地结合血小板表面二磷酸腺苷（ADP）受体抑制血小板聚集，减少缺血性卒中发病率。③小剂量阿司匹林和缓释双嘧达莫：分别为每次 25mg 和 200mg，每天 2 次，口服。

（2）抗凝药物 用于心源性栓子引起的 TIA，预防 TIA 复发。消化性溃疡病或严重高血压为禁忌证。常选用肝素 100mg 加入生理盐水 500mL 内静脉滴注，20～30 滴/分，紧急时可用 50mg 静脉注射，达到快速肝素化，再用 50mg 静脉滴注，滴速 8～15 滴/分钟。每日至少测定一次部分凝血活酶时间（APTT），根据 APTT 调整剂量，维持在治疗前 APTT 值的 1.5～2.5 倍。亦可选用华法林 6～12mg，每晚 1 次口服，3～5 日后改为 2～6mg 维持，剂量调整至每晨凝血酶原时间（PT）为对照组 1.5 倍或国际标准化比值（INR）3.0～4.0。其他抗凝药物有尿激酶、巴曲酶、安克洛和蚓激酶等。

（3）扩容药 纠正低灌注状态，适用于血流动力型 TIA。低分子右旋糖酐 500mL 静脉滴注，每天 1 次，可扩充血容量、稀释血液和改善微循环。

（4）TIA 的外科治疗 对于过去 6 个月内发生过 TIA 者，如果同侧无创性成像显示颈内动脉狭窄超过 70% 或导管血管造影显示狭窄超过 50%，且围术期并发症和死亡风险估计小于 6%，则推荐行颈动脉内膜切除术（carotid endarterectomy，CEA）治疗。

【预防】

倡导健康的生活方式，合理饮食，戒烟限酒，适当锻炼，保持情绪稳定。积极治疗原发病，定期去医院检查。出现肢体麻木无力等要及时就医。

二、脑动脉血栓形成

脑梗死是缺血性卒中的总称，包括脑血栓形成、腔隙性梗死和脑栓塞等，是指脑血液供应障碍导致局限性脑组织缺血性软化坏死。

脑动脉血栓形成是脑梗死最常见的类型，是脑动脉主干或皮质支动脉粥样硬化导致血管腔狭窄、内膜损伤，形成血栓，引起脑局部血流减少或供血中断，脑组织缺血、缺氧导致软化坏死。

【病因与发病机制】

动脉粥样硬化是本病的基本病因。高脂血症、糖尿病、高血压病可加速动脉粥样硬化的进程。动脉炎如结缔组织病及细菌、病毒、螺旋体感染等均可导致动脉炎症，使管腔狭窄、内膜损伤。脑动脉粥样硬化主要发生在管径 $500\mu m$ 以上的大动脉，粥样硬化斑导致管腔狭窄和血栓形成，可发生于颈内动脉系统和椎 – 基底动脉系统的任何部位，动脉分叉处多见，如颈总动脉与颈内、外动脉分叉处，大脑前、中动脉起始段，椎动脉在锁骨下动脉的起始部，椎动脉进入颅内段，基底动脉起始段及分叉部。

【病理】

脑梗死发生率，颈内动脉系统约占 80%，椎 – 基底动脉系统约为 20%。闭塞的血管依次为颈内动脉、大脑中动脉、大脑后动脉、大脑前动脉及椎 – 基底动脉等。闭塞血管内可见动脉粥样硬化或血管炎改变、血栓形成。脑缺血一般形成白色梗死，梗死区脑组织软化、坏死，伴脑水肿和毛细血管周围点状出血，大面积脑梗死可发生出血性梗死。缺血、缺氧性损害可出现神经细胞坏死和凋亡两种方式。

急性脑梗死病灶由中心坏死区及周围的缺血半暗带组成。坏死区由于完全性缺血导致脑细胞死亡。但缺血半暗带仍存在侧支循环，可获得部分血液供应，尚有大量可存活的神经元，如果血流迅速恢复使脑代谢改善，损伤仍然可逆，神经细胞仍可存活并恢复功能。因此，保护这些可逆性损伤神经元是急性脑梗死治疗的关键。

脑梗死区血流再通后氧与葡萄糖供应及脑代谢恢复，脑组织损伤理应得到恢复。然而，实际上并非如此，这是因为存在有效时间即再灌注时间窗，如果脑血流再通超过此时间窗时限，脑损伤可继续加剧，产生再灌注损伤。研究证实，脑缺血超早期治疗时间窗为 6 小时之内。缺血半暗带和再灌注损伤概念的提出，更新了急性脑梗死的临床治疗观念，抢救缺血半暗带的关键是超早期溶栓治疗，减轻再灌注损伤核心是积极采取脑保护措施。

【临床表现】

脑血栓形成造成的脑梗死多见于中老年人，近年来有发病低龄化倾向。常在安静或睡眠中发病，部分有 TIA 前驱症状如肢麻、无力等，局灶性体征多在发病后十余小时或 1 ~ 2 日达到高峰，临床表现取决于梗死灶的大小和部位。一般意识清楚，当发生基底动脉血栓或大面积脑梗死时，可出现意识障碍，甚至危及生命。常见的脑梗死临床综合征包括颈内动脉闭塞综合征、大脑中动脉闭塞综合征和椎 – 基底动脉闭塞综合征。

1. 颈内动脉闭塞综合征　严重程度差异颇大，取决于侧支循环状况。颈内动脉卒中可无症状，症状性闭塞出现单眼一过性黑矇，偶见永久性失明（视网膜动脉缺血）或 Horner 征（颈上交感神经节节后纤维受损），伴对侧偏瘫、偏身感觉障碍或同向性偏盲等（大脑中动脉缺血），优势半球受累伴失语症，非优势半球可有体象障碍。

2. 大脑中动脉闭塞综合征 主干闭塞导致病灶对侧中枢性面舌瘫与偏瘫（基本均等性）、偏身感觉障碍及偏盲（三偏），优势半球受累出现完全性失语症，非优势半球出现体象障碍。皮质支闭塞导致病灶对侧面部、上下肢瘫痪和感觉缺失，但下肢瘫痪较上肢轻，而且足部不受累，头、眼向病灶侧凝视程度轻，伴 Broca 失语（优势半球）和体象障碍（非优势半球），通常不伴意识障碍。临床上以主干闭塞导致的"三偏征"表现最为常见和突出。

3. 椎 – 基底动脉闭塞综合征 基底动脉或双侧椎动脉闭塞是危及生命的严重脑血管事件，引起脑干梗死，出现眩晕、呕吐、四肢瘫、共济失调、昏迷和高热等。中脑受累出现中等大固定瞳孔，脑桥病变出现针尖样瞳孔。常见眼球垂直性歪扭斜视、娃娃头或冰水试验眼球水平运动缺如或不对称，眼球向偏瘫侧同向偏视，垂直性眼球运动可受损。中脑支闭塞出现 Weber 综合征（动眼神经交叉瘫）、Benedt 综合征（同侧动眼神经瘫，对侧不自主运动）。小脑梗死可出现眩晕、呕吐、眼球震颤、共济失调、站立不稳和肌张力降低等。

【辅助检查】

1. 影像学检查

（1）**CT 检查** 是目前确诊本病的主要手段，应常规进行。多数病例发病 24 小时后逐渐显示低密度梗死灶（图 7 – 1）。发病后 2～15 日可见均匀片状或楔形的明显低密度灶，大面积脑梗死伴脑水肿和占位效应，出血性梗死呈混杂密度，应注意病后 2～3 周梗死吸收期病灶水肿消失及吞噬细胞浸润可与脑组织等密度，CT 上难以分辨，称为"模糊效应"。增强扫描有诊断意义，梗死后 5～6 日出现增强现象，1～2 周最明显，约 90% 的梗死灶显示不均匀的病变组织。但有时 CT 不能显示脑干、小脑较小梗死灶。

（2）**MRI 检查** 可清晰显示早期缺血性梗死图像，梗死后数小时即出现 T_1 低信号、T_2 高信号病灶，出血性梗死显示其中混杂 T_1 高信号。增强 MRI 较平扫敏感。功能性 MRI 弥散加权成像（DWI）可早期诊断缺血性卒中，发病 2 小时内即显示缺血病变，为早期治疗提供重要信息。

（3）**血管造影 DSA、CTA 和 MRA** 可以发现血管狭窄、闭塞及其他血管病变，如动脉炎、脑底异常血管网病（烟雾病）、动脉瘤和动静脉畸形等，可以为卒中的血管内治疗提供依据。其中 DSA 是脑血管病变检查

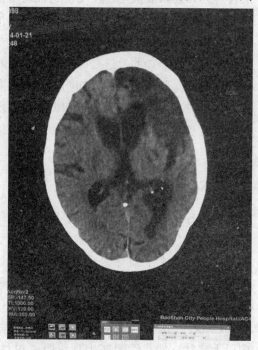

图 7 – 1 左侧额颞叶脑梗死

的"金标准",缺点为有创、费用高、技术条件要求高。

2. 经颅彩色多普勒脑血流检查 可发现颈动脉及颈内动脉狭窄、动脉粥样硬化斑或血栓形成。

3. 血液和心电图检查 血液检查包括血常规检查、血液流变学检查、血生化(包括血脂、血糖、肾功能、电解质)检查等。这些检查有利于发现脑梗死的危险因素,对鉴别诊断也有重要价值。

4. 超声心动图检查 可发现心脏附壁血栓、心房黏液瘤和二尖瓣脱垂,对不同类型脑梗死的鉴别诊断有一定意义。

【诊断】

1. 诊断 中年以上,有脑动脉硬化史,在休息或睡眠中发病,一至数日出现脑局灶性损害,多表现三偏征(为中枢性面舌瘫与偏瘫、偏身感觉障碍及偏盲),一般无意识障碍,可初步考虑脑血栓形成,CT 或 MRI 检查发现梗死灶可以确诊。

2. 临床分型

(1) 依据病程演变过程分型 ①完全性卒中:发生缺血性卒中后神经功能缺失症状较严重,进展较迅速,常于数小时内达到高峰。②进展性卒中:缺血性卒中发病后神经功能缺失症状较轻微,但呈渐进性加重,在 48 小时内仍不断进展,直至出现较严重的神经功能缺损。③可逆性缺血性神经功能缺失:缺血性卒中发病后神经功能缺失症状较轻,但持续存在,可在 3 周左右恢复。

(2) 依据临床表现和神经影像学检查证据分型 ①大面积脑梗死:通常是颈内动脉主干、大脑中动脉主干或皮质支完全性卒中,表现为病灶对侧完全性偏瘫、偏身感觉障碍及向病灶对侧凝视麻痹。椎-基底动脉主干梗死可见意识障碍、四肢瘫痪和多数脑神经麻痹等,呈进行性加重,出现明显的脑水肿和颅内压增高征象,甚至发生脑疝。②分水岭脑梗死:是相邻血管供血区分界处或分水岭区局部缺血,也称边缘带脑梗死。多因血流动力学障碍所致,典型者发生于颈内动脉严重狭窄或闭塞伴全身血压降低时,症状较轻,恢复较快。

(3) 出血性脑梗死 脑梗死灶的动脉坏死使血液漏出或继发出血,常见于大面积脑梗死后。

(4) 多发性脑梗死 指两个或两个以上不同供血系统脑血管闭塞引起的梗死,是反复发生脑梗死所致。

【鉴别诊断】

1. 脑出血、蛛网膜下腔出血、脑栓塞 见表 7-1。

2. 颅内占位病变 颅内肿瘤、硬膜下血肿和脑脓肿可呈卒中样发病,出现偏瘫等局灶性体征,颅内压增高征象不明显时易与脑血栓形成混淆,鉴别主要依靠 CT 或 MRI 检查。

表7-1 脑血栓形成与脑出血、蛛网膜下腔出血、脑栓塞的鉴别

鉴别点	出血性脑血管病		缺血性脑血管病	
	脑血栓形成	脑栓塞	脑出血	蛛网膜下腔出血
发病年龄	多在60岁以上	青壮年多见	55~56岁多见	各组年龄均有
常见病因	动脉粥样硬化	风湿性心脏病	高血压及动脉硬化	动脉瘤、血管畸形动脉粥样硬化
起病时情况	多在安静时	不定	多在活动时	多在活动时
起病急缓	较缓（时、日）	最急（秒、分）	急（分、小时）	急（分）
昏迷	无或轻	少、短暂	深而持续	少、短暂、较浅
头痛	无	少有	重	剧烈
呕吐	少见	少见	多见	多见
血压	正常或增高	多正常	明显增高	正常或增高
瞳孔	多正常	多正常	患侧大	患侧大或正常
眼底	动脉硬化	动脉栓塞	出血、视乳头水肿	出血、视乳头水肿、玻璃体下出血
偏瘫	多见	多见	多见	无
脑膜刺激征	无	无	可有	明显
脑脊液	正常	正常	可呈血性、压力增高	血性、压力增高
CT检查	脑内低密度区	脑内低密度区	脑内高密度区	蛛网膜下腔可见高密度区

【治疗】

1. 一般治疗 主要为对症治疗，包括维持生命体征和处理并发症。主要针对以下情况进行处理。

（1）调控血压 血压升高通常不需紧急处理，病后24~48小时收缩压超过200mmHg，舒张压超过120mmHg或平均动脉压超过130mmHg时可使用降压药物。切忌过度降压使脑灌注压降低，导致脑缺血加剧。一般将血压控制在收缩压≤185mmHg或舒张压≤110mmHg是安全的，病情较轻时甚至可以降低至160/90mmHg以下。但卒中早期降压24小时内不应超过原有血压水平的15%。首选容易静脉滴注和对脑血管影响小的药物（如拉贝洛尔），避免舌下含服短效钙离子拮抗剂（如硝苯地平），如果出现持续性的低血压，需首先补充血容量和增加心输出量，上述措施无效时可应用升压药。

（2）降低颅内压，减轻脑水肿 发病后48小时~5天为脑水肿高峰期，应注意及时处理。20%甘露醇250mL静脉滴注，6~8小时一次；或速尿40mg静脉注射，每日2次；或10%白蛋白50mL，静脉注射。

（3）吸氧和通气支持 轻症、无低氧血症无需常规吸氧，对脑干卒中和大面积梗死等病情危重者或有气道受累者，需要吸氧、气道支持和辅助通气。

（4）其他对症治疗 ①调节血糖：血糖水平宜控制在6~9mmol/L，过高或过低均会加重缺血性脑损伤，超过10mmol/L时，宜给予胰岛素治疗。②预防和控制感染：选用广谱抗生素预防和控制肺炎、尿路感染等继发感染。③制止抽搐：出现保抽搐时，可使用地西泮、水合氯醛等止痉药物。

2. 溶栓治疗 力争在发病后 3~6 小时（治疗时间窗）内实施溶栓治疗。溶栓治疗可恢复梗死区血流灌注，减轻神经元损伤，挽救缺血半暗带。

（1）静脉溶栓疗法 常用溶栓药物有尿激酶（UK）、链激酶（SK）和重组组织型纤溶酶原激活物（rt-PA）等。接受 UK 和 rt-PA 溶栓治疗必须在具有确诊卒中和处理出血并发症能力的医院进行。用药过程中出现严重头痛、呕吐和血压急骤升高时，应立即停用 UK 或 rt-PA 并进行 CT 检查。

溶栓适应证：①急性缺血性卒中，无昏迷。②发病 3 小时内，在 MRI 指导下可延长至 6 小时。③年龄 <75 岁。④ CT 未显示低密度病灶，已排除颅内出血。⑤患者本人或家属同意。

溶栓绝对禁忌证：①两次降压治疗后血压仍超过 185/110mmHg。②14 日内做过大手术或有创伤，7 日内做过动脉穿刺，有活动性内出血等。③正在应用抗凝剂或卒中前48 小时曾用肝素。④有血液疾病、出血体质、凝血障碍病史。

溶栓并发症：①梗死灶继发出血（用药后应监测凝血时间及凝血酶原时间）。②溶栓再灌注损伤和脑水肿。

溶栓方法：①UK：常用 100 万~150 万 U 加入 0.9% 生理盐水 100~200mL，持续静脉滴注 30 分钟。②SK：初导剂量 50 万 U 溶于 0.9% 氯化钠注射液或 5% 葡萄糖注射液 100mL 中，持续静脉滴注 30 分钟；维持剂量 60 万 U 溶于 5% 葡萄糖注射液 250~500mL 中，加入氢化可的松 25~50mg 或地塞米松 1.25~2.5mg，静滴 6 小时，保持每小时 10 万 U 水平。③rt-PA：一次用量 0.9mg/kg，最大剂量 <90mg，先予 10% 的剂量静脉推注，其余剂量持续静脉滴注，共 60 分钟。

（2）动脉溶栓疗法 作为卒中紧急治疗，可在 DSA 直视下进行超选择介入动脉溶栓，溶栓药物常选用 rt-PA。

3. 脑保护治疗 ①自由基清除剂：在发病 72 小时内应用。依达拉奉 30mg 加入0.9% 氯化钠注射液或 5% 葡萄糖注射液 250mL 中静脉滴注，每日 2 次，连用 14 天。②阿片受体阻断剂：盐酸纳美芬 0.1mg 加入 0.9% 生理盐水 100mL 中，24 小时持续静脉匀速滴入。③电压门控性钙通道阻断剂：尼莫地平注射液 20~40mg 加入 5% 葡萄糖注射液 250mL 中静脉滴注，每日 1~2 次，连用 7~10 天。④兴奋性氨基酸受体阻断剂：28.75% 谷氨酸钠 60~80mL 加入 5% 葡萄糖注射液 500mL 中静脉滴注，每日 1~2 次，连用 7~10 天。⑤镁离子：10% 硫酸镁 20mL 加入 0.9% 氯化钠 250mL 中静脉滴注。

4. 改善脑血液供应

（1）低分子右旋糖酐 可降低血液黏稠度，增加脑的血液供应。500mL/d，静脉滴注，10~14 天为一个疗程。

（2）抗凝治疗 为防止血栓扩展、进展性卒中、溶栓治疗后再闭塞等，可以短期应用。常用药物包括肝素、低分子肝素及华法林等。

（3）扩张脑血管 病后 1 周内不宜使用或慎用血管扩张剂，因缺血区血管呈麻痹及过度灌流状态，可导致脑内盗血和加重脑水肿。病后 2~4 周可使用尼莫地平、己酮可可碱、复方丹参注射液、川芎嗪等。

5. 外科治疗 幕上大面积脑梗死有严重脑水肿、占位效应和脑疝形成征象者，可行开颅减压术；小脑梗死使脑干受压导致病情恶化，通过抽吸梗死小脑组织和后颅窝减压术可以挽救生命。

6. 康复治疗 应早期进行，并遵循个体化原则，制定短期和长期治疗计划，分阶段、因地制宜地选择治疗方法，进行体能和技能训练，降低致残率，增进神经功能恢复，提高生活质量和重返社会的能力。

【预防】

建立健康生活方式，戒除烟酒，合理饮食，适当运动，积极防治本病的危险因素和诱因。抗血小板药阿司匹林（50～150mg/d，晚餐后口服）已经证实可减少脑血栓形成的机会，对有动脉硬化、高凝状态等脑血栓形成倾向者应推荐应用。长期用药要有间断期，出血倾向者慎用。

三、脑栓塞

脑栓塞是各种栓子随血流进颅内动脉使血管腔急性闭塞，引起相应供血区脑组织缺血坏死及脑功能障碍的一组临床综合征。栓塞性脑梗死约占脑梗死的15%。脑栓塞临床上主要指心性脑栓塞。近来研究表明，心源性脑栓塞较大动脉粥样硬化型脑梗死可能更常见。

【病因】

根据栓子来源可分为：①心源性：占脑栓塞的60%～75%，心内膜或瓣膜形成的附壁血栓或赘生物脱落，常见病因为心房颤动、心脏瓣膜病、心内膜炎、心肌梗死、心房黏液瘤、二尖瓣脱垂和钙化等。②非心源性：如动脉粥样硬化斑块脱落、肺静脉血栓或血凝块、骨折或手术时脂肪栓和气栓、血管内治疗时血凝块或血栓脱落。③来源不明：约30%的脑栓塞栓子不能明确其原因。成人脑血流量约占心血输出量的20%，脑栓塞发病率占全身动脉栓塞的50%，估计90%的心源性栓子停留于脑部，脑栓塞常为全身动脉栓塞性疾病首发表现，两侧大脑半球发生栓塞的机会基本相等。如不消除栓子来源，脑栓塞可反复发生，约2/3的复发脑栓塞发生在首次脑栓塞后1年内。

【病理】

脑栓塞常见于颈内动脉系统，大脑中动脉尤多见，椎-基底动脉系统少见，脑栓塞病理改变与脑血栓形成基本相同。由于栓子常多发、易破碎、有移动性或可能带菌（炎性或细菌栓子），栓塞性脑梗死可为多灶性，可伴脑炎、脑脓肿、局限性动脉炎和细菌性动脉瘤等。脂肪和空气栓子常导致脑内多发小栓塞，寄生虫性栓子在栓塞处可发现虫体或虫卵。除多发性脑梗死，躯体其他部位如肺、脾、肾、肠系膜、皮肤和巩膜等亦可发现栓塞证据。脑栓塞合并出血性梗死（点片状渗血）发生率约30%，可能由于栓塞血管的栓子破碎向远端前移，恢复血流后栓塞区缺血坏死的血管壁在血压作用下发生出血。骤然发生的脑栓塞易伴脑血管痉挛，导致脑缺血损伤较血栓性脑梗死严重。

【临床表现】

脑栓塞可发生于任何年龄，以青壮年多见。多在活动中急骤发病，无前驱症状，局灶性神经体征在数秒至数分钟达到高峰，多表现为完全性卒中，意识清楚或轻度意识模糊。大多数伴有风湿性心脏病、冠心病和严重心律失常等，或存在心脏手术、长骨骨折、血管内介入治疗等栓子来源病史。

不同部位血管栓塞会造成相应的血管闭塞综合征，详见脑血栓形成。与脑血栓形成相比，脑栓塞容易复发和出血。病情波动较大，病初严重，但因为血管的再通，部分病例临床症状可迅速缓解。有时因并发出血，临床症状可急剧恶化。有时因栓塞再发，稳定或一度好转的局灶性体征可再次加重。本病如因感染性栓子栓塞所致，并发颅内感染者，多病情危重。

约4/5的脑栓塞发生于前循环，出现偏瘫、偏身感觉障碍、同向偏盲或伴失语、局灶性癫痫发作等，偏瘫以面部和上肢较重。椎 - 基底动脉系统受累约占1/5，表现眩晕、交叉瘫或四肢瘫、共济失调、饮水呛咳、吞咽困难及构音障碍等。

颈内动脉或大脑中动脉主干栓塞导致大面积脑梗死，可发生严重脑水肿、颅内压增高甚至脑疝和昏迷。椎 - 基底动脉系统栓塞常发生昏迷。个别病例局灶性体征稳定或一度好转后又出现加重提示栓塞再发或继发出血。

【辅助检查】

1. 影像学检查 可显示缺血性梗死或出血性梗死改变，合并出血性梗死高度支持脑栓塞诊断。CT检查在发病后24～48小时内可见病变部位呈低密度改变，发生出血性梗死时可见低密度梗死区出现一个或多个高密度影。磁共振血管造影（MRA）可发现颈动脉狭窄或闭塞。

2. 心电图检查 有助于发现心源性栓子的原发疾病，如心肌梗死、风湿性心瓣膜病、心内膜炎、心律失常等。

3. 颈动脉超声检查 可评价颈动脉管腔狭窄程度及动脉斑块，对证实颈动脉源性栓塞有提示意义。

4. 脑脊液（CSF）检查 一般压力正常，压力增高提示大面积脑梗死，如非必要尽量避免行此项检查。出血性梗死CSF可呈血性或镜下红细胞；脂肪栓塞CSF可见脂肪球。

【诊断】

根据骤然起病，出现大脑中动脉栓塞（"三偏征"或伴失语等）或椎 - 基底动脉系统栓塞（眩晕、交叉瘫或四肢瘫、共济失调、饮水呛咳、吞咽困难及构音障碍等）的局灶性神经体征，有心源性等栓子来源，可做出临床诊断（如合并其他脏器栓塞更支持诊断），CT和MRI检查可确定脑栓塞部位、数目及是否伴发出血。

【鉴别诊断】

脑栓塞与脑出血、蛛网膜下腔出血、脑血栓形成的鉴别见表 7-1。

【治疗】

1. 脑栓塞治疗 脑栓塞的治疗与脑血栓形成基本相同，主要是改善循环，减轻脑水肿，防止出血，减小梗死范围。注意在合并出血性梗死时，应暂停溶栓、抗凝和抗血小板药，防止出血加重。颈内动脉或大脑中动脉栓塞可导致大面积脑梗死，引起严重脑水肿和继发脑疝，小脑梗死也易发生脑疝，应积极给予脱水、降颅压治疗，必要时需行大颅瓣切除减压术。

2. 原发病治疗 针对性治疗原发病有利于脑栓塞病情控制和防止复发。房颤可用抗心律失常药物治疗。心源性脑栓塞发病后数小时内用血管扩张剂。气栓应取头低、左侧卧位，如为减压病应尽快行高压氧治疗，减少气栓，增加脑含氧量，气栓常引起癫痫发作，应严密观察并抗癫痫治疗。脂肪栓处理采用肝素、5%碳酸氢钠及脂溶剂（白蛋白可与游离脂肪酸结合而降低其毒性，5%酒精葡萄糖注射液可抑制脂肪滴的形成），有助于脂肪颗粒溶解。感染性栓塞需选用足量有效的抗生素治疗，并禁用溶栓和抗凝治疗，防止感染扩散。

【预防】

积极治疗原发病。为防止心内新血栓的形成和脑栓塞的再发，主张进行预防性抗凝治疗和抗血小板聚集治疗，如长期使用小剂量阿司匹林以及活血化瘀的中药制剂。

四、脑出血

脑出血（intracerebral hemorrhage，ICH）是指非外伤性脑实质内出血，发病率为每年 60/10 万~80/10 万，在我国占全部脑卒中的 20%~30%。

【病因与发病机制】

1. 病因 高血压合并细小动脉硬化是导致脑出血最常见的原因，其他原因包括动脉瘤、动静脉血管畸形、血液病（白血病、再生障碍性贫血、血小板减少性紫癜、血友病、红细胞增多症和镰状细胞病等）、脑淀粉样血管病、脑动脉炎、夹层动脉瘤、原发性或转移性肿瘤、梗死后脑出血、抗凝或溶栓治疗等。

2. 发病机制 脑动脉壁薄弱，肌层和外膜结缔组织较少，缺乏外弹力层。长期高血压促使脑小动脉血管壁结构变化，形成脂质透明样变性或小动脉瘤，在血压突然升高时，破裂出血。豆纹动脉和旁正中动脉等深穿支动脉，自脑底部的动脉直角发出，承受压力较高的血流冲击，易导致血管破裂出血，故又称出血动脉。

【病理】

绝大多数高血压性脑出血发生在基底核的壳核及内囊区，约占脑出血的 70%，脑叶、脑干及小脑齿状核出血各占约 10%。壳核出血常侵入内囊，如出血量大也可破入侧脑室，使血液充满脑室系统和蛛网膜下腔；丘脑出血常破入第三脑室或侧脑室，向外也可损伤内囊；脑桥或小脑出血则可直接破入到蛛网膜下腔或第四脑室。破裂的血管主要是大脑中动脉深穿支豆纹动脉、基底动脉脑桥支、大脑后动脉丘脑支等。非高血压性脑出血多位于皮质下。

病理检查可见：出血侧半球肿胀、充血，血液流入蛛网膜下腔或破入脑室。出血灶形成不规则空腔，中心充满血液或紫色葡萄浆状血块，周围是坏死脑组织、瘀点状出血性软化带和明显的炎细胞浸润。血肿周围脑组织受压，水肿明显，较大血肿可引起脑组织和脑室移位、变形和脑疝形成。幕上半球出血，血肿向下挤压丘脑下部和脑干，使之移位、变形和继发出血，如颅内压极高或幕下脑干和小脑大量出血可发生枕骨大孔疝。脑疝是脑出血最常见的直接致死原因。急性期后血块溶解，吞噬细胞清除含铁血黄素和坏死脑组织，胶质增生，小出血灶形成胶质瘢痕，大出血灶形成中风囊。

【临床表现】

高血压性脑出血常发生于 50～70 岁，男性略多，冬春季易发。多有高血压病史。通常在活动和情绪激动时发病，出血前多无预兆，发病后多有血压明显升高。由于颅内压升高，常有头痛、呕吐和不同程度的意识障碍，如嗜睡或昏迷等。临床症状常在数分钟至数小时达到高峰，临床症状体征因出血部位及出血量不同而异，重症者迅速出现昏迷（一般认为大脑半球出血量超过 30mL、小脑出血量 15mL、脑干出血量超过 5mL 为大量脑出血）。常见临床类型及特点如下：

1. **基底节区出血** 壳核和丘脑是高血压性脑出血的两个最常见部位，典型表现为"三偏征"（病灶对侧偏瘫、偏身感觉缺失和同向偏盲）等，大量出血可出现意识障碍，也可穿破脑组织进入脑室，出现血性脑脊液，直接穿破皮质者不常见。①壳核出血：主要是豆纹动脉外侧支破裂，通常引起较严重运动功能缺损，持续性同向偏盲，可出现双眼向病灶对侧凝视不能，主侧半球可有失语。②丘脑出血：由丘脑膝状体动脉和丘脑穿通动脉破裂所致，产生较明显感觉障碍，短暂的同向偏盲，出血灶压迫皮质语言中枢可产生失语症，丘脑局灶性出血可出现独立的失语综合征，预后较好。丘脑出血特点是：上下肢瘫痪较均等，深感觉障碍较突出；大量出血使中脑上视中枢受损，眼球向下偏斜，如凝视鼻尖，意识障碍多见且较重，出血波及丘脑下部或破入第三脑室则昏迷加深，瞳孔缩小，出现去皮质强直等；累及丘脑底核或纹状体可见偏身舞蹈－投掷样运动；如出血量大使壳核和丘脑均受累，难以区分出血起始部位，称为基底节区出血。③尾状核头出血：较少见，表现头痛、呕吐及轻度脑膜刺激征，无明显瘫痪，颇似蛛网膜下腔出血，有时可见对侧中枢性面舌瘫，临床常易忽略，偶因头痛在 CT 检查时发现。

2. **脑叶出血** 常出现头痛、呕吐、失语症、视野异常及脑膜刺激征，癫痫发作较常见，昏迷较少见。顶叶出血最常见，可见偏身感觉障碍、空间构象障碍；额叶可见偏瘫、Broca 失语、摸索等；颞叶可见 Wernicke 失语、精神症状；枕叶出现对侧偏盲。

3. **脑桥出血** 多由基底动脉脑桥支破裂所致，出血灶位于脑桥基底与被盖部之间。

大量出血累及脑桥双侧，常破入第四脑室或向背侧扩展至中脑，于数秒至数分钟内陷入昏迷、四肢瘫痪和去大脑强直发作，可见双侧针尖样瞳孔和固定于正中位、呕吐咖啡样胃内容物、中枢性高热（躯干持续39℃以上而四肢不热）、中枢性呼吸障碍和眼球浮动（双眼间隔约5秒的下跳性移动）等，通常在48小时内死亡。小量出血表现交叉性瘫痪或共济失调性轻偏瘫，两眼向病灶侧凝视麻痹或核间性眼肌麻痹，可无意识障碍，可较好恢复。中脑出血罕见，轻症表现一侧或双侧动眼神经不全瘫痪或Weber综合征，重症表现深昏迷、四肢弛缓性瘫痪，常迅速死亡，可通过CT确诊。

4. 小脑出血　小脑齿状核动脉破裂所致，起病突然，数分钟内出现头痛、眩晕、频繁呕吐、枕部剧烈头痛和平衡障碍等，但无肢体瘫痪。出血量少表现一侧肢体笨拙、行动不稳、共济失调和眼球震颤；大量出血可在12~24小时内陷入昏迷和出现脑干受压征象（周围性面神经麻痹、两眼凝视病灶侧、瞳孔缩小而对光反应存在、肢体瘫痪及病理反射等），晚期瞳孔散大、中枢性呼吸衰竭，可因枕骨大孔疝死亡。暴发型发病立即出现昏迷，与脑桥出血不易鉴别。

5. 脑室出血　原发性脑室出血多由脉络丛血管或室管膜下动脉破裂出血所致，继发性脑室出血是指脑实质出血破入脑室。常有头痛、呕吐，严重者出现意识障碍（如深昏迷）、脑膜刺激征、针尖样瞳孔、眼球分离斜视或浮动、四肢弛缓性瘫痪及去脑强直发作、高热、呼吸不规则、脉搏和血压不稳定等症状。临床上易误诊为蛛网膜下腔出血。

【辅助检查】

1. CT检查　临床怀疑脑出血时首选CT检查，可清楚显示出血部位、出血量大小、血肿形态、是否破入脑室以及血肿周围有无低密度水肿带和占位效应等。病灶多呈圆形或卵圆形均匀高密度血肿阴影，边界清楚（图7-2）。血肿吸收后变为低密度阴影或囊性变。CT动态观察可发现进展型脑出血。

2. MRI检查　对发现结构异常，明确脑出血的病因很有帮助。MRI对检出脑干和小脑的出血灶和监测脑出血的演进过程优于CT扫描，对急性脑出血诊断不及CT。

3. 数字减影脑血管造影　可检出脑动脉瘤、脑动静脉畸形、Moyamoya病和血管炎等。

4. 脑脊液检查　只在无CT检查条件且临床无明显颅内压增高表现时进行，可发现颅内压增高、脑脊液呈洗肉水样。须注意脑疝风险，疑诊小脑出血不主张腰穿。

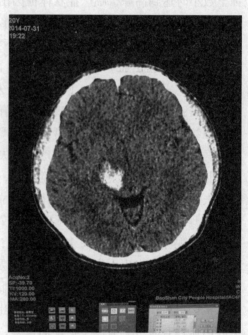

图7-2　右侧基底节区脑出血

【诊断】

中老年人，有高血压病史，在活动或情绪激动时突然发病，迅速出现偏瘫、失语等局灶性神经功能缺失症状，以及严重头痛、呕吐及意识障碍等，常高度提示脑出血可能，CT 检查可以确诊。

【鉴别诊断】

1. 外伤性脑出血 是闭合性头部外伤所致，发生于受冲击颅骨下或对冲部位，有明确的头部外伤史，CT 检查可显示血肿。

2. 脑血栓形成、脑栓塞、蛛网膜下腔出血 见表 7 - 1。

3. 其他 突然发病、迅速陷入昏迷的脑出血须与中毒（酒精、药物、一氧化碳中毒）及代谢性疾病（糖尿病、低血糖、肝性昏迷、尿毒症）昏迷相鉴别，主要根据原发病病史、相关实验室检查和头部 CT 检查鉴别。

【治疗】

积极合理的治疗可挽救生命、减少神经功能残疾程度和降低复发率。

1. 一般治疗 卧床休息 2~4 周，保持安静，避免搬动。给予流质饮食，意识障碍或消化道出血者宜禁食 24~48 小时，之后放置胃管鼻饲，必要时给予静脉营养。注意水电解质平衡，预防吸入性肺炎，早期积极控制感染。明显头痛、过度烦躁不安者，可酌情适当给予镇静止痛剂；便秘者可选用缓泻剂。保持肢体功能位，防止褥疮发生。

2. 调控血压 急性脑出血时血压升高是颅内压增高情况下保持正常脑血流量的脑血管自动调节机制，应用降压药仍有争议，降压可影响脑血流量，导致低灌注或脑梗死，但持续高血压可使脑水肿恶化。一般来说，当收缩压超过 200mmHg 或平均动脉压超过 150mmHg 时，要持续静脉应用降压药物积极降低血压；当收缩压超过 180mmHg 或平均动脉压超过 130mmHg 时，如果同时有疑似颅内压增高的证据，要考虑监测颅内压，可用间断或持续静脉降压药物来降低血压，但要保证脑灌注压超过 60~80mmHg；如果没有颅内压增高的证据，降压目标则为 160/90mmHg 或平均动脉压 110mmHg。降血压不能过快，要加强监测，防止因血压下降过快引起脑低灌注。脑出血恢复期应积极控制高血压，尽量将血压控制在正常范围内。

3. 降低颅内压，减轻脑水肿 这是脑出血极其关键的治疗措施。脑出血后 48 小时脑水肿达到高峰，维持 3~5 日或更长时间后逐渐消退。脑水肿可使颅内压增高并可导致脑疝，是脑出血主要死因。常用脱水药物有 20% 甘露醇、10% 复方甘油、10% 白蛋白注射液、50% 葡萄糖注射液和速尿等。必要时，通过外科手术降低颅内压。不建议应用激素减轻脑水肿。

4. 止血 高血压性脑出血已出血部位发生再出血不常见，通常无须用止血药，如需给药，可早期（ < 3 小时）给予抗纤溶药物如 6 - 氨基己酸、止血环酸等。立止血也推荐使用。脑出血后凝血功能评估对监测治疗是必要的。

5. 对症治疗 ①应激性溃疡：雷尼替丁 150mg，口服，每日 1～2 次；奥美拉唑 20mg/d，每日 1～2 次，口服，或 40mg 静脉注射；氢氧化铝凝胶 40～60mL，每日 4 次，口服。若发生上消化道出血可用去甲肾上腺素 4～8mg 加冰盐水 80～100mL 经胃管注入，每日 4～6 次；云南白药 0.5g，每日 4 次，口服。保守治疗无效时可在胃镜直视下止血。大量出血时，应补充血容量。②感染：发病早期或病情较轻时通常不使用抗生素，老年人合并意识障碍易并发肺感染，尿潴留或导尿易合并尿路感染，可根据经验、痰或尿培养、药物敏感试验等选用抗生素。③尿潴留：可留置尿管并定时膀胱冲洗。④稀释性低钠血症：可发生于 10% 的脑出血，因抗利尿激素分泌减少，尿排钠增多，血钠降低，加重脑水肿。每日应限制水摄入量 800～1000mL，补钠 9～12g，宜缓慢纠正，以免导致脑桥中央髓鞘溶解症。⑤痫性发作：常见全面性强直 - 阵挛发作或局灶性发作，可用地西泮 10～20mg 静脉缓慢推注，个别病例不能控制发作可用苯妥英钠 15～20mg/kg，静脉缓慢推注。

6. 亚低温治疗 是脑出血的辅助治疗方法，对减少脑组织损伤、坏死可能有一定效果，在临床中可试用。

7. 外科治疗 严重脑出血危及生命时内科治疗通常无效，外科治疗则有可能挽救生命，但外科治疗较内科治疗通常增加严重残疾风险。主要手术方法包括去骨瓣减压术、小骨窗开颅血肿清除术、钻孔血肿抽吸术和脑室穿刺引流术等。目前对于外科手术适应证、方法和时机选择尚无一致性意见，主要应根据出血部位、病因、出血量及患者年龄、意识状态、全身状况决定。一般认为手术宜在早期（发病后 6～24 小时内）进行。

8. 康复治疗 脑出血病情稳定后宜尽早进行康复治疗，以促进神经功能恢复，提高生活质量。运用肢体功能训练、理疗、针灸、推拿、高压氧、神经营养药物等综合治疗措施。

【预防】

防治高血压是减少脑出血的最有效方法，应推广对高血压的普查、普治。高血压患者应坚持系统用药，戒除烟酒，合理饮食，注意劳逸结合，保持心理健康，避免诱发因素。

五、蛛网膜下腔出血

蛛网膜下腔出血（subarachnoid hemorrhage，SAH）是指脑表面血管破裂，血液直接流入蛛网膜下腔。又称自发性 SAH。不包括脑实质或脑室出血、外伤性硬膜下或硬膜外出血流入蛛网膜下腔形成的继发性 SAH。SAH 约占急性脑卒中的 10%，占出血性卒中的 20%。主要病因为脑底部动脉瘤或脑动静脉畸形破裂。主要临床表现是突然发生的剧烈头痛、呕吐、脑膜刺激征。

【病因与发病机制】

1. 病因 ①颅内动脉瘤：是最常见的病因（占 50%～80%）。其中先天性粟粒样动脉瘤约占 75%，还可见高血压、动脉粥样硬化所致梭形动脉瘤及感染所致的真菌性动脉瘤等。②血管畸形：约占 SAH 病因的 10%，其中动静脉畸形占血管畸形的 80%。多见于青年人，90% 以上位于幕上，常见于大脑中动脉分布区。③脑底异常血管网（Moyamoya 病），占儿童 SAH 的 20%。④其他：霉菌性动脉瘤、颅内肿瘤、垂体卒中、脑血管炎、血液病及凝血障碍疾病、抗凝治疗并发症等。另外，原因不明者约占 10%。

2. 发病机制 动脉瘤、动静脉畸形、脑底异常血管网等病变处血管壁薄弱，处于破裂临界状态，在剧烈活动、情绪激动时，血压突然升高导致破裂，血液直接流入蛛网膜下腔。动脉炎或颅内炎症、肿瘤或转移癌直接破坏、侵蚀血管亦可导致出血。

【病理】

先天性粟粒样动脉瘤多位于前循环，是血管壁特别是分叉处发育薄弱形成，多为单发，少数为多发，后循环常见于基底动脉尖和小脑后下动脉。破裂动脉瘤多不规则或呈多囊状，常在动脉瘤穹隆处破裂。动静脉畸形由异常血管交通形成，动脉血不经过毛细血管床直接进入静脉系统，常见于大脑中动脉分布区。蛛网膜下腔血液沉积在脑底池和脊髓池中，如鞍上池、桥小脑角池、环池、小脑延髓池等，呈紫红色，大量出血可见薄层血凝块覆盖于颅底血管、神经和脑表面。蛛网膜呈无菌性炎症反应，蛛网膜及软膜增厚，色素沉着，脑与血管或神经粘连。脑实质内广泛白质水肿，皮质可见多发斑块状缺血灶。

【临床表现】

任何年龄均可发病，但以青壮年为多。发病突然（数秒或数分钟内发生），发病前多有激动、用力或排便等诱因。少数病前 2 周有头痛、头晕及视力改变等前驱症状，是小量前驱（信号性）出血或动脉瘤受牵拉所致。临床表现的严重程度与出血量呈正比。典型的临床表现为突发的剧烈头痛、呕吐、脑膜刺激征阳性，可有短暂的意识障碍，其他神经系统体征阴性。头痛可持续数日不变，2 周后缓慢减轻，头痛再发常提示再次出血。部分可见眼底出血、玻璃体下出血、视乳头水肿，发病 1 小时内即出现，是急性颅内压增高和眼静脉回流受阻所致，对诊断具有提示性。急性期偶见欣快、谵妄和幻觉等精神症状，2~3 周自行消失。引发慢性脑血管痉挛可致脑梗死，可伴呕吐、畏光、项背部或下肢疼痛，严重者突然昏迷并在短时间内死亡。后交通动脉瘤破裂可致一侧动眼神经麻痹。颈内动脉海绵窦段动脉瘤破裂可损伤 III、IV、V 和 VI 脑神经。大脑中动脉瘤破裂可出现偏瘫、偏身感觉障碍和痫性发作。椎 – 基底动脉瘤破裂可出现面神经瘫痪。60 岁以上 SAH 临床表现常不典型，起病较缓慢，头痛、脑膜刺激征不明显，意识障碍及脑实质损害症状较严重，或以精神症状起病，常伴心脏损害、肺部感染、消化道出血、泌尿道和胆道感染等并发症，易漏诊或误诊。

【辅助检查】

1. 影像学检查 临床疑诊 SAH 首选 CT 检查，安全，敏感，并可早期诊断。CT 检查可显示蛛网膜下腔呈现高密度阴影（图7-3）。CT增强可发现大多数动静脉畸形和大的动脉瘤。对于亚急性期出血，尤其是当出血位于大脑表面时，MRI比CT敏感，在动静脉畸形引起的脑内血肿已经吸收后，MRI检查可以提示动静脉畸形存在。对确诊SAH而数字减影血管造影（DSA）阴性者，MRI可用来检查其他引起SAH的原因。当颅内未发现出血原因时，应行脊柱MRI检查排除脊髓海绵状血管瘤或动静脉畸形等。DSA可确定动脉瘤位置，显示血管解剖走行、侧支循环及血管痉挛等，为SAH病因诊断提供可靠证据，是制定合理外科治疗方案的先决条件。

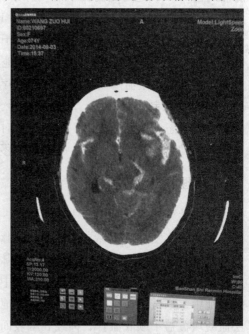

图7-3 蛛网膜下腔出血

2. 脑脊液检查 若CT扫描不能确定SAH临床诊断，可行腰椎穿刺进行脑脊液检查。蛛网膜下腔出血时，颅压力明显增高，肉眼呈均匀一致的血性脑脊液，最初脑脊液红细胞与白细胞数比例与外周血相同（700∶1），但血液引起化学性脑膜炎导致脑脊液淋巴细胞增多，48小时内白细胞可达数千，出血后4~8日脑脊液葡萄糖糖含量降低。病后12小时离心脑脊液上清黄变，2~3周黄变消失。

3. 其他检查 心电图可显示T波高尖或明显倒置、PR间期缩短、出现高U波等异常。血常规、凝血功能和肝功能等检查有助于寻找其他出血原因。

【诊断】

突发剧烈头痛、呕吐、脑膜刺激征阳性，伴或不伴意识障碍，检查无局灶性神经体征，高度提示蛛网膜下腔出血的可能，CT证实脑池和蛛网膜下腔高密度出血征象，腰穿压力明显增高和血性脑脊液，眼底检查玻璃体下片块状出血可确诊。

【鉴别诊断】

1. 脑出血、脑血栓形成、脑栓塞 见表7-1。

2. 颅内感染 结核性、真菌性、细菌性和病毒性脑膜炎等可有头痛、呕吐、脑膜刺激征阳性，但先有发热，脑脊液检查提示为感染。

3. 脑肿瘤 约1.5%的脑肿瘤可发生瘤卒中，形成瘤内或瘤旁血肿合并SAH，肿瘤颅内转移、脑膜癌病或中枢神经系统白血病也可见血性脑脊液，但根据详细的病史、脑脊液检出肿瘤细胞及头部CT检查可以鉴别。

【治疗】

1. 一般治疗　有条件时应收入重症监护室，密切监测生命体征和神经系统体征的变化；保持气道通畅，维持稳定的呼吸、循环系统功能。绝对卧床休息4~6周，床头抬高15~20度，病房保持安静、舒适和暗光。避免引起血压及颅压增高的诱因，如用力排便、咳嗽、喷嚏和情绪激动等，以免发生动脉瘤再破裂。由于高血压死亡风险增加，需审慎降压至160/100mmHg。使用果导等缓泻剂保持大便通畅。注意营养支持，适量给予生理盐水保证正常血容量和足够脑灌注。避免使用损伤血小板功能药物如阿司匹林。

2. 降低颅内压　可用20%甘露醇注射液、呋塞米、甘油果糖、甘油氯化钠或10%白蛋白等脱水治疗。颅内高压征象明显有脑疝形成趋势者可行颞下减压术和脑室引流。

3. 预防再出血　抗纤溶药可抑制纤维蛋白溶解酶形成，推迟血块溶解和防止再出血。常用6 – 氨基己酸（EACA）4~6g加于0.9%氯化钠注射液100mL内静脉滴注，15~30分钟内滴完，再以1g/h剂量静滴12~24小时。之后24g/d，持续3~7天，逐渐减量至8g/d，维持2~3周。肾功能障碍者慎用，副作用为深静脉血栓形成。止血芳酸（PAMBA）0.4g，缓慢静脉注射，每天2次。亦可使用立止血等。但止血剂应用仍有争论。

4. 预防或解除脑血管痉挛　钙通道拮抗剂尼莫地平每次40mg，每日4~6次，口服，连用21日；尼膜同（Nimotop）10mg/d，6小时内缓慢静脉滴注，7~14日为一疗程。

5. 放脑脊液疗法　腰穿缓慢放出血性脑脊液（每次10~20mL，每周2次），可减少迟发性血管痉挛，降低颅内压，应注意有诱发脑疝、颅内感染和再出血的风险，故需严格掌握适应证并密切观察。

6. 手术治疗　手术治疗可根除病因，防止复发。动脉瘤夹闭或血管内治疗是预防SAH再出血最有效的治疗方法。与动脉瘤完全闭塞相比较，行动脉瘤包裹术、夹闭不全及不完全栓塞动脉瘤，再出血风险较高，因此，应尽可能完全闭塞动脉瘤。血管内治疗或手术治疗方法的选择应根据病情及动脉瘤的特点由多学科医师来讨论决定。

【预防】

积极控制高血压、吸烟、酗酒、吸毒等危险因素。筛查和处理高危人群尚未破裂的动脉瘤。避免情绪激动、剧烈运动、重体力劳动、用力大便等各种诱发因素。

附　腔隙性梗死综合征

腔隙性梗死是指大脑半球或脑干深部的小穿通动脉，在长期高血压等危险因素基础上，血管壁发生病变，最终管腔闭塞，导致供血动脉脑组织发生缺血性坏死（其梗死灶直径<1.5~2.0cm），从而出现相应神经功能缺损的一类临床综合征。腔隙性梗死占脑

梗死的20%～30%，由于病变很小，常位于脑相对静区，许多病例临床上不能确认，多达3/4的尸检病例证实，生前无卒中史或检查无明确神经功能缺损证据。这是最常见的高血压性脑血管病变，CT和MRI等神经影像学的广泛应用使本病临床诊断已无困难。

目前认为主要病因为高血压、糖尿病等因素导致小动脉及微小动脉壁脂质透明变性，从而导致管腔闭塞产生腔隙性病变。病变血管多为直径100～200μm的深穿支，如豆纹动脉、丘脑穿通动脉及基底动脉旁中央支，多为终末动脉，侧支循环差。高血压性小动脉硬化引起管腔狭窄时，继发血栓形成或脱落的栓子阻断血流，会导致供血区的梗死。多次发病后脑内可形成多个病灶。腔隙性梗死灶呈不规则圆形、卵圆形或狭长形，直径多为3～4mm，小者0.2mm，大者达1.5mm。

本病常见于中老年人，男性较多，多有高血压病史。通常在白天活动中急性发病，约20%的病例表现TIA样起病。临床表现多样，有20种以上临床综合征，临床特点是症状较轻，体征单一，预后较好，无头痛、颅内压增高和意识障碍等。识别腔隙性卒中综合征很重要，因其可完全或近于完全恢复。临床主要有四种经典的腔隙综合征：纯运动性轻偏瘫、纯感觉性卒中、共济失调性轻偏瘫、构音障碍－手笨拙综合征。CT检查可见内囊基底节区、皮质下白质单个或多数圆形、卵圆形或长方形低密度病灶，边界清晰，无占位效应，增强后可出现轻度斑片状强化（图7－4）。CT检查最好在发病7日内进行，以除外小量出血。MRI可显示脑干腔隙病灶，扫描可准确定位病灶。因受累动脉很小，脑血管造影正常，因此无须做此项检查。脑脊液检查正常，脑电图也无阳性发现。其治疗与脑血栓形成治疗类似，主要是控制脑血管病危险因素，尤其要强调积极控制高血压。可以应用抗血小板聚集剂如阿司匹林，也可用钙离子拮抗剂如

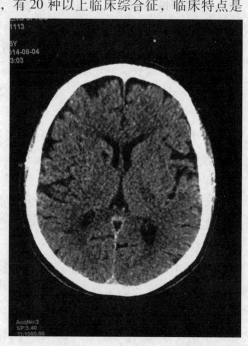

图7－4　右侧尾状核头腔隙性脑梗死

尼莫地平等治疗，目前没有证据表明抗凝治疗有效。本病预后良好，多数病例病后2～3月明显恢复，死亡率和致残率较低。预防本病的关键是有效控制高血压和各种类型脑动脉硬化。

第二节　癫痫

癫痫（epilepsy）是指一组多种原因导致的脑部神经元高度同步化异常放电所致的临床综合征，临床表现具有发作性、短暂性、重复性和刻板性的特点。临床上每次发作

或每种发作的过程称为痫性发作（seizure），一个患者可有一种或数种形式的痫性发作。在癫痫发作中，一组具有相似症状和体征特性所组成的特定癫痫现象统称为癫痫综合征。流行病学资料显示癫痫的年发病率为50/10万～70/10万，患病率约为5‰，死亡率为1.3/10万～3.6/10万，为一般人群的2～3倍。我国目前约有900万以上癫痫患者，每年新发癫痫患者65万～70万，30%左右为难治性癫痫，我国的难治性癫痫患者至少在200万以上。

【病因与发病机制】

1. 病因　引起癫痫的病因非常复杂，根据病因学不同，癫痫可分为特发性癫痫、症状性癫痫和隐源性癫痫三大类。

（1）特发性癫痫　除可疑遗传倾向外，未发现其他明显病因，常在某一特殊年龄段起病，未发现脑部有足以引起癫痫发作的结构性损伤或功能异常，具有特征性临床及脑电图（EEG）表现，有较明确的诊断标准。

（2）症状性癫痫　可找到明确的病因。①先天性疾病：染色体异常、遗传性代谢障碍、脑畸形、先天性脑积水等。②颅脑疾病：颅脑外伤（包括产伤）、颅内肿瘤（少突胶质细胞瘤、脑膜瘤、星形细胞瘤和转移性癌肿等）、颅内感染（各种细菌性脑膜炎、脑脓肿、肉芽肿、病毒性脑炎以及脑寄生虫病等）、脑血管疾病（脑出血、蛛网膜下腔出血、脑血栓形成、多发性腔隙性梗死等）等。③中毒：铅、汞、一氧化碳、乙醇、异烟肼等中毒等。④内分泌与代谢性疾病：低血糖症、糖尿病、尿毒症、甲状腺功能亢进症、甲状旁腺功能减退、维生素 B_6 缺乏症等。⑤心血管疾病：高血压病（高血压危象、高血压脑病）、病态窦房结综合征等。⑥高热惊厥后遗症等。睡眠不足、饥饿、疲劳、饮酒、刺激、过度换气等常为癫痫发作的诱因。

（3）隐源性癫痫　临床表现提示为症状性癫痫，但现有的检查手段不能发现明确的病因。其占全部癫痫的60%～70%。

2. 发病机制　癫痫的发病机制极为复杂，影响因素颇多，但发病的一些重要环节已被探知。神经元异常放电是癫痫发病的电生理基础。正常情况下，神经元自发产生有节律性的电活动，但频率较低。致痫灶神经元的膜电位与正常神经元不同，在每次动作电位之后出现阵发性去极化漂移，同时产生高幅高频的棘波放电。神经元异常放电可能由于各种病因导致离子通道蛋白和神经递质或调质异常，出现离子通道结构和功能改变，引起离子异常跨膜运动所致。异常放电局限于大脑皮质的某一区域时，表现为部分性发作；异常放电在局部反馈回路中长期传导，表现为部分性发作持续状态；异常放电通过电场效应和传导通路，向同侧其他区域甚至一侧半球扩散，表现为 Jackson 发作；异常放电不仅波及同侧半球，同时扩散到对侧大脑半球，表现为继发性全面性发作；异常放电的起始部分在丘脑和上脑干，仅扩及脑干网状结构上行激活系统时，表现为失神发作；异常放电广泛投射至两侧大脑皮质并使网状脊髓束受到抑制时，则表现为全身强直－阵挛性发作。

【病理】

痫性发作起源的概念包括：①癫痫病理灶（lesion）：是癫痫发作的病理基础，指脑组织病变或结构异常直接或间接导致痫性放电和癫痫发作，CT 和 MRI 检查通常可显示病理灶，有的需在显微镜下才能发现。②致痫灶（seizure focus）：是脑电图上出现的一个或数个最明显的痫性放电部位，痫性放电可因病理灶挤压、局部缺血等导致局部皮质神经元减少和胶质增生所致。研究表明，直接导致癫痫发作并非癫痫病理灶而是致病灶。单个病理灶（如肿瘤、血管畸形等）的致痫灶多位于病理灶边缘，广泛癫痫病理灶（如颞叶内侧硬化及外伤性瘢痕等）的致痫灶常包含在病理灶内，有时可在远离癫痫病理灶的同侧或对侧脑区。

【临床表现】

由于放电起源或累及不同脑区神经元，癫痫发作可表现与相应脑功能有关的发作形式，同时脑内放电扩散无固定通路或界限，使临床表现多样化，但都具有如下共同特征：①发作性，即症状突然发生，持续一段时间后迅速恢复，间歇期正常。②短暂性，即发作持续时间非常短，通常为数秒钟或数分钟，除癫痫持续状态外，很少超过半小时。③重复性，即第一次发作后，经过不同间隔时间会有第二次或更多次的发作。④刻板性，指每次发作的临床表现几乎一致。

1. 部分性发作 是指源于大脑半球局部神经元的异常放电，包括单纯部分性、复杂部分性、部分性继发全面性发作三类，前者为局限性放电，无意识障碍，后两者放电从局部扩展到双侧脑部，出现意识障碍。

（1）单纯部分性发作 持续时间较短，一般不超过 1 分钟，起始与结束均较突然。单纯部分性发作时意识保留，除非痫性放电扩展至脑其他部分导致强直－阵挛性发作（继发泛化）。可分为以下四型：

1）部分运动性发作：多表现起源于局部的抽动，涉及一侧面部或肢体远端，如口角、大拇指、眼睑或足趾等，有时表现言语中断。病灶多位于中央沟以前。如放电沿大脑皮质运动区分布逐渐扩展，表现为抽搐自对侧拇指沿腕部、肘部和肩部扩展，称为杰克逊（Jackson）发作。如发作后遗留暂时性（半小时至 36 小时）局部肢体无力或轻偏瘫，称 Todd 瘫痪。

2）部分感觉（体觉或特殊感觉）性发作：体觉性发作常表现肢体麻木感和针刺感，多发生在口角、舌、手指或足趾，病灶多在中央后回体感觉区，偶有缓慢扩散为感觉性 Jackson 癫痫。特殊感觉性发作可表现视觉性（如闪光或黑点等）、听觉性、嗅觉性、味觉性和眩晕性（如眩晕感、飘浮感、下沉感）等。

3）自主神经性发作：出现面部苍白，面部及全身潮红、多汗、立毛，瞳孔散大，呕吐，腹鸣，烦渴和欲排尿感等。很少单独出现，须注意与非癫痫性自主神经症状鉴别。病灶多位于杏仁核、岛回或扣带回，易扩散出现意识障碍，成为复杂部分性发作一部分。

4）精神性发作：表现记忆扭曲（如似曾相识、旧事如新、快速回顾往事）、情感异常（如无名恐惧、抑郁和不适当愉快感）、幻觉或错觉（如视物变大或变小、听声变强或变弱、感觉本人肢体变化）、言语困难和强制性思维等。病灶位于边缘系统。精神性发作虽可单独出现，但常为复杂部分性发作的先兆，也可继发全面性强直－阵挛发作。

（2）复杂部分性发作　也称颞叶发作、精神运动性发作，为部分性发作伴不同程度意识障碍。痫性放电通常起源于颞叶或颞叶内侧，也可起源于其他部位，由于起源、扩散途径及速度不同，临床表现有较大差异。可先出现单纯部分性发作（时间可长可短），再出现意识障碍。特殊感觉或单纯自主神经性症状常为先兆，深部结构（颞叶内侧、边缘系统等）起源的发作如精神性发作（先兆）可能很短，很快出现意识障碍，也可开始即有意识障碍，甚至单纯表现意识障碍。

1）单纯意识障碍：意识模糊常见，意识丧失较少见。由于发作中可有精神性或精神感觉性成分存在，意识障碍常被掩盖，表现类似失神（假失神）。起源以颞叶为多。

2）意识障碍与自动症：经典的复杂部分性发作可从先兆开始，上腹部异常感觉最常见，也可出现情感（恐惧）、认知（似曾相识）和感觉性（嗅幻觉）症状，随后出现意识障碍、呆视和动作停止。发作通常持续1～3分钟。复杂部分性发作的运动表现以协调的不自主活动为特征，称为自动症。自动症表现为：①进食样自动症：进食或品尝食物动作，如舔唇、伸舌、咂嘴和清喉，常伴流涎、咀嚼、吞咽或喷鼻等，有一定程度的刻板性。②模仿性自动症：可见情感状态的表情和肢体动作，如恐怖、愉快、愤怒和思索等。③手势性自动症：简单手势如擦脸、咂嘴、咬舌、绞手、抓持物体和摆弄生殖器，或做困惑或领悟样动作等，复杂手势如系纽扣或解衣服、翻口袋、拂尘或整理衣服、搬运家具、掀翻床铺或进行某些专业活动等。④词语性自动症：喃喃自语、背诵或伴叫声或笑声，常见重复词组或语句。⑤走动性自动症：向某目标行走，碰到障碍物有时可避开，有时甚至可骑自行车或开车在闹市中通过，发作可持续数秒至数分钟，连续发作时可持续数小时至数日。⑥假自主运动性自动症：见于额叶癫痫发作，常见较剧烈摇摆、滚动、奔跑样动作，有一定的节律性，又称半目的性自动症。⑦性自动症：呈性兴奋表现和动作，常见于男性额叶癫痫。

3）意识障碍与运动症状：复杂部分性发作可表现开始即出现意识障碍和各种运动症状，特别在睡眠中发生时，可能与放电扩散较快有关。运动症状可为局灶性或不对称强直、阵挛和变异性肌张力动作，各种特殊姿势（如击剑样动作）等，也可为不同运动症状的组合，与放电起源部位及扩散过程累及区域有关。

2. 全面性发作　发作最初的临床表现及脑电图改变提示双侧半球受累。临床表现形式多样，最初表现可为抽搐性或非抽搐性，多伴意识障碍。肌阵挛性发作持续时间很短，可无意识障碍。运动症状常为双侧，但不一定是全身性，也可无运动症状。发作开始脑电图双侧性改变提示神经元放电在双侧半球内广泛扩散。各类全面性发作的临床表现特征性较强，脑电图差异及特异性也较强。例如，失神发作不论临床表现有何差异，发作中基本脑电图改变均为阵发棘－慢波放电。有些发作类型如失张力性发作，尽管发作期脑电图可表现为多种形式，但也有一定的特异性。

（1）**全面性强直-阵挛发作**　简称大发作，是常见的发作类型，主要表现全身肌肉强直和阵挛，伴意识丧失及自主神经功能障碍。大多数发作前无先兆，部分发作前一瞬间可能有含糊不清或难以描述的先兆，如胸腹气上冲、局部轻微抽动、无名恐惧或梦境感等，历时极短。发作分三期：

1）强直期：突然意识丧失，常伴一声大叫而摔倒，全身骨骼肌强直性收缩，颈部及躯干自前屈转为角弓反张，上肢上举后旋转为内收前旋，下肢自屈曲转变为强烈伸直及足内翻。呼吸肌强直收缩导致呼吸暂停，面色由苍白或充血转为青紫，眼球上翻。持续 10～30 秒后，肢端出现细微震颤，待震颤幅度增大并延至全身，即进入阵挛期。

2）阵挛期：肌肉交替性收缩与松弛，呈一张一弛交替抽动，阵挛频率逐渐变慢，松弛时间逐渐延长，本期持续 30～60 秒或更长。最后一次强烈阵挛后抽搐突然终止，所有肌肉松弛。在上述两期可发生舌咬伤，并伴心率加快、血压升高、瞳孔散大和对光反射消失等自主神经改变，Babinski 征可为阳性。

3）痉挛后期：阵挛期后可出现短暂的强直痉挛，以面部和咬肌为主，导致牙关紧闭，可发生舌咬伤。本期全身肌肉松弛，括约肌松弛尿液自行流出可发生尿失禁。呼吸首先恢复，心率、血压和瞳孔也随之恢复正常，意识逐渐苏醒。发作后有一段时间意识模糊、失定向或易激惹（发作后状态），意识模糊期通常持续数分钟，发作开始至意识恢复历时 5～10 分钟。部分可进入昏睡，持续数小时或更长，清醒后常伴头痛、周身酸痛和疲乏，对发作全无记忆，个别清醒前出现自动症、暴怒或惊恐等。发作后状态延长见于癫痫持续状态，也见于弥漫性结构性脑病（如痴呆、精神发育迟滞或脑炎）或代谢性脑病单次痫性发作后。

（2）**强直性发作**　多见于弥漫性脑损害的儿童，睡眠中发作较多，表现全身或部分肌肉强烈持续的强直性收缩，不伴阵挛期，使头、眼和肢体固定在某一位置，躯干呈角弓反张，伴短暂意识丧失，以及面部青紫、呼吸暂停和瞳孔散大等，如发作时处于站立位可摔倒。发作持续数秒至数十秒，典型发作期 EEG 显示暴发性多棘波。

（3）**阵挛性发作**　几乎都发生于婴幼儿，特征是重复阵挛性抽动伴意识丧失，之前无强直期。双侧对称或某一肢体为主的抽动，幅度、频率和分布多变为婴儿发作的特征，持续一至数分钟。脑电图变化缺乏特异性，可见快波、慢波及不规则棘/慢波等。

（4）**肌阵挛发作**　见于任何年龄，特征是突发短促的震颤样肌收缩，可对称累及双侧肌群，表现全身闪电样抖动，也可表现面部、某一肢体或个别肌群肌肉跳动。单独或连续成串出现，刚入睡或清晨欲醒时发作较频繁。

（5）**失神发作**　分典型失神和非典型失神发作。

1）典型失神发作：也称小发作，儿童期起病，青春期前停止发作。特征性表现是突发短暂的（5～10 秒）意识丧失和正在进行的动作中断，双眼茫然凝视，呼之不应，状如"愣神"。可伴简单自动性动作，如擦鼻、咀嚼、吞咽等，或伴失张力如手中持物坠落，或轻微阵挛，一般不会跌倒，事后对发作全无记忆，每日发作数次至数百次，影响学业。少数仅有意识模糊，仍能进行简单活动，偶有意识障碍，不易被发现。

2）非典型失神发作：意识障碍发生及休止较典型者缓慢，肌张力改变较明显。EEG 显示较慢的（2.0~2.5Hz）不规则棘-慢波或尖-慢波，背景活动异常。多见于有弥漫性脑损害的儿童，预后较差。

（6）失张力性发作　是姿势性张力丧失所致。部分或全身肌肉张力突然降低导致垂颈（点头）、张口、肢体下垂（持物坠落）或躯干失张力跌倒或猝倒发作，持续数秒至1分钟，时间短者意识障碍不明显，长者有短暂意识丧失，发作后立即清醒和站起。EEG 示多棘-慢波或低电位活动。可与强直性、非典型失神发作交替出现。

【诊断】

癫痫的诊断包括确定癫痫、区分癫痫类型、病因诊断。癫痫的诊断主要依据癫痫发作史、典型的发作表现、神经系统及全身检查、EEG 检查、家族史、原发疾病、治疗反应等。由于大多数癫痫发作发生在医院外，通常根据病人的发作史，特别是可靠目击者提供的发作过程和表现的详细描述，结合发作间期脑电图出现痫性放电做出诊断。必要时，可通过视频脑电监测发作表现及同步脑电图记录证实。某些病人无可靠的目击者提供病史，夜间睡眠时发作或因发作稀少视频脑电监测未记录到发作则临床诊断困难。所有癫痫病人均应通过可能的检查手段尽快做出病因诊断，CT、MRI、DSA 等影像学检查对癫痫的病因诊断具有重要意义。根据临床表现和 EEG 检查结果确定癫痫的临床类型。

【鉴别诊断】

1. 晕厥　是短暂性全脑灌注不足导致短时间意识丧失和跌倒，偶可引起肢体强直阵挛性抽动或尿失禁。可有久站、剧痛、见血和情绪激动等诱因，或因排尿、咳嗽和憋气等诱发。常有头晕、恶心、呕吐、眼前发黑和无力等先兆，跌倒较缓慢，面色苍白，出汗，有时脉搏不规则。单纯性晕厥发生于直立位或坐位。晕厥引起意识丧失极少超过15秒，以意识迅速恢复并完全清醒为特点，不伴发作后意识模糊，除非脑缺血时间过长。

2. 癔症性发作　可有运动、感觉和意识模糊等类似癫痫发作症状，常有精神诱因，具有表演性。发作时瞳孔反应灵敏，一般无大小便失禁。脑电图正常。

3. 发作性睡病　可引起猝倒，易误诊为癫痫。根据突然发作的不可抑制的睡眠、睡眠瘫痪、入睡前幻觉及可唤醒等可以鉴别。

4. 低血糖症　血糖水平低于2mmol/L 时可产生局部癫痫样抽动或四肢强直发作，伴意识丧失，常见于胰岛β细胞瘤或长期服降糖药的2型糖尿病。其特点是：①胰岛β细胞瘤、糖尿病病史或饥饿史。②面色苍白、冷汗、心率加快等交感神经兴奋表现。③急查血糖<2mmol/L。④口服或静脉给予糖类（葡萄糖等）可迅速缓解。

【治疗】

1. 药物治疗

（1）一般原则

1）确定是否用药：首次发作在查清病因前通常不宜用药，待到下次发作时再决定是否用药。1 年中有两次或多次发作可酌情用单药治疗，进行性脑部疾患或显示癫痫放电者需用药治疗。

2）正确选择药物：①根据癫痫发作类型选择用药：癫痫发作类型与药物治疗关系密切，是选药的重要依据。卡马西平、苯妥英钠及丙戊酸钠等抗癫痫谱较广，但不同药物治疗不同类型癫痫发作有明显的差异。②综合考虑病人的年龄、全身状况、耐受性及经济情况用药：例如，新生儿肝酶系统发育不全，用丙戊酸类要非常小心；苯妥英钠对骨骼系统发育有影响，小儿要避免使用；苯巴比妥对小儿智能、行为有一定影响，儿童不要长期使用。很多药物通过肝脏代谢，须注意病人的肝、肾功能改变。

3）尽量单药治疗：这是使用抗癫痫药物（AEDS）的重要原则，大部分可用单药治疗取得疗效。单药应自小剂量开始，缓慢增量至能最大限度地控制发作而无不良反应或反应很轻的最低有效剂量。

以下情况可考虑联合用药：①难治性癫痫试用多种单药治疗方案无效。②有多种发作类型，最好选用作用原理、代谢途径及副作用不同的药物。不宜合用化学结构相同的药物，如苯巴比妥与扑痫酮，氯硝西泮与地西泮等。由于两种或多种抗癫痫药物合用可使药效降低，可促进其他药物在肝脏代谢而降低血药浓度。

4）注意药物用法：用药方法取决于药物代谢特点、作用原理及副作用出现规律等，代表性药物分别为苯妥英钠、丙戊酸钠和卡马西平。苯妥英钠常规剂量无效时增加剂量极易中毒，须非常小心；丙戊酸钠治疗范围大，开始即可给予常规剂量；卡马西平由于自身诱导作用使代谢逐渐加快，半衰期缩短，需逐渐加量，约 1 周左右达到常规剂量。拉莫三嗪、托吡酯应逐渐加量，1 个月左右达治疗剂量，否则易出现皮疹、中枢神经系统副作用等。

5）个体化治疗及长期监控：由于癫痫病人个体差异颇大，有的在较低血药浓度就已经有效，有的在治疗浓度内即出现明显的毒性反应，临床应注意监测疗效及药物毒副作用，及时调整剂量，以达到最佳疗效和避免不良反应。

6）严密观察不良反应：所有 AEDS 均有不良反应，剂量相关性不良反应最常见，通常发生于开始用药或加量时，与血药浓度有关，治疗过程中须注意观察。多数常见不良反应短暂，缓慢减量即可明显减少，进食时服药可减少恶心反应，将较大的一次剂量睡前服用可减少镇静作用。严重特异反应如卡马西平、拉莫三嗪所致皮疹，丙戊酸钠、卡马西平导致肝损伤、血小板减少等，苯妥英钠引起神经系统损害，苯巴比妥导致智能、行为改变等，须考虑减药、停药或换药。

7）坚持长期规律治疗：癫痫治疗是一个长期过程，特发性癫痫通常在控制发作1~2 年后，非特发性癫痫在控制发作 3~5 年后才考虑减量和停药，部分病人需终生服药。治疗中应取得病人和家属的配合，让他们了解病情、所用药物疗效及可能产生的副作用等，记录发作次数和发作类型，帮助评估疗效，使病人在治疗过程中始终有信心和耐心。

8）掌握停药时机及方法：通过正规系统的治疗，约 40% 的癫痫病人可以完全停药。能否停药、何时停药主要根据癫痫类型及病因、发作已控制的时间、难易及试停药反应等。特发性强直－阵挛发作、典型失神发作或癫痫发作较快被控制的病人完全停药机会较大；症状性癫痫及复杂部分性发作、强直性发作、非典型失神发作或兼有多种形式发作的病人通常需长期治疗。停药过程应根据病情，通常在 1～2 年逐渐减量，如减量后有复发趋势或 EEG 有明显恶化，应再恢复原剂量。如需换药时两种药物应有约 1 周的重叠用药期，然后原用药物逐渐减量至停药，新用药物逐渐增至有效剂量。

（2）常用的抗癫痫药物　传统抗癫痫药物有苯妥英钠、卡马西平、丙戊酸钠、苯巴比妥、氯硝安定等，新型的抗癫痫药物有托吡酯、拉莫三嗪、加巴喷丁等。

1）根据癫痫的发作类型选择抗癫痫药物：见表 7－2。

表 7－2　根据癫痫的发作类型选择抗癫痫药物

发作类型	一线药物	二线或辅助药物
①单纯及复杂部分性发作、部分性发作继发大发作	卡马西平、丙戊酸钠、氧异安定、氯硝西泮	苯妥英钠、苯巴比妥、扑痫酮
②大发作	卡马西平、苯巴比妥、氯硝西泮	乙酰唑胺、奥沙西泮、丙戊酸钠、苯妥英钠、扑痫酮
特发性大发作合并失神发作	首选丙戊酸钠，其次为苯妥英钠或苯巴比妥	
继发性大发作	卡马西平、苯妥英钠或苯巴比妥	
③失神发作	丙戊酸钠、乙琥胺	乙酰唑胺、氯硝西泮、三甲双酮
④强直性发作	卡马西平、苯巴比妥	奥沙西泮、氯硝西泮、丙戊酸钠、苯妥英钠
⑤失张力性和非典型失神发作	奥沙西泮、氯硝西泮、丙戊酸钠	乙酰唑胺、卡马西平、苯妥英钠、苯巴比妥/扑痫酮
⑥肌阵挛性发作	丙戊酸钠、乙琥胺、氯硝西泮	乙酰唑胺、奥沙西泮、氯硝西泮、苯妥英钠
⑦婴儿痉挛症	促皮质激素（ACTE）、泼尼松、氯硝西泮	
⑧有中央－颞部或枕部棘波的良性儿童期癫痫	卡马西平或丙戊酸钠	
⑨Lennox－Gastaut 综合征	首选丙戊酸钠，次选氯硝西泮	

2）抗癫痫药物的常规用量：见表 7－3。

表 7－3　抗癫痫药物的常规用量

| 药物 | 成人剂量（mg/d） | | 儿童剂量 |
	起始剂量	维持剂量	[mg/（kg·d）]
苯妥英钠	200	300～500	4～12
卡马西平	200	600～1200	10～20
苯巴比妥	30	60～90	2～5
扑痫酮	60	750～1500	10～25
丙戊酸盐	200	600～1800	10～40
乙琥胺	500	750～1500	10～40
加巴喷丁	300	900～1800	25～40

续表

药物	成人剂量（mg/d）		儿童剂量 [mg/（kg·d）]
	起始剂量	维持剂量	
拉莫三嗪	25	100～300	5～15
非尔氨酸	400	1800～3600	15～30
氨己烯酸	500	2000～3000	
托吡酯	25	75～200	3～6
左乙苯拉西坦	1000	1000～4000	10～60
唑尼沙胺	100	200～400	4～8
奥卡西平	300	600～1200	20～30

3）抗癫痫药的不良反应：见表7-4。

表7-4 抗癫痫药的不良反应

药物	剂量相关的不良反应	长期治疗的不良反应	特异体质不良反应	FDA 妊娠 安全分级*
卡马西平	头晕、视物模糊、恶心、低钠血症	低钠血症	皮疹、再生障碍性贫血、Stevens - Johnson 综合征、肝损害	D 级
氯硝西泮	镇静（成人多见）、共济失调	易激惹、攻击行为、多动（儿童）	少见，偶见白细胞减少	D 级
苯巴比妥	疲劳、抑郁、嗜睡、注意力涣散、多动、易激惹（儿童多见）、攻击行为、记忆力下降	面部粗糙、骨质疏松、凝冻肩、性欲缺乏	皮疹、中毒性表皮溶解症、肝炎	D 级
苯妥英钠	眼球震颤、共济失调、厌食、恶心、呕吐、攻击行为、巨幼红细胞性贫血	痤疮、齿龈增生、面部粗糙、多毛、骨质疏松、小脑及脑干萎缩（长期使用）、性欲缺乏、维生素 K 和叶酸缺乏	皮疹、周围神经病、Stevens - Johnson 综合征、肝毒性	D 级
扑痫酮	同苯巴比妥	同苯巴比妥	皮疹、血小板减少、狼疮样综合征	D 级
丙戊酸钠	震颤，厌食、恶心、呕吐、困倦	体重增加、脱发、月经失调或闭经、多囊卵巢综合征	肝毒性（尤其是 2 岁以下儿童）、血小板减少、急性胰腺炎（罕见）、丙戊酸钠脑病	D 级
加巴喷丁	嗜睡、头晕、疲劳、复视、感觉异常、健忘	较少	罕见	C 级
拉莫三嗪	复视、头晕、头痛、恶心、呕吐、困倦、共济失调、嗜睡	攻击行为、易激惹	皮疹、Stevens - Johnson 综合征、中毒性表皮溶解症、肝衰竭、再生障碍性贫血	C 级
奥卡西平	疲劳、困倦、复视、头晕、共济失调、恶心	低钠血症	皮疹	C 级

续表

药物	剂量相关的不良反应	长期治疗的不良反应	特异体质不良反应	FDA 妊娠安全分级 *
左乙拉西坦	头痛、困倦、易激惹、感染、类流感综合征	较少	无报告	C 级
托吡酯	厌食、语言与记忆障碍、感觉异常、无汗	肾结石、体重下降	急性闭角性青光眼（罕见）	C 级

注：* FDA 妊娠安全分级：美国药品和食品管理局（FDA）根据药物对动物或人类所具有的不同程度的致畸性，将药物对妊娠的影响分为五级；C 级：动物研究表明，药物对胎仔有致畸或杀死胚胎的作用，但对孕妇没有充分的对照研究；或对孕妇和动物都没有研究，必须经过医师评估，权衡利弊后才能使用。D 级：有危害人类胎儿的明确证据，但在某些情况下（如孕妇存在严重的、危及生命的疾病，没有更安全的药物可供使用，或其他药物虽安全但使用无效）孕妇用药益处大于危害。

2. 手术治疗　经 2 年以上正规的抗癫痫治疗，尽管试用所有主要的抗癫痫药物（单独或联合应用），且已达到所能耐受的最大剂量，但每月仍有 4 次以上发作，称为难治性癫痫，其中包括 20%～30% 的复杂部分性发作，用各种 AEDS 治疗难以控制发作。由于难治性癫痫可能造成病人智力及躯体损害，并带来一系列心理、社会问题，因此，应采取手术治疗。常用的方法有：①前颞叶切除术和选择性杏仁核、海马切除术。②颞叶以外的脑皮质切除术。③癫痫病灶切除术。④大脑半球切除术。⑤胼胝体切开术。⑥多处软脑膜下横切术。除此以外，还有迷走神经刺激术、慢性小脑电刺激术、脑立体定向毁损术等，理论上对于各种难治性癫痫都有一定的疗效。

【预防】

癫痫发作的病因及发病机制复杂，目前约 70% 的癫痫病因不明，因此，预防很困难。但从病因角度，对产期护理不当、颅内感染、新生儿和婴幼儿传染病、婴儿脱水、高热和头外伤等导致的癫痫，可采取相应预防措施。对癫痫及时合理的治疗可防止难治性癫痫及出现一系列躯体和社会心理障碍。对有明显诱因者，通过仔细寻找和避免诱因可预防癫痫发作。

附　癫痫持续状态

癫痫持续状态（status epilepticus，SE）是指癫痫发作持续 30 分钟以上不自行停止或癫痫连续发作之间意识尚未完全恢复又频繁再发。癫痫持续状态是内科常见的急症，若不及时治疗可导致永久性脑损害，致残率和死亡率很高。任何类型的癫痫均可出现癫痫持续状态，通常是指全面性强直 - 阵挛发作持续状态。

癫痫持续状态多由于不适当地停用 AEDS、感染、精神刺激、过度疲劳、饮酒、外伤等诱发。全面性强直 - 阵挛发作持续状态表现为持续意识障碍（昏迷）伴高热、代谢性酸中毒、低血糖、休克、电解质紊乱（低血钾、低血钙等）和肌红蛋白尿等，可发生脑、心、肝、肺等多脏器功能衰竭，如不及时治疗可导致死亡。

迅速控制发作是治疗的关键，同时给予有效的支持、对症治疗。如保持呼吸道通畅，纠正酸碱平衡、电解质紊乱，预防或治疗感染等。防治脑水肿可用 20% 甘露醇 250mL 快速静脉滴注，或地塞米松 10～20mg 静脉滴注；高热可物理降温。

1. 控制发作

（1）地西泮　是成人或儿童癫痫持续状态的首选药物。成人每次 10～20mg，单次最大剂量不超过 20mg，儿童每次 0.3～0.5mg/kg，以每分钟 3～5mg 速度静脉推注，如 15 分钟后复发可重复给药，或用 100～200mg 溶于 5% 葡萄糖生理盐水中，于 12 小时内缓慢静脉滴注。地西泮偶可抑制呼吸，需停药。

（2）10% 水合氯醛　成人 25～30mL，小儿 0.5～0.8mL/kg，加等量植物油保留灌肠。

（3）氯硝安定　药效是地西泮的 5 倍，半衰期 22～32 小时，成人首次剂量 3mg 静脉注射，以后 5～10mg/d，静脉滴注，或过渡至口服。须注意对呼吸及心脏有较强的抑制作用。

（4）异戊巴比妥钠　成人 0.5g 溶于注射用水 10mL 内静脉注射，儿童 1～4 岁每次 0.1g，5 岁以上每次 0.2g，溶于适量注射用水内静脉注射，速度不超过每分钟 0.05g，至控制发作为止。0.5g 以内多可控制发作，剩余未注完的药物可肌肉注射。

2. 控制发作后　应使用长效 AEDS 过渡和维持，早期常用苯巴比妥钠，成人 0.2g 肌肉注射，每日 3～4 次，儿童酌减，连续 3～4 日。同时应根据癫痫类型选择有效的口服药（早期可鼻饲），逐渐过渡到长期维持治疗。

第三节　偏头痛

偏头痛（migraine）是一种反复发作、多发生在偏侧的搏动性原发性头痛，一般持续 4～72 小时，可伴有恶心、呕吐。光、声刺激或日常活动均可加重疼痛，安静环境、休息可缓解疼痛。患病率为 5%～10%。

【病因与发病机制】

1. 病因　偏头痛的病因尚不明确，可能与下列因素有关：

（1）内因　偏头痛具有遗传易感性，约 60% 的偏头痛有家族史，其亲属出现偏头痛的风险是一般人群的 3～6 倍。本病多在青春期发病，女性多于男性，月经期容易发作，妊娠期或绝经后发作减少或停止。

（2）外因　环境因素也参与偏头痛的发作。偏头痛发作可由某些食物和药物诱发，如含酪胺的奶酪、含亚硝酸盐的肉类和腌制食品、含苯乙胺的巧克力、含谷氨酸钠的食品添加剂、葡萄酒、口服避孕药和血管扩张剂如硝酸甘油等。另外，强光、过劳、应激以及应激后的放松、睡眠过度或过少、禁食、紧张、情绪不稳等也可诱发。

2. 发病机制　偏头痛的发病机制尚不十分清楚，目前主要有血管学说、神经学说、三叉神经血管学说。

（1）血管学说 该学说认为偏头痛是原发性血管疾病，由血管舒缩功能障碍引起。颅内血管收缩引起偏头痛先兆症状，随后颅外、颅内血管扩张导致搏动性头痛产生。颈动脉压迫、血管收缩剂麦角生物碱如麦角胺可缓解头痛支持这一理论。

（2）神经学说 该学说认为偏头痛是原发性神经功能紊乱性疾病。偏头痛先兆是由皮质扩展性抑制引起。皮质扩展性抑制能很好地解释偏头痛先兆症状。

（3）三叉神经血管学说 该学说近年来受到广泛重视。当三叉神经节及其纤维受刺激后，可引起 P 物质、降钙素基因相关肽和其他神经肽释放增加。这些活性物质作用于邻近脑血管壁，可引起血管扩张而出现搏动性头痛，还可使血管通透性增加，血浆蛋白渗出，产生无菌性炎症，刺激痛觉纤维传入中枢，形成恶性循环。

【临床表现】

多在儿童和青春期发病，中青年期达发病高峰，女性多见，常有遗传背景。发作性搏动性头痛，自发缓解，间歇期正常，是偏头痛的临床表现特点。发作时可伴有恶心、呕吐，光、声刺激或日常活动均可加重头痛，一般持续 4～72 小时，安静环境、休息、睡眠可缓解疼痛。常见临床类型有：

1. 无先兆偏头痛 是最常见的偏头痛类型，约占 80%。临床表现为反复发作的一侧或双侧额颞部疼痛，呈搏动性。常伴有恶心、呕吐、畏光、畏声、出汗、全身不适、头皮触痛等症状。可持续 1～3 日。本型偏头痛常与月经有明显的关系。发作频率高，可严重影响工作和生活，常需要频繁应用止痛药治疗。

2. 有先兆偏头痛 约占 10%。发作前数小时至数日可有倦怠、注意力不集中和打哈欠等前驱症状。在头痛之前或头痛发生时，常以可逆的局灶性神经系统症状为先兆，表现为视觉、感觉、言语和运动的缺损或刺激症状。最常见为视觉先兆，如视物模糊、暗点、闪光、亮点、亮线或视物变形，其次为感觉先兆，言语和运动先兆少见。头痛在先兆同时或先兆后 60 分钟内发生，表现为一侧或双侧额颞部或眶后搏动性头痛，常伴有恶心、呕吐、畏光或畏声、面色苍白或出汗、多尿、易激惹、气味恐怖及疲劳感等。活动可使头痛加重，睡眠后可缓解头痛。头痛可持续 4～72 小时，消退后常有疲劳、倦怠、烦躁、无力和食欲差等，1～2 日后常可好转。

（1）伴典型先兆的偏头痛 为最常见的有先兆偏头痛类型，先兆表现为完全可逆的视觉、感觉或言语症状，无肢体无力表现。与先兆同时或先兆后 60 分钟内出现符合偏头痛特征的头痛，即为伴典型先兆的偏头痛性头痛。若与先兆同时或先兆后 60 分钟内发生的头痛表现不符合偏头痛特征，则称为伴典型先兆的非偏头痛性头痛；当先兆后 60 分钟内不出现头痛，则称为典型先兆不伴头痛。

（2）偏瘫性偏头痛 临床少见。先兆除必须有运动无力症状外，还应包括视觉、感觉和言语三种先兆之一，先兆症状持续 5 分钟～24 小时，症状完全可逆，在先兆同时或先兆 60 分钟内出现符合偏头痛特征的头痛。如在偏瘫性偏头痛患者的一级或二级亲属中，至少有一人具有包括运动无力的偏头痛先兆，则为家族性偏瘫性偏头痛；若无，则称为散发性偏瘫性偏头痛。

（3）基底型偏头痛　先兆症状明显源自脑干和（或）两侧大脑半球，临床可见构音障碍、眩晕、耳鸣、听力减退、复视、双眼鼻侧及颞侧视野同时出现视觉症状、共济失调、意识障碍、双侧同时出现感觉异常，但无运动无力症状。在先兆同时或先兆60分钟内出现符合偏头痛特征的头痛，常伴恶心、呕吐。

3. 视网膜性偏头痛　为反复发生的完全可逆的单眼视觉障碍，包括闪烁、暗点或失明，并伴偏头痛发作，在发作间期眼科检查正常。视觉症状仅局限于单眼，缺乏起源于脑干或大脑半球的神经缺失或刺激症状。

4. 并发症

（1）慢性偏头痛　偏头痛每月头痛发作超过15天，连续3个月或3个月以上，并排除药物过量引起的头痛，可考虑为慢性偏头痛。

（2）偏头痛持续状态　偏头痛发作持续时间≥72小时，而且疼痛程度较严重，但其间可有因睡眠或药物应用获得的短暂缓解期。

（3）无梗死的持续先兆　指有先兆偏头痛，在一次发作中出现一种先兆或多种先兆症状持续1周以上，多为双侧性；本次发作其他症状与以往发作类似；需神经影像学排除脑梗死病灶。

【诊断】

根据偏头痛发作的临床表现、家族史和神经系统检查，通常可做出临床诊断。脑部CT、CTA、MRI、MRA检查可以排除颅内动脉瘤、脑血管疾病和占位性病变等颅内器质性疾病。

【鉴别诊断】

1. 丛集性头痛　是多局限于一侧眼眶周围发作性剧烈疼痛，具有反复密集发作的特点，但始终为单侧头痛，常伴有同侧结膜充血、流泪、流涕、前额和面部出汗等。持续15分钟~3小时，发作从隔天1次到每日8次。

2. 紧张型头痛　是临床上最常见的慢性头痛，表现为双侧枕部或全头部紧缩性或压迫性头痛，常为持续性，很少伴有恶心、呕吐，部分也可表现为阵发性、搏动性头痛。多见于青中年女性，情绪障碍或心理因素可加重头痛症状。

3. 三叉神经痛　是沿三叉神经分布区域的发作性神经痛，骤然发作，无先兆表现，多有触发点。发作时为一侧剧烈刀割样或电击样疼痛，常伴面肌抽搐、流泪、流涎、面部潮红、结膜充血等症状。

4. 药物过度使用性头痛　属于继发性头痛，头痛发生与药物过度使用有关，可呈类偏头痛样或同时具有偏头痛和紧张型头痛性质的混合性头痛，头痛在药物停止使用后2个月内缓解或回到原来的头痛模式。

【治疗】

偏头痛的治疗目的是减轻或终止头痛发作，缓解伴发症状，预防头痛复发。治疗包括药物治疗和非药物治疗两个方面。非药物治疗主要是加强宣传教育，了解该病的基本知识，保持健康的生活方式，寻找并避免各种偏头痛诱因。药物性治疗分为发作期治疗和预防性治疗。

1. 发作期的治疗　临床治疗偏头痛通常应在症状起始时立即服药。治疗药物包括非特异性止痛药如非甾体类抗炎药和阿片类药物，特异性药物如麦角类制剂和曲普坦类药物。

（1）轻中度头痛　单用非甾体类抗炎药如阿司匹林、萘普生、布洛芬、双氯芬酸等可有效，如无效再用偏头痛特异性治疗药物。阿片类制剂如哌替啶对偏头痛急性发作亦有效，因其具有成瘾性，不推荐常规使用，但对于有麦角类制剂或曲普坦类应用禁忌的病例，如合并有心脏病、周围血管病或妊娠期偏头痛，则可给予哌替啶治疗以终止偏头痛急性发作。

（2）中重度头痛　严重发作可直接选用偏头痛特异性治疗药物以尽快改善症状，部分虽有严重头痛但以往发作对非甾体类抗炎药反应良好者，仍可选用非甾体类抗炎药。麦角类制剂为5-HTI受体非选择性激动剂，半衰期长，头痛的复发率低，适用于发作持续时间长的患者。曲普坦类为5-HTIB/1D受体选择性激动剂。复方制剂如麦角胺咖啡因合剂可治疗某些中重度的偏头痛发作。

2. 预防性治疗　适用于频繁发作，尤其是每周发作1次以上严重影响日常生活和工作者；急性期治疗无效，或因副作用和禁忌证无法进行急性期治疗者；可能导致永久性神经功能缺损的特殊变异型偏头痛。药物治疗应小剂量单药开始，缓慢加量至合适剂量，同时注意副作用。

（1）β受体阻滞剂　普萘洛尔，每次10~60mg，每日2次，口服。应从小剂量开始，缓慢增加剂量，以心率不低于60次/分为度。

（2）钙离子拮抗剂　氟桂利嗪，每次5~10mg，睡前口服。

（3）5-HT受体拮抗剂　苯噻啶，每次0.5~3mg/d，分次口服。

（4）抗癫痫药　丙戊酸，每次400~600mg，每日2次，口服。

（5）抗抑郁药　阿米替林25~75mg/d，睡前口服。

【预防】

倡导健康的生活方式，防止诱发因素，避免药物影响，注意劳逸结合，注意眼睛调节，注意气候影响。

第四节　病毒性脑炎

病毒性脑炎是指病毒进入中枢神经系统引起的炎性病变。根据病毒核酸的特点，病毒可以分为DNA病毒和RNA病毒。引起人类神经系统感染的常见病毒有：DNA病毒中的单纯疱疹病毒、水痘-带状疱疹病毒、巨细胞病毒等；RNA病毒中的脊髓灰质炎病毒、柯萨奇病毒等。其中单纯疱疹病毒性脑炎是中枢神经系统最常见的病毒感染性疾病。

一、单纯疱疹病毒性脑炎

单纯疱疹病毒性脑炎一年四季均可发病，无明显性别差异，任何年龄均可发病。常侵及大脑颞叶、额叶及边缘系统，引起脑组织出血性坏死和（或）变态反应性脑损害。未经治疗的单纯疱疹病毒性脑炎病死率高达 70% 以上。又称急性坏死性脑炎或急性包涵体脑炎。

【病因与发病机制】

单纯疱疹病毒是一种嗜神经 DNA 病毒，有两种血清型，即 HSV-1 和 HSV-2。患者和健康携带病毒者是主要传染源，主要通过密切接触与性接触传播，亦可通过飞沫传播。单纯疱疹病毒首先在口腔和呼吸道或生殖器引起原发感染，机体迅速产生特异性免疫力而康复，但不能彻底消除病毒，病毒长期潜伏体内不引起临床症状。HSV-1 主要潜伏在三叉神经节，HSV-2 潜伏在骶神经节。当人体免疫力降低，各种非特异性刺激可诱发潜伏的病毒再度活化增殖，引起颅内感染。成人多系 HSV-1 感染引起，而 HSV-2 所引起的单纯疱疹病毒性脑炎主要发生在新生儿，是新生儿通过产道时被 HSV-2 感染所致。

【病理】

病理改变主要是脑组织水肿、软化、出血、坏死，双侧大脑半球均可弥漫性受累，常呈不对称分布，以颞叶内侧、边缘系统和额叶眶面最为明显。其中脑实质出血性坏死是一重要病理特征。镜下血管周围有大量淋巴细胞浸润形成袖套状，小胶质细胞增生，神经细胞弥漫性变性坏死。神经细胞和胶质细胞核内可见嗜酸性包涵体，是其最有特征性的病理改变。

【临床表现】

本病无季节性，任何年龄均可患病，多见于 40 岁以上的成人，无性别差异。原发感染的潜伏期为 2~21 天，平均 6 天，约 1/4 有口唇疱疹史，病程为数日至 1~2 个月。

1. 前驱期症状 可有发热、咳嗽、头痛、肌痛、全身不适等。

2. 脑部症状 有头痛、呕吐、轻微的意识和人格改变、记忆丧失、轻偏瘫、偏盲、失语、共济失调、多动、脑膜刺激征等。精神行为异常较为突出，多为首发或唯一症状，表现为注意力涣散，反应迟钝，言语减少，情感淡漠，表情呆滞，呆坐或卧床，行动懒散，木僵，缄默，或动作增多，行为奇特及冲动行为等。约 1/3 出现全身性或部分性癫痫发作。病情常在数日内快速进展，出现意识模糊、谵妄、昏睡、昏迷或去皮质状态。

【辅助检查】

1. 脑电图检查 常呈弥漫性高波幅慢波，左右不对称，以单侧或双侧颞、额区异常更明显，甚至可出现颞区的尖波与棘波。

2. 脑脊液检查 ①常规：压力正常或增高；有核细胞数增多，多为（50～100）×10⁶/L，可高达 1000×10⁶/L，以淋巴细胞为主；蛋白质呈轻、中度增高，糖与氯化物正常。②病原学检查：可采用 Westen 印迹法、间接免疫荧光测定及 ELISA 法检测 HSV IgM、IgG 特异性抗体，病程中 2 次及 2 次以上抗体滴度呈 4 倍以上增加，血与脑脊液的抗体比值 <40，均可确诊；用 PCR 检测脑脊液中 HSV - DNA 可早期快速诊断，标本最好在发病后 2 周内送检。

3. 头颅 CT 与 MRI 检查 CT 检查可出现一侧或两侧颞叶和额叶及边缘系统低密度灶，若在低密度灶中有点状高密度灶，提示有出血。头颅 MRI 对早期诊断和显示病变区域帮助较大，优于 CT。

【诊断】

诊断要点：①有口唇或生殖道疱疹史，或本次发病前有皮肤、黏膜疱疹。②急性起病，可有发热、咳嗽、头痛、肌痛、全身不适等前驱症状。③明显精神行为异常、抽搐、意识障碍及早期出现的局灶性神经系统损害体征。④脑脊液细胞数增多，糖和氯化物正常。⑤脑电图以颞、额区损害为主的脑弥漫性异常。⑥头颅 CT 或 MRI 发现局灶性脑软化灶。⑦特异性抗病毒药物治疗有效支持诊断。⑧脑组织或脑脊液标本检查发现 HSV 可确诊。

【鉴别诊断】

1. 其他病毒性脑炎 包括带状疱疹病毒性脑炎、肠道病毒性脑炎、巨细胞病毒性脑炎等。这些脑炎常有各自的发病特点，鉴别主要依据特异性抗体和病原学检查。

2. 脑肿瘤 进行性颅内压增高，脑脊液检查蛋白增加，CT 或 MRI 显示肿瘤病灶。

3. 脑脓肿 早期表现与单纯疱疹病毒性脑炎相似，但脑脓肿有下列特点：①绝大多数可追溯到慢性中耳炎、鼻窦炎、肺部化脓性感染、骨髓炎、颅骨髓炎、败血症及脓毒血症等原发病灶或病史。②CT 检查显示脑脓肿特征。③必要时通过活检鉴别。

4. 急性播散性脑脊髓炎 多在感染或疫苗接种后急性发病，症状和体征表现多样，重症可有意识障碍和精神症状。免疫抑制剂治疗有效，病毒学和相关抗体检查阴性。

【治疗】

早期诊断和治疗是降低本病死亡率的关键。

1. 一般治疗 卧床休息，维持营养及水、电解质平衡，保持呼吸道通畅，必要时吸氧。加强护理，监测生命体征。

2. 抗病毒治疗

（1）阿昔洛韦（无环鸟苷） 为一种鸟嘌呤衍生物，能抑制病毒 DNA 的合成，为目前首选药物。常用剂量为 15～30mg/（kg·d），分 3 次静脉滴注，连用 14～21 天。若病情较重可延长治疗时间或重复一个疗程。不良反应有谵妄、震颤、皮疹、血尿、血清转氨酶暂时性升高等。对临床疑诊又无条件做病原学检查的病例可用阿昔洛韦进行诊断性治疗。

（2）更昔洛韦 对阿昔洛韦耐药并有 DNA 聚合酶改变的 HSV 突变株对更昔洛韦亦敏感。常用剂量为 5～10mg/（kg·d），每 12 小时一次，静脉滴注，疗程 14～21 天。主要不良反应是肾功能损害和骨髓抑制（中性粒细胞、血小板减少），与剂量相关，停药后可恢复。

（3）干扰素 具有广谱抗病毒活性，对宿主细胞损害小。α 干扰素常用剂量为 60×10^6IU/d，连续肌肉注射 30 天，亦可用 β 干扰素全身用药与鞘内注射联合治疗。

（4）转移因子 可使正常淋巴细胞致敏而转化为免疫淋巴细胞，产生抗病毒作用。常用剂量为每次 1 支，皮下注射，每周 1～2 次，6 个月为一疗程。

3. 对症治疗 ①高热：给予物理或药物降温。②颅内压增高：给予 20% 甘露醇 250mL 快速静脉滴注，视情况重复给药。③抽搐：给予地西泮 10mg 肌肉注射或静脉注射，视情况重复给药。

4. 糖皮质激素治疗 用糖皮质激素治疗本病目前尚有争议，但糖皮质激素能控制炎症反应和减轻水肿，对病情危重、头颅 CT 见出血性坏死灶以及白细胞和红细胞明显增多者可酌情使用。

【预防】

加强体质锻炼，提高机体抵抗力。发现口唇疱疹或生殖器疱疹及时给予足量有效的抗病毒药物治疗。

二、其他病毒感染性脑炎

除单纯疱疹病毒性脑炎外，由特定病毒引起的脑炎包括亚急性硬化性全脑炎、进行性风疹性全脑炎、带状疱疹病毒性脑炎等。

（一）亚急性硬化性全脑炎

亚急性硬化性全脑炎是由麻疹缺陷病毒感染所致，本病多见于 12 岁以下的儿童，患儿 2 岁前常患过麻疹，经 6～8 年的无症状期后隐匿起病，缓慢进展，不发热。临床早期主要表现为认知和行为改变，如健忘、学习成绩下降、淡漠、注意力不集中、性格改变、坐立不安等；数周或数月后发展到运动障碍期，出现共济失调、肌阵挛、舞蹈手足徐动、肌张力障碍、失语和失用症，也可有癫痫发作；强直期主要表现为肢体肌强直，腱反射亢进，病理反射阳性，去皮质或去大脑强直，常合并感染或循环衰竭。血液检查血清麻疹病毒抗体升高；脑脊液检查细胞数、蛋白质、糖含量正常，免疫球蛋白增高，麻疹病毒抗体升高；脑电图检查可见 2～3 次/秒慢波同步性暴发，肌阵挛期 5～8 秒出现一次；CT 检查显示皮质萎缩和多个或单个局灶性白质低密度病灶，脑室扩大。目前尚无有效的治疗方法，以支持疗法和对症治疗为主，多在 1～3 年内死亡。

（二）进行性风疹性全脑炎

进行性风疹全脑炎是由风疹病毒感染引起的儿童和青少年的慢性脑炎。多为先天性风疹感染，在全身免疫功能低下时发病。本病约在20岁发病，行为改变、认知障碍和痴呆常为首发症状，小脑性共济失调明显，癫痫和肌阵挛不明显，无头痛、发热和颈强直等症状。血液检查血清风疹病毒抗体升高；脑脊液检查淋巴细胞增多和蛋白升高，抗风疹病毒抗体升高；脑电图检查可见弥漫性慢波，无周期性；CT检查可见脑室扩大。目前无特异治疗，以支持疗法和对症治疗为主。

（三）带状疱疹病毒性脑炎

带状疱疹病毒性脑炎又称水痘－带状疱疹病毒性脑炎。多发生于中老年人或免疫功能低下者。带状疱疹病毒可以长期潜伏在脊神经后根以及脑和脊髓的感觉神经节，当机体免疫力低下时，病毒被激活、复制、增殖，沿感觉神经传到相应皮肤引起皮疹，另一方面沿神经上行传播，进入中枢神经系统引起脑炎或脑膜炎。本病多有胸腰部带状疱疹病史，发生脑部症状与发疹时间不尽相同，多数在疱疹后数天或数周，亦可在发病之前，也可无任何疱疹病史。临床表现为发热、头痛、呕吐、意识模糊、共济失调、精神异常及局灶性神经功能缺失体征。血清及脑脊液可检出带状疱疹病毒抗体和病毒核酸阳性。头颅CT检查无出血性坏死的表现。本病的治疗原则是积极抗病毒，抑制炎症，降颅压，止痛，防止并发症。病变程度相对较轻，预后较好。

第五节　朊蛋白病

朊蛋白病是一类由具传染性的朊蛋白所致的中枢神经系统变性疾病，由于其特征性病理学改变是脑的海绵状变性，故又称为海绵状脑病。它是一种人畜共患的中枢神经系统慢性非炎症性致死性疾病，动物常见的为牛海绵状脑病和羊瘙痒症。目前已知的人类朊蛋白病主要有Creutzfeldt－Jakob病（CJD）、Kuru病、Gerstmann－Straussler综合征（GSS）、致死性家族性失眠症（FFI），以CJD最常见。

【病因与发病机制】

1. 病因　病原体为朊蛋白。朊蛋白是一种缺乏核酸的蛋白质感染粒子，其主要或唯一的成分是PrP。PrP有两种一级结构相同的异构体，即存在于正常组织的PrP^c和仅见于朊蛋白病病变组织的PrP^{sc}。朊蛋白有多种不同的株型，引起不同的朊蛋白病。目前已知的人类朊蛋白病，部分是传染性疾病，如Kuru病及医源性CJD；部分是遗传性疾病，如家族性CJD、GSS及致死性家族性失眠症；部分是机制不明的散发性朊蛋白病，如大多数CJD。传染源主要是感染朊蛋白的动物和人。传播途径业已证明的有：①消化道传播：进食朊蛋白感染宿主的组织或加工物可导致感染本病。②医源性传播：器官移植、注射尸体来源的人体激素等已被证明可引起CJD医源性传播。人对本病普遍易感，尚未发现保护性免疫的产生。

2. 发病机制　朊蛋白病的发病机制尚不十分清楚。目前认为朊蛋白本身可自体外进入或因遗传变异自发产生。对于传染性朊蛋白病而言，朊蛋白经口、注射或外科手术途径进入人体，进入人体后的朊蛋白侵入脑组织的可能途径包括从感染部位直接经神经传递、先在单核－吞噬细胞系统复制然后经神经脊髓扩散以及血源性扩散等不同途径。有关研究提示朊蛋白可引起神经细胞的凋亡，于脑组织内沉淀形成淀粉样斑块导致损害。

【病理】

所有朊蛋白病的病理改变基本类似，主要是神经系统的病理损害。尸检见大脑皮质及小脑萎缩，镜下可见弥漫性神经细胞丢失、反应性胶质细胞增生、淀粉样斑块形成和神经细胞空泡变性，但几乎无白细胞浸润等炎症或免疫反应。病理损伤可出现在大脑皮质、豆状核、尾状核、丘脑、海马、脑干和脊髓等多个部位，这些空泡样改变使得脑组织似海绵样，故而朊蛋白病亦称"传染性海绵状脑病"。

【临床表现】

目前已知的人类朊蛋白病，多经历较长的潜伏期后，表现渐进性的神经精神症状，并最终死亡。各病的临床特点分述如下：

1. CJD（克雅病）　本病是最常见的人类朊蛋白病，多呈散发，平均发病年龄在65岁左右，性别构成无明显差异。医源性克雅病的潜伏期3～22年不等。多数以痴呆、行为异常起病，且进展迅速。另一突出表现是肌阵挛，常因惊吓引发，并渐进性加重。病情继续发展，多会出现锥体外系及小脑损害表现，包括行动迟缓、肢体僵直、眼球及肢体震颤和共济失调。典型表现往往是先出现痴呆后有共济失调。约半数尚可出现皮质脊髓通路的功能异常，包括神经反射亢进、身体强直等。部分视觉异常，如视野缺损、皮质盲和视觉丧失等。大多在起病7～9个月后死亡。

2. Kuru 病（库鲁病）　本病是最早被研究的人类朊蛋白病，曾经仅见于巴布亚－新几内亚东部高地有食已故亲人脏器习俗的土著部落，自从这一习俗被废止后已无新发病例。库鲁病潜伏期长，自4～30年不等，起病隐匿，前驱期仅感头痛及关节疼痛，继之出现共济失调、震颤、不自主运动，后者包括舞蹈症、肌阵挛等。在病程的晚期出现进行性加重的痴呆。与克雅病相反，先有震颤及共济失调后有痴呆，是本病的临床特征。多在起病3个月～2年内死亡。

3. GSS（杰茨曼－斯脱司勒－史菌克综合征）　本病是由于人朊蛋白蛋白基因突变所致的一种罕见的常染色体显性遗传朊蛋白病，发病年龄多在40～50岁，平均病程约5年，以小脑病变为主，如共济失调、步履蹒跚和行走障碍等，可同时伴有辨距障碍、构音障碍、肢体及眼球震颤等，痴呆仅在晚期出现甚至极少出现。本病少见肌阵挛。因人朊蛋白蛋白基因突变不同致其表型差异，故本病也可以有其他不同表现。

4. FFI（致死性家族性失眠症）　是一种家族性常染色体遗传性朊蛋白病，多在中晚年起病，病程 1 年余。早期出现注意力障碍、易醒及思绪混乱，继之出现进行性加重的顽固性失眠，常伴自主神经功能失调，如多汗、低热、心动过速及血压增高等。此外，尚可出现共济失调、肌阵挛、身体强直、神经反射亢进及构音障碍等运动异常表现，多数伴内分泌异常。本病痴呆少见。

【辅助检查】

1. 免疫学检查　免疫组织化学、免疫印迹、酶联免疫吸附试验（ELISA）等可检测到脑脊液中 14 - 3 - 3 蛋白呈阳性，血清 SIOO 蛋白随病情进展呈持续性增高。

2. 脑电图检查　中晚期可出现弥漫性慢波，伴典型的周期性每秒 1 ~ 2 次的尖波或棘波。

3. 脑部 CT 和 MRI 检查　早期可无明显异常，中晚期可见脑萎缩。MRI 显示双侧尾状核、壳核 T2 加权像呈对称性均质高信号，无增强效应，T 加权像可完全正常，此征象对 CJD 的诊断有意义。

4. 病理学检查　脑组织可见海绵状空泡、淀粉样斑块、神经细胞丢失伴胶质细胞增生，极少白细胞浸润等炎症反应。

5. 动物接种试验　将可疑组织匀浆脑内或口服接种于动物（常用鼠、羊等），观察被接种动物的发病情况，发病后取其脑组织活检是否具朊蛋白病的特征性病理改变。此法敏感性受种属间屏障限制，且需时较久。

【诊断】

生前诊断较难，多通过死后脑组织病理检查确诊。

诊断要点：①有进食过疯牛病可疑动物来源的食品或接受来自可能感染朊蛋白供体的器官移植或可能被朊蛋白污染的电极植入手术或使用过器官来源的人体激素以及有朊蛋白病家族史。②出现渐进性的痴呆、视力障碍、共济失调及肌阵挛等临床表现，CJD 以发病年龄较大、先有痴呆后有共济失调为特征，Kuru 病以震颤显著、先有共济失调后出现痴呆为特征，GSS 以仅有共济失调等小脑受损表现、少见痴呆为特征，致死性家族性失眠症以进行性加重的顽固失眠为特征。③脑电图有周期性同步放电的特征性改变。④脑活检发现海绵状态和 PrP^{sc} 确诊。

【鉴别诊断】

CJD 的精神和智力下降需与 Alzheimer 病、遗传性进行性舞蹈病、进行性核上性麻痹相鉴别，前者病情进展迅速，有其他局灶性损害表现，而后几种疾病多进展缓慢，脑电图检查无典型的周期性三相波。锥体外系损害需与橄榄体脑桥小脑萎缩、肝豆状核变性、帕金森病鉴别，这些病无肌阵挛，脑电图检查中无典型周期性三相波。

【治疗】

目前本病以对症治疗及支持治疗为主，减轻临床症状，改善生活质量。尚无有效的病原治疗药物。有报道认为刚果红、二甲基亚砜、酚噻嗪、氯丙嗪、分支多胺、磷脂酶C、抗朊蛋白抗体及寡肽等可能对延缓病情有一定作用，但效果及适用性有待证实。90%病例于病后1年内死亡，病程迁延数年者罕见。

【预防】

1. 严格控制传染源 及时屠宰朊蛋白病病畜及可疑病畜，并对动物尸体妥善处理。限制或禁止在疫区从事血制品以及动物材料来源的医用品的生产。患者和在疫区居住过一定时间者，均不可作为器官、组织及体液的供体。对遗传性朊蛋白病家族进行监测，予以遗传咨询和优生筛查。

2. 切断传播途径 革除食用人体组织陋习，不食用朊蛋白病动物肉类及制品，不以动物组织饲料喂养动物，医疗操作严格遵守消毒程序，提倡使用一次性神经外科器械。手术室和病理实验室工作人员以及制备脑源性生物制品者应避免身体破损处、结膜和皮肤与患者的脑脊液、血液或组织相接触。

第六节　结核性脑膜炎

结核性脑膜炎是由结核杆菌引起的脑膜和脊膜的非化脓性炎症性疾病。常继发于肺结核及肠、淋巴、骨、肾等器官的结核病。结核性脑膜炎约占神经系统结核的70%。

【病因与发病机制】

结核性脑膜炎是由结核杆菌感染所致，结核杆菌经血液播散后在软脑膜下种植，形成结核结节，结节破溃后大量结核菌进入蛛网膜下腔引起结核性脑膜炎。

【病理】

主要病理改变为脑膜广泛性慢性炎症反应，形成粟粒状结节。破裂的结核结节渗出物在蛛网膜下腔中扩散发生广泛脑膜炎症。光镜下渗出物由多形核细胞、巨噬细胞、淋巴细胞和红细胞组成。随着疾病的进展，渗出物经过的一些血管可被感染，形成结核性血管炎，导致血管堵塞，引起脑梗死。

【临床表现】

多起病隐匿，慢性病程，症状轻重不一，其自然病程发展一般表现为：

1. 结核中毒症状 低热、盗汗、午后颧红、全身倦怠无力、食欲减退、消瘦、精神萎靡不振。

2. 脑膜刺激症状和颅内压增高 脑膜刺激症状主要表现为头痛、呕吐及脑膜刺激征。颅内压增高主要表现头痛、呕吐和视乳头水肿，严重时出现去大脑强直发作或去皮质状态。

3. 脑实质损害 早期未及时治疗，发病4~8周时常出现脑实质损害症状。意识改变表现为精神萎靡、淡漠、意识模糊、谵妄或妄想、昏睡，神经局灶症状表现为偏瘫、交叉瘫、癫痫发作或癫痫持续状态。

4. 脑神经损害 以动眼、展、面和视神经最易受累，表现为视力减退、复视和面神经麻痹等。

【辅助检查】

1. 血常规检查 白细胞计数正常或轻度升高，血沉加快。

2. 脑脊液检查 压力增高，外观无色透明或微黄，静置后可有纤细薄膜形成，淋巴细胞数显著增多，常为（50～500）×10^6/L，蛋白质增高，糖及氯化物降低，尤以氯化物降低明显，可 < 102mmol/L。脑脊液抗酸染色直接镜检或脑脊液培养可查到结核杆菌。

3. 结核菌素试验 皮肤结核菌素试验可呈阳性。

4. CT 和 MRI 检查 可显示基底池、皮质脑膜、脑实质多灶的对比增强和脑积水。

【诊断】

诊断要点：①结核病病史或接触史。②结核中毒症状与头痛、呕吐、脑膜刺激征、意识改变等脑部症状。③脑脊液检查有淋巴细胞数增多，蛋白质增高，糖及含氯化物降低，尤以氯化物明显降低等特征性改变。④脑脊液直接镜检或培养发现结核杆菌可确诊。

【鉴别诊断】

1. 化脓性脑膜炎 婴幼儿结核性脑膜炎起病急者易误诊为化脓性脑膜炎，鉴别除结核接触史、结核菌素试验及肺部 X 线检查外，重要的还是脑脊液检查，化脓性脑膜炎细胞数多高于 1000×10^6/L，且分类中以中性粒细胞为主，细菌学检查发现化脓菌。

2. 流行性乙型脑炎 特点是：①流行于夏秋季（7、8、9 三个月），当地乙脑流行史。②起病急剧凶险，早期即有脑炎症状，高热，头痛，嗜睡，3～4 天后进入极期，出现高热、抽搐、昏迷及呼吸循环衰竭。③脑脊液检查蛋白轻度增高，糖及氯化物正常。

3. 脑膜癌 脑膜癌由身体其他脏器的恶性肿瘤转移到脑膜所致，其特点是：①颅外原发癌肿病灶。②脑脊液检查通常多为正常。③增强 CT 和 MRI 显示癌肿病灶。

【治疗】

本病的治疗原则是早期、联合、规律、适量、全程治疗。只要临床症状、体征及实验室检查高度提示本病，应立即开始抗结核正规治疗。

1. 一般治疗 适当休息，维持营养及水、电解质平衡，加强护理，监测生命体征。

2. 抗结核治疗 异烟肼（INH）、利福平（RFP）、吡嗪酰胺（PZA）、乙胺丁醇（EMB）、链霉素（SM）是治疗结核性脑膜炎最常用的药物，至少选择三种药物联合治疗，常用异烟肼、利福平和吡嗪酰胺。儿童因乙胺丁醇的视神经毒性作用、孕妇因链霉素对听神经的影响而尽量不选用。轻症治疗3个月后可停用吡嗪酰胺，再继续用异烟肼和利福平7个月。耐药菌株可加用第四种药如链霉素或乙胺丁醇。总疗程9~24个月。

（1）异烟肼　异烟肼可抑制结核杆菌DNA合成，破坏菌体内酶活性，对细胞内外结核杆菌均有杀灭作用。无论脑膜有无炎症，均能迅速渗透到脑脊液中。单独应用易产生耐药性。主要不良反应有末梢神经炎、肝损害等。儿童10~20mg/kg，成人600mg，每日1次，口服，用药时间1~2年。

（2）利福平　利福平与细菌的RNA聚合酶结合，干扰mRNA的合成，抑制细菌的生长繁殖，导致细菌死亡。对细胞内外结核杆菌均有杀灭作用。利福平不能透过正常的脑膜，只部分通过炎性脑膜。主要不良反应有肝毒性、过敏反应等。儿童20~30mg/kg，成人450~600mg，每日1次，口服，用药时间6~12个月。

（3）吡嗪酰胺　能杀灭酸性环境中缓慢生长的吞噬细胞内的结核杆菌，对中性和碱性环境中的结核杆菌几乎无作用。吡嗪酰胺能够自由通过正常和炎性脑膜，是治疗结核性脑膜炎的重要药物。主要不良反应有肝损害、关节酸痛、肿胀、强直、活动受限、血尿酸增加等。儿童120~30mg/（kg·d），成人1500mg/d，分3次口服，用药时间2~3个月。

（4）乙胺丁醇　与二价锌离子络合，干扰多胺和金属离子的功能，影响戊糖代谢和脱氧核糖核酸、核苷酸的合成，抑制结核杆菌的生长。对生长繁殖状态的结核杆菌有作用，对静止状态的细菌几乎无影响。主要不良反应有视神经损害、末梢神经炎、过敏反应等。儿童15~20mg/kg，成人750mg，每日1次，肌肉注射，用药时间2~3个月。

（5）链霉素　为氨基糖苷类抗生素，仅对吞噬细胞外的结核菌有杀灭作用，为半效杀菌药。链霉素能透过部分炎性的血脑屏障，是结核性脑膜炎早期治疗的重要药物之一。主要不良反应有耳毒性和肾毒性。儿童15~20mg/kg，成人750mg，每日1次，肌肉注射，用药时间3~6个月。

3. 对症治疗　①高热：给予物理或药物降温。②颅内压增高：给予20%甘露醇250mL快速静脉滴注，视情况重复给药。③抽搐：给予地西泮10mg，肌肉注射或静脉注射，视情况重复给药。④预防与处理压疮等并发症。

4. 糖皮质激素治疗　用于脑水肿引起的颅内压增高，伴局灶性神经体征和蛛网膜下腔阻塞的重症患者，可减轻中毒症状，抑制炎性反应及减轻脑水肿。成人常选用泼尼松60mg/d，分次口服，3~4周后逐渐减量，2~3周内停药。

5. 药物鞘内注射　脑脊液蛋白质定量明显增高、早期椎管梗阻、肝功能异常致使部分抗结核药物停用等情况，可在全身药物治疗的同时辅以鞘内注射，脑脊液压力较高者慎用此法。异烟肼50mg、地塞米松5~10mg、α糜蛋白酶4000U、透明质酸酶1500U，鞘内注射，2~3天1次。注药时宜缓慢，症状消失后每周2次，直至脑脊液检查正常。

【预防】

增强体质，注意预防呼吸道传染。加强对结核病患者的管理与治疗。新生儿及儿童按要求积极实施计划免疫接种。

第七节 脱髓鞘疾病

髓鞘是包裹在有髓神经纤维轴突外面的脂质细胞膜，由髓鞘形成细胞的细胞膜。其主要生理作用是：①利于神经冲动的快速传导。②对神经轴突起绝缘作用。③对神经轴突起保护作用。

脱髓鞘疾病是一组以髓鞘破坏或髓鞘脱失为主要特征的神经系统疾病，脱髓鞘是其病理过程中具有特征性的表现，包括周围神经系统脱髓鞘疾病和中枢神经系统脱髓鞘疾病两大类。周围神经系统脱髓鞘疾病有急性炎症性脱髓鞘性多发性神经病，中枢神经系统脱髓鞘疾病包括遗传性（髓鞘形成障碍性疾病）和获得性（正常髓鞘为基础的脱髓鞘病）两类，常见疾病有脑白质营养不良、多发性硬化、视神经脊髓炎、同心圆性硬化、播散性脑脊髓炎等。

一、急性炎症性脱髓鞘性多发性神经病

急性炎症性脱髓鞘性多发性神经病（AIDP），又称为吉兰-巴雷综合征（Guillain-Barre syndrome，GBS），是一种与感染有关的免疫介导特发性周围神经病。临床特征为四肢对称性迟缓性瘫痪和脑脊液蛋白-细胞分离现象。本病年发病率为 0.6/10 万 ~ 1.9/10 万，男性多于女性，各年龄组均可发病。

【病因与发病机制】

本病的病因与发病机制尚未完全阐明。可发生于感染性疾病、疫苗接种或外科处理后，也可无明显诱因。临床及流行病学证据显示，与先期空肠弯曲菌（CJ）感染有关，以腹泻为前驱感染的 GBS 病人 CJ 感染率可高达 85%，常引起急性运动轴索性神经病。CJ 是一种革兰阴性微需氧弯曲菌，有多种血清型，与 GBS 有关的血清型主要为 2、4 和 19 型，我国以 Penner 19 型最常见。CJ 感染潜伏期为 24 ~ 72 小时，最初为水样便，后变为脓血便，高峰期 24 ~ 48 小时，1 周左右恢复，GBS 常在腹泻停止后发病，故分离 CJ 较困难。本病还可能与巨细胞病毒、EB 病毒、肺炎支原体、水痘-带状疱疹病毒、乙型肝炎病毒（HBV）和人类免疫缺陷病毒（HIV）等感染有关。较多报道指出白血病、淋巴瘤和器官移植后应用免疫抑制剂可出现 GBS，系统性红斑狼疮和桥本甲状腺炎等自身免疫病可合并 GBS。

分子模拟是目前认为可能导致 CBS 发病的最主要的机制之一。此学说认为病原体某些组分与周围神经某些成分的结构相同，机体免疫系统发生识别错误，自身免疫性细胞和自身抗体对正常的周围神经组分进行免疫攻击，致周围神经脱髓鞘。

【病理】

主要病理改变为周围神经组织小血管周围淋巴细胞、巨噬细胞浸润，神经纤维脱髓

鞘，严重病例可继发轴突变性。后期施万细胞增殖，髓鞘再生，炎症消退。

【临床表现】

本病任何年龄、任何季节均可发病。病前 1~3 周常有呼吸道感染史或胃肠道感染史或疫苗接种史等。急性起病，病情多在 2 周左右达到高峰。病程有自限性。

1. 肢体瘫痪 急性或亚急性起病，出现肢体对称性弛缓性瘫痪，通常自双下肢开始，近端常较远端明显，多于数日至 2 周达到高峰。病情危重者在 1~2 日内迅速加重，出现四肢完全性瘫痪，呼吸肌和吞咽麻痹，危及生命。四肢腱反射常减弱，10% 表现为腱反射正常或活跃。如对称性瘫痪在数日内自下肢上升至上肢并累及脑神经，称为 Landry 上升性麻痹。

2. 肢体感觉异常 感觉异常通常不如运动症状明显，但较常见，出现烧灼、麻木、刺痛和不适感等，呈手套、袜子形分布，可先于瘫痪或同时出现，约 30% 有肌肉痛。感觉缺失较少见，震动觉和关节运动觉不受累。少数病例出现 Kernig 征、Lasegue 征等神经根刺激征。

3. 脑神经麻痹 脑神经受累以双侧面神经麻痹最常见，其次为舌咽、迷走神经，动眼、展、舌下、三叉神经瘫痪较少见，部分以脑神经损害为首发症状。

4. 自主神经功能紊乱 表现较明显，如窦性心动过速、心律失常、体位性低血压、高血压、出汗增多、皮肤潮红、手足肿胀及营养障碍、暂时性尿潴留、麻痹型肠梗阻等。

【辅助检查】

1. 脑脊液检查 脑脊液呈现蛋白-细胞分离现象是本病特征性表现，即蛋白增高而细胞数正常，出现在病后 2~3 周，但第 1 周正常。但少数病例脑脊液细胞数亦可达 $(20~30) \times 10^6/L$。

2. 心电图检查 严重病例可出现心电图异常，常见窦性心动过速、T 波低平、QRS 波电压增高。

3. 电生理检查 可发现运动及感觉神经传导速度（NCV）明显减慢、F 波异常、传导阻滞、异常波形离散等。

4. 血清学检查 少数出现肌酸激酶（CK）轻度升高，肝功能轻度异常。血清抗神经节苷脂抗体阳性，抗空肠弯曲菌抗体或抗巨细胞病毒抗体阳性等。

【诊断】

诊断要点：①病前 1~3 周常有呼吸道感染史或胃肠道感染史或疫苗接种史等。②急性起病，肢体对称性弛缓性瘫痪进行性加重，多在 2 周左右达高峰，常伴肢体感觉异常、脑神经麻痹、自主神经功能紊乱等表现，重者可有呼吸肌无力、四肢腱反射减弱或消失。③脑脊液检查出现蛋白-细胞分离现象。④电生理检查提示远端运动神经传导潜伏期延长、传导速度减慢、F 波异常、传导阻滞、异常波形离散等。

【鉴别诊断】

1. 低血钾型周期性瘫痪 由低血钾或甲亢引起，无病前感染史，起病快（数小时~1天），恢复快（2~3天），迟缓性四肢瘫痪，近端重于远端，无呼吸肌麻痹、脑神经受累及感觉障碍，脑脊液正常，补钾治疗有效，常有既往反复发作史。

2. 脊髓灰质炎 多在发热数日后、体温未完全恢复正常时出现瘫痪，常累及一侧下肢，无感觉障碍及脑神经受累。病后3周可见脑脊液呈现蛋白–细胞分离现象。

3. 急性横贯性脊髓炎 发病前1~2周有发热病史，起病急，1~2日出现截瘫，受损平面以下运动障碍伴传导束性感觉障碍，早期出现尿便障碍，脑神经不受累。

【治疗】

1. 一般治疗 卧床休息，给予清淡饮食。延髓支配肌肉麻痹者有吞咽困难和饮水呛咳，需给予鼻饲营养，以保证每日足够热量、维生素、电解质平衡。合并有消化道出血或胃肠麻痹者，则给予静脉营养支持。考虑有胃肠道 CJ 感染者，可给予大环内酯类抗生素治疗。

2. 对症治疗

（1）辅助呼吸 呼吸肌麻痹是 GBS 的主要危险，重者应在重症监护病房治疗，密切观察呼吸情况，当出现气短、肺活量降至 1L 以下或动脉氧分压低于 70mmHg 时可行辅助呼吸。通常先行气管内插管，一天以上不好转应气管切开并插管，接呼吸器。呼吸器的管理至关重要，可根据症状及血气分析结果调节通气量。加强气道护理，定时翻身、拍背，及时抽吸呼吸道分泌物。

（2）尿潴留的处理 出现尿潴留时，可加压按摩下腹部，无效时留置导尿管导尿。

（3）便秘的处理 出现便秘时，可用番泻叶代茶饮或用肥皂水灌肠。

（4）肢体疼痛的处理 常用非阿片类镇痛药，或试用卡马西平和阿米替林，有时短期应用大剂量糖皮质激素有效。

3. 神经营养剂治疗 具有神经营养作用的药物主要有 B 族维生素（维生素 B_1、B_6、B_{12}）、胞二磷胆碱、神经节苷脂等。

4. 康复治疗 使用针灸、按摩、理疗和步态训练等康复措施促进瘫痪肢体的恢复，防止足下垂畸形等，应尽早进行。

【预防】

避免受凉，注意饮食卫生，加强营养，适当运动，增强机体抵抗力。

二、多发性硬化

多发性硬化（multiple sclerosis，MS）是一种免疫介导引起的中枢神经系统慢性炎性脱髓鞘性疾病。主要临床特点为病灶的空间多发性和时间多发性。

【病因与发病机制】

MS 病因及发病机制迄今不明，相关因素有：

1. 病毒感染与自身免疫反应　目前认为 MS 与儿童期接触病毒（人类疱疹病毒 6 型、EB 病毒、麻疹病毒、人类嗜 T 淋巴细胞病毒 I 型）感染有关，但从未在 MS 患者脑组织证实或分离出病毒。分子模拟学说认为感染的病毒可能与中枢神经系统髓鞘蛋白或少突胶质细胞存在共同抗原，病毒感染后体内 T 淋巴细胞激活，B 淋巴细胞接受抗原传递产生抗病毒抗体，抗体与神经髓鞘多肽片段发生交叉反应，导致脱髓鞘病变，临床上出现各种神经功能的障碍。

2. 遗传因素　MS 有明显的家族倾向，患者的一级亲属患病风险较一般人群高，两同胞可同时罹患。MS 遗传易感性与 6 号染色体组织相容性抗原 HLA - DR 位点相关。

3. 环境因素　MS 发病率随纬度增高而呈增加趋势，离赤道越远发病率越高。日照减少和维生素 D 缺乏可能会增加罹患 MS 的风险。我国属于低发病区。

【病理】

MS 特征性病理改变是中枢神经系统白质内多发性脱髓鞘斑块，多位于侧脑室周围，伴反应性神经胶质增生，也可有轴突损伤。可累及大脑白质、脊髓、脑干、小脑和视神经。

【临床表现】

本病多发生于 20 ~ 40 岁，10 岁以下和 50 岁以上少见，男女患病之比约为 1∶2，起病形式以亚急性起病多见，临床特征为绝大多数表现为空间多发性和时间多发性。空间多发性是指病变部位的多发，时间多发性是指缓解 - 复发的病程。由于大脑、脑干、小脑、脊髓可同时或相继受累，故其临床症状和体征多种多样。

1. 精神症状　较常见，多表现为抑郁、易怒、脾气暴躁，部分出现欣快、兴奋或淡漠、嗜睡、强哭强笑、反应迟钝、智能低下、重复语言、猜疑和被害妄想、记忆力减退、注意力损害等。

2. 肢体瘫痪　最多见，可为首发症状，包括一个或多个肢体无力。运动障碍一般下肢比上肢明显，可为偏瘫、截瘫或四肢瘫，其中以不对称瘫痪最常见。腱反射早期正常，以后可发展为亢进，腹壁反射消失，病理反射阳性。

3. 感觉异常　表现为肢体、躯干或面部针刺麻木感、蚁走感、瘙痒感以及尖锐、烧灼样疼痛及定位不明确的感觉异常。疼痛感可能与脊髓神经根部的脱髓鞘病灶有关，具有显著特征性。被动屈颈时会诱导出刺痛感或闪电样感觉，自颈部沿脊柱放散至大腿或足部，称为莱尔米特征（Lhermitte sign），是因屈颈时脊髓局部的牵拉力和压力升高，脱髓鞘的脊髓颈段后索受激惹引起。

4. 眼部症状　常表现为急性视神经炎或球后视神经炎，多为急性起病的单眼视力下降，有时双眼同时受累。眼底检查早期可见视乳头水肿或正常，后期出现视神经萎缩。约30%的病例有眼肌麻痹及复视。

5. 共济失调 不同程度的共济运动障碍，但 Charcot 三主征（眼震、意向性震颤和吟诗样语言）仅见于部分晚期多发性硬化。

6. 发作性症状 每次持续数秒至数分钟不等，频繁过度换气、焦虑或维持肢体某种姿势可诱发，强直痉挛、感觉异常、构音障碍、共济失调、癫痫和疼痛不适是较常见的多发性硬化发作性症状。

7. 其他症状 膀胱功能障碍包括尿频、尿急、尿潴留、尿失禁，常与脊髓功能障碍合并出现。此外，男性还可出现原发性或继发性性功能障碍。

8. 临床分型 美国多发性硬化协会1996年根据病程将 MS 分为以下四种亚型，见表7-4。

表7-4 多发性硬化的临床分型

临床分型	临床表现
复发缓解（RR）型 MS	最常见，80%~85%的 MS 患者最初表现为复发缓解病程，以神经系统症状急性加重，伴完全或不完全缓解为特征
继发进展（SP）型 MS	大约50%的 RR-MS 患者在发病约10年后转为此型，残疾持续进展，伴或不伴复发，不完全缓解
原发进展（PR）型 MS	约占10%，发病时残疾持续进展，且持续至少1年，无复发
进展复发型 MS	约占5%，发病时残疾持续进展，伴有复发和不完全缓解

注：复发型 MS（relapsing MS）包括 RR-MS、PR-MS 及伴有复发的 SP-MS。

【辅助检查】

1. 脑脊液（CSF）检查 为原发进展型 MS 的临床诊断以及 MS 的鉴别诊断提供重要依据。单个核细胞数轻度增高或正常，一般在 $15 \times 10^6/L$ 以内。蛋白轻度增高。MS 的脑脊液 IgG 增高主要为中枢神经系统内合成，是脑脊液重要的免疫学检查，约70%以上 MS 血脑脊液 IgG 指数增高，脑脊液 IgG 寡克隆区带（oligoclonal bands，OB）是 IgG 鞘内合成的定性指标，OB 阳性率可达95%以上。

2. 诱发电位 包括视觉诱发电位（VEP）、脑干听觉诱发电位（CBAEP）和体感诱发电位（SEP）等，50%~90%的 MS 可有一项或多项异常。

3. MRI 检查 分辨率高，可识别无临床症状的病灶，使 MS 诊断不再只依赖临床资料。可见大小不一的类圆形 T_1 低信号、T_2 高信号，常见于侧脑室前角与后角周围、半卵圆中心及胼胝体，或为融合斑，多位于侧脑室体部；脑干、小脑和脊髓可见斑点状不规则 T_1 低信号及 T_2 高信号斑块；病程长者多数可伴脑室系统扩张、脑沟增宽等脑白质萎缩征象。

【诊断】

多年来习惯采用的诊断标准完全基于临床资料：①病史和神经系统检查表明，中枢神经系统白质内同时存在着两处以上的病灶。②起病年龄在10~50岁之间。③有缓解与复发交替的病史，每次发作持续24小时以上；或呈缓慢进展方式而病程至少1年以上。④可排除其他病因。如符合以上四项，可诊断为"临床确诊的多发性硬化"；如①、②中缺少一项，可诊断为"临床可能的多发性硬化"；如仅为一个发病部位，首次发作，可诊断为"临床可疑的多发性硬化"。

目前国内外普遍采用的诊断标准有 Poser 诊断标准和 Mc Donald 诊断标准，见表 7 - 5、7 - 6。应注意不能根据任何单一症状或体征诊断 MS，应以提示中枢神经系统不同时间、不同部位病变的全部临床表现作为诊断依据。

表 7 - 5　Poser 诊断标准（1983 年）

诊断分类	诊断标准（符合其中一条）
1. 临床确诊 MS（clinical definite MS, CDMS）	①病程中两次发作和两个分离病灶临床证据； ②病程中两次发作，一处病变临床证据和另一部位亚临床证据
2. 实验室检查支持确诊 MS（laboratory supported definite MS, LSDMS）	①病程中两次发作，一个病变临床证据，脑脊液 OB/IgG（+）； ②病程中一次发作，两个分离病灶临床证据，脑脊液 OB/IgG（+） ③病程中一次发作，一处病变临床证据和另一病变亚临床证据，脑脊液 OB/IgG（+）
3. 临床可能 MS（clinical probable MS, CPMS）	①病程中两次发作，一处病变临床证据； ②病程中一次发作，两个不同部位病变临床证据； ③病程中一次发作，一处病变临床证据和另一部位病变亚临床证据
4. 实验室检查支持可能 MS（laboratory supported probable MS, LSPMS）	病程中两次发作，脑脊液 OB/IgG（+），两次发作需累及中枢神经系统不同部位，须间隔至少 1 个月，每次发作需持续 24 小时

表 7 - 6　Mc Donald 诊断标准（2010 年修订）

临床表现	附加证据
≥2 次临床发作[a]；客观临床证据提示≥2 个中枢神经系统不同部位的病灶或提示 1 个病灶并有 1 次先前发作的合理证据[b]	无[c]
≥2 次临床发作[a]；客观临床证据提示 1 个病灶	由以下 2 项证据的任何一项证实病灶的空间多发性（DIS）： ①MS 4 个中枢神经系统典型病灶区域（脑室周围、近皮质、幕下和脊髓)[d]中至少 2 个区域有≥1 个 T_2 病灶； ②等待累及中枢神经系统不同部位的再次临床发作[a]
1 次临床发作[a]；客观临床证据提示≥2 个中枢神经系统不同部位的病灶	由以下 3 项证据的任何一项证实病灶的时间多发性（DIT）： ①任何时间 MRI 检查同时存在无症状的钆增强和非增强病灶； ②随访 MRI 检查有新发 T_2 病灶和（或）钆增强病灶，不管与基线 MRI 扫描的间隔时间长短； ③等待再次临床发作[a]
1 次临床发作[a]；客观临床证据提示 1 个病灶（临床孤立综合征）	由以下 2 项证据的任何一项证实病灶的空间多发性： ①MS 4 个中枢神经系统典型病灶区域（脑室周围、近皮质、幕下和脊髓)[d]中至少 2 个区域有≥1 个 T_2 病灶； ②等待累及中枢神经系统不同部位的再次临床发作[a]

续表

临床表现	附加证据
提示 MS 神经功能障碍隐袭性进展（PP－MS）	由以下 3 项证据的任何一项证实病灶的时间多发性： ①任何时间 MRI 检查同时存在无症状的钆增强和非增强病灶； ②随访 MRI 检查有新发 T_2 病灶和（或）钆增强病灶，不管与基线 MRI 扫描的间隔时间长短； ③等待再次临床发作[a] 回顾性或前瞻性调查表明疾病进展 1 年，并具备下列 3 项中的任何 2 项[d]： ①MS 典型病灶区域（脑室周围、近皮质或幕下）有 ≥1 个 T_2 病灶，以证实脑内病灶的空间多发性； ②脊髓内有 ≥2 个 T_2 病灶，以证实脊髓病灶的空间多发性； ③CSF 阳性结果（等电聚焦电泳证据有寡克隆带和（或）IgG 指数增高）

注：临床表现符合上述诊断标准且无其他更合理的解释时，可明确诊断为 MS；当临床怀疑 MS，但不完全满足上述诊断标准时，诊断为"可能的 MS"；当用其他诊断能更合理地解释临床表现时，可排除 MS。

a. 一次发作（复发，加重）定义为：由患者报告的或客观观察到的，在没有发热或感染的情况下发生在当前或过去，持续 24 小时以上的一次典型的急性中枢神经系统脱髓鞘事件。发作应当由同时期的神经系统检查记录证实。在缺乏神经系统检查证据时，某些具有 MS 典型症状和演化特征的过去事件亦可为先前的脱髓鞘事件提供合理证据。发作性症状的报告（既往或当前）应当是至少持续 24 小时的多次发作。在确诊 MS 前，需确定至少有一次发作必须由以下三种证据之一所证实：①神经系统检查的客观发现。②自诉先前有视力障碍患者的阳性 VEP 结果。③MRI 检查发现的脱髓鞘病灶与既往神经系统症状所提示的 CNS 脱髓鞘区域一致。

b. 根据 2 次发作的客观临床发现所做出的临床诊断最为可靠。在缺乏客观神经系统检查所发现的证据时，证实一次既往发作的合理证据包括具有典型症状和炎性脱髓鞘事件演化特征的过去事件。但至少有 1 次发作必须被客观发现所支持。

c. 不需要附加证据。但基于这些标准对 MS 做出诊断时，仍需要影像学证据。当所进行的影像学检查或其他检查（如脑脊液）结果为阴性时，诊断 MS 需格外谨慎，需要考虑其他诊断。对 MS 做出诊断前必须满足临床表现无其他更合理的解释，且必须有客观证据来支持 MS 的诊断。

d. 钆增强病灶不作为诊断 DIS 的必需条件。对有脑干或脊髓综合征的患者，其责任病灶应被排除，不予计数。

【鉴别诊断】

MS 临床表现多种多样，且缺乏特异性，应根据本病临床特征和相关辅助检查与其他疾病相鉴别。

【治疗】

多发性硬化的治疗包括急性发作期治疗、缓解期治疗和对症治疗。急性期治疗以减轻症状、尽快减轻残疾程度为主。疾病调节治疗以减少复发、减少脑和脊髓病灶数、延缓残疾累积及提高生存质量为主。

1. 急性发作期治疗　大剂量甲泼尼龙冲击治疗是 MS 急性发作期的首选治疗方案，短期内能促进急性发病 MS 的神经功能恢复。治疗的原则为大剂量、短疗程。临床上常用两种方法：①对于病情较轻者，甲泼尼龙 1g/d 加入生理盐水 500mL 内，静脉滴注 3～4 小时，共 3～5 天，然后停药。②对于病情较严重者，从 1g/d 开始，共冲击 3～5 天，以后剂量阶梯依次减半，每个剂量使用 2～3 天，直至停药，原则上总疗程不超过 3 周。若在激素减量过程中病情再次加重或出现新的体征和（或）出现新的 MRI 病灶，可再次使用甲泼尼龙 1g/d 冲击治疗。对激素治疗无效者，可选择血浆置换或静脉注射大剂量免疫球蛋白治疗〔首次应用 0.4g/（kg·d），共 5 天，以后每 1~2 个月给予 0.4g/kg 单次输注，至少 1 年〕，但疗效尚不明确。

2. 疾病调节治疗 针对不同时期的 MS 病理特点，应用疾病调节药物进行长期治疗。对复发型 MS，目标在于抑制和调节免疫，控制炎症，减少复发；对进展型 MS，一方面要控制复发，一方面要神经保护和神经修复。

（1）复发型 MS 一线药物包括 β 干扰素和醋酸格拉默，β 干扰素需持续用药 2 年以上，醋酸格拉默耐受性较好，但可引起局部注射反应，包括红肿、硬结、压痛、发热、瘙痒。对疾病活动性较高或对一线药物治疗效果不佳者，可选用二线药物米托蒽醌治疗。对心脏功能正常者，米托蒽醌通常按 12mg/m^2 给药，静脉滴注，每 3 个月一次，总累积剂量 140mg/m^2（大约为 2~3 年内 8~12 次给药剂量）。芬戈莫德和特立氟胺是目前被美国 FDA 批准用于复发型 MS 患者的两种口服药物，能改善患者的依从性。芬戈莫德 0.5mg，每日 1 次，口服。特立氟胺 7mg~14mg，口服，每日 1 次。

（2）继发进展型 MS 米托蒽醌为目前被美国 FDA 批准用于治疗 SP-MS 的唯一药物，能延缓残疾进展。

（3）原发进展型 MS 目前尚无有效的治疗药物，主要是对症治疗和康复治疗。β 干扰素及血浆置换治疗无效。环孢素 A、甲氨蝶呤、环磷酰胺可能有效。环孢素 A 5mg/（kg·d），分 2~3 次口服，疗程为 1 年。甲氨蝶呤 7.5mg/w，口服，疗程为 2 年。环磷酰胺 1000mg，每周 1 次，静脉滴注，共 10 次；以后每 2 周 1 次，静脉滴注，共 10 次；最后每月 1 次，静脉滴注，共 10 次。总量 30g 左右。

3. 对症治疗

（1）疲劳 药物治疗常用金刚烷胺或莫达非尼，用量均为 100~200mg/d，早晨服用。物理治疗、心理干预及睡眠调节可能有一定作用。

（2）行走困难 中枢性钾通道拮抗剂达方吡啶，是一种能阻断神经纤维表面钾离子通道的缓释制剂，2010 年被美国 FDA 批准用来改善各种类型 MS 患者的行走能力。推荐剂量为 10mg，口服，每日 2 次，间隔 12 小时服用，24 小时剂量不应超过 2 片。常见不良反应包括泌尿道感染、失眠、头痛、恶心、背痛、灼热感、消化不良、鼻部及喉部刺痛等。

（3）膀胱功能障碍 可使用抗胆碱药物解除尿道痉挛，改善储尿功能，如索利那新、托特罗定、非索罗定、奥昔布宁。

（4）疼痛 对急性疼痛卡马西平或苯妥英钠可能有效。度洛西汀和普瑞巴林对神经病理性疼痛可能有效。对慢性疼痛如痉挛性疼痛，可选用巴氯芬或替扎尼定治疗。加巴喷丁和阿米替林对感觉异常如烧灼感、紧束感、瘙痒感可能有效。配穿加压长袜或手套对缓解感觉异常可能也有一定效果。

（5）认知障碍 目前仍缺乏疗效肯定的治疗方法。可应用胆碱酯酶抑制剂（多奈哌齐 5~10mg/d，口服）和认知康复治疗。

（6）抑郁 可应用选择性 5-羟色胺再摄取抑制剂（SSRI）类药物，氟西汀 20~40mg/d 或帕罗西汀 40mg/d，口服。心理治疗也有一定效果。

第八节　周围神经疾病

周围神经是指嗅、视神经以外的脑神经和脊神经、自主神经及其神经节。周围神经疾病是指原发于周围神经系统的结构或功能损害的疾病。

由于疾病病因、受累范围及病程不同，周围神经疾病分类标准尚未统一，单一分类法很难涵盖所有病种。常见病因分类包括：①特发性：原因不明，急性和慢性炎症性脱髓鞘性多发性神经病等。②营养性及代谢性：慢性酒精中毒、慢性胃肠道疾病、妊娠或手术后等引起营养缺乏、糖尿病、尿毒症、黏液性水肿、肢端肥大症、淀粉样变性继发营养障碍、B族维生素缺乏等。③药物影响或中毒：氯霉素、顺铂、乙胺丁醇、甲硝唑等诱发的感觉性神经病，胺碘酮、氯喹、戒酒硫、吲哚美辛、呋喃类、异烟肼、苯妥英、青霉胺、长春新碱诱发的运动性神经病，酒精、有机磷杀虫剂、有机氯杀虫剂中毒。④化学品中毒：二硫化碳、三氯乙烯、丙烯酰胺、重金属（砷、铅、汞、金和白金）中毒。⑤传染性及肉芽肿性疾病：艾滋病、麻风病、莱姆病、白喉和败血症等。⑥血管炎性：结节性多动脉炎、系统性红斑狼疮、类风湿关节炎、硬皮病等。根据病理改变可分为主质性神经病（原发于轴突和神经纤维）和间质性神经病（病变位于神经纤维之间的支持组织）。按病变解剖部位分为神经根病、神经丛病和神经干病。按累及神经分布形式可分为单神经病、多发性单神经病、多发性神经病。

本节主要介绍原发性三叉神经痛、特发性面神经麻痹及坐骨神经痛。

一、原发性三叉神经痛

三叉神经痛是三叉神经分布区短暂的反复发作性剧痛。三叉神经痛可分为原发性和继发性，原发性病因不明，继发性可找到明确的原因，由肿瘤、血管瘤、血管畸形压迫三叉神经或病毒等感染三叉神经所致。下面介绍原发性三叉神经痛。

【病因与发病机制】

病因尚未明确。目前推测与下列因素有关：①病变位于半月神经节到脑桥间部分，病变压迫、刺激三叉神经引起疼痛。②三叉神经痛为一种感觉性癫痫样发作，异常放电部位可能在三叉神经脊束核或脑干。

发病机制尚未明确。较多学者认为是各种原因引起三叉神经局部脱髓鞘产生异位冲动，相邻轴索纤维伪突触形成或产生"短路"，轻微痛觉刺激通过"短路"传入中枢，中枢传出冲动亦通过"短路"传入，如此叠加造成三叉神经痛发作。

【病理】

三叉神经感觉根切断术活检发现神经节细胞消失，神经纤维脱髓鞘或髓鞘增厚，轴索变细或消失。

【临床表现】

多见于中老年人，40岁以上起病占70%～80%，女性较多，约为男性的2～3倍。疼痛局限于三叉神经第1或第2分支分布区，第2支最常见，第3支次之，第1支最少见。多为单侧性，第2、3支合并疼痛亦较常见，极少三支同时受累。表现为突然发作的电击样、刀割样或撕裂样剧痛，历时短暂，每次持续数秒至2分钟。轻触鼻翼、颊部和舌可以诱发，这些部位称为"扳机点"。洗脸、刷牙易诱发第2支疼痛发作，咀嚼、哈欠和讲话诱发易第3支疼痛发作，以致病人不敢洗脸、进食。发作时可伴局部皮肤发红及温度高、结膜充血和流泪，严重者伴面部肌肉反射性抽搐，口角牵向患侧，称为痛性抽搐。病程可呈周期性，分为发作期和缓解期。发作期可持续数日、数周或数月，在发作期，可数天发作1次或每日发作次数不等，多者1分钟内数次，昼夜发作，夜不成眠或睡后痛醒，病人极为痛苦，甚至有求死的想法和举动。缓解期可数日至数年。随病程发展，缓解期缩短，发作期延长，发作次数愈加频繁，每次发作时间增加，疼痛程度加重。病程长者，因病人经常用手抚摩痛处，故局部皮肤显得粗糙，但神经系统检查通常无阳性体征。

【诊断】

根据原发性三叉神经痛的疼痛发作部位、性质、面部"扳机点"及神经系统无阳性体征可做出诊断。

【鉴别诊断】

1. 舌咽神经痛　常见于年轻女性，性质颇似三叉神经痛，但疼痛局限于舌咽神经分布区，即位于扁桃体、舌根、咽及耳道深部，"扳机点"在咽喉、舌根和扁桃体窝处，地卡因涂于患侧扁桃体和咽部可暂时阻止发作。

2. 牙痛　牙痛通常为持续性钝痛，局限于牙龈部，可因进冷热食物加剧。X线检查可发现病变牙齿。

3. 鼻窦炎　鼻窦部持续性钝痛伴局部压痛，流大量脓涕，鼻腔检查及X线鼻窦摄片可以确诊。

4. 继发性三叉神经痛　表现面部持续疼痛和感觉减退、角膜反射迟钝等，常合并其他脑神经麻痹。常见于多发性硬化、延髓空洞症、原发性或转移性颅底肿瘤等。

【治疗】

1. 药物治疗　原发性三叉神经痛首选药物治疗。

（1）卡马西平　常为首选，起始剂量0.1g，每日3次，口服；常用剂量0.6g/d，分3次口服；最大剂量1.0g/d，分3～4次口服。疼痛停止后逐渐减量，采用最小有效维持量（一般为0.6～0.8g/d）维持，有效率约70%。副作用有头晕、嗜睡、口干、恶心、消化不良、行走不稳等，但多于数日后消失，偶出现皮疹、白细胞减少，需停药，曾有发生共济失调、复视、再生障碍性贫血、肝功能障碍等报道，需立即停药。孕妇忌用。

（2）苯妥英钠 每次 0.1g，每日 3 次，口服，如无效可每日增加 0.05g，最大剂量不超过 0.4g/d。卡马西平或苯妥英钠单药治疗无效者，两药可合用。

（3）加巴喷丁 第一日 0.3g，一次口服，此后可根据临床疗效酌情逐渐加量，一般最大剂量为 1.8g/d，分 3 ~ 4 次口服。常见副作用有嗜睡、眩晕、步态不稳，随着药物的继续使用，症状可减轻或消失。孕妇忌用。

（4）普瑞巴林 起始剂量每次 75mg，每日 2 次，或每次 50mg，每日 3 次，口服。在 1 周内根据疗效及耐受性增加至每次 150mg，每日 2 次，口服。最常见的不良反应有头晕、嗜睡、共济失调，且呈剂量依赖性。如需停用，建议至少用 1 周时间逐渐减停。

（5）B 族维生素 ①维生素 B_{12} 1000μg，肌肉注射，每周 2 ~ 3 次。②维生素 B_1 10 ~ 20mg，每日 3 次，口服。③维生素 B_6 10 ~ 20mg，每日 3 次，口服。连用 4 ~ 8 周为一疗程。

2. 封闭疗法 服药无效者用无水酒精、甘油封闭三叉神经分支或半月神经节，使之发生变性，注射区面部感觉缺失，以获得止痛效果。

3. 手术 可选用三叉神经感觉根部分切断术或伽马刀治疗，止痛效果确切。近年来推行三叉神经显微血管减压术，止痛同时不产生感觉及运动障碍，是目前广泛应用的最安全有效的手术方法，但可出现听力减退、气栓及滑车、展、面神经暂时性麻痹等并发症。

4. 其他治疗 三叉神经半月神经节射频热凝术、针灸治疗等。

二、特发性面神经炎

特发性面神经炎亦称特发性面神经麻痹或贝尔（Bell）麻痹，是茎乳孔内面神经非特异性炎症导致的周围性面瘫。

【病因与病理】

面神经炎的病因尚未完全阐明。由于骨性面神经管仅能容纳面神经通过，面神经一旦发生炎性水肿，必然导致面神经受压。受凉、病毒感染（如带状疱疹）和自主神经功能紊乱等可引起局部神经营养血管痉挛，导致神经缺血水肿出现面肌瘫痪。

面神经炎早期病理改变主要为神经水肿和脱髓鞘，严重者可出现轴索变性，以茎乳孔和面神经管内部分尤为显著。

【临床表现】

本病可发生于任何年龄，多见于 20 ~ 40 岁，男性多于女性。病前多有头面部受风受凉史。通常急性起病，症状可于数小时或 1 ~ 3 日内达到高峰。病初可伴麻痹侧乳突区、耳内或下颌角疼痛。一侧面肌瘫痪表现为：额纹消失，不能举额皱眉；眼裂变大，不能闭合或闭合不全；Bell 征，即闭眼时眼球向上外方转动，显露白色巩膜；鼻唇沟变浅；口角下垂，口角偏向健侧；鼓腮和吹口哨漏气（口轮匝肌瘫痪），食物常滞留于病侧齿颊之间（颊肌瘫痪）。鼓索以上的面神经病变时，出现同侧舌前2/3味觉丧失；面神经在发出镫骨肌支以上病变时，出现同侧舌前2/3味觉丧失和听觉过敏；膝状神经节病变时，除有周围性面瘫、舌前2/3味觉障碍和听觉过敏外，还可有患侧乳突部疼痛、耳郭和外耳道感觉减退、外耳道或鼓膜疱疹，称 Hunt 综合征。症状从2~3周开始改善，大多数在1个月内恢复，重者可遗留程度不同的面瘫、同侧面肌痉挛或鳄泪征（咀嚼食物时病侧流泪）等。

【诊断】

诊断要点：①有面部经风受寒或病毒感染史。②突然出现一侧面神经周围性瘫痪，可伴有同侧舌前2/3味觉减退或消失、听觉过敏、耳内及耳后疼痛等表现。③多在1~2个月内恢复，极少数留有后遗症。

【鉴别诊断】

1. 中枢性面瘫　由脑血管病引起。表现为面下部肌肉瘫痪，即颊肌、口开大肌、口轮匝肌等麻痹，于静止位时该侧鼻唇沟变浅，口角下垂，口角歪向健侧。面上部无肌肉瘫痪，能闭眼、扬眉、皱眉，面额纹与对侧深度相等，眉毛高度与睑裂大小均与对侧无异。中枢性面瘫往往伴有偏瘫、腱反射亢进、锥体束征阳性等。

2. 吉兰-巴雷综合征　可出现周围性面瘫，但以双侧性、对称性、进行性肢体瘫痪、手套袜子样肢体感觉障碍和脑脊液蛋白-细胞分离现象为特征性表现。

3. 其他原因引起面神经麻痹　中耳炎、迷路炎、乳突炎、腮腺炎等可并发面神经麻痹，根据原发病史和特殊表现可资鉴别。

【治疗】

急性期（2周内）以改善局部血液循环，消除面神经的炎症和水肿为主要治疗，恢复期（2周后）以促进神经功能恢复为主要治疗。

1. 急性期治疗

（1）糖皮质激素　可减轻面神经水肿、缓解神经受压和促进神经功能恢复。常选用泼尼松，30mg/d，顿服或分3次口服，连续5天，随后在7~10天内逐渐减量、停药。

（2）B 族维生素　可促进神经髓鞘恢复。维生素 B_1、B_6 各10~20mg，每日3次，口服。维生素 B_{12} 500μg，每日1次，肌肉注射。

（3）阿昔洛韦　每次0.2g，每日5次，口服，连服7~10日。适用于 Hunt 综合征。

（4）其他　行茎乳孔附近超短波透热疗法、红外线照射等，有利于改善局部血液循环，消除神经水肿。眼裂明显不能闭合者，戴防护眼罩，并给予抗生素眼药水或眼膏。

2. 恢复期治疗

（1）药物治疗　①继续使用 B 族维生素。②加兰他敏，肌肉注射，可促进面肌收缩功能的恢复。

（2）针刺和康复治疗　针刺治疗主要取翳风、听宫、听会、太阳、攒竹、地仓、下关、颊车等，可促进神经功能的恢复。康复治疗应在患侧面肌活动开始恢复时尽早进行，主要是功能训练，对着镜子皱眉、举额、闭眼、露齿、鼓腮和吹口哨等，每日数次，每次数分钟，辅以面部肌肉按摩。

【预防】

天气寒冷外出、旅游、乘车时，宜戴口罩，以防面部及耳根受凉。

三、坐骨神经痛

坐骨神经痛是沿坐骨神经通路及其分布区的疼痛综合征，包括从腰、臀部经大腿后、小腿外侧至足部外侧的疼痛。坐骨神经由 $L_4 \sim S_2$ 神经根组成，是全身最长最粗的神经，经臀分布于整个下肢。

【病因与发病机制】

根据病因坐骨神经痛可分为原发性（特发性）和继发性。原发性坐骨神经痛也称为坐骨神经炎，多与感染（牙齿、鼻窦和扁桃体等感染）、受凉、代谢障碍（糖尿病等）有关，临床上少见；继发性坐骨神经痛是坐骨神经通路附近组织、器官病变压迫或刺激所致，临床上多见。根据病变部位分为根性坐骨神经痛和干性坐骨神经痛。①根性坐骨神经痛：主要由椎管内和脊椎病变造成，以腰椎间盘脱出最常见，其他原因有腰椎肥大性脊柱炎、腰骶硬脊膜神经根炎、脊柱结核、椎管狭窄、血管畸形、腰骶段椎管内肿瘤或蛛网膜炎等。②干性坐骨神经痛：多为腰骶丛和神经干邻近病变所致，如髋关节炎、髋关节结核或半脱位、盆腔肿瘤、盆腔炎、妊娠子宫压迫、臀肌注射不当、臀部外伤和感染等。

【病理】

坐骨神经的基本病理改变是髓鞘脱失，炎性或炎性反应。

【临床表现】

1. 腰腿疼痛　特点是沿坐骨神经径路的放射性疼痛，多为单侧性。疼痛自腰部（根性坐骨神经痛）或臀部（干性坐骨神经痛）开始，沿股后部、小腿后外侧、足外侧放射。疼痛呈持续钝痛或烧灼样痛，可有阵发性加剧夜间重，行走、弯腰、牵拉或咳嗽、喷嚏可诱发或加重，常采取减痛姿势（患肢微屈和向健侧卧位，仰卧起立时病侧膝关节弯曲，坐时健侧臀部先着力，站立时脊柱向患侧凸等）。

2. 坐骨神经压痛点压痛　坐骨神经压痛点有腰点（4、5 腰椎棘突或两侧）、臀点

（坐骨孔上缘）、股后点（坐骨结节与股骨大粗隆连线的中点）、腘点（腘窝中央部）、腓点（腓骨小头后侧）、踝点（外踝后侧）等。

3. 直腿抬高试验阳性 直腿抬高试验（Lasegue 征）阳性是坐骨神经痛的特征性体征。做患侧直腿抬高试验时，同侧下肢疼痛称 Lasegue 征阳性，对侧下肢出现疼痛称交叉性 Lasegue 征阳性。一侧阳性者约95%，两侧阳性者约60%。

4. 其他 ①压颈静脉试验（压迫两侧颈静脉至头感到发胀）可加剧下肢疼痛。②麦氏（Macey）试验阳性，即病人坐位，固定其下肢，将躯干后仰，诱发或加重患肢疼痛。③颏胸试验阳性，即患者平卧，使头颈被动前屈，下颏触及胸壁，此时神经根被牵拉，可诱发或加剧下肢疼痛。④可见患侧臀肌松弛、小腿萎缩、小腿及足背外侧感觉减退、踝反射减弱或消失。

【诊断】

根据临床表现初步可做出坐骨神经痛的诊断。

1. 根性坐骨神经痛诊断要点 ①自腰部开始，沿股后部、小腿后外侧、足外侧放射性剧痛，直腿抬高试验阳性。②腰骶部疼痛及压痛明显，屈颈或增加腹内压疼痛加剧。③感觉障碍呈根性分布。④压颈静脉试验和麦氏试验阳性。⑤腰骶部 X 线摄片、CT、MRI 等医学影像学检查可发现腰椎间盘脱出、腰椎肥大性脊柱炎、脊柱结核、椎管狭窄等病因。

2. 干性坐骨神经痛诊断要点 ①自臀部开始，沿股后部、小腿后外侧、足外侧放射性剧，直腿抬高试验阳性。②疼痛及压痛部位在臀部及以下，屈颈或增加腹内压疼痛不加剧。③压颈静脉试验和麦氏试验阴性。④可有臀部肌肉外伤、臀部肌肉注射药物不当、臀部感染、坐骨神经在坐骨大孔处行走异常等病史。⑤骨盆、盆腔部 X 线摄片、CT、B 超等医学影像学检查可发现髋关节炎、髋关节结核或半脱位、盆腔肿瘤、子宫附件炎、妊娠子宫压迫等病因。

3. 常见疾病的诊断要点

（1）**腰椎间盘突出症** ①常有较长期的反复腰痛史，或重体力劳动史，在一次腰部损伤或弯腰劳动后急性发病。②典型的根性坐骨神经痛的疼痛特点和直腿抬高试验阳性。③腰肌痉挛、腰椎活动受限和身体前屈度消失、椎间盘突出部位的椎间隙可有明显压痛和放射痛。④ CT 检查或磁共振检查可确诊。

（2）**马尾肿瘤** ①起病缓慢，逐渐加重。②病初常为单侧根性坐骨神经痛，逐渐发展为双侧根性坐骨神经痛，夜间疼痛明显加剧，直腿抬高试验阳性。③出现括约肌功能障碍及鞍区感觉减退。④腰椎穿刺发现蛛网膜下腔梗阻及脑脊液蛋白定量明显增高，甚至出现 Froin 征（脑脊液黄色，放置后自行凝固）。⑤脊髓碘水造影或磁共振检查可确诊。

（3）**腰椎管狭窄症** ①多见于中年男性。②早期常有"间歇性跛行"，行走后下肢痛加重，但弯腰行走或休息后症状减轻或消失，当神经根或马尾受压严重时，也可出现一侧或两侧根性坐骨神经痛特点和直腿抬高试验阳性，病程呈进行性加重，卧床休息或牵引等治疗无效。③腰骶椎 CT 检查可确诊。

（4）腰骶神经根炎 ①有感染、中毒、营养代谢障碍、劳损、受寒等病史。②一般起病较急，且受损范围常常超出坐骨神经支配区域，表现为整个下肢无力、疼痛，轻度肌肉萎缩，跟腱反射与膝腱反射减弱或消失，直腿抬高试验阳性。

【鉴别诊断】

1. 腰肌劳损 有腰部扭伤史，局部肌肉压痛，无放射痛，无感觉障碍或腱反射改变。

2. 髋关节病变 关节活动时疼痛，局部有压痛或肿胀，"4"字试验阳性。

3. 梨状肌综合征 有扭伤史，梨状肌局部痉挛，臀肌有萎缩，臀肌深部压痛，直腿抬高试验 70°内阳性，但超过 70°疼痛反而减轻，踝反射正常。

【治疗】

1. 病因治疗 这是坐骨神经痛的主要治疗，应根据不同病因采取不同的治疗措施。例如腰椎间盘脱出可采用卧硬板床休息、牵引、髓核吸出、手术切除等。

2. 对症治疗 ①止痛：可选用非甾体类镇痛药如阿司匹林、双氯芬酸、布洛芬、卡马西平等，严重病例可使用用糖皮质激素如泼尼松、地塞米松等。② 肌肉痉挛：可选用安定或环苯扎林。

3. 其他治疗 针灸、理疗、药物封闭等。

【预防】

避免受寒、过度劳累及剧烈运动等。在劳动中需注意劳动保护，以防腰背部受伤，造成腰椎间盘突出。

第九节 帕金森病

帕金森病（Parkinson disease，PD）又称震颤麻痹，是中老年常见的神经系统变性疾病，主要病变在黑质及纹状体。临床上以静止性震颤、运动迟缓、肌强直和姿势步态障碍为主要特征。由英国人 James Parkinson 首先描述，因原因不明，称特发性帕金森病。我国 65 岁以上人群患病率为 1700/10 万，男性稍多于女性，且随年龄增长而增高。

【病因与发病机制】

本病的病因与发病机制迄今未明，可能与下列因素有关：

1. 遗传 绝大多数 PD 患者为散发性，约 10% 的患者有家族史，呈不完全外显的常染色体显性遗传或隐性遗传。到目前至少发现有 10 个单基因（Park 1～10）与家族性帕金森病连锁的基因位点，其中 6 个致病基因已被克隆。基因和某些线粒体 DNA 突变可能是 PD 发病的易感因素之一。

2. 环境因素 流行病学调查显示，长期接触杀虫剂、除草剂或某些工业化学品等可能是 PD 发病的危险因素。PD 患者黑质区存在明显脂质过氧化，还原型谷胱甘肽显著降低，提示抗氧化机制障碍及氧化应激可能与 PD 发病和病情进展有关。

3. 神经系统老化 PD 主要发生于中老年人，40 岁以前发病少见，提示老龄与发病有关。研究发现自 30 岁以后，黑质 DA 能神经元、酪氨酸羟化酶（TH）和多巴脱羧酶（DDC）活力降低，纹状体 DA 递质水平随年龄增长逐渐减少。然而，仅少数老年人患 PD，说明生理性 DA 能神经元退变不足以致病，年龄老化只是 PD 发病的促发因素。

目前普遍认为帕金森病并非单因素所致，而是多因素交互作用发病。除基因突变导致少数患者发病外，基因易感性可使患病几率增加，但并不一定发病，只有在环境因素、神经系统抗老化等因素的共同作用下，通过氧化应激、线粒体功能紊乱、蛋白酶体功能障碍、炎性和（或）免疫反应、钙稳态失衡、兴奋性毒性、细胞凋亡等机制导致黑质多巴胺能神经元大量变性、丢失，才会导致发病。

【病理】

主要病理改变是含色素神经元变性丢失，黑质致密部 DA 能神经元尤著，出现临床症状时此处 DA 能神经元丢失 50% 以上，症状明显时丢失更严重，残留神经元胞质中出现嗜酸性包涵体（由细胞质蛋白质所组成的玻璃样团块，其中央有致密的核心，周围有细丝状晕圈），即路易小体（Lewy bodies），内含 α－突触核蛋白和泛素（ubiquitin）。类似改变也可见于蓝斑、中缝核、迷走神经背核等，但程度较轻。由于黑质 DA 能神经元变性丢失，黑质－纹状体 DA 通路变性，纹状体 DA 含量显著降低，造成乙酰胆碱系统功能相对亢进，是导致肌张力增高、动作减少等运动症状的生化基础。近年来发现，中脑－边缘系统和中脑－皮质系统 DA 含量亦显著减少，可能是智能减退、行为情感异常、言语错乱等高级神经活动障碍的生化基础。近年来，有人提出帕金森病的病理改变并非由中脑黑质开始，而是始于延髓Ⅸ、Ⅹ运动神经背核、前嗅核等结构，随疾病进展，逐渐累及脑桥－中脑－新皮质。

【临床表现】

多于 60 岁以后发病，起病隐匿，缓慢进展。初发症状以震颤最多见，其次为步行障碍、肌强直和运动迟缓。症状常自一侧上肢开始，逐渐波及同侧下肢、对侧上肢及下肢，常呈"N"字形进展，有的病例症状先从一侧下肢开始。症状出现孰先孰后因人而异。

1. 震颤 常为首发症状，多从一侧上肢远端开始，手指呈节律性伸展和拇指对掌运动，如"搓丸样"动作，频率为 4~6 次/秒，静止时出现，精神紧张时加重，随意动作时减轻，睡眠时消失。可逐渐扩展到同侧及对侧上下肢，下颌、口唇、舌及头部一般较少受累。少数人尤其是 70 岁以上者发病可不出现震颤。部分可合并姿势性震颤。

2. 肌强直 肌强直表现屈肌与伸肌张力同时增高，关节被动运动时始终保持阻力增高，称为"铅管样强直"；肌强直与伴随的震颤叠加，检查时可感觉在均匀阻力中出现断续停顿，称为"齿轮样强直"。肌强直与锥体束受损时肌张力增高或痉挛不同，后者表现被动运动开始时阻力明显，随后迅速减弱，如同打开水果刀的折刀样感觉（折刀样强直），常伴腱反射亢进和锥体束征。

3. 运动迟缓 随意动作减少，动作缓慢、笨拙。早期以手指精细动作如解或扣纽扣、系鞋带等动作缓慢，逐渐发展成全面性随意运动减少、迟钝，晚期因合并肌张力增高，导致起床、翻身、步行、变换方向等运动缓慢或困难。书写时越写越小，呈现"小字征"。面部表情呆板，常双眼凝视，瞬目少，笑容出现和消失减慢，呈"面具面容"。

4. 姿势障碍 在疾病早期，表现为走路时患侧上肢摆臂幅度减小或消失，下肢拖曳。随病情进展，步伐逐渐变小变慢，启动、转弯时步态障碍尤为明显，自坐位、卧位起立时困难。有时行走中全身僵住，不能动弹，称为"冻结"现象。有时迈步后，以极小的步伐越走越快，不能及时止步，称为前冲步态或慌张步态，是该病的特征性步态。

5. 其他症状 疾病早期即可出现嗅觉减退或睡眠障碍，中晚期常有肢体麻木、疼痛。可伴有不安腿综合征。常见皮脂腺、汗腺分泌亢进引起脂颜、多汗，消化道蠕动障碍引起顽固性便秘，流涎，严重时吞咽困难。交感神经功能障碍导致直立性低血压等，括约肌功能不受累。部分晚期出现轻度认知功能减退，常见抑郁和视幻觉，通常不严重。

【辅助检查】

本病的辅助检查无特异性。

1. 生化检测 采用高效液相色谱（HPLC）可检出脑脊液中多巴胺主要代谢产物高香草酸（HVA）水平降低。

2. 基因检测 采用 DNA 印迹技术、PCR、DNA 序列分析等可能发现突变的基因。

3. 功能影像学检测 采用 PET 或 SPECT 用特定的放射性核素检测，疾病早期可显示脑内多巴胺转运体（DAT）功能显著降低，D_2 型 DA 受体活性在早期超敏，后期低敏，DA 递质合成减少。

【诊断】

诊断要点：①中老年（60 岁以上）发病，缓慢进行性病程。②临床表现四主征（静止性震颤、肌强直、运动迟缓、姿势步态障碍）中至少具备两项，前两项至少具备其中之一，症状不对称。③左旋多巴治疗有效。④无眼外肌麻痹、小脑体征、锥体系损害和肌萎缩等。

【鉴别诊断】

1. 特发性震颤 多在早年起病，震颤为姿势性或动作性，常影响头部，引起点头或摇晃，无肌强直和运动迟缓。可有家族史，饮酒或服用心得安震颤可显著减轻，而帕金森病典型影响面部和口唇。

2. 抑郁症 可伴表情贫乏、言语单调、自主运动减少，类似 PD，且二者常并存。但抑郁症无肌强直和震颤，抗抑郁药试验治疗有助于鉴别。

3. 继发性帕金森综合征 有明确病因可寻，如中毒（药物、金属及一氧化碳）、脑外伤、脑卒中、病毒性脑炎等。神经安定剂（酚噻嗪类及丁酰苯类）、利舍平、胃复安、α-甲基多巴、氟桂嗪等可导致可逆性帕金森综合征，发生于治疗后或停药后数月。脑炎后遗留的帕金森综合征，目前已罕见。

【治疗】

采取综合治疗为主，包括药物、手术、康复、心理治疗及护理。药物治疗作为首选，且是整个治疗过程中的主要治疗手段，手术治疗则是药物治疗的一种有效补充手段。目前应用的治疗手段，无论药物或手术，只能改善症状，不能有效地阻止病情的发展，更无法治愈。

1. 药物治疗 阻断乙酰胆碱作用或增强 DA 能递质功能，恢复纹状体 DA 与乙酰胆碱递质的平衡，需要终身服用。

（1）抗胆碱能药 对震颤和强直有效，对运动迟缓疗效较差，适于震颤突出且较年轻者。苯海索（安坦）1~2mg，每日 3 次，口服。此外有丙环定、甲磺酸苯扎托品、东莨菪碱、环戊丙醇和比哌立登等。主要副作用有口干、视物模糊、便秘、排尿困难、影响智能，严重者有幻觉、妄想。老年人慎用，闭角型青光眼及前列腺肥大者禁用。

（2）金刚烷胺 可促进神经末梢释放 DA 和减少 DA 再摄取，轻度改善 PD 运动减少、强直和震颤等，可单独或与抗胆碱能药合用，适合于早期轻症患者。每次 50~100mg，每日 2~3 次，口服，不宜超过 300mg/d。可有不安、意识模糊、下肢网状青斑、踝部水肿和心律失常等副作用，但较少见。肾功能不全、癫痫、严重胃溃疡和肝病者慎用，哺乳期妇女禁用。

（3）复方左旋多巴 是治疗本病最基本、最有效的药物，由左旋多巴与外周多巴脱羧酶抑制剂苄丝肼或卡比多组成，对震颤、强直、运动迟缓等均有较好疗效。①复方左旋多巴标准片：包括美多巴（madopar）和息宁（sinemet），初始用量每次 62.5mg，每日 2~3 次，根据病情而渐增剂量至疗效满意和不出现不良反应为止（最大剂量不超过 1000 mg/d，可分 3~4 次服），餐前 1 小时或餐后 2 小时口服。②复方左旋多巴控释剂：包括息宁控释片（sinemet CR）和美多巴液体动力平衡系统（madopar - HBS），特点是血药浓度比较稳定，且作用时间较长，有利于控制症状波动，减少每日的服药次数，但生物利用度较低，起效缓慢，故将标准片转换为控释片时，每日首剂需提前服用，剂量应作相应增加。③复方左旋多巴水溶剂：弥散型美多巴（madopar dispersible），特点是易在水中溶解，便于口服，吸收和起效快，且作用时间与标准片相仿。适用于晨僵、餐后"关闭"状态、吞咽困难者。

该类药物副作用有周围性和中枢性两类，前者为恶心、呕吐、低血压、心律失常（偶见）；后者有症状波动、异动症（舞蹈症或手足徐动症）和精神症状等。活动性消化道溃疡慎用，闭角型青光眼、精神病禁用。

（4）其他药物 DA 受体激动剂（培高利特、溴隐亭、派拉米苏、罗吡尼洛）、单胺氧化酶 B 抑制剂（思吉宁）、儿茶酚 - 氧位 - 甲基转移酶抑制剂（托可朋、恩托可朋）等，可根据病情选用。

2. 外科治疗 早期药物治疗显效，而长期治疗疗效明显减退，同时出现异动症者可考虑手术治疗。需强调的是手术仅是改善症状，而不能根治疾病，术后仍需应用药物治疗，但可减少剂量。手术须严格掌握适应证，帕金森叠加综合征是手术的禁忌证。对处于早期帕金森病、药物治疗显效者，不推荐手术治疗。手术方法主要有：①苍白球或丘脑底核毁损或切除术：丘脑手术对震颤有效，苍白球手术对运动迟缓有效。弥漫性脑血管病为手术禁忌证。②脑深部电刺激：靶点主要是丘脑底核和苍白球，原理是纠正基底节过高的抑制性输出以改善症状。适用于药物治疗失效、不能耐受或出现异动症者，对年龄较轻，症状以震颤、强直为主且偏于一侧者效果较好，术后仍需药物治疗。③细胞移植术：自体或胎儿肾上腺髓质或胎儿黑质移植至壳核或尾状核，认为可继续合成释放多巴胺，但仍处于试验阶段。

3. 康复治疗 进行语言、进食、走路及日常生活训练和指导，日常生活帮助如设在房间和卫生间的扶手、防滑橡胶桌垫、大把手餐具等，可改善生活质量。晚期卧床者应加强护理，减少并发症。中药、针灸有一定辅助治疗作用。

【预防】

对有帕金森病家族史及有关基因携带者、有毒化学物品接触者，均应视为高危人群，须密切监护随访，定期体检，并加强健康教育，重视自我防护。加大工农业生产环境保护的力度，减少有害气体、污水、污物的排放，对有害作业人员应加强劳动防护。老年人慎用吩噻嗪类、利舍平类及丁酰苯类药物。重视老年病（高血压病、高血脂、高血糖、脑动脉硬化等）的防治，增强体质，对预防帕金森病能起到一定的作用。

第十节 痴 呆

痴呆（dementia）是由于脑功能障碍而产生的获得性和持续性智能障碍综合征。智能损害包括不同程度的记忆、语言、视空间功能降低，人格异常，及认知（概括、计算、判断、综合和解决问题）能力的降低，常常伴有行为和情感的异常，这些功能障碍导致日常生活、社会交往和工作能力的明显减退。

痴呆可发生在任何年龄段，多见于老年期，随年龄增加发病率明显升高。国外调查显示，痴呆患病率在 60 岁以上人群中为 1%，而在 85 岁以上人群中达 40% 以上；我国报道显示，痴呆患病率在 60 岁以上人群中为 0.75% ~4.69%。从地域分布上看，北方各类痴呆特别是血管性痴呆的发病率要高于南方。

引起痴呆的原因包括变性病性和非变性病性，前者主要包括阿尔茨海默病（Alzheimer disease，AD）、路易体痴呆、Pick 病和额颞痴呆等；后者包括血管性痴呆、感染性痴呆、代谢性脑病或中毒性脑病等。

随着对痴呆研究的深入，痴呆的诊断也变得具有挑战性，当认知功能改变继发于某一明显的全身性疾病时，痴呆的诊断可能比较简单；但如并无明显的神经系统损害症和体征，仅有认知功能改变，或合并某些神经系统损害症状而无特异性时，诊断就变得比较困难。

一、阿尔茨海默病

阿尔茨海默病是发生于老年和老年前期、以进行性认知功能障碍及行为损害为特征的中枢神经系统退行性病变。临床上表现为记忆障碍、失语、失用、失认、视空间能力损害、抽象思维和计算力损害、人格和行为改变等。AD 首先由 Alzheimer（1907）描述，是老年人最常见的神经变性疾病，约占全部痴呆中的 50%。AD 的发病率随年龄增高而增高，65 岁以上患病率约为 5%，85 岁以上为 20%，妇女患病率 3 倍于男性。家族性 AD（FAD）约占 AD 的 10% 以下，为常染色体显性遗传，一级亲属尤其是女性危险性高，常于 70 岁前发病。

【病因与发病机制】

AD 的病因与发病机制迄今仍不清楚，一般认为可能与遗传和环境因素有关。海马和新皮层胆碱乙酰转移酶（ChAT）及乙酰胆碱（acetylcholine，ACh）显著减少引起皮层胆碱能神经元递质功能紊乱，被认为是记忆障碍和其他认知功能障碍的原因之一。Meynert 基底核是新皮层胆碱能纤维的主要来源，AD 早期此区胆碱能神经元即减少，ACh 合成持续明显不足和 ChAT 减少与痴呆严重性、老年斑及神经原纤维缠结数量增多有关。非胆碱能递质如 5-羟色胺（5-HT）、γ-氨基丁酸（GABA）、生长抑素（somatostatin）、去甲肾上腺素（norepinephrine）及 5-HT 受体、谷氨酸受体、生长抑素受体均减少，但这些改变是原发性或继发于神经细胞减少尚未确定。

约 10% 的 AD 有明确家族史，尤其是 65 岁前发病者。许多流行病学研究结果提示 AD 的发生亦受环境因素的影响，脑外伤、文化程度低、吸烟、重金属接触史、父母怀孕时年龄轻和一级亲属患有 Down 综合征等被认为可增加患病的危险性，而长期使用雌激素、非甾体类抗炎药物及 $ApoE_2$ 等位基因可能对患病有保护作用。

【病理】

颞、顶及前额叶萎缩，其病理改变包括老年斑（SP）、神经元纤维缠结（NFTs）、神经元减少，及轴索和突触异常、颗粒空泡变性、星形细胞和小胶质细胞反应和血管淀粉样改变。其中最重要、最特征的病理所见是老年斑和神经元纤维缠结增多，主要分布在新皮质、海马、丘脑、杏仁核。①老年斑：老年斑是由一类淀粉物质为轴心，围绕以变性的轴索、树突突起、类淀粉纤维和胶质细胞及突起组成。绝大多数为球形，直径 $5\sim200\mu m$。β 淀粉样蛋白是构成老年斑的主要核心物质。β 淀粉样蛋白是类淀粉前体蛋白（APP）断裂产生的一种 41~43 个残基的多肽，尽管所有的细胞都有产生 APP 的潜能，但神经元是产生这种物质的主要来源。②神经元纤维缠结：神经元纤维缠结主要成分是异常过度磷酸化的微管相关蛋白 tau，以成对螺旋丝形成平行束状，以细丝彼此连接成混合微丝，成对螺旋丝表现独特的不溶解性和对蛋白酶解的抵抗性。

【临床表现】

通常隐匿起病，持续进行性发展，主要表现为认知功能减退和非认知性神经精神症状。分为痴呆前阶段和痴呆阶段。

1. 痴呆前阶段 此阶段分为轻度认知功能障碍发生前期（pre–mild cognitive impairment，pre–MCI）和轻度认知功能障碍期（mild cognitive impairment，MCI）。AD 的 pre–MCI 期没有任何认知障碍的临床表现或者仅有极轻微的记忆力减退主诉，这个概念目前主要用于临床研究。AD 的 MCI 期，即 AD 源性 MCI，是引起非痴呆性认知损害（cognitive impairment not dementia，CIND）的多种原因中的一种，主要表现为记忆力轻度受损，学习和保存新知识的能力下降，其他认知域如注意力、执行能力、语言能力和视空间能力也可出现轻度受损，但不影响基本日常生活能力，达不到痴呆的程度。

2. 痴呆阶段 即传统意义上的 AD，此阶段认知功能损害导致了日常生活能力下降，根据认知损害的程度大致可以分为轻、中、重三度。

（1）轻度 主要表现是记忆障碍。首先出现的是近事记忆减退，如刚刚做过的事或说过的话不记得，熟悉的人名记不起来，忘记约会，忘记贵重物品放何处，词汇减少。随着病情的发展，可出现远期记忆减退，即对发生已久的事情和人物的遗忘。部分出现视空间障碍，外出后找不到回家的路，不能精确地临摹立体图。面对生疏和复杂的事物容易出现疲乏、焦虑和消极情绪，还会表现出人格方面的障碍，如不爱清洁、不修边幅、暴躁、易怒、自私多疑。

（2）中度 除记忆障碍继续加重外，工作、学习新知识和社会接触能力减退，特别是原已掌握的知识和技巧出现明显的衰退。出现逻辑思维、综合分析能力减退，言语重复，计算力下降，明显的视空间障碍，如在家中找不到自己的房间，还可出现失语、失用、失认等，还可发生癫痫、强直–少动综合征。此时常有较明显的行为和精神异常，性格内向者变得易激惹、兴奋欣快、言语增多，性格外向者则可变得沉默寡言，对任何事情提不起兴趣，出现明显的人格改变，甚至出现一些丧失羞耻感（如随地大小便等）的行为。

（3）重度 除上述各项症状逐渐加重外，还有情感淡漠、哭笑无常、言语能力丧失以至不能完成日常简单的生活事项如穿衣、进食。终日无语而卧床，与外界（包括亲友）逐渐丧失接触能力。四肢出现强直或屈曲瘫痪，括约肌功能障碍。此外，此期常可并发全身系统疾病的症状，如肺部感染、尿路感染、压疮以及全身性衰竭症状等，最终因并发症而死亡。

轻中度常无明显的神经系统体征，少数可出现锥体外系体征。晚期常有肌张力增高，四肢呈持久的屈曲姿态。重度晚期出现神经系统原始反射如强握反射、吸吮反射等。

【诊断】

AD 的诊断主要根据病史、临床表现，结合精神量表检查及有关的辅助检查。2011 年美国国立老龄研究院阿尔茨海默病工作组（National Institute on Aging - Alzheimer's Disease Association Workgoup）推荐了新的阿尔茨海默病诊断指南，制定了 AD 不同阶段的诊断标准，并推荐 AD 痴呆阶段和 MCI 期的诊断标准用于临床。

1. AD 痴呆阶段的临床诊断标准

（1）很可能的 AD 痴呆

1）核心临床标准：①符合痴呆诊断标准。②起病隐袭，症状在数月至数年中逐渐出现。③有明确的认知损害病史。④表现为遗忘综合征（学习和近记忆下降，伴 1 个或 1 个以上其他认知域损害）或者非遗忘综合征（语言、视空间或执行功能三者之一损害，伴 1 个或 1 个以上其他认知域损害）。

2）排除标准：①伴有与认知障碍发生或恶化相关的卒中史，或存在多发或广泛脑梗死，或存在严重的白质病变。②有路易体痴呆的核心症状。③有额颞叶痴呆的显著特征。④有原发性进行性失语的显著特征。⑤有其他引起进行性记忆和认知功能损害的神经系统疾病，或非神经系统疾病，或药物过量或滥用证据。

3）支持标准：①在以知情人提供和正规神经心理测验得到的信息为基础的评估中，发现进行性认知下降的证据。②找到致病基因（APP、PS1 或 PS2）突变的证据。

（2）可能的 AD 痴呆　有以下任一情况时，即可诊断。

1）非典型过程：符合很可能的 AD 痴呆诊断标准中的第 1 条和第 4 条，但认知障碍突然发生，或病史不详，或认知进行性下降的客观证据不足。

2）满足 AD 痴呆的所有核心临床标准，但具有以下证据：①伴有与认知障碍发生或恶化相关的卒中史，或存在多发或广泛脑梗死，或存在严重的白质病变。②有其他疾病引起的痴呆特征，或痴呆症状可用其他疾病和原因解释。

2. AD 源性 MCI 的临床诊断标准

（1）符合 MCI 的临床表现　①患者主诉，或者知情者、医师发现的认知功能改变。②一个或多个认知领域受损的客观证据，尤其是记忆受损。③日常生活能力基本正常。④未达痴呆标准。

（2）发病机制符合的 AD 病理生理过程　①排除血管性、创伤性、医源性引起的认知功能障碍。②有纵向随访发现认知功能持续下降的证据。③有与 AD 遗传因素相关的病史。

【鉴别诊断】

1. 正常衰老　25% ~30% 老年人有轻度记忆障碍的主诉，多为良性老年性健忘症，也称增龄性记忆障碍。这类记忆障碍进展缓慢，一般不明显影响生活。

2. 轻度认知障碍　一般仅有记忆力障碍，无其他认知功能障碍，如老年性健忘与遗忘。健忘是启动回忆困难，通过提示可使回忆得到改善；遗忘是记忆过程受损，提示不能改善。

3. 其他疾病导致的痴呆 如血管性痴呆、帕金森病性痴呆等。

【治疗】

目前尚无特效治疗方法，主要为对症治疗。

1. 脑保护治疗 使用扩血管药物增加脑血流及脑细胞代谢药可能改善症状或延缓疾病进展。常用银杏叶提取物制剂、脑复康和都可喜等。抗氧化剂维生素 E 和单胺氧化酶抑制剂丙炔苯丙胺可延缓其进展，但仍有待于研究。

2. 改善认知功能 目前常用乙酰胆碱酯酶抑制剂，抑制 ACh 降解并提高其活性，改善神经递质传递功能，目前是治疗 AD 的主要手段。①多奈哌齐，起始剂量为每次 2.5mg，每日 1 次，口服，2 周后加至每次 5mg，每日 1 次，如能耐受可用至每次 10mg，每日 1 次，口服。②石杉碱甲，每次 0.05～0.1mg，每日 3 次，口服。③利斯的明、加兰他敏等。

3. 其他治疗

（1）雌激素替代疗法 小规模临床试验证实，雌激素可延缓疾病发生，改善病人认知功能。结合雌激素片（Premarin）1.25 mg/d，口服，3～6 周为一疗程。

（2）非甾体类抗炎药 有可能防止和延缓 AD 发生。常用药物如消炎痛、布洛芬、萘普生等。

（3）康复治疗 鼓励病人尽量参加各种社会日常活动，维持生活能力，加强家庭和社会对病人的照顾、帮助和训练。有定向和视空间能力障碍者应尽量减少外出，以防意外。

【预后】

建立科学合理的生活方式，养成良好的生活习惯。注意保证心理和精神状态的平衡，保持良好的心态。多动脑，多读书，多做事，多锻炼，多强身，脑力活动与体力活动平行进行。劳逸结合，做到适量、适度。

二、血管性痴呆

血管性痴呆（vascular dementia，VD）是脑血管疾病引起的痴呆。它是我国占第二位的痴呆，患病率仅次于 AD。VD 男性多于女性，55 岁以上人群中 VD 的患病率为 1.6%～3.6%，近年来 VD 发病率有上升趋势。

【病因与发病机制】

以脑动脉粥样硬化为基础的脑血管病变是导致 VD 的主要原因，高血压病、糖尿病、高胆固醇血症等是脑动脉粥样硬化的危险因素或高危因素。脑血管病变引起脑组织血液供应障碍或脑组织受压，导致神经细胞坏死，结构改变，功能缺失。与痴呆发生和严重程度有关的脑血管病因素有：①病灶的容积（如大的病灶或几个较小病灶）。②损害的数量。③损害的部位（如皮质损害和皮质下损害的痴呆症状不同，关键部位的小梗死可能导致痴呆）。④白质的缺血性改变引起的微腔隙病。⑤血管性疾病伴发 AD 或其他痴呆。

【病理】

脑血管病变是 VD 的基础，脑实质可见出血性或缺血性损害，以缺血性损害多见。常见病理改变为多发性腔隙性病变或大面积梗死灶及脑动脉粥样硬化等，脑组织病变可为弥漫性、局限性或多发腔隙性，以皮质损害或皮质下病变为主。多发性梗死使脑组织容积显著减少，导致脑萎缩和侧脑室扩张。

【临床表现】

具有痴呆的基本表现和相应脑血管疾病的表现。其典型的临床特点是痴呆症状的波动性和阶梯式恶化。在时间及地点定向、事件或短篇故事即刻和延迟回忆、命名和复述等方面损害较轻，在执行功能方面如自我整理、计划、精细运动的协同作业等方面损害较重。认知功能障碍表现近记忆力、计算力减低，不能胜任以往熟悉的生活、工作程序及正常交往等，以致外出迷路，不认家门，穿错衣裤，最终生活不能自理。精神症状有表情淡漠、少语、焦虑、抑郁或欣快等。多梗死性痴呆（MID）是 VD 中最常见的类型，除上述表现外，常有高血压和双侧半球多次缺血性卒中病史，神经系统检查常见局灶性神经体征，如假性球麻痹伴构音障碍、吞咽困难、中枢性面舌瘫、偏瘫、偏身感觉障碍、共济失调、步态异常、腱反射亢进和锥体束征等。

【辅助检查】

1. CT 检查与 MRI 检查　主要是显示相应脑血管病变病灶。

2. EEG　表现为与脑缺血或梗死部位相关的慢波，α 波功率降低和 θ 波、δ 波功率增高与痴呆的严重程度平行。

【诊断】

血管性痴呆的诊断主要依靠脑血管疾病病史、临床表现及辅助检查的结果。血管性痴呆中最常见的类型多梗死性痴呆诊断标准如下：①多有高血压病或糖尿病史，呈阶梯式进展的病程和斑片状分布的神经功能缺损，痴呆伴随多次脑血管事件后突然发生，每次卒中后症状加重。②认知功能障碍伴局灶性神经功能缺损体征，如失语、轻偏瘫、偏身感觉障碍、偏盲及锥体束征等，提示皮质及皮质下多发性广泛病变。③CT 或 MRI 检查证实多发性梗死，可伴脑白质疏松改变。

【鉴别诊断】

VD 主要需与 AD 鉴别，其鉴别要点见表 7 - 7。

表7-7 VD与AD的鉴别要点

	AD	VD
发病年龄	较晚	较早
起病形式	隐袭	较快
病程	缓慢进行性恶化	阶段性恶化
病史	常无高血压、卒中病史	常有高血压、卒中病史
认知功能	全面损害	局灶性
定位体征和症状	常无	常有
CT或MRI检查	脑萎缩，无或少见梗死灶	常无明显萎缩，可见梗死灶
HIS评分	<4分	≥7分

注：哈金斯基缺血指数量表（Hachinski ischemic score，HIS）是VD的检查量表，在痴呆确诊后也常用作VD和AD鉴别诊断，敏感性和特异性较高，评分≤4分考虑AD，评分≥7分考虑VD。

【治疗】

1. 调控血压 将血压控制在适当水平，收缩压维持在135~150mmHg水平为宜，可改善认知功能，血压过低会使症状加重。常用药物尼莫地平，每次20~40mg，每日3次，口服，疗程2~3个月。尼卡地平，每次20~40mg，每日2次，口服，疗程2~3个月。

2. 改善脑血液循环，防止血小板凝集 改善脑血液循环可选用川芎嗪40~80mg稀释于5%葡萄糖注射液250~500mL中静脉滴注；银杏制剂，每次30~40mg，每日3次，口服。防止血小板凝集可选用阿司匹林50~150mg/d，1次口服；或噻氯匹定250mg/d，1次口服；或氯吡格雷75mg/d，1次口服。

3. 脑保护治疗 神经保护剂可用维生素C、维生素E、司林吉兰（单胺氧化酶抑制剂）等，可能延迟痴呆进展。钙离子拮抗剂如尼莫地平、氟桂利嗪等也可试用。脑代谢剂如胞二磷胆碱、脑活素、吡拉西坦（脑复康）、甲氯芬酯和双氢麦角碱等，可促进脑细胞对氨基酸、磷脂及葡萄糖利用，增强反应性和记忆力。

4. 康复治疗 康复治疗和功能训练常可收到较好疗效，要鼓励病人多与外界接触，参与一定的社交活动，可提高生活质量或部分地回归社会。

【预防】

注意饮食调节，戒烟，戒酒，限制进食动物性脂肪或含胆固醇较高的食物，多吃蔬菜、水果，适当进食含碘食物，控制糖和盐的摄入，要吃富含卵磷脂的大豆。注意调节情绪，保证充足睡眠，防止疲劳过度。脑梗塞患者要注意定期就诊，积极控制血压，治疗糖尿病，纠正高脂血症等。

第十一节　重症肌无力

重症肌无力（myasthenia gravis，MG）是神经-肌肉接头传递功能障碍的获得性自身免疫性疾病。病变主要累及神经-肌肉接头突触后膜上的乙酰胆碱（ACh）受体。临床主要表现为部分或全身骨骼肌无力和病态疲劳，晨轻暮重，活动后症状加重，经休息和胆碱酯酶抑制剂治疗后症状减轻。患病率为 50/10 万，我国南方发病率较高。

【病因与发病机制】

重症肌无力的发病原因尚未明确。普遍认为与遗传、感染、药物、环境等因素有关。

重症肌无力的发病机制与上述因素介导的自身免疫有关，主要累及神经－肌肉接头突触后膜 ACh 受体。由 ACh 受体抗体介导，在细胞免疫和补体参与下突触后膜的 ACh 受体被大量破坏，不能产生足够的终板电位，导致突触后膜传递功能障碍而发生肌无力。

【病理】

胸腺重量增加，淋巴滤泡增生，生发中心增多，少数合并胸腺瘤。突触间隙加宽，突触后膜皱褶变浅且数量减少，免疫电镜可见突触后膜崩解。受累肌纤维凝固、坏死、肿胀。少数患肌纤维和小血管周围可见淋巴细胞浸润。

【临床表现】

本病可见于任何年龄。20～40 岁发病者以女性多见，40～60 岁发病者以男性多见，多合并胸腺瘤。少数有家族史。发病诱因有感染、手术、精神创伤、过度疲劳、妊娠、分娩等。

1. 基本表现 一般隐匿起病，病程呈波动性，缓解与复发交替。受累骨骼肌病态疲劳，常在活动后加重，休息后减轻。肌无力于下午或傍晚劳累后加重，晨起或休息后减轻，此种现象称之为"晨轻暮重"。全身骨骼肌均可受累，多以脑神经支配的肌肉最先受累。肌无力常从一组肌群开始，范围逐步扩大。首发症状常为一侧或双侧眼外肌麻痹，如上睑下垂、斜视和复视，重者眼球运动明显受限，甚至眼球固定，但瞳孔括约肌不受累。面部肌肉和口咽肌受累时出现表情淡漠，苦笑面容，咀嚼无力，饮水呛咳，吞咽困难，说话带鼻音，发音障碍。累及胸锁乳突肌和斜方肌时则表现为颈软，抬头困难，转颈、耸肩无力。四肢肌肉受累以近端无力为重，表现为抬臂、梳头、上楼梯困难，腱反射一般无改变，感觉正常。上述肌无力表现可概括为六个方面：①眼睑下垂；②复视（视物重影）；③面肌无力；④咀嚼无力；⑤吞咽困难；⑥全身无力。

2. 重症肌无力危象 是指肌无力症状突然加重，出现呼吸肌、吞咽肌进行性无力或麻痹而危及生命者。多由呼吸道感染、手术（包括胸腺切除术）、精神紧张、全身疾病等诱发，呼吸肌受累时出现咳嗽无力甚至呼吸困难，需用呼吸机辅助通气。

3. 试验检查

（1）疲劳试验 嘱患者持续上视出现上睑下垂或两臂持续平举后出现上臂下垂，休息后恢复则为阳性。

（2）抗胆碱酯酶药物试验 ①新斯的明试验：新斯的明 0.5～1mg 肌肉注射，20 分钟后肌无力症状明显减轻者为阳性。②依酚氯铵（腾喜龙）试验：依酚氯铵 10mg 用注射用水稀释至 1mL，静脉注射 2mg，观察 20 秒，如无出汗、唾液增多等不良反应，再给予 8mg，1 分钟内症状好转为阳性，持续 10 分钟后又恢复原状。

【辅助检查】

1. 重复神经电刺激　具有确诊价值。停用新斯的明 17 小时后，以低频（3～5Hz）和高频（10Hz 以上）重复刺激尺神经、正中神经和副神经等运动神经，低频刺激时为阳性（当第一个刺激脉冲到来之时，复合肌肉动作电位波幅尚可接近正常，但后继的脉冲电流随之而来时则因 ACh 受体储备减少，波幅及面积明显衰减），且与病情轻重相关。

2. 单纤维肌电图　显示颤抖增宽和（或）阻滞。

3. ACh 受体抗体滴度检测　是重症肌无力特征性检查。血清中 ACh 受体抗体浓度明显升高（眼肌型可除外）。

4. 胸腺 CT 或 MRI 检查　可发现胸腺增生和肥大。

【诊断】

1. 诊断要点　①可因感染、手术、精神创伤、过度疲劳、妊娠、分娩等诱发或加重。②受累肌肉在活动后出现疲劳无力，休息可以缓解，特征性表现为肌无力"晨轻暮重"的波动现象。③重复神经电刺激和单纤维肌电图异常。④血清 ACh 受体抗体浓度明显升高。⑤疲劳试验和抗胆碱酯酶药物试验阳性。

2. 临床分型　目前国内外常采用 Osserman 分型。

（1）成年型

Ⅰ型（眼肌型）：病变仅限于眼外肌，出现上睑下垂和复视。

ⅡA 型（轻度全身型）：可累及眼、面、四肢肌肉，生活多可自理，无明显咽喉肌受累。

ⅡB 型（中度全身型）：四肢肌群受累明显，除伴有眼外肌麻痹外，还有较明显的咽喉肌无力症状。

Ⅲ型（急性重症型）：急性起病，常在数周内累及延髓肌、肢带肌、躯干肌和呼吸肌，肌无力严重，有重症肌无力危象，需做气管切开，死亡率较高。

Ⅳ型（迟发重症型）：病程达 2 年以上，常由Ⅰ、ⅡA、ⅡB 型发展而来，症状同Ⅲ型，常合并胸腺瘤，预后较差。

Ⅴ型（肌萎缩型）：肌无力伴肌萎缩。

（2）儿童型　大多数仅限于眼外肌麻痹，双眼睑下垂可交替出现呈拉锯状。约 1/4 病例可自然缓解，仅少数累及全身骨骼肌。

（3）少年型　多在 10 岁后发病，多为单纯眼外肌麻痹，部分伴吞咽困难及四肢无力。

【鉴别诊断】

1. Lambert - Eaton 肌无力综合征　为一组自身免疫性疾病，多见于男性，约 2/3 伴发癌肿，尤其是燕麦细胞型支气管肺癌。此病虽然活动后即感疲劳，但短暂用力收缩后肌力反而增强，而持续收缩后又呈疲劳状态，脑神经支配的肌肉很少受累。神经低频重复刺激时波幅变化不大，但高频重复刺激波幅增高。

2. 肌营养不良症 多隐匿起病，肌无力呈非波动性，病情逐渐加重，肌萎缩明显，血肌酶明显升高，新斯的明试验阴性，抗胆碱酯酶药治疗无效。

3. 多发性肌炎 表现为四肢近端肌无力，多伴有肌肉压痛，病情逐渐进展，无晨轻暮重特征。血清肌酶明显增高，新斯的明试验阴性，抗胆碱酯酶药治疗无效。

【治疗】

1. 药物治疗

（1）胆碱酯酶抑制剂 通过抑制胆碱酯酶，减少 ACh 的水解，改善神经－肌肉接头间的传递，增加肌力。应从小剂量开始，逐步加量，以能维持日常起居为宜。溴吡斯的明（最常用）：成人每次 60~120mg，每日 3~4 次，口服；溴新斯的明：成人每次 15~30mg，每日 3~4 次，口服。不良反应为毒蕈碱样反应，可用阿托品对抗。

（2）肾上腺皮质激素 可抑制自身免疫反应，减少 ACh 受体抗体的生成及促使运动终板再生和修复，改善神经－肌肉接头的传递功能。适用于各种类型的重症肌无力。

1）冲击疗法：适用于住院危重病例、已用气管插管或呼吸机者。甲泼尼龙：1000mg 静脉滴注，每日 1 次，连用 3~5 日，随后地塞米松 10~20mg 静脉滴注，每日 1 次，连用 7~10 日。临床症状稳定改善后，停用地塞米松，改为泼尼松 60~100mg 隔日顿服。当症状基本消失后，逐渐减量至 5~15mg 长期维持，至少 1 年以上。

2）小剂量递增法：从小剂量开始，隔日每晨顿服泼尼松 20mg，每周递增 10mg，直至隔日每晨顿服 60~80mg，待症状稳定改善 4~5 日后，逐渐减量至隔日 5~15mg，维持数年。

（3）免疫抑制剂 适用于对肾上腺糖皮质激素疗效不佳或不能耐受，或因有高血压病、糖尿病、溃疡病而不能使用肾上腺糖皮质激素者。环磷酰胺每次 50mg，2~3 次，口服，或硫唑嘌呤每次 25~100mg，每日 2 次，口服。

（4）大剂量静脉注射免疫球蛋白 用于各种类型的危象发作，作为辅助治疗缓解病情。0.4g/（kg·d），静脉滴注，3~5 日为一疗程。

2. 血浆置换疗法 通过正常人血浆或血浆代用品置换血浆，清除血浆中的 ACh 受体抗体，起效快，但疗效持续时间短，仅维持 1 周~2 个月，费用昂贵，仅适用于危象和难治性重症肌无力。

3. 胸腺治疗

（1）胸腺切除术 可去除自身免疫反应的始动抗原，减少参与自体免疫反应的 T 淋巴细胞、B 淋巴细胞和细胞因子。适用于：伴有胸腺肥大和高 ACh 受体抗体效价者；伴胸腺瘤的各型重症肌无力；年轻女性全身型 MG；对抗胆碱酯酶药治疗反应不满意者。

（2）胸腺放射治疗 对不适于做胸腺切除者可行胸腺深部[60]钴放射治疗。

4. 危象的处理 一旦发生危象，须紧急抢救。立即切开气管，呼吸机辅助呼吸，停用抗胆碱酯酶药物，选用有效足量和对神经－肌肉接头无阻滞作用的抗生素积极控制肺部感染，静脉给予糖皮质激素或大剂量丙种球蛋白，必要时采用血浆置换疗法。

（1）肌无力危象 为最常见的危象，由疾病本身发展所致，多由于抗胆碱酯酶药量不足。如注射依酚氯铵或新斯的明后症状减轻则可诊断。

（2）胆碱能危象 非常少见，由于抗胆碱酯酶药物过量引起。可静脉注射依酚氯铵 2mg，如症状加重则应立即停用抗胆碱酯酶药物，待药物排除后可重新调整剂量。

（3）反拗危象 由于对抗胆碱酯酶药物不敏感而出现严重的呼吸困难，依酚氯铵试验无反应，此时应停止抗胆碱酯酶药，对气管插管或切开的患者可采用大剂量类固醇激素治疗，待运动终板功能恢复后再重新调整抗胆碱酯酶药物剂量。

【预防】

重症肌无力尚无有效预防措施，应避免过度劳累、感染、妊娠、分娩、手术等。禁用和慎用氨基糖苷类抗生素、奎宁、奎尼丁、普鲁卡因胺、阿替洛尔、氯丙嗪等及各种肌肉松弛药。

第十二节 周期性瘫痪

周期性瘫痪是一组以反复发作的骨骼肌弛缓性瘫痪为特征的肌病，与钾代谢异常有关。根据发作时血清钾的浓度，可分为低钾型、高钾型和正常钾型三类，临床上以低钾型者多见。由甲状腺功能亢进症、醛固酮增多症、肾衰竭和代谢性疾病所致低钾瘫痪者称为继发性周期性瘫痪。本节重点介绍低钾型周期性瘫痪。

【病因与发病机制】

目前认为低钾型周期性瘫痪为常染色体显性遗传性疾病，其致病基因主要位于 1 号染色体长臂。肌无力在饱餐后或剧烈活动后的休息中最易发作，能促使钾离子转入细胞内的因素如注射胰岛素、肾上腺素或大量葡萄糖也可诱发。具体发病机制尚不清楚，可能与骨骼肌细胞膜内外钾离子浓度的波动有关。肌细胞膜经常处于轻度去极化状态，较不稳定，电位稍有变化即产生钠离子在膜上的通路受阻，导致电活动的传播障碍。发作期间，受累肌肉对一切电刺激均不起反应，处于瘫痪状态。

【病理】

主要病理变化为肌肉肌浆网空泡化，空泡内含透明的液体及少数糖原颗粒。电镜下可见空泡由肌浆网终末池和横管系统扩张所致。

【临床表现】

任何年龄均可发病，以 20～40 岁男性多见，随年龄增长而发作次数减少。常见的诱因有疲劳、饱餐、寒冷、酗酒、精神刺激等。发病前可有肢体疼痛、感觉异常、口渴、多汗、少尿、潮红、嗜睡、恶心等。常于饱餐后夜间睡眠或清晨起床时发现肢体肌肉对称性不同程度的无力或完全瘫痪，下肢重于上肢，近端重于远端。也可从下肢逐渐累及上肢。瘫痪肢体肌张力低，腱反射减弱或消失。可伴有肢体酸胀、针刺感。发作持续时间自数小时至数日不等，最先受累的肌肉最先恢复。一般不累及脑神经及膀胱、直肠括约肌。少数严重病例可发生危及生命的呼吸肌麻痹、心律失常等征象。

【辅助检查】

1. 血清钾测定 发作期血清钾常低于 3.5mmol/L 以下，间歇期正常。

2. 心电图 呈典型的低钾性改变，出现 U 波、T 波低平或倒置，PR 间期和 QT 间期延长，ST 段下降，QRS 波增宽。

3. 肌电图 运动电位时限短、波幅低，完全瘫痪时运动单位电位消失，电刺激无反应。膜静息电位低于正常。

【诊断】

诊断要点：①青壮年多见，有疲劳、饱餐、剧烈运动、寒冷、酗酒、精神刺激等诱因。②突发四肢弛缓性瘫痪，近端为主，无脑神经支配肌肉损害，无意识障碍和感觉障碍。③血清钾测定低于 3.5mmol/L 以下，心电图检查呈低钾性改变。④经补钾治疗肌无力迅速缓解。

【鉴别诊断】

1. 高钾型周期性瘫痪 多于 10 岁以前发病，白天运动后发作频率较高，肌无力症状持续时间短，发作时血钾增高，心电图呈高血钾改变，可自行缓解，或降血钾治疗后好转。

2. 继发性低血钾 甲状腺功能亢进症、原发性醛固酮增多症、肾小管酸中毒、腹泻、药源性低钾麻痹（噻嗪类利尿剂、皮质类固醇等）等均可导致低血钾，根据原发病的症状及体征可资鉴别。

3. 吉兰－巴雷综合征 呈进行性发展的四肢弛缓性瘫痪，伴有周围性感觉障碍和脑神经损害，脑脊液检查呈蛋白－细胞分离现象。

4. 重症肌无力 亚急性起病，可累及四肢及脑神经支配肌肉，病态疲劳，晨轻暮重。疲劳试验（受累肌肉重复活动后肌无力明显加重）及新斯的明试验阳性。血清钾正常。

【治疗】

发作时给予 10% 氯化钾或 10% 枸橼酸钾 40～50mL 顿服，24 小时内再分次口服，一日总量为 10g。一般不静脉给药，严重者 10% 氯化钾 10～15mL 加入 5% 葡萄糖注射液 500mL 内静脉滴注。同时避免各种发病诱因，如避免过度劳累、受凉、精神刺激、低钠饮食等。出现呼吸肌麻痹时应予辅助呼吸，出现严重心律失常者应根据情况纠正心律失常。

【预防】

宜少食多餐，低盐、低糖饮食，避免过饱、过度劳累、剧烈运动、受凉等诱发因素。对发作频繁者可选用碳酸酐酶抑制剂乙酰唑胺，每次 250mg，每日 1~4 次，口服，或螺内酯每次 200mg，每天 2 次，口服。

第十三节 神经症

神经症，旧称神经官能症，是一组主要表现为焦虑、抑郁、恐惧、强迫、疑病症状或神经衰弱症状的精神障碍。本病病前多有一定的易患素质基础和个性特征，疾病的发生与发展常受心理、社会（环境）因素的影响，症状没有可以证实的器质性病变作为基础，与所处的现实处境不相称。病人对存在的症状感到痛苦和无能为力，自知力完整或基本完整，有求治要求，病程大多持续迁延。伴随于躯体疾病或其他精神疾病所出现的各种神经症症状或其组合不能诊断为神经症。本节主要介绍神经衰弱和癔症。

一、神经衰弱

神经衰弱（neurasthenia）是一种以脑和躯体功能衰弱为主的神经症。以精神易兴奋却又易疲劳为特征，常伴有紧张、烦恼、易激惹等情绪症状，睡眠障碍等生理功能紊乱症状及肌肉紧张性疼痛等。缓慢起病，病程迁延波动。病前多有持久的情绪紧张和精神压力。多见于青壮年，女性多于男性，脑力劳动者多于体力劳动者。

【病因与发病机制】

1. 病因 神经衰弱的病因今尚无定论。一般认为素质、躯体、心理、社会和环境等诸多因素的综合作用是引起神经衰弱的重要原因。

（1）心理因素 学习、工作过度紧张、忙乱，睡眠和休息长期无规律，思想矛盾持久不能解决，以及较强的精神刺激如亲人亡故、夫妻离异、事业受挫、人际关系紧张等。

（2）性格特点 具有孤僻、胆怯、敏感、多疑、急躁或遇事易冲动的人格特征等也为神经衰弱的发生提供了条件。

（3）其他因素 感染、中毒、脑外伤及慢性躯体疾病对神经系统功能的削弱也可助长神经衰弱的出现。

2. 发病机制 精神紧张和各种精神刺激引起高级神经活动功能失调，内抑制过程弱化，兴奋过程相对亢进。大脑皮层功能的失调削弱了对皮层下自主神经中枢的调节，从而出现自主神经功能的紊乱。

【临床表现】

神经衰弱多缓慢起病，症状呈慢性波动性，症状的消长常与心理、社会因素有关。

因此，病情往往波动反复，病程迁延，难于彻底痊愈。

1. 易兴奋与易疲劳 是神经衰弱的常见症状。易兴奋主要体现在：①联想与回忆增多，思维内容杂乱无意义，使人感到苦恼。②注意力不集中，易受无关刺激的干扰。③感觉阈值降低，对外界的声、光等刺激反应敏感，情绪易激惹。易疲劳以精神疲劳为主，可伴有躯体疲劳。疲劳具有以下特点：①疲劳常伴有不良心境，如烦恼、紧张，甚至苦闷、压抑感，休息不能缓解，服用滋补品也无效，但随着心境的好转而消失。②疲劳常有情境性，如在看业务书就打呵欠，看不下去，但在看电视、玩游戏时则可能没有疲劳感。③疲劳常有弥散性，往往干什么都觉得累，除非是做自己喜爱做而且能胜任的事情。④疲劳不伴有欲望与动机的减退：疲劳的同时思维仍很活跃，经常苦于"心有余而力不足"，常为自己有病而不能实现自己的抱负而感到苦恼。

2. 情绪症状 突出症状是易激惹、易烦恼和易紧张。可能出现焦虑或抑郁症状，但一般程度较轻，不持久，甚至没有。这些情绪在健康人中也可见到，一般认为这些情绪症状必须具备以下特点才算病态：①病人感到痛苦或影响社会功能而求助。②病人感到难以自控。③情绪的强度及持续时间与生活事件或处境不相称。

3. 躯体症状 是生理功能紊乱的表现，多与病人的心理状态有关。可出现睡眠障碍、紧张性头痛、头昏、眼花、耳鸣、心慌、胸闷、腹胀、消化不良、尿频、多汗、阳痿、早泄及月经不调等。以睡眠障碍与紧张性头痛最常见。睡眠障碍多表现为入睡困难与易惊醒。而紧张性头痛最典型的描述是"头部像有一个紧箍咒，头脑发胀"，头痛往往持续存在，但程度不严重，部位不固定，似乎整个头部都不适。紧张性头痛可伴有头昏，典型的描述是"整天昏昏沉沉，云里雾里的"，这种头昏不同于头晕，并无眩晕感，只是感到思维不清晰，不敏捷，渴望有一种"水洗后的清新感"。

【诊断】

1. 诊断要点 ①起病常与精神因素有密切关系且具有易感素质和性格特点。②有容易兴奋与疲劳（特别是用脑后倍感疲倦的持久痛苦或轻度用力后身体虚弱与极度疲倦的持续痛苦）、情绪症状（烦恼、易激惹、紧张等）、躯体症状（紧张性头痛、睡眠障碍及自主神经功能紊乱）的表现。③对自己的病有自知力，一般有求治要求。④人格保持完整，适应现实社会能力良好。⑤排除相应的躯体疾病和精神疾病。⑥起病缓慢，具有易反复波动或迁延的特点，病程至少3个月以上。

2. 排除标准 ①排除任何一种神经症亚型。②排除精神分裂症、抑郁症。

【鉴别诊断】

1. 恶劣心境障碍 以往称抑郁性神经症。是一种以持久的（病程至少2年）心境低落状态为特征的疾病，通常伴有焦虑、疲劳、不适感和睡眠障碍，病情随生活中的心理冲突而波动。重要鉴别点是有无抑郁心境。

2. 焦虑症 焦虑症的紧张性头痛与失眠易被误诊为神经衰弱。鉴别要点是：神经衰弱最基本的特征是脑力活动减弱、注意力不集中、记忆力差、易兴奋又易疲劳，情绪症状多为烦恼与紧张，焦虑症状少见或程度很轻。焦虑症突出的是焦虑体验，即一种缺乏明确对象和具体内容的忐忑不安。

3. 精神分裂症 精神分裂症是以基本个性改变，思维、情感、行为的分裂，精神活动与环境的不协调为主要特征的一类最常见的精神病。早期可有神经衰弱症状，但痛苦感不明显，求治心不强烈。随着病程的发展，出现典型精神症状：①幻觉，感知觉障碍，特别是幻听。②思维障碍，特别是出现思维内容障碍妄想（被害妄想、关系妄想、影响妄想、嫉妒妄想、夸大妄想、非血统妄想等）。③情感淡漠及情感反应不协调。④意志和行为障碍，表现为意志减退甚至缺乏。⑤认知功能障碍，表现在对信息处理和选择性注意、工作记忆、短时记忆和学习、执行功能等认知缺陷。

【治疗】

1. 心理治疗

（1）**认知疗法** 神经衰弱大多可找到一些心理冲突的原因，而心理冲突的产生除与外界因素有关外，也与患者的易感素质有关。因此，促进患者的认知转变，尤其是帮助患者调整对生活的期望，减轻现实生活中的精神压力，往往有事半功倍的效果。

（2）**放松疗法** 神经衰弱的患者大多有紧张的情绪，也可伴有紧张性头痛和失眠等。各种放松方法，包括气功、瑜伽术、生物反馈训练，均可使患者精神放松，紧张缓解。

（3）**森田疗法** 神经衰弱部分具有疑病素质，但求生欲望强烈。森田疗法建设性地利用这一精神活力，把注意点从自身引向外界，以转移患者对自身感觉的过分关注，对消除症状有一定效果。

2. 药物治疗 目前市场上治疗神经衰弱的药物有数十种之多，但至今为止尚未发现哪一种药物有独特的疗效。药物治疗主要是对症处理：头痛给予止痛剂，易兴奋或失眠给予镇静剂（安定等），自主神经功能紊乱给予谷维素等。

3. 其他 调整不合理的学习或工作方式，适当进行体育锻炼、工娱疗法、旅游疗养，针灸、推拿、理疗、中医药治疗等也可产生较好的疗效。

【预防】

纠正心理缺陷，正确处理心理矛盾和精神压力。提倡劳逸结合，科学用脑，积极参加有针对性的体育锻炼，增强体质，培养良性情绪，改变不良生活方式，正确处理好人际关系。

二、癔症

癔症，或称歇斯底里（hysteria），是一种常见的精神障碍，是由明显的精神因素，如生活事件、内心冲突或强烈的情感体验、暗示或自我暗示等作用于易感个体引起的一组疾病。主要临床表现为感觉障碍、运动障碍或意识状态改变。症状具有表演性、夸大性或富有情感色彩等特点，可由暗示而诱发或消失，并有反复发作的倾向。

1982 年我国统计资料癔症患病率为 3.55‰，以文化落后地区多见，近年来发病率有下降趋势。发病年龄多在 16~30 岁之间，绝大多数为女性，男性罕见。

【病因与发病机制】

1. 病因

（1）遗传　有关遗传的研究结果至今尚无定论。

（2）心理因素　精神紧张刺激引起的惊恐、气愤、委屈、悔恨、忧虑等，目前被认为是癔症的主要病因。

（3）人格特征　情感丰富强烈，缺乏理智，意志不稳定；以自我为中心，虚荣，争强好胜，喜欢炫耀自己、显示自己；情感不稳定，易冲动，富于幻想，并常将想象和现实混淆在一起；易受暗示，可为他人言行的暗示，也可为自我暗示。

2. 发病机制　癔症常在特殊性格的基础上，由于急剧的或持久的精神刺激，以及其他因素的参与而发生。精神因素包括暗示和自我暗示，常决定起病的形式、症状的特点、病程和转归。虽然大多数学者认为癔症是社会心理因素与个体易感素质共同作用所致，但至今尚无公认的结论。目前有三种主要学说：①心理动力学派根据压抑原理，认为受到超我不完全成功压抑的愿望，采取伪装形式，通过"转换"或转化为症状。②巴甫洛夫学派从高级神经活动病理生理学观点出发，认为癔症患者的高级神经活动（特别是第二信号系统）的弱化，使受其调节和控制的第一信号系统与皮质部位的活动相对增强或脱抑制，是癔症症状发生的病理生理基础。③"反射"说学派认为癔症症状本质是一类神经系统原始的、本能的反应，这种反应可因继发性得益而强化，或因条件反射性联系而习惯化，成为主动化反应。

【临床表现】

癔症的临床表现多种多样，在躯体方面，称之为转换型，在精神方面，称之为分离型。

1. 躯体方面（转换型）　症状的性质和发生的部位即使在同一人也因时间不同而相异，也有单一症状多年保持不变的。

（1）感觉障碍　以麻木较常见，而多发生于肢体，呈手套形、靴子形和半侧形等。这些形式不能以神经的解剖生理来解释。其广度和深度易受暗示而改变。感觉过敏区即使轻触也会引起剧痛或异常不舒服。特殊感官以耳聋和失明为常见。正常人的视野是愈远愈大，愈近则愈小，呈圆锥状，而有些癔症病人的视野远近都一样，形成管状视野。癔症失明常突然发生，但瞳孔对光反应仍存在，对周围光刺激尚能感知，所以病人在走路时不致碰撞。耳聋常为突然发生的完全性听力丧失，病人根据对方讲话时嘴唇的动作而了解讲话的内容。

（2）运动障碍　痉挛发作表现为倒地、抽搐，常为手足乱舞而无规律性，有的呈四肢挺直、角弓反张状。发作前，往往心情不乐、烦躁或郁闷，发作时，意识不完全丧失，故无咬伤舌头或其他外伤，大小便也不失禁。发作时间的长短取决于周围人的言语和态度。

瘫痪常为单瘫、偏瘫和截瘫,都为弛缓性,并无萎缩(除非长期不用而出现废用性萎缩),也无病理反射。这种瘫痪与周围性或中枢性神经损害引起的瘫痪不符。

2. 精神方面(分离型) 常因精神创伤或心理矛盾的痛苦情感体验所引起。各种形式之间有联系,常难以严格区分。

(1) 情感爆发 病人突然哭笑不止、撞头、咬衣物、撕头发、捶胸蹬足、满地打滚,常伴有情绪急剧转变和戏剧性表现。从言语中可反映出愤怒或其他痛苦的体验。发作时间的长短常受周围人的言语和态度的影响。发作时意识轻度模糊,发作后部分遗忘。

(2) 睡行症 发作时环境意识丧失,与外界脱离接触,两眼凝视空间,说话时心情激动和难以理解,并重复做一些似乎有意义的活动。发作终止后,不能回忆。

(3) 遗忘症 常见的是生活中一段时间内的事件遗忘(界限型),所产生的记忆脱漏病人是不知道的,除非给她(他)提示,才能回忆起来。

(4) 神游症 突然离开原来的活动地点,外出漫游,可历时数日。这一发作与她(他)当时从事的活动无关。从发作开始到记忆恢复,这一段时间的经历全部遗忘。

(5) 多重人格 较睡行症和神游症更为复杂。在不同时间内以两种或更多种的身份出现,而每一身份出现都有她(他)的独特人格,并决定各自行为的性质和态度。

(6) 其他 癔症还有多种意识障碍。在农村常见一种癔症发作,大多为妇女,她们的意识处于蒙眬状态,以死人的口气说话,有如神鬼附体。

【诊断】

诊断要点:①大多突然起病和突然消失,而无残留症状。②急剧的或持久的精神刺激常是导致发病的重要原因,以后发病可因联想到初次发病时的情景而引起。③大多具有癔症性格特点。④躯体症状特异,常不能以神经的解剖生理来解释,精神症状常带有浓厚的情感色彩,并有表演、夸张的特点。⑤对躯体症状常泰然漠视,而精神症状阵发性发作时防御反应存在。⑥暗示和自我暗示对症状的发生和消失有明显影响。

另外,要注意到癔症症状可能掩盖器质性损害,或两者同时存在的复杂性。

【鉴别诊断】

1. 精神分裂症 精神分裂症与癔症的区别是:①前者的发作无明显诱因,异常表现的出现无法解释;后者的发作有明显的诱因(如未受到应有的尊重、职称晋升未成功等),发作表现是一种情绪宣泄。②前者常伴有幻觉,特别是幻听,后者无幻觉。③前者无附体体验,说话的语气基本一致;后者有附体体验(模仿他人或以他人的口气说话),表演色彩明显,说话的前后语气变化很大。④前者交流障碍,交流无法进行,后者交流能够较通畅地进行。

2. 癫痫大发作 癫痫大发作与癔症性运动障碍(瘫痪)的区别是:①前者在任何地点、无任何暗示的情况下突然倒地,可引起外伤、舌咬伤等,后者选择较为安全的地点、在暗示的情况下(特别是人多时)缓缓倒地,无外伤或舌咬伤发生。②前者意识完全丧失，瞳孔散大，伴大小便失禁；后者意识部分保留，瞳孔正常，无大小便失禁。③前者四肢呈强直性或阵挛性抽搐，后者四肢呈弛缓性瘫痪，但无病理反射引出。

3. 急性炎症性脱髓鞘性多发性神经病 该病与癔症均有手套、袜子样感觉障碍，其区别是：①前者感觉障碍与病变部位神经解剖分布一致；后者无明显病变部位且感觉障碍不能用神经解剖分布解释。②前者病程呈进行性发展，后者表现为短暂性，可较快出现，较快消失。③前者脑脊液检查呈细胞-蛋白分离现象，后者脑脊液检查正常。

【治疗】

癔症以心理治疗包括心理支持、暗示和催眠法为主，配合药物、针刺和物理疗法等，常取得良好的效果。

1. 心理治疗 在医生的指导下，提高病人对疾病本质的认识，消除顾虑，增强信心，以调动他们的主观能动作用，这种支持疗法的内容与治疗神经衰弱相似。结合癔症的特点，通常需进行以下疗法：

（1）暗示疗法 如治疗转换型肢体瘫痪，在进行言语暗示的同时，用感应电刺激，使病人亲自看到肌肉的收缩。如属下肢瘫痪，可扶着他走，鼓励他努力走动，以后把扶持力量逐渐减少，直至他单独行走为止。也可静脉注射10%葡萄糖酸钙注射液或应用电兴奋治疗等。在情感爆发或痉挛发作时，可采取氨水吸入或针刺等。暗示疗法的成功关键在于病人的高度自信心和迫切期待心情。

（2）催眠疗法 用一般的言语催眠或2.5%硫喷妥钠静脉缓慢注射，诱导病人进入催眠状态后，再进行言语暗示。如为癔症性遗忘，病人进入催眠状态后，可诱导病人将遗忘的事一一回忆起来。

2. 药物治疗 兴奋或烦躁，安定5mg或阿米替林50mg口服；极度兴奋躁动者，氯丙嗪50mg或氟哌啶醇5mg肌肉注射。

3. 其他治疗

（1）针刺 一般宜用强刺激，或用电针治疗。取穴应结合具体症状。如癔症性痉挛发作，可取穴人中、合谷、太冲等；下肢瘫痪，可取穴涌泉、太冲、阳陵泉等。

（2）物理治疗 瘫痪、挛缩、呃逆及躯体感觉缺失可用直流感应电兴奋治疗。

【预防】

寻找病因和诱因，加强情绪疏导和心理支持，改变不合理的认知方式，排除一切不良的心理因素和暗示。规律生活，从小培养良好性格，养成积极、乐观、向上、勤奋、踏实、坚韧、理性的风格与作风。

第十四节 抑郁症

心境障碍是以显著而持久的情感或心境改变为主要特征的一组疾病。临床上主要表现为情感高涨或低落，伴有相应的认知和行为改变，可有精神病性症状，如幻觉、妄想。大多数有反复发作的倾向，部分可有残留症状或转为慢性。根据《中国精神疾病分类方案与诊断标准》（第三版），心境障碍包括双相障碍、躁狂症和抑郁症等类型。抑郁症（depression），是由各种原因引起的以抑郁为主要症状的一组心理障碍或情感性障碍，是一组以抑郁心境自我体验为中心的综合征。抑郁症患者有 10% ~ 15% 面临自杀的危险。截至 2011 年，在世界范围内，抑郁性障碍的发病年龄提早，发病率增加。终身患病率在不同国家中不尽相同，有调查显示，中国的患病率约为 6%，而日本的患病率则高达 20%。

【病因与发病机制】

病因尚不清楚，大量的研究资料提示与遗传因素、性格特质因素、环境或社会因素等有关。

发病机制尚不明确，主要有以下两大学说：①神经递质学说：大脑神经递质 5 - 羟色胺和去甲肾上腺素在神经突触间的浓度相对或绝对不足，导致整体精神活动和心理功能的全面性低下状态。②神经回路学说：2007 年国际权威科学杂志《自然》发表了中国科学院上海生命科学院神经科学研究所客座研究员、美国杜克大学教授冯国平的研究成果，首度揭示了强迫、焦虑和压抑的生理机制，指出"皮质 - 纹状体 - 丘脑 - 皮质回路"出现信息传导不畅是神经症的病理原因，清华大学出版社出版的《心灵杀毒 2.0——弗洛伊德的拼图》进一步验证了神经回路学说，指出抑郁症是心灵呼吸的哮喘症，发明了以此原理开发的思维自助方法。

【临床表现】

抑郁症大多数表现为急性或亚急性起病，好发季节为秋冬季。单相抑郁发病年龄较双相障碍晚，每次发作持续时间比躁狂症长，但也有短的，只有几天，长者可以超过 10 年，平均病程为 6 ~ 8 个月。病程的长短与年龄、病情严重程度以及发病次数有关。一般认为发作次数越多，病情越严重，病程持续时间越长，缓解期也相应越短。抑郁发作临床上主要表现为情感低落、思维迟缓、意志活动减退及躯体症状。

1. 情感低落　情感低落显著而持久，终日忧心忡忡，郁郁寡欢，愁眉苦脸，长吁短叹，兴趣缺乏及乐趣丧失。程度较轻者感到闷闷不乐，无愉快感，凡事缺乏兴趣，平时非常爱好的活动如看足球比赛、打牌、种花草等也觉乏味，任何事都提不起劲，感到"心里有压抑感""高兴不起来"；程度较重者感到痛不欲生，悲观绝望，有度日如年、生不如死之感，常诉说"活着没有意思""心里难受"等。部分可伴有焦虑、激越症状。典型的病例其抑郁心境具有晨重夜轻的节律特点，即情绪低落在早晨较为严重，而傍晚时可有所减轻。

在情感低落的影响下，自我评价低，自感一切都不如人，将所有的过错归咎于自己，常产生无用感、无希望感、无助感和无价值感。感到自己无能力、无作为，觉得自己连累了家庭和社会。回想过去，一事无成，并对过去不重要的、不诚实的行为有犯罪感；想到将来，感到前途渺茫，预见自己的工作要失败，财政要崩溃，家庭要出现不幸，自己的健康必然会恶化。在悲观失望的基础上，产生孤立无援的感觉。因自责自罪，出现罪恶妄想；因躯体不适出现疑病妄想（怀疑自己身患绝症）；因幻觉出现被害妄想。

2. 思维迟缓 自觉"脑子好像是生了锈的机器""脑子像涂了一层浆糊一样开不动了"，表现为思维联想速度缓慢，反应迟钝，思路闭塞，主动言语减少，语速明显减慢，声音低沉，思考问题困难，工作和学习能力下降。

3. 意志活动减退 意志活动呈显著持久的抑制。表现为行为缓慢，生活被动、疏懒，不想做事，不愿和周围人接触交往，疏远亲友，回避社交，常独坐一旁，或整日卧床，不愿外出，不想去上班或上学，不愿参加平常喜欢的活动和业余爱好。严重时，连吃、喝、个人卫生都不顾，甚至发展为不语、不动、不食，呈木僵状态，称为"抑郁性木僵"。但仔细精神检查，仍流露痛苦抑郁情绪。伴有焦虑者，可有坐立不安、手指抓握、搓手顿足或踱来踱去等症状。严重抑郁发作者常伴有消极自杀的观念或行为。认为"结束自己的生命是一种解脱""自己活在世上是多余的人"，并会促进计划自杀发展成自杀行为。自杀行为是抑郁症最危险的症状，应提高警惕。长期追踪发现，约15%的抑郁症最终死于自杀。自杀观念通常逐渐产生，轻者仅感到生活没意思，不值得留恋，逐渐产生突然死去的念头，随抑郁加重，自杀观念日趋强烈，千方百计试图了结自己的生命。

4. 躯体症状 主要有睡眠障碍、食欲减退、体重下降、性欲减退、便秘、身体不适或疼痛、阳痿、闭经、乏力等。睡眠障碍主要表现为早醒，一般比平时早醒 2～3 小时，醒后不能再入睡，这对抑郁发作诊断具有特征性意义。有的表现为入睡困难，睡眠不深。少数表现为睡眠过多。体重减轻与食欲减退不一定成比例，少数可出现为食欲增强、体重增加。

5. 其他 抑郁发作时也可出现人格解体、现实解体及强迫症状。老年抑郁症除有抑郁心境外，多数有突出的焦虑、烦躁情绪，有时也可表现为易激惹和敌意。因思维联想明显迟缓以及记忆力减退，可出现较明显的认知功能损害症状，类似痴呆表现，如计算力、记忆力、理解力和判断能力下降，国内外学者将此种表现称之为抑郁性假性痴呆。

【辅助检查】

临床常用评价存在有无抑郁症状的量表有：①汉密尔顿抑郁量表（HAMD）：是目前使用最为广泛的抑郁量表，具有很好的信度和效度，它能较敏感地反映抑郁症状的变化，并被认为是治疗学研究的最佳评定工具之一，其总分能较好地反映抑郁症的严重程度，病情越轻总分越低。②抑郁自评量表（SDS）：是使用最广泛的抑郁症测量工具之一，它的使用和计分简便易行，在住院患者中测量的效度肯定，但进一步使用需要有更多的信度数据，特别是再测信度数据。由于还未证明SDS对少数有严重抑郁背景的患者的测量效度，所以如用于非住院患者或非精神科领域要十分慎重，且推荐的计分标准不能代替精神科诊断。

【诊断】

以心境低落为主，并至少有下列四项，持续至少2周以上，排除器质性精神障碍或精神活性物质和非成瘾物质所致者，可诊断为抑郁症：①兴趣丧失，无愉快感。②精力减退或疲乏感。③精神运动性迟滞或激越。④自我评价过低、自责，或有内疚感。⑤联想困难或自觉思考能力下降。⑥反复出现想死的念头或有自伤、自杀行为。⑦睡眠障碍，如失眠、早醒或睡眠过多。⑧食欲减退或体重明显减轻。⑨性欲减退。

社会功能受损，给本人造成痛苦或不良后果者为严重抑郁症。

【鉴别诊断】

1. 精神分裂症 精神分裂症的意志减退与抑郁症的区别是：①前者表情呆滞无欲，后者表情忧愁。②前者情感淡漠及情感反应不协调（亲人的任何事情都不关心或与他无关），后者情绪低落，但情感反应与环境与发生的事件协调一致（如为亲人的事情担忧或关心）。③前者常伴有幻觉或妄想，后者无幻觉或妄想。④前者无自杀意念，后者有自杀意念。

2. 神经衰弱 该病的特点是：①脑力与体力易兴奋、易疲劳，反应迅速。②自我评价高。③求诊、求治欲望强烈。

【治疗】

1. 药物治疗 抗抑郁药是当前治疗各种抑郁障碍的主要方法，能有效解除抑郁心境及伴随的焦虑、紧张和躯体症状。虽然抗抑郁药的维持用药在一定程度上预防抑郁症的复发，但不能防止转向躁狂发作，甚至可能促发躁狂发作，当使用抗抑郁药物发生转向躁狂时，即应按双相障碍治疗。

（1）选择性5-羟色胺再摄取抑制剂（SSRIs） 目前已在临床应用的有氟西汀、帕罗西汀、舍曲林、氟伏沙明（氟伏草胺）、西酞普兰等。有效治疗剂量为氟西汀20mg/d、帕罗西汀20mg/d、舍曲林50mg/d、氟伏草胺100mg/d、西酞普兰20mg/d，口服。少数疗效欠佳者剂量可加倍，个别剂量可更大一些。由于SSRIs的半衰期都较长，大多在18～26小时，每日只需服药一次，见效需2～4周。SSRIs不良反应较少而轻微，尤其是抗胆碱能及心脏的不良反应少。常见的不良反应有恶心、呕吐、厌食、便秘、腹泻、口干、震颤、失眠、焦虑及性功能障碍等，偶尔出现皮疹，少数能诱发轻躁狂。不能与单胺氧化酶抑制剂（MAOI）合用。

（2）去甲肾上腺素（NE）和5-羟色胺双重摄取抑制剂（SNRIs） 疗效肯定，起效较快，有明显的抗抑郁及抗焦虑作用，对难治性病例亦有效。临床应用药物为文拉法辛，有效治疗剂量为75～300mg/d，一般为150～300mg/d，速释剂分2～3次口服，缓释剂为胶囊，每日1次口服。常见不良反应有恶心、口干、出汗、乏力、震颤和射精障碍等。无特殊禁忌证，严重肝肾疾病、高血压、癫痫患者应慎用。不能与单胺氧化酶抑制剂（MAOI）合用。

（3）去甲肾上腺素（NE）和5-羟色胺能抗抑郁药（NaSSAs）　代表药物是米氮平，有良好的抗抑郁、抗焦虑及改善睡眠作用，口服吸收快，起效快，抗胆碱能作用小，有镇静作用，对性功能几乎没有影响。起始剂量每日30mg，必要时可增至每日45mg，晚上顿服。常见不良反应为镇静、倦睡、头晕、疲乏、食欲和体重增加。

（4）三环类及四环类抗抑郁药　米帕明（丙咪嗪）、氯米帕明（氯丙咪嗪）、阿米替林及多塞平（多虑平）是临床上常用的三环类抗抑郁药，主要用于抑郁症的急性期和维持治疗，总有效率约为70%，对环性心境障碍和恶劣心境障碍疗效较差。临床用药应从小剂量开始，逐渐增加，有效治疗剂量为150~300mg/d，分2次口服，也可以每晚睡前一次服用。一般用药后2~4周起效。若使用治疗剂量4~6周仍无明显疗效应考虑换药。三环类抗抑郁药的不良反应较多，主要是抗胆碱能和心血管等不良反应。常见有口干、嗜睡、便秘、视物模糊、排尿困难、心动过速、体位性低血压和心率改变等。老年和体弱者用药剂量要减小，必要时应注意监护。原有心血管疾病者不宜使用。

马普替林为四环抗抑郁药，其抗抑郁作用与三环类药物相似，也有明显的镇静作用，但起效较快（4~7天），有效治疗剂量为150~250mg/d，不良反应较少，主要有口干、嗜睡、视物模糊、皮疹、体重增加等，偶可引起癫痫发作。

（5）其他抗抑郁药　单胺氧化酶抑制剂。新型的单胺氧化酶抑制剂吗氯贝胺、曲唑酮、噻奈普汀等均有较好的抗抑郁作用。

第一次抑郁发作且经药物治疗临床缓解者，药物的维持治疗时间需6~12个月；若为第二次发作，主张药物的维持治疗时间为3~5年；若为第三次发作，应长期使用药物维持治疗。维持治疗的药物剂量多数学者认为应与治疗剂量相同，亦有学者认为可略低于治疗剂量，但应定期随访。

2. 电抽搐治疗和改良电抽搐治疗　对严重抑郁症，特别是有自杀言行或抑郁性木僵者，电抽搐治疗应是首选的治疗，对使用抗抑郁药治疗无效者也可采用电抽搐治疗，6~10次为一疗程。电抽搐治疗见效快，疗效好。电抽搐治疗后仍需用药物维持治疗。改良电抽搐治疗（无抽搐电休克治疗）适用范围可扩大。

3. 心理治疗　对有明显心理、社会因素作用的抑郁症，在药物治疗的同时常需配合心理治疗。支持性心理治疗，通过倾听、解释、指导、鼓励和安慰等帮助患者正确认识和对待自身疾病，主动配合治疗。认知治疗、行为治疗、人际心理治疗、婚姻及家庭治疗等一系列的治疗技术，能帮助患者识别和改变认知歪曲，矫正患者适应不良性行为，改善患者人际交往能力和心理适应功能，提高患者家庭和婚姻生活的满意度。

【预防】

规律生活，合理饮食，增加阳光照射时间，保证充足有效的睡眠。改变不合理的认知方式，加强情绪疏导和心理支持，及时缓解精神紧张和心理压力。从小培养良好性格，养成积极、乐观、向上、勤奋、踏实、坚韧、理性的风格与作风。

附 神经精神系统疾病案例

案例（一）

李某，男，67岁。患者2天前无明显原因发现左侧肢体无力、麻木，站立不能，无言语不清、恶心、呕吐、抽搐和意识障碍。未经诊治乃送入某医院就诊，测血压为185/100mmHg，急诊收入院。起病以来患者精神差，无大小便失禁。高血压病病史6年。查体：T 36.6℃，P 80次/分，R 20次/分，BP 185/100mmHg。发育正常，营养中等，自动体位，神志清楚、查体合作。双侧瞳孔等大等圆，直径3mm，对光反射灵敏，眼球运动自如，无眼球震颤。双侧额纹对称，左侧鼻唇沟稍浅，口角右歪，伸舌向左偏斜。颈软。双肺未闻及干湿啰音。心率80次/分，律齐，各瓣膜区未闻及杂音。腹软，无压痛，肝脾未触及。专科体格检查：左侧肢体肌力3级，右侧肢体肌力5级，肌张力正常。左侧巴彬斯基征阳性，右侧阴性；克氏征、布氏征阴性。

问题1：根据临床资料，请做出初步诊断并列出诊断依据。

问题2：为确定诊断，首选的辅助检查是什么？

问题3：若辅助检查结果证实初步诊断，提出治疗措施。

案例（二）

张某，男，47岁。患者半月前无明显原因出现右侧肢体烧灼样疼痛，疼痛由腰部沿右臀部、右大腿后侧及小腿向足背部放射，站立及行走时疼痛明显，卧床休息可缓解，疼痛与天气变化无明显关系，有间歇性跛行。未经诊治，乃到某医院就诊，腰椎CT检查提示"腰4~5椎间盘向后突出"，收入院。查体：T 36.5℃，P 75次/分，R 20次/分，BP 110/80mmHg。发育正常，营养中等，自动体位，神志清楚，查体合作。双侧瞳孔等大等圆，直径3mm，对光反射灵敏，眼球运动自如，无眼球震颤。颈软。双肺未闻及干湿啰音。心率75次/分，律齐，各瓣膜区未闻及杂音。腹软，无压痛，肝脾未触及。专科体格检查：双肾区无叩击痛；脊柱、四肢无畸形，L4、5及S1棘间及左侧有压痛，右下肢直腿抬高试验（Lasegue征）阳性，仰卧挺腹试验阳性，"4"字试验阴性，右下肢肌力4级，余肌力、肌张力正常，右足背皮肤感觉减退，右下肢踝反射减弱，病理反射阴性。

问题1：根据临床资料，请做出诊断并列出诊断依据。

问题2：根据诊断，提出治疗措施。

案例（三）

吴某，男，27岁。发作性四肢抽搐13年，再发加重1天入院。患者于14岁开始，常出现反复发作性意识不清，四肢抽搐，口吐白沫，尿失禁，每次发作持续15~20秒，清醒后常感头痛、全身酸痛和嗜睡。每月发作2~3次，劳累或情绪紧张后次数增多。长期服用"苯妥英钠"治疗。入院前1天，因父亲病故，情绪不稳定，再次发作，较频繁，最长一次持续时间约20分钟，醒后头痛难忍。查体：T 36.6℃，P 88次/分，R 20次/分，BP 120/90mmHg。神志清楚，查体合作。双侧瞳孔等大等圆，直径3mm，对光反射灵敏，眼球运动自如，无眼球震颤。颈软。双肺未闻及干湿啰音。心率88次/分，律齐，各瓣膜区未闻及杂音。腹软，无压痛，肝脾未触及。四肢肌力、肌张力正常，病理反射未引出。辅助检查：脑电图呈痫性放电。

问题1：根据临床资料，请做出初步诊断并列出诊断依据。

问题2：为确定诊断，首选的辅助检查是什么？

问题3：若辅助检查结果证实初步诊断，提出治疗措施。

第八章 风湿性疾病

风湿性疾病（rheumatic diseases）是一组侵犯骨、关节及其周围组织的疾病，其中多数为自身免疫性疾病，其病因各不相同。在日常医疗实践活动中，以风湿性疾病就诊者约占总门诊量的 10%。

风湿性疾病根据其发病机制、病理及临床特点被分为 10 大类近 200 种疾病。①弥漫性结缔组织病：类风湿关节炎、红斑狼疮、多肌炎、硬皮病等。②脊柱关节病：强直性脊柱炎、银屑病关节炎等。③退行性变：骨关节炎等。④与代谢和内分泌相关的风湿病：痛风、马方综合征等。⑤与感染相关的风湿病：反应性关节炎、风湿热等。⑥与肿瘤相关的风湿病：又分为原发性（滑膜瘤等）、继发性（多发性骨髓瘤等）两类。⑦神经血管疾病：神经性关节病、雷诺病等。⑧骨与软骨病变：骨质疏松、软骨病、骨炎等。⑨非关节性风湿病：关节周围病变、椎间盘病等。⑩其他有关节症状的疾病：周期性风湿病、药物相关的风湿综合征等。

第一节 风湿热

风湿热（rheumatic fever）是链球菌感染后引起的一种自身免疫性疾病，可累及关节、心脏、皮肤等多脏器。其中导致的关节病变过去称为"风湿性关节炎"，以多发性、大关节性、游走性关节炎为典型特征，主要发生在青少年。在居室拥挤、经济条件差、医药缺乏的地区，易造成本病流行。流行病学研究表明，平均大约有 3% 的病人在链球菌性咽炎后发作急性风湿热。

【病因与发病机制】

A 组链球菌咽喉部感染与风湿热的发生有关。一般认为该菌荚膜成分与人体滑膜及关节液中的透明质酸存在共同的抗原，细胞壁和细胞膜的蛋白成分也与人的心脏、肾脏、神经组织等的蛋白组成类似，从而产生交叉反应诱发免疫损伤。

【病理】

风湿热是全身性结缔组织的炎症，早期以关节和心脏受累为最常见。按病变的发展过程分为以下三期：①变性渗出期：特点是结缔组织中胶原纤维分裂、肿胀，形成玻璃样和纤维素样变性。病灶周围有淋巴细胞、浆细胞、嗜酸性粒细胞、中性粒细胞等炎性反应细胞浸润。本期可持续 1 ~ 2 个月。②增殖期：在上述病变基础上出现风湿性肉芽肿即风湿小体（又称 Ashoff 小体），这是风湿热的特征性病理改变，是病理学确诊风湿热的依据和风湿活动的指标。风湿小体呈球形、椭圆形或梭形，小到由数个细胞组成，大到直径近 1cm，其中心为纤维素样坏死灶，周围绕有风湿细胞、淋巴细胞和浆细胞。风湿细胞由巨噬细胞吞噬裂解的纤维转变而来，体积大，呈圆形、椭圆形或三角形，胞质丰富呈嗜碱性，胞核为单核或多核，具有明显的核仁，有时可出现双核或多核。本期可持续 2 ~ 3 个月。③硬化期：风湿小体中央的变性坏死物质逐渐被吸收，渗出的炎性细胞减少，风湿细胞转变为成纤维细胞，产生大量胶原纤维，使风湿小体逐渐纤维化，最后形成瘢痕组织。本期持续 2 ~ 3 个月。上述病变进程持续 4 ~ 6 个月，由于风湿热反复发作，上述三期的病理变化在受累处可同时存在。

【临床表现】

多数在发病前 1 ~ 3 周有咽喉炎或扁桃体炎等上呼吸道感染病史。主要临床表现有：

1. 发热 为不规则发热，轻中度发热较常见，亦可有高热。脉率加快，大量出汗，往往与体温不成比例。

2. 关节炎 典型表现是呈游走性、多发性关节炎。以膝、踝、肘、肩等大关节对称性受累为主，局部可有红、肿、热、痛。无关节畸形，但常反复发作。

3. 心脏炎 包括心内膜炎、心肌炎、心包炎，以心内膜炎和心肌炎多见，如三者同时出现，称为风湿性全心炎。①风湿性心内膜炎：风湿性心内膜炎常侵犯心瓣膜，其中二尖瓣最常被累及，其次为二尖瓣和主动脉瓣同时受累，主要表现为在受累瓣膜听诊区闻及心脏杂音。②风湿性心肌炎：主要表现为心尖部第一心音低钝、心律失常、心脏增大，严重时出现心力衰竭。③风湿性心包炎：干性心包炎（纤维素渗出造成）主要表现为心前区疼痛，触诊可触及心包摩擦感，听诊可闻及心包摩擦音；渗出性心包炎主要表现为胸闷不适，叩诊心浊音界呈烧瓶样改变，听诊心音弱而遥远。

4. 皮肤表现 皮下结节和环形红斑。①皮下结节：多发生于关节周围骨突部位，如尺骨鹰嘴、枕骨隆凸、手、膝、跟腱等处，直径 0.2 ~ 3cm，圆形质硬，多可推动，无触痛，数目多少不定，可单个出现，也可对称分布。②环形红斑：呈环形或半环形边界明显的淡红色斑，中心苍白，大小不等，一般直径约 3cm。出现在躯干和四肢屈侧面，呈一过性，或时隐时现呈迁延性，可存在数周。

5. 舞蹈症 多发生在 10 岁左右的女孩。表现为突发、急促、不规则、无目的的舞蹈样不自主动作。常起自一侧肢体，然后波及对侧，上肢症状多较下肢症状重，偶也可限于一侧，不时地出现手指屈伸、翻举旋臂、踢腿屈膝等动作。面肌的不自主动作可见挤眉弄眼、张口吐舌等，犹如做鬼脸。以上不自主动作在情绪激动时加剧，安静时减轻，睡眠时消失。

【辅助检查】

1. 链球菌感染的证据 咽拭子培养链球菌阳性及抗链球菌溶血素"O"（ASO）阳

性，提示近期内有链球菌感染。

2. 风湿炎症活动的证据　①血常规：白细胞计数轻度至中度增高，中性粒细胞增多；有轻度红细胞计数和血红蛋白含量降低，呈正细胞正色素性贫血。②非特异性血清成分改变：红细胞沉降率（ESR）增快；C 反应蛋白（CRP）升高。③免疫指标检测：免疫球蛋白（IgM、IgG、IgA）急性期增高；循环免疫复合物（CIC）检测阳性，血清总补体和补体 C_3 风湿活动时降低；抗心肌抗体（AHRA）阳性等。

【诊断】

临床上沿用 1992 年美国心脏协会修订的 Jones 诊断标准，主要依靠临床表现，辅以实验室检查。

1. 主要表现

（1）心脏炎：①杂音；②心脏增大；③心包炎；④充血性心力衰竭。

（2）多发性关节炎。

（3）舞蹈症。

（4）环形红斑。

（5）皮下结节。

2. 次要表现

（1）临床表现　①既往风湿热病史；②关节痛*；③发热。

（2）实验室检查　①血沉增快，C 反应蛋白阳性，白细胞增多，贫血；②心电图#：PR 间期延长，QT 间期延长。

3. 链球菌感染证据

（1）近期患过猩红热。

（2）咽拭子培养溶血性链球菌阳性。

（3）ASO 或其他抗链球菌抗体增高。

［注］　* 如关节炎已列为主要表现，则关节痛不能作为一项次要表现。

　　　　# 如心脏炎已列为主要表现，则心电图不能作为一项次要表现。

如具有两项主要表现，或一项主要表现加两项次要表现，并有先前链球菌感染的证据，可诊断为风湿热。

【鉴别诊断】

1. 类风湿关节炎　为多发性对称性指掌等小关节炎和脊柱炎。特征是伴有"晨僵"和手指纺锤形肿胀（梭形指），后期出现关节畸形。X 线显示关节面破坏，关节间隙变窄，邻近骨质疏松。血清类风湿因子阳性，免疫球蛋白 IgG、IgM 及 IgA 增高。

2. 结核性关节炎　多为单个关节受累，好发生于经常活动受摩擦或负重的关节，关节疼痛但无红肿，心脏无病变，常有其他部位的结核病灶。抗风湿治疗无效，抗结核治疗有效。

3. 亚急性感染性心内膜炎　多见于原有心瓣膜病变者。有进行性贫血、脾脏肿大、皮肤瘀点或瘀斑、杵状指等，反复血培养细菌（多为草绿色链球菌）阳性，超声心动图可在瓣膜上发现赘生物。

4. 系统性红斑狼疮 关节痛、发热、心脏炎、肾脏病等表现类似风湿热，但有下列特点：①多见于生育期年龄女性。②对称性面部蝶形红斑。③白细胞计数减少、ASO阴性、抗核抗体阳性、抗双链DNA抗体阳性等。④血液或骨髓涂片可找到狼疮细胞。

【治疗】

1. 一般治疗 风湿热活动期必须卧床休息。若无明显心脏受损表现，控制活动量至症状消失，血沉正常。恢复期也应适当控制活动量3～6个月。病程中进食易消化和富有营养的饮食。

2. 抗风湿治疗 常用药物有水杨酸制剂和糖皮质激素两类。

（1）水杨酸制剂 是治疗急性风湿热的最常用药物。以乙酰水杨酸（阿司匹林）和水杨酸钠最为常用，尤以阿司匹林效果最好。阿司匹林，开始剂量成人4～6g/d，儿童80～100mg/（kg·d），分4～6次口服。水杨酸钠每日6～8g，分4次服用。使用水杨酸制剂应逐渐增加剂量，直至取得满意的临床疗效，或出现全身毒性反应。症状控制后剂量减半，维持6～12周。

（2）糖皮质激素 一般认为急性风湿热出现心脏受累表现时，宜先用水杨酸制剂，如效果不佳，则应及时加用糖皮质激素。激素治疗开始剂量宜大，可用泼尼松，成人每日60～80mg，儿童每日2mg/kg，分3～4次口服，直至炎症控制，血沉恢复正常。以后逐渐减量，以每日5～10mg为维持量，总疗程需2～3个月。病情严重者，可用氢化可的松每日300～500mg，或地塞米松每日0.25～0.3mg/kg，静脉滴注。

3. 抗感染治疗 青霉素是首选药物。一般用普鲁卡因青霉素40万～80万U，每日1次，肌肉注射，共10～14天，或苯唑西林钠（苯唑青霉素钠）120万U，肌肉注射一次。对青霉素过敏或耐药者，可改用红霉素或罗红霉素，每日4次，每次0.5g，共10天。

4. 舞蹈病的治疗 避免强光噪音刺激，使用氟哌定醇、安定、巴比妥或氯丙嗪等控制不自主动作，以氟哌定醇（每次0.1g，每日3次，口服）为常用。

【预防】

预防风湿热主要是防止和控制链球菌感染。

1. 预防初次风湿热

（1）防止上呼吸道感染，注意环境卫生，积极参加体育锻炼，提高机体抵抗力。

（2）对急性扁桃体炎、咽炎、中耳炎等急性链球菌感染，应积极给予早期彻底的抗生素治疗，以青霉素首选，一般选用普鲁卡因青霉素每次40万～80万U，每日1次，肌肉注射，共10～14天，或苯唑西林钠120万U，肌肉注射一次。对青霉素过敏者可选用红霉素，每次0.5g，每日4次，口服，共10天。

（3）慢性扁桃体炎反复急性发作者，应手术摘除扁桃体，术前1天至术后3天用青霉素预防感染。

（4）在封闭的人群（军营、学校等）中，预防和早期发现、诊断链球菌感染，可彻底消除链球菌感染流行，大大减少风湿热发病率。

2. 预防风湿热复发　一般使用苄星青霉素120万U，每月1次。青霉素过敏者，可用磺胺嘧啶或磺胺异噁唑，儿童0.25~0.5g/d，成人0.5~1.0g/d，分次口服。一般认为，18岁以下必须持续预防用药；18岁以上且无心脏受累患者，从风湿热末次发作至少维持用药5年；有心脏受累患者，必须严格预防治疗。

第二节　类风湿性关节炎

类风湿性关节炎（rheumatoid arthritis，RA）是一种病因尚未明了的慢性全身性炎症性疾病，以慢性、对称性、多滑膜关节炎和关节外病变为主要临床表现，属于自身免疫炎性疾病。滑膜炎持久反复发作，可导致关节内软骨和骨的破坏，关节功能障碍，甚至残废。血管炎病变累及全身各个器官，故本病又称为类风湿病。本病呈全球性分布，是造成人类丧失劳动力和致残的主要原因之一。我国RA的患病率略低于0.5%~1%的世界平均水平，为0.32%~0.36%。RA可发生于任何年龄，约80%发病年龄在25~50岁，以青壮年为多，男女之比为1:2~1:4。

【病因与发病机制】

本病的病因和发病机制尚未完全阐明，目前一般认为包括遗传因素和环境因素在内的多种因素共同作用造成了自身免疫功能紊乱，出现自身免疫性损伤。

1. 遗传因素　流行病学调查显示RA家族发病率比健康人群家族中高出2~10倍，同卵双生子发病率为21%~32%，高于异卵双生子（发病率为9%），提示遗传因素在RA发病中的作用。作为遗传基础的人类白细胞抗原（HLA），其携带HLA-DR$_4$的个体对RA具有易感性，HLA-DR$_4$阳性者患RA的相对危险性是阴性者的5~7倍。HLA-DR$_4$不仅与RA的发病有关，而且还与RA的病情严重程度有关。

2. 感染因素　虽然至今尚无证据证实有导致RA的直接感染因子，但国内外的研究资料显示某些细菌（白喉杆菌、链球菌、结核杆菌）、病毒（EB病毒、单纯疱疹病毒、风疹病毒）、支原体等的感染可作为起因，引起机体系统调节功能紊乱，造成自身免疫性损伤。

3. 其他　寒冷、潮湿、刺激精神、创伤、营养不良、内分泌失调等常为本病诱发或加重的因素。

【病理】

类风湿性关节炎的组织病理变化虽可因部位而略有变异，但基本变化相同。其特点有：①组织中弥漫或局限性的淋巴细胞或浆细胞浸润，甚至淋巴滤泡形成。②血管炎，伴随内膜增生管腔狭小、阻塞，或管壁的纤维蛋白样坏死。③类风湿性肉芽肿形成。肉芽肿中央是一团由坏死组织、纤维素和含有IgG的免疫复合物沉积形成的无结构物质，边缘为栅状排列的成纤维细胞，再外则为浸润着单核细胞的纤维肉芽组织。

【临床表现】

RA 临床表现多样，从主要的关节炎症状到关节外多系统受累表现。RA 病情和病程有个体差异，表现也不同。

1. 关节炎 主要累及手足等小关节。可分为滑膜炎症状和关节结构破坏的表现，前者经治疗后有一定可逆性，但后者一旦出现很难逆转。

（1）晨僵 早晨起床后病变关节感觉僵硬，称"晨僵"，一般持续 1 小时左右，活动后可减轻。95% 以上 RA 出现晨僵。僵硬程度和持续时间，常与疾病的活动程度一致，可作为对病变活动性的评价。

（2）疼痛与压痛 关节疼痛往往是最早出现的症状，疼痛最常累及的部位是腕关节、掌指关节、近端指间关节、足趾关节等，尤以手足小关节多见，常呈对称性、持续性，时轻时重，伴压痛，受累关节皮肤出现褐色色素沉着。

（3）肿胀 多因关节腔内积液或关节周围软组织炎症引起。受累关节均可肿胀，多呈对称性。

（4）关节畸形 见于疾病晚期，关节周围的肌肉萎缩、痉挛使畸形加重。常见的关节畸形有近端指间关节梭形肿大、掌指关节半脱位、手指向尺侧偏斜、腕关节强直、肘关节强直等，尤以近端指间关节梭形肿大（手指梭形关节）为本病常见的特征性表现。

（5）关节功能障碍 美国风湿病学会根据影响生活的能力将其分为四级：Ⅰ级：病人完成正常活动的能力无任何限制；Ⅱ级：虽有中度限制，但仍能适应，可进行一般的日常生活和某种职业活动；Ⅲ级：重度限制，不能完成大部分的日常工作或活动；Ⅳ级：失去活动能力卧床，或仅能应用轮椅活动。

2. 关节外表现

（1）类风湿结节 是本病最常见的关节外表现，可见于 20% ~30% 的患者，多位于关节隆突部及受压部位皮下。其大小不一，质硬，无压痛，呈对称性分布。其存在提示本病处于活动期。

（2）肺表现 肺受累很常见，男性多于女性，有时可为首发症状。表现为肺间质病变、结节样改变、Caplan 综合征（又称类风湿尘肺病，是指尘肺患者合并类风湿关节炎时出现大量肺结节，临床和胸部 X 线表现均类似肺内的类风湿结节，数量多，较大，可突然出现并伴关节症状加重。病理检查结节中心坏死区内含有粉尘）、胸膜炎和肺动脉高压。

（3）心脏表现 心脏可累及心肌、心瓣膜、心包，其中心包炎最常见。类风湿性心包炎只有小量心包积液，临床表现不明显。

（4）血管表现 类风湿性血管炎可出现在身体的任何部位，检查可见指甲下或指端出现小点状或丘疹状棕色小结节瘀点，少数引起局部组织的缺血性坏死，如肠坏死、心肌梗死、脑梗死等。

（5）肾表现 很少累及，偶有轻微膜性肾病、肾小球肾炎等报道。

（6）神经系统 为类风湿炎症压迫神经所致，最常受累的神经有正中神经、尺神经及桡神经。主要表现为渐起的双手感觉异常和力量减弱，腱反射亢进，霍夫曼征阳性。

（7）血液系统 贫血程度通常与病情活动相关，尤其是与关节的炎症程度相关。贫血一般为正细胞正色素性贫血，出现小细胞低色素性贫血时，可因病变本身或因服用非甾体抗炎药而造成胃肠道长期少量出血所致。在病情活动的 RA 常见血小板增多。

（8）干燥综合征 主要表现为口干、眼干。30% ~40% RA 在疾病的各个时期出现干燥综合征，随病程的延长，患病率逐渐增高。

【辅助检查】

1. **血象** 一般有轻度至中度贫血，白细胞总数及分类大多正常，在活动期血小板可增高。

2. **炎性标志物** 红细胞沉降率和 C 反应蛋白在活动期升高，缓解期下降。

3. **自身抗原**

（1）类风湿因子（RF） 是一种抗自身变性免疫球蛋白的抗体，包括 IgG 型 RF、IgM 型 RF、IgA 型 RF 和 IgE 型 RF 等类型。目前临床主要检测 IgM 型 RF，成年 RA 患者约 3/4 呈阳性，其滴度与本病的活动性和严重程度成正比。IgM 型 RF 阳性且呈高滴度者，病变活动重，病情进展快，不易缓解，预后较差，且有比较严重的关节外表现。

（2）抗角蛋白抗体谱 有抗核周因子（APF）抗体、抗角蛋白（AKA）抗体、抗聚角蛋白微丝蛋白抗体（AFA）和抗环瓜氨酸肽（CCP）抗体。抗 CCP 抗体在此抗体谱中对 RA 的诊断敏感性和特异性高，已在临床中普遍使用。

4. **免疫复合物和补体检查** 类风湿性关节炎活动期和 RF 阳性者，血清中可出现各种类型的免疫复合物，补体均匀升高，只有少数有血管炎者出现低补体血症。

5. **关节滑液检查** 滑液增多，滑液内白细胞数明显增高，达 $2000 \times 10^6/L \sim 75000 \times 10^6/L$，中性粒细胞占优势。

6. **类风湿结节的活检** 典型的病理改变有助于本病诊断。

7. **关节影像学检查** X 线检查对 RA 诊断、关节病变分期、病变演变的监测都有重要价值。其次 X 线数码成像、CT 检查与 MRI 检查，对诊断早期 RA 有帮助。临床常规选双手相（包括腕）或双手相加双足相检查。参照美国风湿病协会的分期标准，国内根据类风湿性关节炎的 X 线表现分为四期。

（1）早期（骨质疏松期） 普遍性骨质疏松和软组织肿胀。

（2）中期（破坏期） 除早期所见外，还有骨端边缘腐蚀，软骨下囊性改变和关节间隙狭窄。

（3）晚期（严重破坏期） 除上述所见外，还有关节严重破坏、骨质吸收、脱位和畸形。

（4）末期（强直期） 关节已呈纤维性或骨性强直。

这一分期主要是根据 X 线检查所显示的关节破坏的程度而定的，而不是根据病程长短。另外，在同一位病人中各个受累关节的病期也不尽相同，有的可能尚处于中期，有的可能已达到晚期或末期。

【诊断】

目前 RA 诊断通常采用美国风湿病协会 1987 年修订的诊断标准：①关节每日晨僵持续至少 1 小时，病程≥6 周。②3 个或 3 个以上的关节肿胀或积液，≥6 周。③腕、掌指、近端指间关节至少 1 个关节肿胀，≥6 周。④对称性关节炎，≥6 周。⑤有类风湿结节。⑥手部 X 线片改变（至少有骨质疏松和关节间隙的狭窄）。⑦血清 RF 阳性（滴度 >1:32）。

凡符合上述 7 项者为典型的类风湿性关节炎。符合上述 4 项者为肯定的类风湿性关节炎。符合上述 3 项者为可能的类风湿性关节炎。符合上述标准不足 2 项而具备下列标准 2 项以上者为可疑的类风湿性关节炎：a. 晨僵；b. 持续的或反复的关节压痛或活动时疼痛至少 6 周；c. 现在或过去曾发生关节肿大；d. 皮下结节；e. 血沉增快或 C 反应蛋白升高；f. 虹膜炎。

【鉴别诊断】

1. 骨关节炎 为退行性骨关节病，多见于 50 岁以上年龄组，其特点是：①主要累及膝、脊柱等负重关节。②通常无游走性疼痛，活动时关节痛加重。③X 线示关节间隙狭窄、关节边缘呈唇样增生或骨疣形成。

2. 强直性脊柱炎 主要侵犯脊柱，当周围关节，特别是以膝、踝、髋关节为首发受累症状者，需与 RA 鉴别。其特点是：①多见于青壮年男性。②外周关节受累以非对称性的下肢大关节炎为主，极少累及手关节。③90% 以上 HLA－B_{27} 阳性，血清 RF 阴性。④骶髂关节炎具典型的 X 线改变。

3. 系统性红斑狼疮 部分首发症状为手指关节肿胀且 RF 阳性者易与 RA 混淆。其特点是：①关节病变一般为非对称性，且较 RA 为轻。②对称性面部蝶形红斑。③白细胞计数减少，抗核抗体阳性，抗双链 DNA 抗体阳性。

4. 风湿性关节炎 风湿性关节炎与类风湿性关节炎的鉴别见表 8－1。

表 8－1 风湿性关节炎与类风湿性关节炎的鉴别

	风湿性关节炎	类风湿性关节炎
好发人群	青少年	中年女性
受累关节	多为大关节，呈游走性、对称性	多为小关节，呈对称性、持续性，时轻时重
关节晨僵	无	有
关节畸形	无	有
关节功能障碍	无	有
ASO	阳性	阴性
RF	阴性	阳性
X 线检查	无骨质改变	骨质疏松、破坏、骨性强直

【治疗】

现行治疗类风湿性关节炎的目的在于：①控制关节及其他组织的炎症，缓解症状。②保持关节功能和防止畸形。③修复受损关节以减轻疼痛和恢复功能。为达到上述目的，早期诊断和早期治疗是极为重要的。

1. 一般疗法 包括休息、关节制动（急性期）、关节功能锻炼（恢复期）、物理疗法等。

2. 药物治疗

（1）非甾体类抗炎药（NSAIDs） 对于初发或轻症病例具有镇痛、消肿作用，是改善关节炎症状的常用药，但不能阻止类风湿性关节炎病变的自然过程，需与改变病程的抗风湿药同服。①塞来昔布：每日剂量200~400mg，分1~2次服用，对磺胺过敏者禁用。②美洛昔康：每日剂量7.5~15mg，分1~2次服用。③双氯芬酸：每日剂量75~150mg，分2次服用。④吲哚美辛：每日剂量75~150mg，分3次服用。⑤萘普生：每日剂量0.5~1.0g，分2次服用。⑥布洛芬：每日剂量1.2~3.2g，分3次服用。无论使用何种NSAIDs，都会出现胃肠道不良反应，使用中应加以注意，只有在一种NSAIDs足量使用1~2周后无效才能更换另一种，应避免两种或两种以上NSAIDs同时服用。

（2）改变病程的抗风湿药（DMARDs） 该类药物较NSAIDs发挥作用慢，临床症状的改善需1~6个月，有改善病理变化和延缓病程的作用。一般首选甲氨蝶呤（MTX），并将其作为联合治疗的基本药物。常用的本类药物有：①甲氨蝶呤（MTX）：每周剂量7.5~25mg，以口服为主（1日之内服完），亦可静注或肌注，疗程至少半年。②柳氮磺吡啶：每日剂量2~3g，分2次服用，对磺胺过敏者禁用。③来氟米特：每次50mg，每日1次；3天后，每次10~20mg，每日1次。④氯喹和羟氯喹：前者每次250mg，每日1次；后者每日200~400mg，分2次服用。长期应用须注意视网膜的退行性变和视神经萎缩等。⑤金制剂：常用的注射剂为硫代苹果酸金钠，第1周10mg肌注，第2周25mg肌注，若无不良反应，以后每周50mg肌注，病情改善后每月50mg肌注维持。口服金诺芬，剂量为每日6mg，分2次口服，2~3月后开始见效。⑥青霉胺：开始剂量为每次125mg，每日2~3次，若无不良反应，2~4周后剂量加倍，至每日500~750mg，症状改善后减量维持。⑦硫唑嘌呤：每日100mg口服，病情稳定后改为每日50mg口服维持。

（3）糖皮质激素 在关节炎急性发作期可给予短效激素，泼尼松每日10mg，可使关节炎症状得到迅速而明显的缓解。有系统症状者，可给予泼尼松每日30~40mg，症状控制后递减，以每日10mg或低于10mg维持。

（4）植物药制剂 常用的有：①雷公藤多苷：每日剂量30~60mg，分3次口服。②青藤碱：每次60mg，每日3次，饭前口服。③白芍总苷：每次0.6g，每日2~3次，口服。

3. 外科治疗 适用于较晚期有畸形并失去功能的关节，常用的手术方式有滑膜切除术、腕管松解术、关节成形术、关节融合术、人工关节置换术等。

【预防】

1. 合理饮食 荤素搭配，营养均衡。多吃牛奶、豆制品、蛋类、蔬菜和水果等食品补充营养，忌食生冷辛辣的食物，多吃温热的食物。

2. 防寒防潮 关注天气变化，注意自身保暖，避免受寒。居室尽量向阳，常开窗通风，保持室内空气清新，温湿度适宜。洗刷要用温水，睡觉前可以用热水泡脚，以促进血液循环。外出时一定要注意关节部位的保暖，可以佩戴护膝、手套等，防止受寒、淋雨和受潮，不穿湿衣、湿鞋、湿袜等。从事在水湿潮寒环境中工作的职业如渔业、井业、露天作业等，一定要注意使用劳动保护用品，垫褥、被盖应勤洗勤晒，以保持清洁和干燥。劳动汗出，里衣汗湿后应及时更换洗净。另外，劳动或运动后，不可趁身热汗出未干便入水洗浴。

3. 劳逸结合 活动与休息要适度，经常参加体育锻炼（如练气功、打太极拳、做保健体操、做广播体操等），避免过度劳累。

第三节　系统性红斑狼疮

系统性红斑狼疮（systemic lupus erythematosus，SLE）是一种侵犯皮肤和多脏器的全身性自身免疫病，其血清具有以抗核抗体为代表的多种自身抗体。我国患病率为 0.7/1000 ~ 1/1000，以女性多见，尤其是 20 ~ 40 岁的育龄期女性。

【病因与发病机制】

1. 病因 本病病因至今不明，可能与下列因素有关。

（1）遗传　下述研究资料提示本病与遗传有关：①同卵孪生发病率 14% ~ 57%，而异卵孪生发病率为 3%。②近亲发病率 5% ~ 12%。③不同人种发病率有差异。④ HLA - II 类基因较 HLA - I 类基因与 SLE 的相关性更明显，HLA - II 类基因的 HLA - DR_2、HLA - DR_3 在病人中的发生频率明显高于正常人。

（2）雌激素　下列研究资料提示本病与雌激素有关：①本病育龄期女性的发病率比同龄男性高 9 ~ 15 倍。②青春期前和绝经期后的女性发病率显著减少，略高于男性。③SLE 病人不论男女，体内雌二醇的代谢产物 16α - 羟雌酮显著增高。④女性避孕药有时可诱发狼疮样综合征。⑤雌性 SLE 模型小鼠阉割可使病情缓解，而雄性 SLE 模型鼠阉割可使病情加重。

（3）环境　①紫外线照射可诱发皮损或使原有皮损加剧，并能使某些局限性盘状红斑狼疮发展为系统性红斑狼疮，约 1/3 SLE 病人对日光过敏，紫外线可使 DNA 形成抗原性强的胸腺嘧啶二聚体，刺激产生相应抗体或使 DNA 性状不稳定发生基因突变，导致 SLE 发病。②某些药物可引发狼疮样综合征，这些药物包括芳香胺类（普鲁卡因胺、磺胺嘧啶和 β 受体阻断剂等）、肼类（肼苯哒嗪、异烟肼等）、巯基化合物（巯甲丙脯酸、青霉胺、丙基硫氧嘧啶与甲基硫氧嘧啶等）、苯类（氯丙嗪、苯妥英钠等）。

③某些食物成分也可诱发 SLE 发生。

2. 发病机制　尚不明确。目前认为在遗传因素和环境因素的共同作用下，机体自身免疫耐受机制被破坏，稳定功能紊乱，出现多种免疫异常，导致机体多系统、多器官的自身免疫性损伤。主要依据有：①抑制性 T 细胞减少，功能下降，辅助性 T 细胞活性增强，B 淋巴细胞过度增殖，高度活化，产生多克隆免疫球蛋白和多种自身抗体，引起免疫复合物型及细胞毒型变态反应。②从 SLE 病人外周血分离的淋巴细胞其凋亡细胞数增加，且凋亡细胞与正常细胞的比例与 SLE 活动性呈正比，凋亡的淋巴细胞导致大量核小体释放，核小体在抗核抗体的产生中具有重要意义。

【病理】

SLE 的基本病理变化是结缔组织的黏液性水肿、纤维蛋白样变性和坏死性血管炎。黏液样水肿见于疾病早期，发生在基质；纤维蛋白样变性是自身免疫球蛋白、补体和 DNA 等抗原以及纤维蛋白混合构成的嗜酸性无结构物质沉积于结缔组织而成；中小血管壁的结缔组织发生纤维蛋白样变性甚至坏死，血栓形成、出血和局部缺血等病变，构成坏死性血管炎。在内脏器官可见到苏木素小体，是由中性粒细胞、淋巴细胞和组织细胞的胞核受相应的自身抗体作用后变性所形成的嗜酸性均匀团块。

1. 皮肤　皮肤的组织病理变化为表皮萎缩，基底细胞液化变性，真皮上部嗜色素细胞增加，胶原纤维肿胀，纤维蛋白样变性，血管和皮肤附属器周围有淋巴细胞、浆细胞和组织细胞浸润。

2. 肌肉　肌肉以横纹肌受累常见，肌束间和肌束内的结缔组织呈小病灶性纤维蛋白样变性，淋巴细胞、浆细胞等浸润，有时可见肌纤维萎缩或透明变性。

3. 肾脏　肾脏中肾小球先受累，后出现肾小管病变，主要为肾小球毛细血管壁发生纤维蛋白样变性或局灶性坏死，内有透明血栓以及苏木素小体，或毛细血管裣基底膜呈灶性增厚，严重时弥漫性增厚，形成所谓"铁丝圈"损害。肾小球除毛细血管病变外，细胞数目也可增多，主要为系膜细胞增生，多呈灶性。肾小球囊壁上皮细胞可增生形成新月体。晚期病例肾小球纤维组织增多，血管闭塞，甚或与囊壁粘连而纤维化。

4. 心脏　心包结缔组织发生纤维蛋白样变性伴淋巴细胞、浆细胞、组织细胞和成纤维细胞浸润，心肌变化与横纹肌相似。

5. 肺脏　肺脏病变初起为血管炎和血管周围炎，以后波及间质和实质，肺泡壁和毛细血管呈纤维蛋白样变性、坏死和透明性变，伴有淋巴细胞和浆细胞浸润。

6. 神经系统　神经系统可见小血管和毛细血管的内皮细胞增殖和淋巴细胞等浸润，有广泛的微血栓和局限性软化灶等。

7. 脾脏　脾脏包膜纤维增厚，滤泡增生，红髓中浆细胞增多，中心动脉出现特殊纤维化，周围出现又厚又密的同心状胶原纤维硬化环，称为"洋葱脾"。

【临床表现】

本病临床表现复杂，虽以多系统受累为主要特点，但在病程的某一时期，可以某一器官或某一系统症状为突出表现，容易误诊。大多数病人起病缓慢，但也有急性发病者。

1. 全身表现　活动期大多数有全身症状，主要为各种热型的发热、疲劳、乏力及体重减轻等。

2. 皮肤和黏膜表现　颊部蝶形红斑，盘状皮损，光过敏，红斑或丘疹，口腔、外阴或鼻溃疡，脱发等。其中以颊部蝶形红斑最具特征性。蝶形红斑是两侧面颊对称性的红斑通过鼻梁相连，起初为鲜红色或紫红色，后可变为暗红色，高于皮肤，边缘或清楚或模糊，表面多光滑，严重者可伴有水疱、结痂，继之出现鳞屑、毛囊角质栓和毛细血管扩张，消退后可遗留色素沉着。因形似一只蝴蝶，故称为"蝶形红斑"。

3. 关节肌肉表现　关节痛是常见的症状之一，常出现对称性多关节疼痛、肿胀，可出现肌痛和肌无力，5%～10%患者出现肌炎。

4. 肾脏表现　出现不同程度的肾损害，类似慢性肾炎或肾病综合征，称为狼疮肾炎。主要表现为水肿、高血压、尿改变（大量蛋白尿、血尿、管型尿），随着病程的发展，最终出现尿毒症，是SLE死亡的常见原因。

5. 心血管表现　①心包炎：最常见，多为纤维素性心包炎，主要表现为心前区疼痛和心包摩擦音。也可有心包积液，量多时可出现心包压塞征，少数发展为缩窄性心包炎。②心肌炎：有气短、心前区疼痛、心动过速、心音减弱、脉压缩小、心脏扩大等表现，严重者出现心力衰竭。③动脉炎和静脉炎：较常见的为锁骨下静脉血栓性静脉炎、四肢血栓闭塞性脉管炎及游走性静脉炎。

6. 呼吸系统表现　以胸膜炎多见，多为干性，也可为渗出性，少量或中等量积液。少数可发生狼疮性肺炎，表现为发热、干咳、气急，偶见咯血。X线检查显示，肺部片状浸润阴影，多见于双下肺。

7. 神经系统表现　往往在急性期或终末期出现，少数为首发表现。神经系统损害以中枢神经系统尤其脑损害为最常见。脑损害称为狼疮性脑病，表现为躁动、幻觉、猜疑、妄想、强迫观念等精神症状，和头痛、恶心、呕吐、颈项强直、惊厥、癫痫发作或昏迷等神经症状。

8. 消化系统表现　食欲减退、腹痛、腹泻、恶心、呕吐等，少数并发胰腺炎、肠坏死、肠梗阻等。

9. 血液系统表现　白细胞减少、贫血、血小板减少、淋巴结肿大、脾肿大等。

10. 其他表现　①干燥综合征：约30%有继发性干燥综合征，唾液腺和泪腺功能不全，表现为口干、眼干。②眼底变化：眼底出血、视乳头水肿等。

【辅助检查】

1. 自身抗体　血清中可以查到多种自身抗体，主要有：①抗核抗体，是指一组针对细胞核或细胞浆内核酸和核蛋白的抗体，约95%的病人呈阳性反应，但特异性差。②抗双链DNA（dsDNA）抗体，特异性高达95%，阳性率约70%，本抗体滴度高者常有肾损害，预后差。③抗Sm抗体（Sm系被发现有此抗体的首例患者Smith的缩写），特异性高达 99%，阳性率约 30%。④其他：抗组蛋白抗体、抗核糖核蛋白（RNP）抗体、抗 SSA 抗体（SSA 是一种核糖核酸蛋白）、SSB 抗体（SSB 是一种核糖核酸蛋白）、抗磷脂抗体、抗组织细胞抗体等。

2. 补体 目前常用的有总补体（CH50）、补体 C_3 和 C_4 的检测。补体低下，尤其是 C_3 低下常提示有 SLE 活动。

3. 狼疮带试验 取腕上方的正常皮肤，用免疫荧光法检查其表皮与真皮交接处是否有免疫球蛋白（IgG）沉积带，出现免疫球蛋白（IgG）沉积带为阳性。狼疮带试验阳性代表 SLE 处于活动期。

4. 狼疮细胞 在血液、骨髓、浆膜腔积液和脑脊液中可检出狼疮细胞。①狼疮细胞的形成：抗核蛋白的免疫球蛋白 G（IgG）抗体作用于细胞膜，使得细胞膜受损，并使细胞核胀大形成一种均匀无结构的圆形烟雾状物质，这种物质被多形核白细胞吞噬后，即形成红斑狼疮细胞。②狼疮细胞阳性：主要见于系统性红斑狼疮，偶可见于风湿病、类风湿病、硬皮病、皮肌炎、活动性肝炎等。

5. 其他 ①血常规：血小板减少、白细胞减少、急性溶血性贫血。②尿液检查：蛋白尿、红细胞尿、白细胞尿、管型尿。③血沉：活动期血沉明显加快。

【诊断】

目前普遍采用美国风湿病学会 1997 年推荐的 SLE 分类标准：①颊部红斑；②盘状红斑；③光过敏；④口腔溃疡；⑤关节炎；⑥浆膜炎；⑦肾脏病变；⑧神经病变；⑨血液学病变；⑩免疫性异常；⑪抗核抗体滴度异常。该分类标准的 11 项中，符合 4 项或 4 项以上者，在除外感染、肿瘤和其他结缔组织病后，可诊断 SLE。其敏感性和特异性分别为 95% 和 85%。

【鉴别诊断】

1. 多发性肌炎 SLE 肌痛轻，肌酶谱正常，肌电图无异常。多发性肌炎肾脏病变少见，抗 dsDNA 抗体、抗 Sm 抗体均阴性。典型的皮肤损害为双上眼睑实质性水肿性紫红斑，Gottron 征（肘关节与膝关节伸侧面和内踝附近、掌指关节和指间关节伸侧面的紫红色丘疹斑片，其上覆盖细小鳞屑）阳性，肌无力明显，血清中肌酶升高，肌电图示肌源性损害，组织病理检查有肌炎的表现。

2. 药物性狼疮 有服药史（常见为普鲁卡因酰胺、异烟肼、苯妥英钠、肼苯哒嗪），发热、管型尿、显微血尿和氮血症少见，抗 DNA 抗体多阴性，病情较轻。与系统性红斑狼疮最大的区别在于药物性狼疮常于停药后消失，再次用药很快再发病。

3. 硬皮病 为以皮肤硬化为主要表现的结缔组织病，皮肤发红，坚实光亮，与皮下组织粘连，不易捏起，血清 Scl-70（＋），组织病理有特征性改变。

4. 类风湿性关节炎 以关节症状起病，尤其是类风湿因子阳性的 SLE，常被误诊为类风湿性关节炎。SLE 关节疼痛、肿胀、晨僵等关节症状均较轻，持续时间短，为非侵袭性，不出现关节畸形。

5. 结节性多动脉炎 结节性多动脉炎可有皮肤、关节和肾脏受累，与 SLE 有相似表现，但结节性多动脉炎的皮肤改变多为皮下结节，大关节肿痛，血白细胞数常升高，抗核抗体阴性。

【治疗】

SLE 活动且病情重者，给予强有力的药物控制，病情缓解后，则接受维持治疗。

1. 糖皮质激素 一般选用泼尼松或甲泼尼松龙，只有鞘内注射时用地塞米松。病情轻者，可先试用泼尼松每日 0.5～1mg/kg，晨起顿服，病情稳定后 2 周或疗程 8 周内，开始以每 1～2 周减 10% 的速度缓慢减量，减至小于每日 0.5mg/kg 后，减药速度按病情适当调慢，如病情允许，维持剂量应小于泼尼松每日 10mg。

激素冲击疗法：用于急性爆发性危重 SLE，甲泼尼松龙 500～1000mg，溶于 5% 葡萄糖注射液 250mL 中，缓慢静脉滴注，每日 1 次，连用 3 天为一个疗程，之后使用如上所述的泼尼松。

2. 免疫抑制剂 活动程度较严重的 SLE，在给予大剂量激素的同时，加用免疫抑制剂，常用环磷酰胺和硫唑嘌呤。

（1）环磷酰胺（CTX） CTX 冲击疗法，每次剂量 0.5～1.0g/m^2 体表面积，加入 0.9% 氯化钠注射液 250mL 中，静脉缓慢滴注，时间不少于 1 小时。除病情危重每 2 周冲击 1 次外，一般每 4 周冲击 1 次，冲击 8 次后，如病情好转，改为每 3 个月冲击 1 次，至活动静止后至少 1 年，可停止冲击。CTX 口服剂量为每日 1～2mg/kg，分 2 次口服。

（2）硫唑嘌呤 适用于中等度严重病人，每日 1～2mg/kg，分次口服。

3. 免疫球蛋白 静脉注射大剂量免疫球蛋白，适用于某些病情严重或并发全身性严重感染者，每日 0.4g/kg，静脉滴注，连续 3～5 天为一个疗程。

4. 其他治疗 根据病情选择治疗方案。

（1）血浆置换 对于危重或经多种方法治疗无效者可进行血浆置换，可迅速缓解病情。

（2）人造血干细胞移植 是通过异体或自体的造血干细胞植入获得造血和免疫功能重建的医疗手段。多项研究证实，人造血干细胞移植可以使传统免疫抑制剂治疗无效者病情得以缓解。

（3）一般及对症治疗 ①急性活动期应卧床休息。②心理治疗。③预防和控制感染。④避免强光暴晒和紫外线照射，避免使用可能诱发狼疮的药物。⑤活动期不进行疫苗注射，缓解期疫苗注射不用活疫苗。⑥针对症状治疗。

【预防】

树立乐观情绪，正确对待疾病，树立战胜疾病的信心，注意劳逸结合，适当休息，预防感染。去除各种诱因，避免日光暴晒和紫外线等照射。

第四节　骨质疏松症

骨质疏松症（osteoporosis，OP）是多种原因引起的以单位体积内骨组织量减少和骨组织微结构破坏为特征，易于导致骨脆性增加和骨折的代谢性疾病。随着工业化加速，人口老龄化和人均寿命的延长，骨质疏松的发病率逐年升高。按照病因可分为原发性和继发性两类，下面介绍原发性骨质疏松症。

【病因与发病机制】

正常成熟骨的代谢主要以骨重建形式进行。凡使骨吸收增加和（或）骨形成减少的因素都会导致骨丢失和骨质量下降，导致骨脆性增加，直至发生骨折。原发性骨质疏松症的病因和发病机制尚未明确，与骨质疏松形成有关的或危险因素有：

1. 性激素缺乏　雌激素减少使破骨细胞功能增强，骨丢失加速，这是绝经后发生骨质疏松症的主要病因。雄激素通过刺激成骨细胞的活动能力，生成更多的新骨质，增加骨密度。雄激素缺乏，成骨细胞活动能力减弱，在老年性骨质疏松中起着重要作用。

2. 维生素 D 缺乏和甲状旁腺激素（PTH）增高　维生素 D 和甲状旁腺激素具有协同平衡血液中钙、磷水平的作用，钙、磷是是骨组织的主要成分，两者失衡可造成血液中钙、磷含量改变，导致骨质疏松的发生。

（1）**维生素 D 缺乏**　维生素 D 的主要生理作用是促进机体对钙、磷的吸收，促进骨骼钙化。维生素 D 缺乏可影响骨的钙化，使骨组织减少。维生素 D 缺乏的原因有光照减少、营养不良、慢性腹泻等。

（2）**PTH 增高**　PTH 的主要生理作用是通过破骨细胞发生溶骨作用，动员骨钙入血。PTH 的分泌过于旺盛，骨形成与骨销蚀的平衡遭到破坏，被增强的破骨活性占优势，引起骨钙质的销蚀而产生骨质疏松等。与骨质疏松症相关的 PTH 增高的原因有维生素 D 缺乏、小肠吸收不良、肾功能减退等。

3. 遗传因素　研究表明，骨质疏松症发生与遗传因素有重要关系。峰值骨量降低、骨重建功能衰退、骨质量下降均与遗传缺陷有关。

4. 不良生活方式　吸烟、酗酒、制动、体力活动减少、长期卧床、长期服用糖皮质激素等亦是骨质疏松症发生的危险因素。

【临床表现】

1. 骨痛与肌无力　骨量丢失 12% 以上时即可出现骨痛。骨痛一般为弥漫性，以腰背痛多见，无明显压痛点。常伴有乏力，多于劳累或活动后加重。负重能力下降或不能负重。

2. 骨折　轻微活动（弯腰、负重、挤压或摔倒后）即可诱发骨折，以脊柱、髋部和前臂多见，其他部位也可发生。脊椎椎体前部负荷量大，尤其第 11、12 胸椎及第 3 腰椎，负荷量更大，容易压缩变形，使脊椎前倾，形成驼背。随着年龄增长，骨质疏松加重，驼背曲度加大，老年人骨质疏松时椎体压缩，每椎体缩短 2mm 左右，身长平均缩短 3~6cm，其突出表现为身材矮小。

3. 其他表现 胸廓严重变形可出现胸闷、气短、呼吸困难等症状，并易并发上呼吸道和肺部感染。髋部骨折可致感染、心血管病或慢性衰竭造成死亡。

【辅助检查】

1. 实验室检查

（1）血清钙、磷和碱性磷酸酶测定 在原发性骨质疏松症中，血清钙、磷以及碱性磷酸酶水平通常是正常的，骨折后数月碱性磷酸酶水平可增高。

（2）血清甲状旁腺激素测定 应检查甲状旁腺功能除外继发性骨质疏松症。原发性骨质疏松症者血甲状旁腺激素水平可正常或升高。

（3）血清骨更新的标记物测定 反应骨转换（包括骨形成和骨吸收）状态的生化指标有助于判断骨质疏松的程度，包括骨特异的碱性磷酸酶（反应骨形成）、抗酒石酸酸性磷酸酶（反应骨吸收）、骨钙素（反应骨形成）、I型原胶原肽（反应骨形成）、尿吡啶啉和脱氧吡啶啉（反应骨吸收）、I型胶原的 N-C-末端交联肽（反应骨吸收）等。

（4）晨尿钙/肌酐比值 正常比值为 0.13±0.01，尿钙排量过多则比值增高，提示有骨吸收率增加可能。

2. X 线检查 骨质疏松的 X 线表现主要是骨密度减低及骨折。骨密度减低的 X 线检查特点是：①长骨：可见骨松质中骨小梁变细、减少、间隙增宽，骨皮质出现分层和变薄现象。②脊椎：椎体内结构呈纵行条纹，周围骨皮质变薄，严重时，椎体内结构消失；椎体变扁，其上下缘内凹；椎间隙增宽，呈梭形，致椎体呈鱼脊椎状。疏松的骨骼易发生骨折，椎体有时可压缩呈楔状。

3. 骨密度检测 骨密度（BMD）检测是骨折的预测指标。

（1）单光子吸收测定法（SPA） 利用骨组织对放射性物质的吸收与骨矿含量成正比的原理，以放射性同位素为光源，测定人体四肢骨的骨矿含量。一般选用部位为桡骨和尺骨中远 1/3 交界处（前臂中下 1/3）作为测量点。一般右手为主的人测量左前臂，"左撇子"测量右前臂。该方法在我国应用较多，且设备简单，价格低廉，适合于流行病学普查。该法不能测定髋骨及中轴骨（脊椎骨）的骨密度。

（2）双能 X 线吸收测定法（DXA） 将 X 射线经过一定的装置获得两种能量射线，即低能和高能光子峰，此种光子峰穿透身体后，扫描系统将所接受的信号送至计算机进行数据处理，得出骨矿物质含量。该仪器可测量全身任何部位的骨量，精确度高，对人体危害较小，检测一个部位的放射剂量相等于一张胸片的 1/30，定量 CT 的 1%。不存在放射源衰变的问题，目前已在我国各大城市逐渐开展，前景看好。

（3）定量 CT（QCT） QCT 能精确地选择特定部位的骨测量骨矿密度，能分别评估皮质骨与海绵骨的骨矿密度。临床上骨质疏松引发的骨折常位于脊柱、股骨颈和桡骨远端等富含海绵骨的部位，运用 QCT 能观测这些部位的骨矿变化，因受试者接受 X 线量较大，目前仅用于研究工作中。

（4）超声波测定法 由于其无辐射和诊断骨折较敏感而引起人们的广泛关注，利用声波传导速度和振幅衰减能反映骨矿含量多少和骨结构及骨强度的情况，与 DXA 相关性良好。该法操作简便，安全无害，价格便宜，所用的仪器为超声骨密度仪。

其中 DXA 测量值是目前国际学术界公认的骨质疏松症诊断的"金标准"。

WHO 建议根据 BMD 值对骨质疏松症进行分级，规定正常健康成年人的 BMD 值加减 1 个标准差（SD）为正常值，较正常值降低 1～2.5 个 SD 为骨质减少，降低 2.5 个 SD 以上为骨质疏松症，降低 2.5 个 SD 以上并伴有脆性骨折为严重的骨质疏松症。

骨密度通常用 T－Score（T 值）表示，T 值＝（测定值－骨峰值）/正常成人骨密度标准差。T 值 > －1，为正常；T 值为 －1～－2.5，为骨量低下；T 值 < －2.5，为骨质疏松。

T 值用于表示绝经后妇女和 50 岁以上男性的骨密度水平。对于儿童、绝经前妇女和 50 岁以下的男性，其骨密度水平建议用 Z 值表示。

Z 值 ＝（测定值－同龄人骨密度均值）/同龄人骨密度标准差

【诊断】

1. 诊断要点 ①有骨质疏松家族史、脆性骨折史、消瘦、闭经、绝经、慢性疾病、长期营养不良、长期卧床或长期服用致骨丢失药物等病史。②出现骨痛与肌无力、骨折等临床表现。③X 线检查显示骨密度减低及骨折。④根据 BMD 测得结果确定是低骨量、骨质疏松或严重骨质疏松。

2. 临床分型 原发性骨质疏松症又可分为绝经妇女的骨质疏松症（Ⅰ型）、老年性骨质疏松症（Ⅱ型）和特发性骨质疏松（包括青少年型）三种。绝经后骨质疏松症一般发生在妇女绝经后 5～10 年内；老年性骨质疏松症一般指老人 70 岁后发生的骨质疏松；特发性骨质疏松主要发生在青少年，病因尚不明。

【鉴别诊断】

原发性骨质疏松症应与继发性骨质疏松症进行鉴别。继发性骨质疏松症指由任何影响骨代谢的疾病或药物所致的骨质疏松症。引起继发性骨质疏松的常见疾病有：

1. 内分泌代谢性疾病 甲旁亢的骨骼改变主要为纤维囊性骨炎，早期可仅表现为低骨量或骨质疏松症，测定血 PTH、血钙和血磷一般可以鉴别，仍有困难可行特殊影像学检查或动态试验。其他内分泌疾病鉴别不难。

2. 血液系统疾病 血液系统肿瘤的骨损害有时可酷似原发性骨质疏松症或甲旁亢，此时有赖于血 PTH、PTH 相关蛋白和肿瘤特异标志物测定等进行鉴别。

3. 其他继发性骨质疏松症 主要包括肾性骨病、类固醇性骨质疏松症和软骨化症等。有时原发性和继发性骨质疏松可同时或先后发生。

【治疗】

1. 一般治疗

（1）饮食 进食富含钙、镁与异黄酮类食物等。①富含钙的食物主要有牛奶（半斤牛奶含钙300mg）、海带和虾皮（海带和虾皮是高钙海产品，每日食用25g，可补钙300mg）、豆制品（500g豆浆含钙120mg，150g豆腐含钙500mg）、动物骨头、蔬菜（雪里蕻100g含钙230mg，小白菜、油菜、茴香、芫荽、芹菜每100g含钙150mg）等。②富含镁的食物主要有蔬菜（油菜、慈菇、茄子、萝卜等）、水果（葡萄、香蕉、柠檬、橘子等）、谷类（糙米、小米、鲜玉米、小麦胚芽等）、豆类（黄豆、豌豆、蚕豆）、水产品（紫菜、海参、鲍鱼、墨鱼、鲑鱼、沙丁鱼、蛤蜊等）、其他（松子、榛子、西瓜子）。③富含异黄酮类的食物主要是大豆或豆制品（豆腐、豆粕、豆浆等）。

（2）补充钙剂和维生素D　不论何种OP均应补充适量钙剂，使每日元素钙的总摄入量达800~1200mg。同时补充维生素D 400~600IU/d。

（3）运动　能增加和保持骨量，可使老年人的应变能力增强，降低骨折风险。运动的类型、方式和量应根据患者的具体情况而定。

（4）其他　主要包括戒烟戒酒、预防跌倒、停用致骨丢失药物等。

2. 对症治疗

（1）疼痛　着给予适量非甾体类镇痛剂，如阿司匹林，每次0.3~0.6g，每日2~3次，或吲哚美辛，每次25mg，每日3次，口服。

（2）骨骼畸形或骨折　骨骼畸形应局部固定或采用其他矫形措施防止畸形加剧。骨折者给予牵引、固定、复位或手术治疗，同时尽早辅以物理疗法和康复治疗，努力恢复运动功能。

3. 特殊药物治疗

（1）二磷酸盐　二磷酸盐是与钙有高度亲和力的人工合成化合物，有强烈的骨吸收抑制作用。主要用于骨吸收明显增强的代谢性骨病，如变形性骨炎、甲旁亢等。亦用于治疗原发性和继发性骨质疏松症，尤其适用于绝经后骨质疏松症又不宜使用雌激素者，对类固醇性骨质疏松症也有疗效，骨转换率正常或降低者不宜单独用大剂量二磷酸盐治疗。

该类药物常用的有三种：①1-羟基乙磷酸钠（etidronate，邦特林）：400mg/d，清晨空腹时口服，服药1小时后方可进餐或饮用含钙饮料，连用2~3周为一疗程。通常需隔月一个疗程。②3-氨基-1-羟基乙磷酸钠（pamidronate，帕米磷酸钠）：用注射用水稀释成3mg/mL浓度后加入生理盐水中，缓慢静脉滴注，每次15~60mg，每月注射1次，连用3次，此后每3个月注射1次或改口服制剂。用量根据血钙和病情而定，两次给药时间不得少于1周。③4-氨基-1-羟丁基乙磷酸钠（alendronate，阿仑磷酸钠）：常用量为10mg/d，或70mg/w，1次口服，服药期间无需间歇。其他新型二磷酸盐制剂（唑来膦酸二钠、氯屈磷酸二钠等）亦可酌情选用。二磷酸盐的研制发展很快，目前已有每半年或每一年使用一次的静脉注射制剂，明显提高了患者的依从性，但长期使用的不良反应有待观察。

用药期间需补充钙剂，偶可发生浅表性消化性溃疡；静脉注射可导致二磷酸盐钙螯合物沉积，有血栓栓塞性疾病、肾功能不全者禁用。治疗期间监测血钙、磷和骨吸收生化标志物。

（2）**降钙素** 为骨吸收的抑制剂，主要适用于高转换型 OP、OP 伴或不伴骨折、变形性骨炎及急性高钙血症或高钙血症危象。主要制剂：①鲑鱼降钙素（miacalcic）：每日 50 ~ 100U，皮下或肌肉注射，有效后减为每次 50 ~ 100U，每周 2 ~ 3 次。②鳗鱼降钙素（elcatonin）：每次 20U，每周 2 次，肌肉注射，或根据病情酌情增减。孕妇和过敏反应者禁用。应用降钙素制剂前需补充数日钙剂和维生素 D。

（3）**甲状旁腺素（PTH）** 小剂量可促进骨形成，增加骨量。对老年性骨质疏松症、PMOP、雌激素缺乏的年轻妇女和糖皮质激素所致的骨质疏松症均有治疗作用。PTH 可单用（400 ~ 800U/d），疗程 6 ~ 24 个月，或与雌激素、降钙素、二磷酸盐或活性维生素 D 联合应用。

（4）**雌激素补充治疗（ERT）** 适应证：①围绝经期低骨量或骨质疏松，特别是伴绝经症状者。②卵巢早衰或因各种原因切除卵巢伴雌激素缺乏者。

禁忌证：①子宫内膜癌、乳腺癌和子宫内膜异位症。②不明原因的阴道出血。③活动性肝炎或其他肝病伴肝功能明显异常者。④系统性红斑狼疮及其他结缔组织病。⑤活动性血栓栓塞性病变。⑥偏头痛、血脂异常、子宫肌瘤、胆囊疾病等。

一般用 17β - 雌二醇，或戊酸雌二醇，1 ~ 2mg/d，口服；炔雌醇，10 ~ 20μg/d，口服；替勃龙，1.25 ~ 2.5mg/d，口服；雌二醇皮贴剂，0.05 ~ 0.1mg/d，皮肤贴敷。近年推出的鼻喷雌激素制剂（aerodio）具有药物用量低、疗效确切等优点。治疗期间应定期检查乳腺，测量 BMD。必要时用阴道 B 超测量子宫内膜厚度变化，如子宫内膜超过 5mm 应加孕激素。反复阴道出血者应减少用量或停药。

5. 其他药物 包括小剂量氟化钠、GH 和 IGF - 1 等。

【预防】

改善饮食结构，避免摄入过量酸性物质。戒烟戒酒，不喝浓咖啡。进行户外运动，接受适量日光照射。适当补充钙剂和维生素 D。妇女围绝经期和绝经后及时适量补充雌激素。

附 风湿性疾病案例

案例（一）

患者，女，21 岁，主因头晕、乏力、尿色发黄半月，加重 1 周入院。半月前患者突然头晕、乏力，尿色深黄，进食减少，化验肝功能正常，体温 37.8℃，不伴咳嗽、咽痛，近 1 周来加重。胸透未见异常。血常规检查显示：血红蛋白 85g/L，网织红细胞 7%。既往半年多来有关节疼痛，面部出现红斑，日晒后加重，有时口腔溃疡，月经正常。为明确诊治，故求诊于医院。

体格检查：T 37.6℃，P 96 次/分，R 20 次/分，BP 117/84mmHg。轻度贫血貌，全身皮肤、黏膜未见黄染及出血点，全身浅表淋巴结未触及肿大。巩膜可疑黄染，睑结膜略苍白。双颊部可见蝶形红斑。咽无充血。左侧颊黏膜有一枚 2cm×1cm 溃疡。心肺无异常。腹平软，肝大肋下 0.5cm，质软，无压痛，脾侧位可触及。双膝关节轻压痛，无红肿。双下肢无水肿。

问题 1：根据现有临床资料，提出初步诊断。

问题 2：为确定诊断，列出辅助检查的项目。

问题 3：若辅助检查的结果支持初步诊断，写出初步治疗计划或方案。

案例（二）

患者，男，40 岁，于 2012 年 11 月受凉后出现左肩关节疼痛，晨起时抬肩困难，在当地诊所按摩后好转。1 个月后再次出现双肩关节疼痛，就诊 T 市某医院，未明确诊断，给予口服双氯灭痛（200mg/d）后，症状减轻。后自行拔罐治疗，双肩关节疼痛加重，并累及双手近指间关节、掌指关节及双腕、双膝、双踝等四肢大小关节，关节肿胀、疼痛，局部灼热，活动不利，晨僵现象明显，再次就诊该医院。

体格检查：生命体征平稳。全身皮肤、黏膜未见黄染及出血点。全身浅表淋巴结未触及肿大。睑结膜红润。心、肺、腹未见明显异常。脊柱生理弯曲存在。双手第 2、3、4 近指间关节、掌指关节 Ⅱ 度肿胀，屈伸活动受限，不能握拳。双腕关节 Ⅰ 度肿胀，皮温略高，背伸 30°，掌屈 40°。双肘关节 Ⅰ 度肿胀，皮温略高，活动正常。双肩关节前屈上举 90°，侧举 60°，内收 20°。双膝关节 Ⅱ 度肿胀，皮温高，浮髌试验（＋），伸 0°，屈 100°。

问题 1：根据现有临床资料，提出初步诊断。

问题 2：为确定诊断，列出辅助检查的项目。

问题 3：若辅助检查的结果支持初步诊断，写出初步治疗计划或方案。

第九章 理化因素所致疾病

理化因素所致疾病是指在人类生存环境中，不利的物理因素和有害的化学物质危害人类身体健康的疾病。

常见不利的物理因素及所致损害：①高温：作用人体引起中暑或烧伤。②低温：在低温环境中滞留时间过长，易发生冻僵。③高气压：易发生减压病，发生栓塞，导致血液循环障碍和组织损伤。④低气压：在高山或高原停留或居住，引起缺氧，常发生高原病。⑤电流：意外接触强度不同的电流后可引起不同临床表现的电击。⑥淹溺：可导致呼吸或心跳停止。

常见有害的化学物质及所致损害：①农药：人体意外摄入致中毒甚至死亡。②药物：麻醉镇痛药、镇静催眠药和精神兴奋药等过量可致中毒甚至死亡。③乙醇：一次大量饮酒可发生急性乙醇中毒甚至死亡。④一氧化碳：吸入可致中毒甚至死亡。⑤毒蛇咬伤：可致中毒甚至死亡。⑥清洁剂或有机溶剂等：误服可致中毒。

理化因素所致疾病常见的有中毒、中暑、冻僵、高原病、电击、淹溺、晕动病等。本章介绍中毒和中暑。

第一节 中 毒

一、中毒概述

毒物进入人体，达到中毒量而产生损害的全身性疾病称为中毒。引起中毒的化学物质称为毒物。中毒可分为急性和慢性两大类，主要由接触毒物的剂量和时间决定。短时间内吸收大量毒物可引起急性中毒，长时间接触小剂量毒物则引起慢性中毒。

【病因与发病机制】

1. 病因

（1）毒物种类 造成中毒的毒物广泛存在于人类生存的环境中，有工业性毒物、农业杀虫剂、杀鼠剂、药物等。

1）工业性毒物：①腐蚀性毒物：浓硫酸、浓硝酸、浓盐酸、氢氧化钠、氢氧化钾等。②金属类：汞、铅、镉等。③有机溶剂：甲醇、汽油、煤油、苯等。④刺激性气体：氨、氯、一氧化碳、二氧化氮等。⑤窒息性毒物：氰化钾、亚硝酸盐、苯胺、硝基苯等。

2）农业杀虫剂：①有机磷类：甲拌磷、内吸磷、敌敌畏、乐果、稻丰散等。②氨基甲酸酯类：呋喃丹、西维因、叶蝉散等。③拟除虫菊酯类：溴氢菊酯（敌杀死）、氰戊葡酯（速灭杀丁）等。④杀虫脒。

3）杀鼠药：毒鼠强、氟乙酰胺、溴鼠隆、磷化锌等。

4）药物：安定、氯丙嗪、阿托品、阿司匹林、异烟肼等。

5）有毒动植物：①植物类（包括中药）：马钱子、巴豆、附子、川乌、草乌、发芽马铃薯、毒蕈等。②动物类：蟾蜍、河豚鱼、蛇毒等。

（2）中毒方式

1）职业性中毒：由于职业关系，在生产、运输、保管和使用过程中，防护不利或意外情况发生，接触毒物引起中毒。

2）生活性中毒：①误食毒物：如错把亚硝酸钠当作食盐炒菜食用。②意外接触：如不小心撞翻盛装强酸或强碱的容器使毒物接触身体。③自杀或他杀。

2. 发病机制　毒物通过呼吸道、消化道和皮肤黏膜等途径进入人体。毒物对人体的损害方式有：

（1）局部刺激、腐蚀作用　强酸和强碱可吸收组织中的水分，并与蛋白质或脂肪结合，造成细胞变性、坏死。

（2）缺氧　一氧化碳、氰化物、亚硝酸盐等通过阻碍氧的吸收、转运和利用造成机体缺氧。

（3）麻醉作用　有机溶剂和吸入性麻醉药有强亲脂性，它们通过血脑屏障与富含脂类的脑组织结合，抑制脑功能。

（4）抑制酶活力　酶是生命活动的重要活性物质，许多毒物通过抑制酶活性影响机体功能造成中毒。有机磷杀虫药通过抑制胆碱酯酶造成中毒；氰化物通过抑制细胞色素氧化酶造成中毒；铅、砷、汞通过抑制含巯基的酶造成中毒。

（5）干扰细胞或细胞器的功能　二硝基酚、五氯酚等酚类物质可作用于线粒体，妨碍三磷酸腺苷的形成和贮存，造成发热；四氯化碳在体内经酶催化形成三氯甲烷自由基，自由基作用于肝细胞使肝细胞坏死。

（6）其他　如受体的竞争、出血、溶血等。

【诊断】

1. 毒物接触史　询问是否有毒物接触、接触方式及剂量，病人的精神状态、生活情况、服用药物情况，病人职业、工种、环境条件及防护情况。

2. 临床表现　急性中毒起病急，变化快，可产生发绀、惊厥、呼吸困难、休克、昏迷、心跳呼吸骤停等严重表现。不同的毒物中毒常呈现某些特殊表现，对提示诊断有重要意义。例如：呼气呈大蒜味提示有机磷农药中毒；口唇呈樱桃红色提示一氧化碳中毒；皮肤呈黑色痂皮提示浓硫酸烧伤；瞳孔扩大提示阿托品和莨菪碱类中毒；瞳孔缩小可提示有机磷农药等中毒。慢性中毒多见于职业中毒和地方病。出现某些表现时应想到慢性中毒的可能。例如：痴呆可见于四乙铅、一氧化碳中毒；周围神经异常表现可见于铅、砷、铊、二硫化碳等中毒；贫血表现可见于苯、三硝基甲苯等中毒。

3. 辅助检查　中毒的辅助检查主要是实验室检查。一方面常规留取剩余毒物或可能含毒的标本（病人的呕吐物、胃内容物、血、尿等）通过化验确定毒物种类；另一方面通过对血液等标本的检查发现某些中毒的特异性改变，如有机磷杀虫药中毒时血清胆碱酯酶活力降低、一氧化碳中毒时血液碳氧血红蛋白浓度升高。

【治疗】

中毒的治疗原则是：立即终止接触毒物；清除尚未吸收的毒物；促进已吸收毒物的排出；使用特殊解毒药；对症治疗及一般治疗。

1. 立即终止接触毒物　毒物经呼吸道或皮肤吸收时，要立即将病人撤离中毒现场，并脱去污染的衣服、口罩、帽子等。

2. 清除尚未吸收的毒物

（1）清除胃肠道尚未吸收的毒物

1）催吐：适合于意识清楚且合作的病人。让病人饮温水 300～500mL，然后刺激舌根或咽部诱吐，反复进行，直至胃内容物完全吐出。

2）洗胃：越早越好，一般在服毒后 6 小时内有效。即使超过 6 小时，由于部分毒物仍可滞留胃内，多数病人仍有洗胃的必要。吞服强腐蚀剂和食管静脉曲张病人不宜洗胃。洗胃液一般使用温开水，亦可使用自来水，若确已肯定毒物种类，方可选用具有解毒作用的洗胃液。每次灌入洗胃液 200～250mL，每次灌液后尽量全部排出。如此反复进行，直至回收液澄清，毒物排净。

3）导泻：洗胃后，给予泻药以清除进入肠道内的毒物。常用导泻剂及用法：25% 硫酸钠 30～60mL 口服；50% 硫酸镁 40～50mL 口服。

4）灌肠：除腐蚀性毒物中毒外，适用于口服中毒超过 6 小时以上、导泻无效者及抑制肠蠕动的毒物（巴比妥类、颠茄类、阿片类）。可用 1% 温肥皂水 5000mL 高位连续多次灌肠。

（2）清除皮肤上的毒物　用肥皂水、大量温水或自来水清洗皮肤和毛发，必要时，剃掉头发。

（3）清除眼内的毒物　用清水彻底冲洗眼，局部一般不用化学拮抗剂。

3. 促进已吸收毒物的排出

（1）利尿　静脉滴注葡萄糖注射液、林格液可增加尿量而促进毒物的排出，有少数毒物如苯巴比妥、水杨酸类和苯丙胺中毒时可加用呋塞米等强利尿剂，加速排泄毒物。

（2）氧疗　一氧化碳中毒时，吸氧可使碳氧血红蛋白解离，加速一氧化碳排出。高压氧治疗效果更好。

（3）透析疗法　可迅速清除血液中的毒物，一般在中毒 12 小时内进行效果较好。可选择血液透析或腹膜透析，氯酸盐、重铬酸盐能损害肾脏引起急性肾衰竭，是血液透析的首选指征。

（4）血液灌流 血液流过装有活性炭的灌流柱，毒物被吸附后，血液再输回体内。此法能吸附脂溶性或与蛋白结合的化学物。

4. 使用特殊解毒药

（1）金属中毒 依地酸二钠治疗铅中毒；二巯基丙醇治疗汞等中毒；二巯丙磺酸钠治疗汞、铜等中毒；二巯丁二钠治疗锑、铅、汞、铜等中毒。

（2）高铁血红蛋白血症 可用小剂量（1~2mg/kg）亚甲蓝（美蓝）治疗亚硝酸盐等中毒引起的高铁血红蛋白血症。

（3）有机磷杀虫药中毒 包括碘解磷定、氯磷定、双复磷等胆碱酯酶复能剂和毒蕈碱受体阻断剂阿托品。

（4）氰化物中毒 亚硝酸盐－硫代硫酸钠疗法。

（5）中枢神经抑制解毒药 纳洛酮治疗阿片类麻醉药中毒和酒精中毒；氟马西尼治疗苯二氮䓬类中毒。

5. 对症及支持治疗 许多中毒，尤其是急性中毒并无特殊解毒疗法，采取积极的对症治疗措施，可保护病人的生命器官，促其恢复功能。出现脑水肿时使用甘露醇等脱水剂；出现抽搐时使用地西泮等止痉剂；出现休克时应采取补充血容量、使用血管活性药物等抗休克措施；出现呼吸衰竭时采取吸氧、辅助呼吸、注射呼吸兴奋剂等措施；出现感染时选择敏感的抗生素等。

中毒病人机体抵抗力明显下降，应卧床休息，注意保暖，保证供应足够的热量和维生素，不能进食者可鼻饲进食或静脉输入营养液。注意观察病人意识、呼吸、脉搏、血压、体温等变化，以便及时采取治疗措施。

【预防】

1. 加强防毒宣传 在不同人群居住地结合实际情况，因时、因地制宜地进行防毒宣传，向群众介绍有关中毒的预防和急救知识。

2. 加强毒物管理 严格遵守有关毒物管理、防护和使用规定，加强毒物管理。防止化学物质跑、冒、滴、漏。

3. 预防化学性食物中毒 食用特殊的食品前，要了解有无毒性。不要吃有毒或变质的食物。不易辨认有无毒性的蕈类，不可食用。

4. 其他 防止误食毒物或用药过量。预防地方性中毒病。

二、有机磷杀虫药中毒

有机磷杀虫药是目前农业生产和生活中应用最广泛的农药之一，因此，在临床上有机磷杀虫药中毒极常见。有机磷杀虫药中毒主要表现为毒蕈碱样症状、烟碱样症状和中枢神经系统症状，严重者可出现昏迷和呼吸衰竭，导致死亡。

【病因与发病机制】

1. 有机磷杀虫药的分类　根据其毒性分为以下四类：

（1）剧毒类　甲拌磷（3911）、内吸磷（1059）、对硫磷（1605）、特普等。

（2）高毒类　甲基对硫磷、甲胺磷、谷硫磷、氧化乐果、敌敌畏等。

（3）中度毒类　乐果、乙硫磷、敌百虫、二嗪农、稻丰散、大亚仙农等。

（4）低毒类　马拉硫磷、氯硫磷、杀螟松、辛硫磷、稻瘟净等。

2. 中毒方式

（1）职业性中毒　由于职业关系，在生产、运输、保管和使用过程中，防护不利或意外情况发生，接触毒物引起中毒。在工业方面主要由于生产设备密封不严或管道发生故障，使有机磷杀虫药外溢，或原液溅在皮肤上，引起中毒。农民喷洒农药时，不按操作规程工作，身上沾染农药，或吸入农药雾滴可引起中毒。喷药时手上沾染大量农药，不洗手就吃东西，毒物经口侵入人体也可引起中毒。

（2）生活性中毒　①误食：摄入被有机磷杀虫药污染的水、瓜果、蔬菜、食物、毒死的家禽。②自杀或他杀：有些轻生者，大量吞服有机磷杀虫药而造成急性中毒；有的为投毒杀害他人。

3. 中毒机制　有机磷杀虫药经消化道、呼吸道、皮肤及黏膜吸收后迅速分布到全身各器官，其中以肝脏含量最高。有机磷杀虫药大多在肝脏进行生物转化，转化过程有氧化、水解、脱胺、脱烷基、还原等。一般氧化后毒性增强，水解后毒性减弱。有机磷杀虫药排泄较快，48小时后可完全排出体外。

有机磷杀虫药对人的毒性作用机制是抑制体内的胆碱酯酶（ChE），ChE的功能是分解乙酰胆碱（ACh），ACh是胆碱能神经的传导介质。正常情况下，完成神经冲动后的ACh在ChE的参与下迅速被水解而失去活性。有机磷杀虫药进入体内后与ChE结合形成较稳定的磷酰化ChE，使其失去分解ACh的能力，ACh积聚引起胆碱能神经先兴奋后抑制，临床上出现相应的中毒表现。

【临床表现】

急性中毒发作时间与毒物种类、剂量和侵入途径有关。口服中毒在10分钟至2小时内出现症状，经皮肤吸收中毒一般在接触2~6小时后发病。

1. 毒蕈碱样表现　主要与副交感神经兴奋致平滑肌痉挛和腺体分泌增加有关。表现为恶心、呕吐、腹痛、多汗、流泪、流涕、流涎、腹泻、尿频、大小便失禁、心跳减慢和瞳孔缩小，可出现咳嗽、气促甚至肺水肿。

2. 烟碱样表现　ACh在骨骼肌神经－肌肉接头处过多积蓄所致。表现为面、眼睑、舌、四肢和全身骨骼肌纤维颤动，甚至全身肌肉强直痉挛，而后发生肌力减退和瘫痪。呼吸肌麻痹可表现为周围呼吸衰竭。交感神经节处受过多ACh刺激表现为血压升高、心跳加快和心律失常。

3. 中枢神经系统表现　头晕、头痛、疲乏、共济失调、烦躁不安、谵妄、抽搐和昏迷。

4. 其他

（1）局部损害 敌敌畏、敌百虫、对硫磷、内吸磷等接触皮肤后可引起皮肤出现红斑、丘疹、水泡和皮肤脱剥；有机磷杀虫药进入眼内可引起结膜充血、瞳孔缩小。

（2）迟发性脑病 个别重症病人在中毒症状消失后 2～3 周出现肢体末端病变及下肢瘫痪、四肢肌肉萎缩等神经症状。目前认为可能是有机磷杀虫药抑制神经靶酯酶并使其老化所致。

（3）中间综合征 少数病人在急性中毒症状缓解后和迟发性脑病发生前，即在急性中毒 24～96 小时突然发生死亡。其发生可能与 ChE 受到长期抑制，影响神经－肌肉接头处突触后功能有关。

另外，乐果和马拉硫磷口服中毒，经急救后，临床症状好转，但可在数日或 1 周后突然再次昏迷，甚至发生肺水肿和突然死亡。病情复发可能与残留在皮肤、毛发和胃肠道的毒物重新吸收或解毒药停用过早有关。

【辅助检查】

1. 全血 ChE 活力测定 这是诊断有机磷杀虫药中毒的特异性实验指标。正常人全血 ChE 活力值为 100%，有机磷杀虫药中毒时其活力下降至 70% 以下。

2. 有机磷杀虫药及分解产物测定 通过对呕吐物、胃内容物等标本的检测或尿分解产物的检测，可确定有机磷杀虫药及其种类。

3. 其他检查 胸部 X 线检查可显示肺水肿影像。心电图检查可显示室性心律失常、尖端扭转型室性心动过速和 QT 间期延长。

【诊断】

1. 诊断要点 ①有机磷杀虫药接触史。②呼气有大蒜味、多汗、流涎、流泪、流涕、瞳孔缩小、肌纤维颤动和意识障碍等中毒表现。③全血 ChE 活力下降。

2. 临床分级 ①轻度中毒：头痛、头晕、恶心、呕吐、多汗、胸闷、视力模糊、乏力、瞳孔缩小等中毒表现（仅有 M 样症状），全血 ChE 活力值 70%～50%。②中度中毒：在轻度中毒基础上，出现肌纤维颤动、瞳孔明显缩小、轻度呼吸困难、腹痛、腹泻、步态蹒跚表现，但意识清楚（M 样症状加重，N 样症状出现），全血胆碱酯酶活力值 50%～30%。③重度中毒：在中度中毒基础上，出现昏迷、惊厥、肺水肿、呼吸麻痹（同时出现 M、N 样和中枢神经系统症状），全血胆碱酯酶活力值 30% 以下。

【鉴别诊断】

应与中暑、脑炎或毒蕈碱、河豚毒素、拟除虫菊酯类及甲脒类中毒等鉴别。

【治疗】

1. 立即撤离中毒现场，迅速消除尚未吸收毒物 通过呼吸和皮肤吸收中毒者应立即脱离中毒现场，脱去污染衣服，用肥皂水清洗污染的皮肤、毛皮和指甲；眼内溅入者可用清水或生理盐水冲洗。口服中毒者，用清水或 2% 碳酸氢钠溶液（敌百虫忌用）或 1∶5000 高锰酸钾溶液（对硫磷忌用）反复洗胃，直至洗清为止。然后用硫酸钠导泻，将硫酸钠 20 ~ 40g 溶于 20mL 水中，一次口服，观察 30 分钟无泻出，则再口服 500mL 水。

2. 使用特效解毒药　应用原则是早期、足量、联合、重复用药。

（1）ChE 复活剂　ChE 复活剂通过与磷酰化 ChE 中的磷形成结合物，使其与 ChE 的酯解部位分离，从而恢复 ChE 的活力。但对已老化的 ChE 无复活作用。常用药物有解磷定、氯磷定、双复磷、双解磷等。氯磷定和解磷定对内吸磷、甲胺磷、甲拌磷中毒效果较好，双复磷对敌敌畏、敌百虫中毒效果较好。ChE 复活剂应用后可有短暂的眩晕、视力模糊、复视、血压升高等副作用，用量过大，可引起癫痫样发作和抑制 ChE 活力，应予注意。使用方法见表 9 - 1。

表 9 - 1　有机磷杀虫药中毒解毒药使用方法

药名	用药阶段	轻度中毒	中度中毒	重度中毒
氯磷定	首剂	0.25 ~ 0.5g 稀释后缓慢静注，必要时 2 小时后重复 1 次	0.5 ~ 0.75g 稀释后缓慢静注	0.75 ~ 1.0g 稀释后缓慢静注，半小时后可重复 1 次
	以后		0.5g 稀释后缓慢静注，每 2 小时 1 次，共 3 次	0.5g/h 静脉滴注，6 小时后如病情显著好转，可停药观察
碘解磷定	首剂	0.4g 稀释后缓慢静注，必要时 2 小时	0.8 ~ 1.2g 稀释后缓慢静注	1.0 ~ 1.6g 稀释后缓慢静注，必要时半小时后再给予 0.6 ~ 0.8g
	以后		0.4 ~ 0.8g 稀释后缓慢静注，每 2 小时重复 1 次	0.4g/h 静滴，6 小时后好转，可停药观察
双复磷	首剂	0.125 ~ 0.25g 肌注，必要时 2 ~ 3 小时重	0.5g 稀释后缓慢静注，2 ~ 3 小时后可重复 0.25g	0.5 ~ 0.75g 稀释后缓慢静注，半小时后可重复 0.5g
	以后		0.25g 酌情用药 1 ~ 3 次	0.25g，每 2 ~ 3 小时给 1 次，共 2 ~ 3
阿托品	开始	1 ~ 2mg 皮下注射，每 1 ~ 2 小时 1 次	2 ~ 4mg 静注，1 ~ 2mg 每半小时 1 次静注	3 ~ 10mg 静注，2 ~ 5mg 每 10 ~ 30 分　钟 1 次
	阿托品化后	0.5mg，皮下注射，每 4 ~ 6 小时 1 次	0.5 ~ 1.0mg 皮下注射，每 4 ~ 6 小时 1 次	0.5 ~ 1.0mg 皮下注射，每 2 ~ 4 小时 1 次

（2）抗胆碱药阿托品　阿托品具有阻断 ACh 对副交感神经和中枢神经系统毒蕈碱受体的作用，对缓解毒蕈样症状和对抗呼吸中枢抑制有效，但对烟碱样症状和恢复 ChE 活力没有作用，其使用方法见表 9 - 1。阿托品给药要达到毒蕈样症状明显好转或病人出现"阿托品化"。所谓阿托品化即临床出现瞳孔较前扩大、口干、皮肤干燥、颜面潮红、肺啰音消失、心率加快。如出现瞳孔扩大、意识模糊、烦躁不安、抽搐，甚至昏迷和尿潴留等，提示阿托品中毒，应停用阿托品。在阿托品应用过程中，应密切观察病人全身反应和瞳孔大小，并随时调整剂量。另外，对有心动过速及高热者，慎用阿托品。

3. 对症治疗　严重的有机磷杀虫药中毒可出现脑水肿、呼吸肌麻痹、中枢性呼吸衰竭、惊厥、休克等严重症状，应根据不同情况采取积极的治疗措施。以维持正常心肺功能为重点，保持呼吸道通畅，正确给氧，使用辅助呼吸或呼吸兴奋剂。抽搐时，可给予地西泮；脑水肿时，给予20%甘露醇和地塞米松；休克时，给予抗休克治疗。

4. 血液净化治疗 血液净化是把患者的血液引出体外，并通过净化装置，去除血液中的致病物质和代谢废物，使血液得以净化，包括血液灌流、血液透析、血液滤过和血浆置换等。其适应证为：重度中毒症状伴有异常生命体征；中毒药物、毒物达致死量者；药物或者毒物种类剂量不明，患者处于昏迷状态；原有肝肾疾病或药物、毒物损害了正常排泄途径；中毒临床症状重，一般治疗无效；已知延迟性毒性的毒物中毒，即使未出现重度中毒症状者。

【预防】

对生产和使用有机磷杀虫药人员要进行宣传普及防治中毒常识；在生产和加工有机磷杀虫药的过程中，严格执行安全生产制度和操作规程，搬运和应用农药时应做好安全防护。监管好儿童，避免误服误用。

三、杀鼠药中毒

杀鼠药（rodenticide）是指一类可以杀灭啮齿类动物（如鼠类）的化合物。目前国内有十多种，广泛用于农村和城市。

【病因与发病机制】

1. 病因 常见的有：①误食、误用灭鼠药制成的毒饵。②有意服毒或投毒。③二次中毒，灭鼠药被动植物摄取后，当人食用或使用中毒的动物或植物时，造成二次中毒。④在生产过程中经皮肤接触或呼吸道吸入。

2. 发病机制

（1）毒鼠强 对中枢神经系统有强烈的兴奋性，中毒后出现剧烈惊厥。惊厥是其拮抗 γ -氨基丁酸（GABA）的结果。

（2）氟乙酰胺 经消化道、呼吸道及皮肤接触进入机体，经脱胺后形成氟乙酸，氟乙酸与三磷酸腺苷和辅酶结合，在草酰乙酸作用下生成氟柠檬酸。氟柠檬酸不能被乌头酸酶作用，拮抗乌头酸酶，使柠檬酸不能代谢产生乌头酸，中断三羧酸循环，称为"致死代谢合成"。同时，因柠檬酸代谢堆积，丙酮酸代谢受阻，使心、脑、肺、肝和肾脏细胞发生变性、坏死，导致肺、脑水肿。

（3）溴鼠隆 干扰肝脏利用维生素K，抑制凝血因子Ⅱ、Ⅶ、Ⅸ、Ⅹ及影响凝血酶合成，导致凝血时间延长。其分解产物苄叉丙酮能严重破坏毛细血管内皮作用。

（4）磷化锌 口服后在胃酸作用下分解产生磷化氢和氯化锌。磷化氢抑制细胞色素氧化酶，使神经细胞内呼吸功能障碍。氯化锌对胃黏膜的强烈刺激与腐蚀作用导致胃出血、溃疡。磷化锌吸入后会对心血管、内分泌、肝和肾功能产生严重损害，发生多脏器功能衰竭。

【临床表现】

1. 毒鼠强 经呼吸道或消化道黏膜迅速吸收后导致严重阵挛性惊厥和脑干刺激的癫痫大发作。

2. 氟乙酰胺 潜伏期短，起病急，临床分三型。①轻型：头痛、头晕、视力模糊、全身乏力、四肢麻木、抽动、口渴、上腹痛。②中型：除上述临床表现外，可有分泌物增多、烦躁、呼吸困难、肢体痉挛、心脏损害及血压下降等表现。③重型：昏迷、惊厥、严重心律失常、瞳孔缩小、肠麻痹、二便失禁、心肺功能衰竭。

3. 溴鼠隆 ①早期：食欲不振、恶心、呕吐、腹痛、低热、情绪异常。②中晚期：皮下广泛出血、血尿、鼻和牙龈出血、咯血、呕血、便血，甚至心、脑、肺出血，可致失血性休克。

4. 磷化锌 ①轻者：表现为胸闷、咳嗽、鼻咽发干、呕吐、腹痛。②重者：表现为惊厥、抽搐、肌肉抽动、口腔黏膜糜烂、呕吐物有大蒜味。③严重者：表现为肺水肿、脑水肿、心律失常、昏迷、休克。

【辅助检查】

1. 毒鼠强

（1）毒物检测 薄层层析法和气相色谱分析，可检出血、尿及胃内容物中的毒鼠强成分。

（2）心电图检查 心肌受损时，显示心律失常和 ST 段改变。

2. 氟乙酰胺

（1）毒物检测 巯靛反应法可检出血、尿及胃内容物中的氟乙酰胺或氟乙酸钠代谢产物氟乙酸；气相色谱法可检出氟乙酸钠。

（2）血液其他检查 血清柠檬酸增高（尿液亦可增高），血清酮体增高，血清钙降低，血清肌酸磷酸激酶可明显升高。

（3）心电图检查 心肌受损时，显示 QT 延长和 ST－T 改变。

3. 溴鼠隆

（1）毒物检测 胃内容物中可检出溴鼠隆成分。

（2）出血与凝血检查 出血时间延长，凝血时间和凝血酶原时间延长，Ⅱ、Ⅶ、Ⅸ、Ⅹ凝血因子减少或活动度下降。

4. 磷化锌

（1）毒物检测 从胃内容物中可检出标本中检出磷化锌及分解产物磷化氢和氯化锌。

（2）血液检查 血清磷升高，血清钙降低。心、肝受损时，可出现血清心肌酶升高和转氨酶升高。

【诊断】

诊断要点：①杀鼠药密切接触（误食、误吸、误用、皮肤密切接触或职业密切接触）史。②不同杀鼠药中毒的临床特点。③辅助检查检出相应毒物成分。

【治疗】

1. 清除毒物　迅速洗胃、催吐、导泻，越早越好。有皮肤接触中毒者，应跟换衣服，清洗皮肤。有吸入中毒史者，立即转移至空气新鲜处。毒鼠强中毒可使用清水洗胃。洗胃后，轻度中毒立即给予活性炭一次，成人每次 50 ~ 100g，儿童每次 1g/kg，配成 8% ~ 10% 混悬液经洗胃管灌入。中重度中毒洗胃后最初 24 小时内每 6 ~ 8 小时使用活性炭一次，24 小时后仍可使用。氟乙酰胺中毒洗胃液可用 0.15% 石灰水或 1:5000 高锰酸钾溶液。洗胃后，胃管内注入适量白酒（可在肝内氧化成乙酸）或胃管内注入食醋 150 ~ 300mL。溴鼠隆中毒立即用清水洗胃，洗胃后，胃管内注入活性炭 50 ~ 100g，吸附后，胃管内再注入 20% ~ 30% 硫酸镁 30 ~ 60mL 导泻。磷化锌中毒，催吐时内服 1% 硫酸铜溶液 10mL，每 5 ~ 10 分钟一次，应用 3 ~ 5 次，总量不超过 100mL；洗胃用 1:5000 高锰酸钾溶液（使磷氧化为磷酸酐而失去毒性）或 10% 硫酸铜溶液（使磷变为不溶性黑色磷化铜）洗胃，直至洗出液无磷臭、澄清时为止；清洗彻底后导泻，胃内注入液状石蜡（使磷溶解而不被吸收）100 ~ 200mL 及硫酸钠 30g，但禁用硫酸镁、牛奶、鸡蛋清、油类等，以免促进磷的吸收和溶解。

2. 特效解毒剂

（1）毒鼠强中毒　二巯基丙磺酸钠（Na – DMPS）和维生素 B_6 对毒鼠强有解毒作用。用法：Na – DMPS 每次 0.125 ~ 0.25g，肌肉注射，每日 2 ~ 4 次，连用 7 ~ 10 天。维生素 B_6 首剂 0.5 ~ 1.0g 加入 25% 葡萄糖注射液 20 ~ 40mL 中静脉注射，或 1 ~ 2g 加入生理盐水 250mL 中静脉滴注，每日 2 ~ 4 次。

（2）氟乙酰胺中毒　解氟灵（乙酰胺）与氟乙酰胺代谢物氟乙酸有竞争作用，使三羧酸循环恢复，起到解毒作用。每次 2.5 ~ 5g，每日 2 ~ 4 次（危重病人首剂可用 l0g），肌肉注射，可连续用药 1 周。在无乙酰胺的情况下，可用乙醇或醋精（6 ~ 30mg 肌注，每 30 分钟一次）治疗。

（3）溴鼠隆中毒　维生素 K_1 10 ~ 20mg，肌注，每 3 ~ 4 小时 1 次，控制后改维生素 K_1 60 ~ 80mg 静脉滴注，总量 120mg/d，1 ~ 2 周为一疗程。亦可输新鲜冰冻血浆。

3. 对症治疗

（1）毒鼠强中毒　全身性持续性抽搐可导致呼吸肌痉挛性麻痹或窒息、骨骼肌损伤以及机体严重缺氧和脑水肿，最终导致多器官功能不全（multiple organ dysfunction syndrome，MODS）和死亡，因此，尽快彻底地控制抽搐是挽救病人生命、提高抢救成功率的关键。控制抽搐应联合苯巴比妥和地西泮治疗。①苯巴比妥：轻度中毒每次 0.1g，每 8 小时肌注一次，中重度中毒每次 0.1 ~ 0.2g，每 6 ~ 8 小时肌注一次，儿童每次 2mg/kg，抽搐停止后减量，使用 3 ~ 7 天。②地西泮：为癫痫样大发作和癫痫持续状态的首选药，成人每次 10 ~ 20mg，儿童每次 0.3 ~ 0.5mg/kg，缓慢静脉注射，成人速度不超过 5mg/min，儿童注射速度不超过 2mg/min。必要时重复使用，间隔时间在 15 分钟以上。亦可使用 50 ~ 200mg 加入生理盐水 250mL 中静脉滴注，滴速以能控制抽搐为宜，但必须注意呼吸功能。③其他药物：对于顽固性抽搐病人、地西泮效果不好者可选用硫喷妥钠（成人50～100mg静脉注射直至抽搐停止）、γ-羟基丁酸钠［成人60～80mg/（kg·h）］、异丙酚［成人2～12mg/（kg·h）］或肌松剂。

（2）磷化锌中毒 头痛可用布洛芬，每次0.1～0.2g，每日3次，口服；或索米痛，每次0.3～0.6g，每日3次，口服。②烦躁可用苯巴比妥0.1g肌注或地西泮10mg肌注。③呕吐、腹痛时可用阿托品0.6mg肌注。④抽搐、惊厥可用10%水合氯醛15～20mL保留灌肠。

（3）其他药物 1,6二磷酸果糖具有保护心肌作用，5～10g加入5%葡萄糖注射液250～500mL中静脉滴注，每日1次，连用7～10天。

【预防】

对生产和使用杀鼠药人员要进行宣传，普及防治中毒常识；在生产和加工杀鼠药的过程中，严格执行安全生产制度和操作规程，搬运和应用杀鼠药时应做好安全防护。监管好儿童，避免误服误用。

四、急性百草枯中毒

百草枯（paraquat）又名克无踪，为农业除草剂，属联吡啶杂环化合物，由二氯化物和二硫酸甲酯盐两种，白色结晶，易溶于水，微溶于乙醇和丙酮，在酸性和中性溶液中稳定，在碱性溶液中易水解。急性百草枯中毒（acute poison of paraquat）是指百草枯进入人体后出现的以进行性弥漫性肺纤维化为突出表现的肺损害，最终多死于呼吸衰竭，病死率高达90%～100%。

【病因与发病机制】

常为口服自杀或误服中毒，成人致死量2～6g。经皮肤、呼吸道和静脉注射都可造成急性中毒，但较罕见。

目前中毒机制尚未完全明确。百草枯进入人体后，可能作用于细胞内氧化还原反应，在细胞内形成大量活性氧自由基及过氧化物离子，引起细胞膜脂质过氧化，导致多器官损害。由于肺泡细胞对百草枯的主动摄取和蓄积作用，使生成的过氧化物离子损伤Ⅰ型和Ⅱ型肺泡上皮细胞，引起肺泡细胞肿胀、变性和坏死，肺表面活性物质减少。

【病理】

肺基本病变为增殖性细支气管炎和肺泡炎。1周内死亡者，肺部充血、水肿，肺泡细胞变性、坏死，肺透明膜形成，肺重量增加；病程1周以上者，肺间质细胞增生，肺间质增厚，肺纤维化。此外，可见肾小管细胞坏死、肝中央小叶细胞坏死、肾上腺皮质坏死、心肌炎性变等。

【临床表现】

1. 局部损害 皮肤污染者出现红斑、水疱、溃疡和坏死等。口服者出现口腔和食管黏膜灼伤、溃烂。眼污染者常出现结膜或角膜灼伤。吸入者可出现鼻出血。

2. 系统损害

（1）呼吸系统　肺是主要受损器官，呈进行性恶化。表现为咳嗽、咳痰、咯血、急性呼吸窘迫和肺水肿。急性呼吸窘迫表现为呼吸频率加快，气促逐渐加重，极度呼吸困难，青紫，心率增速，有严重缺氧和二氧化碳潴留，合并酸中毒，最终导致心脏停搏。肺水肿表现为咳嗽、胸闷、呼吸浅速、急促，查体两肺可闻及哮鸣音和湿啰音。

（2）消化系统　胸骨后烧灼感、恶心、呕吐、腹痛、腹泻、胃肠道出血和肠麻痹。1～3天出现肝损伤和急性肝坏死。

（3）其他　出现中毒性心肌炎、急性肾衰竭、脑水肿等表现。

【辅助检查】

1. 毒物检测　胃液或服毒4小时后血液可测得百草枯，服毒6小时后尿液可测得百草枯。若血液百草枯浓度 >30mg/L，预后不良。

2. 影像学检查　肺部X线或CT检查可协助诊断。早期下肺野呈散在细斑点状阴影，可迅速发展为肺水肿样变。

【诊断】

诊断要点：①百草枯密切接触（误食、误吸、误用、皮肤密切接触或职业密切接触）史。②中毒的临床特点，特别是明显的呼吸系统症状。③辅助检查检出百草枯成分可确诊。

【治疗】

百草枯无特效解毒药。

1. 促进尚未吸收毒物的排出

（1）皮肤黏膜　脱去毒物污染衣物，用肥皂水清洗污染皮肤。眼污染用2%～4%碳酸氢钠溶液冲洗15分钟，后用生理盐水冲洗。

（2）消化道　口服者立即刺激咽喉部催吐，后用复方硼砂漱口液或氯己定（洗必泰）液漱口。用碱性液体（肥皂水）反复洗胃。服毒1小时内，用白陶土60g或活性炭30g吸附。洗胃后用番泻叶（15g加200mL开水浸泡后凉服）或33%硫酸镁30～60mL导泻。

2. 促进已吸收毒物的排出　积极静脉补液，应用呋塞米利尿促使毒物排泄（尿量维持在每小时200mL）。必要时，行血液净化疗法。

3. 减轻组织损伤

（1）促进肺组织结合毒素的释放　普萘洛尔30mg/d，口服。

（2）抗自由基和抗脂质过氧化　大剂量维生素C、大剂量维生素E、左旋多巴、中草药（当归、川芎等）提取物等，可酌情选用。

4. 对症治疗

（1）呼吸功能支持　吸氧，维持 PaO_2 >70mmHg；呼吸衰竭时用呼吸机。

（2）肾功能支持　肾衰竭时，行血液透析。

（3）上消化道出血　西米替丁0.6～1.2g加入5%葡萄糖注射液250～500mL中静脉滴注，或奥美拉唑80mg加入生理盐水250mL中静脉滴注。

【预防】

严格执行百草枯使用管理规定，百草枯应集中管理使用，严禁个人私藏百草枯。使用百草枯前了解注意事项，喷洒使用时需穿长衣长裤，戴防护眼镜，不逆风向喷洒和暴露皮肤。盛装百草枯的器皿应有警告标志，以防误服。

五、急性一氧化碳中毒

含碳物质燃烧不完全，可产生一氧化碳（CO），人体吸入过量一氧化碳可发生急性一氧化碳中毒，也称急性煤气中毒。急性一氧化碳中毒是较为常见的生活性中毒和职业性中毒。

【病因与发病机制】

1. 病因　一氧化碳是无色、无臭、无味的气体，比重0.967。空气中一氧化碳浓度达到12.5%时，有爆炸的危险。工业上，高炉煤气和发生炉含一氧化碳30%～35%，水煤气含一氧化碳30%～40%。炼钢、炼焦、烧窑等生产过程中，炉门或窑门关闭不严，煤气管道漏气都可逸出大量一氧化碳；在室内试内燃机或火车通过遂道时，空气中一氧化碳可达到有害浓度；矿井打眼放炮产生的炮烟中也含有较高浓度的一氧化碳；煤矿瓦斯爆炸时可产生大量一氧化碳。日常生活中，吸烟、煤炉燃烧、浴室内使用的燃气热水器均能产生一氧化碳；失火现场空气中一氧化碳的浓度可高达10%；北方燃煤炉烟囱堵塞，逸出的一氧化碳含量可达30%。

2. 发病机制　一氧化碳中毒主要引起组织缺氧，对缺氧敏感的脑和心最易受到损害。一氧化碳经呼吸道进入肺内，被吸收入血液循环，与血液中的血红蛋白结合形成碳氧血红蛋白，随血流分布全身。一般认为，一氧化碳与血红蛋白的亲和力比氧与血红蛋白的亲和力大230～270倍，故能把血液内氧合血红蛋白中的氧排挤出来，形成碳氧血红蛋白（COHb），又由于碳氧血红蛋白的解离比氧合血红蛋白慢3600倍，故碳氧血红蛋白较之氧合血红蛋白更为稳定。碳氧血红蛋白不仅本身无携带氧的功能，它的存在还影响氧合血红蛋白的解离，于是组织受到双重的缺氧作用，最终导致组织缺氧和二氧化碳潴留，产生中毒症状。当一氧化碳浓度较高时，还可以和还原型细胞色素氧化酶的二价铁结合，抑制细胞色素氧化酶的活性，影响细胞呼吸和氧化过程，阻碍氧的利用。由于中枢神经系统对缺氧十分敏感，故先受累。

【病理】

急性一氧化碳中毒在24小时内死亡者，血呈樱桃红色；各器官充血、水肿和点状出血。昏迷数日后死亡者，脑明显充血、水肿；苍白球出现软化灶；大脑皮质可有坏死灶，海马区受累明显；小脑有细胞变性；心肌可见缺血性损害或心内膜下多发性梗死。

【临床表现】

1. 急性中毒　正常人血液中 COHb 含量可达 5%～10%。中毒的表现与血液中 CO-Hb 浓度有密切关系，同时也与病人中毒前的健康状况如有无心、脑血管疾病，以及中毒时的体力活动等情况有关。按中毒程度分为以下三级：

（1）轻度中毒　剧烈头痛、头晕、心悸、口唇黏膜呈樱桃红色、四肢无力、恶心、呕吐、嗜睡或意识模糊、视物不清、感觉迟钝、谵妄、幻觉、抽搐等。冠心病病人可出现心绞痛。血液 COHb 浓度超过 10%。脱离中毒环境，吸入新鲜空气或氧疗后症状迅速消失。

（2）中度中毒　呼吸困难，昏睡或浅昏迷。对疼痛刺激可有反应，对光反射和角膜反射迟钝，腱反射减弱，呼吸、脉搏和血压可有改变。血液 COHb 浓度超过 30%。经治疗后可以恢复正常且无明显并发症。

（3）重度中毒　深昏迷，各种反射均消失。可呈去大脑皮质状态：睁眼但无意识，不语，不动，不主动进食或大小便，呼之不应，推之不动，肌张力增高，上肢屈曲，下肢伸直。常有脑水肿、肺水肿、惊厥、呼吸衰竭、上消化道出血、休克和严重的心肌损害、心律失常，偶可发生心肌梗死。有时可出现脑局灶性损害，出现锥体系或锥体外系损害体征。昏迷时肢体受压迫部位皮肤可有大水疱和红肿，该部位还可导致压迫性肌肉坏死（横纹肌溶解症）。坏死肌肉释放的肌球蛋白可引起急性肾衰竭。血液 COHb 浓度超过 50%。

2. 急性一氧化碳中毒迟发性脑病（神经精神后发症）　10%～30% 的病人在意识障碍恢复后，经过 2～60 天的"假愈期"，出现下列表现之一：①精神意识障碍：呈现痴呆状态、谵妄状态或去大脑皮质状态。②锥体外系功能障碍：震颤麻痹综合征。③锥体系损害：偏瘫、病理反射阳性、大小便失禁。④大脑皮质局灶性功能障碍：失语、失明、继发性癫痫。

【辅助检查】

1. 血液 COHb 测定　这是诊断一氧化碳中毒的可靠方法，不仅能够明确诊断，还有助于分级和估计预后。COHb 超过 10% 或呈阳性。现场生物样品采集应注明采集时间，末梢血采集 10μL（肝素抗凝），死亡病人应采集心腔血 5mL（抗凝试管），立即加帽，旋转混匀，密封保存，冷藏转运，血样应 24 小时内检测。

2. 脑电图检查　缺氧性脑病，脑电图可呈现弥漫性低波幅慢波。

3. 脑 CT 与 MRI 检查　CT 检查典型改变为双侧大脑皮层下白质及苍白球或内囊出现大致对称的密度减低区。MRI 检查早期可见双侧苍白球、侧脑室周围白质 T_2 加权像呈典型对称性高信号，T_1 加权像呈等信号或低信号。急性一氧化碳中毒迟发性脑病病变部位以海马、皮层和纹状体为主。

【诊断】

1. 急性一氧化碳中毒诊断要点　①较高浓度的一氧化碳接触吸入史。②急性发生的中枢神经系症状和体征。③血液COHb浓度测定超过10%。

2. 急性一氧化碳中毒迟发脑病诊断要点　①急性一氧化碳中毒病史。②有"假愈期"。③"假愈期"后的神经精神表现。

3. 急性一氧化碳中毒临床分度　急性一氧化碳中毒诊断成立后，应做出中毒程度的诊断，详见临床表现。

【治疗】

1. 现场急救　①立即终止一氧化碳接触，将病人转移至空气新鲜处，解开衣领。②卧床休息，保暖，保持呼吸道通畅。③密切观察生命体征及意识、瞳孔等病情变化，必要时行心肺复苏术。④对于病情危重者及早建立静脉通道。⑤及时转运到距离近、有高压氧舱的医院。

2. 氧疗　这是治疗一氧化碳中毒的关键措施。①立即吸入高流量（7～10L/min）的纯氧或95%氧与5%二氧化碳的混合气体。②病情较重者（COHb > 25%、出现昏迷或心血管症状）应给予高压氧舱治疗。

3. 防治脑水肿　急性一氧化碳中毒2～4小时即可出现脑水肿，24～48小时达高峰，并可维持数日。治疗使用20%甘露醇等脱水剂，配合使用利尿剂呋塞米和糖皮质激素如地塞米松。

4. 改善脑细胞代谢　给予10%葡萄糖注射液、ATP、辅酶A、细胞色素C、胞二磷胆碱、丹参提取物、银杏叶提取物、神经节苷脂、维生素（B_1、B_2、B_6、C）等药物，以促进脑细胞代谢。

5. 对症治疗　①高热：头部用冰帽、体表用冰袋等物理方法降温，或行冬眠疗法。②呼吸停止：立即进行人工呼吸、呼吸机辅助呼吸。③昏迷：加强护理，供给足够营养，防止褥疮等并发症。④感染：选择有效抗生素治疗。

【预防】

加强预防一氧化碳中毒的宣传。居室内火炉要安装排烟管道，并防止管道漏气。煤气发生炉和管道要经常检修以防漏气。产生一氧化碳的车间和场所要加强通风。进入高浓度一氧化碳环境时，要戴好防毒面具。经常监测工作环境中一氧化碳浓度。

第二节　中　暑

中暑一般是指在高温和湿度较大的环境中，出现以体温调节中枢障碍、汗腺功能衰竭和水电解质丢失过多为特征的疾病。相同环境下，老年人、体弱者、肥胖者、术后病人和产妇更容易发生中暑，过度疲劳、大量饮酒、睡眠不足也可促进中暑的发生。

【病因与发病机制】

1. 病因 对高温环境的适应能力不足是引起中暑的主要原因。处于大气温度较高（>32℃）、湿度较大（>60%）的环境中，长时间劳作又无充分防暑降温时，极易发生中暑。具体原因有：①环境温度过高：在工厂的炼钢车间、烈日照射的田间等从事劳动。②散热障碍：湿度较高的环境下工作、穿透气不良的衣服等。③产热增加：从事重体力劳动，患有发热、甲状腺功能亢进症，服用苯丙胺等药物。④汗腺功能障碍：硬皮病、广泛皮肤烧伤后瘢痕症等。

2. 发病机制 下丘脑体温调节中枢通过控制产热和散热，维持正常体温的相对恒定。体内产热过多、散热不良以及对热应激的适应能力不强均可导致体内温度升高，发生中暑。人体与环境之间的热交换方式及影响因素：①辐射：室温在15℃～25℃时，辐射是人体主要散热方式，约占散热量的60%。②蒸发：在高温环境下，蒸发是人体主要散热方式，约占散热量的25%。湿度大于75%时，蒸发减少，相对湿度达90%～95%时，蒸发完全停止。③对流：约占散热量的12%，散热速度取决于皮肤与环境的温度差和空气流速。④传导：约占散热量的3%。如果人体皮肤直接与水接触，散热速度是正常的20～30倍。在高温环境中工作7～14天后，人体对热应激的适应能力增强，通过提高心排血量、增加出汗量（汗液钠含量较正常人少）等代偿产生抗高温能力。无此种适应代偿能力者，易发生中暑。

中暑损伤主要是体温过高对细胞的直接损伤作用及引起代谢紊乱，造成广泛性器官功能障碍。

【病理】

小脑和大脑皮质神经细胞坏死；心脏有局灶性出血，心肌细胞坏死和溶解；肝细胞不同程度坏死和胆汁淤积；肾上腺皮质出血。劳力性热射病可见肌肉组织变性和坏死。

【临床表现】

根据发病机制和临床表现不同，通常将中暑分为热痉挛、热衰竭和热（日）射病。三者可先后发病，也可重叠发生。

1. 热痉挛 热痉挛是在大量出汗后、活动停止时出现骨骼肌痉挛，一般无体温升高。可能与人体缺钠和过度通气有关。可以是热射病的早期表现。

2. 热衰竭 表现为疲乏、头痛、眩晕、恶心、呕吐，有心动过速、低血压、直立性晕厥等明显脱水征象，呼吸增快，肌肉痉挛，多汗，体温可轻度升高。多发生于老人、儿童和慢性病病人，在严重热应激下，因体液和钠盐丢失过多所致。如不及时治疗，可发展为热射病。

3. 热（日）射病 这是一种致命性急症，表现为高热（>40℃）和意识障碍。可分为劳力性和非劳力性两种类型。

（1）**劳力性热射病** 多发于高温环境、湿度大和无风天气中进行重体力劳动或剧烈活动时，病人多为平素健康的青壮年，在劳动或活动数小时后发病。表现为持续出汗、心动过速（心率可达 160 ~ 180 次/分）、脉压增大，严重者出现骨骼肌溶解、急性肾衰竭、急性肝衰竭、弥漫性血管内凝血、多脏器衰竭乃致死亡。由于多在烈日直射下发病，故也称为日射病。

（2）非劳力性热射病　在高温环境下，多发生于居住拥挤和通风不良的老年居民。表现为皮肤干热无汗、发红，体温常在 41℃ 以上。初起有各种行为异常或癫痫发作，继之出现谵妄、昏迷，瞳孔先缩小后散大，严重时出现脑水肿、肺水肿、急性肾衰竭、弥漫性血管内凝血甚至死亡。

【辅助检查】

1. 血生化检查　了解血清电解质（钠、钾等）及水分丢失情况。

2. 动脉血气分析　了解动脉血氧分压和血氧饱和度情况。

3. 脏器损害检查　了解肝功能损害可查血清天门冬氨酸氨基转移酶、丙氨酸氨基转移酶等；了解骨骼肌损害可查肌酸激酶、醛缩酶等；了解肾功能损害可查尿、血肌酐及尿素氮等。

【诊断】

诊断要点：①有在高温、高湿环境下进行生产劳动或剧烈活动史。②中暑的临床表现。③实验室检查有电解质、体液丢失情况和脏器损害情况。

【治疗】

降温治疗是关键治疗，降温速度决定病人预后。通常应在 1 小时内使直肠温度降至 37.8℃ ~ 38.9℃。

1. 降温治疗

（1）物理降温　①体外降温：迅速将病人转移至通风良好的低温环境，用井水、冷水擦浴，或将冰袋放在头部及四肢大血管处。如无虚脱征象可将躯体浸入 27℃ ~ 30℃ 水中浸浴。②体内降温：体外降温效果不好时，可用冰盐水做胃或直肠灌洗，也可用 20℃ 或 9℃ 生理盐水进行腹膜透析或血液透析。必要时，将自体血液体外冷却后回输体内。

（2）药物降温　出现肌肉痉挛、烦躁时，可使用氯丙嗪 25 ~ 50mg 加入 5% 葡萄糖生理盐水 500mL 中静脉滴注 1 ~ 2 小时，用药过程中应注意监测血压。

2. 对症治疗

（1）抽搐　地西泮 10mg 肌肉或静脉注射，亦可用 10% 水合氯醛保留灌肠。

（2）低血压　静脉补充生理盐水或乳酸林格液。必要时，静脉滴注异丙基肾上腺素。注意不要使用血管收缩剂，以防影响皮肤散热。

（3）脑水肿　给予 20% 甘露醇脱水，同时使用糖皮质激素如地塞米松，补充维生素 B_1、B_2 和 C，使用脑细胞代谢促进药物如胞二磷胆碱、ATP、辅酶 A 等。

（4）其他　积极处理肝衰竭、肾衰竭、弥散性血管内凝血及多脏器衰竭。

【预防】

加强防暑卫生宣传教育，普及防暑知识。在炎热季节改善工作环境，合理安排作息时间，配备防暑降温药品。炎热和湿度较大的天气尽量避免在烈日下工作或外出。

附　理化因素所致疾病案例

案例（一）

患者，男，21岁，武警战士。入院前5天在炎热环境中进行高强度军事训练，之后出现高热伴意识不清，在当地医院给予物理降温及对症、支持治疗后意识转清。生化检查提示肝肾功能异常，凝血酶原时间延长，故急诊入院。

体格检查：T 39.9℃，P 83次/分，R 24次/分，BP 100/55 mmHg。神志清楚。全身皮肤黄染，未见出血点。全身浅表淋巴结未触及。巩膜黄染，睑结膜红润。心、肺、腹未见明显异常。四肢肌力Ⅱ级，肌张力正常，病理征未引出。辅助检查：血常规：WBC 9.81×10^9/L，N 0.925，Hb 113 g/L，PLT 65.0×10^9/L。凝血功能检查：凝血酶原时间149.2秒，国际标准化比17.42，活化部分凝血酶原时间50.5秒，血浆纤维蛋白原1.77g/L。生化指标：总胆红素83μmol/L，直接胆红素63.2μmol/L，白蛋白43g/L，总蛋白65g/L，谷丙转氨酶1958U/L，谷草转氨酶1210U/L，碱性磷酸酶117 U/L，谷氨酰转肽酶56 U/L，乳酸脱氢酶1720U/L，肌酸磷酸激酶2846U/L。尿素氮23.8mmol/L，血肌酐602μmol/L。

问题1：根据现有临床资料，提出初步诊断。

问题2：若辅助检查的结果支持初步诊断，写出初步治疗计划或方案。

案例（二）

患者，女，35岁，昏迷1小时。患者于1小时前因与家人发生冲突，自服药水一小瓶，把药瓶打碎扔掉。家人发现后5分钟，患者腹痛、恶心，呕吐一次，呕吐物有大蒜味，逐渐神志不清，急送来诊。患者大小便失禁，出汗多。既往体健，无肝、肾、糖尿病史，无药物过敏史。

体格检查：T 36.5℃，P 60次/分，R 30次/分，BP110/80mmHg。平卧位，神志不清，呼之不应。压眶刺激有反应。全身皮肤湿冷，肌肉颤动。巩膜无黄染，双侧瞳孔针尖样大小，对光反射弱。口腔流涎。双肺可闻及较多哮鸣音和散在湿啰音。心界不大，心率60次/分，律齐，无杂音。腹平软，肝脾未触及。双下肢无浮肿。

问题1：根据现有临床资料，提出初步诊断。

问题2：为确定诊断，列出辅助检查的项目。

问题3：若辅助检查的结果支持初步诊断，写出初步治疗计划或方案。

第十章 传 染 病

第一节 传染病基本知识

传染病是由病原微生物和寄生虫感染人体后引起的具有传染性的疾病。引起传染病的病原微生物有朊蛋白、病毒、立克次体、衣原体、支原体、细菌、真菌、螺旋体等；引起传染病的寄生虫有蠕虫和原虫，常见的蠕虫有蛔虫、钩虫、蛲虫等，常见的原虫有阿米巴原虫、疟原虫、黑热病原虫等。传染病学是研究传染病在人体内外环境中发生、发展、传播和防治规律的科学。由于传染病能在人群中传播并造成流行，故对人类健康和生命有极大的危害。因此，了解传染病的基本知识，学习常见传染病的病原学、流行病学、发病机制、病理、临床表现、辅助检查、诊断、鉴别诊断、治疗和预防，具有十分重要的意义。

【传染的概念与传染的结局】

1. 传染的概念 传染又称感染，是指病原体进入人体，与人体相互作用、相互斗争的过程。

2. 传染的结局 致病性病原体达到人体后，便开始了入侵，与此同时，人体的防御机制也开始了反入侵的斗争。由于致病性病原体的数量、毒力、入侵途径的不同和人体抵抗力强弱的差异可产生以下 5 种不同的结局。

（1）病原体被消灭或阻于体外 人体的非特异性免疫和特异性免疫作用，使得侵入的病原体立即被消灭或阻止在体外，没有造成人体的任何损害。例如：通过口入侵的痢疾杆菌可被胃酸完全杀死；破伤风杆菌可因皮肤完整（未破损）而被机械性阻挡在体外；麻疹病毒侵入血液后可被特异性免疫抗体结合而破坏。

（2）病原携带状态 病原体侵入人体后，在某些特定部位生长繁殖，人体的免疫系统不能将其消灭，但病原体对机体也不能造成明显的损害，无临床表现，但可不断向体外排出病原体。按其携带病原体的种类不同可分为带病毒者、带菌者、带虫者，例如乙型肝炎病毒携带者、伤寒沙门菌携带者、阿米巴原虫携带者；按其携带病原体时间的长短可分为急性病原携带者和慢性病原携带者，携带时间在 6 个月以下为急性病原携带者，携带时间在 6 个月以上为慢性病原携带者；发生于显性感染潜伏期的病原携带者为潜伏期病原携带者，发生于显性感染之后的病原携带者为恢复期病原携带者，发生于隐性感染之后的病原携带者为健康病原携带者。

（3）潜伏性感染　病原体侵入人体后，在人体的某些特定部位潜伏下来，但无病原体排出体外。人体的免疫系统不能将其消灭，但可使其局限化而不引起机体的组织损害。当机体免疫力下降时，病原体迅速繁殖，造成机体组织损害，出现临床表现，形成显性感染。例如单纯疱疹、带状疱疹、结核病、疟疾等。

（4）隐性感染　隐性感染又称亚临床感染，是指病原体侵入人体后，由于其致病力弱（数量少、毒性低等）或机体的抵抗力强，只引起组织轻微损害即被消灭，临床上无任何表现。通过隐性感染，诱发了机体的特异性免疫应答，故病后可获得程度不同的免疫力。在传染病流行期间，很多人仅有隐性感染，少数人出现显性感染。

（5）显性感染　又称临床感染，即出现传染病。病原体侵入人体后，一方面引发机体的免疫反应产生对抗，另一方面病原体本身的致病力或通过机体的免疫反应造成机体组织的明显损害，出现临床表现。显性感染过程结束后，多数病原体被完全消灭或清除；少数转化为病原携带者，称恢复期病原携带者，如伤寒沙门菌携带者。

一般说来，上述 5 种结局中，以隐性感染最常见，病原携带状态次之，显性感染最少见。

【传染病的流行过程】

传染病在人群中发生、发展和转归的过程称为传染病的流行过程。研究和了解传染病的流行过程对传染病的预防和治疗具有重要的意义。

1. 传染病流行过程的三个基本环节　传染病在人群中发生、发展和转归的三个基本环节是传染源、传播途径和易感人群。

（1）传染源　体内有病原体生长、繁殖并不断将其排除体外的人和动物。

传染源包括四种：①传染病病人；②隐性感染者；③病原携带者；④受感染的动物，包括患病动物和病原携带动物。

（2）传播途径　病原体从传染源到达易感人群前在外界环境中停留、转移等所经过的道路。不同的传染病其传播途径也不相同。一种传染病可以仅有一条传播途径，也可以有多条传播途径。常见的传播途径有：

1）空气、飞沫、尘埃：这是呼吸道传染病的主要传播途径，如流行性感冒、麻疹、流行性脑脊髓膜炎等。

2）水、食物、苍蝇：这是消化道传染病的主要传播途径，如细菌性痢疾、伤寒、甲型病毒性肝炎等。

3）日常生活接触：是指通过手等直接接触和通过被污染的玩具、毛巾等间接接触引起的传播。水痘、乙型病毒性肝炎、沙眼等可通过该途径传播。

4）吸血节肢动物：常见的传播疾病的吸血节肢动物有蚊、蚤、白蛉、蜱、恙虫等，可传播疟疾、斑疹伤寒、森林脑炎等。

5）血液、体液、血制品：乙型病毒性肝炎、丙型病毒性肝炎、梅毒、艾滋病等可通过该途径传播。

6）土壤：破伤风、炭疽、钩虫病等可通过该途径传播。

另外，母体通过血液或产道等将传染病传播给胎儿或新生儿又称为母婴传播或垂直传播。淋病、梅毒等可发生母婴传播或垂直传播。

（3）易感人群　对某一传染病无特异性免疫力的人群称易感人群。大量易感人群的存在容易造成传染病的流行。普遍推行人工自动免疫减少易感人群是目前我国采取的控制传染病的积极有效的方法。

2. 传染病流行过程的影响因素

（1）自然因素　自然环境中的各种因素，包括地理、气候和生态等条件对流行过程的发生和发展起着重要的影响。寄生虫病和虫媒传染病对自然条件的依赖性尤为明显。传染病的地区性和季节性与自然因素有密切关系，例如，我国北方有黑热病地方性流行区，南方有血吸虫病地方性流行区，乙型脑炎的严格夏秋季发病分布，都与自然因素有关。自然因素可直接影响病原体在外环境中的生存能力，例如，钩虫病少见于干旱地区。机体非特异性免疫力的降低也可促进流行过程的发展，寒冷可减弱呼吸道抵抗力，炎热可减少胃酸的分泌等。某些自然生态环境为传染病在野生动物之间的传播创造良好条件，如鼠疫、恙虫病、钩端螺旋体病等，人类进入这些地区时亦可受感染，称为自然疫源性传染病或人兽共患病。

（2）社会因素　社会因素包括社会制度、经济和生活条件、文化水平等，对传染病流行过程有决定性的影响。在我国，具有中国特色的社会主义制度使人民摆脱贫困落后，走向共同富裕道路，也导致许多传染病被控制或消灭。社会因素对传播途径的影响是最显而易见的，钉螺的消灭、饮水卫生、粪便处理的改善，使血吸虫病、霍乱、钩虫病等得到控制就是证明。在社会主义现代化建设中，开发边远地区，改造自然，改变有利于传染病流行的生态环境，有效地防治自然疫源性传染病，说明社会因素又作用于自然因素而影响流行过程。

【传染病的特征】

1. 基本特征　传染病与其他疾病的主要区别在于其有以下四个基本特征：

（1）有特异的病原体　每一种传染病都是由其本身特异的病原体引起的，例如伤寒沙门菌引起伤寒，痢疾杆菌引起痢疾，麻疹病毒引起麻疹，阿米巴原虫引起阿米巴痢疾，钩虫引起钩虫病等。

（2）有传染性　是指传染病病人排出的病原体能够通过某种途径感染其他机体。传染病病人有传染性的时期称为传染期，每一传染病的传染期相对固定，根据传染期确定传染病的隔离期。例如流行性乙型脑炎从发病起隔离至体温降至正常，麻疹从发病之日起隔离至退疹时或出疹后 5 天，戊型肝炎自发病之日起隔离 3 周等。

（3）有流行病学特性　主要包括流行性、地方性和季节性。流行性是指病原体能够在人群中连续传播的能力，根据流行强度可分为散发、流行、大流行、暴发流行。散发是指某一传染病在某一地区维持在近年来发病率的一般水平；流行是指某一传染病在某一地区发病率显著高于近年来发病的一般水平；某一传染病流行范围超出国界或洲界称为大流行；某一传染病在某一地区短时间内集中出现大量病例称为暴发流行。地方性是指某些传染病有相应的地域分布，主要与某些传染病的病原体适应于某一地区的生存条件有关。例如我国长江流域及其以南的江苏、浙江、安徽、江西、湖北、湖南、广东、广西、福建、四川、云南、上海12个省、市、自治区适宜于血吸虫的中间宿主钉螺繁殖，故血吸虫病集中在该地区；我国的贵州、云南等热带地区适宜于疟原虫的中间宿主蚊子繁殖，故疟疾在这一带发病率显著增高等。季节性是指某些传染病有明显的季节分布，例如冬末春初为呼吸道传染病的高发季节，易发生麻疹、流行性感冒、流行性脑髓脊膜炎等；夏秋季为消化道传染病的高发季节，易发生细菌性痢疾、伤寒、霍乱等。另外，传染病在人群中的分布不同也是传染病的流行病学特性之一，例如伐木工人易发生森林脑炎，牧民易发生布氏菌病、绦虫病等，农民易发生钩虫病等。

（4）有获得特异性免疫性　人体感染病原体后，激发机体特异性免疫系统而产生特异性免疫。感染后免疫属自动免疫，流行性腮腺炎、流行性乙型脑炎、伤寒等可获得持久免疫或终身免疫；细菌性痢疾、钩端螺旋体病、阿米巴痢疾等获得的保护性免疫维持时间较短，仅为数月至数年；流行性感冒维持时间很短；蠕虫性传染病如血吸虫病、钩虫病、蛔虫病等通常不产生保护性免疫，因而往往重复感染。

2. 临床特征

（1）病程发展的阶段性　传染病的发病过程通常分为四个阶段。

1）潜伏期：从病原体侵入人体至出现非特异性临床表现的这一段时间。每一种传染病的潜伏期都有一个范围，是检疫工作观察、留验接触者的重要依据。有的潜伏期很短，如沙门菌食物中毒（2~24小时）、流行性感冒（平均1~3天）；有的潜伏期较长，如乙型病毒性肝炎（平均2~3个月）；有的范围跨动很大，如艾滋病（9天~10年以上）、狂犬病（5天~10年以上）。

2）前驱期：从出现非特异性临床表现至出现特异性临床表现（明显症状）之前的这段时间。一般持续1~3天。例如麻疹出疹前的上呼吸道症状、眼结膜炎症状均属于前驱期表现。

3）症状明显期：指出现本病特异性临床表现的这段时间。例如麻疹的出疹期，流行性腮腺炎的腮腺肿大期，狂犬病的兴奋期等。

4）恢复期：从临床表现基本消失至恢复到发病前状态的这段时间。部分病人可能遗留后遗症，不能恢复至发病前状态。

5）复发与再燃：传染病人已进入恢复期，在稳定退热一段时间后，因潜伏于体内的病原体再度繁殖，使初发病的症状再度出现，称为复发，见于伤寒、疟疾、细菌性痢疾等。传染病人进入恢复期，体温尚未稳定降至正常，再度发热，称为再燃。

（2）临床分型　根据起病情况和病程某一传染病可分为急性、亚急性、慢性。例如：急性乙型肝炎是指起病较急、病程在半年之内的，病程超过半年以上则称为慢性乙型肝炎；起病急，病程在2个月以内的称为急性细菌性痢疾，超过2个月的则称为慢性细菌性痢疾。根据病情严重程度某一传染病可分为轻型、中型、重型、极重型（暴发型）。例如：流行性乙型脑炎可分为轻型（发热38℃~39℃，神志清楚，无抽搐）、中型（发热39℃～40℃，嗜睡或昏迷，偶有抽搐）、重型（发热40℃以上，昏迷，反复或持续抽搐，可有肢体瘫痪或呼吸衰竭）、极重型（体温1～2天内升至40℃以上，深度昏迷，迅速出现中枢性呼吸衰竭、脑疝而死亡，少数幸存者遗留严重并发症）。根据临床表现是否出现本病的特征性表现某一传染病又分为典型和非典型，前者出现本病的典型表现，而后者则表现不典型，可很轻或极严重，例如伤寒的轻型、逍遥型。

（3）临床表现

1）发热：发热是许多传染病共同具有的表现，但不同的传染病其发热的程度和热型不同。按发热程度可分为低热、中等度热、高热和超高热。不同的疾病可表现为不同的热型，对诊断有一定的价值，例如伤寒常为稽留热，疟疾常为间歇热，布鲁菌病多为波状热，黑热病表现为双峰热等。

2）皮疹：皮疹是许多传染病常有的表现，但皮疹的形态、颜色及出现部位、数目等表现各异。根据皮疹形态可分为斑疹、丘疹、斑丘疹、玫瑰疹、疱疹、瘀点等，例如麻疹的皮疹呈淡红色斑丘疹，伤寒可在腹部出现玫瑰疹，水痘可出现疱疹，流行性脑脊髓膜炎可出现瘀点等。

3）感染中毒症状：由病原体产生的毒素及代谢产物引起。常见的表现有乏力、肌肉酸痛、头痛、恶心、呕吐、食欲不振等，严重者出现感染性休克、脑中毒等。

4）单核–巨噬细胞系统增生表现：由病原体及代谢产物刺激单核–巨噬细胞系统引起，表现为肝、脾、淋巴结肿大。

【传染病的诊断】

对传染病做出早期、正确的诊断，患者既能得到及时、有效的治疗，又能尽早隔离，防止扩散。特别是鼠疫、霍乱等烈性传染病以及艾滋病，首例诊断尤其重要。其诊断依据下列三方面资料进行综合分析。

1. 流行病学资料　是参考依据，包括年龄、籍贯、职业、地区、季节、传染病接触史、预防接种史、卫生习惯及当时当地的疫情动态等。

2. 临床表现　根据潜伏期长短、起病的缓急、特殊症状、发热特点、皮疹特征、中毒症状等，结合病史及体格检查发现进行综合分析可做出初步诊断。

3. 辅助检查　在诊断上有时起到决定性作用。

（1）常规检查　包括血液常规检查（以观察白细胞总数及分类的变化为主）、尿常规检查和粪常规检查等。

（2）病原体检查　①直接检查：在一般显微镜下找到某些传染病的病原体而确诊，如脑膜炎奈瑟菌、疟原虫、微丝蚴、寄生虫卵等可直接在镜下查到，也可通过肉眼发现，如大便中的蛔虫。②病原体分离：根据不同疾病采集血、尿、粪、鼻咽分泌物、皮疹渗出液、脑脊液、骨髓以及活检组织等标本进行培养或分离鉴定。细菌一般采用普通培养基或特殊培养基进行培养，但病毒及立克体必须在活组织细胞内增殖后才能分离出来。③分子生物学检测：是病原学检测的发展方向，如核素^{32}磷或聚合酶链反应（PCR）技术的应用等。

（3）免疫学检查　是目前常用的诊断方法，可用已知抗原检测未知抗体，也可用已知抗体检测未知抗原。免疫学检查包括：①血清学检查：如凝集试验、沉淀试验、补体结合试验、中和试验、免疫荧光检查、放射免疫测定、酶联免疫吸附试验等。②皮肤试验：常用于某些寄生虫病的流行病学调查。③细胞免疫功能检查：可了解机体的免疫状态，如用于艾滋病的诊断和预后判断。

（4）其他　活体组织、生物化学、分子生物学、计算机断层扫描（CT）、内镜等检查，对许多传染病有一定辅助诊断价值。

【传染病的治疗】

强调早期隔离治疗，做到治疗与预防相结合，病原治疗与支持、对症治疗相结合，西医治疗和中医治疗相结合。

1. 一般治疗　按规定进行消毒、隔离，做好基础护理和心理治疗，病室保持安静清洁，空气流通新鲜，保证足够热量供应，对进食困难的患者需喂食、鼻饲或静脉补给必要的营养品。

2. 病原治疗　采用有效的药物杀灭病原体是控制传染病最根本、最有效的治疗措施。例如：使用喹诺酮类药物、丁胺卡那霉素、复方新诺明等杀灭痢疾杆菌，使用青霉素杀灭钩端螺旋体，使用甲硝唑、替硝唑等杀灭阿米巴原虫，使用甲苯咪唑等驱蛔虫、蛲虫等，使用金刚烷胺等抗甲型流感病毒等。

3. 对症与支持治疗　采取一定措施控制症状、减轻病人痛苦、挽救病人生命，包括降温、止痛、强心、利尿、制止抽搐、纠正酸碱失衡及电解质紊乱、补充血容量、吸氧、辅助呼吸等。

4. 中医中药及康复治疗　传染病在中医学中大多属温病范畴，常采用卫气营血辨证以及解表宣肺、清气泻下、清营开窍、滋阴化瘀的施治方法。许多中药方剂具有抗菌、抗毒素及调节免疫功能的作用，如银翘散、桑菊饮、白虎汤、至宝丹、牛黄安宫丸等。对有后遗症者可用针灸、理疗等促进康复。

【传染病的预防】

针对传染病流行的三个基本环节，采取综合性预防措施。

1. 管理传染源　包括对患者、病原携带者及感染动物的管理。对患者要求早发现、早诊断、早报告、早隔离、早治疗。

根据 2004 年修订的《中华人民共和国传染病防治法》，对需报告的传染病进行了严格的分类，共分为甲、乙、丙三大类。

甲类：鼠疫、霍乱。

乙类：传染性非典型肺炎、艾滋病、病毒性肝炎、脊髓灰质炎、人感染高致病性禽流感、麻疹、流行性出血热、狂犬病、流行性乙型脑炎、登革热、炭疽、细菌性和阿米巴性痢疾、肺结核、伤寒和副伤寒、流行性脑脊髓膜炎、百日咳、白喉、新生儿破伤风、猩红热、布鲁菌病、淋病、梅毒、钩端螺旋体病、血吸虫病、疟疾。

丙类：流行性感冒、流行性腮腺炎、风疹、急性出血性结膜炎、麻风病、流行性和地方性斑疹伤寒、黑热病、包虫病、丝虫病，除霍乱、细菌性和阿米巴性痢疾、伤寒和副伤寒以外的感染性腹泻病。

《中华人民共和国传染病防治法实施办法》，对上述法定传染病的报告时间进行了严格的规定。

责任疫情报告人发现甲类传染病和乙类传染病中的艾滋病、肺炭疽的病人、病原携带者和疑似传染病病人时，城镇于6小时内，农村于12小时内，以最快的通讯方式向发病地的卫生防疫机构报告，并同时报出传染病报告卡。

责任疫情报告人发现乙类传染病病人、病原携带者和疑似传染病病人时，城镇于12小时内，农村于24小时内向发病地的卫生防疫机构报出传染病报告卡。

责任疫情报告人在丙类传染病监测区内发现丙类传染病病人时，应当在24小时内向发病地的卫生防疫机构报出传染病报告卡。

对发现的传染病患者在按规定时间报告的基础上，及时采取有效的隔离方式和治疗措施。

对病原携带者的管理，要及时发现并进行必要的治疗。对传染病接触者的管理，根据具体情况进行医学观察或留验。医学观察是指对乙类和丙类传染病接触者采取体格检查（特别是体温测量）、病原学检查和必要的卫生处理等措施，但可照常工作、学习；留验即隔离观察，是指对甲类传染病和艾滋病、肺炭疽及规定按甲类传染病对待的其他传染病采取限制在指定场所进行诊察、检验和治疗等措施。对动物传染源，有经济价值的应隔离治疗，无经济价值的应予以杀灭。

2. 切断传播途径 根据传染病的不同传播途径，采取相应的防疫措施。如肠道传染病需床边隔离，吐泻物消毒，做好饮食、水源及粪便管理，消灭苍蝇，加强个人卫生；呼吸道传染病，应开窗通风，空气消毒，个人戴口罩；虫媒传染病，采用药物或其他措施进行防虫、杀虫、驱虫。

3. 保护易感人群 主要是提高人群的免疫力。通过加强营养、改善生产生活条件、锻炼身体等增强非特异性免疫力；通过预防接种增强特异性免疫力，这是目前人类预防传染病最有效、最实用的方法，已取得了巨大的成功。另外，在传染病流行期间或疫情紧急时，可采用药物预防。

第二节 流行性感冒

流行性感冒，简称流感，是由流感病毒引起的急性呼吸道传染病。起病急，以发热、全身肌肉酸痛及软弱乏力等中毒症状较重而呼吸道症状较轻为临床特征。流感病毒分甲、乙、丙三型，分别引起甲、乙、丙型流感，甲型流感对人类威胁性最大。

【病原学】

流感的病原体为流感病毒。流感病毒属正黏液病毒，含单股RNA，外观呈球形，直径80～120nm。该病毒对热较敏感，56℃30分钟、100℃1分钟均可灭活，对紫外线和常用消毒剂亦很敏感，但在低温环境下较为稳定，4℃可存活1月余。根据其内部和外部抗原结构不同可分为甲、乙、丙三型。甲型流感病毒表面抗原易发生变异形成新的亚型，人群对此缺乏特异性免疫力，故甲型流感易发生暴发、流行或大流行。乙型流感常呈小流行。丙型流感多为散发。

【流行病学】

1. 传染源　本病的传染源为患者和隐性感染者，病人从潜伏期末即开始排毒，病初2～3日传染性最强。

2. 传播途径　主要经飞沫传播。

3. 易感人群　人群对本病普遍易感，青壮年及学龄儿童发病率高，病后可获得特异性免疫力，但不持久。

【发病机制】

流感病毒可侵入呼吸道的上皮细胞内进行复制，借病毒神经氨酸酶的作用而释出，再侵犯邻近细胞使感染扩散，引起呼吸道炎症及全身中毒反应。病毒一般仅在局部增殖，不侵入血流，故不发生毒血症。

【病理】

单纯型流感病变主要在上呼吸道黏膜，可见黏膜充血、水肿，纤毛上皮细胞变性、坏死与脱落，但基底细胞正常，约2周恢复。流感病毒肺炎的肺组织充血、水肿，气管、支气管内有血性分泌物，黏膜下有灶性出血、水肿及轻度的炎症细胞浸润。

【临床表现】

潜伏期1～3日，最短者仅数小时。

1. 典型流感　又称单纯型流感，最常见。起病急，畏寒发热，体温可达39℃～40℃，头痛，全身肌肉酸痛，疲乏无力，并有轻度鼻塞、流涕、咽痛、干咳等呼吸道症状，胸骨后有灼热感。有时有恶心、腹泻等。面颊潮红，眼结膜及咽部轻度充血。上述症状多于1～2日内达高峰，3～4日内体温下降，其余症状随之减轻或消失，但乏力及咳嗽可持续2周以上。

2. 轻型流感　症状轻，发热不高，2～3日即愈。

3. 肺炎型流感　又称原发性流感病毒肺炎、原发性肺炎型流感，较少见。主要见于年老体弱者、婴幼儿、孕妇及原有心肺疾病者。初起与单纯型流感相似，1～2日内病情迅速加重，出现高热、气促、发绀、胸闷、剧咳、咯血性痰等。两肺满布湿啰音，但无肺实变体征。抗生素治疗无效。严重者可发生心力衰竭、肺水肿、呼吸衰竭而死亡。

本病常并发细菌性呼吸道感染、细菌性肺炎等。

【辅助检查】

1. 血象 白细胞总数正常或略减少，淋巴细胞相对增多。若继发细菌感染，白细胞总数及中性粒细胞百分比明显升高。

2. X线检查 典型流感和轻型流感肺部一般无变化，肺炎型流感可见两肺散在絮状阴影，近肺门处明显。

3. 细胞学及病毒抗原检查 可行下鼻甲黏膜印片染色镜检，可见胞质内有嗜酸性包涵体，或用特异性荧光抗体检查流感病毒抗原，有助于早期诊断。

4. 血清学检查 取早期与2～4周后双份血清，做血凝抑制试验或补体结合试验，第二份血清效价增高4倍或以上有诊断价值。

5. 病毒分离 急性期病人的咽漱液进行接种后可分离出流感病毒。

【诊断】

1. 诊断要点 ①突然发病，迅速蔓延，发病率高。②高热、畏寒、肌肉酸痛、头痛、乏力等全身中毒症状较重，呼吸道症状较轻。③肺炎型可见发热、剧咳或阵咳、痰黏稠或痰中带血。④血常规检查白细胞正常或偏低，淋巴细胞相对偏高。

2. 临床分型 在做出诊断的同时，根据临床表现确定流感的类型（见临床表现）。

【鉴别诊断】

1. 普通感冒 常有受凉、劳累等诱因，起病较缓，以流涕、咳嗽等上呼吸道症状为主，全身中毒症状较轻。

2. 其他 支原体肺炎、其他病毒性呼吸道感染等，可依据临床表现及实验室检查予以鉴别。

【治疗】

1. 一般治疗 病人应隔离至热退后48小时。注意休息，发热时应卧床休息，保持室内空气流通。给予易消化食物，多饮水。加强护理。

2. 病原治疗 金刚烷胺每次100mg，每日2次，口服，疗程3～5日。只对甲型流感病毒有效，孕妇、哺乳妇女及有癫痫史者忌用，有中枢神经系统疾病和动脉硬化症者慎用。甲基金刚烷胺每次100mg，每日2次，口服，疗程3～5天。亦只对甲型流感病毒有效，其抗病毒活性较金刚烷胺高，副作用少。三氮唑核苷（病毒唑）每次500mg，每日2次，口服，或三氮唑核苷1000mg加入10%葡萄糖注射液500mL内静脉滴注，每日1次，疗程3～5天。

3. 对症治疗

（1）发热与疼痛 选择下列药物之一：扑热息痛每次0.5g，每日3次，或必要时服；阿司匹林每次0.5g，每日2～3次，或必要时服；复方阿司匹林每次1片，每日2～3次，或必要时服；吲哚美辛每次25mg，每日3次，或必要时服；速效感冒胶囊每次2

粒,每日3次,口服。

（2）止咳祛痰 咳必清每次25mg,每日3次,口服,适用于咳嗽较剧烈而无痰者。溴己新每次8~16mg,每日3次,口服,适用于痰稠不易咯出者。棕色合剂每次10mL,每日3次,口服。

4. 防治细菌感染 选择下列药物之一：复方新诺明每次2片,每日2次,口服；乙酰螺旋霉素每次0.2g,每日3~4次,口服；红霉素每次0.3g,每日3~4次,口服；罗红霉素每次75mg,每日2次,口服；先锋霉素Ⅳ每次0.5g,每日3次,口服；青霉素钠盐每次80万U,每日2次,肌肉注射。

【预防】

在流行期间应减少大型集体活动,居室注意通风。可用食醋蒸发消毒（5mL/m³空间）。选用流感减毒活疫苗鼻腔喷雾,每侧0.5mL,用于健康成人及少年儿童,免疫力可维持6~10个月,老年人、婴幼儿、孕妇及慢性病患者禁用。灭活疫苗接种反应较低,适用于禁用减毒活疫苗者。金刚烷胺预防甲型流感有效,每次0.1g,每日2次,口服,连用1~2周。

附 禽流感病毒感染

禽流感病毒感染是由甲型禽流行性感冒病毒引起的一种禽类疾病。近年来已确定该病毒可直接感染人类引起发病,称为禽流感病毒感染或禽流感病。早期表现与流感相似,多数预后良好,少数可因呼吸窘迫综合征、肺出血、休克等导致死亡。

【病原学】

禽流感病毒属甲型流感病毒,呈多形性,其中球形直径80~120nm,有囊膜。基因组为分节段单股负链RNA。依据其外膜血凝素（H）和神经氨酸酶（N）蛋白抗原性的不同,目前可分为15个H亚型（H1~H15）和9个N亚型（N1~N9）。禽流感病毒主要感染禽类,亦可感染猪、马、海洋哺乳动物和人类。感染人的禽流感病毒亚型主要为H5N1、H9N2、H7N7,其中感染H5N1的患者病情重、死亡率高。

禽流感病毒对乙醚、氯仿、丙酮等有机溶剂均敏感。常用消毒剂容易将其灭活,如氧化剂、十二烷基硫酸钠、卤素化合物（如漂白粉和碘剂）等都能迅速破坏其传染性。禽流感病毒对热比较敏感,65℃加热30分钟或煮沸（100℃）2分钟以上可灭活。病毒在直射阳光下40~48小时即可灭活,如果用紫外线直接照射,可迅速破坏其传染性。病毒在粪便中可存活1周,在水中可存活1个月,在pH < 4.1的条件下也具有存活能力。病毒对低温抵抗力较强,在有甘油保护的情况下可保持活力1年以上。

【流行病学】

1. 传染源 本病的传染源主要为患禽流感或携带禽流感病毒的鸡、鸭、鹅等家禽,特别是鸡，但不排除其他禽类或猪成为传染源的可能。

2. 传播途径 主要为呼吸道传播，通过密切接触感染的禽类及其分泌物、排泄物，受病毒污染的水，以及直接接触病毒毒株均可被感染。目前尚无人与人之间传播的确切证据。

3. 易感人群 一般认为任何年龄均具有易感性，但12岁以下儿童发病率较高，病情较重。与不明原因病死家禽或感染、疑似感染禽流感家禽密切接触人员为高危人群。

【发病机制】

禽流感病毒有可能通过两种方式严重威胁到人类健康，一是经过自身遗传变异而变得容易在人际传播，H5N1型病毒迄今还未表现出这种迹象；另一种方式是禽流感病毒在人体内与人类流感病毒结合，彼此交换遗传物质，形成容易在人之间传播的新型病毒。

【临床表现】

潜伏期一般为1~3天，通常在7天以内。

1. 症状 急性起病，早期表现类似单纯型流感。主要为发热，体温大多持续在39℃以上，热程1~7天，一般为3~4天，可伴有流涕、鼻塞、咳嗽、咽痛、头痛和全身不适。部分患者可有恶心、腹痛、腹泻、稀水样便等消化道症状。重症患者病情发展迅速，可出现肺炎、急性呼吸窘迫综合征、肺出血、胸腔积液、全血细胞减少、肾功能衰竭、败血症、休克及Reye综合征等多种并发症。

2. 体征 重症可有肺部实变体征等。

【辅助检查】

1. 血象 白细胞总数一般正常或降低，重症多有白细胞总数及淋巴细胞下降。

2. 病毒抗原及基因检测 取患者呼吸道标本采用免疫荧光法（或酶联免疫法）检测甲型流感病毒核蛋白抗原（NP）及禽流感病毒H亚型抗原。还可用RT-PCR法检测禽流感病毒亚型特异性H抗原基因。

3. 病毒分离 从患者呼吸道标本（如鼻咽分泌物、口腔含漱液、气管吸出物或呼吸道上皮细胞）中分离禽流感病毒。

4. 血清学检查 发病初期和恢复期双份血清抗禽流感病毒抗体滴度有4倍或以上升高，有助于回顾性诊断。

5. X线检查 重症患者胸部X线检查可显示单侧或双侧肺炎，少数可伴有胸腔积液等。

【诊断】

诊断要点：①明确的禽类接触史（发病前1周内曾到过禽流感暴发的疫点，或与被感染的禽类及其分泌物、排泄物等有密切接触者，或从事禽流感病毒实验室工作人员）。

②接触后 1 周内出现流感样表现。③从呼吸道分泌物标本中分离出特定病毒或采用 RT－PCR 法检测到禽流感 H 亚型病毒基因，且发病初期和恢复期双份血清抗禽流感病毒抗体滴度有 4 倍或以上升高。

【鉴别诊断】

临床上应注意与流感、普通感冒、细菌性肺炎、传染性非典型肺炎（SARS）、传染性单核细胞增多症、巨细胞病毒感染、衣原体肺炎、支原体肺炎等疾病进行鉴别。

【治疗】

1. 一般治疗 对疑似和确诊患者应进行隔离治疗。注意休息，发热时应卧床休息，保持室内空气流通。给予易消化食物，多饮水。加强护理，密切观察、监测并预防并发症。

2. 对症治疗 可应用解热药、缓解鼻黏膜充血药、止咳祛痰药等。儿童忌用阿司匹林或含阿司匹林以及其他水杨酸制剂的药物，避免引起儿童 Reye 综合征。继发细菌感染时使用抗菌药物。重症或发生肺炎的患者应住院治疗，对出现呼吸功能障碍者给予吸氧及其他呼吸支持，发生其他并发症时应积极采取相应治疗措施。

3. 抗病毒治疗 应在发病 48 小时内试用抗病毒药物。①神经氨酸酶抑制剂奥司他韦（oseltamivir，达菲）：为新型抗流感病毒药物，试验研究表明对禽流感病毒 H5N1 和 H9N2 有抑制作用，成人剂量每日 150mg，儿童剂量每日 3mg/kg，分 2 次口服，疗程 5 天。②离子通道 M_2 阻滞剂金刚烷胺：成人剂量每日 100～200mg，儿童每日 5mg/kg，分 2 次口服，疗程 5 天。治疗过程中应注意中枢神经系统和胃肠道副作用。肾功能受损者酌减剂量。有癫痫病史者忌用。

【预防】

1. 加强禽类疾病的监测，一旦发现禽流感疫情，动物防疫部门立即按有关规定进行处理。养殖和处理的所有相关人员做好防护工作。

2. 加强对密切接触禽类人员的监测。当这些人员中出现流感样症状时，应立即进行流行病学调查，采集病人标本并送至指定实验室检测，以进一步明确病原，同时应采取相应的防治措施。

3. 接触人禽流感患者应戴口罩、戴手套、穿隔离衣。接触后应洗手。

4. 加强检测标本和实验室禽流感病毒毒株的管理，严格执行操作规范，防止医院感染和实验室的感染及传播。

5. 注意饮食卫生，不喝生水，不吃未熟的肉类及蛋类等食品。勤洗手，养成良好的个人卫生习惯。

6. 对密切接触者必要时可试用抗流感病毒药物预防。

第三节 麻 疹

麻疹是由麻疹病毒引起的急性呼吸道传染病。麻疹的主要临床表现是发热、上呼吸道炎、结膜充血、麻疹黏膜斑、典型的皮疹。目前发病者多为未接种疫苗的学龄前儿童和免疫接种失败的青少年。病后可获得持久免疫力。

【病原学】

麻疹的病原体是麻疹病毒。麻疹病毒属副黏液病毒，直径 100～150nm。麻疹病毒的抗原性稳定，只有一个血清型，故病后可获得持久免疫力。麻疹病毒对外界抵抗力不强，对一般消毒剂和阳光非常敏感，紫外线很快能将其灭活，在流通的通气中只能存活半小时。麻疹病毒有较强的耐寒、耐干燥力，在 −15℃～−70℃环境下可保存数月至数年。

【流行病学】

1. 传染源　病人是唯一的传染源。自发病前 2 天至出疹后 5 天具传染性，病毒通过鼻、咽、气管分泌物和结膜分泌物排向外界。

2. 传播途径　主要通过飞沫传播。

3. 易感人群　人群普遍易感。由于麻疹疫苗的广泛接种，麻疹的自然发病率明显下降。目前主要见于未接种疫苗的学龄前儿童和免疫接种失败的青少年。病后可获得持久免疫力。

4. 流行特征　好发于冬春季，以 6 个月至 5 岁小儿发病率最高。

【发病机制】

麻疹病毒通过飞沫传播到达人的上呼吸道和结膜处，在上呼吸道和结膜的上皮细胞内繁殖后，通过局部淋巴组织进入血流，被单核−巨噬细胞吞噬并在其中繁殖，大量增殖的病毒再次进入血流，通过直接破坏细胞和诱发全身性迟发型免疫反应引起临床症状。

【病理】

主要改变是全身淋巴系统出现增生，在淋巴结、扁桃体、肝、脾、胸腺等处可见多核巨细胞，皮肤、眼结膜、鼻咽部、支气管、阑尾等处可见单核细胞浸润及围绕在毛细血管周围的多核巨胞，淋巴样组织肥大。毛细血管充血，血管内皮细胞肿胀增生，液体渗出。

【临床表现】

潜伏期 6～18 天，平均 10 天，曾接受过被动或主动免疫者可延至 3～4 周。

1. 前驱期 ①发热、全身不适、精神萎靡等全身症状。②咳嗽、鼻塞流涕、咽痛、声音嘶哑等上呼吸道症状。③畏光、流泪、结膜充血、眼睑水肿等眼部症状。④麻疹黏膜斑：又称科普利克斑（Koplik's spots），在对着第二臼齿的颊黏膜上出现数个直径约1mm灰白色小点，外围绕以红晕。本期持续3~4天。

2. 出疹期 典型的皮疹多在发热后第4天出现，且体温更加升高（可升至40℃~40.5℃），其他中毒症状亦加重；先在耳后、颈部、发际出现，随后面部、躯干及四肢，最后手掌、足底，出疹过程3~4天；米粒大小淡红色斑丘疹，可融合，疹与疹或疹块与疹块之间有正常皮肤。

3. 退疹期 皮疹出齐后，按出疹顺序消退，体温下降至正常，其他症状亦好转、消失；退疹处留有糠皮样脱屑及棕褐色色素沉着。

另外，还有轻型麻疹、重型麻疹、出血性麻疹、异型麻疹等不典型麻疹。

4. 并发症

（1）支气管肺炎 是麻疹病人死亡的主要原因。多发生于5岁以下小儿，常于出疹1周内发生。在病毒性肺炎的基础上，继发细菌感染。表现为高热不退、咳嗽、呼吸困难、两肺闻及散在湿啰音，X线检查表现为散在斑片状阴影。

（2）心肌炎 好发于2岁以下重型麻疹、营养不良等的小儿，主要表现为心力衰竭。

（3）细菌性喉炎 并发细菌性喉炎时，患儿表现为明显的发绀、三凹征阳性、极度的呼吸困难，严重者可因窒息而死亡。

（4）麻疹脑炎 发生在出疹后3周内，以出疹后2~6天发生率最高。表现为头痛、呕吐、精神萎靡等表现，多数经1~5周恢复，少数可遗留智力低下、瘫痪、癫痫等后遗症。

（5）亚急性硬化性全脑炎 在患麻疹2~17年后发生，病理改变为脑组织退行性变，临床表现为进行性智力减退、性格改变、肌痉挛、视力下降、听力减退，最后死于昏迷和强直性瘫痪。

【辅助检查】

1. 血象 白细胞总数正常或减低，淋巴细胞比例升高。

2. 病毒检测 在疾病初期，取病人眼、鼻、咽分泌物及血、尿进行胚胎或细胞接种，可分离出麻疹病毒；利用间接免疫荧光法在上述分泌物、血、尿细胞中可查到麻疹病毒抗原。

3. 多核巨细胞检测 在疾病初期，取病人眼、鼻、咽分泌物及痰、尿沉渣涂片，通过瑞氏染色可查到多核巨细胞，通过电子显微镜在多核巨细胞内可查到病毒包涵体（麻疹病毒颗粒）。

4. 血清抗体检测 通过ELISA法在血清中可查到特异性IgM和IgG麻疹病毒抗体。

【诊断】

诊断要点：①多于冬春季发病，有当地麻疹流行及接触史；②突然出现的发热、上呼吸道症状、眼部症状和特征性的麻疹黏膜斑；③典型的皮疹；④可从病人分泌物中查到病毒抗原或培养分离出麻疹病毒；⑤血清中可查到特异性麻疹抗体。

【鉴别诊断】

麻疹须与风疹、幼儿急疹、猩红热、药物疹相鉴别，见表 10-1。

表 10-1 麻疹与风疹、幼儿急疹、猩红热、药物疹的鉴别

项目	麻疹	风疹	幼儿急疹	猩红热	药物疹
潜伏期（日）	10（6~18）	14~21	10	2~3	
出疹与发热的关系	于发热第3~4天出疹，出疹时发热更高	于发热第1~2天出疹	于发热第3~5天出疹，疹出热退	于发热第2天出疹，出疹时发热更高	服药后或接触药物后出疹，一般无发热或低热
出疹顺序及分布	自耳后、发际开始，渐及额、面部、颈、躯干及四肢，最后达手掌及足底（出齐）	自面部开始，1天内即播散于全身，但面部及四肢较少	自躯干开始，很快播散全身，1~2天内消退	自颈、上胸部开始，1天内播散全身	出疹及分布无规律性，主要为躯干与四肢
皮疹形态及演变	先为淡红色斑丘疹后逐渐增多，融合呈暗红色，疹间皮肤正常，恢复期有糠麸样脱屑，留下棕褐色色素沉着	散在性淡红色斑丘疹，不融合，疹退后无色素沉着	淡红色斑疹或斑丘疹，疹退后无色素沉着	皮肤弥漫性潮红，其上有粟粒样丘疹，疹间无正常皮肤，压之褪色，疹退后片状脱皮	可有各种类型皮疹
其他特征	麻疹黏膜斑，眼结膜充血、畏光、流泪、流涕，眼睑浮肿	耳后及枕部淋巴结肿大、疼痛，全身症状轻	虽高热，但一般情况良好，枕下及颈后淋巴结肿大	咽峡炎，杨梅舌，环口苍白圈，面部潮红无疹	药物过敏史，有口服或接触过易引起皮炎的药物史
血象	白细胞总数正常或减少	白细胞总数正常或减少	白细胞总数正常或减少	白细胞总数及中性粒细胞增多	

【治疗】

1. 一般治疗　隔离病人至出疹后5天。卧床休息，室内应保持空气新鲜（经常开窗换气），并保持适当的温度和湿度。给予易消化富有营养的食物，多喝开水。用淡盐水擦洗眼、鼻部分泌物，保持皮肤黏膜清洁。

2. 对症治疗

（1）高热　①30%~40%酒精擦浴；②必要时小剂量扑热息痛口服。如无高热，可不必使用退热剂。

（2）烦躁不安　选择下列药物之一：①苯巴比妥钠：成人每次0.1g，儿童每次1~2mg/kg，肌肉注射；②安定：成人每次2.5mg，每日3次，口服。

（3）咳嗽　选择下列药物之一：①川贝枇杷膏，每次5~10mL，每日3次，口服；②咳必清，每次12.5~25mg，每日3次，口服。

【预防】

按规定接种麻疹疫苗，8 月龄初种，7 岁时复种，每次均为皮下注射 0.2mL。流行期间避免易感儿到公共场合或探亲访友。接触病人后 5 天内可紧急注射人血丙种球蛋白 3mL。

第四节　水　痘

水痘是由水痘 – 带状疱疹病毒引起的小儿急性传染病。水痘 – 带状疱疹病毒可引起水痘和带状疱疹两种疾病，原发感染为水痘，原发感染后，潜伏在感觉神经末梢的水痘 – 带状疱疹病毒再被激活发生带状疱疹，多见于成人。水痘的主要临床表现是发热、分批出现的向心性皮疹。

【病原学】

水痘 – 带状疱疹病毒属疱疹病毒，又称人类疱疹病毒 3 型。该病毒呈圆形，含双链 DNA，平均直径 210nm。水痘 – 带状疱疹病毒抗原性稳定，只有一个血清型，故病后可获得持久免疫力。水痘 – 带状疱疹病毒对外界抵抗力弱，不耐酸，不耐热，在痂皮中不能存活，在疱液中 –65℃ 可长期存活。人是该病毒已知唯一自然宿主。

【流行病学】

1. 传染源　病人为唯一传染源。病毒存在于病人鼻咽分泌物、疱疹液、血液中，出痘前 1 天至疱疹完全结痂前均有传染性。

2. 传播途径　水痘病毒经空气飞沫和直接接触传播，易感者接触带状疱疹病人亦可引起水痘。

3. 易感人群　人群普通易感，主要发生于 10 岁以下儿童。

4. 流行特征　本病呈全球分布，多发于冬末春初，散在发生。城市每 2 ~ 3 年发生周期性流行，偏远地区偶可爆发。

【发病机制】

水痘 – 带状疱疹病毒经空气飞沫或直接接触进入人体，在局部皮肤、黏膜细胞及淋巴结内复制，释放入血液及淋巴液，被单核 – 巨噬细胞吞噬，在其中繁殖后再次进入血液，病毒随血液带至全身各组织器官，特别在皮肤引起病变。

【病理】

皮肤病变为棘细胞层细胞水肿变性，细胞液化后形成内含大量病毒的单房性水疱。病灶周边和基底部血管扩张，单核细胞和多核巨细胞浸润形成红晕。随着水疱内炎症细胞和组织残片增多，疱内液体变浊，病毒数量减少，最后结痂，下层表皮细胞再生，愈合后不留瘢痕。食管、肺、肝、心、肠、胰、肾上腺和肾可有局灶性坏死和含嗜酸性包涵体的多核巨细胞出现。

【临床表现】

潜伏期 12 ~ 21 天，平均 14 天。

1. 前驱期 症状轻微，可有发热（低热或中等度热）、头痛、全身乏力、不适、食欲不振、咽痛、咳嗽等。

2. 出疹期 一般在发热的当天出疹，10 天左右结痂的皮疹脱落痊愈。①出疹顺序：皮疹先见于躯干部、面部，最后出现于四肢，躯干最多，头面部次之，四肢远端较少，手掌、足底更少，呈向心性分布；②常在 3 ~ 4 天内分批出现，同一部位可见不同阶段的皮疹同时存在；③皮疹的变化顺序：红色斑疹或丘疹→清亮圆形或泪滴状无脐眼的小水疱→混浊水疱→破溃水疱→干缩、结痂；⑤痂皮脱落后不留疤痕。

3. 特殊表现 ①免疫功能低下者：易形成播散性水痘，全身中毒症状重，高热，皮疹多而密集，易融合成大疱型或呈血疱，继发感染可产生坏疽。多脏器受累，可致死亡。②妊娠：妊娠妇女感染水痘病毒，病情较非孕妇重。妊娠早期感染水痘病毒，可引起胎儿畸形；发生水痘后数天分娩可出现新生儿水痘和先天性水痘综合征。新生儿水痘易形成播散性水痘，甚至引起死亡。先天性水痘综合征表现为出生体重低、疤痕性皮肤病变、肢体萎缩、视神经萎缩、白内障、智力低下，易继发细菌感染。

4. 并发症 水痘肺炎、水痘脑炎、水痘肝炎、间质性心肌炎及肾炎等。

【辅助检查】

1. 病毒 DNA 检测 通过呼吸道上皮细胞和外周血白细胞，利用聚合酶链反应可检测到水痘 – 带状疱疹病毒的 DNA。

2. 抗体检测 通过血清能够检测到水痘 – 带状疱疹病毒的特异性抗体（补体结合抗体滴度升高或双份血清抗体滴度升高 4 倍以上）。

3. 抗原检测 通过疱疹基底刮片或疱疹液，直接荧光抗体染色可查到病毒。

4. 多核巨细胞和细胞内包涵体检查 刮取新鲜疱疹基底组织液可查到多核巨细胞和细胞核内包涵体。

【诊断】

诊断要点：①多于冬末春初发病，多见于 10 岁以下儿童；②有发热、头痛、全身乏力等症状；③典型的皮疹特点（发热第 1 天出疹、皮疹呈向心性分布、皮疹的顺序变化）；④呼吸道上皮细胞或外周血白细胞中水痘 – 带状疱疹病毒 DNA 阳性。

【鉴别诊断】

主要需与丘疹样荨麻疹鉴别，该病特点是：①多见于婴幼儿；②皮疹多见于四肢；③红色丘疹，顶端有小水疱，壁较坚实，周围无红晕，痒感显著，不结痂。

【治疗】

1. 一般治疗 卧床休息，多喝开水，给予清淡易消化富有营养食物。室内要及时通风换气，保持空气新鲜。避免抓挠及抓破皮肤，抓破时局部涂 1% ~2% 甲紫或杆菌肽软膏。

2. 对症治疗

（1）皮肤瘙痒 选择下列药物之一：扑尔敏，每次 2mg，每日 3 次，口服；赛庚啶，每次 1mg，每日 3 次，口服。另，可用 0.25% 石炭酸炉甘石洗剂或 5% 碳酸氢钠溶液局部涂擦。

注意：禁用糖皮质激素，病前已经使用的要逐渐减量。

（2）发热 选择下列药物之一：牛磺酸颗粒，每次 0.4 ~0.8g，每日 3 次，口服；扑热息痛，每次 1/2 ~1/3 片，每日 3 次，口服。

（3）其他 继发细菌感染，应选择敏感抗菌药物；并发脑炎出现脑水肿应使用 20% 甘露醇降低颅内压。

3. 抗病毒治疗 适用于有免疫缺陷或应用免疫抑制剂者、新生儿水痘、播散性水痘、并发水痘脑炎或水痘肺炎者，且应尽早使用。阿昔洛韦每次 10 ~20mg/kg，8 小时 1 次，静脉滴注，连续 7 ~10 天，或 α 干扰素每次 10 ~20U/（kg·d），静脉滴注，连续 5 ~7 天。

【预防】

避免接触水痘病人，托儿机构在流行期间要经常用紫外线消毒房间。接触水痘病人 12 小时内，可肌肉注射水痘 - 带状疱疹免疫球蛋白 5mL 作被动免疫预防。接种水痘 - 带状疱疹减毒活疫苗可有效预防水痘，有效期可持续 10 年以上。

第五节 流行性腮腺炎

流行性腮腺炎是由腮腺炎病毒引起的急性传染病。好发于冬末春初，多见于年长儿童和青少年。主要临床表现是发热、双侧腮腺肿大及疼痛。儿童易并发脑膜脑炎，成人可并发睾丸炎或卵巢炎，但一般不影响生育能力。病后可获得持久免疫力。

【病原学】

腮腺炎病毒属副黏液病毒，呈球形，含单股 RNA，直径 100 ~200nm。该病毒含 6 种主要蛋白质，即核蛋白（NP）、多聚酶蛋白（P）、L 蛋白、血凝素、糖蛋白、神经氨酸酶（HN）糖蛋白、血溶 - 细胞融合（F）糖蛋白。其中血溶 - 细胞融合糖蛋白又称 V 抗原，能刺激机体产生保护性抗体，一般在病毒感染后 2 ~3 周出现；NP 可刺激机体产生抗 NP 抗体，该抗体无保护作用，但有诊断价值。人是腮腺病毒的唯一宿主。腮腺炎病毒对外界抵抗力较低，对紫外线、甲醛敏感，但在 4℃ 时则能存活数天。

【流行病学】

1. 传染源 病人及隐性感染者是本病传染源，病人自潜伏期末至肿大的腮腺消退均具有传染性。

2. 传播途径 本病通过空气飞沫、直接接触、间接接触被污染的食具和玩具等传播，其中空气飞沫是传播的主要途径。

3. 易感人群 人群普通易感，发病年龄以 5~15 岁多见。

4. 流行特点 本病为全球性疾病，全年均可发病，好发于冬末春初，一般为散发，但在幼托机构和小学内可引起爆发。

【发病机制】

腮腺炎病毒从呼吸道侵入人体后，在局部上皮细胞和淋巴结中复制，释放入血液，随血液至腮腺和中枢神经系统，引起腮腺炎和脑膜炎。在腮腺和脑膜处繁殖的病毒再次侵入血流，至其他组织器官，引起相应的病变。

【病理】

主要病理改变为腮腺的非化脓性炎症，腮腺间质水肿、点状出血、淋巴细胞浸润、腺泡坏死。腮腺导管腔发生阻塞，淀粉酶排出受阻，反流入血液。睾丸、卵巢、胰腺亦可出现间质水肿和淋巴细胞浸润。

【临床表现】

潜伏期 14~25 天，平均 18 天。

1. 全身表现 突然出现发热、全身不适、头痛、肌肉酸痛、食欲不振、呕吐等感染中毒症状。1~2 天后，出现腮腺肿大。

2. 腮腺肿大 腮腺肿大的特点：①肿大以耳垂为中心；②表面皮肤发亮但不红；③局部有疼痛和触痛，疼痛在咀嚼特别是吃酸性食物时加重；④腮腺管口发红但挤压腮腺无脓性分泌物流出；⑤肿大为双侧性，常在一侧肿大 2~3 天后，对侧出现肿大；⑥肿大一般持续 7~10 天。

3. 其他脏器受累表现 ①颌下腺炎：颈前下颌处明显肿胀，可触及椭圆形腺体。②舌下腺炎：舌下及颈前下颌肿胀，并出现吞咽困难。③睾丸炎：睾丸肿胀疼痛，多为单侧，并发附睾丸可见阴囊水肿和鞘膜积液，持续 3~5 天后逐渐好转，炎症消退后部分病人可遗留睾丸萎缩。④卵巢炎：多为一侧下腹部出现疼痛，有时可触及肿大的卵巢。⑤胰腺炎：常发生于腮腺肿大后数天，表现为恶心、呕吐、左上腹痛及压痛。⑥脑膜炎：一般发生在腮腺炎发病后 4~5 天，亦可先于腮腺炎之前出现，表现为高热、头痛、呕吐、嗜睡或精神萎靡、脑膜刺激征等。

【辅助检查】

1. 血象 白细胞总数正常或减少，淋巴细胞比例增高。出现睾丸炎时，白细胞总数升高。

2. 血清和尿淀粉酶测定 腮腺炎早期即有血清和尿淀粉酶升高，出现胰腺炎时可有脂肪酶升高。

3. 特异抗体测定 使用 ELISA 法检测病人唾液和血清，核蛋白抗体 IgM 明显升高。

4. 病毒分离 利用病人的唾液、尿液、脑脊液接种培养可分离出腮腺炎病毒。

【诊断】

诊断要点：①冬末春初发病，多见于年长儿童和青少年，当地流行或接触史；②有发热、全身不适、头痛、肌肉酸痛等中毒症状；③腮腺肿大的 6 个特点；④血清及尿淀粉酶升高；⑤血清或唾液中可查到特异性核蛋白抗体。

【鉴别诊断】

1. 化脓性腮腺炎 ①多为单侧腮腺肿大；②肿大的腮腺红、肿、热、痛，化脓时表面潮红加重并出现凹陷性水肿；③挤压腮腺管口可见脓性分泌物流出；④血象检查白细胞总数明显升高，中性粒细胞百分比升高。

2. 其他病毒性腮腺炎 流感 A 病毒、副流感病毒、柯萨奇 A 组病毒等亦可引起腮腺炎，鉴别主要根据血清特异性抗体和病毒分离。

3. 腮腺淋巴结炎 此为腮腺筋膜下或腮腺实质中的淋巴结发生炎症。其特点是：①起病较缓慢，可找到根尖周围炎、扁桃体炎、外耳道炎等原发感染灶；②原发病灶不除，可反复发作。

4. 过敏性腮腺炎 ①患儿有过敏体质或过敏病史；②发作突然，两侧对称性腮腺肿大；③血液中嗜酸粒细胞比例增高，唾液中查到嗜酸粒细胞；④给予抗过敏治疗，疗效显著。

【治疗】

1. 一般治疗 隔离至腮腺肿胀完全消退。卧床休息，多喝开水，给予软食，避免酸性食物，保持口腔清洁，餐后可用生理盐水漱口。

2. 对症治疗

（1）高热或头痛 选择下列药物之一：扑热息痛，每次 0.3 ~ 0.6g，每日 2 ~ 3 次，口服，儿童酌减；阿司匹林，每次 0.3 ~ 0.6g，每日 3 次，口服，儿童酌减。

（2）腮腺肿大及疼痛 局部冷敷；必要时，给予强的松，每次 5 ~ 10mg，每日 3 次，口服，可用 3 ~ 7 天。

（4）颅内高压 每次 20% 甘露醇 1 ~ 2g/kg，快速静脉加压滴注，4 ~ 6 小时 1 次，直至症状好转。

3. 抗病毒治疗 ①利巴韦林，儿童 15mg/（kg·d），成人 1g/d，静脉滴注，连续5 ~ 7 天；②板蓝根冲剂，每次 1 ~ 2 包，每日 3 次，口服。

【预防】

当地有本病流行时，避免易感者到公共场所，儿童可暂不去托儿所。对易感者通过皮下、喷鼻或气雾法接种腮腺炎减毒活疫苗，由于有致畸作用，孕妇禁用。

第六节 流行性脑脊髓膜炎

流行性脑脊髓膜炎，简称"流脑"，是由脑膜炎奈瑟菌引起的以脑膜化脓性炎症为主要病变的急性呼吸道传染病。其主要临床表现为突然高热、剧烈头痛、频繁呕吐、皮肤黏膜出血点、脑膜刺激征。

【病原学】

流脑的病原体为脑膜炎奈瑟菌。该菌外观呈肾形，直径 $0.6 \sim 1.0 \mu m$，革兰染色阴性，存在于带菌者的鼻咽部和患者的血液、脑脊液、皮肤瘀点中。其血清学分类根据荚膜多糖、脂寡多糖、外膜蛋白型特异抗原、菌毛抗原 4 个主要抗原成分进行，其中荚膜多糖为群特异性抗原，据其将该菌分为 A、B、C、D、X、Y、Z、29E、W135、H、I、K 和 L 共 13 个血清群，以 A、B、C 三群最常见。尤其 A 群是我国近 30 年来流行的主要菌群，占 97.3%，可引起大流行，B、C 群引起散发和小流行。该菌在体外抵抗力很弱，对干燥、寒、热、紫外线和一般消毒剂极敏感。菌体裂解后释放出内毒素，对人体有强烈的致病力。

【流行病学】

1. 传染源 本病的传染源为患者和带菌者，带菌者是主要传染源，患者在潜伏期及病后 10 日内具有传染性。

2. 传播途径 本病主要借助空气飞沫经呼吸道传播，2 岁以下小儿也可通过同睡、喂奶等密切接触方式传播。

3. 易感人群 人群对本病普遍易感，15 岁以下儿童发病较多。感染后对本群细菌产生持久免疫力。

4. 流行特征 本病多发于冬春季，3~4 月份为高峰。

【发病机制与病理】

该菌首先侵入人体鼻咽部，在局部繁殖引起上呼吸道炎症。当机体抵抗力低下或细菌数量多、毒力强时，细菌侵入血流形成短暂菌血症或败血症。败血症过程中，细菌侵袭皮肤血管内皮细胞，产生栓塞、出血及细胞浸润，表现为皮肤及黏膜出血点、瘀斑，甚至坏死。细菌释放的内毒素使全身小血管痉挛，微循环障碍，有效循环血量减少，表现为感染性休克。由于血管内皮受损，使内源性凝血系统活化，导致播散性血管内凝血（DIC），随后继发纤溶亢进，加重出血和休克。败血症时，部分细菌通过血脑屏障，引起脑膜化脓性炎症。病变主要位于大脑两半球及颅底的软脑膜和蛛网膜。病变处充血、水肿，大量纤维蛋白和中性粒细胞渗出。颅底部由于粘连压迫，可引起视神经、动眼神经、听神经等损害。如细菌侵犯脑实质，脑组织出现充血、水肿、坏死等变化。

【临床表现】

潜伏期 1～10 日，一般 2～3 日。

1. 普通型　最常见，占全部病例的 90% 以上，按病程分为四期。

（1）上呼吸道感染期　多数病人无表现，少数病人表现为低热、咳嗽、咽痛、鼻黏膜充血及分泌物增多等，持续 1～2 日。

（2）败血症期　突然高热、寒战、头痛、全身肌肉酸痛等中毒症状，皮肤黏膜瘀点、瘀斑，持续 1～2 日进入脑膜炎期。

（3）脑膜炎期　除败血症期的表现持续存在并加重外，突出表现为剧烈头痛、频繁喷射状呕吐、脑膜刺激征（婴幼儿可呈现囟门饱满）、意识障碍、抽搐等中枢神经症状，口唇常出现单纯疱疹，2～5 日进入恢复期。

（4）恢复期　经治疗后体温逐渐降至正常，皮肤瘀点、瘀斑消散，中枢神经表现消失，1～3 周内痊愈。

2. 暴发型　多见于儿童，起病急骤，进展迅速，病情凶险，又分为三型。

（1）休克型　突然高热，头痛，呕吐，皮肤黏膜广泛瘀点、瘀斑，并可迅速融合成大片且伴中央坏死，出现面色苍白、四肢厥冷、皮肤花斑、脉搏细速、血压下降、尿量减少、意识障碍等休克表现。

（2）脑膜脑炎型　突然高热，剧烈头痛，喷射状呕吐，意识障碍迅速加深至昏迷状态，反复抽搐，脑膜刺激征及锥体束征阳性。严重者因脑疝导致呼吸衰竭而死亡。脑疝有两种：枕骨大孔疝表现为昏迷加深，瞳孔散大，肌张力增高，上肢多呈内旋、下肢呈伸直性强直；小脑幕切迹疝表现为昏迷加深，患侧瞳孔散大，对光反射消失，眼球外固定或外展，对侧肢体瘫痪。

（3）混合型　兼有上述两型表现。

3. 轻型　低热，轻微头痛，咽痛，皮肤黏膜少量出血点，脑膜刺激征不明显。

4. 慢性败血症型　间歇性发热，皮肤黏膜瘀点或皮疹，关节痛，病程迁延数周或数月，一般情况良好。多发生于成人，极少见。

【辅助检查】

1. 血象　白细胞总数明显升高，一般为（15～30）×10⁹/L，中性粒细胞≥0.80。

2. 脑脊液检查　压力升高，脑脊液外观混浊，白细胞数多在 1.0×10⁹/L 以上，以中性粒细胞为主，蛋白明显升高，糖和氯化物明显降低。此检查是诊断本病的重要方法。应注意三点：①病程 24 小时内脑脊液可正常；②颅内压明显升高时，先静脉滴注 20% 甘露醇，降低颅压后再做腰穿；③获得脑脊液后应立即送检，因在常温下脑膜炎奈瑟菌极易发生自溶。

3. 细菌学检查 ①皮肤瘀点及脑脊液沉渣镜检可查到致病菌；②血液及脑脊液可培养出致病菌。

【诊断】

1. 诊断要点 ①好发于冬春季节，3~4月份为发病高峰，儿童多见；②临床特点为突然高热，剧烈头痛，频繁呕吐，皮肤黏膜出血点，脑膜刺激征，甚至出现感染性休克、抽搐、脑疝、呼吸衰竭；③血象显示白细胞总数及中性粒细胞比例明显升高，脑脊液检查呈化脓性改变，细菌学检查查到脑膜炎奈瑟菌。

2. 临床分型 在做出诊断的同时，根据临床表现确定流脑的类型（见临床表现）。

【鉴别诊断】

1. 其他化脓性脑膜炎 主要包括肺炎球菌脑膜炎、流感嗜血杆菌脑膜炎、金黄色葡萄球菌脑膜炎。发病无明显季节性，无皮肤黏膜出血点，细菌学检查可查出相应致病菌。

2. 结核性脑膜炎 多有肺结核病史；起病缓慢，病程长；有结核中毒症状，无皮肤黏膜出血点；脑脊液检查白细胞数多在 0.5×10^9/L 以下，以淋巴细胞为主，细菌学检查查出结核杆菌。

3. 流行性乙型脑炎 夏秋季发病；有昏迷、抽搐，但无皮肤黏膜出血点和休克表现；脑脊液检查外观清亮，糖和氯化物正常，细菌学检查查不到细菌。

【治疗】

本病早期诊断、及时应用敏感抗菌药物效果很好。普通型以抗菌治疗为主，配合对症治疗。暴发型在抗菌治疗的同时，根据不同情况，积极采取抗休克、降温、减轻脑水肿及预防脑疝、制止抽搐、纠正呼吸衰竭等综合治疗措施，可显著降低病死率。

1. 一般治疗 就地隔离治疗流脑患者，卧床休息，病室安静，空气流通，给予流质饮食，补充足够的液体及电解质。加强护理及病情观察，防止并发症。

2. 普通型治疗

（1）抗菌治疗 选择下列药物之一：青霉素，成人每日 800~1200 万 U，儿童每日 20 万~40 万 U/kg，静脉滴注；磺胺嘧啶，成人每日 6~8g，儿童每日 75~100mg/kg，分4~6次口服；头孢噻肟每次 1~2g，每日 3~4 次，静脉滴注；头孢曲松每次 1~2g，每日 1~2 次，静脉滴注。抗菌治疗应首选青霉素。

（2）对症治疗 ①高热：30%~40% 酒精擦浴。扑热息痛每次 0.3~0.6g，每日 2~3 次，口服，儿童酌减，或阿司匹林每次 0.3~0.6g，每日 3 次，口服，儿童酌减。②抽搐：地西泮，成人每次 10~20mg，儿童每次 0.1~0.3mg/kg，静脉注射。亦可使用水合氯醛，成人每次 1.5~2.0g，儿童每次 60~80mg/kg，鼻饲或保留灌肠。

2. 暴发型治疗

（1）抗菌治疗 青霉素，每日 20 万~40 万 U/kg，分3~4次静脉滴注。

（2）抗休克治疗 ①补充血容量：成人每日 2000 ~ 2500mL，儿童每日 60 ~ 80mL/kg，静脉滴注。可选用低分子右旋糖酐、2∶1 张力液、生理盐水、10% 葡萄糖注射液等。②纠正酸中毒：5% 碳酸氢钠，首次 5mL/kg，静脉滴注，以后按病情酌补。③血管活性药物：东莨菪碱，每次 0.3 ~ 0.5mg/kg，10 ~ 15 分钟静脉注射 1 次，病情好转后延长注射时间并逐渐停用。多巴胺、间羟胺各 20mg，加入液体 200mL 内，静脉滴注，每分钟滴速为 20 ~ 40 滴。④糖皮质激素：氢化可的松，每日 100 ~ 150mg，静脉滴注；地塞米松，每日 5 ~ 10mg，静脉滴注。激素的使用一般不超过 3 日。⑤处理 DIC：肝素，每次 0.5 ~ 1mg/kg 加入 10% 葡萄糖注射液 100mL 内静脉滴注，4 ~ 6 小时可重复 1 次。

（3）减轻脑水肿、降低颅内压 20% 甘露醇，1 ~ 2g/kg 快速静脉加压滴注，50% 葡萄糖注射液 40 ~ 60mL 静脉推注，两者 4 ~ 6 小时交替 1 次；地塞米松，成人每日 10mg，儿童每日 2 ~ 5mg，静脉滴注。

（4）制止抽搐 地西泮，成人每次 10 ~ 20mg，儿童每次 0.1 ~ 0.3mg/kg，静脉注射；亚冬眠疗法，乙酰普马嗪 0.3 ~ 0.5mg/kg 和异丙嗪 1 ~ 2mg/kg，肌肉或静脉注射，4 ~ 6 小时可重复 1 次。

（5）高热处理 同普通型。必要时，加冰袋冷敷或亚冬眠疗法。

（6）呼吸衰竭 ①保持呼吸道通畅并给予吸氧。②使用呼吸兴奋剂：洛贝林，成人每次 3 ~ 6mg，儿童每次 0.15 ~ 0.2mg/kg，静脉注射；尼可刹米，成人每次 0.375 ~ 0.75g，儿童每次 5 ~ 10mg/kg，静脉注射。③气管插管、气管切开及使用人工呼吸器。

【预防】

对 15 岁以下儿童、少年及流行区成人接种流脑 A 群多糖菌苗。对密切接触者进行药物预防：复方新诺明，成人每日 2g，儿童每日 50 ~ 100mg/kg，连用 3 天；亦可用利福平，成人每日 600mg，儿童每日 5 ~ 10mg/kg，分 2 次，口服，连用 3 天。

第七节 流行性乙型脑炎

流行性乙型脑炎，简称"乙脑"，国际上称日本脑炎，是由乙脑病毒引起的以脑实质炎症为主要病变的急性传染病。其主要临床表现为突然高热、意识障碍、抽搐、呼吸衰竭，部分病人可遗留程度不同的后遗症。

【病原学】

流行性乙型脑炎的病原体为乙脑病毒。乙脑病毒外观呈球形，直径 40 ~ 50nm，含单股正链 DNA。该病毒抵抗力不强，不耐热，对各种一般消毒剂很敏感，但耐干燥和低温。抗原性稳定，病后可获得持久免疫力。

【流行病学】

1. 传染源 本病的传染源为患者、隐性感染者、受感染动物，尤以受感染的猪及家禽为主要传染源。

2. 传播途径 本病主要通过蚊虫叮咬而传播，感染了病毒的蚊虫可携带病毒越冬及经卵传代。

3. 易感人群 人群对乙脑病毒普遍易感，但多数呈隐性感染。感染后可获得持久免疫力，故发病以 10 岁以下儿童多见。近年由于儿童广泛预防接种乙脑疫苗，发病率逐渐降低，成人和老年人发病率相对增高。

4. 流行特征 本病呈高度散发，家庭成员中少有同时多人发病。

【发病机制】

人被感染了乙脑病毒的蚊虫叮咬后，病毒进入人体繁殖，释放入血造成病毒血症。人体抵抗力强时，则形成隐性感染；人体抵抗力弱或病毒数量多、毒力强时，病毒即突破血脑屏障，进入中枢神经系统形成脑炎。

【病理】

乙脑的主要病变部位为大脑皮质、间脑和中脑。基本病变为充血、水肿，神经细胞不同程度地变性与坏死，形成大小不一的软化灶，以后可以钙化或形成空腔。血管内淤血、附壁血栓形成及（或）血管壁破坏形成出血灶，血管周围淋巴细胞和大单核细胞浸润，形成"血管套"。

【临床表现】

潜伏期 4~21 日，一般 10~14 日。

典型的临床经过可分为三期。

1. 初期 病程第 1~3 日，突然发热（体温在 1~2 日高达 39℃~40℃）、头痛、恶心、呕吐，多有嗜睡或精神倦怠，可有颈部强直及抽搐。

2. 极期 病程第 4~10 日，主要为脑实质损害表现，少数病人死于该期。

（1）高热 体温在 40℃或以上，多呈稽留热，高热一般持续 7~10 日，轻者 3~4 日，重者 3 周。

（2）意识障碍 是本病的主要表现。表现为嗜睡、昏睡、昏迷、谵妄等。昏迷是意识障碍最严重的程度，昏迷越深，持续时间越长，病情愈重。意识障碍通常持续 1 周，重者可达 1 个月以上。

（3）抽搐 是病情严重的表现。先出现面部、眼肌、口唇等局灶性小抽搐，继之出现单肢、双肢的阵挛性抽搐，重者出现全身强直性或阵挛性抽搐，历时数分钟至数十分钟不等，均伴有意识障碍。频繁抽搐导致紫绀、呼吸暂停。

（4）呼吸衰竭 是本病死亡的主要原因。多见于重症患者，主要为中枢性呼吸衰竭。表现为呼吸表浅、双吸气、叹息样呼吸、抽泣样呼吸、潮式呼吸、间停呼吸、呼吸停止。出现脑疝时除有上述呼吸改变外，尚有脑疝本身的表现。枕骨大孔疝表现为昏迷加深、瞳孔散大、肌张力增高，上肢多呈内旋、下肢呈伸直性强直。小脑幕切迹疝表现为昏迷加深，患侧瞳孔散大，对光反射消失，眼球外固定或外展，对侧肢体瘫痪。

周围性呼吸衰竭多由脊髓病变致呼吸肌麻痹或呼吸道阻塞、肺部继发感染等所致。其表现为呼吸先增快后变慢，胸式或腹式呼吸减弱，紫绀，但呼吸节律整齐。

（5）其他　在病程10日内可出现生理反射改变、脑膜刺激征、锥体束征、单瘫、偏瘫、吞咽困难、语言障碍、大小便失禁等。

3. 恢复期　多数病人于病程第8～11日进入恢复期。表现为体温逐渐下降，意识、语言、各种反射逐渐恢复，大多需2周左右完全恢复正常。部分病人恢复较慢，仍有反应迟钝、痴呆、失语、多汗、流涎、吞咽困难、瘫痪、精神症状等，经积极治疗大多数6个月内恢复。6个月内不能恢复者称为后遗症，其中以失语、瘫痪、扭转痉挛、精神失常为常见，继续治疗，可望有一定程度的恢复。

【辅助检查】

1. 血象　白细胞总数升高，多在（10～20）×10^9/L，初期中性粒细胞占0.80以上，随后淋巴细胞占优势，亦有血象始终正常者。

2. 脑脊液检查　压力升高，外观无色透明或微混浊，白细胞总数大多在（0.05～0.5）×10^9/L，分类早期以中性粒细胞为主，后期以淋巴细胞为主，蛋白轻度升高，糖和氯化物正常。

3. 免疫学检查

（1）*血凝抑制试验*　血清乙脑病毒抗体效价超过1:320或双份血清效价相差4倍以上有诊断意义。

（2）*特异性IgM抗体测定*　通过间接免疫荧光法或酶联免疫法检查病人血清或脑脊液中的特异性IgM抗体，阳性为早期诊断的依据。

【诊断】

1. 诊断要点　①夏秋季节，尤以7、8、9三个月份发病为多；②临床特点为起病急、头痛、高热、呕吐、意识障碍、抽搐、呼吸衰竭等；③辅助检查白细胞总数及中性粒细胞均增高，脑脊液压力增高、白细胞增多、蛋白轻度升高、糖和氯化物正常，特异性IgM抗体早期出现阳性。

2. 临床分型　根据病情可分为四型。

（1）*轻型*　体温在38℃～39℃，神志清楚，无抽搐，轻度嗜睡，脑膜刺激征不明显，无恢复期症状，病程5～7日。

（2）*普通型*　体温39℃～40℃，嗜睡或浅昏迷，偶有抽搐及病理反射阳性，脑膜刺激征较明显，多无恢复期症状，病程7～10日。

（3）*重型*　体温40℃以上，昏迷，反复或持续抽搐，脑膜刺激征明显，深反射消失，病理反射阳性，常有神经定位症状与体征。可有肢体瘫痪或呼吸衰竭。常有恢复期症状，如精神异常、瘫痪、失语等。少数人有后遗症。病程多在2周以上。

（4）*极重型*　起病急骤，体温迅速上升到40℃以上，反复或持续抽搐，深昏迷，迅速出现中枢性呼吸衰竭和脑疝，多在极期内死亡。幸存者常有恢复期症状且多有严重的后遗症。

【鉴别诊断】

1. 中毒型菌痢 一般无脑膜刺激征，脑脊液检查正常。用肛拭子或用生理盐水灌肠取大便镜检，可发现大量脓细胞。

2. 结核性脑膜炎 多有肺结核病史或颅外结核病灶。发病无明显季节性，起病缓慢，病程长。脑脊液中蛋白明显升高，糖和氯化物明显降低，可查到结核杆菌。

3. 化脓性脑膜炎 流脑多发生于冬春季节，皮肤黏膜有瘀点、瘀斑，可有感染性休克表现。其他化脓性脑膜炎发病无季节性，可查到原发感染灶，脑脊液呈脓性，白细胞总数在 $1.0 \times 10^9/L$ 以上，以中性粒细胞为主，糖和氯化物降低，细菌学检查可查到致病菌。

4. 其他病毒性脑炎 单纯疱疹病毒、柯萨奇病毒、埃可病毒、腮腺炎病毒、麻疹病毒等均可引起脑炎，临床表现及脑脊液变化与乙脑相似，但临床症状相对较轻，确诊有赖于免疫学检查。

【治疗】

本病尚无特效疗法，以对症治疗为主。对症治疗的重点是处理好高热、抽搐、呼吸衰竭三大主要症状，三者可互为因果，形成恶性循环。因高热可增加耗氧量，加重神经细胞损伤，导致抽搐；抽搐又加重缺氧和脑水肿，导致呼吸衰竭、脑部病变加重及体温升高。在处理时要注意互相兼顾。特别是呼吸衰竭，应采取各种方式积极抢救，是降低病死率的关键。

1. 一般治疗 乙脑患者应住院隔离治疗。清醒病人可给清凉饮料（如西瓜汁或西瓜皮、荷叶、竹叶、茅根等煎汤）及流质饮食，不能进食者可鼻饲高热量流质饮食。亦可通过静脉补充足量的液体，成人每日 1500~2000mL，儿童每日 50~80mL/kg，注意补钾。加强护理，定时吸痰，保持呼吸道通畅，防止吸入性肺炎；定时翻身，清洁皮肤，防止褥疮发生。

2. 对症治疗

（1）高热

1）物理降温：冰袋冷敷、50%酒精擦浴、冷盐水灌肠。

2）药物降温：扑热息痛，每次 0.3~0.6g，每日 2~3 次，口服，儿童酌减。消炎痛，每次 25mg，4~6 小时 1 次，口服，儿童酌减。20% 安乃近滴剂，每侧鼻孔 1~3 滴，4~6 小时 1 次，适用于幼儿、老年人。

（2）抽搐

1）根据引起抽搐的原因治疗：高热抽搐，以物理降温为主，亦可配合亚冬眠疗法，常用乙酰普马嗪 0.3~0.5mg/kg 或异丙嗪 1~2mg/kg，肌肉或静脉注射，4~6 小时 1 次，连续 3~4 次。脑水肿引起的抽搐，给予脱水疗法，20% 甘露醇 1~2g/kg 快速静脉滴注，50% 葡萄糖注射液 40~60mL 静脉推注，4~6 小时交替 1 次。呼吸道阻塞致脑细胞缺氧引起的抽搐，应通畅呼吸道、吸氧。

2）制止抽搐：地西泮，成人每次 10~20mg，儿童每次 0.1~0.3mg/kg，静脉注射；水合氯醛，成人每次 1.5~2.0g，儿童每次 60~80mg/kg，鼻饲或保留灌肠。

（3）呼吸衰竭

1）保持呼吸道通畅：吸痰，痰液黏稠时，用 α 糜蛋白酶 5mg（儿童 0.1mg/kg）加生理盐水 10mL 雾化吸入；伴支气管痉挛时，用异丙基肾上腺素 1mg、庆大霉素 8 万 U、地塞米松 5mg 加生理盐水 10mL，雾化吸入。

2）减轻脑水肿：20% 甘露醇 1~2g/kg 快速静脉滴注，50% 葡萄糖注射液 40~60mL 静脉推注，4~6 小时交替 1 次；地塞米松 10mg（儿童 2~5mg）／日，静脉滴注。

3）使用呼吸兴奋剂：洛贝林，成人每次 3~6mg，儿童每次 0.15~0.2mg/kg，静脉注射；尼可刹米，成人每次 0.375~0.75g，儿童每次 5~10mg/kg，静脉注射；成人吗乙苯吡酮（多普沙仑）50~100mg，维持可用 5% 葡萄糖注射液 500mL + 多普沙仑 100~160mg，静脉滴注，20~30 滴/分。

4）改善脑微循环：东莨菪碱，成人每次 0.3~0.5mg，儿童每次 0.02~0.03mg/kg，静脉注射。山莨菪碱，成人每次 10~20mg，儿童每次 0.5~1mg/kg，静脉滴注。

5）气管插管、气管切开、应用人工呼吸器：呼吸衰竭发展迅速或呼吸突然停止，来不及做气管切开或上呼吸道阻塞可望在 2~3 日内解除者，可行气管插管；呼吸功能恶化短期内无法解除或需人工通气者即做气管切开；气管切开后，缺氧症状难以缓解和自主呼吸骤停者，使用人工呼吸器辅助呼吸。

2. 恢复期及后遗症治疗

（1）物理疗法　针灸、推拿、肢体功能锻炼、高压氧等。

（2）药物疗法　肌苷，每次 0.2g，每日 3 次；ATP，每次 20mg，静脉滴注，每日 1~2 次；辅酶 A，每次 100U，静脉滴注，每日 1 次；脑复新，每次 100~400mg，每日 3 次；胞二磷胆碱，每次 500~1000mg，静脉滴注，每日 1 次。

【预防】

人畜居地分开，对幼猪进行疫苗接种。灭越冬蚊和早春蚊，消灭蚊虫孳生地，采取各种措施避免蚊虫叮咬。对儿童注射流行性乙型脑炎疫苗。

第八节　病毒性肝炎

病毒性肝炎是由肝炎病毒引起的以肝细胞变性、坏死为主要改变的一组传染病。根据病原学性质等的不同，肝炎病毒分为甲、乙、丙、丁、戊、庚型及输血传播型，分别引起相应的病毒性肝炎，本节只介绍前五型。其中甲型、戊型只有急性肝炎，乙型、丁型既有急性肝炎，又可转变为慢性肝炎。另外，根据临床表现，病毒性肝炎可分为急性、慢性、重型、淤胆型。

一、甲型病毒性肝炎

【病原学】

甲型病毒性肝炎的病原体是甲型肝炎病毒（HAV）。甲型肝炎病毒外观呈球形，直径 27~32nm，内含单股线状 RNA。该病毒抵抗力较强，100℃1 分钟、3% 福尔马林 5 分钟、紫外线（1.1W，0.9cm 深）1 分钟可灭活。能感染人的血清型只有一个，因此只有一个抗原抗体系统。感染后，早期产生 IgM 型抗体，一般持续 8~12 周；以后产生 IgG 抗体，该抗体可长期存在。

【流行病学】

1. 传染源 甲型病毒性肝炎的传染源是患者和隐性感染者，患者在起病前 2 周至起病后 1 周传染性最强。

2. 传播途径 甲型病毒性肝炎主要通过粪－口途径传播，病毒在肝细胞内复制后随胆汁进入肠道由粪便排出，日常生活的密切接触、水和食物受到污染都可造成病毒的传播。

3. 易感人群 人群对甲型肝炎病毒普遍易感。流行地区发病集中于幼儿和学龄前儿童，在卫生条件好的大城市一旦发生流行，儿童与成人均可发病，冬秋季为发病高峰。病后可获得持久免疫力。

【发病机制及病理】

甲型肝炎病毒经口进入人体后，通过肠黏膜进入血流中，到达肝脏后，在肝细胞内繁殖，造成急性肝脏炎症。主要病理改变是肝细胞呈气球样变性、嗜酸性变性、空泡变性，以气球样变性常见，最后发展为肝细胞局灶性坏死与再生。汇管区可见炎症细胞浸润，主要为大单核细胞和淋巴细胞。肝血窦枯否（Kuffer）细胞肿胀，部分急性肝炎可伴有小叶内胆汁淤积和小胆管增生。肝细胞受损后，肝功能降低，出现黄疸、出血、肝性脑病等表现。

【临床表现】

潜伏期 15~45 日，平均 30 日。

1. 急性黄疸型肝炎

（1）黄疸前期 畏寒发热，乏力，食欲不振，厌油，上腹部不适，肝区疼痛，腹泻，尿色逐渐加深。一般持续数日至 2 周。

（2）黄疸期 发热渐退，其他症状如乏力、食欲不振等好转，但尿色继续加深，皮肤黏膜黄染，大便颜色变浅或有短暂灰白色便。肝脏肿大，有压痛及叩击痛，少数患者有脾肿大。本期持续 1~2 周。

（3）恢复期 黄疸渐退，症状消失，肝脾回缩。

2. 急性无黄疸型肝炎 不出现肉眼黄疸，其他表现同急性黄疸型肝炎，但较轻。

3. 急性重型（暴发型）肝炎 起病前常有过度劳累、营养不良、饮酒、服损肝药物等诱因，起病同急性黄疸型肝炎，但更急。出现严重的食欲不振、频繁呕吐、腹胀、极度乏力，黄疸迅速加深，肝脏进行性缩小，很快出现神经精神症状如性格改变、嗜睡、烦躁、定向障碍、扑翼震颤，甚至昏迷、抽搐、脑疝等，有明显出血倾向（如注射部位出现大块瘀斑）、急性肾功能不全等。死亡率高。

4. 淤胆型肝炎 表现为食欲不振、恶心、厌油腻、轻度乏力、黄疸、大便灰白、皮肤瘙痒、肝脏明显肿大。

【辅助检查】

1. 肝功能检查 血清丙氨酸氨基转移酶（ALT）升高，常高于正常值2倍以上；血清天门冬氨酸氨基转移酶（AST）也升高，但特异性较 ALT 差。血清结合胆红素、游离胆红素均升高，尿中出现胆红素，尿胆原增加。淤胆型肝炎以结合胆红素升高为主，碱性磷酸酶、γ-谷氨酰转肽酶、胆固醇明显升高。

2. 病毒标志物检查

（1）粪便抗 HAV IgA 常用酶联免疫吸附试验（ALISA）和固相放射免疫试验（SP-PIA）检测。抗 HAV IgA 阳性是诊断甲型病毒性肝炎的可靠指标。

（2）血清抗 HAV IgM 常用酶联免疫吸附试验（ALISA）和固相放射免疫试验（SP-PIA）检测。抗 HAV IgM 阳性是诊断甲型病毒性肝炎的特异性指标。

（3）粪便 HAV RNA 常用反转录聚合酶链反应（RT-PCR）法检测。HAV RNA 阳性对早期诊断甲型病毒性肝炎具有特异性价值。

【诊断】

1. 诊断要点 ①有与甲型病毒性肝炎病人密切接触史或当地流行史，多发于冬秋季节，儿童及青少年多见；②近期内出现持续数日以上无其他原因可解释的乏力、食欲不振、恶心、肝区疼痛等症状，肝脏肿大及压痛等体征；③血清丙氨酸氨基转移酶升高、血清总胆红素升高；④血清抗 HAV IgM 阳性或粪便 HAV RNA 阳性。

2. 临床分型 在做出诊断的同时，根据临床表现确定临床类型（见临床表现）。

【鉴别诊断】

1. 溶血性黄疸 有服用伯氨喹啉、氯喹、磺胺类、呋喃坦啶、对氨水杨酸等药物史或感染史，出现贫血、血红蛋白尿、血液中网织红细胞增多、血清中游离胆红素升高，尿液中尿胆原增多但无胆红素。

2. 肝外梗阻性黄疸 常有胆绞痛等症状，常有肝脏肿大、胆囊肿大、墨菲（Murphy）征阳性等体征，肝功能检查血清转氨酶升高较轻，血清胆固醇、碱性磷酸酶及结合胆红素明显升高，超声检查可发现胆道结石、肝胆管扩张。

3. 感染中毒性肝炎 一些全身严重感染也可以引起肝肿大、黄疸及肝功能异常，如伤寒、败血症、钩端螺旋体病等。这些疾病有各自特殊的临床表现，能查到相应的病原体及相应的免疫学检查阳性结果。

4. 药物引起的肝损害　有使用损害肝脏药物的病史。如为中毒性药物，肝损害程度常与药物剂量有关；如为变态反应性药物，多同时伴有发热、皮疹、关节痛、嗜酸性粒细胞增多等变态反应表现，初次用药至出现肝损害之间有一段潜伏期，再次使用同一药物时肝损害迅速发生。

【治疗】

除极少数急性重型肝炎可导致死亡外，绝大多数甲型病毒性肝炎预后良好，患者于3个月内恢复健康，不转为慢性肝炎。在充分休息、合理营养的基础上，给予适当的保肝药物。

1. 一般治疗　隔离病人，自发病之日起不少于3周，儿童接触者医学观察45天。注意充分休息，早期卧床休息，症状明显好转后方可逐渐起床活动；临床症状消失、肝功能恢复正常后仍需休息1~3个月。饮食要清淡而富有营养，保证足够的热量，蛋白摄入量以每日1~1.5g/kg为宜，避免饮酒及服用损害肝脏药物。

2. 保肝药物治疗　肝泰乐，每次0.1g，每日3次，口服；肌苷，每次0.2g，3次，口服；联苯双酯，每次25~50mg，每日2~3次，口服；门冬氨酸钾镁，10~20mL加入5%或10%葡萄糖注射液250~500mL内，每日1~2次，静脉滴注。

2. 对症治疗

（1）恶心、呕吐　胃复安，每次10mg，每日3次，口服；多潘立酮，每次10mg，每日3次，口服。

（2）消化不良　干酵母，每次2g，每日3次，饭后嚼服；多酶片，每次1~2片，每日3次，口服。

（3）皮肤瘙痒　消胆胺，每次4~6g，每日3次，口服；赛庚定，每次2mg，每日3次，口服。

3. 重型肝炎与淤胆型肝炎的治疗　同乙型病毒性肝炎。

【预防】

加强水源、粪便管理，搞好食品及水产品的卫生监督。养成良好卫生习惯，饭前便后洗手，实行分餐制，做好食具消毒。对密切接触的易感人群可用10%人血丙种球蛋白0.05~0.1mL/kg，或5%胎盘球蛋白0.1~0.2mL/kg，不迟于接触后1~2周内肌肉注射。8个月以上的婴幼儿甲型肝炎易感者可接种甲型肝炎活疫苗。

二、乙型病毒性肝炎

【病原学】

乙型病毒性肝炎的病原体是乙型肝炎病毒（HBV）。乙型肝炎病毒的完整颗粒

（Dane 颗粒）外观呈球形，直径 42nm，分为核心和包膜两部分。包膜厚约 7nm，含有乙型肝炎表面抗原（HBsAg）；核心直径 28 nm，内含环状双股 DNA、DNA 聚合酶（DNAP）、乙型肝炎核心抗原（HBcAg）。另外，尚可见到小球形颗粒（直径 22 nm）和丝状或核状颗粒（直径 22 nm，长 100～1000nm），两者内含 HBsAg，不含核酸，无传染性。该病毒对外界抵抗力很强，能耐受 60℃4 小时，能耐受一般浓度的化学消毒剂，在血清中 30℃～32℃可保存 6 个月、-20℃保存 15 年。煮沸 10 分钟、65℃10 小时、高压蒸汽消毒、2% 过氧乙酸浸泡 2 分钟可将其灭活。乙型肝炎的抗原抗体系统分为三部分：①乙型肝炎表面抗原（HBsAg）和表面抗体（抗-HBs）。②乙型肝炎核心抗原（HBcAg）和核心抗体（抗-HBc）。③乙型肝炎 e 抗原（HBeAg）和 e 抗体（抗-HBe）。另外，乙型肝炎病毒 DNA（HBV DNA）位于病毒核心部位，病毒复制时几乎与 HBeAg 同时出现于血液中，是 HBV 复制最直接的证据。

【流行病学】

1. 传染源 乙型肝炎的传染源是急慢性肝炎患者和病毒携带者。慢性肝炎患者和病毒携带者是主要传染源。

2. 传播途径 乙型肝炎病毒通过血液、体液及母婴途径传播。在血液、体液传播中，主要方式是输血及输血制品、注射、针刺、性接触；在母婴传播中可经胎盘、分娩、哺乳、喂养等方式传播。

3. 易感人群 人群对乙型肝炎普遍易感，新生儿感染后多为无症状 HBV 携带者，随着年龄增长，人群中通过隐性感染获得免疫力者逐渐增多。据调查，10～15 岁人群中抗-HBs 检出率约为 30%，30 岁以上者约半数可检出抗-HBs，故 HBV 感染多发生于婴幼儿和青少年。

4. 流行特征 乙型肝炎发病无明显季节性，多为散发，但在血制品受污染时，也可引起流行。

【发病机制】

乙型肝炎病毒进入人体后通过血液到达肝脏，病毒主要在肝细胞内复制，也可在胰、脾、肾、淋巴结、骨髓、睾丸及白细胞内复制。乙型肝炎患者病毒复制过程中并不出现肝细胞损害，在机体免疫应答过程中，特别是 T 淋巴细胞攻击 HBV 感染的肝细胞时引起肝细胞损害，造成肝组织损伤，同时也抑制了病毒在肝细胞内的复制。其他免疫活性细胞和一些细胞因子（肿瘤坏死因子、白细胞介素-1、白细胞介素-6）参与了上述过程。HBV 感染者出现不同的临床类型与机体的免疫状态有关。免疫功能正常者感染 HBV 后，引起肝细胞坏死的应答呈一过性，随着病毒的清除，疾病可痊愈。若 HBV 感染者免疫功能低下，或由于 HBV 基因发生变异导致淋巴细胞不能充分识别和攻击靶细胞或特异性抗体产生不足，肝组织内病毒不能被清除，引起肝细胞损伤的免疫反应持续存在，则表现为慢性肝炎。若机体免疫应答亢进，攻击和破坏细胞的能力过强或 HBV 基因变异，则可能与重症肝炎的发生有关。乙型肝炎的肝外表现，如皮疹、关节炎、肾炎的发生，可能与循环免疫复合物沉积有关。

【病理】

急性乙型肝炎的病理变化同急性甲型肝炎。

急性重型乙型肝炎的病理变化是：大量肝细胞坏死（坏死肝细胞占 2/3 以上），网状纤维支架塌陷，残余肝细胞淤胆，无纤维组织增生，肝体积缩小。

亚急性重型肝炎的病理变化是：坏死肝细胞小于 1/2，出现肝细胞再生和胶原纤维增生，形成再生结节。伴小胆管增生，淤胆明显。

轻度慢性肝炎的病理变化是：①肝细胞变性，点、灶状坏死或嗜酸性变（肝细胞体积缩小，胞核固缩甚至消失，由于核酸含量少，胞质嗜酸性染色增强，呈伊红色圆形小体，称嗜酸性小体，即嗜酸性变）；②汇管区扩大，淋巴细胞、单核细胞、浆细胞浸润，可见轻度碎屑坏死（碎屑坏死是指肝实质与间质之间肝细胞的坏死）；③肝小叶结构完整。

中度慢性肝炎的病理变化是：①肝小叶内炎症重，伴桥形坏死（小叶中央静脉之间，或中央静脉与汇管区之间，或汇管区之间形成的条索状肝细胞坏死）；②汇管区炎症明显，伴中度碎屑坏死；③纤维间隔形成，肝小叶结构大部分保存。

重度慢性肝炎的病理变化是：①桥形坏死范围广泛，累及多个肝小叶；②汇管区炎症重，伴中度碎屑坏死；③多数纤维间隔致小叶结构紊乱，或形成早期肝硬化。

淤胆型肝炎的病理变化是：肝细胞变性和坏死较轻，肝细胞内淤胆，毛细胆管胆栓形成，汇管区水肿，中性粒细胞浸润，胆小管扩张。

【临床表现】

潜伏期 40~180 日，一般为 60~90 日。

1. 急性肝炎

（1）急性黄疸型肝炎

1）黄疸前期：起病较慢，常无发热，有明显的乏力、食欲不振、厌油、上腹部不适、肝区疼痛，部分病人出现关节痛、荨麻疹、上呼吸道感染症状等。本期持续数日至 2 周。

2）黄疸期：恶心、呕吐减轻，但仍有明显乏力、食欲不振，巩膜及皮肤黄染，尿色变深，可有大便色浅及皮肤瘙痒。肝脏肿大，有压痛及叩击痛，少数出现脾肿大。本期持续 2~6 周。

3）恢复期：黄疸逐渐消退，乏力及食欲不振等消化道症状逐渐消失，肝脾回缩。本期持续 2 周至 4 个月。

（2）急性无黄疸型肝炎 临床表现基本同急性黄疸型肝炎，但较轻，无肉眼黄疸，病程约 3 个月。由于症状轻，诊断较难。

2. 慢性肝炎 急性肝炎病程超过半年，或原有乙型肝炎或 HBsAg 携带史而因乙型肝炎病毒感染再次出现肝炎症状、体征及肝功能异常者。发病日期虽不明确，或虽无肝炎病史，但根据肝组织病理学或临床表现及辅助检查综合分析符合慢性肝炎表现者。可分为轻度、中度、重度。

（1）轻度 病情较轻，反复出现疲乏、头晕、食欲不振、厌油、消化不良、肝区不适，肝稍大，有轻压痛，可有轻度脾大。部分病人无症状、体征，仅有肝功能轻度异常。

（2）中度 表现界于轻度和重度之间。

（3）重度 表现为明显或持续的乏力、萎靡、头晕、恶心、呕吐、食欲不振，腹部不适或肝区疼痛，腹泻，肝大，可伴有蜘蛛痣、肝掌、肝面容、脾大。血清白蛋白≤32g/L，或血清胆红素超过正常上限5倍，或凝血酶原活动度60%～40%，或胆碱酯酶≤4500U/L（四项中有一项即可）。

轻度、中度、重度慢性肝炎的实验室检查指标判断见表10－2。

表10－2 轻度、中度、重度慢性肝炎的实验室检查指标判断

	轻度	中度	重度
ALT 和/或 AST（IU/L）	≤正常3倍	>正常3倍	>正常3倍
胆红素（Bil）（μmol/L）	≤正常2倍	正常2倍～正常5倍	>正常5倍
白蛋白（A）（g/L）	≥35	32～35	≤32
A/G	≥1.4	1.0～>1.4	≤1.0
电泳 γ－球蛋白（γ－EP）（%）	≤21	21～26	≥26
凝血酶原活动度（PTA）（%）	>70	60～70	40～60
胆碱酯酶（CHE）（U/L）	>5400	4500～5400	≤4500

3. 重型肝炎

（1）急性重型肝炎 临床表现同急性甲型重型肝炎。

（2）亚急性重型肝炎 急性黄疸型肝炎起病10日以上、8周以内，出现急性重型肝炎的临床表现。

（3）慢性重型肝炎 有慢性肝炎或肝硬化病史、体征及肝功能损害，出现亚急性重型肝炎的临床表现。

（4）淤胆型肝炎 临床表现同甲型淤胆型肝炎。

4. 并发症 上消化道出血、肝性脑病、肝肾综合征、感染、肝硬化等。

【辅助检查】

1. 肝功能检查 ALT 及 AST 升高，以 ALT 升高为主。急性肝炎升高较明显，慢性肝炎可轻度、反复或持续升高，重型肝炎有时反而下降。血清游离胆红素、结合胆红素均升高，尿液尿胆原增加、出现胆红素。淤胆型肝炎血清中结合胆红素升高为主，尿液中胆红素强阳性而尿胆原阴性。血清白蛋白降低，球蛋白升高，出现白/球比值倒置，见于慢性中重度肝炎。凝血酶原时间延长及活动度降低见于重型肝炎。

2. 病毒标志物检查

（1）"乙肝五项"检查　检查血清中乙型肝炎病毒的三种抗原抗体系统。由于HBcAg较难检测，故临床上只检测其余五项，俗称"两对半"试验。①HBsAg和抗－HBs：HBsAg阳性则表明存在现症HBV感染（但HBsAg阴性不能排除HBV感染）；抗－HBs阳性提示可能通过预防接种或过去感染产生了对HBV的免疫力。②HBeAg和抗－HBe：HBeAg持续阳性表明存在HBV活动性复制，传染性大，容易转为慢性；抗－HBe持续阳性提示HBV复制处于低水平，HBV DNA可能已和宿主DNA整合并长期潜伏下来。③抗－HBc：抗－HBc阳性且滴度较高提示HBV有活动性复制，抗－HBc阳性而滴度较低提示为过去感染。抗－HBc IgM阳性表示HBV现症感染，高滴度的抗－HBc IgM常是肝组织病变活动的标志。

（2）乙型肝炎病毒DNA（HBV DNA）定性和定量测定　血液中HBV DNA的存在是HBV感染最直接、最灵敏和最特异的检测指标，反映病毒复制情况或水平，主要用于慢性HBV感染的诊断及抗病毒疗效的观察。

【诊断】

1. 诊断要点　①有与乙型肝炎患者和HBsAg携带者密切接触史，特别是HBV感染的母亲所生的婴儿，或以往有使用血液及血制品、注射等历史；②近期出现或持续存在的食欲不振、恶心、厌油腻、右上腹痛、黄疸、肝大、脾大等临床表现；③肝功能检查的异常结果；④血清HBsAg、HBeAg、HBcAg、HBV DNA、抗－HBc IgM任何一项阳性或抗－HBe或抗－HBc阳性同时伴有HBsAg、HBeAg、HBcAg、HBV DNA、抗－HBc IgM中的任何一项阳性。

2. 临床分型　见在做出诊断的同时，根据临床表现确定临床类型（见临床表现）。

【鉴别诊断】

同甲型病毒性肝炎。

【治疗】

约有10%的急性乙型肝炎转为慢性，注意早期及时治疗。在充分休息、合理营养的基础上，不同临床类型的肝炎的治疗措施有所侧重。急性肝炎主要是给予适当的保肝药物；慢性肝炎采取保肝治疗、抗病毒治疗、免疫调节治疗等；重型肝炎则是采取各种综合措施治疗出血、肝性脑病、急性肾功能不全等危重征象，挽救病人生命，降低病死率；淤胆型肝炎的治疗可试用糖皮质激素。

1. 一般治疗　休息和营养对肝炎患者特别重要。急性肝炎强调卧床休息，症状好转后方可逐渐增加活动，临床症状消失，肝功能恢复正常后1~3个月仍应适当休息。慢性肝炎以静养为主，静养期可以从事力所能及的轻工作，肝功能恢复、症状消失3个月以上者可恢复原来的工作。重症肝炎应绝对卧床休息。饮食应清淡，保证摄入足够的热量和维生素，不宜高糖饮食，以免诱发糖尿病。急性肝炎和慢性肝炎要摄入足量的蛋白质，但重型肝炎应限制蛋白质摄入。戒酒，忌辛辣，避免使用损肝药物。

2. 急性肝炎的治疗 同甲型急性肝炎。

3. 慢性肝炎的治疗

（1）保肝治疗 基本同急性肝炎。另外可给予人血白蛋白、复方氨基酸注射液静脉输入及口服水飞蓟素、肝炎灵、齐墩果酸等降低转氨酶的药物。

（2）对症治疗 基本同急性肝炎。

（3）抗病毒治疗 适用于慢性肝炎且有 HBV 活动性复制时。①α 干扰素：每次 300 万 U，隔日 1 次，皮下或肌肉注射，亦可静脉滴注，连用 6 个月。②阿糖腺苷：10～15mg/kg 加入 5% 葡萄糖注射液 1000mL 内，缓慢静脉滴注 12 小时，每日 1 次，连用 2～8 周。③无环鸟苷：10～15mg/kg，静脉滴注，每日 1 次，7～14 日为一疗程。④病毒唑：成人每日 1000mg，儿童每日 10～15mg/kg，分 2 次静脉滴注。

（4）免疫调节治疗 胸腺肽，成人 20mg，儿童 10～15mg，加入适量 5% 葡萄糖注射液中，静脉滴注，每日 1 次。香菇多糖，2mg（先用注射用水溶解）加入生理盐水 250mL 内，静脉滴注，每周 1 次，连续 6～8 周。特异性免疫核糖核酸 2～4mg 淋巴结内及其周围注射，每周 2 次，连续 3～6 个月。

4. 重型肝炎的治疗 补充足量的维生素 B、C、K，静脉滴入人血白蛋白或新鲜血液，保持水和电解质平衡，饮食不足者静脉输入葡萄糖注射液。在此基础上给予下列对症治疗。

（1）出血 甲氰咪胍，每次 400～600mg，静脉滴注，每 4～6 小时 1 次。凝血酶原复合物，25mL 加入 10% 葡萄糖注射液 100～200mL 内，静脉滴注，每周 1～2 次。

（2）肝性脑病

1）减少血氨生成及吸收：新霉素，每次 0.5g，每日 4 次，口服。灭滴灵，每次 0.2g，每日 4 次，口服。60% 乳果糖，每次 30mL，每日 3 次，口服。

2）降低血氨：精氨酸，每次 10～20g，每日 1 次，静脉滴注。谷氨酸钠，每次 23g，每日 1 次，静脉滴注。谷氨酸钾，每次 25.2g，每日 1 次，静脉滴注。乙酰谷酰胺，每次 0.5g，每日 1 次，静脉滴注。L－鸟氨酸－L－天冬氨酸（阿波莫斯），每次 60mL 加入 5% 葡萄糖注射液 60mL，静脉滴注，每日 1 次。γ－氨酪酸，每次 3g 加 10% 葡萄糖注射液 500mL 中静脉滴注，每日 1 次。

3）维持氨基酸平衡：复方支链氨基酸注射液，每次 250mL，每日 2～4 次，静脉滴注。

4）取代假性神经递质：左旋多巴，每次 2～5g，每日 1 次，灌肠或鼻饲，亦可每次 0.2～0.6g，每日 1 次，静脉滴注。

（3）肝肾综合征 严格控制每日液体进入量（1000mL 左右），合理使用速尿等利尿剂，尿少时应静脉滴注低分子右旋糖酐、血清白蛋白等以扩充血容量。必要时，采取透析疗法。

（4）促进肝细胞再生 胰高血糖素－胰岛素（G－I）疗法：胰高血糖素 1mg、普通胰岛素 10U 加入 10% 葡萄糖注射液 500mL 内，静脉滴注，每日 1～2 次，14 天为一疗程。肝细胞生长因子（HGF）160～200mg，每日 1 次，静脉滴注，连用 1 个月。人胎肝细胞（FLC）悬液，每次 1 个 FLC 悬液，静脉滴注，每周 1～2 次。

（5）控制感染 继发感染时，根据感染的致病菌不同，选择有效的抗菌药物。如革兰阴性菌感染，可选用庆大霉素等；厌氧菌感染，可选用甲硝唑、替硝唑、奥硝唑、塞克硝唑。亦可选用广谱抗生素如头孢噻肟、头孢他啶、头孢曲松等。真菌感染时，应立即停用抗生素并使用氟康唑等抗真菌药物。

5. 淤胆型肝炎 可试用糖皮质激素，强的松每日 40～60mg，分 3 次口服，或地塞米松每日 10～20mg，静脉滴注。2 周后如胆红素显著下降，则逐渐减量，效果不显著时停药。

【预防】

急性肝炎患者及慢性肝炎患者在活动期或恶化时，应隔离治疗。炊事员、保育员及饮食业服务人员要定期健康检查。HBsAg 阳性者不得献血。重点防止血液和体液传播。对新生儿及易感者接种乙肝疫苗并联合注射乙型肝炎免疫球蛋白。

三、丙、丁、戊型病毒性肝炎

【病原学】

丙型病毒性肝炎的病原体是丙型肝炎病毒（HCV）。丙型肝炎病毒外观呈球形，直径 30～60nm，内含单链正股 RNA。该病毒对有机溶剂敏感，煮沸、紫外线亦可使其灭活。丁型病毒性肝炎的病原体是丁型肝炎病毒（HDV）。该病毒外观呈球形，是一种缺陷病毒，必须在 HBV 辅助下才能在肝细胞内复制。戊型病毒性肝炎的病原体为戊型肝炎病毒（HEV）。戊型肝炎病毒外观呈球形，直径 27～34nm，无包膜。该病毒在碱性环境下较稳定，对高热、氯仿等敏感。

【流行病学】

1. 传染源 丙型肝炎的传染源是急慢性丙型病毒性肝炎患者和病毒携带者，其中前者是主要传染源。丁型肝炎其传染源以慢性患者和病毒携带者为主。戊型肝炎的传染源为患者和隐性感染者。

2. 传播途径 丙型肝炎和丁型肝炎的传播途径基本同乙型肝炎。戊型肝炎的传播途径同甲型肝炎。

3. 易感人群 人群对丙型肝炎病毒普遍易感，一般呈散发。丁型肝炎在 HBV 感染的基础上才能发生，故慢性乙型肝炎患者和 HBV 携带者为其易感人群。戊型肝炎多发于青壮年，无慢性患者。

【发病机制及病理】

丙型肝炎的发病机制及病理改变基本同乙型肝炎，本病约一半患者转为慢性。丁型肝炎病毒感染于乙型肝炎患者时，其病理改变要比单纯乙型肝炎更重。戊型肝炎的发病机制及病理基本同甲型肝炎。

【临床表现】

潜伏期：丙型肝炎为 15 ~ 150 天，平均 50 天；丁型肝炎为 21 ~ 105 天；戊型肝炎为 10 ~ 60 天，平均 40 天。

丙型肝炎的临床表现同乙型肝炎。丁型肝炎病毒和乙型肝炎病毒同时感染，其临床表现与单纯急性乙型肝炎相似，但病程较短，多数预后良好，少数亦可发展成重型肝炎；慢性乙型肝炎患者或 HBsAg 携带者又感染丁型肝炎病毒时，多表现为病情恶化或在慢性过程中出现类似急性肝炎发作，严重的可导致肝坏死。亦有表现为一过性 ALT 升高者，最后多发展为慢性活动性肝炎及肝硬化。戊型肝炎的临床表现基本同甲型肝炎。

【辅助检查】

1. 肝功能检查　丙型、丁型肝炎的肝功能改变基本同乙型肝炎。戊型肝炎的肝功能改变基本同甲型肝炎。

2. 病毒标志物检查

(1) 丙型肝炎　①用 ELISA 法可检出血清中抗 – HCV IgM，一般在发病 2 ~ 4 天出现，7 ~ 15 天达高峰，持续 1 ~ 3 个月，是早期诊断的指标。若持续阳性提示病毒持续存在并不断复制，可作为转为慢性肝炎的指标。②用 ELISA 法可检出血清中抗 – HCV IgG，抗 – HCV IgG 阳性提示为丙型肝炎感染且易转为慢性、肝硬化或肝癌。③用斑点杂交试验或 RT – PCR 法可检出 HCV RNA，HCV RNA 阳性提示丙型肝炎病毒复制活跃，传染性强，是丙型肝炎诊断的可靠标志。HCV RNA 转阴，提示丙型肝炎病毒复制受到抑制，预后较好。

(2) 丁型肝炎　①用 ELISA 法检测血清中抗 – HDV，抗 – HDV IgM 出现较早，一般持续 2 ~ 20 周，是丁型肝炎早期诊断的指标；抗 – HDV IgG 只能在 HBsAg 阳性的血清中测得，是诊断丁型肝炎的可靠指标。②用 ELISA 法检测血清中 HDVAg，若阳性且 HBsAg同时阳性，提示丁型肝炎病毒和乙型肝炎病毒同时感染，病情严重。但因 HDVAg 在血液中出现早且持续时间短（1 ~ 2 周），临床上常不易检到。③用 RT – PCR 法检测血清中的 HDV RNA，HDV RNA 阳性是 HDV 感染最直接的证据，可明确诊断为丁型肝炎。

(3) 戊型肝炎　①用 ELISA 法检测血清中抗 – HEV IgM 和抗 – HEV IgG，抗 – HEV IgM 和抗 – HEV IgG 阳性是戊型肝炎病毒近期感染的标记。②用 RT – PCR 法检测血清、胆汁、粪便中的 HEV RNA，HEV RNA 阳性可确定戊型肝炎的诊断。

【诊断】

1. 诊断要点　①具备类似急慢性乙型肝炎的临床表现及肝功检查异常结果，而

抗 – HCV IgM 或抗 – HCV IgG 或 HCV RNA 阳性，可诊断为丙型肝炎。②具备类似急慢性乙型肝炎的临床表现及肝功能检查的异常结果，血清中 HBsAg 阳性，同时血清中抗 – HDV IgM、抗 – HDV IgG、HDV RNA 任何一项阳性，可诊断为丁型肝炎。③具备类似急性甲型肝炎的临床表现及肝功能检查的异常结果，同时血清中抗 – HEV IgM、抗 – HEV IgG 阳性或 HEV RNA 阳性，可诊断为戊型肝炎。

2. 临床分型 根据临床表现和辅助检查结果，参照甲型病毒性肝炎和乙型病毒性肝炎做出临床分型。

【鉴别诊断】

同甲型病毒性肝炎。

【治疗】

丙型、丁型肝炎的治疗同乙型肝炎。戊型肝炎的治疗基本同甲型肝炎，另外，加用干扰素治疗可取得更好的疗效，用法同乙型肝炎。α 干扰素联合利巴韦林治疗是治疗丙型肝炎的通行方案。

【预防】

丙型、丁型肝炎同乙型肝炎。戊型肝炎同甲型肝炎。

第九节 伤 寒

伤寒是由伤寒沙门菌引起的急性肠道传染病。伤寒沙门菌侵犯人体造成全身单核 – 巨噬细胞系统的增生性反应，尤以回肠下段淋巴组织病变最明显。主要临床特点是稽留热、伤寒面容、相对缓脉、玫瑰疹、脾肿大、白细胞减少等。

【病原学】

伤寒的病原体为伤寒沙门菌。该菌属于沙门菌属中的 D 群，革兰染色阴性，外观呈短杆状，主要有菌体 "O" 抗原及鞭毛 "H" 抗原，两种抗原均刺激机体产生相应抗体。该菌在自然环境中抵抗力较强，在水中可存活 2～3 周，在粪便中可生存 1～2 个月，耐低温，在寒冷环境中可生存数周，60℃ 15 分钟或煮沸即灭活，对一般化学消毒剂敏感，消毒饮水含氯达 0.2～0.4mg/L 时迅速死亡。伤寒沙门菌菌体裂解后释放出内毒素，有较强的致病力。

【流行病学】

1. 传染源 本病的传染源是患者和带菌者，带菌者是流行的主要传染源。患者从潜伏期末即排菌，发病后 2～4 周内传染性最强。

2. 传播途径 伤寒可通过污染的水或食物、日常生活接触、苍蝇等传播，其中水源污染可引起暴发流行，散发病例多由日常生活接触传播引起。

3. 易感人群 人群对本病普遍易感，患者以儿童和青壮年为主。

4. 流行特征 本病好发于夏秋季节，病后可获得持久免疫力。

【发病机制】

伤寒沙门菌进入胃内后大部分被胃酸杀死，未被杀死的细菌进入小肠，在含有胆汁的碱性小肠液中繁殖，随即侵入肠黏膜，经淋巴管进入肠道淋巴组织，继续繁殖后进入血流，引起第一次菌血症，此阶段，患者无症状。细菌随血流进入肝、脾、骨髓、阑尾等组织器官，在其单核－吞噬细胞系统大量繁殖后，再次进入血液，造成第二次菌血症，释放大量内毒素，产生临床症状，此阶段相当于临床上的初期。细菌再次随血流播散全身，并经胆道排入肠道，大部分随粪便排出，少部分再次侵入肠道淋巴组织，使已致敏的淋巴组织发生迟发型变态反应，产生坏死，坏死组织脱落形成溃疡，临床上达到极期。随后，已增强的机体免疫反应将血液及脏器内的细菌消灭，进入恢复期。部分患者由于胆囊长期带菌成为慢性带菌者。

【病理】

本病的主要病理变化是全身单核－吞噬细胞系统（肝、脾、骨髓、淋巴组织）大单核细胞浸润和增生，形成伤寒结节。以回肠末端淋巴组织的病变最典型、最明显，可分为四个阶段：第 1 周淋巴组织增生肿胀呈纽扣花样突出，第 2 周肿大的淋巴组织发生坏死，第 3 周坏死组织脱落形成溃疡，第 4 周后溃疡逐渐愈合。

【临床表现】

潜伏期 7~23 天，一般 10~14 天。

1. 典型的临床经过 可分为四期。

（1）*初期（病程第 1 周）* 缓慢起病，出现发热、乏力、全身不适、食欲不振、咽痛、咳嗽等。发热是最早出现的症状，体温呈阶梯状上升，可在 5~7 天升至39℃~40℃。

（2）*极期（病程第 2~3 周）*

1）高热：多呈稽留热型，持续 10~14 天。

2）消化道症状：食欲不振、腹部不适、腹胀、便秘或腹泻、右下腹压痛等。

3）神经系统症状：神志恍惚，表情淡漠，反应迟钝，即"伤寒面容"。重者出现谵妄、昏迷、脑膜刺激征。脑膜刺激征为虚性脑膜炎引起，虚性脑膜炎是指脑膜处并无病原体，但毒素随血流到达脑膜，损害脑膜引起脑膜刺激反应。

4）循环系统症状：主要为相对缓脉，即脉搏的增快与体温升高不成比例，相对于体温来说脉率是较缓的。

5）玫瑰疹：多出现于病程的 6~13 天，主要分布于胸腹部，数目一般在 10 个以内，分批出现，淡红色斑丘疹，直径 2~4mm，压之褪色，出现后 2~4 天消退。

6）肝脾肿大：脾肿大，质软，有压痛；肝肿大，质软，有压痛。

（3）缓解期（病程第 3～4 周）　体温出现波动，并逐渐下降，极期的各种表现减轻。

（4）恢复期（病程第 5 周起）　体温恢复正常，食欲好转，通常 1 个月左右完全康复。

另外，应注意下列不典型表现：①老年人伤寒临床表现多不典型，易出现虚脱，常并发支气管肺炎和心力衰竭，恢复缓慢，病死率较高。②学龄前儿童伤寒症状较轻，婴幼儿症状不典型。③少数伤寒患者可出现复发或再燃现象。

2. 并发症　常出现在极期或缓解期，主要是肠出血和肠穿孔。

（1）肠出血　多有饮食不当或腹泻等诱因，表现为暗红色血便，严重时出现头晕、面色苍白、冷汗、脉速、血压下降等休克征象。

（2）肠穿孔　常先有腹泻、腹胀、肠出血等表现，穿孔时突然出现腹痛，右下腹更甚，冷汗，脉速，体温与血压下降，随后出现腹部压痛、反跳痛、腹肌紧张等腹膜刺激症状，肝浊音界可缩小或消失。

【辅助检查】

1. 血象　白细胞计数常减少，一般在（3～5）×10⁹/L，中性粒细胞减少，嗜酸性粒细胞减少或消失。随病情好转，嗜酸性粒细胞逐渐恢复正常。

2. 细菌学检查

（1）血培养　是确诊伤寒最重要的依据。病程第 1 周末未使用抗菌药物之前血培养阳性率最高，可达 80% 以上，第 3 周降至 50%，第 4 周常呈阴性。

（2）骨髓培养　骨髓培养阳性率高于血培养，阳性持续时间亦长，已使用抗菌药物者也适用。

（3）粪便培养　病程第 3～4 周时阳性率最高，可达 80% 以上。

3. 免疫学检查　肥达反应可用以检测伤寒沙门菌的血清抗体。通常在起病 1 周后出现抗体，第 3～4 周阳性率可达 70% 以上，病愈后阳性反应可维持数月。10%～30% 病例肥达反应始终阴性。血清"O"抗体效价 ≥1∶160 有诊断价值，双份血清（间隔 1 周左右查 1 次）效价递增 4 倍以上者，诊断价值更大。

【诊断】

1. 诊断要点　①流行地区或当地水源有污染，多于夏秋季节发病；②临床表现为持续性高热 1 周以上，伤寒面容及食欲不振等中毒症状，相对缓脉，玫瑰疹，脾肿大等；③辅助检查显示白细胞总数减少，嗜酸性粒细胞减少或消失，肥达反应阳性，血或骨髓培养伤寒沙门菌阳性。

2. 临床分型

（1）轻型　病情轻，发热 38℃ 左右，病程短，1～3 周可恢复。

（2）普通型　具有上述典型临床过程。

（3）迁延型 初期同普通型，发热时间长，可持续 5 周以上或达数月，呈弛张热型或间歇热型、肝脾肿大较显著。

（4）逍遥型 发热、乏力等中毒症状轻，患者可照常生活、工作而无察觉，部分患者以肠出血、肠穿孔就诊。

（5）暴发型 起病急骤，中毒症状严重，常伴有畏寒、高热、休克、中毒性心肌炎等，如能及时抢救，仍可治愈。

【诊断鉴别】

1. 革兰阴性杆菌败血症 起病急，常有畏寒、寒战，热型不规则，能找到原发感染灶，白细胞总数升高。

2. 钩端螺旋体病 近期疫水接触史，结膜充血，浅表淋巴结肿大，腓肠肌疼痛与压痛明显，尿中有蛋白、红细胞、管型，血清凝溶试验阳性。

3. 粟粒性肺结核 有结核病史或接触史，发热不规则，脉搏快，呼吸急促，盗汗，血沉快，结核菌素试验阳性，血培养结核杆菌阳性。

4. 疟疾 发热呈间歇热型，发热前先寒战，退热时大汗，血涂片可查到疟原虫。

【治疗】

伤寒为细菌感染引起的传染病，治疗的重点是选择有效的抗菌药物。由于能出现慢性带菌者和复发、再燃等情况，故抗菌药物应用要早期、足量、时间长。

1. 一般治疗 尽早隔离患者，对其排泄物及用具进行彻底消毒。体温正常后 15 天或每隔 5 天做粪便培养 1 次，连续 2 次阴性，方可解除隔离。严格卧床休息。注意观察体温、脉搏、血压、腹部情况及大便性状。保持口腔卫生，注意皮肤清洁。给予易消化、高热量、无渣饮食，不能进食者应静脉补充营养。恢复期食欲好转后，由发热期的流质或半流质饮食，改为软食、稀饭，渐向正常饮食过渡。

2. 抗菌治疗

（1）喹诺酮类 抗菌效果好，耐药率低，为首选抗菌药物，体温降至正常后继续用药 2 周。氧氟沙星，每次 0.3g，每日 2 次，口服。环丙沙星，每次 0.5g，每日 2 次，口服；或 0.2g，静脉滴注，每日 2 次。

（2）头孢菌素类 抗菌活性强，毒副作用低，适用于孕妇、儿童、哺乳期妇女等患者，一般用药 2 周。头孢曲松，成人每次 1~2g，每日 2 次，儿童每日 100mg/kg，分 2 次，肌肉或静脉注射。头孢噻肟，成人每次 1~2g，每日 2 次，儿童每日 100~150mg/kg，分 2 次，肌肉或静脉注射。头孢他啶，成人每次 1~2g，每日 2 次，儿童每日 30~100mg/kg，分 2 次，肌肉或静脉注射。

（3）氯霉素 成人 1.5~2g/d，分 3~4 次，口服，退热后减半，再服 10~14 天，总疗程 2~3 周。应用时定期观察血象，以免引起粒细胞减少症或再生障碍性贫血。

（4）复方新诺明 成人，每次 3 片，每日 2 次，口服，退热后改为每次 2 片，每日 2 次，继用 7~10 天，总疗程 2 周左右。

（5）慢性带菌者抗菌药物的应用　氨苄西林联合丙磺舒：氨苄西林 3～6g/d，分 2～4 次口服，丙磺舒每日 1～1.5g，口服，连用 4～6 周。复方新诺明，每次 2 片，每日 2 次，口服，连用 1～3 个月。

3. 对症治疗

（1）高热　可用 50% 酒精擦浴、冰袋冷敷。

（2）便秘　开塞露，每次 10～20mL，塞肛。

（3）腹胀　腹部涂适量松节油、肛管排气。

4. 并发症治疗

（1）肠出血　严格卧床休息，暂禁饮食。严密观察血压、脉搏、意识变化及便血情况，使用维生素 K、安络血、止血芳酸等止血药物，大量出血者，输入新鲜全血。烦躁不安者，给予安定。大量出血经内科积极治疗无效者，可考虑手术治疗。

（2）肠穿孔　禁食，经鼻胃管减压，静脉输液维持水、电解质平衡与热量供应。加强抗菌药物治疗，控制腹膜炎。必要时，手术治疗。

【预防】

定期检查饮食行业人员及保育人员，发现带菌者及时治疗。搞好粪便、水源、饮食卫生管理，消灭苍蝇，饭前便后手，不吃不洁食物，不饮生水、生奶。易感人群接种伤寒及副伤寒甲、乙三联疫苗。

第十节　细菌性痢疾

细菌性痢疾，简称菌痢，是痢疾杆菌引起的肠道传染病。病变部位主要在乙状结肠和直肠。主要临床表现为发热、腹痛、腹泻、里急后重和黏液脓血便。

【病原学】

菌痢的病原体是痢疾杆菌。该菌革兰染色阴性，外观呈短杆状，根据抗原结构和生化反应不同，将其分为 A（痢疾志贺菌）、B（福氏志贺菌）、C（鲍氏志贺菌）、D（宋内志贺菌）四群。我国多数地区以 B 群流行为主，D 群次之，但有上升趋势。痢疾杆菌在蔬菜、瓜果及污染物上可生存 1～2 周，对一般化学消毒剂敏感。

【流行病学】

1. 传染源　本病的传染源为患者及带菌者。

2. 传播途径　通过污染的水和食物传播。

3. 易感人群　人群普遍易感，病后可获得短暂免疫力。

4. 流行特征　多发于夏秋季节，儿童及青壮年发病率高。

【发病机制】

痢疾杆菌随污染的水或食物等进入消化道，大部分被胃酸杀死，未被杀死的小部分下行至肠道，在肠黏膜生长繁殖，产生毒素，使肠黏膜出现渗出、坏死和溃疡，引起腹痛、腹泻、黏液脓血便等肠道症状。直肠受到炎症及毒素刺激，表现为里急后重。毒素吸收入血，造成发热等全身中毒症状。细菌释放强烈的内毒素，加之机体对此反应敏感，导致全身小血管痉挛、急性微循环障碍，表现为感染性休克。脑微循环障碍致脑组织缺氧、脑水肿甚至脑疝，出现昏迷、抽搐、呼吸衰竭。

【病理】

菌痢的肠道病变主要在结肠，以乙状结肠和直肠病变最显著，严重者可累及整个结肠及回肠下段。急性期肠黏膜的基本病理改变是弥漫性纤维蛋白渗出性炎症，肠黏膜表面有大量黏液及脓血性渗出物覆盖，与坏死的肠黏膜上皮细胞融合形成灰白色假膜，脱落形成溃疡。此病变一般仅限于固有层，故菌痢很少出现肠穿孔及大量肠出血。慢性期可有肠黏膜水肿，肠壁增厚，溃疡不断形成及修复，造成息肉样增生及瘢痕，并可导致肠腔狭窄。中毒型菌痢肠道病变轻微，仅有充血、水肿，极少出现溃疡，但全身病变重，多数脏器的微血管痉挛及通透性增加，大脑及脑干充血、水肿、点状出血，神经细胞变性。

【临床表现】

潜伏期数小时至7天，一般1~2天。

1. 急性菌痢

（1）普通型（典型）　起病急，出现畏寒、高热，继之出现腹痛、腹泻、里急后重，每日腹泻达10次以上，初为糊状或稀水便，逐渐转为黏液脓血便。左下腹压痛，肠鸣音亢进。病程1周左右，少数转为慢性。

（2）轻型（非典型）　无发热或低热，每日腹泻3次以上，黏液稀便，无肉眼脓血，腹痛轻，里急后重不明显。病程3~7天，亦可转为慢性。

（3）中毒型　多见于2~7岁儿童。起病急骤，病情凶险，发展迅速。以严重毒血症症状、休克、中毒性脑病为主要表现，体温高达40℃以上，肠道症状较轻，甚至开始无腹痛及腹泻，一般发病后24小时内可出现腹泻及痢疾样便。按临床表现分为三型。

1）休克型：主要表现为感染性休克。患儿烦躁不安或精神萎靡，面色苍白，四肢厥冷及紫绀，皮肤花斑，脉搏细速，血压下降，可出现少尿或无尿，轻重不等的意识障碍。

2）脑型：主要表现为颅内压升高及脑疝。患儿出现剧烈头痛，呕吐，烦躁不安，昏迷及抽搐，双侧瞳孔不等大，对光反应迟钝或消失，肌张力增强。亦可出现呼吸节律不齐、双吸气、叹息样呼吸、呼吸暂停。

3）混合型：兼有上述两型表现，病情最严重，死亡率高。

2. 慢性菌痢　急性菌痢病程超过两个月未愈，称为慢性菌痢。分为三型。

（1）慢性迁延型　长期反复出现腹痛、腹泻与便秘交替现象，常有黏液脓血便。可有乏力、营养不良、贫血表现。左下腹压痛，可触及条索状增粗的乙状结肠。

（2）急性发作型 有慢性菌痢病史，因受凉、劳累、进食不当等诱发，出现明显的腹痛、腹泻、脓血便，但发热等全身中毒症状不明显。

（3）慢性隐匿型 1年内有菌痢病史，临床上无明显腹泻等症状，但大便培养痢疾杆菌阳性，乙状结肠镜检查肠黏膜可见呈慢性炎症的黏膜病变。

【辅助检查】

1. 血象 急性期白细胞总数升高，多在（10～20）×10⁹/L，中性粒细胞升高。慢性期可发现红细胞数及血红蛋白量降低。

2. 大便检查 肉眼常只见黏液脓血而无粪质，镜检可见大量白细胞及红细胞，发现巨噬细胞更有助于诊断。

3. 细菌学检查 大便培养痢疾杆菌阳性，这是本病确诊的依据。为提高细菌培养阳性率，应在使用抗菌药物前采集新鲜的带脓血的大便样本，并连续多次送检。

4. 结肠镜及X线检查 慢性菌痢结肠镜检查可见结肠黏膜轻度充血、水肿，呈颗粒状，有溃疡、息肉及增生性改变。慢性菌痢X线钡剂灌肠检查可见结肠痉挛，袋形消失，黏膜纹理紊乱，肠腔狭窄。

【诊断】

1. 诊断要点 ①多在夏秋季节发病，有进食不洁食物或与菌痢病人接触史；②急性菌痢表现为发热，腹痛，腹泻，里急后重及黏液脓血便，左下腹压痛；③慢性菌痢表现为有急性菌痢病史，病程超过2个月不愈；④中毒型菌痢多见于儿童，表现为突起的高热，感染性休克，昏迷，抽搐，呼吸衰竭；⑤大便检查发现大量白细胞及红细胞、巨噬细胞，中毒型菌痢做肛拭子或生理盐水灌肠取粪便检查发现脓细胞、红细胞；⑥大便培养痢疾杆菌阳性。

2. 临床分型 在做出诊断的同时，根据临床表现确定菌痢的类型（见临床表现）。

【鉴别诊断】

1. 须与急性菌痢鉴别的疾病

（1）急性阿米巴痢疾 多无发热等毒血症症状，轻度腹痛，无里急后重，压痛多在右下腹；每日腹泻次数少，每次大便量多，大便为暗红色果酱样，有特殊腥臭味；大便镜检红细胞多，白细胞少，可找到阿米巴滋养体。

（2）细菌性胃肠型食物中毒 有集体进食同一食物、在同一潜伏期内集体发病的病史，有恶心、呕吐、腹痛、腹泻等急性胃肠炎表现，大多为稀水便、脓血便，但里急后重少见。确诊有赖于从病人呕吐物、粪便或可疑食物中检出同一致病菌。

2. 须与慢性菌痢鉴别的疾病

（1）结肠癌及直肠癌 久治无效且出现进行性消瘦，直肠指检、X线钡剂灌肠检查、乙状结肠镜或纤维结肠镜检查可协助诊断。

（2）慢性溃疡性结肠炎 抗菌治疗无效，大便培养无致病菌，晚期病人X线钡剂灌肠可见结肠袋消失，呈铅管样改变。

（3）慢性血吸虫病 有血吸虫病疫水接触史，肝脾肿大，血液中嗜酸性粒细胞增加，直肠镜黏膜活检可查到血吸虫卵。

3. 须与中毒型菌痢鉴别的疾病

（1）流行性脑脊髓膜炎 多发生于冬春季节，有皮肤黏膜出血点或瘀点，脑脊液、血液直接镜检或培养可找到脑膜炎奈瑟菌，肛拭子或生理盐水灌肠粪便镜检无异常发现。

（2）流行性乙型脑炎 意识障碍为主要表现而休克少见，脑脊液检查有异常改变而肛拭子或生理盐水灌肠镜检无异常发现。

【治疗】

菌痢的治疗应根据不同临床类型而定。急性菌痢普通型与轻型，主要选择有效的抗菌药物治疗，同时配合降温、解痉止痛等对症处理。急性中毒型菌痢，病势凶险，要尽早诊断，及时治疗，在静脉使用有效抗菌药物的同时，特别注意对感染性休克、颅内高压、脑水肿、抽搐、呼吸衰竭等严重危及生命的症状采取综合治疗措施。慢性菌痢，应根据药物敏感试验选择抗菌药物，两种以上不同类型的药物联合、交替用药，疗程要长且可重复。另外，亦可局部用药（保留灌肠），以提高疗效。

1. 急性菌痢

（1）一般治疗 对菌痢病人及早隔离治疗。消化道隔离至临床症状消失，粪便培养两次阴性。急性菌痢应注意休息，必要时卧床休息。消化道隔离至临床症状消失，粪便培养两次阴性。进少渣易消化或半流质饮食。注意保持水、电解质及酸平碱平衡，给予口服或静脉补液。加强护理，注意生命体征变化。

（2）抗菌治疗 一般用药 5~7 天。吡哌酸每次 0.5g，每日 3 次，口服。诺氟沙星每次 0.2~0.4g，每日 4 次，口服。环丙沙星每次 0.2g，每日 2 次，口服。依诺沙星每次 0.4g，每日 2~3 次，口服。复方新诺明每次 2 片，每日 2 次，口服。黄连素每次 0.3g，每日 3 次，口服。

（3）对症处理

1）高热：50% 酒精擦浴。扑热息痛每次 0.3~0.6g，每日 2~3 次，口服，儿童酌减。

2）腹痛：阿托品每次 0.3~0.6mg，每日 3 次，口服；或每次 0.5mg，肌肉注射。颠茄合剂每次 5~10mL，每日 3 次，口服。

3）严重毒血症症状：氢化可的松每日 100~300mg，静脉滴注。

2. 中毒型菌痢

（1）一般治疗 同急性菌痢。

（2）抗菌治疗 环丙沙星每次 0.2~0.4g，每日 2 次，静脉滴注。氧氟沙星每次 0.2~0.4g，每日 2 次，静脉滴注。头孢噻肟每次 2~3g，每日 2 次，静脉滴注。

（3）抗休克

1）补充血容量：成人每日总量约3000mL，儿童按每日80～100mL/kg，静脉输入。输入的液体为低分子右旋糖酐、羟乙基淀粉、平衡液、0.9%氯化钠注射液、葡萄糖氯化钠注射液、5%或10%的葡萄糖注射液等。其中低分子右旋糖酐成人每日不超过1000mL，儿童每日不超过15～20mL/kg。

2）纠正酸中毒：5%的碳酸氢钠注射液3～5mL/kg，静脉滴注。

3）使用血管活性药物：山莨菪碱，成人每次10～30mg，儿童每次0.2～2mg/kg，静脉注射，10～15分钟1次，直至面色转红、四肢温暖、血压回升后减量，并逐渐延长给药时间，维持24小时。如血压仍不回升，可用多巴胺20～40mg，间羟胺10～20mg，加入10%葡萄糖注射液200mL内，静脉滴注。

4）保护心功能：出现心功能不全时，可给予西地兰静脉注射。

（4）治疗脑水肿　20%甘露醇1～2g/kg快速静脉滴注，50%葡萄糖注射液40～60mL静脉注射，4～6小时交替1次。

（5）制止抽搐　地西泮，成人10～20mg/次，儿童每次0.1～0.3mg/kg，静脉注射。水合氯醛，成人1.5～2.0/次，儿童每次60～80mg/kg，鼻饲或保留灌肠。

（6）降温　50%酒精擦浴，冰袋冷敷。扑热息痛每次0.3～0.6g，每日2～3次，口服，儿童酌减。20%安乃近滴剂，每侧鼻孔1～3滴，4～6小时1次，适用于幼儿、老年人。亚冬眠疗法，即氯丙嗪及异丙嗪每次各1～2mg/kg，肌注或以生理盐水稀释至5mL静注，每2～4小时1次，一般用3～4次，亚冬眠时间不超过12～24小时。

（7）处理呼吸衰竭　①保持呼吸道通畅：吸痰，痰液黏稠时，用α糜蛋白酶5mg（儿童0.1mg/kg）加生理盐水5～10mL雾化吸入。②使用呼吸兴奋剂。③气管插管、气管切开、应用人工呼吸器。

3. 慢性菌痢

（1）一般治疗　慢性菌痢患者要生活规律，进行适当的身体锻炼，避免劳累与紧张，进食营养丰富、少渣、无刺激性食物。

（2）抗菌治疗　①要根据药物敏感试验选择抗菌素。②两种不同种类药物联合应用，例如庆大霉素与吡哌酸、丁胺卡那霉素与复方新诺明等。③每一疗程10～14天，可重复2～3个疗程。④每一疗程可交替使用不同的药物。⑤局部用药，0.5%卡那霉素200mL加入强的松20mg、普鲁卡因0.5g，或0.3%黄连素200mL加入强的松20mg、普鲁卡因0.5g，保留灌肠，每晚1次，10～14天为一疗程。

【预防】

从事饮食、自来水厂、幼托工作的人员应定期做大便培养，发现带菌者应调离工作并给予治疗。搞好个人及环境卫生，饭前便后洗手，加强对饮水、食品及粪便的管理，消灭蝇、蛆。口服痢疾活菌苗，免疫力可维持6～12个月。流行期间，可给予马齿苋、大蒜、地锦草等中草药煎服预防。

第十一节 阿米巴痢疾

阿米巴痢疾，又称肠阿米巴病，是溶组织内阿米巴原虫引起的肠道感染性疾病。主要病变部位在盲肠和结肠，阿米巴滋养体侵入肠壁组织引起腹泻、黏液脓血便等临床表现。本病易于复发，易变成慢性。

【病原学】

阿米巴痢疾的病原体是溶组织内阿米巴原虫。溶组织内阿米巴原虫有两种形态，即滋养体和包囊。滋养体可侵入肠壁致病，但在体外很快死亡。包囊是传播疾病的唯一形态，是原虫的感染型，随粪便排出体外，对外界有较强的抵抗力。

【流行病学】

1. 传染源 传染源为带原虫者和慢性患者。

2. 传播途径 主要通过包囊污染饮水、食物、蔬菜等途径传播。

3. 易感人群 人群普遍易感，感染后不能获得特异性免疫保护作用。

4. 流行特征 全国各地均有本病发生，多呈散发，农村多于城市。

【发病机制】

阿米巴包囊被吞入后，包囊内核继续进行分裂，至小肠下部，包囊被消化，释放出小滋养体。小滋养体下行至大肠，以肠腔内细菌和组织基质为食饵，与人形成共居生活。机体免疫力低下、肠黏膜损伤、肠道功能紊乱等情况发生时，小滋养体侵入肠壁，转变为大滋养体而致病。当机体免疫力增强、肠道环境变得不利于大滋养体繁殖时，大滋养体又变为小滋养体，并沿肠道继续下移，转变成包囊随粪便排出体外。

【病理】

病变部位主要在盲肠、升结肠。典型病变为黏膜上出现许多孤立而颜色较淡的小脓肿，破溃后形成边缘不整、口小底大的烧瓶状溃疡，溃疡腔内充满棕黄色坏死物质，内含滋养体。继发细菌感染时，肠黏膜呈广泛急性炎症改变，并有大量中性粒细胞浸润，临床表现为严重全身反应及肠道症状，称为暴发型。溃疡底部血管破裂可造成肠出血，溃疡穿透浆膜则造成肠穿孔。慢性病变过程中，组织破坏与修复反复进行，纤维组织增生，肠壁增厚，部分形成肠息肉、肠狭窄。

【临床表现】

潜伏期一般为 1~2 周。

1. 无症状型（原虫携带状态） 只有包囊随粪便排出而无临床症状。

2. 普通型 大多数起病缓慢，一般无发热等全身症状，以腹痛、腹泻开始，每日大便可达 10 次左右。大便为暗红色果酱样，有腥臭味。右下腹压痛明显。症状持续数日或数周自动缓解。

3. 暴发型 起病急，出现高热、寒战、恶心、呕吐等明显中毒症状及频繁腹泻（大便每日 15 次以上）、腹痛、里急后重等肠道症状，大便呈水样或血水样，有奇臭。病人有程度不同的脱水、电解质紊乱，严重者出现休克。易并发肠出血、肠穿孔。死亡率高。

4. 慢性型 多为普通型未经彻底治疗的延续，大便每日 3~5 次或更少，呈黄糊状，带少量黏液及血液，有腐臭味。症状可持续存在或反复发作。

【辅助检查】

1. 大便检查 镜下见大量粘集成团的红细胞和少量白细胞，可找到阿米巴滋养体和包囊。

2. 免疫学检查

（1）酶靶试验 用特异性抗体结合阿米巴痢疾患者粪便中的溶组织素，特异性及敏感性高。

（2）血清学检查 用免疫荧光、酶联免疫吸附试验方法检出血清中特异性抗体，体内有侵袭性病变时呈阳性。

3. 结肠镜检查 直肠和乙状结肠可见到大小不等的散在溃疡，表面覆盖黄色脓液，边缘略突出，稍充血，从溃疡面刮取材料行镜检，可查到阿米巴滋养体。

【诊断】

1. 诊断要点 ①有不洁饮食史，或与带包囊者、慢性患者有密切接触史；②慢性起病，多无发热等全身症状，腹泻粪便量多，呈暗红色果酱样，有腥臭味，右下腹压痛明显；③粪便检查镜下见大量粘集成团的红细胞和少量白细胞，查到阿米巴滋养体和包囊；④血清中查到特异性抗体或粪便中查出阿米巴溶组织素；⑤高度怀疑不能成立诊断者，可用甲硝唑等做诊断性治疗，效果肯定可做出诊断。

2. 临床分型 在做出诊断的同时，根据临床表现确定临床类型（见临床表现）。

【鉴别诊断】

1. 细菌性痢疾 腹痛与压痛位于左下腹部，大便次数多而每次便量少，黏液脓血便伴明显的里急后重，大便镜检发现大量脓细胞和一定量红细胞，可见到巨噬细胞，细菌检查可查到痢疾杆菌。

2. 溃疡性结肠炎 有慢性腹痛、腹泻、黏液脓血便，但反复粪便检查无病原体，结肠镜检查和 X 线钡剂灌肠检查可确定诊断。

3. 结肠癌 有腹泻、黏液便、血便或脓血便，出现腹胀与便秘、腹部胀痛或阵发性绞痛等慢性不完全性低位肠梗阻表现，乙状结肠镜检查及活组织检查可确定诊断。

【治疗】

本病选择有效的杀阿米巴原虫药物，可取得良好治疗效果。硝基咪唑类、吐根碱类药物应与卤化羟基喹啉类药物联合使用。并发细菌感染时，加用抗菌药物。出现肠穿孔及腹膜炎时，可手术治疗。

1. 抗阿米巴原虫

（1）硝基咪唑类　对阿米巴滋养体有较强的杀灭作用，因有潜在致畸性，故孕妇忌用。甲硝唑，成人每次 0.4～0.8g，每日 3 次，口服，连用 5～10 日；儿童每日 50mg/kg，分 3 次口服，连用 7 天。替硝唑，成人每次 2g，儿童每日 30～40mg/kg，清晨 1 次口服，连用 5 天。奥硝唑，成人每次 0.5g，每日 2 次，口服，连用 5～10 天。

（2）吐根碱类　对阿米巴滋养体有直接杀灭作用，对组织内阿米巴滋养体有极高的疗效，对肠腔阿米巴滋养体效果差。去氢吐根碱，成人 60～80mg，儿童 1mg/kg，每日 1 次，肌肉注射，连用 5～10 天。

（3）卤化羟基喹啉　肠腔浓度高，适用于慢性型和无症状型，对碘过敏、甲状腺肿大、视神经病变者不宜使用。喹碘仿，成人每次 0.5g，儿童 5～10mg/kg，每日 3 次，口服，连用 7～10 天。

（4）糠酯酰胺　每次 0.5g，每日 3 次，口服，连用 10 天，适用于无症状型，孕妇忌用。

2. 并发症治疗

（1）细菌感染　加用广谱抗菌药物。暴发型常合并细菌感染，可用甲硝唑或替硝唑或奥硝唑合头孢曲松静脉滴注。

（2）肠出血　出血量大者，可给予输血。

（3）肠穿孔及腹膜炎　在甲硝唑或替硝唑或奥硝唑与头孢曲松合用控制下进行手术治疗。

第十二节　肾综合征出血热

肾综合征出血热是由肾综合征出血热病毒引起的急性传染病。主要病理变化为全身小血管内皮细胞的损伤。临床上以发热、出血、急性肾功能不全为主要表现。目前已发现能携带该病毒的鼠类有百余种，疫源地遍及世界五大洲。我国是肾综合征出血热疫情最严重的国家之一，自 20 世纪 80 年代中期以来，年发病人数超过 10 万，病死率为 3%～5%，有的地区高达 10%。

【病原学】

肾综合征出血热的病原体是肾综合征出血热病毒。该病毒呈圆形或卵圆形，直径 80～120nm。根据血清学检查至少可分为 16 型，对人类致病的为汉滩病毒（Ⅰ型，又称野鼠型）、汉城病毒（Ⅱ型，又称家鼠型）、普马拉病毒（Ⅲ型，又称棕背鼠型）、希望山病毒（Ⅳ型，又称草原田鼠型）等，我国所流行的主要是汉滩病毒和汉城病毒。肾综合征出血热病毒不耐酸，不耐热，pH 5.0 以下或高于 37℃易灭活。对紫外线、来苏、70% 乙醇和 2.5% 碘酒很敏感。

【流行病学】

1. 传染源 本病的主要传染源为鼠。黑线姬鼠和褐家鼠是我国各疫区肾综合征出血热病毒的主要宿主动物和传染源。

2. 传播途径 鼠的排泄物污染尘埃或水、食物，主要经呼吸道或消化道传播。此外，尚有通过不显性或显性破损的皮肤和黏膜侵入机体的接触传播，以及虫媒（螨类）传播等。

3. 易感人群 人群对本病普遍易感。青壮年发病率高，野外工作人员、农民发病率高。

4. 流行特征 全年均有发生，野鼠型秋冬之间（10～12 月份）为流行高峰，家鼠型春夏之间（3～5 月份）为流行高峰。

【发病机制及病理】

病毒侵犯人体进入血液循环，通过直接作用或诱发免疫反应造成全身小血管、毛细血管和肾脏的损伤，从而表现出毒血症症状、出血、休克及急性肾功能不全。本病的基本病理改变为全身小血管、毛细血管内皮细胞肿胀、变性、坏死，管腔内可见微血栓形成，大量血浆外渗使周围组织水肿，可有出血。脏器中以肾病变为最明显，肾脏充血、水肿，可见坏死性出血灶。肾小球基底膜增厚，肾小管上皮细胞变性、坏死、脱落，肾间质有炎细胞浸润。

【临床表现】

潜伏期 4～46 日，以 2 周左右多见。

典型临床经过分为五期。

1. 发热期 多持续 3～7 天。

（1）发热 急起发热，多为稽留热或弛张热。

（2）"三痛征" 头痛、眼眶痛、腰痛。

（3）"三红征" 颜面红、颈部红、胸部红，重者呈醉酒貌。另外，球结膜及咽部亦明显充血。

（4）出血 皮肤出血，在腋下、前胸、背部和上肢出现针尖到针头大小出血点或条痕状瘀点或瘀斑。球结膜、软腭可有出血点或瘀斑，少数出现鼻出血、咯血、尿血、便血。

2. 低血压休克期 多持续 1～3 天。多数患者在热退之时随之出现休克。血压开始下降时，四肢尚温暖，随血压继续下降，出现面色苍白、四肢厥冷、脉搏细速、尿量减少。少数顽固性休克患者出现紫绀、肺水肿、弥漫性血管内凝血（DIC）等。

3. 少尿期 多持续 2~5 天。

（1）尿量减少 少尿或无尿。

（2）尿毒症表现 消化道症状有呃逆、恶心、呕吐、食欲不振、腹胀等；精神神经症状有头晕、头痛、嗜睡、昏迷、抽搐等；出血倾向加重。

（3）水、电解质紊乱和酸中毒 水潴留表现为全身水肿、腹水；电解质紊乱如高钾血症、低钠血症，表现为心律失常、脑水肿等；酸中毒表现为呼吸增快或酸中毒大呼吸。

（4）高血容量综合征 水钠潴留，血管重吸收外渗水发引起血容量增高，表现为静脉充盈、脉搏洪大、血压增高等，甚至出现心力衰竭、肺水肿、脑水肿等。

4. 多尿期 多持续 2 周。

（1）移行期 每日尿量由 500mL 增至 2000mL，少尿期症状不减轻甚或加重，部分患者死于该期，注意密切观察。

（2）多尿早期 每日尿量超过 2000mL，少尿期症状仍无明显改善。

（3）多尿后期 每日尿量超过 3000mL，多维持于每日 4000~8000mL 之间，少尿期症状逐渐减轻。此期应特别注意电解质紊乱与继发感染。

5. 恢复期 多持续 3~6 个月。尿量逐渐恢复至每日 2000mL 左右，体力、食欲、精神等逐渐恢复正常。

【辅助检查】

1. 血液一般检查 从第三病日后，白细胞升高，开始以中性粒细胞为主，以后以淋巴细胞为主，并出现异常淋巴细胞。发热后期及低血压休克期，由于血液浓缩，红细胞数及血红蛋白量明显升高。发热期开始血小板减少，其黏附、凝聚和释放功能降低。

2. 尿液一般检查 发热期尿液即出现蛋白、红细胞、白细胞、管型，少数可见到膜状物。

3. 血液生化检查 尿素氮和肌酐多在低血压休克期开始逐渐上升，在少尿期和多尿期的移行阶段达高峰，多尿后期开始下降。少尿期血钾升高，低血压休克期和少尿期出现代谢性酸中毒。

4. 免疫学检查 在早期病人血清或尿沉渣中可查到肾综合征出血热病毒抗原。特异性 IgM 抗体滴度超过 1:20 为阳性，约 2/3 病例在病程第一日的血清中可检出，1 周后血清阳性率可达 100%。特异性 IgG 抗体持续时间较长，至少间隔 1 周的双份血清抗体滴度大于 4 倍以上有确诊价值。

5. 病毒分离与病毒 RNA 检查 从发热期患者的血清、血细胞和尿液等标本中可分离出肾综合征出血热病毒。使用 RT-PCR 方法可检测出肾综合征出血热病毒 RNA。

【诊断】

1. 诊断要点 ①近 2 个月到过疫区，有野外作业、接触鼠的病史；②早期主要临床表现为发热、"三痛征"、"三红征"、皮肤搔抓样或条索状出血、少尿倾向与典型五期临床经过；③血液中白细胞升高及出现异常淋巴细胞，红细胞、血红蛋白升高，尿液中检出蛋白质、红细胞、白细胞及管型；④早期病人血清或尿沉渣中查到肾综合征出血热病毒抗原，或血清中特异性 IgM 抗体阳性，或特异性 IgG 双份血清抗体滴度大于 4 倍以上，或分离出肾综合征出血热病毒，或肾综合征出血热病毒 RNA 阳性可确诊。

2. 临床分型

（1）轻型 体温 39℃ 以下，中毒症状轻，仅有皮肤出血，肾脏损害轻，病程短，无休克和少尿。

（2）中型 体温波动在 39℃～40℃，有明显的球结膜水肿，收缩压≤90 或脉压≤30mmHg，皮肤黏膜或其他部位出血明显，有明显的少尿期，尿蛋白可达＋＋＋。

（3）重型 体温≥40℃，全身中毒症状及渗出征严重，可出现中毒性精神神经症状，出现休克，有皮肤瘀斑和腔道出血，肾脏损伤严重，少尿持续 5 日以内或无尿 2 日以内。

（4）危重型 在重型基础上出现下列表现之一：①难治性休克；②重要脏器出血；③少尿超过 5 日或无尿超过 2 日，或血尿素氮＞42.84mmol/L；④出现心力衰竭、肺水肿，或中枢神经系统并发症，如脑出血、脑水肿或脑疝等，或合并严重感染者。

（5）非典型型 发热在 38℃ 以下，皮肤黏膜可有散在出血点，尿蛋白±，血、尿特异性抗原或抗体阳性。

【鉴别诊断】

1. 流行性感冒 高热，头痛，全身酸痛，无出血倾向和低血压，白细胞减少但无异常淋巴细胞，尿液检查正常。

2. 败血症 多有原发病灶，血液检查无异常淋巴细胞，血培养致病菌阳性。

3. 急性肾小球肾炎 发病前 1～3 周有链球菌感染史，全身浮肿，高血压，但无明显发热等中毒症状及皮肤出血。

【治疗】

本病以综合疗法为主，强调"三早一就"，即早发现、早诊断、早治疗及就地治疗。早期应用抗病毒药物以控制感染，减少抗原，减轻免疫反应性损伤。中晚期采取对症处理，切实把好休克关、出血关、肾衰关、肺水肿关、继发感染关五关。根据本病发展的阶段性和病程相关极为密切的特点，治疗应有计划性和预见性。如发热后期可转入休克期，此时应密切观察，血压有下降倾向，立即静脉输液控制休克发展。

1. 一般治疗 早期卧床休息，避免搬动。恢复期病人应注意饮食及休息，避免劳累、受寒及进食辛辣刺激食品。

2. 发热期治疗

（1）抗病毒治疗 发病 4 天以内可给予 3～5 天的抗病毒药物，以控制病毒感染。病毒唑 1g，加入 10% 葡萄糖注射液中静脉滴注，每日 1 次。α 干扰素 100 万 U，肌肉注射，每日 1 次。阿糖胞苷 100～200mg，加入平衡液中静脉滴注，每日 1 次。

（2）减轻血浆外渗　每日静脉输液 1000mL 左右，以平衡液为主，不足者可适当增加。外渗明显者，20% 甘露醇 125～250mL，静脉滴注。维生素 0.2g 加入液体中，静脉滴注，每日 1 次。复方路丁 20mg，每日 3 次，口服。

（3）改善中毒症状　高热者给予冰袋冷敷，50% 酒精擦浴。其他症状明显者，每日给予氢化可的松 200～300mg 或地塞米松 10～20mg，静脉滴注。

（4）预防 DIC　肝素 0.5～1mg/kg，静脉滴注，6～12 小时重复 1 次，连用 1～3 天。低分子右旋糖酐注射液 500mL，静脉滴注，每日 1 次。双嘧达莫每次 50mg，每日 3 次，饭前服。

（5）明显出血倾向　可加用维生素 K、C，止血敏和安络血等止血药。

（6）中医中药治疗　宜清热凉血、泻火解毒，可选用白虎汤加减或银翘解毒散加减等。

3. 低血压休克期治疗

（1）补充血容量　补液应早期、快速、适量，力争在 4 小时内稳定血压。首先力争在 30 分钟内静脉输入 400～600mL 液体，使血压回升至基本正常的范围。然后断续扩容，使血压保持稳定在正常范围。输入的晶胶液以 3:1 为宜，晶体液以平衡液为主，胶体液以低分子右旋糖酐注射液为主。24 小时输液量一般在 3000～5000mL。

（2）纠正酸中毒　5% 碳酸氢钠注射液，每次 3～5mL/kg，静脉滴注，根据情况每日 1～4 次。

（3）血管活性药物　经扩容和纠酸治疗后，血红蛋白恢复正常，但血压仍不稳定者可选用。多巴胺，每次 20～40mg，静脉滴注。间羟胺，每次 10～20mg，静脉滴注。654-2，每次 0.3～0.5mg/kg，静脉注射。

（4）糖皮质激素　每日氢化可的松 200～300mg 或地塞米松 10～20mg，稀释于 100mL 溶液中静脉滴注，一般用 3 天。

4. 少尿期治疗

（1）稳定内环境　严格控制输入量，每日补液量为前一日尿量加 500～700mL。补液用 5% 碳酸氢钠注射液、高渗葡萄糖注射液，补糖时加入适量胰岛素。苯丙酸诺龙 25mg，深部肌肉注射，隔日 1 次。

（2）利尿　呋塞米每次 20～100mg，加入 5% 葡萄糖注射液 200mL 中静脉注射，可多次重复使用，每日用量以不超过来 800mg 为宜。

（3）导泻　20% 甘露醇注射液 250mL 或甘露醇粉 25g，口服。50% 硫酸镁溶液 30mL，口服。亦可选用番泻叶或大黄泡水服。

（4）透析疗法　可选用腹膜透析或血液透析。其指征是：①无尿 2 日或持续少尿 5 日以上，有明显尿毒症；②高血容量综合征和肺水肿；③血尿素氮、肌酐高于正常 4～5 倍以上者；④进行性酸中毒药物治疗无效者；⑤血钾 >6.0mmol/L。

4. 多尿期治疗

（1）移行期和多尿早期　治疗同少尿期。

（2）多尿后期　①维持水与电解质平衡，开始按每日排出量的 75% 补充水分。以后维持出入量平衡，以口服补液为主，不足者静脉输入，注意补充钾、钠离子。②防治继发感染，用青霉素或先锋霉素类。

5. 恢复期治疗 以一般治疗为主，无特殊治疗。

【预防】

做好灭鼠、防鼠工作，保管好粮食和各种食品，防止被鼠的排泄物污染。流行地区室内每 7～10 天用 1% 乐果或 2% 敌敌畏杀螨一次。稻草收入屋内之前应晒干。疫区野外作业时应做好个体防护，以防螨类叮咬。接种肾综合征出血热疫苗。

第十三节 钩端螺旋体病

钩端螺旋体病，简称钩体病，是致病性钩端螺旋体引起的急性传染病。钩端螺旋体造成全身毛细血管感染中毒性损伤，临床主要表现为高热、头痛、全身酸痛、结合膜充血、淋巴结肿大、腓肠肌压痛。

【病原学】

该病的病原体为钩端螺旋体。钩端螺旋体外观呈一端或两端带钩的细长螺旋状，长 6～20μm，有 12～18 个螺旋，能做活跃的旋转式运动，有较强的穿透力。根据抗原特性，世界上已分离出 23 个血清群 223 个血清型。其中波摩那群分布最广，是我国洪水型和雨水型的主要菌群；黄疸出血群毒力最强，是长江流域以黑线姬鼠为主要传染源的稻田型的主要菌群（型）。钩端螺旋体在 pH 7.0～7.5 的水或湿土中可存活 4 周至 3 个月，在干燥环境中易死亡，对漂白粉、石炭酸、70% 酒精、稀盐酸和肥皂敏感。

【流行病学】

1. 传染源 本病的传染源主要为田间野鼠中的黑线姬鼠和家畜中的猪。

2. 传播途径 传染源通过尿污染环境。黑线姬鼠将尿排在稻田中，农民收割水稻时被感染称为稻田型。猪尿被雨水冲至低洼处，扩大传播机会，引起人们感染，称为雨水型。猪圈与鼠类栖息处为洪水淹没，污染范围广泛，引起当地居民和抗洪人员感染，称为洪水型。

3. 易感人群 人群对本病普遍易感，病后可获得较强的同型免疫力。

4. 流行特征 本病几乎遍及世界各大洲，我国大部分地区有本病存在和流行，以长江流域及其以南、东南沿海和西南各省、市、自治区较严重，仅西北未发现本病流行。主要流行于夏秋季（6～10 月），多为农民及参加农业劳动的人群、渔民、屠宰工作者发病，尤以青壮年、儿童为甚。

【发病机制】

钩端螺旋体经皮肤黏膜侵入人体，进入血液循环后，在血液中繁殖，形成钩端螺旋体败血症，一般内脏损害较轻。少数患者有较重的内脏损害，主要发生在肺脏、肝脏、肾脏等脏器。还可发生迟发型变态反应，出现后发热、反应性脑膜炎、眼部炎症与闭塞性脑动脉炎。

【病理】

本病的基本病理改变是全身毛细血管的感染中毒性损伤。内脏组织的改变有：①肺：肺肿胀，呈弥漫性点片状出血，严重者呈肝样实变。肺切面可见出血区与非出血区互相交错，光镜检查可见肺微血管广泛充血。电镜下可在血管壁或红细胞内偶见钩端螺旋体或变性钩端螺旋体。②肝：肝肿大，肝细胞变性、坏死，间质水肿，肝索解离，中性粒细胞浸润和枯否（Kuffer）细胞增生。肝血窦、肝间质、毛细胆管内可发现钩端螺旋体，重者出现胆汁淤积。③肾：肾肿大，肾小管变性与坏死。肾间质水肿，灶性出血，单核细胞、淋巴细胞浸润，其中可见钩端螺旋体。④肌肉：骨骼肌尤其是腓肠肌肿胀，横纹消失，玻璃样变，充血及广泛出血性坏死。

【临床表现】

潜伏期2~20天，一般7~13天。

根据临床表现的特点，一般分为五型。

1. 单纯型（流感伤寒型） 钩端螺旋体败血症，无明显内脏损害。病程5~10天，发热渐退而愈。

（1）发热 急起发热，多为稽留热型，部分呈弛张热型，少数伴寒战。

（2）全身乏力、肌肉酸痛 肢体软弱无力，以下肢明显；肌肉酸痛，以腓肠肌和腰背肌为甚；头痛明显。

（3）结合膜充血 发病第一天即可出现，充血明显，甚至可有出血，但无分泌物。

（4）腓肠肌压痛 呈双侧性，轻重不等。

（5）浅表淋巴结肿大 主要为双侧腹股沟淋巴结肿大，其次为腋窝淋巴结肿大，有疼痛及压痛。

（6）其他 可有咳嗽、咽痛、鼻出血、腹泻等。

上述表现可归纳为"三症状"（寒热、酸痛、全身软）、"三体征"（眼红、腿痛、淋巴结大）。

2. 肺出血型 初期表现同单纯型，病程第3~4天后，出现不同程度肺出血表现。

（1）轻度肺出血 咳嗽，痰中带血，肺部闻及少量湿啰音。

（2）肺弥漫性出血 ①发热等中毒症状进行性加重；②早期出现胸闷、心悸、呼吸困难，有窒息感或恐惧感，面色苍白，血痰增多，或无血痰增多但呼吸与脉搏增快，双肺闻及较多湿啰音；③晚期出现意识模糊或昏迷，紫绀明显，呼吸不规则，心音弱，心率快，呈奔马律，双肺满布湿啰音，大量咯血，以至鼻口涌血，迅即窒息死亡。

3. 黄疸出血型 初期表现同单纯型，病程4~5天后出现黄疸、出血和肾功能不全表现。

（1）黄疸 轻重不等，伴有食欲不振、恶心、呕吐、呃逆等消化道症状，重者出现皮肤瘙痒，脉搏缓慢。

（2）出血 可出现鼻出血、皮肤黏膜出血，重者出现泌尿道、消化道出血。

（3）肾功能不全 尿量减少，血尿，尿毒症，尿常规检查及肾功能检查有异常改变。

4. 脑膜脑炎型 初期同单纯型，病程第 2～3 天出现中枢神经系统表现。以脑膜炎为主者，剧烈头痛，频繁呕吐，明显脑膜刺激征。以脑炎为主者，头痛，抽搐，瘫痪，程度不同的意识障碍，重者出现脑疝、呼吸衰竭。

5. 肾衰竭型 有明显蛋白尿、血尿、管型尿，且有氮质血症，但无黄疸者，称为肾衰竭型。常在起病第一周内发生，维持时间 1～10g 天。表现为少尿或无尿、尿毒症、昏迷。轻症预后良好，重症可死于尿毒症。

6. 后期并发症 少数患者于热退后数日或数月再次出现症状，称为后期并发症，常见的有：①后发热：多在热退后 3～4 天再次发热，体温 38℃ 左右，经 1～3 天消退。此发热并无钩端螺旋体败血症，与迟发变态反应有关，一般不需治疗。②反应性脑膜炎：在后发热同时或稍后出现脑膜炎表现，但脑脊液钩端螺旋体培养阴性，预后良好。③眼后发症：于热退后 1 周至 1 个月左右，出现虹膜睫状体炎、脉络膜炎或葡萄膜炎，亦可有巩膜表层炎、球后视神经炎或玻璃体混浊。④闭塞性脑动脉炎：常在病后半月至 9 个月出现，表现为偏瘫、失语，可为短暂的反复发作。脑脊液中蛋白轻度增高，白细胞轻至中度增高，脑血管造影显示颈内动脉上段和大脑前动脉、中动脉近端有狭窄。

【辅助检查】

1. 血液一般检查 白细胞总数升高，中性粒细胞比例升高。

2. 尿液一般检查 尿中出现蛋白、白细胞、红细胞及管型。

3. 肝功能检查 黄疸出血型血清总胆红素升高，重者可超过 170μmol/L，血清丙氨酸氨基转氨酶升高。

4. 肾功能检查 黄疸出血型和肾衰竭型出现血清尿素氮升高。

5. 病原体检查 病程早期可从患者血液、尿液及脑脊液中查到钩端螺旋体。

6. 免疫学检查 常用显微镜凝集溶解试验（显凝试验），特异性和敏感性高。一般于病程 7～8 日出现阳性，抗体效价逐渐升高，可达 1:400 以上，持续数月至数年。在流行地区应做双份血清检测，效价呈 4 倍以上升高者有诊断意义。

7. X 线检查 肺出血型显示两肺散在点状或小片状阴影，严重者范围扩大，阴影融合成大片。

【诊断】

1. 诊断要点 ①在流行地区、流行季节（6～10 月份），近期内（20 天）曾参加水稻收割或有疫水接触史；②突然出现发热、乏力、全身酸痛、腓肠肌痛与压痛、结合膜充血、腹股沟淋巴结肿大（"三症状""三体征"）无其他原因可解释，可进一步出现肺出血、黄疸、肾损害、脑膜刺激征等表现；③血液、尿液及脑脊液中查得钩端螺旋体；④显微镜凝集溶解试验特异性抗体阳性或双份血清特异性抗体效价相差4倍以上。

2. 临床分型 在做出诊断的同时，根据临床表现确定临床类型（见临床表现）。

【鉴别诊断】

1. 伤寒 出现伤寒玫瑰疹、脾肿大，无腓肠肌疼痛与压痛。白细胞减少，肥达反应阳性，粪便、血清、骨髓培养伤寒沙门菌阳性。

2. 流行性感冒 有当地流感流行史，无腹股沟淋巴结肿大。白细胞减少，淋巴细胞比例偏高。鼻黏膜印片可查得嗜酸性包涵体。

3. 肺炎球菌肺炎 多发生于过度劳累、淋雨或大量饮酒后，吐铁锈色痰，出现肺实变体征。X线检查呈现以大叶或肺段为范围的片状阴影。

4. 病毒性肝炎 无疫水接触史，无结合膜充血及腹股沟淋巴结肿大，无突出的腓肠肌疼痛与压痛。免疫学检查可查到相应的肝炎病毒抗原或抗体。

5. 肾综合征出血热 有典型的五期经过，出血多发生于腋下、前胸、背部及上肢，呈搔抓样或条痕状。血液中可发现异常淋巴细胞，免疫学检查可发现肾综合征出血热病毒抗原及抗体。

6. 急性肾小球肾炎 起病前1~3周有链球菌感染史，无结合膜充血、淋巴结肿大、腓肠肌压痛、明显发热等表现，但全身水肿明显。

【治疗】

早期选择有效的抗菌药物杀灭钩端螺旋体是本病治疗的关键，可以显著缩短病程，减轻肺、肝、肾等内脏损害。对肺出血型、黄疸出血型、脑膜脑炎型、肾功能衰竭型，要同时采取积极的对症处理，以减少病死率。

1. 一般治疗 卧床休息，给予易消化饮食，补足水分，必要时静脉输液。密切观察病情，加强护理。

2. 杀灭钩端螺旋体 疗程一般5~7天，以青霉素为首选。青霉素G 40万U，肌肉注射，每6~8小时一次。赫氏反应：一般在首剂青霉素使用30分钟到数小时出现，表现为寒战、高热、头痛、全身疼痛、脉搏增快、呼吸增快，重者出现低血压、休克。大多数反应之后病情恢复较快，但部分患者反应之后病情加重，有肺出血现象。此反应的发生与青霉素使螺旋体大量裂解产生异性蛋白有关。处理：静脉注射氢化可的松100~200mg，肌肉注射异丙嗪25~50mg，50%酒精擦浴等。抗菌时也可选用四环素口服，每次0.5g，每6小时1次，热退后改为每次0.5g，每8小时1次。

3. 对症治疗

（1）肺出血型 苯巴比妥钠，每次0.1~0.2g，肌肉注射。异丙嗪，每次25~50mg，肌肉注射。氯丙嗪，每次25~50mg，肌肉注射。氢化可的松，每日100~300mg，静脉滴注。可使用1~3天。云南白药，每次0.3g，每日3次。必要时，可使用西地兰等强心剂。

（2）黄疸出血型 可参照重型肝炎、流行性出血热少尿期的治疗。

（3）脑膜脑炎型 可参照乙脑的治疗。

（4）肾衰竭 可参照急性肾衰竭的治疗。

【预防】

利用各种方法消灭野鼠和家鼠，加强对猪的管理。注意个人防护，减少不必要的疫水接触。接种与当地流行的优势菌群一致的钩端螺旋体多价菌苗。在进行与疫水接触的劳动时，尽量穿着长袖衣、长裤，并扎好袖口裤口，防止皮肤损破，减少感染机会。劳动中如有皮肤割损受伤时，应立即进行伤口清洁消毒。在接触疫水期间，可口服强力霉素 200mg，每周 1 次。对高度怀疑已受钩端螺旋体感染者，可用青霉素 G 80 万 U 肌肉注射，每日 2 次，连续 3 天。青霉素过敏者，可口服强力霉素 200mg，每周 1 次。

第十四节 蛔 虫 病

蛔虫病是蛔虫寄生于人体小肠或其他脏器及其幼虫在人体内移行引起的疾病。临床表现为腹痛、消化不良等肠功能紊乱症状及呼吸系统症状等，有时可引起胆道蛔虫病、蛔虫性肠梗阻等严重并发症。患者以儿童居多。

【病原学】

蛔虫是寄生于人体肠道内最大的线虫。成虫形似蚯蚓，活体呈淡红色，长 15 ~ 40cm，雌雄异体，雄虫尾部向腹面卷曲，雌虫较雄虫粗长，尾部尖直。成虫寄生于小肠上段，以食糜为营养，也能分泌消化酶消化、溶解小肠黏膜作为营养来源。寄生在肠道的蛔虫一般一至数条，最多可达一千余条。蛔虫的寿命一般为 10 ~ 12 个月。

【流行病学】

1. 传染源 患者为传染源，雌虫每日排卵量极大，易随粪便污染环境造成播散。

2. 传播途径 可通过被虫卵污染的食物、水、手等经口感染，亦可随灰尘飞扬被人吸入咽部吞下而感染。

3. 传播途径 人对蛔虫卵普遍易感，尤以学龄前和学龄期儿童感染率最高。

【发病机制及病理】

感染期虫卵被人误食后进入小肠内，幼虫孵出并侵入肠黏膜下层，进入小静脉或淋巴管，经肝、右心到达肺部，穿过毛细血管进入肺泡和细支气管，停留 10 天左右，蜕皮两次，然后沿支气管、气管移行至咽部，再被吞咽经胃达小肠，逐渐发育为成虫。整个发育过程需 10 ~ 11 周。

幼虫移行过程中，其代谢产物及崩解物刺激机体，引起局部和全身变态反应。表现为发热、荨麻疹、血管神经性水肿等。当幼虫移行于肺时，幼虫周围可出现嗜酸性粒细胞及中性粒细胞浸润。重度感染可引起肺部出血、水肿，支气管黏液分泌增加，甚至引起支气管痉挛。

成虫在小肠内不但夺取宿主的营养物质，而且损伤肠黏膜，影响消化和吸收功能。重度感染可导致营养不良或发育障碍。成虫的代谢产物及其崩解物被吸收后可引起荨麻疹、皮肤瘙痒等过敏反应，可钻入与肠腔相通的生理孔道，引起移位性损害。其中以钻入胆道引起胆道蛔虫病最为常见。

【临床表现】

1. 蛔虫幼虫移行症　患者短期内误食大量感染期虫卵，7~9天后，临床出现低热、乏力，体温一般在38℃左右，少数伴有荨麻疹或其他皮疹，喉头有异物感，咳嗽多呈阵发性，常伴有哮喘发作，可有黏液痰，偶带血丝。肺部可闻及干啰音、哮鸣音。若无继发细菌感染，1~2周可自愈。

2. 肠蛔虫病　最常见的症状是腹痛，位于脐周，不定时反复发作。可有食欲减退、便秘或腹泻，大便可排出蛔虫或呕出蛔虫。儿童多有烦躁不安、易怒、失眠、磨牙、皮肤瘙痒等症状，严重者可引起营养不良和发育障碍。

3. 并发症

（1）胆道蛔虫病　最多见。常为突然发生的剑突下偏右侧阵发性钻顶样痛或绞痛，可放射至背部及右肩，发作时患者坐卧不安、出冷汗、面色苍白，常伴恶心呕吐，约半数患者吐出蛔虫。体检时剑突下仅有局限性轻度压痛，无腹肌紧张。每次发作数分钟或数十分钟后自行缓解，间歇期如常人。若蛔虫在胆道内死亡或继发细菌感染，可引起胆道炎症，有发热或黄疸，甚至发生胆道出血或穿孔。

（2）蛔虫性肠梗阻　儿童多见，通常为不完全性肠梗阻。急性起病，阵发性腹痛，部位多在腹中部或在下腹部，伴肠鸣音亢进。大便不通，频繁呕吐，有时吐出蛔虫。腹胀，腹部可见肠型及肠蠕动波，或扪及条索状肿块，X线检查可见肠胀气和液平面。严重者脱水、酸中毒，甚至休克。

（3）其他　胆囊炎、胰腺炎、肠穿孔、蛔虫性阑尾炎、腹膜炎等。

【辅助检查】

1. 血象　幼虫移行期血中白细胞、嗜酸性粒细胞增多。胆道、肠道并发细菌感染时血象增高，中性粒细胞增多。

2. X线检查　蛔虫幼虫移行症时，X线胸片显示肺门阴影增大，肺纹理增粗，点状或絮状浸润阴影。

3. 粪便检查　生理盐水直接涂片可查到虫卵。饱和盐水漂浮法能提高虫卵检出率。

4. 其他检查　超声波检查（B超或彩超）、内镜逆行胰胆管造影有助于胆道蛔虫病的诊断。

【诊断】

诊断要点：①近期有生食瓜果蔬菜史，阵发性咳嗽，哮喘样发作，肺部浸润病灶及血中嗜酸性粒细胞增多，应考虑蛔虫幼虫移行症；②脐周阵发性疼痛，近期曾呕出或排出蛔虫，大便查出虫卵，可诊为肠蛔虫病；③胆道蛔虫病的诊断依赖患者有肠蛔虫病史或呕出蛔虫，典型胆绞痛发作，胰胆管造影或超声波检查见到虫体；④蛔虫性肠梗阻诊断根据其腹部典型体征和 X 线征象，粪便检查查到蛔虫卵或见到排出的成虫可确诊。

【鉴别诊断】

1. 单纯肠痉挛 肠痉挛是由于肠壁平滑肌功能性强烈收缩而引起的阵发性腹痛，其腹痛部位也多以脐周为主。单纯肠痉挛的特点是：①腹痛前有饮食不当（如摄入大量的生冷食品、暴饮暴食、喂乳过多等）或气候变化（如腹部受凉）的诱因；②各种肠道检查无任何器质性病变发现；③粪便显微镜检查无寄生虫虫卵。

2. 过敏性肺炎 又称为外源性过敏性肺泡炎，是指易感个体反复吸入有机粉尘抗原后通过免疫介导引起的间质性肺炎，典型代表形式是"农民肺"，因吸入霉干草中的嗜热放线菌或热吸水链霉菌孢子所致。其特点是：①发作前 4～8 小时有翻晒干草的历史；②突然出现畏寒、发热、全身不适等全身症状，与胸闷、咳嗽、呼吸困难等呼吸系统症状；③脱离接触干草症状可在 24～48 小时内自然缓解；④再次翻晒干草可引起相同症状发作。

【治疗】

1. 驱虫治疗 枸橼酸哌嗪（驱蛔灵），为高效低毒驱蛔药，儿童 80～100mg/kg，成人 3g，顿服，连用两天，空腹或晚上服用疗效更佳。甲苯咪唑，为广谱驱虫药，每次 200mg，顿服。噻嘧啶（抗虫灵），为广谱驱虫药，儿童 10mg/kg，成人 200mg（均按基质算），顿服。丙硫咪唑（肠虫清），为广谱抗蠕虫药，每次 400mg，顿服，12 次以下儿童减半。伊维菌素，为广谱抗蠕虫药，100μg/（kg·d），口服，连用两天。

2. 并发症治疗

（1）胆道蛔虫病 原则是止痛、驱虫和防治继发感染。可采用阿托品 0.5mg 加异丙嗪 25mg 肌肉注射或静脉滴注，虫体多可自动退出，亦可用针刺镇痛。症状缓解后给予驱虫治疗。有继发细菌感染者选用庆大霉素、氨苄青霉素等抗生素。伴有胆道结石、胆道严重感染或有穿孔、出血时应考虑手术治疗。

（2）蛔虫性肠梗阻 不完全性肠梗阻可以服豆油或花生油，或用食醋 100g 口服，亦可用针刺止痛。完全性肠梗阻者，应及时手术治疗。急性肠梗阻不宜使用驱虫药物。

【预防】

加强卫生宣传教育，培养良好卫生习惯，饭前便后洗手，不吃不洁净瓜果，防止经口感染。定期普查普治蛔虫病人和蛔虫感染者。加强粪便管理，施用人粪肥时先行无害化处理，防止污染环境。

第十五节 钩虫病

钩虫病是钩虫寄生于人体小肠所引起的疾病。临床以贫血、胃肠功能紊乱及营养不良为主要特征，严重者可导致发育障碍及心力衰竭。

【病原学】

在人体内寄生的钩虫主要有十二指肠钩虫和美洲钩虫两种。成虫长约 1cm，灰白色，雌雄异体，雌虫较雄虫略粗长，雄虫尾端有交合伞。钩虫成虫寄生于小肠上段，虫卵从粪便排出，在温暖（25℃~30℃）、潮湿（湿度70%）、疏松的土壤中，24~48 小时发育为杆状蚴，再经 5~7 天发育为丝状蚴。当丝状蚴接触人体皮肤或黏膜时可侵入人体，经淋巴管或微血管进入血流，经右心至肺，穿破肺微血管进入肺泡，沿支气管上行至咽部，随吞咽活动进入胃、小肠，经 3~4 周发育为成虫。成虫雌雄交配后产卵。

【流行病学】

1. 传染源 本病的传染源是病人与带虫者。

2. 传播途径 由于农村以人粪为肥料而使农田广泛污染，农民赤足行走或下田劳作时受感染。偶可因生食污染的蔬菜经口腔、食管黏膜侵入。

3. 易感人群 人群对本病普遍易感，感染后可获得一定免疫力，但可多次重复感染，其中青壮年农民感染率最高。感染后大多无明显症状，称钩虫感染；有临床症状者称钩虫病，仅占极少数。

【发病机制及病理】

丝状蚴钻入皮肤处，可见血浆渗出、中性粒细胞及嗜酸性粒细胞浸润等炎性改变，临床上出现皮炎症状。幼虫移行至肺时，可引起肺组织点状出血及炎性病变，临床上出现呼吸系统症状。成虫咬附于肠黏膜，导致肠黏膜点状出血及溃疡等，临床上出现贫血、胃肠功能紊乱等症状。

钩虫寄生于小肠，咬附在小肠黏膜上吸血，每日更换咬附部位 4~6 次，并分泌抗凝血物质，使原咬附创口渗血不止。长期失血后体内铁储备逐渐耗尽，发生低色素小细胞性贫血。此外，营养不良、胃肠功能紊乱等亦是加重贫血的因素，严重者可引起贫血性心脏病，甚至发生心力衰竭。

【临床表现】

1. 幼虫所致的症状

（1）钩蚴性皮炎 俗称"粪毒""肥疮"等。钩蚴钻入人体皮肤 20~60 分钟后，局部即觉奇痒或烧灼感，继之出现红色点状丘疱疹，以趾（指）间、足背、手背等处皮肤最多见。若无继发感染，通常在 1 周内自行消失。

（2）呼吸系统症状　感染后 1 周左右患者可出现咳嗽，小量咳痰，晚间尤甚，重者痰带血丝，可伴有阵发性哮喘、低热等，持续数周。X 线显示肺纹理增粗或斑片浸润阴影，数日后自行消退。

2. 成虫所致的症状

（1）消化系统症状　患者早期食欲多亢进，但劳动力反而下降，俗称"懒黄病"，并有上腹不适、隐痛等。后期食欲减退，有恶心、呕吐、腹泻、腹痛、消瘦等，大便隐血试验阳性，偶可出现消化道大出血。

（2）神经精神症状　注意力不集中、反应迟钝、失眠等。重度感染者可出现异食癖，如喜食生米、泥土等，似与铁和锌的缺失有关。

（3）贫血症状　为本病的主要现。严重感染后 3 ~ 5 个月逐渐出现进行性贫血，表现为头昏、乏力、心悸、气促、表情淡漠、面色发黄等。严重时出现心前区收缩期杂音、血压降低、心脏扩大、心力衰竭，亦可伴有低蛋白血症，出现水肿甚至腹水。

（4）其他　儿童严重感染可有营养不良、生长发育障碍、智力减退、侏儒等表现。孕妇易引起妊娠中毒症、贫血性心脏病、早产或死胎，新生儿及产妇的病死率亦增高。婴儿患钩虫病常有严重贫血，患儿面色苍白，精神和食欲均差，哭闹不安，有黑便或血水样便，易发生肺炎、心力衰竭等并发症，预后较差。

【辅助检查】

1. 血象　常有不同程度的低色素小细胞性贫血。网织红细胞正常或轻度增多。嗜酸性粒细胞多数增加，但严重贫血时常不增多。血清铁显著降低，一般在 9μmo/L 以下。

2. 骨髓象　可见造血旺盛现象，骨髓红系增生活跃，中幼红细胞显著增多，游离含铁血黄素及铁粒幼细胞减少或消失。

3. 粪便检查　查到钩虫卵即可确诊本病。查钩虫卵常用直接涂片法或饱和盐水漂浮法，也可做钩蚴培养。根据粪便中虫卵的数量可判定感染的严重程度：轻度感染，< 3000/g；中度感染，3000 ~ 10000/g；重度感染，> 10000/g。

【诊断】

诊断要点：①在流行地区，有赤手裸足接触土壤后出现"粪毒"史；②程度不等的贫血、营养不良、胃肠功能紊乱及"异嗜症"，儿童可有生长发育障碍；③血液检查呈低色素小细胞性贫血；④大便直接涂片或饱和盐水漂浮法可找到钩虫卵。

【鉴别诊断】

1. 胃、十二指肠溃疡　①典型的节律性疼痛，胃溃疡为饭后痛，吃食物加重，十二指肠溃疡为空腹痛，吃食物缓解；②上消化道钡餐检查可发现溃疡龛影；③胃镜检查可见到溃疡病灶。

2. 铁粒幼细胞性贫血　此为一红细胞利用铁障碍性贫血，其特征是：①小细胞低色素性贫血；②血清铁、血清铁蛋白不降低反而升高；③骨髓小粒中含铁血黄素显著增多，铁粒幼细胞增多并可见到环形铁粒幼细胞。

【治疗】

本病病原治疗和对症治疗均很重要，贫血是本病的主要症状，纠正贫血甚为重要，故在药物治疗的同时，饮食应以富含铁质、蛋白质和维生素的食物为主。临产孕妇或体质特别衰弱者和重度贫血、心肌缺氧劳损或伴心力衰竭者，应酌情予以输血。

1. 病原治疗

（1）局部治疗　钩蚴性皮炎在感染后 24 小时内可用左旋咪唑涂肤剂或阿苯哒唑软膏、3% 水杨酸酒精及 2% 碘酒等涂抹，均有止痒、消炎及杀死皮内钩蚴的作用。

（2）驱虫治疗　阿苯哒唑（丙硫咪唑）400mg 顿服；甲苯咪唑 200mg，每日 1 次，连服 3 日，或 500mg 顿服，儿童与成人剂量相同。一般用药 3～4 日后排出钩虫，本类药还有杀死虫卵作用。噻嘧啶，成人 500mg，儿童 10mg/kg，口服，每日 1 次，连用 2～3 日。本药作用快，但驱美洲钩虫作用较苯咪唑类差。海蜜克，为复方甲苯咪唑乳膏，用量、用法参见蛲虫病部分。联合用药：国内大部分地区钩虫病系两种钩虫混合感染，联合用药可减轻副作用，提高疗效，尤其是提高驱除美洲钩虫的疗效，常用噻嘧啶 300mg 加左旋咪唑 45mg 或甲苯达唑 200mg，1 次顿服，连服 2 日。

2. 对症治疗　贫血是主要症状，补充铁剂可纠正贫血。常用硫酸亚铁 0.3g，每日 3 次口服，或 10% 枸橼酸铁铵每次 0.3g，每日 3 次口服。加服维生素 C 或稀盐酸有利于铁的吸收。贫血严重时可小量输血。

【预防】

冬季普治病人和带虫者，春季复查复治。粪便无害化处理是预防和消灭钩虫病的重要环节。改革施肥与耕作方法，提倡穿鞋下田。不吃未洗净的生菜瓜果。以 25% 白矾水或左旋咪唑涂肤剂涂抹，可防止钩蚴侵入皮肤。

第十六节　蛲　虫　病

蛲虫病是由蛲虫寄生于人体结肠和回盲部所引起的疾病。临床上以肛门周围和会阴部瘙痒为特征。患者以儿童为主。

【病原学】

蛲虫细小如线头，虫体乳白色。雄虫长 2～5mm，尾部向腹面卷曲；雌虫长 8～13mm，虫体中部膨大，略呈纺锤形。虫卵无色透明，椭圆形，不对称，一侧扁平，一侧稍凸，大小约 60μm×30μm。虫卵对外界抵抗力较强，在皮肤及指甲缝中可存活 10 天左右，室温下存活 20 天左右。5% 石炭酸和 10% 来苏可杀死虫卵。

蛲虫不需中间宿主，虫卵经口感染后，在十二指肠内孵出幼虫，沿小肠下行并蜕皮

2 次，至结肠再蜕皮 1 次发育为成虫。成虫主要寄生于回盲部和结肠，有时亦寄生于阑尾、食管者。雌雄成虫交配后，雄虫大多死亡，雌虫沿结肠下行，夜间从肛门爬出，受温度、湿度改变和空气的刺激，开始大量产卵，产卵后雌虫大多死亡，少数可再爬入尿道、阴道引起异位损害。虫卵大部分播散至体外，有时在肛门附近孵化，幼虫经肛门进入结肠而造成逆行感染。自虫卵感染到发育成虫产卵需 11~45 天，雌虫寿命为 2~4 周。

【流行病学】

1. 传染源 患者是本病的唯一传染源。

2. 传播途径 当患者用手抓肛门周围皮肤时，虫卵污染手指，经口而自身重复感染。也可因感染期卵散落在室内物品或食品上，经空气吸入或经口感染。也可通过日常生活接触而相互传播。

3. 易感人群 人群对蛲虫普通易感，感染后无明显保护性免疫力产生，故可多次或重复感染。

【发病机制及病理】

蛲虫寄生数多少不一，自几条至千余条不等。虫体头部刺入肠黏膜，偶尔可达黏膜下层，引起炎症与微小溃疡。因蛲虫寄生期短暂，故肠黏膜病变轻微。偶尔蛲虫可侵入阑尾或已有病变的肠壁，诱发急性炎症。在女性患者，少数情况下蛲虫可侵入阴道、子宫、输卵管甚至腹腔，引起相应部位炎症。雌虫在肛周产卵，刺激皮肤而引起瘙痒。长期慢性刺激可产生局部皮损、出血和继发感染。

【临床表现】

轻度感染一般无症状。感染较重者出现肛门周围和会阴部皮肤奇痒与虫爬行感，夜间尤甚。有时因瘙痒挠抓而致皮肤破损，可引起局部出血、疼痛、皮肤炎症以及继发感染。小儿常有夜惊、夜哭、烦躁不安、磨牙等。感染严重时引起回盲局部刺激、炎症和小溃疡，临床可出现腹泻、粪便带黏液或血丝。有时可引起阑尾炎。

蛲虫异位感染可引起阴道黏液性分泌物增多，侵入盆腔可引起肉芽肿，侵入尿道可引起尿频、尿急、尿痛、遗尿等。

【辅助检查】

粪便检查虫卵阳性率极低。主要在患者清晨起床前采用透明胶纸肛拭法或棉拭漂浮法检查虫卵。为提高阳性率，应连续检查 3~5 次。

【诊断】

诊断要点：①以肛门周围或会阴部奇痒为主要症状，搔伤后可致局部湿疹样皮炎或糜烂，儿童可出现夜惊或影响睡眠；②有时可影响消化系统，出现消化不良、腹痛、恶心、呕吐等消化道症状；③儿童入睡后 1~2 小时，检查肛门可见蛲虫，肛拭子检查可找到蛲虫卵。

【鉴别诊断】

1. 蛔虫病 腹痛的特点为脐周阵发性绞痛，无肛门周围瘙痒，可见粪便排出蛔虫虫体或查得蛔虫虫卵。

2. 阿米巴痢疾 典型的果酱样粪便，显微镜检查可发现大量红细胞和阿米巴原虫。

3. 鞭虫病 其病原体毛首鞭形线虫寄生于人体的盲肠、阑尾及升结肠，造成局部肠黏膜细胞变性、坏死，点状出血，形成肉芽肿则使肠壁增厚。该病的特点是：①慢性腹泻与脓血便；②缺铁性贫血；③右下腹压痛明显；④乙状结肠镜检查发现毛首鞭形线虫虫体或大便镜检（常规或饱和盐水漂浮法）查出毛首鞭形线虫虫卵可确诊。

【治疗】

蛲虫在人体内的存活期不超过两个月，如能防止重复感染，不用药物治疗，亦可自愈，故预防重复感染尤为重要。蛲虫是较易驱除的肠道线虫，驱虫药物治疗效果良好。

1. 驱虫治疗 甲苯咪唑，每次 100mg，顿服，治愈率可达 90% 左右；或每次 100mg，每日 2 次，连服 3 日，治愈率可达 100%。成人与儿童剂量相同。丙硫咪唑，每次 400mg，顿服。成人与儿童剂量相同，2 周后复治 1 次。孕妇忌用。恩波维胺（扑蛲灵），成人 250mg，小儿 5mg/kg，睡前 1 次顿服，服药后 1~2 天粪便可呈鲜红色，应事先告知病人或其家长。复方甲苯咪唑乳膏（海蜜克），其成分为甲苯咪唑和盐酸左旋咪唑的复方乳膏制剂，对蛔虫、蛲虫具有极佳的驱虫效果，对钩虫亦有较好疗效。成人及 6 岁以上儿童 1 支，2~6 岁儿童半支，一次性涂抹下腹部或大腿内侧皮肤，面积约 40cm^2，8 小时内勿用水洗，浴后或睡前用效果更佳。

2. 外用药治疗 每晚睡前洗净肛门及其周围皮肤，将蛲虫软膏（含百部浸膏 30%，龙胆紫 0.2%）注入肛门管或直肠内，亦可选用 2% 白降汞软膏或 10% 氧化锌软膏局部涂敷或注入肛管内，均有止痒、杀虫及防止重复感染的功效。

【预防】

注意个人卫生，饭前便后洗手，勤换内裤，剪短指甲。教育儿童不抓挠肛门，不吮吸手指。患儿每日清晨清洗肛门，煮沸消毒换下的内裤。勤擦洗用具、地板，经常洗晒玩具等。集体儿童机构应定期普查普治，可达到治疗、控制流行的双重效果。

第十七节　血吸虫病

血吸虫病是血吸虫寄生于人体门静脉系统所引起的一种寄生虫病。主要病变是虫卵造成肝脏与结肠的肉芽肿，最后形成门静脉周围纤维化，门静脉阻塞。急性期主要表现为发热、肝大及压痛、腹泻或排脓血便、血中嗜酸性粒细胞显著升高；慢性期主要表现为肝、脾大；晚期则表现为门静脉高压症。

【病原学】

寄生于人体的血吸虫主要有日本血吸虫、埃及血吸虫、曼氏血吸虫、湄公血吸虫和间插血吸虫 5 种，分别流行于东亚、非洲、拉丁美洲与中东广大地区的 75 个国家。我国血吸虫病是由日本血吸虫引起的。日本血吸虫为雌雄异体，常合抱在一起，寄生于人体门静脉系统，主要在肠系膜下静脉。该虫存活期 2~5 年，长者可达 20 年以上。雌虫在肠壁黏膜下层末梢静脉内产卵，虫卵随粪便排入水中。在 25℃~30℃时，孵出毛蚴，毛蚴有趋光性和向上性，在水中做直线运动，侵入唯一的中间宿主——钉螺，在其体内继续发育，经 7~8 周后，即不断地逸出尾蚴，尾蚴分体、尾两部分。当人畜与疫水接触时，尾蚴约 10 秒钟即可侵入宿主的皮肤或黏膜，尾部脱落，体部随血液、淋巴液到右心，经肺进入肝脏。约 1 个月后在肝脏发育为成虫。随后成虫雌雄合抱，逆血流移行到肠系膜下静脉的末梢血管交配产卵。

【流行病学】

1. 传染源 本病的传染源是患者及牛、马、羊、猪、狗、鼠等受感染的动物。

2. 传播途径 传染源的粪便污染水源后，虫卵孵出的毛蚴必须在钉螺体内才发育成具有感染性的尾蚴，人们通过种田、捕捞鱼虾等接触或饮用含尾蚴的疫水而感染。

3. 易感人群 人对血吸虫病普遍易感，感染后可获得部分免疫力。

4. 流行特征 我国血吸虫病主要分布在长江流域及其以南的江苏、浙江、安徽、江西、湖北、湖南、广东、广西、福建、四川、云南、上海 12 个省、市、自治区。根据不同的地理环境和钉螺分布等的特点，分为湖沼、水网、山丘 3 种类型，以湖沼型流行最严重。夏秋季易感染，农民、渔民发病率高。

【发病机制及病理】

血吸虫的尾蚴、童虫、成虫、虫卵都可引起病变，尤其是成熟的虫卵。发病机制主要是虫卵的沉积及其诱发的变态反应。主要病理改变是：①结肠病变：主要病变部位在直肠、乙状结肠和降结肠。急性期为黏膜充血、水肿，黏膜下层有成堆的虫卵结节，破溃后形成浅表溃疡，排出脓血便。慢性期纤维组织增生，肠壁增厚，可引起息肉样增生和结肠狭窄，肠系膜增厚缩短，网膜缠绕成团。②肝脏病变：早期肝肿大，表面有粟粒状黄色颗粒（虫卵结节）。晚期肝内门静脉分支与门静脉区纤维组织增生，产生循环障碍，肝细胞萎缩。肝脏表面凹凸不平，有大小不等的结节和结缔组织的沟纹。其特点是肝内门静脉周围硬化，产生门静脉肝血窦前阻塞，引起门静脉高压。门静脉高压导致脾大及脾功能亢进、侧支循环形成及腹水。③异位损害：指虫卵和（或）成虫游走和寄生在门静脉系统以外器官的病变。人体各器官均可见虫卵沉积，但以肺和脑常见。肺部病变为间质性粟粒状虫卵肉芽肿伴周围肺泡渗液；脑部虫卵肉芽肿多位于顶叶、颞叶，分布在大脑灰白质交界处。

【临床表现】

1. 急性血吸虫病　发生于夏秋季，常为初次重度感染，多见于青壮年与儿童。有打湖草、捕鱼、游泳等明显的疫水接触史，约半数患者在尾蚴入侵部位出现瘙痒感的蚤咬样红色小丘疹，2～3 日内自行消退。经 1 个月左右的潜伏期，出现以下表现：

（1）发热　所有患者均有发热，热型以间歇热最常见，弛张热和不规则热次之，少数重症患者呈现稽留热，可伴有表情淡漠、听力减退、相对缓脉，颇似伤寒。热程一般 2 周至 1 个月，重症患者可长达数月，并出现消瘦、贫血、水肿，甚至恶病质。

（2）过敏反应　可出现荨麻疹、血管神经性水肿、全身浅表淋巴肿大等。

（3）腹部表现　腹痛、腹泻或腹泻与便秘交替出现，可见脓血便，以腹痛较多见。重症患者腹部有压痛和柔韧感。

（4）肝脾大　90% 以上患者肝大，以左叶为著，伴压痛。半数患者有轻度脾大。

2. 慢性血吸虫病　在流行区占绝大多数。

（1）无症状患者　无明显临床症状，仅在粪便普查时发现，占慢性血吸虫病的多数。

（2）有症状患者　腹痛、腹泻常见。轻者呈稀便，偶带血，时发时愈。重者可有持续脓血便，伴里急后重。常发现肝脾大，肝大病程早期即可出现，尤以肝左叶为著，脾逐渐肿大。故有肝脾型血吸虫病之称。

3. 晚期血吸虫病　主要是指血吸虫病性肝硬化。根据临床表现分为四型，四型之间有交叉存在的现象。

（1）巨脾型　占晚期血吸虫病的绝大多数。脾大，其下缘向下达脐水平线以下，向内超过腹中线，质硬，可触及脾切迹。伴脾功能亢进，红细胞、白细胞、血小板减少，表现为贫血、出血倾向等。

（2）腹水型　是晚期血吸虫病肝功能失代偿的一种表现。腹水程度轻重不一，可反复发作。患者腹胀难受，少尿，腹部膨隆，常有脐疝，腹壁静脉曲张，下肢浮肿。少数患者在脐周可闻及连续性血管杂音，即克－鲍综合征。

（3）结肠肉芽肿型　以结肠病变为突出表现。出现腹痛、腹胀、腹泻、便秘或腹泻与便秘交替，大便可呈水样、带血或黏液脓血样。左下腹压痛，并可触及肿块。病程 3～6 年以上，亦有达 10 年者。

（4）侏儒型　现已少见。儿童因反复重度感染，使生长激素生成减少，影响其生长发育所致。表现为缺乏青春前期的生长加速，身体矮小，性器官不发育，睾丸细小或无月经，第二性征缺如。

4. 异位损害

（1）肺血吸虫病　多见于急性血吸虫病患者，为虫卵沉积引起的肺间质性病变。表现为发热，咳嗽，痰少，偶带血丝，有时闻及干湿啰音。

（2）脑血吸虫病　多见于青壮年，为虫卵沉积脑组织所致。临床上分为急性与慢性两型。急性型多见于急性血吸虫病患者，病程中出现意识障碍、脑膜刺激征阳性、瘫痪、锥体束征阳性等脑膜脑炎的表现。慢性型多在感染 3~6 个月后发生，表现为癫痫发作，尤以局限性癫痫多见。如早期进行病原治疗，大多可以康复。

5. 并发症

（1）肝门静脉高压症　晚期血吸虫病患者可并发门静脉高压症，致食管和胃底静脉曲张，进一步引起上消化道大出血。出血后可诱发腹水和肝性脑病。

（2）肠道并发症　虫卵沉积在阑尾黏膜下层可诱发急性阑尾炎，易造成阑尾穿孔，继发腹膜炎或局限性脓肿。血吸虫病的严重结肠病变可致肠腔狭窄，出现不完全性肠梗阻，多在乙状结肠和直肠处。结肠的慢性炎症可诱发结肠癌。

【辅助检查】

1. 血象　急性血吸虫病患者白细胞多在（10.0~30.0）×10^9/L，嗜酸性粒细胞增高，一般占 0.20~0.40，甚至高达 0.90 以上。极重型患者嗜酸性粒细胞不增高甚至消失。

2. 粪便检查　常用粪便沉淀后毛蚴孵化法，采用尼龙袋集卵孵化法可提高检出率。每日送检 1 次，连续 3 次。

3. 肝功能检查　急性血吸虫病患者血清球蛋白增高，ALT 轻度增高。晚期患者血清白蛋白明显降低，白/球比值倒置。

4. 免疫学检查

（1）环卵沉淀试验　用以检测病人血清中的虫卵抗体，有早期诊断价值，阳性率达 95%。

（2）虫卵抗原间接血凝试验　用以检测病人血清中的虫卵抗体，阳性反应较粪便检查为早。

（3）酶联免疫吸附检测试验　用以检测病人血清中的抗原或抗体，阳性率可达 95%，敏感性和特异性较高。

（4）单克隆抗体免疫试验检测循环抗原　用以检测病人血清中血吸虫成虫的代谢产物及分泌物抗原，特异性及敏感性较高。

（5）皮内试验　取血吸虫成虫抗原 1:8000 稀释液 0.3mL 做皮内试验，15 分钟后局部丘疹直径超过 0.8cm 为阳性。通常适用于普查和筛选可疑病例。

5. 直肠黏膜活组织检查　通过直肠镜钳取病变处米粒大小的黏膜进行显微镜检查，可发现血吸虫卵，有较高的阳性率。

6. B 型超声波检查　可判断肝纤维化程度。显示门静脉壁回声增宽，≥6mm，呈线状者为轻度，呈管状者为中度，呈网状分隔块者为重度。

7. CT 扫描　晚期患者肝包膜及肝内门静脉区常有钙化现象。特异性图像为肝包膜增厚钙化与肝内钙化中隔相垂直，两者接界处有切迹形成。重度纤维化可呈龟背样图像。

8. X 线检查　肺血吸虫病 X 线检查表现肺纹理增多，弥漫云雾状、点片状、粟粒状阴影，以中、下肺野为多，经病原治疗多于 3~6 个月内逐渐消失。

9. 结肠镜检查　直视下可见结肠黏膜增厚，肠腔狭窄，有溃疡或息肉。

【诊断】

1. 诊断要点　①在流行区有疫水接触史；②急性血吸虫病主要表现为发热、荨麻疹、肝大及压痛、血液中嗜酸性粒细胞明显升高，慢性血吸虫病主要表现为长期不明原因的腹痛、腹泻、排脓血便和肝脾大，晚期血吸虫病主要表现为巨脾、腹水、侏儒、肠梗阻等；③血吸虫虫卵检查及免疫学检查阳性。

2. 临床分型　在做出诊断的同时，根据临床表现确定血吸虫病的类型（见临床表现）。

【鉴别诊断】

1. 伤寒　血液中白细胞总数减少，嗜酸性粒细胞减少或消失，肥达反应阳性，粪便、血液、骨髓培养伤寒沙门菌阳性。

2. 阿米巴肝脓肿　B 型超声波检查可发现脓肿的大小、部位及数目，肝穿刺抽出棕褐色脓液，从中可查到阿米巴滋养体。

3. 败血症　具有引起败血症的严重的慢性原发病史，如胆囊炎、肾盂肾炎等，查体可发现有迁徙性病灶，血液或骨髓培养可获得致病菌。

4. 慢性病毒性肝炎　早期即有食欲不振、乏力、肝区疼痛及肝功能异常，乙型或丙型肝炎抗原、抗体阳性。

5. 痢疾　阿米巴痢疾能从粪便中找到阿米巴滋养体或包囊，细菌性痢疾大便培养痢疾杆菌阳性，两者粪便检查或直肠活组织检查均不能发现血吸虫卵。

【治疗】

尽早使用杀灭血吸虫的药物是本病治疗的关键。患者如能早期接受病原治疗，预后大多良好。对晚期患者出现的脾大及脾功能亢进、腹水、上消化道大出血等严重征象，应采取内外科结合的综合治疗措施。

1. 一般治疗　急性期患者需住院治疗。卧床休息，补充营养，加强护理。腹水型患者应进低盐、高蛋白饮食。食管胃底静脉曲张者，避免进食粗糙、坚锐或刺激性食物。肝功能显著减退或血氨偏高者，应限制或禁食蛋白质。忌饮酒。

2. 病原治疗　目前普遍采用吡喹酮治疗。

(1) 吡喹酮的主要药理作用及毒副作用　吡喹酮口服后，80% 从肠道迅速吸收，1~2 小时达到血液药物浓度峰值。它作用于血吸虫，使虫体皮层产生显著损害，表皮细胞肿胀突起，继而出现许多球状或泡状物，当其溃破、糜烂与剥落后，白细胞吸附其上，并侵入虫体，引起虫体死亡。门静脉血中药物浓度较外周血药物浓度高 10 倍以上，其代谢产物于 24 小时内大部分从肾脏排出，体内无蓄积作用。该药毒性低，无致突变、致癌与致畸作用。药物副作用轻而短暂，多数不需处理。神经系统可有头痛、头昏、乏力、四肢酸痛、眩晕等，消化系统有上腹不适、腹痛、恶心、呕吐等，心血管系统有胸闷、心悸、早搏等。

（2）吡喹酮治疗血吸虫病的剂量与疗程

1）急性血吸虫病：成人总剂量为 120mg/kg，一般患者可按每次 10mg/kg，每日 3 次口服，连续 4 日；儿童应遵医嘱服用。

2）慢性血吸虫病：成人总量为 60mg/kg，每日分 3 次口服，连续 2 日，体重以 60kg 为限。儿童体重小于 30kg 者，总剂量 70mg/kg。亦可采用现场大规模治疗，轻流行区用 40mg/kg，一剂疗法，重流行区 50mg/kg，一日等分 2 次口服。

3）晚期血吸虫病：用量及用法同慢性血吸虫病，为避免严重副作用如心律失常的出现，亦可适当减少总剂量或延长疗程。

2. 对症治疗　在内科治疗的基础上，巨脾型患者，可做脾切除加大网膜腹膜后固定术。腹水型患者，间歇使用双氢克尿噻、螺内酯、呋塞米等利尿剂，顽固性腹水可试用浓缩超滤回输术。其他并发症如肝性脑病、上消化大出血的处理同门静脉性肝硬化。

【预防】

加强宣传教育，在流行区尽量避免与疫水接触。必须接触疫水时，应采取个人防护措施，在局部涂搽防护剂，或用 1% 氯硝柳胺碱性溶液浸泡衣裤，对尾蚴有一定预防作用。在流行区进行普查，对病人和病畜进行大规模同步治疗。采用化学药物（氯硝柳胺等）灭螺与物理手段（土埋法等）灭螺相结合的方法消灭钉螺。防止人、畜粪便污染水源。

第十八节　绦虫病

绦虫病是由绦虫寄生于人体小肠所引起的寄生虫病。我国常见的有牛肉绦虫病和猪肉绦虫病两种。

【病原学】

猪肉绦虫（又称猪带绦虫、链状带绦虫、有钩绦虫）和牛肉绦虫（又称牛带绦虫、肥胖带绦虫、无钩绦虫）均呈扁平带状，前者长达 2~4m，后者一般 4~10m，可分为头节、颈部和链体三部分。头节为其吸附器官，上有 4 个吸盘。牛肉绦虫头节略呈方形，无顶突与小钩；猪肉绦虫头节呈球形，有顶突及 2 圈小钩。颈部为生长部分，由此产生节片形成链体。虫卵近似球形，卵壳易脱落，卵壳内为胚膜，内含六钩蚴。两种绦虫的虫卵形态相似，显微镜下难以区别。

猪肉绦虫和牛肉绦虫的成虫均寄生于人体小肠上部，雌雄同体，其妊娠节片及虫卵随粪便排出，分别被中间宿主猪和牛吞食后，在其十二指肠内孵出六钩蚴，钻入肠壁，进入肠系膜小静脉及淋巴管，随血流播散至全身各组织，横纹肌为其主要寄生部位，经 2~3 月发育为囊尾蚴（又称囊虫）。囊尾蚴如黄豆大，内有白色米粒大小的头节，含囊尾蚴的猪肉俗称"米粒猪"。人吃了生的或未熟透的含囊虫的猪肉、牛肉后，囊虫在人体小肠内受胆汁的刺激，头节自囊内翻出，吸附于肠壁并逐渐伸长，颈部逐渐分裂而形成链状的体节，2~3个月发育为成虫，即可随粪便排出妊娠节片和虫卵。大多寄生一条，少数可寄生多条。成虫在人体内寿命数年至20年或更久。人若误食猪肉绦虫卵也可成为中间宿主，发生猪囊虫病。人对牛肉绦虫卵似有先天性免疫，故一般不发生牛囊虫病。

【流行病学】

1. 传染源　患者是本病唯一传染源。

2. 传播途径　患者从粪便中排出猪肉绦虫卵或牛肉绦虫卵，分别使猪或牛感染而患囊尾蚴病，人因食入未经煮熟的含囊尾蚴的猪肉或牛肉而感染。也可通过污染的饮具而感染。

3. 易感人群　人群普遍易感，青壮年多见，男性多于女性。

【发病机制及病理】

猪肉绦虫与牛肉绦虫以其头节的小钩和吸盘钩挂、吸附在小肠黏膜上，仅引起附着处黏膜轻微损伤和炎症，但可干扰小肠运动。多条绦虫寄生偶可引起不完全性肠梗阻。

【临床表现】

潜伏期一般为2~3月，牛肉绦虫病可长达4~9月。

大多症状轻微，仅感肛门发痒。半数患者有腹部隐痛、恶心、便秘或腹泻、食欲亢进、消瘦等。少数患者有头痛、乏力及神经过敏等症状。

大便中常有白色虫体节片排出。牛肉绦虫的妊娠节片常从肛门自动逸出，而猪肉绦虫的妊娠节片常成串随大便排出。

少数猪肉绦虫病患者可伴有囊虫病。

【辅助检查】

1. 虫卵及妊娠节片的检查　用肛门拭子法、粪便直接涂片或沉淀法检查虫卵，阳性者可确诊。若检获妊娠节片，尚可鉴别虫种。

2. 肠道X线钡餐检查　对可疑感染而无虫体节片排出者，采用X线钡餐检查肠道，若显现带状虫体影形有助于诊断。

【诊断】

诊断要点：①有生食或食用未熟透牛肉、猪肉史，粪便中出现或在肛门、内裤、被褥上发现白色节片；②腹部隐痛，便秘或腹泻，消瘦，实验室检查发现虫卵或节片。

【鉴别诊断】

1. 蛲虫病　出现肛门周围瘙痒易与蛲虫病相混淆，但根据蛲虫成虫与虫卵的特征可明确鉴别。

2. 猪肉绦虫病与牛肉绦虫病 ①猪肉绦虫病有生食或食用未熟透猪肉史，牛肉绦虫病有生食或食用未熟透牛肉史，尤其在新疆、内蒙古、西藏、宁夏等牧区及广西的苗族地区、贵州的苗族与侗族地区、台湾的雅美族与雅泰族地区发病率高；②猪肉绦虫虫体节片常随粪便一起排出，牛肉绦虫虫体节片常自动逸出；③猪肉绦虫与牛肉绦虫成虫及虫卵可通过形态观察和显微镜检查确定。

【治疗】

本病口服驱虫药可取得较好效果，根治的标准是半年内无节片排出，大便虫卵阴性。服药过程中应注意：①驱虫后应留24小时全部粪便，以寻找头节。如未找到头节，不一定表示治疗失败。②驱猪肉绦虫时，应先给止吐药预防呕吐发生，以免虫卵反流入胃而导致囊虫病。③驱虫治疗时保持大便通畅，凡顿服药物驱虫或仅一日内用药驱虫者，服药后3小时仍未排便者最好用1剂泻药。

1. 吡喹酮 15～20mg/kg，空腹顿服，无需导泻，疗效可达95%以上。副作用见血吸虫病节。

2. 氯硝柳胺（灭绦灵） 成人2g，儿童1g，晨起空腹1次或分2次（间隔1小时）嚼碎后吞服。服药后2～3小时服硫酸镁导泻。

3. 甲苯咪唑 成人与儿童均为每次300～400mg，每日2次，连服3日。孕妇忌用。

【预防】

在流行区认真做好卫生宣传教育工作，养成良好的卫生习惯，不吃生的或未煮熟的猪肉、牛肉，切生肉、熟肉的刀板应分开使用。严格执行食品卫生法管理规定，禁止出售"米粒猪"。根治绦虫病人，加强粪便管理，驱出的成虫应及时深埋土中，防止虫卵播散。

第十九节 猪囊虫病

猪囊虫病是猪带绦虫的幼虫（囊尾蚴）寄生于人体引起的寄生虫病。囊尾蚴寄生在皮下及肌肉主要表现为圆形或椭圆形硬而有弹性的小结；寄生在脑主要表现为癫痫发作；寄生在眼表现为视力障碍及失明。

【病原学】

病原体为猪带绦虫的幼虫。人为猪带绦虫的终宿主。人吞食猪肉绦虫的虫卵后，虫卵壳在人体肠道内溶解，释放出六钩蚴，六钩蚴钻入肠壁小静脉或淋巴管而被输送至身体各部，在组织（主要在皮下、肌肉、脑、眼）中经9～10周发育为囊尾蚴，囊尾蚴寿命一般为3～10年。囊尾蚴结节似珍珠状，囊壁分三层：最外为皮层，是嗜酸性玻璃状薄膜，表面为纤毛；中间为细胞核层；内层为实质层，由细纤维网组成，其内含清亮液体与内凹呈白色点状的头节。寄生在颅底脑室处的囊尾蚴较大，呈葡萄状，葡萄状囊尾蚴不含头节。

【流行病学】

1. 传染源 猪带绦虫病人是本病唯一的传染源，虫卵经粪便排出。

2. 传播途径 虫卵通过污染的食物、水等方式经口进入胃肠道，通过消化液作用释放出六钩蚴。

3. 易感人群 人群普遍易感，青壮年多见。该病是我国北方主要的人畜共患寄生虫病，尤以东北、内蒙古、河南等地发病率高。

【病理】

1. 脑改变 囊尾蚴主要寄生在大脑皮质处，亦可寄生在脑室等处，呈圆形或葡萄状。可致局部组织反应性水肿和脑积水，炎症细胞浸润。虫体死亡后可发生钙化。

2. 眼改变 囊尾蚴主要寄生在玻璃体，亦可寄生在视网膜处，引起玻璃体破坏，视网膜剥离。

3. 皮下及肌肉改变 出现圆形或椭圆形质硬而有弹性（似软骨）的结节，直径 0.5~1.0cm，数目不等。

【临床表现】

1. 脑囊虫病

（1）脑实质型 表现为癫痫发作、颅内压升高和精神症状，以癫痫发作最常见。①癫痫发作：多为大发作，可为唯一的首发症状，发作频度低，多在 3 个月以上才发作 1 次，发作后可有一过性瘫痪、失语等；②颅内压升高：逐渐出现的头痛、恶心、呕吐；③精神症状：幻觉、迫害妄想等。

（2）脑室型 表现为颅内压升高或活瓣综合征（Bruns 征），后者即反复出现突发性体位性剧烈头痛、呕吐，甚至出现脑疝。

（3）脑膜炎型 反复发作的头痛、呕吐、共济失调和脑膜刺激征。

（4）脊髓型 表现为截瘫、感觉障碍、大小便潴留等。

（5）混合型 上述类型的混合表现，以脑实质型和脑室型混合多见。

2. 皮下及肌肉囊虫病 表现为豆状、硬而有弹性的小结，无压痛，无粘连，成批出现，可自行消失，多位于头部、躯干部及大腿上端内侧。大量囊虫寄生于肌肉，可引起四肢肌肉肥大，但软弱无力，行动困难。

3. 眼囊虫病 多为单眼受累。寄生在玻璃体时，表现为眼前黑影飘动；寄生在视网膜下表现为视力下降，甚至失明。

【辅助检查】

1. 免疫学检查 囊尾蚴抗原皮内试验阳性，补体结合试验阳性，血清或脑脊液中囊尾蚴特异性 IgG 抗体阳性。

2. X 线、CT 与 MRI 检查 头颅 X 线平片可见椭圆形囊虫钙化影，肢体 X 线平片可见软组织内囊虫钙化影，CT 与 MRI 可显示囊尾蚴寄生部位与数目。

3. 囊尾蚴检查 取皮下或肌肉结节活检，可发现囊尾蚴头节。

4. 裂隙灯检查 可见灰蓝色或灰白色圆形囊泡，周围有金黄色反射圈，用电刺激可见虫体蠕动。

【诊断】

1. 诊断要点 ①有猪带绦虫感染或食生猪肉史；②脑、皮下及肌肉、眼部囊虫的各自表现；③囊尾蚴抗原皮内试验阳性；④颅脑 CT 或 MRI 可显示脑囊虫寄生的部位与数目；⑤皮下或肌肉结节活检，可发现囊尾蚴头节。

2. 临床分型 在做出诊断的同时，根据临床表现确定猪囊虫病的类型（见临床表现）。

【鉴别诊断】

1. 脑囊虫病 应与原发性癫痫、颅脑肿瘤、结核性脑膜炎、隐球菌性脑膜炎等鉴别，主要根据颅脑 CT 或 MRI 的检查结果鉴别。

2. 皮下及肌肉囊虫病 应与风湿热的风湿结节鉴别，主要根据活组织检查的结果鉴别。

【治疗】

1. 杀囊尾蚴

（1）肠虫清（阿苯哒唑） 这是治疗该病的首选药物。按 18mg/（kg·d）（脑型），或 15mg/（kg·d）（皮肤及肌肉型），分 2 次口服，10 天为一疗程，根据病情可服用 2 ~ 3 个疗程，每个疗程间隔 14 ~ 21 天。由于囊虫杀死的反应性炎症反应，可产生头痛、头昏、发热、皮疹等副作用，严重者出现癫痫、颅内压增高。为减轻此不良反应可在治疗前和治疗中静脉滴注糖皮质激素（地塞米松 10mg）和 20% 甘露醇（1 ~ 2g/kg）。

（2）吡喹酮 20mg/（kg·d），分 3 次口服，连服 7 天（一疗程），2 ~ 3 个月后加服一疗程。必要时，2 ~ 3 个月后，再服一疗程。亦可按 40 ~ 60mg/（kg·d），分 3 次口服，连服 3 天（一疗程），必要时，2 ~ 3 个月后加服一疗程。

2. 对症治疗

（1）癫痫大发作 按癫痫处理，可选用地西泮、苯巴比妥钠肌肉或静脉注射。

（2）颅内压升高 20% 甘露醇 250mL，静脉加压滴注，根据病情每 6 ~ 8 小时 1 次。

（3）手术治疗 对眼囊虫和单个脑囊虫应行手术摘除；对脑实质多发性囊虫行颞肌下减压术。

注意事项：①病人必须住院治疗，因杀囊尾蚴导致的剧烈反应可致脑疝或过敏性休克；②癫痫发作频繁或颅内压升高者，杀囊尾蚴治疗前须先降压治疗，必要时通过脑压减压术降低颅内压；③眼囊虫病禁止杀虫治疗，必须手术治疗，以免引起失明；④疑有脑室孔堵塞的脑室型，宜采用手术治疗。

【预防】

增强对本病危害性的认识，提倡生猪圈养，彻底治疗猪带绦虫病人，搞好个人卫生，加强粪便管理，搞好猪肉检疫，禁止出售"米粒猪"。

附　传染病案例

案例（一）

赵某，男，17岁，学生。发热、腹痛、腹泻2天。患者在暑假外出游玩时喝了大量生水，第二天出现发热、腹痛、腹泻，6小时内大便6次，第一次为水样，继之为黏液脓血便，伴里急后重。急诊来院求治。

体格检查：T 38℃，P 90次/分，R 20次/分，BP 110/70mmHg。发育正常，营养良好。意识清醒，急性病容，自动体位，皮肤黏膜未见明显异常，全身浅表淋巴结无肿大。双肺呼吸音清，呼吸频率20次/分，心率90次/分，心律规则，心音清晰，未闻及额外心音与杂音。腹软，有压痛，左下腹明显，无反跳痛。无移动性浊音。肠鸣音亢进。

血液一般检查：红细胞 $5.5 \times 10^{12}/L$，血红蛋白157g/L，白细胞 $12 \times 10^9/L$，中性粒细胞0.85，血小板 $253 \times 10^9/L$。

大便常规检查：粪便中有黏液，可见大量白细胞、红细胞，发现巨噬细胞。

问题1：根据现有临床资料，提出初步诊断。

问题2：列出进一步辅助检查的项目。

案例（二）

姜某，男，51岁，公务员。全身乏力、食欲不振、恶心、厌油腻、腹痛、腹泻、右上腹隐痛不适2周。2周前无明显原因出现全身乏力、食欲不振、恶心、厌油腻、腹痛、腹泻、右上腹隐痛不适，厌油腻尤其明显，自述之前每周至少吃一次猪头肉，每次1市斤左右，自发病以来，看见猪头肉就产生恶心感。大便稀薄，每日3~4次，无里急后重。既往无重要病史可查。否认近期不洁饮食史，否认近期输血或输其他血液制品史。无烟酒嗜好，有饮茶习惯。

体格检查：T 37.4℃，P 75次/分，R 15次/分，BP 130/85mmHg。发育正常，营养良好。意识清醒，面色较黑，两侧巩膜明显黄染。自动体位，皮肤呈淡黄色。全身浅表淋巴结无肿大。双肺呼吸音清，呼吸频率10次/分，心率75次/分，心律规则，心音清晰，未闻及额外心音与杂音。腹软，在右上锁骨中线上、右肋弓下1cm处触及肝脏，质软，边缘锐利，表面光滑，有压痛。右侧卧位未触及脾脏。肠鸣音6次/分，未见明显亢进。

血液一般检查：红细胞 $4.2 \times 10^{12}/L$，血红蛋白 132g/L，白细胞 $12 \times 10^9/L$，中性粒细胞 0.70，淋巴细胞 0.30，血小板 $149 \times 10^9/L$。

大便常规检查：粪便稀薄，可见少量上皮细胞。

肝功能检查：血清蛋白 70g/L，白蛋白 44g/L，球蛋白 26g/L。血清总胆红素 $145\mu mol/L$，直接胆红素 $108\mu mol/L$。丙氨酸氨基转移酶（ALT）202U/L，天门冬氨酸氨基转移酶（AST）134U/L。碱性磷酸酶 200U/L。

B 型超声波检查：可见肝脏肿大，内部结构无明显改变。胆、胰、脾未见明显改变。

问题 1：根据现有临床资料，提出初步诊断。

问题 2：列出确诊的辅助检查项目。

案例（三）

李某，男，12 岁，学生。发热、皮疹 2 天。1982 年 4 月 18 日上午 10 时许突然出现发热、头痛、全身不适，下午 5 时许面部皮肤出现豆粒大小红色丘疹，继之，其他部位陆续出现。从第二天下午起，丘疹逐渐变为小水疱，有痒感。第三天上午来院求诊。否认当地或学校有类似病人或其他传染病流行史。

体格检查：T 37.6℃，P 100 次/分，R 20 次/分，BP 未测。发育正常，营养中等。意识清醒，急性病容，自动体位，全身皮肤可见散在水疱，直径 4mm 左右，疱液大部分清亮，小部分微混，周围有抓痕，水疱分布以躯干为主。全身浅表淋巴结无肿大。肺、心、腹部脏器检查均无异常。

血液一般检查：红细胞与血红蛋白在正常范围。白细胞 $9 \times 10^9/L$，中性粒细胞（N）0.65，淋巴细胞（L）0.35。

问题 1：根据现有临床资料，提出初步诊断。

问题 2：列出进一步辅助检查的项目。

第十一章　性传播疾病

第一节　性传播疾病基本知识

性传播疾病（sexually transmitted disease，STD）是指以性接触为主要传播途径的一类传染病。它包括了性交时性器官间的直接接触传染的疾病，也包括了性器官以外的皮肤对皮肤、皮肤对黏膜、黏膜对黏膜的接触传染的疾病。这些疾病不仅引起生殖器官和附属淋巴结病变，也引起全身皮肤和重要器官的病变，甚至造成残废和死亡。STD 具有明确的病原体，以性行为为主要的传播途径，具有隐蔽性、传播速度快、流行范围广、有明显的高危人群、临床表现复杂多样、危害性大等特点。

【性传播疾病的范围】

我国传染病防治相关法规规定的性传播疾病有八种：淋病、梅毒、尖锐湿疣、非淋菌性尿道炎、生殖器疱疹、软下疳、性病性淋巴肉芽肿和艾滋病。

世界卫生组织规定的性传播疾病除上述八种外，还有腹股沟肉芽肿、性病性衣原体病、泌尿生殖道支原体病、细菌性阴道炎、性病性阴道炎、性病性盆腔炎、阴部念珠菌病、传染性软疣、阴部单纯疱疹、加特纳菌阴道炎、性病性肝周炎、瑞特综合征、B 群佐球菌病、疥疮、阴虱病、人巨细胞病毒病、梨形鞭毛虫病、弯曲杆菌病、阿米巴病、沙门菌病、志贺菌病。

【性传播疾病的流行病学】

1. 传染源　性病病人和病原携带者是主要的传染源。

2. 传播途径　通常通过以下五种途径传播。

（1）直接性接触　即性交。

（2）间接性触传　肛交、抚摸、接吻等。

（3）胎盘产道　胎儿和新生儿通过胎盘或产道被感染。

（4）医源性传播　是指在医疗、预防工作中，人为地造成某些性病的传播。医源性传播有两种类型，一类是指易感者在接受治疗、预防或检验（检查）措施时，由于所用器械、针筒、针头、针刺针、采血器、导尿管受医护人员或其他工作人员的手污染或消毒不严而引起的性病传播；另一类是药厂或生物制品生产单位所生产的药品或生物制品受污染而引起的性病传播，如用第Ⅷ因子引起的艾滋病。

（5）日常生活接触传播　共用毛巾、共用马桶、接触衣物等被感染。

约90%以上的性病是通过性交而直接传染的，因此，性行为是主要的传播途径。

3. 流行特征　①年龄分布：所有年龄组均可罹患性传播疾病，但在青壮年中的发病与流行较为突出，20～29岁年龄组发病率最高。②性别分布：性传播疾病在低年龄组男性发病率低于女性，而高年龄组则相反。③职业特征：性传播疾病的高危人群是卖淫者、嫖娼者、吸毒者、婚外恋者、同性恋者及多性伴侣者等。

【性传播疾病的诊断】

性传播疾病的诊断应根据病史、体格检查和以实验室检查为主的辅助检查，综合分析判断。

1. 病史　包括不洁性交史，同性恋史，吸毒史，既往性病史，婚姻及配偶状况，分娩史，输血或输血液制品血史等。家族史应包括父母、兄弟、姐妹的患病情况。

2. 临床表现　根据STD病种的特征性表现、皮损特征等做出临床初步诊断。

3. 辅助检查　性病的实验室检查是诊断中的主要内容，免疫学检查是诊断STD的重要依据，病原学检查是诊断STD的确定依据。淋病奈瑟菌、梅毒螺旋体、沙眼衣原体、解脲支原体等病原体通过直接涂片或培养镜检均可找到。影像学检查、内镜检查等其他辅助检查对STD的诊断也有一定价值。

【性传播疾病的治疗原则】

1. 早期诊断　患病后首先尽早确立诊断，确诊前不应随意治疗。

2. 及时治疗　一旦确立诊断，应立即治疗。

3. 正确使用抗病原体药物　对病原体要选择敏感、特异性药物，剂量要充足，疗程与用法要规范。

4. 全面治疗　隔离，禁止性生活（必要时可采用屏障措施如戴安全套），必要的休息及饮食营养保障，全身治疗与局部治疗相结合，对因治疗与对症治疗相结合，性伴侣应同时治疗。

5. 准确评价治疗效果　认真进行疗效考核，做好复查随访工作。

【性传播疾病的预防】

性传播疾病是典型的社会性疾病，它的发生与流行有深刻的社会根源，因此，性病的防治不仅要从生物医学模式的观点出发治愈个体，防止扩散，更重要的是在生物－心理－社会医学模式的指导下，按照三级预防措施的原则，防制性病在人群的流行。

1. 第一级预防　又称病因预防，是针对致病因素所采取的预防措施，目的是使健康人免受致病因素的危害，防止性病的发生。

（1）健康教育　通过健康教育，增强人们的自我保健意识，培养良好的生活习惯和卫生习惯，大力宣传洁身自爱，忠实一个性伴侣，提倡健康、文明、卫生的性行为，严守婚内性生活，杜绝性滥交等不良性行为。选择有益的娱乐活动，尽量少或不涉足有可能引起不安全性行为的场所或环境。

（2）安全性行为　安全性行为指没有传播 STD/HIV 的危险或传播危险很小的性行为，坚持正确使用安全套。

（3）婚前检查　切实做好婚前检查，若发现 STD，应治愈后方可结婚或怀孕。

（4）禁娼　妓女的产生与存在有复杂的原因，卖淫基本上是一种经济现象，它的产生与存在受经济规律的制约。妓女的存在不仅破坏社会风气和道德，诱发其他犯罪，也是 STD/HIV 的主要传播途径。尤其是暗娼，它比公开的娼妓有更大的危害性，应严厉打击，加以取缔和消灭。

（5）禁毒　吸毒主要指长期反复使用某种易成瘾的非法毒品的不良行为。尤其是静脉注射毒品者（IVDU），是造成某些 STD/HIV 血源传播的主要途径之一。要远离毒品，抵制毒品，积极配合相关机构或人员的禁毒行动，彻底铲除这一危害人类心理健康和身体健康的毒瘤。

（6）预防接种　预防接种是预防性病传播的最有效方法之一，疫苗是预防和控制性传播疾病的关键措施，世界各国在研制疫苗方面取得了不少进展，部分疫苗已进入临床试验阶段。相信不久的将来在该领域会有所突破，为人类防治性传播疾病做出贡献。

2. 第二级预防　又称临床前预防，即在性病发生的早期采取有效措施，早期发现、早期诊断、早期报告、早期隔离和早期治疗。一方面及时处理现症性病病人，缩短病程，消除传染源，另一方面防止性病在人群中的进一步蔓延、传播和流行。

（1）早发现、早诊断　对高危人群进行定期检查，对孕妇进行产前检查，以发现早期感染者，及时做出诊断。

（2）早报告　严格执行性病报告制度，我国规定艾滋病、淋病、梅毒为乙类传染病，其中艾滋病按甲类传染病进行管理；软下疳、性病性淋巴肉芽肿、非淋菌性尿道炎、尖锐湿疣、生殖器疱疹为监测管理性病，按规定专报系统进行监测。在报告过程中应注意严格保密。建立健全 STD/HIV 专门防治机构和疾病监测制度。

（4）早隔离、早治疗　一旦确立诊断，应立即隔离，并选择敏感、特异性杀病原药物规范治疗，同时配合一般治疗、对症治疗等其他治疗措施，尽量避免或减少组织器官的损伤与功能障碍。

3. 第三级预防　又称临床预防，是对已患性病病人采取切实有效的治疗措施，防止性病恶化，减少伤残发生。形成残疾时，要采取积极的康复措施，早日恢复健康或生活自理。

第二节　淋　病

淋病（gonorrhea）是由淋病奈瑟菌（Neisseria gonorrhoeae，简称淋球菌）引起的以泌尿生殖系统化脓性感染主要表现的性传播疾病。除泌尿生殖系统外，也可导致眼、咽、直肠的感染及播散性淋球菌感染。目前该病发病率居性传播疾病的首位。

【病因与发病机制】

淋球菌为革兰阴性双球菌，直径 $0.6 \sim 0.8 \mu m$，常成对排列。淋球菌离开人体后不易生长，对理化因子的抵抗力差，适宜在潮湿、$35℃ \sim 36℃$、含 $3\% \sim 5\%$ 二氧化碳的条件下生长，在完全干燥的环境中 $1 \sim 2$ 小时即死亡，对一般消毒剂很敏感。

人是淋球菌的唯一天然宿主。淋球菌主要侵犯黏膜，尤其对单层柱状上皮和移行上皮所形成的黏膜有亲和力。淋球菌首先侵入前尿道或宫颈黏膜，借助菌毛与上皮粘连。淋球菌被柱状上皮细胞吞饮，进入细胞内进行大量繁殖，导致细胞损伤裂解。淋球菌还可从黏膜细胞间隙进入黏膜下层使之坏死。淋球菌内毒素及淋菌表面外膜脂多糖与补体结合后产生化学毒素，诱导中性粒细胞聚集和吞噬，引起局部急性炎症，出现充血、水肿、化脓。淋球菌进入尿道腺体和隐窝可成为慢性病灶。

【流行病学】

1. 传染源　淋病的主要传染源是淋病患者。

2. 传播途径　99% ~100% 的成人淋病通过性交传染。非性接触传播通过污染的衣裤、床上用品、毛巾、浴盆、马桶等间接感染，日常生活接触传播主要发生于女孩，新生儿经患淋病母亲产道可引起淋菌性结膜炎，此外还可以通过医务人员的手和器具引起医源性感染。

3. 流行特征　淋病传染性强，发病率高，在世界广泛流行。发病数居传染病的前四位，居法定报告性传播疾病之首位，发病年龄大多在 20 ~50 岁之间。约有 20% 的男性、60% 的女性为无症状淋病，称为隐性淋病，因此淋病的发病数远远高于报告数。

【临床表现】

淋病的潜伏期一般为 2 ~10 天，平均 3 ~5 天。

1. 无并发症淋病

（1）男性淋病　男性淋病主要表现为尿道炎。初发为前尿道炎，表现为尿道口红肿、发痒及轻微刺痛，继之有稀薄液体流出，引起排尿不适。24 小时后症状加剧，红肿发展到整个龟头及部分尿道，分泌物由稀薄转变为深黄色的脓液，出现尿频、尿痛、排尿困难，入晚阴茎常有痛性勃起。可有腹股沟淋巴结肿大，红肿疼痛，亦可化脓。少数患者有全身症状如发热、食欲不振、全身乏力及头痛等。2 ~3 周后，约有 60% 的患者病变继续上行发展为后尿道炎，尿道刺激症状加重，有尿频、尿急、尿痛、终末血尿等，甚至可有急性尿潴留、血性精液、前列腺炎、附睾炎、精囊炎等。

凡尿道炎症状持续 2 月以上或复发的，称为慢性尿道炎。多为患者在急性期治疗不合理或不及时、身体虚弱、酗酒、性生活过度等原因引起。病变常局限于尿道球部、后尿道的黏膜下组织、尿道腺体和隐窝皱襞内。患者自觉症状轻微，有尿道灼热、微痒或蚁行感。挤压阴茎根部仅见少量稀薄浆液性分泌物逸出，尿液较清，但仍可见到"淋丝"，清晨可发现尿道口"糊口"现象。经 5 ~10 年可以产生尿道狭窄。

（2）女性淋病　由于女性尿道较短，故泌尿道症状往往不明显，而常以白带增多、下腹疼痛等生殖道症状为主，不具特征性。急性期以后，炎症可逐渐消失，但淋球菌依然存在，长期潜伏于尿道旁腺、前庭大腺、宫颈腺体和输卵管的皱褶内，但具有传染性。劳累或性交过度可使炎症加剧。

（3）淋病性肛门直肠炎　男性同性恋、肛交、女性生殖道感染后有传染性脓液侵入肛门等因素均可感染直肠黏膜。可有肛门瘙痒、刺痛、烧灼痛、里急后重、黏液脓血便等症状。

（4）淋菌性咽炎　多有口交史或同性恋史。可无症状而成为"带菌者"，有些表现为咽部、扁桃体、悬雍垂等弥漫性发红、肿胀，伴有红色粟粒大小丘疹或出血点、小水疱、脓疱，甚至形成片状边界清楚的糜烂、溃疡，上有脓性白苔。新生儿可由于吸入含有淋菌的产道分泌物而发生淋菌性咽炎甚至淋菌性肺炎。

（5）淋菌性结膜炎　新生儿出生时通过患淋病妇女产道易感染淋球菌而发生淋菌性结膜炎。经过几小时至数日的潜伏期以后，双侧眼睑及结膜表现为明显充血肿胀，睫毛粘边，睁眼时有大量脓性分泌物流出，又称新生儿脓漏眼。成人通过感染了淋球菌的手或毛巾而传染至眼，可出现同样的症状，但多为单眼，称成人淋菌性结膜炎。

（6）儿童淋球菌感染　以急性外阴阴道炎多见，分泌物波及尿道口引起尿道炎。阴道黏膜红肿，阴道入口呈鲜红色并有浸润，有脓性分泌物流出，排尿疼痛，外阴部红肿。分泌物流至肛周可引起刺激症状，严重时感染直肠致淋菌性直肠炎。

2. 淋病合并症

（1）淋菌性前列腺炎　淋菌性尿道炎时常累及前列腺，表现为尿频、尿痛，会阴部跳痛，肛诊时前列腺有压痛，前列腺按摩液中可培养出淋球菌。

（2）淋菌性前庭大腺炎　可单侧或双侧发病，表现为腺体肿胀、发硬、疼痛、压痛，腺体开口处红肿，有少量脓液，局部温度升高，严重者可引起脓肿，脓肿破溃形成小溃疡。

（3）淋菌性附睾炎和精囊炎　表现为阴囊红肿疼痛、放射痛，触诊有硬块及轻度压痛。

（4）淋菌性盆腔炎　包括子宫内膜炎、输卵管炎、输卵管卵巢脓肿、腹膜炎等，典型症状为下腹痛、发热、全身不适，常伴恶心、呕吐、食欲不振。患者多有经期延长或不规则阴道出血，白带异常，排尿困难等。检查可见宫颈外口脓性分泌物，尿道口、尿道旁腺可见到或挤出脓液。宫颈举痛，双侧附件增厚、压痛。

3. 播散性淋球菌感染　淋球菌从黏膜感染部位侵入血液播散全身，引起淋菌性败血症。发热，体温可高达40℃，但通常在38℃～40℃之间，寒战却不常见，部分发生皮肤丘疹、瘀斑及脓疱性、出血性或坏死性皮肤损害，部分皮损处有疼痛症状。发病多为女性，常在月经期或妊娠时发生。如淋球菌进一步播散，可引起关节炎、脑膜炎、心内膜炎、心包炎、肝炎等。

【辅助检查】

1. 直接镜检　主要用于急性感染患者。取脓性分泌物涂片2张，自然干燥，加热固定后做革兰染色，油镜下检查，可见大量多形核白细胞，在多形核白细胞内外可找到成双排列、呈肾形的革兰阴性双球菌。

2. 细菌培养　主要用作进一步诊断（如对症状相似而涂片检查阴性的患者）和某些特殊的目的（如需要做药敏试验等）。淋球菌培养在血平皿上可形成圆形、稍凸、湿润、光滑、透明到灰白色的菌落，直径为 0.5~1.0mm。生化反应符合淋球菌特性。细菌培养对症状轻或无症状的女性和男性患者有确诊价值，亦可用于判断治疗效果。

【诊断】

1. 诊断要点　①有不洁性交史或性伴侣感染史，有与淋病患者间接接触史或新生儿母亲有淋病史；②有淋病的特征性临床表现；③直接镜检或细菌培养发现淋球菌。

2. 临床分型　在做出淋病诊断的同时，根据临床表现确定淋病的类型（见临床表现）。

【鉴别诊断】

1. 非淋病性尿道炎　多由沙眼衣原体或解脲支原体引起。症状较轻甚至无症状，尿痛不明显，仅有尿道口痒或烧灼感；尿道分泌物稀薄，呈浆液性，量少，不易自行流出；可查到沙眼衣原体或解脲支原体。

2. 非特异性尿道炎　因尿道插管或膀胱炎症蔓延而引起的化脓性细菌感染。尿道外口红肿，唇外翻，分泌物涂片为革兰阳性球菌。

3. 念珠菌性阴道炎　由白色念珠菌（白假丝酵母菌）引起。表现为阴道瘙痒，白带增多呈白色豆腐渣样；阴道黏膜红肿，可见白色或黄白色假膜附着；涂片镜检见真菌菌丝和孢子，培养为白色念珠菌。

4. 滴虫性阴道炎　由阴道毛滴虫引起。表现为外阴瘙痒，白带增多呈泡沫样，有时为脓性或血性；阴道黏膜和宫颈充血、肿胀；阴道分泌物中可查到阴道毛滴虫。

【治疗】

1. 淋菌性尿道炎、宫颈炎、直肠炎　选用下列药物之一：头孢曲松钠 1.0g，1 次肌注；头孢噻肟 1.0g，1 次肌注；大观霉素 2.0g（女性 4.0g），1 次肌注；环丙沙星 500mg，1 次口服；氧氟沙星 400mg，1 次口服。

2. 淋菌性咽炎　选用下列药物之一：头孢曲松钠 1.0g，1 次肌注；环丙沙星 500mg，1 次口服；氧氟沙星 400mg，1 次口服。

3. 淋菌性眼炎

（1）**新生儿**　头孢曲松钠 25~50mg/kg（单剂不超过 125mg），静脉或肌注，每日 1 次，连续 7 天。同时用生理盐水冲洗眼部，每小时 1 次，冲洗后用 0.5% 的红霉素眼药水或 0.3% 环丙沙星眼药水或 1% 硝酸银眼药水滴眼。

（2）**成人**　头孢曲松钠 1.0g 或大观霉素 2.0g，肌注，每日 1 次，连续 7 天。眼部处理同新生儿。

4. 妊娠期淋病 头孢曲松钠 1.0g，1 次肌注。孕妇禁用喹诺酮类和四环素类（四环素、多西环素等）药物。

5. 淋菌性附睾炎或淋菌性输卵管炎 选用下列药物之一：头孢曲松钠 1.0g，每日 1 次，肌注，连续 10 天；大观霉素 2.0g，每日 1 次，肌注，连续 10 天。

6. 淋菌性盆腔炎 头孢曲松钠 1.0g 或大观霉素 2.0g，每日 1 次，肌注，连续 10 天。

7. 播散性淋病 头孢曲松钠 1.0g，静脉注射，每 12 小时 1 次，连续 5 天；继之改为头孢曲松钠 1.0g，肌注，连续 7 天。淋菌性脑膜炎，头孢曲松钠 1.0～2.0g，每 12 小时 1 次，静脉滴注，连续 2 周。淋菌性心内膜炎，头孢曲松钠 1.0～2.0g，静脉滴注，每 12 小时 1 次，连续 4 周。

8. 儿童淋病 头孢曲松钠 250mg，1 次肌注；或大观霉素 40mg/kg，1 次肌注。体重大于 45kg 者按成人方案治疗。

在上述药物治疗方案中，若考虑同时有衣原体或支原体感染时，加用多西环素 100mg，每日 2 次，口服，连服 7 天以上，或阿奇霉素 1g，1 次口服。并进行随访。

治疗效果判断和预后：治疗结束后 2 周内，在无性接触情况下症状和体征全部消失，治疗结束后第 4 天和第 8 天从病变部位取材做淋球菌涂片和培养，连续 2 次阴性为治愈。淋病若能早期、及时、合理治疗，一般预后良好。但若延误治疗时机或治疗不当，可产生合并症或播散性淋病，造成严重后果。

【预防】

按照性传播疾病三级预防的总要求，重点做到：①进行健康教育，避免非婚性行为；②提倡安全性行为，推广使用安全套；③注意隔离消毒，防止交叉感染；④认真做好病人性伴的随访工作，及时进行检查和治疗；⑤执行对孕妇的性病检查和新生儿预防性滴眼制度，防止新生儿淋菌性眼炎；⑥对高危人群定期检查，以及时发现感染者和病人，消除隐匿的传染源。

第三节 梅 毒

梅毒（syphilis）是由梅毒螺旋体（treponema pallidum，TP）引起的性传播疾病，几乎可侵犯全身各组织与器官，临床表现多种多样且时显时隐，病程较长。中医称之为"杨梅疮""疳疮"。

【病因与发病机制】

梅毒螺旋体因其透明不易染色，故又称苍白密螺旋体，是小而纤细的螺旋状微生物，在体外不易生存，煮沸、干燥、肥皂水及一般消毒剂均易将其杀死，但耐寒力强，−78℃～−196℃可保存数年。

梅毒螺旋体侵入人体后，一方面在皮肤黏膜下繁殖，另一方面很快沿着淋巴管到达附近淋巴结，经过 2～4 周潜伏期，在侵入部位发生下疳反应称为硬下疳。在出现硬下疳时，TP 由淋巴结进入血液传播到全身，使人体几乎所有的组织及器官受累，经过 6～8 周潜伏期，可出现低热、浅淋巴结肿大、皮肤黏膜疹、骨膜炎、虹膜睫状体炎及脑膜炎等表现，这一阶段临床上叫二期梅毒。二期梅毒疹表面 TP 很多，因此传染性很强。二期梅毒的症状可以不经治疗而自然消失，又进入潜伏状态称潜伏梅毒。此时虽然临床上没有症状，但 TP 隐藏在组织或淋巴系统内，一旦身体抵抗力降低又可出现症状，临床上叫二期复发梅毒。此时，皮疹数较少，分布较局限，破坏性较大，可以反复出现数次。2 年后可进入晚期（三期）梅毒，除侵犯皮肤黏膜、骨骼等处外，还可侵犯心血管、神经等系统造成损害。

【流行病学】

1. 传染源 梅毒病人，特别是早期梅毒最具有传染性。

2. 传播途径 ①性接触传播（占 95% 以上）；②胎盘传播；③产道感染；④其他：非性直接接触、间接接触、输血及医源性感染等。

3. 流行特征 梅毒在全世界广泛流行，我国近年来发病率呈上升趋势。国家卫生和计划生育委员会公布的 2014 年 6 月全国法定传染病疫情概况中，梅毒为 37974 例，发病率在同期法定甲、乙类传染病中居第三位。性工作者、购买性服务者、同性恋者等是梅毒的高发人群。

【临床表现】

1. 获得性梅毒

（1）**一期梅毒** 有婚外性接触史、同性恋史或配偶感染史。潜伏期 2～4 周。

1）皮肤黏膜损害：典型损害为硬下疳，直径 1～2cm 大小，圆形或椭圆形，边界清楚，稍高出皮肤表面，呈肉红色糜烂面或浅在性溃疡，疮面清洁，分泌物量少，触之有软骨样硬度，无自觉症状及压痛。主要发生于外生殖器或其邻近部位，也可见于肛门、宫颈、口唇或乳房等部位。硬下疳的特点归纳为：①损伤常为单个；②软骨样硬度；③不痛；④损伤表面清洁。硬下疳发生 2～3 周后梅毒血清学试验开始阳性，7～8 周后全部阳性。

2）淋巴结肿大：硬下疳出现 1 周后，附近（多为腹股沟）淋巴结肿大，其特点为不痛，皮表不红肿，不与周围组织粘连，不破溃，称为无痛性横痃（无痛性淋巴结炎）。淋巴结肿大的特点归纳为：①如手指头大小，较硬，彼此散在不融合；②无疼痛与压痛；③表面皮肤无红、肿、热等炎症现象；④不化脓；⑤穿刺液中含有螺旋体。此期的传染性极强。

（2）**二期梅毒** 可有一期感梅毒染史，一般发生在感染后 7～10 周或硬下疳出现后 6～8 周。

1）皮肤黏膜损害：有多种类型，包括斑疹、斑丘疹、丘疹、鳞屑性丘疹、毛囊疹及脓疱等。常为泛发，对称性分布，手掌、足跖可见暗红斑及脱屑性斑丘疹。①斑疹：

最多见，又称玫瑰疹（蔷薇疹），呈淡红色，圆形或椭圆形，直径0.5~1.0cm，边界较清晰，压之褪色，各个独立，不相融合，对称发生，多先发于躯干，渐次延及四肢，可在数日内满布全身（一般颈、面发生者少）。发于掌跖者，可呈银屑病样鳞屑，基底呈肉红色，压之不褪色，有特征性。大约经数日或2~3周，皮疹颜色由淡红逐渐变为褐色、褐黄色，最后消退，愈后可遗留色素沉着。复发性斑疹皮损较大，约如指甲盖或钱币大小，数目较少，呈局限性聚集排列，边界明显，多发于下肢、肩胛、前臂及肛周等处。本型经过时间较长，如不治疗，则消退后可反复再发，中央消退，边缘发展，形成环状（环状玫瑰疹）。②丘疹及斑丘疹：亦常见，发生时间较斑疹稍迟，依其症状及临床经过，可分为大型丘疹及小型丘疹。大型丘疹呈半球形浸润丘疹，直径为0.5~1.0cm，表面光滑，暗褐色至铜红色，较久皮疹中心吸收，凹陷或出现脱屑，好发于躯干两侧、腹部、四肢屈侧、阴囊、大小阴唇、肛门、腹股沟等处。有的可有鳞屑，称丘疹鳞屑性梅毒疹或银屑病样梅毒疹。小型丘疹也称梅毒性苔藓粟粒，大小大多与毛囊一致，坚实的圆锥状尖顶小丘疹，褐红色，群集或苔藓样，好发于阴囊及项部，可查见梅毒螺旋体，梅毒血清反应强阳性。有的丘疹排列成环状或弧形，称环状梅毒疹。③扁平湿疣：见于肛门处。④虫蚀性脱发。

2）其他部位损害：①全身淋巴结无痛性肿大；②骨关节损害：骨炎、关节炎、滑囊炎、腱鞘炎；③眼损害：虹膜炎、脉络膜炎、虹膜睫状体炎、视神经炎；④脑膜炎；⑤肝炎；⑥肾病。

（3）三期梅毒　可有一期或二期梅毒感染史，在梅毒螺旋体感染后3~4年出现。

1）皮肤黏膜损害：①结节性梅毒疹：好发于头部、肩部、背部及四肢伸侧，为一群直径0.3~1.0cm大小的浸润性结节，呈铜红色，表面光滑或附有薄鳞屑，质硬。结节可吸收变平，留下小的萎缩斑，长期留有深褐色色素沉着。也有结节中心坏死，形成小脓肿，破溃后形成溃疡，愈后留下浅瘢痕，瘢痕周围有色素沉着，萎缩处光滑而薄，在边缘可出现新损害。②树胶肿：为深达皮下之硬结。初发如豌豆大小，渐增大如蚕豆乃至李子或更大，坚硬，触之可活动，数目多少不定。开始颜色为正常皮色，随结节增大，逐渐变为淡红、暗红乃至紫红色。结节容易坏死，可逐渐软化，破溃，流出树胶样分泌物，可形成特异的圆形、椭圆形、马蹄形溃疡，边界清楚，边缘整齐，隆起如堤状，周围有褐红或暗红色浸润，触之有硬感。可出现在全身各处，而以头面及小腿伸侧多见。

2）其他部位损害：①心血管损害：主要表现为单纯性主动脉炎、主动脉瓣关闭不全及主动脉瘤；②骨关节损害：主要表现为长骨骨膜炎、骨髓炎、骨炎和扁骨（颅骨、鼻骨、骨盆骨）树胶肿；③神经损害：主要表现为脑膜炎、脊髓痨及麻痹痴呆；④眼损害：主要表现为虹膜睫状体炎、视网膜炎及角膜炎。

2. 先天性梅毒

（1）早期先天梅毒　出生后2岁以内发病者。生母为梅毒患者，无一期梅毒损害。

1）营养障碍：哭声低弱嘶哑，体形瘦小，皮肤松弛、苍白、有皱纹，如老人貌。

2）梅毒性鼻炎：为最常见的特征性表现，鼻部可见血性分泌物，出现鼻塞、呼吸困难、吮乳困难，严重者出现鼻骨损害。

3）皮肤黏膜损害：常于出生后 1～2 个月发生红斑、丘疹、水疱、脓疱等多种形态的皮肤损害，好发于手掌、足跖及口腔周围。在口角、鼻孔、肛周可发生线状皲裂性损害，愈合后成为特征放射瘢痕。在间擦部位如外阴及肛周发生湿丘疹或扁平湿疣损害。口腔黏膜可见黏膜斑。

4）骨关节损害：骨软骨炎、骨膜炎、骨髓炎等。骨软骨炎主要累及上肢与膝部，表现为不对称性、疼痛性、弛缓性假瘫。

5）其他：可有低热、贫血、肝脾肿大、淋巴结肿大及脱发等。

（2）晚期先天梅毒 出生 2 岁以后发病者。生母为梅毒患者，损害性质与后天梅毒的三期损害相似。

1）皮肤黏膜损害：主要表现为树胶肿。鼻部或上腭树胶肿导致鼻中隔穿孔或马鞍鼻。

2）眼损害：主要表现为间质性角膜炎和视网膜炎。

3）骨关节损害：主要表现为佩刀胫（胫骨前面隆起呈弓形）、哈钦森（Hutchinson）牙齿（中切牙切缘呈月牙形凹陷且牙间隙过宽分离）、关节积水。

3. 潜伏梅毒（隐性梅毒） 有梅毒感染史，但无临床症状及体征，梅毒血清学试验阳性、脑脊液检查正常者称潜伏梅毒。感染 2 年以内者称早期潜伏梅毒，感染 2 年以上者称晚期潜伏梅毒。感染来源于母体者称先天潜伏梅毒。

4. 妊娠梅毒 孕期发生或发现的活动性梅毒或潜伏期梅毒统称为妊娠梅毒。梅毒螺旋体自母体血液经胎盘及脐静脉侵入胎儿体内，可引起胎儿在宫内发生梅毒性损害，造成晚期流产、早产、死胎或分娩先天梅毒儿。仅有 1/6 机会分娩健康婴儿。

【辅助检查】

1. 梅毒螺旋体检查 一期、二期及早期先天梅毒皮肤、黏膜损害可找到 TP。可取病灶组织渗出物、淋巴结穿刺液或组织研磨液，用暗视显微镜检查，也可经镀银染色、吉姆萨染色或墨汁负染色后用普通光学显微镜检查，或用直接免疫荧光检查。在暗视野下，黑色背景内可见细长、两端尖直、折光力强的 TP，沿纵轴旋转伴轻度前后运动，根据其特殊运动形态可与其他螺旋体相鉴别。镀银染色法示螺旋体呈棕黑色，吉姆萨染色法螺旋体呈桃红色，直接免疫荧光检查螺旋体呈绿色荧光。

2. 梅毒血清试验检查

（1）非梅毒螺旋体抗体检查 主要有快速血清反应素环状卡片试验（RPR）、血清不加热反应素试验（USR）、甲苯胺红不加热血清试验（TRUST）、性病研究实验室玻片试验（VDRL）等。本类试验敏感性高而特异性低，用于梅毒的筛选、疗效观察、复发和再感染监测。

（2）梅毒螺旋体抗体检查 主要有荧光螺旋体抗体吸附试验（FTA－ABS）、梅毒螺旋体微血凝试验（TPHA）、梅毒螺旋体微量血凝集试验（MHA－TP）等。本类试验敏感性和特异性均高，用于梅毒的确诊，不能用于观察疗效、复发和再感染监测。

【诊断】

1. 一期梅毒诊断要点 ①有不洁性交史，潜伏期3周；②典型表现为外生殖器的硬下疳；③梅毒螺旋体阳性或梅毒血清试验阳性。

2. 二期梅毒诊断要点 ①有不洁性交史或硬下疳史；②典型表现为多种皮疹如玫瑰疹、丘疹、扁平湿疣、掌跖梅毒疹、黏膜斑及虫蛀样脱发，全身不适，淋巴结肿大；③梅毒螺旋体阳性或梅毒血清试验强阳性。

3. 三期梅毒诊断要点 ①有不洁性交史或早期梅毒史；②典型表现为结节性梅毒疹、树胶肿、主动脉炎、动脉瓣关闭不全、主动脉瘤、脊髓痨、麻痹性痴呆；③非梅毒螺旋体抗体检查阳性或梅毒螺旋体抗体检查阳性。

4. 先天性梅毒的诊断要点 ①有梅毒家族史或母亲为梅毒病人；②典型表现为肝脾肿大、皮疹、扁平湿疣、鼻塞、黄疸、营养不良（<2岁），或间质性角膜炎、马鞍鼻、佩刀胫、哈钦森牙齿（>2岁）；③梅毒螺旋体阳性或梅毒血清试验阳性。

5. 潜伏期梅毒诊断要点 ①有梅毒感染史；②无临床症状或临床症状消失（物理检查、胸部X线检查均缺乏梅毒的证据）；③梅毒血清试验阳性。

【鉴别诊断】

梅毒是疾病的"模拟者"，与很多疾病表现相似，故应注意严格鉴别。

1. 软下疳 ①生殖器部位的溃疡为基底柔软的痛性溃疡；②腹股沟淋巴结肿大、疼痛甚至破溃形成溃疡，流稠厚的米色脓液；③直接镜检或细菌培养发现杜克雷嗜血杆菌。

2. 生殖器疱疹 ①生殖器部位的糜烂或溃疡为水疱破溃形成，溃疡浅表且有痛痒感；②溃疡处取材镜检无梅毒螺旋体；③皮损处取材可检测到单纯疱疹病毒抗原。

3. 银屑病 ①红色丘疹，表面覆盖"云母状"白色鳞屑；②刮去白色鳞屑后可见红色光亮的薄膜（薄膜现象）；③刮擦薄膜表面可见点状出血（Auspitz征）；④皮疹冬重夏轻。

4. 寻常狼疮 ①多于幼年发病，为结核杆菌感染所致；②皮损为鲜红或褐红色、柔软、表面薄嫩的结节，玻片压诊呈苹果酱样，破溃后形成溃疡、瘢痕，瘢痕上再出现新皮疹；③皮损处取材可查到结核杆菌DNA。

【治疗】

青霉素是治疗梅毒的首选药物，根据梅毒分期与临床表现不同选择不同剂型的青霉素。头孢曲松钠可作为青霉素过敏者优先选择的替代治疗，也可选用四环素类或红霉素类替代。

1. 早期梅毒

（1）青霉素疗法 选择下列方案之一：①苄星青霉素G（长效西林）240万U，分两侧臀部肌注，每周1次，共2~3次；②普鲁卡因青霉素G 80万U，肌注，每日1次，连续 10 ~ 15 天。

（2）对青霉素过敏者　选择下列方案之一：①四环素 500mg，每日 4 次，口服，连服 15 ~ 30 天；②红霉素 500mg，每日 4 次，口服，连服 15 ~ 30 天；③强力霉素 100mg，每日 2 次，口服，连服 15 天。

2. 晚期梅毒及二期复发梅毒

（1）青霉素疗法　选择下列方案之一：①苄星青霉素 G 每次 240 万 U，肌注，每周 1 次，共 3 次；②普鲁卡因青霉素 G 80 万 U，肌注，每日 1 次，连续 20 天。

（2）对青霉素过敏者　选择下列方案之一：①四环素 500mg，每日 4 次，口服，连服 30 天；②红霉素 500mg，每日 4 次，口服，连服 15 ~ 30 天；③强力霉素 100mg，每日 2 次，口服，连服 30 天。

3. 心血管梅毒　应住院治疗，如有心力衰竭，待控制心力衰竭后开始治疗。为避免吉 - 海（Jarish - Herxheimer reaction）反应，应从小剂量开始注射青霉素或使用糖皮质激素。在初次注射青霉素或其他高效抗梅毒药后 4 小时内，部分梅毒病人出现程度不同的发热、寒战、头痛、乏力等流感样症状，并伴有梅毒症状和体征的加剧，这种现象称为吉 - 海反应。该反应约在 8 小时达高峰，24 小时内发热等症状可不治而退，加重的皮损也可好转。吉 - 海反应是注射高效抗梅毒药后，被杀死的大量梅毒螺旋体释放出异型蛋白及内毒素经吸收后引起的全身反应。

（1）青霉素疗法　水剂青霉素 G：第 1 天，10 万 U，肌注，每日 1 次；第 2 天，10 万 U，肌注，每日 2 次；第 3 天，20 万 U，肌注，每日 2 次。在水剂青霉素使用前 1 天开始口服泼尼松 10mg，每日 2 次，连服 3 天。自第 4 天起，普鲁卡因青霉素 G 80 万 U，肌注，每日 1 次，连续 15 天为一个疗程。共用两个疗程，疗程间休药 2 周。

（2）对青霉素过敏者　选择下列方案之一：①四环素 500mg，每日 4 次，口服，连服 30 天；②红霉素 500mg，每日 4 次，口服，连服 15 ~ 30 天；③强力霉素 100mg，每日 2 次，口服，连服 30 天。

4. 神经梅毒　应住院治疗，为避免吉 - 海反应，预防性使用糖皮质激素。

（1）青霉素疗法　选择下列方案之一：①使用水剂青霉素前 1 天开始口服泼尼松，每次 10mg，每日 2 次，连用 3 天。水剂青霉素 G，每日 1800 万 ~ 2400 万 U（每 4 小时 300 万 ~ 400 万 U），静脉滴注，连续 10 ~ 14 天。继之，苄星青霉素 G 240 万 U，肌注，每周 1 次，连续 3 周。②使用普鲁卡因青霉素 G 前 1 天开始口服泼尼松，每次 10mg，每日 2 次，连用 3 天。普鲁卡因青霉素 G，每日 240 万 U，肌注，同时口服丙磺舒，每次 0.5g，每日 4 次，共 10 ~ 14 天。继之，苄星青霉素 G 240 万 U，肌注，每周 1 次，连续 3 周。

（2）对青霉素过敏者　选择下列方案之一：①四环素 500mg，每日 4 次，口服，连服 30 天；②红霉素 500mg，每日 4 次，口服，连服 15 ~ 30 天；③强力霉素 100mg，每日 2 次，口服，连服 30 天。

5. 妊娠期梅毒

（1）青霉素疗法　普鲁卡因青霉素 G，80 万 U，肌注，每日 1 次，连续 10 为一个疗程。妊娠初 3 个月内，注射一个疗程，妊娠末 3 个月注射一个疗程。

（2）对青霉素过敏者 红霉素，每次 500mg，每日 4 次，口服，早期梅毒连服 15 天为一个疗程，二期复发及晚期梅毒连服 30 天为一个疗程。妊娠初 3 个月与妊娠末 3 个月各进行一个疗程，但所生婴儿应用青霉素补治。禁用四环素及强力霉素。

6. 早期先天梅毒

（1）脑脊液异常者 选择下列方案之一：①水剂青霉素 G，每日 10 万～15 万 U/kg，分 2～3 次静脉滴注，共 10～14 天；②普鲁卡因青霉素 G，每日 5 万 U/kg，肌注，共 10～14 日。未查脑脊液者，按脑脊液异常者治疗。

（2）脑脊液正常者 苄星青霉素，每日 5 万 U/kg，1 次注射。

7. 晚期先天梅毒

（1）青霉素疗法 选择下列方案之一：①水剂青霉素 G，每日 20 万～30 万 U/kg，分 4～6 次静滴，共 10～14 天；②普鲁卡因青霉素 G，每日 5 万 U/kg，肌注，10～14 天为一个疗程，共用 1～2 疗程。较大儿童青霉素总量不超过成人剂量。

（2）对青霉素过敏者 红霉素，每日 7.5～12.5mg/kg，分 4 次服，连服 30 天。8 岁以下儿童禁用四环素。

治愈标准：正规治疗后，损害愈合或消退，症状消失，可判为临床治愈。遗留的功能障碍、瘢痕或组织缺损（如鞍鼻、牙齿发育不良等）及梅毒血清学反应仍阳性，不影响临床治愈的判断。正规治疗后，非梅毒螺旋体抗体检查（如 RPR 试验等）阴转，脑脊液检查阴性，可判为血清治愈。

【预防】

按照性传播疾病三级预防的总要求，重点做到：①进行健康教育，避免非婚性行为。②追踪病人的性伴，查找病人所有性接触者，进行预防检查，追踪观察并进行必要的治疗。③对可疑病人均应进行预防检查，做梅毒血清试验，以便早期发现病人并及时治疗。④对患梅毒的孕妇，应及时给予有效治疗，以防止将梅毒感染给胎儿；未婚的感染梅毒者，最好治愈后再结婚。⑤对梅毒病人实行强迫隔离治疗，其衣服及被褥、毛巾、剃刀、餐具等用品需按规定严格消毒。⑥梅毒病人在未治愈前应禁止性行为，如有发生则必须使用安全套。

第四节 非淋菌性尿道炎

非淋菌性尿道炎（nongonococcal urethritis，NGU）是指除淋球菌以外的其他病原体（主要为衣原体和支原体）通过性途径传播引起的泌尿生殖系统感染。主要见于性活跃人群，临床症状较轻。

【病因与发病机制】

非淋菌性尿道炎的病原体主要是沙眼衣原体，其次是解脲支原体及生殖支原体，其他有阴道毛滴虫、白色念球菌、金黄色葡萄球菌、链球菌、酵母菌、厌氧革兰阴性杆菌及单纯疱疹病毒等。

沙眼衣原体至少有 18 个血清型，引起非淋菌性尿道炎的为 B、D～K 型。衣原体呈球形，有细胞壁，可见到三种不同的颗粒结构，其中始体和中间体不致病，惟有原体致病。衣原体有独特的发育周期，在细胞内生长繁殖。衣原体对热敏感，一般消毒剂可将其杀死。

引起非淋菌性尿道炎的支原体为解脲支原体及生殖支原体、人型支原体。解脲支原体的致病性与其血清型有关，4 型的致病性较强。支原体是目前已知的可在无生命培养基中繁殖的最小微生物，对干燥、热抵抗力差，一般消毒剂易将其灭活。

【流行病学】

1. 传染源　主要为患者及病原携带者。

2. 传播途径　主要通过性接触感染。

3. 流行特征　非淋菌性尿道炎多发生于性活跃人群，好发于青年，25 岁以下者约占 60%。目前西方国家由沙眼衣原体引起的泌尿生殖道感染已成为最常见的性病之一，我国的发病率也呈逐年上升趋势。

【临床表现】

潜伏期 1～3 周。

1. 男性非淋菌性尿道炎　主要表现为尿道内不适、刺痛及烧灼感，并伴有不同程度的尿频、尿急，疼痛较淋病轻。尿道口轻度红肿并有浆液性或黏液脓性分泌物，稀薄而量少，长时期不排尿或晨尿前可见尿道口分泌物污染内裤及尿道口"糊口"现象。分泌物少者仅于晨起挤压尿道才流出少量黏液，有的症状不明显，部分无症状。

男性非淋菌性尿道炎患者易并发附睾炎、前列腺炎、Reiter 综合征、不育症等。Reiter 综合征原指泌尿生殖系感染或痢疾后发生的"关节炎、结膜炎、尿道炎"三联征，现定义为发生于尿道炎、宫颈炎和（或）腹泻后的炎症性非对称性寡关节炎，可伴有结膜炎、虹膜炎或皮肤黏膜损害等关节外表现。

2. 女性非淋菌性尿道炎与宫颈炎　女性尿道炎症状常不明显，可完全无症状，或有轻微的尿急、尿频、尿痛及排尿困难。检查可见尿道口潮红肿胀，压迫尿道可有少量淡黄色分泌物流出。宫颈炎常见且表现明显。主要症状为白带增多及性交后出血。检查可见为黏液脓性宫颈内膜炎，表现为宫颈外翻、充血、水肿、糜烂，其表面的肥大性滤泡是宫颈炎的特有外观。

女性非淋菌性尿道炎患者易并发输卵管炎、子宫内膜炎、前庭大腺炎、不孕症等。

【辅助检查】

1. 直接镜检

（1）**男性尿道分泌物涂片**　革兰染色，油镜下观察，淋球菌阴性，多形核白细胞在 1000 倍镜下平均每个视野≥5 个。

（2）女性宫颈黄色黏液脓性分泌物涂片　革兰染色，油镜下观察，淋球菌阴性，多形核白细胞在 1000 倍镜下平均每个视野 >10 个。

（3）晨尿或排尿间隔 3 小时以上的尿液沉渣涂片　革兰染色，多形核白细胞在 400 倍镜下至少 5 个视野中平均每个视野≥15 个。

2. 尿白细胞脂酶试验（LET）　阳性。白细胞脂酶是仅存于中性粒细胞内的一种酶，其他细胞无此酶。尿白细胞脂酶阳性提示尿路感染，有较强的敏感性。

3. 病原体检查　通过细胞培养、直接免疫荧光、酶免疫测定及 PCR 检查等方法检出衣原体、支原体及其他引起非淋菌性尿道炎的病原体。

【诊断】

诊断要点：①有不洁性交史或配偶感染史；②典型表现男性以尿道炎为主，女性以宫颈炎为主，不典型者症状轻微或无症状；③直接镜检见到多形核白细胞并排除淋球菌感染即可作出初步诊断，病原体检查检出衣原体、支原体及其他引起非淋菌性尿道炎的病原体可确诊。

【鉴别诊断】

非淋菌性尿道炎须与淋菌性尿道炎相鉴别，两者的鉴别见表 11-1。

表 11-1　非淋菌性尿道炎与淋菌性尿道炎的鉴别

	非淋菌性尿道炎	淋病
潜伏期	7~21 天	3~5 天
尿痛	轻微或不痛	明显
全身症状	无	偶见
尿道分泌物	量少，多为黏液状	量多，脓性
直接镜检	可见多形核白细胞，无革兰阴性双球菌	可见大量多形核白细胞，可见革兰阴性双球菌
细菌培养	可发现沙眼衣原体或其他微生物	可发现淋球菌

【治疗】

1. 初发非淋菌性尿道炎　选用下列方案之一：①多西环素 100mg，每日 2 次，口服，连服 7~10 天；②米诺环素 100mg，口服，每日 2 次，连服 10 天；③红霉素 500mg，每日 4 次，口服，连服 7 天；④乙琥红霉素 800mg，口服，每日 4 次，连服 7 天；⑤阿奇霉素 1g，饭前 1 小时或饭后 2 小时顿服；⑥氧氟沙星 300mg，每日 2 次，口服，连服 7 天。

2. 复发性或持续性非淋菌性尿道炎　选用下列方案之一：①甲硝唑 2g，每日 1 次，口服，加红霉素 500mg，每日 4 次，口服，共 7 天；②甲硝唑 2g，每日 1 次，口服，加乙琥红霉素800mg，每日4次，口服，连服7天。

3. 孕妇非淋菌性尿道炎 禁用多西环素和氧氟沙星。可选用下列方案之一：①红霉素500mg，每日4次，口服，共7天；②红霉素250mg，每日4次，口服，共14天；④乙琥红霉素800mg，每日4次，口服，共7天；⑤阿奇霉素1g，顿服。

4. 新生儿衣原体性眼结膜炎 红霉素干糖浆粉剂，每日50mg/kg，分4次口服，连续2周。如有效，再延长1~2周。

治愈标准：自觉症状消失，无尿道分泌物，尿沉渣检查无白细胞。在判愈时，一般不做病原体培养。分子生物学方法可查出死菌的抗原和DNA，因此不能用来判愈。

【预防】

按照性传播疾病三级预防的总要求，重点做到：①进行健康教育，避免非婚性行为；②对性伴侣或可疑病人应进行预防检查，以便早期发现并及时治疗；③病人的衣服及被褥、毛巾、剃刀、餐具等用品需按规定严格消毒；④未治愈不能从事可能扩散疾病的职业，如保育员、护理及浴室工作等；⑤未治愈禁止性行为，如有发生应使用安全套；⑥有感染可能的新生儿出生后可滴0.5%红霉素眼膏或1%四环素眼膏预防结膜炎。

第五节 尖锐湿疣

尖锐湿疣（condyloma acumintum，CA）又称生殖器疣，是由人类乳头瘤病毒（human pillomavirus，HPV）感染引起的性传播疾病。主要表现为生殖器、会阴、肛门部位皮肤黏膜的良性赘生物。该病为世界性性传播疾病，多发生于18~50岁，可在短期内自然消退，也可多年存在，经久不愈。

【病因与发病机制】

人类乳头瘤病毒属DNA病毒，无包膜。该病毒有一百多种亚型，引起CA的主要是HPV-6、HPV-11、HPV-16、HPV-18。人是HPV的唯一宿主，主要感染人类皮肤黏膜的上皮细胞，而不产生系统感染。HPV-16和HPV-18与宫颈癌等肿瘤的发生关系密切，称为高危型HPV。

【流行病学】

1. 传染源 传染源为尖锐湿疣患者及HPV携带者。

2. 传播途径 主要是通过性接触传播。

3. 流行特征 尖锐湿疣好发于性活跃的中青年（16~34岁），是欧美国家常见的性传播疾病，也是我国近年来常见的性传播疾病之一，在我国南方的发病率高于北方。就世界范围来看，该病的发病率整体呈较快的上升趋势。

【临床表现】

潜伏期为1~8个月，平均为3个月。

1. 临床感染

（1）好发部位　男性好发于冠状沟、龟头、包皮、系带、尿道口及阴茎体、阴囊；女性则发生于大小阴唇、阴蒂、阴道和宫颈；同性恋者好发于肛周及直肠。

（2）疣体特点　初起为淡红色柔软的小丘疹，以后逐渐增大、增多，融合呈乳头状、菜花状和鸡冠状赘生物，质地柔软，表面呈皮肤色、粉红色或污秽色，可有痒感。偶有糜烂、渗出及继发细菌感染，尤以肛周为甚。疣体部分可自然消失，部分保持不变，部分成为巨大型疣体，部分癌变。

（3）其他表现　女性阴道和宫颈内的 CA 可引起白带增多，性交疼痛；尿道内 CA 可出现血尿、尿流异常、排尿困难。

2. 亚临床感染　指肉眼观察无明显可见的疣体，但醋酸白试验阳性或活组织检查发现典型的 HPV 感染病理改变的状态。

3. 潜伏感染　指肉眼观察无可见的皮肤损害，醋酸白试验阴性、活组织检查无典型的 HPV 感染病理改变，但通过分子生物学试验可检测到 HPV 的状态。

【辅助检查】

1. 醋酸白试验　用棉签或纱布浸蘸 3%～5% 醋酸液敷于疣体局部 3～5 分钟，CA 损害表面呈灰白色，边界清楚，可区别于周围正常组织。醋酸纱布移开后，这种白色可持续数分钟至十余分钟自行消退。较小的损害或 HPV 的亚临床感染使用放大镜或阴道镜观察会更加清晰明显。

2. 甲苯胺蓝试验　用纱布蘸取蒸馏水，轻轻擦洗试验部位，去除局部黏液及异物。待皮损干燥后，用棉签蘸取 1% 的甲苯胺蓝染色液（甲苯胺蓝 1g、10% 醋酸 10mL、无水酒精 4mL、蒸馏水 86mL），均匀涂在皮损及其周围正常皮肤上。待染色液干燥后，再用 1% 醋酸脱色剂（配制方法同染色液，但不加甲苯胺蓝）清擦，未清擦掉而留有蓝色染色者为阳性。本方法简便，染色清晰，持续时间长，并且不需要阴道镜，结果可直接肉眼观察。

3. 病理检查　表皮角化不全，棘层高度肥厚，表皮突增厚和延长，呈乳瘤样增生，棘细胞和基底细胞有部分核分裂，颇似癌变，但细胞排列规则，且上皮细胞与真皮之间边界清楚。比较有特点的是颗粒层和棘层上部细胞明显空泡形成，此种空泡细胞比正常细胞大，胞质着色淡，中央有大而圆、着色深的核。真皮水肿，毛细血管扩张及周围有慢性炎性细胞浸润。

4. 分子生物学试验　通过 PCR、原位杂交等技术在皮损处可检测到 HPV。

【诊断】

1. 临床感染诊断要点　①有不洁性交史、配偶感染史或间接感染史；②典型的疣体特点；③醋酸白试验或甲苯胺蓝试验阳性；⑤皮损活检有 HPV 感染特征性空泡细胞的病理学变化特点或皮损活检中抗原或核酸检测显示 HPV 存在。

2. 亚临床感染诊断要点　见临床表现。

3. 潜伏感染诊断要点 见临床表现。

【鉴别诊断】

1. 扁平湿疣 扁平而湿润的丘疹，表面光滑，成片或成簇分布，皮损内可找到梅毒螺旋体，梅毒血清反应强阳性。

2. 女阴假性湿疣 为一良性乳头瘤，特点是：①多见于 20~30 岁妇女的小阴唇内侧和阴道前庭；②疣体为鱼子样大小（直径 1~2mm）、群集分布但无融合的光滑丘疹；③醋酸白试验阴性。

3. 珍珠状阴茎丘疹病 本病可能为一种生理变异，特点是：①位于成年男性阴茎冠状沟边缘；②疣体为细小珍珠（直径 1~3mm）大小、成一至数行排列、互不融合的半透明丘疹。

【治疗】

本病有一定的自限性，同时又有部分病例治愈后复发。尖锐湿疣治疗的目的是去除疣体，改善症状和体征，而不是根除 HPV。任何手段都还不能完全根除 HPV 的感染。因此，在选择治疗手段时，既要考虑效果明显，又要注意简便安全，并且避免瘢痕形成。

1. 外用药物

（1）0.5% 足叶草毒素酊（0.5% 鬼臼毒素酊） 疣体处涂抹，每日 2 次，连用 3 天，停药 4 天，为一个疗程。可用 1~3 个疗程。注意保护疣体周围的正常皮肤黏膜。本品有致畸作用，孕妇禁用。

（2）50% 三氯醋酸溶液 疣体处涂抹，每日 1 次。用药 6 次未愈则应改用其他疗法。注意保护疣体周围的正常皮肤黏膜。

（3）5% 5-氟尿嘧啶（5-FU）软膏 疣体处涂抹，每日 1 次，勿接触正常皮肤和黏膜。孕妇禁用。

（4）5% 咪喹莫特霜 疣体处涂抹，用药 6~10 小时后洗掉，每周 3 次，最多连用 16 周。此药为外用免疫调节剂，通过刺激局部产生干扰素及其他细胞因子而起作用。

（5）中药外洗 木贼、香附、板蓝根、山豆根、明矾、百部、苦参、蛇床子各 30g，煎水洗患部。

2. 物理疗法

（1）激光治疗 采用二氧化碳激光烧灼法祛除疣体，用于多发性疣及尿道内疣。对单发或少量多发疣体可行一次性治疗，对多发或面积大的疣体可行 2~3 次治疗，间隔时间一般为 1 周。

（2）冷冻治疗 采用液氮（-196℃）冷冻祛除疣体，治愈率为 63%~88%。

（3）电灼治疗 采用高频电针或电刀切除疣体，适应数量少、面积小的尖锐湿疣。有效率约 94%，复发率约 22%。

（4）手术治疗 适用于单发或巨大尖锐湿疣。

【预防】

按照性传播疾病三级预防的总要求，重点做到：①进行健康教育，避免非婚性行为；②对性伴侣或可疑病人应进行预防检查，以便早期发现并及时治疗；③病人的衣服及被褥、毛巾、剃刀、餐具等用品需按规定严格消毒；④患病期间应禁止性行为，如有发生应使用安全套。

第六节　生殖器疱疹

生殖器疱疹是由单纯疱疹病毒引起的性传播疾病，可反复发作，对病人的健康和心理影响较大。该病可通过胎盘及产道感染新生儿，导致新生儿先天性感染。

【病因与发病机制】

生殖器疱疹的病原体是单纯疱疹病毒（HSV）。单纯疱疹病毒属于人类疱疹病毒α亚科，是双链 DNA 病毒，核心是线状双链 DNA，病毒颗粒直径约150nm，其外为一立体对称20面体的蛋白质衣壳，由 162 个壳粒组成，衣壳外是脂质被膜。根据特异性抗原决定簇诱导产生的抗体，可将单纯疱疹病毒分为 HSV－1 和 HSV－2 两型，引起生殖器疱疹的主要是 HSV－2 型（约占90%）。人类是疱疹病毒的惟一宿主，离开人体病毒不能生存，紫外线、乙醚及一般消毒剂均可使之灭活。

病毒经过皮肤、黏膜或其破损处进入人体内，首先在表皮或真皮细胞内复制，造成局部皮肤黏膜损害。然后侵入感觉神经或自主神经末梢，沿神经轴索进入神经节内的神经细胞中潜伏下来，当机体抵抗力降低或在发热、受凉、感染、月经、胃肠功能紊乱、创伤等因素的激发下，潜伏的病毒被激活，病毒下行至皮肤黏膜表面繁殖，引起病损，导致复发。

【流行病学】

1. 传染源　为生殖器疱疹患者与病毒携带者。病损处的皮肤黏膜表面、水疱疱液、局部渗出液均含有大量病毒。

2. 传播途径　该病主要通过性行为传播，亦可通过被污染物品的间接传播。此外，患生殖器疱疹的母亲可通过垂直传播将病毒传给胎儿和新生儿。

3. 流行特征　目前在欧美发达国家，生殖器疱疹是发病率位居第三位的性传播疾病，也是最常见的性传播生殖器溃疡性疾病。在我国卫生和计划生育委员会重点监测的8 种性传播疾病中排名第五。好发于 20～50 岁人群，特别是婚外性交者，女性更易被感染。

【临床表现】

1. 初发生殖器疱疹　初发生殖器疱疹分为原发性生殖器疱疹和非原发的初发生殖

器疱疹。第一次感染 HSV 而出现生殖器疱疹者为原发性生殖器疱疹，其病情相对严重。既往有过 HSV－1 感染（主要为口唇或颜面疱疹），又再次感染 HSV－2 而出现生殖器疱疹的初次发作，称为非原发的初发生殖器疱疹，其病情相对较轻。

（1）潜伏期　3～14 天，平均 3～5 天。

（2）皮损部位　男性阴茎的龟头、包皮、冠状沟；女性的阴唇、阴蒂、阴道、宫颈。亦可发生于肛门、尿道等处。

（3）皮损特点　初为群集或散在的红色丘疹，迅速变为小水疱，水疱极易破溃形成糜烂或溃疡，有渗液，最后结痂。伴疼痛或痒感。

（4）其他表现　可出现发热、头痛、乏力等全身症状，腹股沟淋巴结常肿大，有压痛。

整个病程 2～3 周。

2. 复发性生殖器疱疹　潜伏在体内的病毒在机体抵抗力降低时，重新繁殖造成复发性生殖器疱疹。每年复发一次至十次不等，平均四次，每次复发均在同一部位，临床表现较轻，病程较短。

（1）前驱表现　常有发热、受凉、感染、月经、胃肠功能紊乱、创伤等诱因，继之出现臀部、大腿、髋部放射性疼痛或局部轻微麻木和痒感。

（2）皮损部位　同初发生殖器疱疹。

（3）皮损特点　同初发生殖器疱疹，但疱疹数目少，愈合快，疼痛或痒感轻。

整个病程 7～10 天。

【辅助检查】

1. 细胞学检查（Tzanck 涂片）　以玻片在疱底做印片，Wright 染色或 Giemsa 染色，显微镜下可见到具特征性的多核巨细胞或核内病毒包涵体。

2. 病毒抗原　从皮损处取标本，以单克隆抗体直接荧光法或酶联免疫吸附法（ELISA）可检测到单纯疱疹病毒抗原。

3. 病毒抗体　HSV IgM 在原发性感染后 1 周左右出现，10～20 天达到高峰，随后逐渐下降，感染后 16 周左右消失。复发性感染 HSV IgM 亦可检出，但无峰值。

4. 病毒培养　从皮损处取标本做病毒培养，5～10 天后可分离出单纯疱疹病毒。

【诊断】

诊断要点：①有非婚性接触史或配偶感染史；②外生殖器好发部位典型的疱疹；③实验室检查查到病毒抗原或病毒抗体，病毒培养阳性可确诊。

【鉴别诊断】

1. 固定型药疹　其特点是：①可追溯到近期磺胺类等药物服用史；②在红斑基础上发生的大水疱；③每次复发皮疹常固定在外生殖器的同一部位；④愈后留有明显的色素沉着。

2. 外阴部带状疱疹 其特点是：①疱疹壁厚不易破裂；②疱疹疼痛剧烈；③疱疹无复发；④疱疹处取材可发现水痘－带状疱疹病毒。

3. 急性女阴溃疡 其特点是：①无不洁性交史；②大小阴唇、前庭部位突然出现的剧痛溃疡；③伴发热、寒战、全身乏力等感染中毒症状；④溃疡处取材可发现肥大杆菌。

【治疗】

1. 局部处理 主要是保持皮损部位清洁、干燥。可用等渗生理盐水清洗，每天 1 次，或涂阿昔洛韦软膏。疼痛明显者，可外用 5% 盐酸利多卡因软膏或口服止痛药。继发细菌感染时，用 1% 新霉素或 1% 庆大霉素湿敷。

2. 抗病毒药治疗

（1）初发生殖器疱疹 选择下列药物之一：①阿昔洛韦 0.2g，每日 5 次，或 0.4g，每日 3 次，口服，共 7～10 天；②伐昔洛韦 0.3g，每日 2 次，口服，共 7～10 天；③泛昔洛伟 0.25g，每日 3 次，口服，共 5～10 天。

（2）复发性生殖器疱疹 选择下列药物之一：①阿昔洛韦 0.2g，每日 5 次，或 0.4g，每日 3 次，口服，共 5 天；②伐昔洛韦 0.3g，每日 2 次，口服，共 5 天；③泛昔洛伟 0.25g，每日 3 次，口服，共 5 天。最好在出现前驱症状时或疱疹出现 24 小时内用药。

（3）严重感染 阿昔洛韦 5～10mg/kg 加入 0.9% 氯化钠注射液 250mL 中静脉滴注，每 8 小时 1 次，连用 5～7 天。

【预防】

按照性传播疾病三级预防的总要求，重点做到：①解释本病的自然病程，强调其复发性和无症状排毒的可能性，避免在复发前驱症状或皮损出现时发生性接触；②强调抗病毒治疗可缩短病程，抗病毒抑制疗法可减少或预防复发；③避免非婚性行为，杜绝多性伴，提倡安全性行为，使用安全套。

第七节 软 下 疳

软下疳是由杜克雷嗜血杆菌感染引起的性传播疾病，主要临床特点是外生殖器痛性溃疡和化脓性腹股沟淋巴结炎。本病在我国较为少见，患病率男性高于女性。

【病因与发病机制】

杜克雷嗜血杆菌革兰染色阴性，呈短棒状，两端较为钝圆，大小 0.5μm×（1.5～2.0）μm，往往成双平行排列呈双链状。大多数细菌分布在细胞外呈链状排列，仅少数细菌可在细胞内呈团块状分布。该菌无芽孢，需氧性，对二氧化碳亲和性强。人工培养必须供给新鲜血液才能生长，故称嗜血杆菌。对温度的敏感性很高，不耐热，超过

38℃时可很快死亡。干燥及 65℃时迅速死亡。对寒冷抵抗力较强，5℃中可生存 1 周，冻干时可能生存 1 年。

软下疳的发病机制尚未完全明确。在性接触过程中杜克雷嗜血杆菌可以从微小的表皮破损处进入局部皮肤和组织引起感染，与此同时经淋巴管引流到腹股沟淋巴结。机体在清除软下疳病灶中杜克雷嗜血杆菌时，有多形核白细胞参与。补体可能参与了杀灭血清中的杜克雷嗜血杆菌，这个过程主要是依赖于抗体，补体起到增强抗体的作用。人类可以重复感染杜克雷嗜血杆菌，很明显不存在完全保护性免疫。

【流行病学】

1. 传染源　主要是软下疳患者。

2. 传播途径　目前认为性接触是该病惟一传播途径。

3. 流行特征　本病是世界性分布的性传播疾病，据世界卫生组织估计，全世界每年约有 700 万例软下疳发生，主要流行于非洲、亚洲和拉丁美洲等热带及亚热带地区，尤其是发展中国家。20 世纪 40 年代，在我国此病较为常见，发病率仅次于梅毒和淋病，故有"第三性病"之称。到 20 世纪 60 年代初期，我国基本消灭了性病，以后二十多年来未再发现软下疳的病例。20 世纪 80 年代以后，各地开始有散发病例报告，但多未经培养鉴定证实。

【临床表现】

潜伏期 3 ~ 14 天，平均 4 ~ 7 天。

1. 皮肤黏膜损害

（1）皮损部位　男性好发于冠状沟、包皮、包皮系带、龟头、阴茎体、会阴部以及肛周等处；女性好发于小阴唇、大阴唇、阴唇系带、前庭、阴蒂、子宫颈、会阴部以及肛周等处。亦有见于乳房、大腿内侧、手指及口腔内者。

（2）皮损特点　初为炎性丘疹，2 ~ 3 天变为脓疱，迅速形成疼痛剧烈的深溃疡。溃疡呈圆形或卵圆形，直径 3 ~ 20mm，边缘粗糙不整齐，呈潜行状，质地柔软，表面覆有恶臭的黄灰色渗出物，易出血。溃疡数目最初 1 ~ 2 个，因自身接种，周围可出现 2 ~ 5 个成簇的卫星状溃疡。未经治疗的溃疡可持续 1 ~ 3 月，愈合后形成瘢痕。

2. 化脓性腹股沟淋巴结炎　大多数病人在出现溃疡后 1 周左右发生化脓性腹股沟淋巴结炎，表现为：多为单侧淋巴结肿大，约为指腹大，表面皮肤发红，有触痛。化脓后的淋巴结触及波动感，破溃后流出稠厚的米色脓液，形成深在溃疡和窦道。

【辅助检查】

1. 直接镜检　溃疡底部或潜行部位取材直接涂片，显微镜检查可发现革兰染色阴性杜克雷嗜血杆菌，但检出率较低。

2. 细菌培养　溃疡底部或潜行部位取材，最好在取材后 1 小时内接种培养。杜克雷嗜血杆菌培养阳性。

3. 病理学检查　符合软下疳溃疡的组织病理表现，组织切片中有时可找到杜克雷嗜血杆菌。

4. 核酸检测　聚合酶链反应法等检测杜克雷嗜血杆菌核酸阳性。

【诊断】

诊断要点：①发病前4～7天有性接触史；②生殖器部位出现一个或多个基底柔软的痛性溃疡；③腹股沟淋巴结肿大、疼痛，甚至破溃形成溃疡，流稠厚的米色脓液；④直接镜检或细菌培养杜克雷嗜血杆菌阳性。

【鉴别诊断】

1. 硬下疳　其特点是：①潜伏期长，为3～4周；②溃疡质硬而无痛感；③分泌物暗视野检查可找到梅毒螺旋体或梅毒血清学试验阳性。

2. 性病性淋巴肉芽肿　其特点是：①腹股沟淋巴结多为双侧肿大，且发生于初疮愈合后，无触痛；②可形成多房性脓肿和瘘管，晚期发生象皮肿和肛周直肠综合征。

3. 白塞病　其特点是：①无不洁性交史；②反复发作的口腔溃疡、生殖器溃疡、虹膜睫状体炎及前房积脓；③生殖器溃疡发生在口腔溃疡之后；④抗生素治疗无效。

【治疗】

1. 局部处理　局部皮损未破溃时，外涂鱼石脂软膏或红霉素软膏；出现溃疡时，用1：5000高锰酸钾溶液或双氧水冲洗，然后外用红霉素软膏或聚维酮碘敷料覆盖；淋巴结脓肿，从远处正常皮肤刺入脓腔，抽取脓液，反复冲洗后，注入头孢曲松钠0.25～0.5g。

2. 抗菌治疗　可选用下列药物之一：①阿奇霉素1g，1次顿服；②头孢曲松钠0.5g，1次肌注；③头孢三嗪0.25g，1次肌注；④红霉素0.5g，每日4次，口服，共7天。

【预防】

按照性传播疾病三级预防的总要求，重点做到：①进行健康教育，充分认识非婚性行为、多性伴、不安全性行为的危害性。②在出现可疑的症状与体征时及早就医。③避免非婚性行为，杜绝多性伴，提倡安全性行为，使用安全套。④病人恢复期之前所用过的内衣、内裤、床单、被单要煮沸消毒，用过的浴盆及马桶要用70%酒精擦拭。

第八节　性病性淋巴肉芽肿

性病性淋巴肉芽肿又称为第四性病，是由沙眼衣原体引起的性接触传播疾病。其主要临床表现为生殖器部位出现一过性水疱、糜烂、溃疡，腹股沟淋巴结肿大，未经治疗晚期可发生象皮肿和直肠狭窄。此病在我国较为少见。

【病因与发病机制】

性病性淋巴肉芽肿的病原体是沙眼衣原体，主要为 L_1、L_2、L_3 三种血清型，以 L_2 型最常见。该病原体抵抗力较低，50℃30 分钟或 90℃~100℃1 分钟即可被灭活，在干燥室温中不能存活，在体外可存活 2~3 天，一般消毒剂可将其杀死。

人是此病的惟一自然宿主。性病性淋巴肉芽肿的病原体侵袭力较强，通过性交进入机体后，首先侵犯局部皮肤黏膜和淋巴结，继之引起全身多部位病变。该病原体可侵犯巨噬细胞。细胞介导的免疫和体液免疫可以限制但不能完全消除局部和全身感染的扩散。即使到了晚期仍可以从感染组织中分离出病原体。

【流行病学】

1. 传染源　患者与无症状感染者。

2. 传播途径　主要通过性接触传播，偶尔经污染（感染部位的分泌物）或实验室意外传播。

3. 流行特征　本病多发于热带和亚热带地区，在南美洲、印度、东南亚、非洲及加勒比等地区的国家均有发现，在我国较为少见。本病接触感染率比淋病和梅毒低得多，发病高峰与性活跃高峰年龄一致，以 20~30 岁为多，男女发病比为 5∶1。早期表现男性较女性多见，女性往往以晚期并发症表现出来。

【临床表现】

潜伏期 1~4 周，平均 7~10 天。慢性病程，多年不愈。临床经过可分为三期。

1. 早期　出现生殖器初疮。①好发部位：男性阴茎体、龟头、冠状沟及包皮；女性阴道前庭、小阴唇、阴道口、尿道口周围。②初疮特点：始为针头大小丘疹、脓疱，迅速破溃形成边缘清楚的溃疡，直径 3~6mm，质软，周围有红晕，数天后愈合，愈后不留瘢痕。溃疡常为单个，有时为 2~3 个，无明显自觉症状。

2. 中期

（1）**男性腹股沟淋巴结肿大**　初疮出现 1~4 周后，男性出现单侧或双侧腹股沟淋巴结肿大，表面呈青紫色，有疼感和压痛，粘连，融合，形成"槽沟征"（腹股沟韧带将肿大的淋巴结上下分开，皮肤呈槽沟状）。数周后肿大的淋巴结化脓、破溃，排出黄色浆液或血性脓液，多窦道破口似"喷水壶状"，持续数月，愈后留下瘢痕。淋巴结肿大时，伴寒战、高热、全身酸痛、恶心呕吐等感染中毒症状；淋巴结破溃后，感染中毒症状逐渐缓解、消失。

（2）**女性表现**　①初疮发生于外阴和阴道下 1/3 部位，淋巴向腹股沟淋巴结回流，引起女性腹股沟淋巴结肿大，临床表现同男性。②初疮发生于阴道上 2/3 和宫颈部位，淋巴向髂淋巴结及直肠淋巴结回流，引起该部淋巴结炎、直肠炎和直肠周围炎，临床表现为腹痛、腹泻、便血、里急后重及腰背疼痛。

3. 晚期　数年或数十年后，局部出现象皮肿，皮肤粗厚坚实，硬如象皮，可呈疣状、息肉状。男性常累及阴茎、阴囊与下肢；女性常累及阴唇。另外，女性还可出现肛周肿胀、瘘管、直肠狭窄等。

除上述典型的三期表现外，其他表现有皮肤多形红斑或结节性红斑、眼结膜炎、无菌性关节炎、假性脑膜炎等。

【辅助检查】

1. 血清抗体检测　通过微量免疫荧光试验、酶联免疫吸附试验等可检出高滴度的抗沙眼衣原体抗体，动态升高更有诊断意义。

2. 衣原体培养　取肿大的淋巴结穿刺物、尿道与直肠（男性）分泌物、直肠与宫颈（女性）分泌物接种在鸡胚卵黄囊，或做组织（细胞）培养或小鼠颅内接种。细胞培养分离到 L_1、L_2 或 L_3 血清型沙眼衣原体有确诊价值。另需做细菌培养和涂片革兰氏染色，以除外葡萄球菌或其他细菌所致的淋巴结炎。衣原体培养是诊断该病最特异的方法，但敏感性较低。

3. 核酸检测法　通过酶联免疫吸附试验可检测到沙眼衣原体的核酸，本法特异性和敏感性较高。

4. 活体组织检查　取病变的淋巴结、皮肤、黏膜制成切片，观察其病理变化，以淋巴结病变最典型。特征性改变为三角形或卫星状脓肿，中心为中性粒细胞和巨噬细胞，周围为上皮样细胞及郎格罕细胞、纤维。后期可见广泛纤维化。

【诊断】

诊断要点：①有不洁性交史；②生殖器部位出现的糜烂与表浅溃疡（初疮）；③初疮 1~4 周后出现单侧或两侧腹股沟淋巴结炎，有"槽沟征"及"喷水壶状"多数瘘管，痊愈后留疤痕；④晚期出现生殖器象皮肿、直肠狭窄等；⑤血清特异性沙眼衣原体抗体阳性有助于诊断；⑥衣原体培养分离出沙眼衣原体 L_1、L_2 或 L_3 血清型可确诊。

【鉴别诊断】

1. 梅毒性腹股沟淋巴结肿大　其特点是：①肿大的腹股沟淋巴结质硬、无痛、无破溃；②取材检查可发现梅毒螺旋体。

2. 丝虫病　其特点是：①有赤手裸足参加田间劳动或活动史；②小腿出现管状淋巴管炎（皮肤呈现一条离心性发展的红线）及网状淋巴管炎（局部皮肤呈现弥漫性红肿、光亮、有灼痛与压痛），但无生殖器初疮和腹股沟横痃；③夜间采血检测可查得微丝蚴。

3. 直肠癌　其特点是：①无生殖器初疮和腹股沟横痃；②直肠指检组织易出血，活组织检查可见恶性细胞；③血清癌胚抗原阳性。

【治疗】

治疗原则为早期治疗、规范足量治疗、性伴侣同时治疗。

1. 全身治疗 选择下列药物之一：①多西环素 0.1g，每日 2 次，口服，共 21 天；②米诺环素 0.1g，每日 2 次，口服，共 21 天；③四环素 0.5g，每日 4 次，口服，共 14 天；④红霉素 0.5g，每日 4 次，口服，共 21 天；⑤阿奇霉素 1g 顿服，共 1 次；⑥复方新诺明 2 片，每日 2 次，口服，首次加倍，共 14 天。

2. 局部处理

（1）急性腹股沟淋巴结肿大 未化脓的淋巴结可行 10% 鱼石脂软膏冷湿敷或超短波治疗；已化脓的淋巴结可穿刺抽脓。

（2）直肠狭窄 初起时可做扩张术，严重者可采用手术治疗。手术前后必须完成数月或足够疗程的抗生素治疗。

【预防】

按照性传播疾病三级预防的总要求，重点做到：①进行健康教育，避免非婚性行为；②提倡安全性行为，推广使用安全套；③注意隔离消毒，防止交叉感染；④认真做好病人性伴侣的随访工作，及时进行检查和治疗。

第九节　艾滋病

艾滋病又称获得性免疫缺陷综合征（acquired immunodeficiency syndrome，AIDS），是由人类免疫缺陷病毒（human immunodeficiency virus，HIV）感染引起的以严重免疫缺陷为主要特征的性传播疾病。临床上以淋巴结肿大、厌食、慢性腹泻、体重减轻、发热、乏力等全身症状起病，继而出现各种机会性感染、恶性肿瘤和神经系统损害，病死率极高。目前本病发病率在我国呈上升趋势。

【病因与发病机制】

HIV 属于 RNA 反转录病毒，血清学分离出 HIV I 型和 HIV II 型。典型的病毒颗粒呈球形，直径 100～140nm，外层为包膜，上有棘突，含有与宿主细胞结合的部位，内层为病毒衣壳，含有病毒编码的蛋白质 GP18、GP24，病毒核心有 2 条相同的单股 RNA 和反转录酶。HIV 对外界抵抗力较弱，离开人体后不易存活。HIV 对热敏感，60℃以上可迅速灭活。HIV 对许多消毒剂和去污剂也很敏感，0.2% 次氯酸钠、0.1% 漂白粉、2% 戊二醛、0.3% 的过氧化氢、0.3% 的来苏、4% 福尔马林溶液等均能在 5 分钟内杀死 HIV。

HIV 进入人体血液后，可进入包括淋巴细胞、巨噬细胞、神经细胞等在内的多种细胞，HIV 进入细胞内释放 RNA，并在反转录酶的作用下转录为 DNA，与宿主细胞的染色体 DNA 整合。此后病毒 DNA 被宿主细胞的 RNA 多聚酶 II 转录成病毒 mRNA，并翻译合成病毒所需的结构蛋白。RNA 与结构蛋白在细胞膜上重新装配新的病毒颗粒，通过芽生而释放。HIV 在繁殖过程中不断杀死宿主细胞，使 CD_4^+ T 淋巴细胞数目减少，单核–吞噬细胞、B 淋巴细胞、CD_8^+ T 淋巴细胞和 NK 细胞等发生损伤，造成免疫功能缺陷，导致机体发生机会性感染、恶性肿瘤。

【流行病学】

1. 传染源 为 AIDS 患者和 HIV 携带者，病毒存在于血液、精液、阴道分泌物、乳汁等体液中。

2. 传播途径 ①性接触传播：包括同性恋和双性恋；②血液传播：包括血液、血液成分、血液制品污染传播，共用受 HIV 污染的注射器和针头，如静脉药瘾者，污染的组织器官移植；③母婴传播：感染 HIV 的母亲通过胎盘、产道、产后母乳哺养时传染给新生儿。

下列普通接触不会引起传染：握手、拥抱、礼节性亲吻、同桌进餐、共用办公室与教室、共用娱乐设施、共用厕所与浴室、共用交通工具、昆虫叮咬等。

3. 流行特点 AIDS 在国际上广泛流行，HIV I 是 AIDS 的主要流行型，HIV II 主要在非洲少数国家局限性流行。高危人群为性滥交者、静脉吸毒者、多次接受血液或血液制品输入者、在非法采血点卖血者以及 HIV 阳性孕妇的胎儿和婴儿。目前有从高危人群向一般人群传播的倾向。

【临床表现】

本病的临床表现十分复杂，可分为两大方面，一是临床各期的表现，二是皮肤的表现。

1. 临床分期与各期表现 按病程发展分急性 HIV 感染期、无症状 HIV 感染期、持续性全身淋巴结肿大期和艾滋病期四期。

（1）**急性 HIV 感染期** 原发 HIV 感染后 1 ~ 2 周，可出现发热、全身不适、咽喉痛、头痛、厌食、恶心、肌痛、关节痛及淋巴结肿大等流感样症状，症状一般持续 3 ~ 14 日后自然消失。此时血液中可检出 HIV 及 P24 抗原，患者感染后至出现抗体的时间称为"窗口期"，多数为 2 ~ 3 个月，少数可延至 6 个月。

（2）**无症状 HIV 感染期** 可由原发 HIV 感染或急性感染症状消失后而来，短至数月，长至 20 年，平均 8 ~ 10 年。临床上没有任何症状，感染者血清中可检出 HIV 以及 HIV 核心蛋白和包膜蛋白的抗体，具有传染性。

（3）**持续性全身淋巴结肿大期（PGL）** 该期又称为艾滋病相关综合征或艾滋病前期。主要表现是全身淋巴结肿大，除腹股沟淋巴结肿大外，全身其他部位有两处或两处以上淋巴结肿大。淋巴结肿大的特点是：直径≥1cm，质地柔软，无粘连，无压痛。持续肿大 3 个月以上，部分患者肿大 1 年以后逐渐消散，亦有再次肿大者。活检淋巴结反应性增生。

（4）**艾滋病期** 由于机体免疫系统遭到严重破坏，临床表现非常复杂，可归纳为以下五方面，其中机会性感染和恶性肿瘤是其特征性表现。

1）全身表现：发热、乏力、不适、盗汗、厌食、体重下降、慢性腹泻和易感冒等。

2）神经系统表现：头痛、反应迟钝、记忆力下降、进行性痴呆、癫痫、感觉麻木、下肢瘫痪等。

3）机会性感染：口腔念珠菌感染、卡氏肺囊虫肺炎、巨细胞病毒感染、疱疹病毒感染、弓形体病、隐球菌脑膜炎和肺结核等。

4）恶性肿瘤：卡波西肉瘤、淋巴瘤等。卡波西肉瘤为 AIDS 标志性疾病之一，好发于鼻尖、口腔黏膜、躯干、四肢等处，典型皮损为青红色或紫色的斑块结节。淋巴瘤皮损无特异性，可为丘疹结节，诊断主要依靠病理检查。

5）其他疾病：慢性间质性肺炎等。

2. 皮肤表现　90% 的 HIV 感染者或 AIDS 患者在病程中可发生皮肤病变，表现为非感染性皮损、感染性皮损和皮肤肿瘤。

（1）非感染性皮损　皮损呈多形性，可类似于脂溢性皮炎、鱼鳞病、毛发红糠疹、银屑病等，但通常病情更为严重。还可出现特异性皮炎、光敏性皮炎、玫瑰糠疹、荨麻疹、多形红斑及痤疮样皮损。

（2）感染性皮损　表现为各种病原微生物的感染，但病情较重。常见的有单纯疱疹、带状疱疹、传染性软疣、泛发性毛囊炎、疖等。

（3）皮肤肿瘤　鳞状细胞癌、黑素瘤等。

【辅助检查】

1. HIV 抗体检测　通过 ELISA 法、明胶颗粒凝集试验、免疫荧光法查得 HIV 抗体阳性可初步判断 HIV 感染，进一步使用免疫印迹法（WB）可确定 HIV 感染。

2. T 细胞检测　CD_4^+ T 淋巴细胞计数〔正常值（0.8~1.2）×10^9/L〕下降，CD_4^+/CD_8^+<1.0（正常值 1.75~2.1）。其中 CD_4^+ T 淋巴细胞计数下降可反映机体免疫系统损害的程度，对判断病情严重程度及抗病毒治疗效果有重要指导意义。

3. HIV 检测　通过 PCR 法检测血浆中的 HIV DNA，阳性具有确诊价值。

【诊断】

1. 诊断要点　①有性滥交史、静脉吸毒史、输血或输其他血液制品史等；②出现近期体重下降 10% 以上、慢性咳嗽或腹泻个月 3 个月以上、间歇或持续发热 1 个月以上、全身淋巴结肿大、反复出现带状疱疹或慢性播散性单纯疱疹感染、口腔念珠菌感染等表现（其中两项或以上）；③HIV 抗体检测、T 淋巴细胞检测、HIV 检测可协助诊断或确诊。

2. 临床分期　见临床表现。

【鉴别诊断】

1. 婴儿 X 性连锁先天无丙种球蛋白血症　①多见于 5~6 个月的婴儿；②反复发生化脓性感染；③血清总免疫球蛋白及各种免疫球蛋白含量极低；④淋巴细胞数量与功能正常。

2. 选择性 IgA 缺乏病　①可出现反复呼吸道感染、特应性皮炎、湿疹、荨麻疹、乳糜泻、溃疡性结肠炎等单一或混合表现；②血清 IgA < 0.05g，但其他免疫球蛋白数量正常；③淋巴细胞数量与功能正常。

3. 严重联合免疫缺陷病 该病为常染色体隐性遗传或 X 连锁隐性遗传性疾病，T、B 淋巴细胞均发育障碍，体液免疫功能与细胞免疫功能完全缺陷，仅 NK 细胞功能正常。其特点是：①常于出生后 3～6 个月即出现反复的肺炎、腹泻、中耳炎、鹅口疮、败血症等感染性疾病且伴生长发育缓慢；②淋巴细胞计数低下；③T 淋巴细胞与 B 淋巴细胞免疫功能均缺陷；④常因严重感染而夭折。

【治疗】

目前对本病尚无特效的治疗方法，临床实践证实关键在于早期抗病毒治疗。关于抗病毒药物的治疗时机，尚有争议，目前多倾向于 CD^+T 淋巴细胞计数 $\leqslant 0.35 \times 10^9/L$ 时开始使用。

1. 抗 HIV 治疗 推荐用于抗 HIV 的药物主要有以下几类：

（1）核苷类反转录酶抑制剂（NRTIs） 通过抑制反转录酶抑制病毒复制。常用药物：齐多夫定（zidovudin，ZDV，AZT）每日 600mg，分 3 次口服。双脱氧肌苷（dideoxyinosine，DDI）每日 200～400mg，1 次口服。拉米夫定（lamivudine，3TC）每日 300mg，分 2 次口服。阿巴卡韦（ABC）每日 600mg，1 次口服。司他夫定（D4T）每日 60～80mg，分 2 次口服。

复合制剂：双汰芝（AZT300mg + 3TC150mg）1 片，每日 2 次，口服。协维（AZT300mg + 3TC150 mg + ABC300mg）1 片，每日 2 次，口服。ABC600mg + 3TC300mg（1 片），每日 1 次，口服。FTC200 + TDF300（1 片），每日 1 次，口服。

（2）非核苷类反转录酶抑制剂（NNRTIs） 通过抑制反转录酶抑制病毒复制。常用药物：奈韦拉平（NVP）200mg，每日 1 次，口服，14 天后改为 200mg，每日 2 次，口服。施多宁（EFV）600mg，每日 1 次，口服。地拉韦定（DLV）200mg，每日 1 次，口服，14 天后改为 200mg，每日 2 次，口服。

（3）蛋白酶抑制剂（PI） 通过抑制蛋白酶抑制病毒复制。常用药物：沙奎那维（SQV）600mg，每日 3 次，口服。茚地那维（IDV）800mg，每日 3 次，口服。奈非那韦（NFV）500～1000 mg，每日 3 次，口服。利托那韦（rilonaivr）600mg，每日 2 次，口服。

（4）整合酶抑制剂 通过抑制整合酶抑制病毒复制。常用药物：雷特格韦（RAL）400mg，每日 2 次，口服。同服利福平，400mg，每日 2 次。

（5）融合抑制剂 通过阻止 HIV 病毒与 T 淋巴细胞接触融合而干扰其进入细胞内，保护 T 淋巴细胞免于破坏。恩夫韦肽（T-20）90 mg，皮下注射，每日 2 次。

目前主张联合用药，称为高效抗反转录病毒治疗（high active anti - retroviral therapy，HAART），常用三联或四联，以上三类药物联合，或两种核苷类反转酶录抑制剂和一种非核苷类反转酶录抑制剂，或两种核苷类反转酶录抑制剂和一种蛋白酶抑制剂等。

2. 免疫调节治疗 可用 α 干扰素、白细胞介素 -2、丙种球蛋白、粒细胞 - 巨噬细胞集落刺激因子及粒细胞集落刺激因子等。

3. 支持和对症治疗　包括输血和营养支持疗法，补充维生素，特别是维生素 B_{12} 和叶酸。

4. 并发症的治疗　机会性感染应针对不同病原微生物采用相应敏感药物进行治疗；卡波西肉瘤使用长春新碱（皮损内注射）、放射治疗。

5. 中医药治疗　近年来发现多种中药有抑制 HIV 和提高机体免疫功能作用，前者如紫花地丁、甘草素、天花粉蛋白等，后者如人参、当归、女贞子等。可辨证施治和随症加减，以减轻临床症状，提高患者的生存质量。

【预防】

预防按照性传播疾病三级预防的总要求，重点做到：①进行健康教育，普及艾滋病的预防知识，避免非婚性行为，禁止静脉药瘾者共用注射器、针头。②隔离病人及无症状病毒携带者，对其血液、排泄物和分泌物按规定进行严格消毒。③严格检查血液制品，确保安全的血液供应。④严格医院消毒制度，应用一次性注射器，防止医源性感染。⑤提倡安全性行为，使用安全套。⑥限制 HIV 感染者结婚，避免 HIV 感染的女性妊娠，避免 HIV 感染妇女所生的婴儿母乳喂养。

附　性传播疾病案例

案例（一）

刘某，男 19 岁，工人。尿频、尿急、尿频 2 个月。患者 2 个月前出现尿频、尿急、尿频，每日小便近 20 次，且每次都有排尿不尽的感觉，无发热。曾到某医院求治，诊断为"泌尿系感染"，给予抗生素等药物治疗 1 周，抗生素名称不详，无明显好转。又到某中医医院求治，给予三种药物联合治疗 1 周：丁胺卡那霉素 0.5g，肌肉注射，每日 2 次；呋喃坦啶 0.3g，口服，每日 3 次；复方新诺明 2 片，口服，每日 2 次（首次加倍）。症状亦无明显改善，辗转来院求诊。鉴于已使用多种抗菌药物治疗效果不佳，怀疑非一般泌尿系感染，经反复询问与解释，始承认在发病前 2 天有嫖娼史。

体格检查：T 37℃，P 80 次/分，R 16 次/分，BP 120/80mmHg。青年男性，发育正常，营养良好。全身浅表淋巴结无肿大。胸部、腹部、脊柱四肢检查均无异常发现。尿道口红肿，轻挤可见少量黄色脓性分泌物流出。

血液一般检查：红细胞、血红蛋白、白细胞计数与分类、血小板计数均在正常范围内。

尿液一般检查：白细胞 ＋＋＋，上皮细胞 ＋＋。白细胞内可见到少量革兰染色阴性球菌。

给予头孢曲松钠 1g，肌肉注射，每天 1 次，连续 2 天。病人症状迅速好转，1 周后完全消失。再次给予头孢曲松钠 1g，肌肉注射。1 周后复查尿常规无异常发现。

问题 1：根据现有临床资料，提出初步诊断。

问题 2：该病应与哪种疾病鉴别，怎样鉴别？

问题 3：列出确诊该病的辅助检查项目。

案例（二）

方某，男，32 岁，商人。全身出现皮疹 5 天。5 天前洗澡时无意间发现躯干、四肢等处有红色疹块，不痛不痒。遂来院求诊。患者自述经常出入于娱乐场所，发病前几年内有过多次嫖娼史。两个月前，阴茎上曾有过圆形小溃疡灶，溃疡面较干净，因不痛不痒，又位于隐私处，未多加关注，约 1 个月后溃疡自然消失。

体格检查：胸、背、腹、臀及四肢泛发红斑及红色斑丘疹，疹块直径 2~8mm 大小不等，其表面有少许皮屑，皮疹排列无规律。手掌、足底处见有硬性脓疱，其边缘有鳞屑，颈、腋等处淋巴结肿大，质软，轻压痛，活动，与周围组织无粘连。外生殖器检查未见皮损。

辅助检查：快速血浆反应素环状卡片试验（RPR）阳性。

问题 1：根据现有临床资料，提出初步诊断（包括分期）。

问题 2：列出确诊该病的辅助检查项目。

问题 3：如果该初步诊断为最终诊断，请写出治疗方案。

案例（三）

布某，男，47 岁。反复腹泻 3 个月。3 个月前无明显诱因出现腹泻，稀水样便，每日平均 5~6 次。有多次泰国旅游及不洁性交史。

体格检查：T 37.5℃，P 84 次/分，R 18 次/分，BP 100/65mmHg。发育正常，营养良好。全身浅表淋巴结无明显肿大。胸部无异常发现。腹部检查肠鸣音亢进。脊柱、四肢检查无异常发现。肛门周围数十个大小不等的粉红色疣状物，呈菜花样、鸡冠样，柔软湿润，醋酸白试验阳性。尿道口红肿，可见薄膜"糊口"现象。

尿液一般检查：白细胞 +，上皮细胞 + +。白细胞内可见到革兰染色阴性球菌。

大便常规检查：粪便稀薄，可见少量白细胞、红细胞、上皮细胞，发现白假丝酵母菌（白色念珠菌）。

初步诊断：尖锐湿疣、淋病、霉菌性肠炎。

经头孢曲松钠和肛周激光局部治疗，淋病基本痊愈，但尖锐湿疣反复出现，腹泻也逐渐加重。1 个月后，病人出现明显乏力，食欲下降剧烈，鹅口疮，消瘦，取血样送省疾病控制中心做 HIV 检测，HIV 抗体阳性。

问题 1：根据临床资料，提出诊断（包括分期）。

问题 2：根据诊断，请写出抗病原治疗方案。

参考文献

［1］ 万学红，卢雪峰．诊断学．第 8 版．北京：人民卫生出版社，2013

［2］ 葛均波，徐永健．内科学．第 8 版．北京：人民卫生出版社，2013

［3］ 贾建平．神经病学．第 7 版．北京：人民卫生出版社，2013

［4］ 郝伟，于欣．精神病学．第 7 版．北京：人民卫生出版社，2013

［5］ 李兰娟，任红．传染病学．第 8 版．北京：人民卫生出版社，2013.

［6］ 张学军．皮肤性病学．第 8 版．北京：人民卫生出版社，2013

［7］ 陈灏珠，林国为，王吉耀．实用内科学．第 14 版．北京：人民卫生出版社，2013

［8］ 吴志华，樊翌明．皮肤性病诊断与鉴别诊断．北京：北京科学技术出版社，2009

参考文献